바디워크 총론: 도수치료사의 웰니스와 신체역학을 위한 실습 가이드

Career Longevity: The Bodywork Practitioner's Guide to Wellness & Body Mechanics

바디워크 총론

도수치료사의
웰니스와 신체역학을
위한 실습 가이드

옮긴이 **임 규 돈** 외

Career Longevity

The Bodywork Practitioner's Guide to Wellness and Body Mechanics

Jean'e E. Freeman, BS, AAS, NCTMB, LMT, CFT, RMT
Owner, Total Body Fitness
Instructor/Educator, Cortiva Institute
Tucson, AZ

Sandra K. Anderson, BA, NCTMB, LMT, ABT
Co-owner and Practitioner, Tucson Touch Therapies Treatment Center
Tucson, AZ

영 문 출 판 사

■ 옮긴이

임규돈 PT DC 모던 필라테스 명예 회장
김항진 DC Orthofit Bodywork 교육이사
박찬규 DC Orthofit Bodywork 강사
성기석 사단법인 대한바디워크협회 회장
채정병 마산대학교 물리치료과 교수
김명준 경동대학교 물리치료학과 교수
엄기매 여주대학교 물리치료과 교수
정형국 안산대학교 물리치료과 교수
김효철 원광디지털대학교 한방미용예술학과 교수

Career Longevity: The Bodywork Practitioner's Guide to Wellness and Body Mechanics by Jean'e E. Freeman / Sandra K. Anderson

The original English language work has been published by:
The F.A. Davis Company, Philadelphia, Pennsylvania

주의 :
기초연구 및 임상연구가 진보되어 최신의 과학적 데이터의 입수가 가능해짐에 따라 권장 치료법 및 권장 약물치료법은 항상 변화하고 있다. 저자와 출판사는 이 책을 출판하는 시점에서 최신의 정확한 정보를 게재할 수 있도록 최선을 다 하였다. 그러나 저자, 편집자, 출판사는 이 책의 오류나 누락 또는 이 책을 적용한 결과에 대해서 일체 책임을 지지 않는 것으로 한다. 이 책에 기재한 운동치료는 어느 것도 각 상황의 개별적 사정을 고려하고 각각의 케어의 전문적인 기준에 맞춰서 적용해야 한다. 약물을 투여하기 전에는 반드시 그 용량과 금기에 관한 최신 정보와 그 변화에 관해서 첨부문서로 확인할 것을 권장한다. 신약 또는 별로 사용되고 있지 않은 약제를 사용할 때에는 특별히 주의가 필요하다.

바디워크 총론

도수치료사의 웰니스와 신체역학을 위한 실습 가이드

2016년 10월 18일 초판인쇄
2016년 10월 25일 초판발행

지은이 : Jean'e E. Freeman / Sandra K. Anderson
옮긴이 : 임규돈 외
발행인 : 박 병 조
발행처 : 도서출판 영문출판사
등 록 : 1987년 12월 21일 제2-419호
주 소 : 서울시 강남구 삼성동 69-1
전 화 : (02) 514-5590, 776-5590
팩 스 : (02) 756-8943
E-mail : yeongmunsa@empal.com
홈페이지 : www.ymsbook.net
정 가 : 40,000 원
ISBN 978-89-7224-351-9 98510

※ 파본은 교환해 드립니다.

나의 남편이자 가장 친한 친구인, 데이비드 켄트 앤더슨,
그의 사랑과 지원이 없었다면, 이 책을 쓸 수 없었을 것이다.
이 책을 쓰는 데 중요한 지식과 경험을 제공해 준 쟌 프리먼에게.

Sandra K. Anderson

내 소중한 어머니이자 수호천사,
인생의 자유로운 영혼에게(사랑이 지켜줄 수만 있었다면,
영원히 함께 하셨을), 당신이 없다면 내가 있을 수 없었을
최고의 내 아버지, 이 책을 쓰는 과정에서 인내와 지원을
다 해준 내 가족에게, 이 책을 쓰도록 영감을 주고,
내 영혼에 원료가 되어 준 학생들과 동료들에게,
이런 멋진 기회를 주고 나를 믿어준 샌디 앤더슨에게.

Jean' e E. Freeman

서문 / Preface

> "짐이 무거워서 문제가 아니라
> 어떻게 운반하느냐에
> 달라진다."
>
> — Lena Horne

전문 바디워크를 수행하는 것은 대단한 보람이 될 수 있지만, 학생과 임상전문가가 직면할 수 있는 많은 문제점들이 존재한다. 손상, 근육 좌상, 피로, 그리고 에너지 소진 등의 이유로 종종 바디워커들이 그만두게 된다. 직업을 길고 성공적으로 유지하기 위해서, 바디워커들에게는 적절한 신체역학과 효율적인 호흡법, 근력, 그리고 체력이 중요하다. 또한 바디워커는 자신의 직업을 성공적으로 수행하기 위해서 직접적으로 연관된 자가관리와 건강, 그리고 웰니스를 선택하게 된다.

직업 수명: 도수치료사의 웰니스와 신체 역학을 위한 가이드(Career Longevity: The Bodywork Practitioners's Guide to Wellness and Body Mechanics) 목적은 바디워크 학생들과 전문가들이 움직임의 용이성을 촉진하고, 부상을 감소시키고, 직업의 수명을 장기화할 수 있는 평생의 도구를 개발하는 데에 있다. 이 도구는 정직하게 자기평가를 하는 것, 삶의 방식을 선택한 영향을 인지하는 것, 신체 인식과 명상적 움직임(mindful movement)을 발달시키는 것, 균형잡힌 자세를 유지하는 것; 효율적으로 호흡하는 능력을 기르는 것, 바디워크 테크닉을 구사할 때 적절한 신체역학을 이용하는 것, 수치료, 부상 예방, 수화(hydration), 스트레칭, 근력강화 운동, 그리고 좋은 영양상태 등과 같이 자기관리 습관을 구현하는 것, 그리고 그들의 바디워크 임상과 매일의 일상에서 웰빙과 자가관리를 통합하는 것 등을 포함한다.

학생 및 바디워커가 직면한 문제와 딜레마의 실제 예는 일러스트로 표현되어 있다. 창조적인 문제 해결 방법을 강조하였다. 이것은 독자들이 개인의 신념을 발견하도록 장려하는 행동과 그들의 건강과 웰빙을 제한하는 요소들에 대한 새로운 시각으로 보려는 시도를 통해 해결된다. 다른 활동들은 적절한 세기, 유연성, 그리고 웰빙을 위한 개인적인 건강과 웰빙의 연구와 창조를 하도록 한다. 가이드 내용은 스스로 성장하도록 되어 있다.

바디워커가 더 많은 웰니스의 스킬을 갖고 있다면 더 많은 고객과 바디워커 자신들이 이득을 얻을 것이다. 건강하고 튼튼한 바디워커로서 자신의 명확한 의미를 갖는다는 것은 효과적인 치료법, 더욱 좋은 체력, 자신의 건강과 웰빙에 대한 고객을 교육할 수 있는 기능으로 변화될 수 있을 것이다. 따라서 이것은 굉장한 고객 만족과 성공적인 임상 바디워크 치료로 이어질 것이다.

*직업 수명: 도수치료사의 웰니스와 신체 역학을 위한 가이드 (Career Longevity: The Bodywork Practitioner's Guide to Wellness and Body Mechanics)*는 읽기 쉬우며, 학습과 정보의 기록을 유지하고 주제에 대한 관심을 크게 증가시키는 것과 같은 많은 교육적 기능을 제공한다. 함께 첨부된 DVD에는 테이블과 바닥에서 치료할 때 좋은 신체역학을 설명하고, 부상을 방지하는데 도움이 되는 적절한 스트레칭과 근력강화의 테크닉을 보여주어 추가적인 도움말을 제공한다. 독자들은 다양한 활동을 통해 그들의 정보를 확인하는 것이 좋으며, 관련된 내용을 경험으로 쌓는 것을 추천한다.

구성 (Organization)

이 책은 바디워커로서 치료사의 건강과 웰빙의 다양한 측면을 반영하는 10가지 기술로 나누어진다.

제 1 장 **바디워크와 바디워커의 웰니스** — 이 장에서는 바디워커의 웰빙과 직업 수명연장 사이의 연결고리에 초점을 맞추었다. 직업 수명 연장의 주요 구성요소

는 적절한 신체역학과 부상의 예방과 관리를 포함한 정신적, 정서적, 그리고 육체적 준비로 구성되어 있다. 다루어진 내용은 생활방식, 웰빙과 전문가적인 외모가 직업 정년에 어떤 영향을 미치는지를 포함한다. 웰빙 프로필은 특별한 섹션에 포함되어 있다. 이것은 학생과 전문가가 다른 것들, 그들의 피트니스의 정도, 정서적 그리고 정신적 스트레스 요인, 자세, 일반적이고 반복적인 운동 습관, 건강, 영양상태, 그들의 인생에 전반적인 만족도, 그리고 이러한 모든 웰빙에 영향을 주는 모든 방법들을 구별해 밝혀내는데 사용할 수 있는 평가 도구이다. 따라서 그것은 건강이 좋아지고 웰빙 전략과 진행 상황을 확인하는 방법을 창조하는 법을 포함한다. 일련의 질문들은 독자들이 이러한 토픽에 대하여 자기 평가를 수행하거나, 향상되고 싶은 영역을 알아내는데 도움이 될 것이다. 향상을 위한 지원과 평가도구가 책의 후반에 수록되어 있으며, 웰빙 프로필은 지속적인 기준점으로 사용되었다.

제2장 **신체 인식과 명상적 움직임** — 운동과 신체 인식이 자세히 설명되었다. 고유수용감각에 대하여 명료한 일러스트와 함께 설명하였다. 신체와 부속기관에 대한 명상은 효율적이고 건강한 움직임과 적절한 신체 역학과 상관관계가 있다. 성실한 몸의 움직임을 발달시키는 방법은 운동, 태극권, 그리고 기공과 같이 설명되었다. 덧붙여, 중심화 운동 또는 포커싱 운동으로 알려진 그라운딩 운동이 있다.

제3장 **자세와 자세가 신체에 미치는 영향** — 균형 잡힌 자세란 무엇인지 정의하고, 일러스트로 표현 하였다. 근육들도 또한 예시되어 있다. 균형잡힌 자세의 장점을 설명했을 뿐만 아니라, 자세를 유지하는 습관과 그것들이 육체에 어떤 영향을 미치는지 논의되었다. 치료 테이블에서 바디워크를 수행하는 동안의 균형 잡힌 자세와, 마사지할 때하는 이야기, 그리고 바닥에 놓은 이불에 대하여 설명하였다. 또한 컴퓨터에 앉아거 일하거나, 운동할 때, 스포츠를 할 때, 전화할 때, 세탁할 때, 그리고 잠 잘 때와 같은 일상생활 중에서 균형잡힌 자세를 포함하였다. 특수한 운동을 통한 자세와 균형을 개선할 수 있는 방법으로 예방될 수 있다.

제 4장 **최고의 치료, 건강과 웰니스를 위한 호흡법** —이 장에서는 바디워크 치료를 수행할 때와 일상생활 속에서의 적절한 호흡법의 중요성을 다루었다. 호흡의 유형과 효율적인 호흡방법과 함께 호흡의 해부학과 생리학이 설명되어 있다. 테크닉을 시술할 때와 치료사 자신의 내적 리듬 둘 다에서 바디워크 시의 적절한 호흡 리듬을 강조하였다. 호흡기능을 개선하고, 지구력과 체력을 크게 증가시키며, 마음을 정화하고 안정시키기 위한 호흡 운동이 포함되어 있다.

제 5장 **신체 역학** — 적절한 신체 역학을 사용하는 것은 효율적이고 효과적인 바디워크의 기본이다. 압박을 가하기 위하여 근육의 힘을 사용하는 것과 신체의 체중 자체를 사용하는 것에는 차이가 있으며, 이것을 중점으로 다루었다. 인체의 코어와 인체의 무게중심(COG; center of gravity)을 설명하고 예시하였다. 적절한 신체의 자세와 손목의 중심정렬에 대한 인식의 중요성, 관절 정렬, 머리에서부터 꼬리뼈까지의 연결, 그리고 머리와 어깨, 팔, 손, 손목, 엄지, 손가락, 엉덩이, 무릎, 그리고 발의 위치를 사진을 통해 명료하게 설명하였다. 고객과 바디워커 스트레칭하는 동안 바디워커가 적절한 자세를 유지해야 하고, 환경 요인뿐만 아니라, 신체역학의 효과를 고려해야 하는 것을 설명하였다. 그것들은 조명의 밝기와 방의 사이즈, 의복, 신발, 머리, 손톱, 음악, 그리고 개인위생 등이다.

제 6장 **부상의 예방과 관리** — 바디워커들이 경험하게 되는 대부분의 부상은 신체 역학에 대한 부주의에 의하여 발생한다. 관절과 신체의 부위들에 대한 그림들은 일반적으로 발생하는 과도한 사용에 의한 부상과 반복된 사용으로 인해 발생하는 부상의 원인, 예방, 그리고 부상에 대한 치료에 대하여 나타낸다. 바디워크 장비에 의한 적절한 들어올리기와 매일 일상 속에서의 적절한 들어올리기 방법에 대하여 사진으로 설명했다. 일상생활동작, 팔 뻗기, 굽히기, 잠자기의 습관 등과 같이 부상의 예방과 관리에 관여 하는 환경적 요소들 또한 포함되었다.

제 7장 **스트레칭 :** 왜, 어떻게, 언제, 그리고 어디에 해야 하는가? — 스트레칭 종류와 그 이점이 정의되었고, 근육조직, 결합조직, 고유수용기, 그리고 관절에 미치는 영향이 설명되어 있으며, 예시되어 있다. 스트레칭의 종류별 차이점과 유연성을 위한 프로토콜이 그려지고, 고객에게, 그리고 바디워크 치료를 수행하면

서나 그 이후에 언제 할지, 그리고 일상생활의 한 부분으로 설명되어 있다. 스트레칭, 그리고 변형된 방법을 신체 각 부분에 따라 보여주었다.

제 8장 **근력강화**: 왜, 어떻게, 언제, 그리고 어디에 해야 하는가? 근력강화의 종류와 그 이점이 정의되었다. 근육조직, 결합조직, 고유수용기, 그리고 관절에 미치는 영향이 설명되어 있으며, 예시되어 있다. 체중을 이용해 근력을 강화하는 방법과, 운동용 볼, 운동용 고무튜브, 그리고 덤벨과 같은 장비를 이용한 방법이 소개되었다. 몸 전체를 강화하는 방법을 제시하고 있지만, 신체의 코어부분과 다리를 강화하는 방법에 대해 강조하였다. 피트니스의 다양한 정도에 따라 근력강화의 테크닉을 전반적으로 다루었다.

제 9장 **자가관리를 위한 기본적인 영양섭취 원칙** – 신체의 건강에 있어서 적절한 영양섭취의 기본적인 역할에 대하여 설명하였다. 우리 체내의 단백질, 탄수화물, 지방, 비타민, 그리고 미네랄을 포함하는 물과 그 필요성에 대해 심도 있게 논의하였다. 좋거나 나쁜 지방을 포함하여 이러한 영양분의 원천이 표시되어 있다. 또한, 글루코사민과 코엔자임 Q10과 같은 일반적인 보충제에 대한 부분도 있다.독자들은 그들의 일일 에너지 요구량을 분석함에 따라 개인적인 영양 요구량을 계산할 수 있게 될 것이다. 그들이 무언가를 먹어야 한다면 언제, 무엇을 그리고, 어떻게 먹어야 할지 적합한 가장 좋은 음식을 찾아낼 도구를 가지게 될 것이다.

제 10장 **웰니스와 자가관리를 위한 부가적인 도움** 이 장에서는 직업의 수명에 영향을 미칠 수 있는 추가적인 요소들에 대한 설명되어 있다. 여기에는 치료사의 태도, 준비, 동기, 그리고 스트레스 경감 방법, 그리고 이것들이 소진을 예방하기 위해 어떻게 작용하는지도 포함되어 있다. 얼마나 많은 치료수가 적장한지, 언제 쉬어야 하는지, 그리고 휴가는 언제로 정해야 할지도 논의되었다. 또한 고객에게 제시될 때, 그리고 요청된 치료가 바뀌어야 할 때를 아는 것들이 전문적인 바디워크 치료에서 직업 수명을 연장시키는 작용을 한다. 다리 관리, 발 관리, 건강한 자세로 수면을 취하기, 버디티, 필요하다면 스플린트를 이용하기, 바디워크 핸드 툴을 이용하기, 일반적인 바디워크 받기 등과 같은 추가적인 자기관리 방법이 제시되어 있다.

특징 (Features)

각 장에서는 독자들이 자료에 관심을 가지고, 이 정보를 유지하고 자신의 경험으로 이 지식을 통합할 수 있도록 설계된 여러 가지 교육적인 기능이 있다. 따라서 특징적인 목록을 만들 수 있으며 각 장을 찾기 위하여 팻말로서 이용할 수 있다.

각 장의 학습 목표 (Chapter Learning Objectives)

각 장의 시작 페이지는 독자들을 위해 예측이 가능한 목표를 포함하고 있다. 이 목표들은 중요한 목표를 확인하고 어떠한 정보를 확실하게 공부해야 할지 알도록 해준다. 독자들은 이것들을 통하여 중요한 정보를 기억하는 데 도움이 되는 체크 리스트로 사용할 수 있다. 학생인 독자들은 시험을 준비하는데 이 목표들을 공부하면 도움이 될 것이다.

핵심 용어 (Key Terms)

핵심 용어가 책에서 처음으로 소개되거나 정의될 때, 그 중요성을 강조하기 위해 굵은 글씨로 나타내었다. 독자들이 이러한 굵은 글씨의 용어를 보고, 유용한 정보의 일부라는 점을 알게 될 것이다.

여러분은 어떻게 생각하나요? (What Do You Think?)

각 장의 중간에 "여러분은 어떻게 생각하나요" 라는 글상자를 발견하게 될 것이다. 이러한 가치 있는 자기 성찰의 영역은 독자들로 하여금 직업 수명에 다양한 측면들로 영향을 줄 수 있는 개인의 생각, 감정, 그리고 행동들을 식별해 낼 수 있도록 해줄 것이다. 독자들은 바디워크의 경력에 미치는 영향을 결정하는 중대한 사고능력을 이용하게 될 것이다.

경험담 (Voice of Experience)

"경험담"이라는 글상자는 직업 수명에 대한 바디워커들의 경험을 토대로 한 조언들로 이루어졌다. 이 조언들은 그들이 직면한 과제와 그것들을 극복한 방법, 그리고 그들이 성공하게 된 이야기들을 기초로 하였다. 그리고 그들이 자신의 경력을 통해 배운 내용들을 자유롭게 제공하였다.

임상 노트 (Field Notes)

"임상 노트"란에는 신체역학 문제나 그들이 직면한 손상, 그것들을 처리하는 방법, 그리고 그것들로부터 배우게 되는 사항에 대해 바디워커들이 경험한 임상 인터뷰들이 실려 있다.

사례 분석 (Case Profiles)

각 장에는 전문 바디워커들이 실제 생활에서 경험한 사례 분석이 있다. 이 사례 분석은 독자가 겪게 될 가능성이 있는 상황들을 보여준다. 독자들은 사례 분석에 제시된 질문에 답변을 함으로써 비판적 사고 기술을 향상시킨다.

웰니스 프로필 체크 (Wellness Profile Check-in)

1장의 건강 프로필 체크를 완성해가는 것을 체크하는 부분은 자신의 성장과 자신의 건강이나 건강에 대한 인식을 추적하는 것을 도와준다. 이 장에 제시된 주제에 따라 그들이 도전하고자 하는 영역에 대한 개선을 계획하고 실행할 수 있는 기회가 될 것이다.

요약 (Chapter Summaries)

각 장의 마지막에 그 장의 주요 주제 및 내용 설명의 개요를 제공하여 요약하였다. 독자들은 이것들을 이용하여 빠른 검색을 위한 자료로 사용할 수 있으며 빠른 참조로 사용할 수 있다.

역자 서문

본 책은 바디워크에 대한 교재이지만, 우리나라에는 "바디워크"라는 마사지 전문 분야가 없기 때문에, 물리치료를 비롯한 체육 분야와 마사지 분야의 전문가들도 공부할 수 있는 좋은 교재라고 생각한다. 책의 구성이 너무 잘 되어 있고, 독자들의 이해를 돕기 위해 다양한 "글상자"를 제공하고 있다.

바디워커의 웰니스와 건강을 위해 심리적, 교육적 내용 뿐만 아니라, 해부학과 운동학, 그리고 신체 역학 같은 전문 지식을 자세히 다루고 있다.

이 책의 가장 큰 장점은 누구를 교육할 목적의 책이 아니라, 바디워커들이 자신의 직업 수명을 오랫동안 영위할 수 있도록 준비와 부상 예방을 위해 꼭 배워야 할 내용을 다루고 있다. 즉, 바디워커 전문가들을 위한 책이다. 그렇다고 해서, 교육 교재로서 불충한가? 절대로 아니다. 바디워커들이 배워야 할 내용을 모두 담고 있다.

마지막으로, 본 책이 번역되어 나오는 과정에서 많은 어려움이 있었지만, 인내와 수고를 아낌없이 보내주신 영문사 박병조 사장님과 직원분들에게 감사를 표하고 싶다.

2016년 9월

역자 대표 임 규 돈

검토자들 / Reviewers

David Fazzino, MS, BS, LMT, NCBMT, AZ Lic MT
Instructor
Apollo College
Department of Massage Therapy
Tucson, Arizona

Karen Mitchell Jackson, LMT, NCTMB
Lead Instructor, Massage Therapy
St. Louis College of Health Careers
St. Louis, Missouri

Norman L. Johnson, PT, DPT, DEd, MSS, MBA
Director, Physical Therapist Assistant Programs
Community College of Allegheny County/Boyce Campus
Monroeville, Pennsylvania

Stacie Larkin, PT, DPT, MEd, DCE
Director of Clinical Education
University of Delaware
Department of Physical Therapy
Newark, Delaware

Maria Claire Leonard, CMT, MBA
Dean of Massage Therapy Programs
Minnesota School of Business/Globe University/Broadview University
Brooklyn Center, Minnesota

Lisa Mertz, PhD, LMT
Program Coordinator, Massage Therapy and Assistant Professor
Queensborough Community College/City University of New York
Department of Health, Physical Education, and Dance
Bayside, New York

Jean E. Middleswarth, MSW, LMBT
Clinical Coordinator, Instructor
Forsyth Technical Community College
Department of Therapeutic Massage
Winston-Salem, North Carolina

Odette Oliver, RMT
Director, School of Massage Therapy
ICT Northumberland College
Halifax, Nova Scotia

Dianne Polseno, LPN, LMT
Campus President
Cortiva Institute-Boston
Watertown, Massachusetts

Melissa W. Ramos, BA, NCTMB
Instructor, Massage for Wellness
Dover Business College
Clifton, New Jersey

Judy Smith, NCTMB
Formerly Chair, Massage for Wellness
Dover Business College
Clifton, New Jersey

Julie Smith, LMT
Chapter President
AMTA–New Hampshire
Hampton, New Hampshire

Eric Matthew Stephenson, LMT, NCTMB
Director, Massage Education
imassage, Inc.
Lexington, Kentucky

Janet K. Vizard, MA, LMT, NCTMB
Faculty and Director, Therapeutic Massage Wellness Education
Pima Community College, NW Campus
Tucson, Arizona

Sharon Weil, PTA, M.Ed.
Former Clinical Education Coordinator and Assistant Professor
Indian River State College
Physical Therapist Assistant Program
Health Science Division
Fort Pierce, Florida

감사의 글 / Acknowledgments

크리스타 프라탄토로, 수석 취득 편집장, 의학과 건강 전문가, 그녀의 우리에 대한 믿음에 감사하며, 세부 사항, 놀라운 유머 감각, 그리고 관대한 식사 이벤트에 감사합니다.

가장 발전적인 편집자 중의 한 명인 **스테파니 캘리**. 우리가 불가능하다고 여길 때마저도 우리가 계속 할 수 있도록 해주었습니다.

경험담과 임상 노트를 아낌없이 기여해준 모든 동료들: **질 비엘로프스키, 데이빗 블룸, 진저 캐슬, 낸시 갬보이언, 비버리 지러즈, 줄리 굿윈, 로라 키, 캐시 리, 로버트 리트먼, 휘트니 로이, 에릭 맥키, 제시카 맥글로딘, 애런 매츠, 앤 미히나, 캐시 린, 배키 로젠탈, 제리 와이너트, 그리고 크리스티안 테스타-레케마이어**.

산드라의 동생이자 최고의 친구인 **수 커프먼**. 그녀는 진정한 사랑이고 기쁨입니다.

산드라의 친구이자 그녀가 항상 웃을 수 있게 해주며, 그녀를 이끌어주며 한동안 컴퓨터로부터 멀리 떨어뜨려 관리할 수 있었던, **애니 고든**, **캐롤 데이비스**, 그리고 **패트리샤 홀랜드**에게 감사드립니다.

친구일 뿐만 아니라 최고의 전문가들인 **투싼의 터치요법**의 치료사들과 직원들. 산드라는 그들 없이는 어디도 가지 못할 것입니다.

쟌의 남편이자 자신감의 원천인 **제임스 프리먼**. 지난 몇 년동안의 인내와 지원에 감사드며, 내 자신 그대로 일 수 있게 해주어 고맙습니다.

쟌의 딸인 **패리스 프리먼**. 사랑스런 자기, 아름다운 여인이여. 여러분은 내가 얼마나 여러분의 용기와 힘, 그리고 결정력을 존경해 마지않는 다는 것을 알지 못할 것입니다. 이 프로젝트를 함께 해주어 감사합니다.

쟌의 딸이자 아름다운 여인인 **아시아 프리먼**. 웃으며 온 세상에서 최고의 선물인 아름다운 손자 쥴리앙을 선물해주어 감사합니다. 세상이 여러분의 손안에 있다는 것을 기억하세요.

항상 전화를 할 수 있는 최고의 시간을 알고 있는 쟌의 최고의 친구 **제시카 맥글로딘**. 오랜 시간의 두터운 우정과 지원에 감사합니다.

수년간 즐겁게 함께 일한 모든 강사분들; 이것은 모두 여러 분들의 덕분입니다.

수년간 우리에게 배운 모든 학생들; 여러분들에게도 오히려 많은 것을 배웠습니다.

매우 재능있는 사진 작가인 **제이슨 토레스**; 기진맥진할 만한 사진 촬영을 재미있고 보람있는 경험으로 만들어 주었습니다.

사진과 DVD에 모델이 되어주신 모든 분들; **제시카 코트니, 애쉴리 어니스트, 패리스 프리먼, 폴 곤잘레스, 새라 하더, 코라 제이콥슨, 데이브 넬슨, 루이스 가르시아, 레이모스, 앨리사 로버슨, 앤드류 로드리게즈, 타라 스리니바스, 그리고 크리스티앙 테스타-레케마이어**.

DVD를 촬영하는 동안 스크립트와 물류에 도움을 주었던, **이본 길램과 키 로빈스**.

DVD를 촬영하는 동안 전문적인 분위기 속에서 편안히 해준 필라델피아의 센터 시티 필름과 비디오의 감독과 팀원들. 모든 것은 여러 분들때문에 순조롭게 진행되었습니다.

캐롤린 오브라이언, 예술과 디자인 매니져, 모든 작품이 나올 때 마다 얼마나 놀라운지.

마샤 홀, 프로젝트 매니저이며 그녀의 훌륭한 교정 덕분에 출판이 진보했습니다.

요약 목차 / Contents in Brief

목차 / Contents

바디워크와 바디워커의 웰니스

제 1 장

Bodywork and the Bodywork Practitioner's Wellness

핵심 용어(Key Terms)

일상생활동작(ADL)
앵커링(anchoring)
평가
신체 역학
경계(boundaries)
번아웃(burnout)
고객-중심 치료
고객 유치
코어
윤리
뉴런(신경세포)
신경펩티드
신경전달물질
비언어적 의사소통
존재
정신신경면역학(PNI)
시냅스

학습 목표(Learning Objectives)

본 장을 공부하고 나면, 독자들은 다음 정보를 얻게 될 것이다:

1. 웰니스와 직업 정년 사이의 관계에 대한 논의할 수 있다.
2. 바디워커의 정년에 대한 정신적 · 정서적 준비와 언어적 · 비언어적 의사소통, 그리고 전문가다운 외모가 미치는 영향에 대해 설명할 수 있다.
3. 바디워크의 전문적 경계를 설정하고, 이를 유지함에 대한 중요성을 설명할 수 있다.
4. 어떻게 바디워커가 몸과 마음과의 관계를 이용하여 직업적 성공을 위한 변화를 가져올 수 있는지 논의할 수 있다.
5. 전문적인 바디워크를 위한 신체 준비의 필요성을 설명할 수 있다.
6. 효율적인 신체역학이 직업 수명연장에 기여하는 이유를 설명할 수 있다.
7. 웰니스 분석이 긍정적인 건강과 웰니스 전략을 만드는데 사용할 수 있는 방법을 평가할 수 있다.

> "우리 주변에 무엇이 놓여 있는가는 우리 내면에 무엇이 놓여 있는지에 비교하면 사소한 문제에 지나지 않는다."
>
> -Ralph Waldo Emerson

웰니스와 직업 수명 사이의 연관성 (Connection Between Wellness and Career Longevity)

바디워크는 매우 보람 있고 도전적일 수 있는 양면성을 가진 직업이다. 매일 빠른 속도와 스트레스에서 건강과 웰니스 유지를 도와줄 뿐만 아니라, 부상을 방지하고, 회복하는 것을 도와줌으로써 고객의 삶에 변화를 줄 수 있는 기회를 제공한다. 지식과 테크닉을 사용함으로써 바디워커들은 몸의 조직을 효과적인 변화로 이끈다. 다른 수준에서 고객들의 감정 상태와 인식을 연계하며 일한다. 그러므로 바디워커들을 위한 도전 중 두 가지는 신체적 · 정서적 측면 사이에서 균형을 유지하고, 고객들과의 적절한 경계를 유지하고 있다. 이 모두는 이 분야에서 직업 수명에 영향을 줄 수 있다.

바디워커들이 직업과 관련하여 부상당하는 경우가 많이 있다. 이것은 평소 신체 역학이 아마도 충분치 않은 자세 때문이다. 다른 물리적인 이유는 적절한 영양상태와 규칙적(체중지지나 심혈관계통 모두) 운동 부족 외에, 충분하지 않은 수면이나 불면증, 그리고 휴식을 취하고 활기를 되찾는 시간 대신에 밖으로 나가는 것이다. 실제로, 미국의 Bureau of Labor Statistics (BLS)에서 발간한 *Occupational Outlook handbook*, 2008~2009년 판에 따르면 "신체적으로 마사지가 요구되고 있기 때문에 적절한 테크닉이 사용되지 않으면, 바디워커는 부상을 입을 수 있다."라고 한다. 장시간 방치해서 반복적인 동작 문제와 피로가 가장 흔하다. 이러한 위험들은 바디워커 스스로 정기적 토대에 있는 마사지를 받는 많은 경우들과 시간과 동작 사이에 적절한 속도와 좋은 테크닉을 사용함으로써 제한될 수 있다.

ABMP(Associated bodywork & Massage Professionals)과 *Massage & Bodywork* 잡지(December/January, 2006)에 의하면, 거의 5명의 바디워커들은 증상이나 부상 때문에 직업을 그만두는 것을 고려했다; 이 숫자는 경험한 증상이나 부상 때문에 마사지하는 횟수를 줄여야 했다는 것을 말해준다. 응답자 중 한 사람만이 잠시나마 중단했어야 했다. 바디워커들에 대한 일반적으로 변경한 것은 다음과 같다.

- 사용했던 치료 테크닉 수정
- 신체 역학 수정
- 자기 관리 증진
- 한층더 개별적 간격 치료
- 압력을 가할 때 다른 신체 부분을 사용 (예: 팔꿈치를 더 사용하고 엄지는 덜 사용하기)
- 치료 테이블 높이 변경
- 치료 동안 자주 앉기

비록 대부분의 바디워커들은 근력 운동과 유산소 운동을 하는 것이 부상으로부터 지킬 수 있는 것으로 알고는 있지만 대부분 그렇게 하지 않는다. 결국, 증상을 가진 사람 중 56%는 변화가 왔고, 비록 증상을 악화시키는 활동이 마사지와 관련되어 있다고 하더라도, 증상을 가진 41% 놀랍게도 변화를 선택하지 않았다. 이 문제는 최악의 증상으로부터 고통받은 사람이 이미 직업을 떠나 있을지도 모르기 때문에, 이 조사가 나타내고 있는 것보다 광범위하다고 생각한다(Greene and Goggins, 2006).

게다가, 바디워커들의 직업 수명에 영향을 미칠 만한 비물리적 요인이 있다. 예를 들어, 효과적인 의사소통 능력, 적절한 경계 부족, 아마추어적인 외양과 태도 부족은 바디워커들이 왜 성공적인 전문직업 경력을 갖고 있지 않는 데에 대한 이유가 될 수 있다. 그리고 다른 모든 위치에 있는 경우에도 부정적인 정신상태를 갖는 것은 실패의 또 다른 원인이 될 수 있다.

바디워커들은 얼마나 자주 웰니스와 직업 정년 간의 연관성에 대해 생각하는가? 이상적으로는 매일 매 순간이든, 이것은 반드시 그런 것은 없다. 일부, 전체적인 수준 훈련, 건강과 웰니스보다 더 강조된 고객의 건강을 가능하게 하는 테크닉을 수행하는 동안 그 이유가 될 수 있다. 다른 사람을 위해 본인의 건강과 신체 역학에 집중하는 교육과정을 계속하는 것이 부족할 수 있다. 이 과정은 가능하다. 제한된 자금을 가진 바디워커들은 자신이 투자한 것을 단기간 내에 돌려받을 수 있기 때문에 확실하게 테크닉을 배우는 것을 선택한다. 물론 자기 스스로 돌보는 것과 신체 역학의 이수가 장기적 투자로는 좋을 수 있다. 그러나 많은 바디워커들은 항상 바쁘게 살고, 문제가 떠오를 때만 건강과 직업 수명에 대해서 생각한다. 비록 이 씨앗이 오래 전부터 심어져 있는 것임에도 불구하고, 자주 조용하게 갑자기 신체적, 정신적 또는 정서적 문제의 형태로 나타날 수 있다. 웰니스가 직업 수명에 중요한 기여로서 초점을 맞추지 않아도 이러한 요소의 모든 조합일 수 있다.

인생은 끊임없이 변화하고 있다. 좋은 헬스 활동을 통해 몸과 마음을 유지함으로써 바디워커들은 더 나은 변화와 즐거움이 가득한 인생에 대해 알아가고, 뿐만 아니라 고객과 어떻게 몸을 더 나은 상태로 유지하는 것에 대해 알아가게 될 것이다. 바디워커들은 감지하기 어려운 변화를 기억하는 것은 결과적으로 중요한 이익이 될 수 있다.

이 장에서는 어떻게 전문가적인 외양을 갖는 것과 효과적인 언어와 비언어적인 의사소통 사용; 정신적 ·

당신은 어떻게 생각하나요?

웰니스가 여러분에게 어떤 의미를 가지는가?
바디워커로서 여러분의 직업 수명에 미치는 영향에 대해서 어떻게 생각하는가?
왜 그렇게 생각하는가?

정서적 준비; 규칙적인 운동; 좋은 식습관; 적절한 신체 역학 수행; 부상 관리와 방지; 균형잡힌 생활방식; 그리고 개인의 건강함을 증대시키는 것은 바디워커들에게는 직업 수명에 좋은 기회가 될 수 있다는 것을 소개하고 있다. 이 장의 나머지 부분에서 더 상세하게 이 정보를 제공하는 것에 전념하고 있다.

바디워크 직업을 위한 준비 (Preparation For Bodywork Careers)

물리치료와 바디워크 분야에서 바디워커들의 직업 수명을 늘이려는 계획을 아무리 빨리 시작한다 해도 빠른 것이 아니고, 또 만약 여러분의 바디워크 경력이 원하는 방향으로 진행되지 않을 때 아무리 늦게 변화를 주어도 그 변화는 결코 늦은 것이 아니다. 바디워커들이 제대로 된 치료를 수행하기 위해서는, 웰니스에 대한 모델과 치료를 수행할 수 있는 신체적 능력을 필요로 할 것이다.

웰니스란 무엇인가? (What is Wellness?)

웰니스란 무엇이고, *건강(health)*과는 어떤 차이점이 있는가? 건강은 "신체와 마음 또는 정신이 좋은 상태인 것이라고 정의된다." 일반적으로 웰니스는 뚜렷한 정의가 없지만, 대개 건강하다는 것으로 생각된다. 웰니스는 질병으로부터 회복하는 사람들이나 건강상태를 최적화하는 데 관심 있는 사람들의 의해 추구된다. 마음, 신체 그리고 건강한 균형을 이루는 것은 결과적으로 웰빙의 전반적인 감각을 포함한다. 웰니스는 건강하고 충실한 생활을 위한 활성 과정이다. 진정한 건강은 질병 없음 그 이상이다. 그것은 생활을 긍정적으로 경험하고 제대로 진가를 알아보는 방법이다. 그것은 인간으로서 자신의 잠재력을 최대한으로 표현하는 삶, 성장과 인생의 성취과정을 포함한다. 즉, 웰니스는 최대한 살아 있는 인생이다.

당신은 어떻게 생각하나요?

여러분의 생활습관에 대해 생각하라. 여러분이 변경하고 싶어하는 웰니스 감각의 한 측면에 대해 알아보아라. 어떤 행동이 여러분 삶의 측면과 관련되어 있나? 여러분은 이 행동을 바꿀 수 있다고 생각하는가? 그 결과가 어떻게 될까 생각해 봤는가?

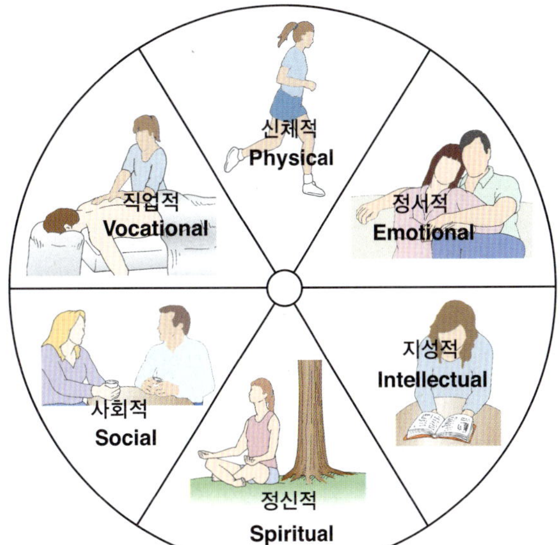

그림 1-1 웰니스 휠(Wellness Wheel).

웰니스에는 여러 측면이 있다. 웰니스는 신체적, 정신적, 정서적, 종교적, 사회적, 직업적, 환경적 수준에 대해 포함하고 있다. 건강을 고려할 때 식사와 운동, 생활습관과 행동패턴을 봐두면 유용하다. 신체 단련과 좋은 영양상태, 인간관계, 스트레스 관리방법과 자가관리에 대한 전반적인 조력 등 삶의 모든 측면에서의 만족은 건강과 웰니스의 기초이다. 웰니스 휠은 이러한 인식을 달성하기 위해 도움이 될 수 있다(그림 1-1).

위의 웰니스 휠 구간은 인생의 6차원을 나타낸다:

- 사회적
- 직업적
- 신체적
- 정서적
- 지성적
- 정신적

각 차원은 중요하며 모두가 상호연결된다. 이러한 차원에서 상대적인 균형의 정도는 건강 수준을 정의하는데 도움이 된다. 여러분은 각 웰니스 휠 차원에 대한 다음의 제안 목록을 살펴본 후, 얼마나 많은 부분이 여러분께 해당되는지를 색칠할 수 있다. 여러분은 해당 웰니스 휠 차원을 고른 후, 그 차원들을 세분화할 수 있다. 예를 들어, 사회적 차원은 가족과 친구로 나누어질 수 있다. 여러분의 삶이 얼마나 균형잡혀 있는지를 여러분께 알려주기 위해, 그리고 더 균형잡힌 것을 느끼기 위해 여러분이 일하고 싶어 하는 분야가 무엇인지를 알려주기 위해 이런 연습을 설계했다. 여러분은 그림 1.1의 웰니스 휠을 복사하고, 여러분이 만들고 있는 변화들이 얼마나 효율적인지를 알아보고, 또 여러분이 필요로 하는 영역이 무엇인지를 확인하기 위해 새로운 것들을 복사한 웰니스 휠에다 주기적으로 기입해 본다.

이들 제안 목록은 완성된 것이 아니고, 각 차원의 모든 제안들이 여러분께 적용될 때만 완성된 차원으로서 의미를 가질 것이다. 이 제안들은 여러분의 현재 삶에서 여러분이 기대하는 분야가 무엇인지를 생각하게 하고, 또 여러분의 삶에서 각 차원들이 얼마나 균형잡혀 있는지를 느끼게 해 줄 것이다.

사회적 (Social)

- 뉴스를 시청하고 책을 읽는 등 정규적인 휴식시간을 갖는다.
- 친한 친구들이 있다.
- 내 가족이나 친한 친구들과의 시간을 즐긴다.
- 사람들과 연결된 몇몇 사회적 상황들을 즐긴다.
- 인생에 있어서 내가 필요할 때 도움을 청할 수 있는 사람이 있다.
- 나는 좋은 경청자이다.
- 느긋하게 식사를 즐길 수 있다.
- 명확한 경계를 설정할 수 있다.

직업적 (Vocational)

- 나의 일을 즐긴다 (보수를 받거나 봉사활동).
- 나는 명확한 경력 경로를 갖고 있다.
- 나는 마음속으로 미래의 목표를 가지고 있다.
- 나는 생각하는 것을 즐긴다.
- 나는 일에 대해 배우는 것을 즐긴다.
- 나는 내 힘으로 극복할 수 있다고 생각한다.
- 나는 모험을 좋아하는 유형이라는 것을 안다.
- 나는 시간을 엄수하고 준비된 사람이다.

신체적 (Physical)

- 나는 비흡연자이다.
- 나는 하루에 한 잔 이상 카페인을 마시지 않는다.
- 나는 알맞게 술을 마신다.
- 나는 1년에 1회 이상 병에 걸리지 않고, 3, 4일 이내에 회복된다.
- 나는 정기적으로 유연성 훈련을 한다.
- 나는 근력운동의 장점을 알고 있고, 규칙적으로 근력운동을 한다.
- 나는 적어도 일주일에 3번 20~30분간 심혈관운동을 한다.
- 나는 대개 밤에 숙면을 한다.
- 나는 모든 상황속에서 내 몸을 사용하고, 좋은 신체 역학 연습을 어떻게 하는지 집중한다.
- 나는 먹는 것에 집중하고, 식이요법이 균형을 이루고 있다.
- 나는 하루에 적절한 양의 물을 마신다 (내 몸무게의 1파운드마다 1온스의 물 또는 6~8잔의 물)

정서적 (Emotional)

- 나는 내 인생에 맡겨진 것과 같이 느끼고 있다.
- 나는 스트레스를 관리하거나 해소하는 방법을 알고 있고, 그것들을 균형에 맞게 사용한다.
- 나는 칭찬을 잘 받아들인다.
- 나는 진실을 말하고, 스스로 진실성을 갖는 것을 느낀다.
- 나는 다른 사람들을 존중하지만 아직 그들의 행복에 대해 책임감을 느끼는 것은 아니다.
- 나는 정기적으로 건강 터치를 주고 받는다.

- 나는 내 자신을 즐겁게 하기 위해 감정을 완화하거나 지루함을 줄이기 위해 절대 먹지 않는다.
- 나는 내 개인적인 삶을 돌보는 것을 좋아한다.
- 나는 계획되지 않는 상황들에서 배운다.
- 나에게 인생은 흥미롭다.
- 나는 명확하게 절제를 할 수 있다.

지능적 (Intellectual)

- 나는 새로운 경험이 좋다.
- 나는 열린 다음을 갖고 있다.
- 나는 모든 배움 또는 잘 알지 못하는 상황들에 대해 질문한다.
- 나는 적절하게 내 생각을 적용시켜 즐길 수 있다.
- 나는 피드백을 받아드릴 수 있다.
- 나는 명확하고 정확한 피드백을 줄 수 있다.
- 나는 재미와 지식 기초 향상을 위해 독서한다.
- 나는 내 배움 스타일을 알고 있지만 다른 배움 스타일도 받아들일 수 있다.
- 나는 공부하기에 가장 좋은 환경을 알고 있다.

정신적 (Spiritual)

- 나는 내 행복을 위해 의식적인 약속을 만들어 왔다.
- 나는 곤란한 또는 심지어 위기 상황들에서부터도 배운다.
- 나는 정기적으로 자연환경 속에서 시간을 보낸다.
- 나는 나 자신이 자연의 일부이거나 자연으로부터 분리되어 있다고 생각한다.
- 나는 내 자신을 조절하는 더 큰 힘을 갖고 있다고 믿는다.
- 나는 내가 편안하다고 정기적으로 예배한다.
- 나는 편안하다.
- 나는 무언가를 하고 있을 때 또는 밖에서 시간을 보내거나 의식적으로 시간을 보내고 있지 않을 때 가끔 느낌을 경험한다.

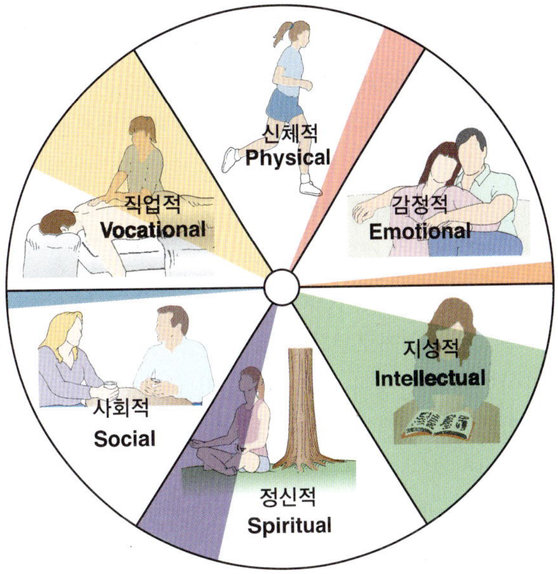

그림 1-2 Jorge의 웰니스 휠.

- 나는 잡지, 추구하는 것의 과정, 목표 설정, 계획, 달력에 표시 등 그런 것으로 내 인생을 기록한다.
- 나는 스스로 생각할 시간을 준다.

그림 1-2는 웰니스 휠이 어떻게 적용될 수 있는지 예를 들어 보여준다. Jorge는 마사지 학교에 등록되어 있는 종일반 학생이다. 그의 아내 Amelia는 남편이 꿈을 추구하는 동안 가족 생계를 위해 일한다. 그들은 또한 2명의 딸이 있는데 Jorge와 Amelia는 아이들을 잘 돌봐야 한다는 것에 대한 많은 스트레스를 갖고 있다. 최근 Jorge의 아버지가 사망했다. 그들은 매우 친밀했는데, Jorge는 그를 매우 그리워한다. 얼마 전에 그는 체중이 증가했다는 것을 알아차렸다. 그는 웰니스 휠을 작성해본 결과, 아버지에 대해 생각할 때마다 먹는다는 것을 깨달았다. 그는 학교에서 공부를 해야만 했기 때문에 애석해 하는 일에 시간이 걸릴 수 있다는 것을 생각하지 못했다. 그는 이미 운동을 중단했다. 왜냐하면 학교에 참석하는 것, 딸들을 돌보는 것 그리고 약간의 시간을 아내와 시간을 보내는 것 사이에 맞출 수 없기 때문이다. 웰니스 휠 활동은 Jorge가 아내와 딸들을 위해 자신의 삶의 질을 향상시키기 위해 집중해야 할 영역을 보여주고 있다.

전문가적인 외양 (Professional Appearance)

첫인상은 누군가를 처음 봤을 때 형성되는 순간의 인상일 뿐이다. 바디워커들은 자신을 전문적으로 나타내는 것의 중요성을 깨닫고, 다른 사람들이 먼저 어떻게 받아들이는지에 대한 인식을 필요로 한다. 몇 가지만 말하자면 고객들, 동료들, 잠재적 고용주 및 사업적 관계자들이 여러분의 외적 모습을 판단할 것이다. 특정 바디워커로부터 치료를 받을 것인지에 대한 클라이언트의 결정이나 그 바디워커를 고용하거나 그 바디워커와 동업을 할 것인지에 대한 또 다른 결정은 바디워커의 첫 인상에 근거된다.

처음 누군가를 만났을 때, 시각적인 **평가(assessment)** 또는 측정은 대개 주어진 첫 번째 척도이다. 이러한 경우에 의복, 위생, 화장, 피부 상태(문신, 피어싱), 보석, 안색, 눈(백인 그리고 선명함. 그들이 물기가 많은지, 충혈되어 있는 것인지에 대한 색), 자세, 보행, 신체 사이즈 및 신체 수준(근육이 보이는 긴장도와 같은)의 측정을 한다. 만약 잠재적 고객 또는 사업적 파트너가 어떤 의문스러운 점을 찾는다면, 기회를 잃어 버렸다는 것을 의미이다. 바디워커들은 반드시 고객 또는 동료의 눈을 통해 스스로를 볼 수 있어야만 한다.

바디워커 의상 (Professional Dress)

최근 서양 문화, 특히 미국의 최근 패션은 바디워커들의 의복에 대해 설명하고 있지 않다. 여성의 경우, 꽉 끼는 상의는 가슴과 배와 등을 보이게 한다. 바지는 더 짧아지고, 엉덩이 아래에 걸쳐 있는 경향을 보인다. 남성에게 있어서 유행은 느리고, 배기바지 그리고 엉덩이 위에 걸쳐지거나 심지어 더 아래에 걸쳐진 짧은 옷을 포함한다. 일부 유행되는 셔츠는 정말 느슨하고, 어떤 것들은 꽉 끼며, 그리고 어떤 것들은 겨드랑이와 가슴이 운동 시에 노출이 되도록 잘라져 있다.

몇몇 전문바디워커들은 최근 패션의 의류 타입에서 바디워크를 수행하는 동안 입는 것을 찾아냈다고 주장한다. 이러한 바디워커들은 항상 그런 것은 아니며 패션을 전문성과 같은 것으로 여기기도 한다.

많은 바디워크 학교는 학생들을 위한 전문가적 의복을 반영하는 드레스 코드를 갖고 있다. 그렇기는 하지만 몇몇 학생들은 그것을 따르지 않는다. 그것을 미미하게 따르거나 오직 학교 내에서만 적절한 의복을 입고 다른 곳에서 바디워크 치료를 수행하는 동안만 의복을 착용한다. 그들은 학생으로서의 옷을 어떻게 전문적인 바디워크 설정에서 받아들일 수 없는 것에 대한 것을 배우는 것에 대해 놀랐다.

어떤 직업에서든, 전문가적인 의복을 갖추는 것을 통해 진지하게 보여지는 중요한 부분이다. 전문적이지 않은 의복을 착용했을 때 불편한 상황들과 결과들이 야기된다. 왜냐하면 어떤 고객은 도발적인 발언이라고 받아들이거나 성적인 서비스가 가능하다는 것을 의미한다고 생각하기 때문이다. 이것은 또한 어떤 고객들에게는 바디워커로서의 수행 능력이 부족하다고 생각하게 만든다. "만약 바디워커가 바디워크 학교에서 어떤 것을 배웠던 간에 그렇게 입었다면 나는 바디워커로부터 치료받기를 원하지 않는다."라고 생각할 수 있다. 이 메시지는 바디워커들의 의사소통을 의도하지 않을 수도 있다. 사실, 바디워커들은 자신의 테크닉 수준을 인식하는 방법과 매우 멀다. 그들은 정말 높은 테크닉 수준을 갖고 있을 지도 모른다.

그러나 바디워커 스스로 바디워커의 모습과 적절한 의상을 보여주지 않는다면 고객을 잃을 수도 있다.

다음은 바디워커의 외적 모습에 대한 안내이다.

- 의복은 반드시 맞게 입어야 한다. 그리고 깨끗해야 하고, 무취여야 하며, 공격적인 로고와 글자, 광고가 없어야 하며, 근무 설정이 적절하여야 한다.
- 고객의 신경이 성기와 가슴에 쏠리지 않도록 속옷을 착용해야 한다. 속옷이 비치지 않는 두께의 옷을 입어야 한다.
- 신발과 양말은 반드시 깨끗하고 잘 보관되어야 한다.
- 개인위생은 깔끔해야 하고 무취이어야 한다.
- 손톱은 반드시 짧아야 하고 매니큐어를 바르지 않아야 한다. (윤기나는 손톱이 깨어지면 박테리아 성장의 틈을 제공한다).
- 머리는 깨끗하고 빗질하거나 묶어야 하고, 머리가 길다면 바디워커의 눈을 가리지 않도록 다시 묶어야 한다.

의복과 신발, 그리고 위생 이 모든 것이 바디워커들의 신체 역학에 영향을 줄 수 있다는 것을 이후 장에서 더 크고 자세하게 토론될 것이다. 예를 들어, 바디워커가 하이힐을 신고 더 깊이 압력을 가하는 동안 그녀가 적절하게 런지할 수 있는지, 치료를 위해 정확한 테이블 높이를 설정할 수 있는지에 대한 테크닉을 수행하는 동안 치료 테이블 근처로 어떻게 움직일 수 있는 가에 대한 영향을 줄 것이다. 바디워커는 또한 발, 발목, 다리 등에 대한 부상 단계 설정을 한다.

바디워커가 심한 입 냄새를 가지고 있다면, 그는 클라이언트와 이야기하거나 클라이언트 앞에서 숨 쉬는 것조차 신경이 쓰여 자신도 모르게 어색한 머리 자세를 취하게 될 것이고, 이로 인해 위쪽 등과 목의 근육에서 좌상이 일어날 수 있다.

문신과 피어싱은 많은 고용을 방해한다. 바디 아트 투자에 의존하는 바디워커들은 아마 그것때문에 고용되지 않을지도 모른다. 혹시 고용되더라도, 일하는 동안만은 그것들을 감추는 것을 요구할 것이다.

반드시 바디워커의 전문적인 모습을 보여주기 위해, 클리닉 센터와 웰니스 센터 그리고 대부분의 스파와 같은 몇몇 기업들은 직원에게 유니폼을 입도록 요구하거나 특정한 드레스 코드를 따르도록 지시한다. 이러한 설정은 전문적인 의복의 이해를 갖고 있지 않은 바디워커들은 그것이 무엇인지 빨리 배운다. 근무환경은 특정한 드레스코드를 갖고 있는 것이 아니라, 적절한 복장이 무엇인지 알지 못하는 새로운 바디워커들을 위해 모델로서 전문적 의복을 제공해주는 바디워커들을 가지고 있는 것이다. 이러한 모든 경우에서 아직도 전문적 의복을 선택하지 않은 바디워커들은 스스로 실패한 실행 또는 작업중이라는 것을 찾아내기가 쉽다.

여러분이 어디에 있든 여러분의 외양은 항상 우선시 되어야만 한다. 여러분은 언제 또는 어디서 마주치는 현재 고객들, 미래의 고객들, 고용인들, 동료들 또는 네트워크를 배치하고 고객을 보낼 수 있는 헬스 케어 바디워커들을 절대 알지 못한다. 여러분이 가장 좋게 보이지 않는다면 항상 기회가 좋은 인상을 남기는 것은 아니지만 이것은 직접적으로 여러분 직업 수명과 바디워크 직업에서의 성공에 영향을 줄 수 있다.

결국 바디워커들은 고객들의 요구사항을 들어주어야 한다. 항상 전문적인 느낌을 풍기고 다니지 않는다면, 여러분이 심각하게 무슨 말을 하는지 왜 고객이 수행하겠는가? 전문적인 이미지인 창조와 유지는 바디워커가 단골 고객을 유치할 수 있는 가장 중요한 것 중 하나이고 바디워커의 성공에 영향을 미친다.

언어적 의사소통 (Verbal Communication)

미국 영어는 많은 속어를 함유하고 있다. 그래서 미국인들이 무슨 말을 하는지 때때로 진심으로 이해하는 데 어려움을 갖고 있는 사람들은 두 번째 언어를 배운다. 전 세계에서 온 이민자로 구축된 언어에서부터 온 단어는 미국 영어 사전에 통합되었다. 미국인의 매력과 독창성에 대한 열망은 연결되어 있다. 그리고 어떻게 새로운 단어들과 문장들이 계속적으로 첨가되고 창조되는지 또 오래된 것들은 폐기되었는지 보기가 쉽다.

속어 사용이 일상 언어에서 매우 일반적으로 되어있기 때문에 그것은 종종 전문적 의사소통으로 가는 길을 만들어 준다. 최근의 속어가 어떻게 되어 있고 그것이 요즘 잘 사용되어지는 것에 의지하는 것은 맞을지 모르지만 공식적인 언어를 사용하는 것 대신에 이러한 유형의 의사소통하는 것은 전문적인 의사소통을 전달할 수 없는 메시지를 보낸다.

바디워커가 직면하고 있는 과제는 고객이 원하는 프로젝트 이미지를 언어가 일치하는지 확인하는 것이다. 사람의 전문성 수준은 속어를 여과하고 적절한 영어를 쓰는 능력에 의해 평가된다. 또한 더 수준 높은 전문성 수준은 얼마나 많은 사람들이 속어에 의존하고 있는지 바디워커가 인식하는 것이다.

바디워크 사회의 젊은 바디워커들이 최신 유행에 열중하는 경향이 있기 때문에 자신들의 언어 사용에 대해 검토해야 하거나 언어 수준을 증가시켜야 하는 더 큰 책임을 가지고 있다. 즉, 지역 사회의 전문적인 요구를 충족하는 것이다.

때때로 바디워커들은 속어를 사용하는 것이 더 신선하고 고객들에게 다가가기 쉬운 것이라고 생각할지도 모르지만, 현실은 반대다. 이러한 단어의 유형을 사용하는 바디워커는 고객에게 환영의 의미로 보내는 메시지라고 생각하겠지만, 성장과정까지 어른처럼 말하는 방법을 모르는 것이라고 받아들여질 수 있다. 아마도 그는 학교에서 빈둥거리고 아무 것도 배우지 않았을 것이다. 나는 그로부터 치료를 받기를 원하지 않을 거라고 생각한다. 고객들이 몸을 바디워커에게 맡긴다면, 그 단계에 필요한 의사소통 능력을 갖고 있는 바디워커가 좋은 인상을 갖고 있기를 원할 것이다.

현대의 미국사회는 성적인 말을 빗대어 하는 말과 성적인 이미지들로 많이 채워져 있다. 그리고 사람들은 성적인 언어가 어떻게 해를 끼칠 수 있는 가에 대한 인식을 하고 있지 못한다. 특히, 치료가 그러한데 이것은 성 산업의 부분이라는 농담으로 종종 있다. 바디워커들이 눈살이 찌푸릴 만한 해피엔딩과 스스로 성적 언어를 사용하는 것에 대한 낡은 농담에 대해 해결하지 않으면 성적 행동과 바디워크를 연결하는 것이다. 이것은 그들의 의도는 아닐지 모르지만 결과적으로는 성적 서비스를 위해 사용할 수 있는 것으로 매우 많든 적든 전문적 바디워크로서 심각함을 갖고 있지 않다. 어떤 경우에도 경력 수명을 승진시키지는 않는다.

바디워크에서 오랜 경력을 가지고 즐겁게 일하는 성공적인 바디워커들은 존엄성과 존경을 다루며 권리를 가지고 있다는 것을 알고 있다. 많은 시간 사람들은 불쾌하게 받아들이는 것을 인식하지 못한 이후로 그들을 만드는 사람들을 교육하는 기회 등의 발언을 해결해야 한다고 생각한다. 그들이 교육하는데 사용하는 몇 가지 방법들의 일부가 있다.

- 마사지와 바디워크는 의료 직업의 일부인지에 대해 설명한다.
- 바디워커가 되기 위하여 필요한 자격증과 교육에 대해 설명한다.
- 성 산업에 마사지와 바디워크의 과거 연결을 가져오는 것과 그것은 여전히 그 방법을 인식하는 방법을 언급, 그 사람들이 알 수 있도록 이들 발언을 함으로써 그들이 얘기하는 것을 포함하여, 모든 전문가에 적용됩니다.
- 대부분의 사람들이 이 메시지를 처음 얻을 것이라고 신뢰해라. 그렇지 않는다면 사람 또는 사람들은 직업에 대한 존중과 이해를 보여줄 수 있을 때까지 깨진 기록이나 제한된 접촉의 위험성을 갖고 가라.

비언어적 의사소통 (Nonverbal Communication)

비언어적 의사소통(nonverbal communication)은 단어를 말하지 않고, 의사소통하는 것을 의미한다. 이것은 바디랭귀지, 수화, 접촉 그리고 눈 맞춤을 포함한다. 연구에 따르면 55%는 바디랭귀지(자세, 제스처, 눈 맞춤), 38%는 목소리 톤, 그리고 7%는 대화에 있어서 사용된 사실적 단어에 의해 결정되었다; 그러나 가정교육과 문화적 배경(Mehrabian & Ferris, 1967)과 같은 것에 따라 사람마다 정확한 확률은 다르다. 이것은 의사소통의 93%가 비언어적이라는 것과 7%만이 단어를 사용한다는 것을 의미한다.

여러분이 말을 하지 않고도 첫인상을 만들 수 있다는 것을 유념해라. 이것은 여러분이 고객에게 접근하는 데 있어서 자신의 얼굴 표정을 어떻게 전하는 방법에 따라 이루어진다. 좋은 자세와 자신감을 싣는 것은 고객에게 신뢰를 심어준다. 자신감을 싣는다는 것은 높이 서서 어깨를 안정된 자세로 하는 것을 의미한다. 바디랭귀지는 고객과의 대화를 환영하고 있는 것을 보여주는 것으로 생각된다. 서양 사회에서는 악수하거나 손을 아프게 쥐는 것 또한 개방된 바디랭귀지로 보고, 적절한 인사로 여겨진다.

고객과 대화할 때 얼굴 표정은 매우 중요하다. 지루함, 무관심한, 화난 또는 생각에 사로잡혀 있는 얼굴보다는 미소를 지으며 고객의 눈을 쳐다보며 따뜻함, 환영의 표현을 하는 것이 여러분과 고객 사이의 긍정적인 소통의 기회가 매우 증가될 수 있다는 것이다.

이 모든 만큼이나 중요한 것은 바디워커의 활동적인 면이다. 이것 또한 여러분의 **존재(presence)**로서 간주될 수 있다. 여기서 존재는 여러분 자신을 준비하고 침착하게 있는 것보다 더 집중하고 중심적으로 주도하는 자질을 말한다. 고객과의 의사소통과 대접(존재로선)을 하는 동안 바디워커가 조정하는 방법을 설명하는데 사용된다. 그러나 이것은 또한 의견교환을 하는데 중요한 기여를 한다.

비언어적 첫인상은 특정 바디워커로부터 편안한 또는 불편한 치료를 받는 차이를 의미한다.

긍정적인 비언어적 인상은 고객이 여러분을 수용하는 것을 의미한다. 그리고 여러분의 테크닉이 고객의 기대에 부응한다면, 고객은 더욱 치료에 대해 여러분과의 만남을 지속하기를 좋아하고 증진된 헬스와 건강에 대해 여러분의 충고를 기꺼이 따를 것이다. 이것은 여러분에게 안정된 고객과 경력의 성공을 의미한다.

전문가적 이미지 개선
(Refining Professional Image)

전문가적 이미지 개선의 과정을 계속 진행 중이고, 그들이 보내는 언어적 그리고 비언어적 메시지를 바디워커들은 지속적으로 유지할 필요가 있다. 때때로 습관을 변화하기란 어렵다. 왜냐하면 더 친숙하고 안전하게 느껴지기 때문이다. 또한 때때로 변화가 필요하거나 가능한 것이 사람들에게 발생하지 않는다. 여러분은 본인이 의도한 전문적인 이미지가 맞는지에 대해 결정하고 밝혀내는 것에 대해 몇몇 평가할 수 있다. 여기 여러분 스스로에 물어볼 수 있는 몇 가지 질문들이 있다.

- 나는 어떤 옷을 입고 있고 그 이미지는 어떤 것을 계획하고 있는가? 내가 투영하고자 하는 이미지인가?
- 나는 내 고객과 어떻게 이야기하는가? 적절한 전문성 또는 악담, 욕설, 가십을 포함하고 있는가? 나는 고객이 발언하게 하거나 그를 중단합니까? 치료 기간 동안 주제와 내가 할 이야기의 양이 적질한, 또는 나 자신에게 관심을 끌기 위한 이야기인가?
- 서두르고 돌진하기보다는 우아하고 자신감 있게 단원을 충분한 시간 동안 준비하였나?
- 다른 사람이 나에게 어떻게 반응할지에 대하여 영향을 줄 수 있는 무언가가 있는 것인가?

다른 사람의 자기소개에 대한 정보를 추구하면 객관적인 관점을 얻을 수 있다. 이들은 또래 또는 여러분이 존경할 수 있는 사람, 그리고 멘토로서 고려되는 사람을 포함한다. 기꺼이 그들의 행동과 이미지에 대하여 직접적으로 질문할 수 있는 바디워커들은 반드시 그 대답을 들을 수 있다. 이렇게 하는 것은 전문적 능력 개발을 위한 큰 걸음일 수 있다. 여러분이 동료들과 멘토에게 요청할 수 있는 몇 가지 질문의 예는 다음과 같다.

- 전문적인 행동, 의복 그리고 언어에 대해 여러분은 어떤 경험을 해 왔는가?
- 다른 사람들이 나에 대해 어떻게 반응할지에 대해 인식하였는가?
- 나의 전문성을 향상시키는 정보를 갖고 있나?

어떤 이미지에 대한 평가는 고객들이 어떻게 응답하는지는 또 다른 신호이므로 주의해야 한다. 예를 들어, 바디워커는 종종 데이트나 술 약속을 고객이나 잘못된 행동을 한 고객들로부터 요청받는데, 바디워커는 그들이 보내고자 하는 메시지가 무엇인지 고려해야 한다. 바디워커가 전문 의복과 적절한 언어 사용을 했는데도 여전히 어떤 고객들로부터 반갑지 못한 발전을 얻는다면, 그 바디워커는 반드시 그런 행동을 지체없이 적발해야 한다. 이러한 연구는 믿을 수 있는 친구들, 동료들, 감독 또는 객관적인 고객들과 최선을 다해야 한다. 여러분의 전문적 이미지에 대한 책임감을 선택하는 것은 직업적 경력에 주요한 요소이다.

> **당신은 어떻게 생각하나요?**
>
> 그림 1-3A와 1-3B의 바디워커들을 본다. 여러분은 어떤 사람으로부터 치료를 받기를 원하는가? 이러한 바디워커들 중 한 사람에 대해 특별히 어떤 것이 여러분이 그렇게 대답을 하게 만들었는가?

정신적 그리고 정서적 준비
(Mental and Emotional Preparation)

많은 사람들은 다른 사람 돕기를 바라는 진실된 바람과 그들의 건강을 유지시켜 주는 바디워크 치료를 받는다. 그러나 몇몇 바디워커들은 트레이닝받기가 쉬운 경력으로 바디워크를 볼지도 모른다. 왜냐하면 많은 교육 프로그램들이 1년에서 1년 이하이고, 1시간의 치료에 대략 60$로 수익성이 좋기 때문이다(지역에 따라). 이들 바디워커가 고려하지 않을 지도 모르는 것은 단순히 고객의 몸에 치료 기법을 적용하는 신체적 접촉을 넘어서, 바디워크 수행시 이루어지는 사람과 사람의 접촉 정도이다.

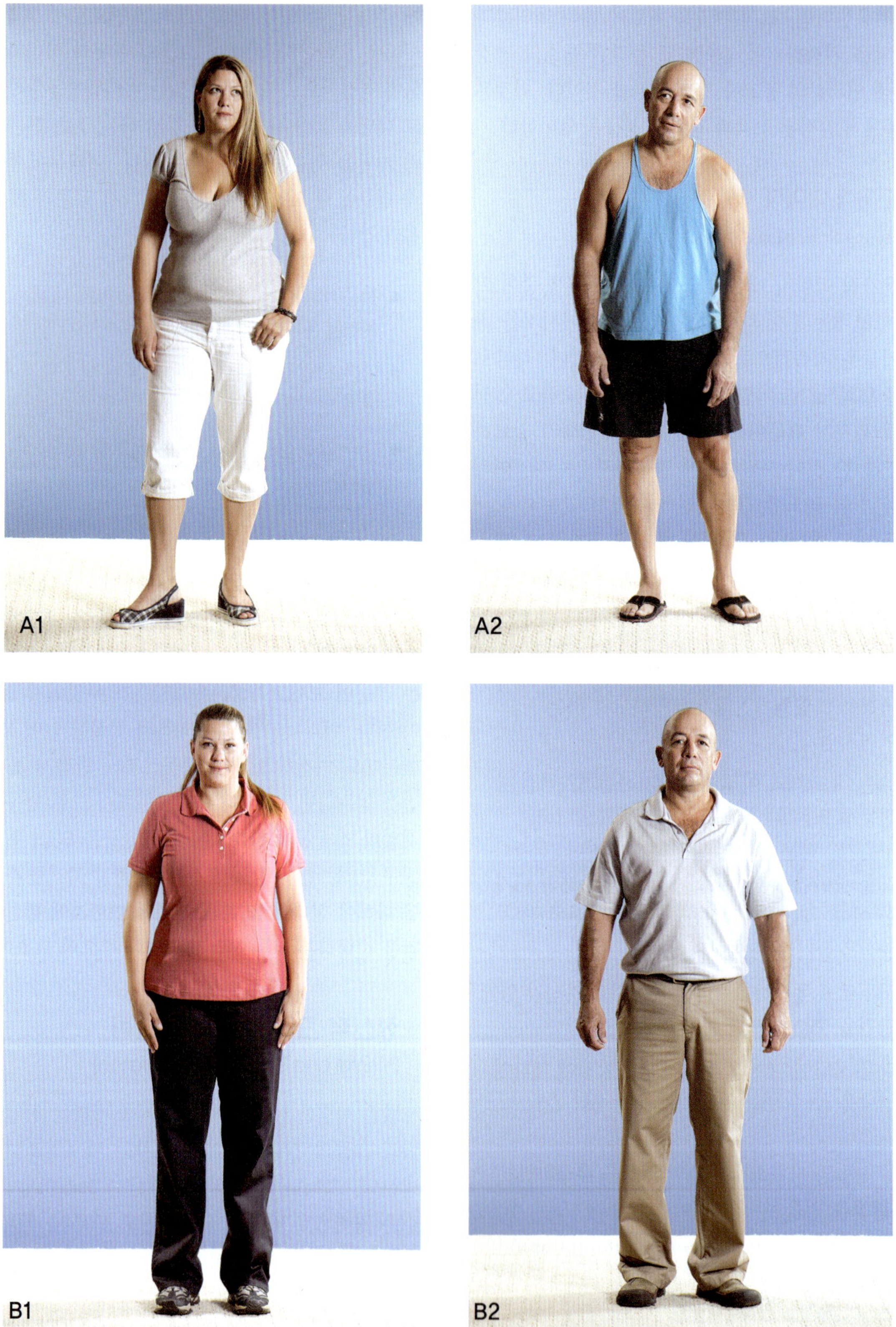

그림 1-3 (A) 부적합한 바디워커 (B) 적합한 바디워커.

고객과의 접촉은 그것이 전화 예약이든 치료를 위해 인사하는 것이든 첫 인사로 시작한다. 접촉은 치료 동안, 치료 후 인터뷰 동안, 그리고 때때로 치료의 효과에 대해 업데이트를 받고 그들이 어떻게 느꼈는지를 보기 위해 고객이 떠난 후에도 고객에게 확인전화를 거는 것으로 계속된다. 현재와 고객에게 집중을 유지하는 것은 **고객 중심 치료(client-centered treatment)**라는 것을 의미한다.

고객은 여러분의 최우선이 되어야 하며, 고객은 반드시 이것을 느낀다. 대부분의 고객들은 바디워커들이 그들에게 집중하고 있지 않을 때 본능적으로 알고 있다. 이것은 **고객 유치(client retention)**의 기초이다. 즉, 고객 비즈니스이며, 직업 수명의 일부이다.

고객과의 연결 및 상호작용 수준이 준비되지 않는 바디워커들은 상당한 정신적 · 정서적 고갈을 경험할지도 모른다. 그것은 바디워크에서 고객과의 대화가 얼마나 요구되는지 그들에게 발생하지 않았을 수도 있다. 몇몇 바디워커들은 그들의 치료에 자기 만족하게 되고 고객과의 대화와 연결이 얼마나 중요한지 잊는다. 그리고 몇몇 바디워커들은 바디워크의 이러한 이면에 시달리는 것을 원하지 않을지도 모른다. 아마도 그들은 그들의 직업에 접근하는 명확한 선을 가지고 있을지도 모르거나 그들의 의사소통 능력에 대해 자신감이 없거나 노력을 하는 것은 시간낭비라고 생각할지 모른다. 이것은 바디워커로서 심각하게 성공을 저해할 수 있다. 왜냐하면 여기에는 고객과의 진실한 연결도 없고 그들은 특별하지 않다고 느끼게 하여 고객들을 떠나보낸다. 그 바디워커에게는 일을 하기 위한 단지 또 다른 몸에 불과하다고 생각하기 때문이다. 이러한 고객들은 아마 다시 돌아오지 않을 것이다. 이것은 바디워커의 습관에 주요한 영향을 미칠 것이다. 이것은 또한 직장 고용주에게 의사소통의 높은 수준 그리고 반복적으로 고객을 유치하는 바디워커들의 가능성을 제한한다. 그리고 정신적 · 정서적 준비는 바디워크의 신체적 측면만큼 중요하다.

당신은 어떻게 생각하나요?

약속시간에 한 고객이 늦게 도착했다.
그녀는 허둥지둥하게 되었고 시간을 소요했다.
여러분의 반응은 어떤가? 여러분은 치료를 시작하기 전 무엇을 중심으로 작업 수행을 할 필요가 있는가?
여러분은 고객에게 무엇을 말할 것이고,
이 방법으로 그것을 어떻게 말할 것인가?

경계 (Boundaries)

바디워크를 위한 준비의 일부분은 **경계(boundaries)**를 설정하는 능력이다. 즉, 경계는 제한적이다. 경계는 사람의 행동에 관한 것이고, 자신 스스로를 어떻게 드러내는지 선택하고, 다른 사람으로부터 행동과 정보를 어떻게 받아들일 수 있느냐에 관한 것이다.

몇몇 경계의 종류는 다음과 같다.

- **신체적:** 사람들은 신체 접촉하는 방법을 자신 또는 다른 사람을 위해 결정한다.
- **정신적 · 정서적:** 사람들은 얼마나 많이 생각하고 다양한 주제에 대해 느끼는지 결정하고, 얼마나 많이 그들의 생각과 느낌에 대해 선택하고, 얼마나 많이 정신적, 정서적으로 다른 사람들과 관계를 맺는지 결정한다.

여기에는 개인적 · 전문적 경계가 있다. 개인적 경계는 그들의 인생을 통한 경험들, 가정교육, 그리고 교육, 사람들이 그들의 말이나 행동을 통치한 것이다. 이러한 경계는 또한 안전을 창조하고 구조를 제공한다. 몇몇 개인적 경계는 의식적으로 선택되어질 수 도 있고 일부는 아닐 수도 있다. 그러나 모두 사람의 개인적 윤리에 의존한다. **윤리(ethics)**는 사람들이 옳고, 그른 행동 사이에서 선택하기 위한 잣대로서 사용하는 어떤 체계나 원칙을 세우는 것이다.

전문적 경계는 그들이 전념하는 본질인 개인적인 경과와는 다르다. 전문적 경계는 사람들이 생산 활동을 하는 것을 지배한다. 바디워크 직업에서 목적은 전문적이고 품질있는 치료를 제공한다. 전문적 설정은 그들로부터 어떤 바디워커의 원함이나 필요함에 대해 관심없는 것을 바디워커가 확인하는 잘 정의된 경계이다. 그리고 나서 이 치료관계를 형성할 수 있다.

바디워크 분야에서 경계의 목적은 모든 단체와 치료적 관계 내에서 각각 서로의 기대와 요구를 고객과 바디워커가 투명도를 증진시키는 것이다. 이 목적은 모든 고객에게 개방하는 것과 아직 확고히 경계를 정해두지 않은 공정한 바디워커 사이에서의 정의를 찾는 것이다. 만약 바디워커들이 그들이 전문적 경계를 분명하게 한다면 필요에 의해 재치있게 편향하거나 방향수정을 하는 동안 따뜻하고 친밀하게 남아있는 것이 더 쉽다.

전문적 경계는 다음을 포함할 수 있다:

- 정의된 치료 시간 내에 유지
- 바디워커의 지정된 일정 내에 치료 수행
- 서비스를 받았을 때 지불을 요구
- 그들과 개인적인 관계의 선을 넘지 않고, 고객과 전문적인 관계를 유지
- 수행에 있어 고객이 요청하거나 그렇지 않은 경우에도 자격증으로 갖춘 바디워커만이 테크닉을 수행한다.

그들의 경계를 알고, 다른 사람들과 의사소통하고, 또 심지어 그렇게 하도록 압박을 가할 때도 그들을 밖으로 내몰지 않는 바디워커들은 일반적으로 그들의 직업에서 더 많은 행복을 느낀다. 이러한 제한은 바디워커에게 그들의 진실성을 유지할 수 있는데 도움을 주고 안정적인 체계 내에서 일할 수 있는 기회를 제공한다. 그들은 장점을 훨씬 덜 느낄 수 있다. 왜냐하면 그들은 자신의 한계를 넘는 것을 강요하지 않기 때문이다. 고객들은 그것뿐만 아니라, 그들을 존경할 것이다. 또한, 이러한 바디워커들은 훨씬 더 어려운 고객들의 행동, 큰 직무 만족에 이르는 것을 잘 다룰 수 있다. 이 요소들은 경력으로 들어간다.

곤란한 고객의 행동

(Difficult Client Behaviors)

바디워커들은 아래의 고객들로부터 곤란한 고객의 행동를 접하게 될지도 모른다:

- 바디워커들이 수행하는 것을 만족하지 못하는 고객. 예를 들어, 테크닉을 적용되어도 상당히 느낌이 좋지 않고, 근육긴장은 충분히 완화되지 않았고, 음악은 적절하지 않았다 등 항상 불만족스러워 한다.
- 사업 정책 성명의 경계나 제한을 밀어붙이는 경향이 있는 고객.
  예를 들어, 정기적인 지각, 늦은 시간에 취소, 치료시간에 따른 미지불, 바디워커의 스케줄과는 상관없이 그들의 스케줄 조정을 위한 적절한 시간 변경을 요구하는 전화, 또는 심지어 바디워크 사업체 입구의 20피트 내에서의 담배피기 등이 있다.
- 심지어 바디워커가 고객과는 사귀지 않는다고 말했을 때도 바디워커와 친구가 되기를 시도하는 고객.
- 무료 또는 치료시간의 끝에서 지속적인 요청으로 추가 치료를 얻으려고 노력하는 고객.
- 부정적인 인생관을 갖고 있으며 바디워커를 쇄진시키는 경향을 가지고 있는 고객.
- "조용한 고객들" 이들은 그들이 필요로 하는 것이 있는지에 대해 그 시간 동안 물어봤을 때 피드백에 해당되는 말을 하지 않는 고객들이다. 그러나 이 고객들은 치료가 종료되면, 변경할 시간이 없는 것에 대해 불평을 한다.
- 그들이 무엇을 원하는 지에 대한 확신이 없고, 바디워커에게 그들이 느끼고 필요로 하는 것이 무엇인지에 대해 설명하는 데 시간이 오래 걸리는 고객.

마지막 것이 가장 바디워커들에게는 좌절감을 준다. 고객도 동의하는 적절한 치료계획을 마련하기가 어렵다. 상호협력 관계를 갖는 것보다 그 해결을 기대하고 믿음을 두는 고객들을 발생시킬 수 있다.

곤란한 행동으로 분류될 수 있는 것으로는 무거운 한숨, 테이블에서 안절부절함, 접수단계에서 의사소통이 되지 않는 등의 비언어적 행동이다. 현실적이고 정확한 방법의 연결로부터 바디워커를 막는 고객은 모든 행동은 곤란하다. 또 다른 특징적으로 곤란한 고객은 바디워커가 고객을 공포스럽게 보기 시작할 때, 정기적으로 고객과 예약하지 않는 변명을 하는 것, 고객의 행동에 의해 배출되는 것 때문에 분노를 느낀다. 여러분이 그들을 조사하고 결정할 수 있도록 분노와 같은

당신은 어떻게 생각하나요?

묘사된 곤란한 고객 행동의 세 가지를 선택해라. 여러분은 어떻게 그들을 각각 다루는가? 여러분은 왜 이러한 방법으로 그들을 다루는가? 여러분의 방법이 여러분의 경력 성공에 기여할 것이라고 생각하는가? 왜 그렇게 생각하는가? 또는 왜 그렇게 생각하지 않는가?

감정에 주위를 기울이는 것은 중요하다. 그래서 어느 것이든 느낌을 해결하거나 그 고객을 다른 바디워커에게 맡기는 방법이 존재한다.

마음과 몸의 연결 이용하기 (Using The Mind and Body Connection)

바디워커들은 그들의 건강과 웰빙을 향상시키기 위해 그들의 삶을 변경하려고 할 때 마음과 몸 사이의 관계를 상당히 이용할 수 있다. 물론 뇌의 기능은 모두 아직 완전히 이해되지 않는 복잡한 기관이다. 그것은 상호작용하고 구조적 · 기능적 수준에서 몸의 나머지 부분을 조정하는 방법과 어떻게 몸의 나머지 부분이 뇌에 영향을 미치는 것인지에 대한 상당한 이해가 있다. 그러나 어떻게 사고방식이 신체조직에서 창조적인 수정을 할 수 있고, 이 사람에게 새로운 방법을 모색하게 한다는 알려진 정보는 많지 않다. 몸이 마음에 영향을 미치는 방법에 대한 정확한 메커니즘인지 마음이 몸에 영향을 미치는 것인지는 지금까지 밝혀져 있는지 여부에 관계없이 중요한 것은 몸과 마음 사이에 연관성이 있다는 것이다.

Chinese medicine and Ayurveda, 고대 인도의 의학 시스템과 같은 전통적 동부의 의학적 이론들은 적어도 5,000년은 되었다. 이러한 의학적 이론들은 자연에서의 과정과 리듬 뿐만 아니라, 몸과 마음 사이의 연결에 기반을 두고 있다. 이러한 연결들은 신체적, 정신적 그리고 영혼적 건강과 웰니스에 중요한 역할을 한다. 서양문화와 이러한 연결의 의료적 관심은 1960년대에 시작하여 지금까지 계속 비교적 최근의 일이다.

1975년 심리학 박사 Robert Ader와 면역학 박사 Nicholas Cohen은 뇌와 면역체계 사이의 연결성을 연구했다. 그들은 **psychoneuroimmunology (PNI)**라는 용어를 만들어 냈다. 이것은 심리학적 과정과 몸 신경과 면역체계 사이의 관계의 연구이다. 1981년 획기적인 저서 *psychoneuroimmunology (PNI)*를 수정한 박사 David Felten과 마찬가지로 뇌와 면역 체계는 하나를 나타내고, 방어의 통합 시스템이라고 논의했다(개정된 4판은 2006년에 발표하였다). PNI의 지속적인 연구는 사람들의 생각 감정과 행동 간의 관계를 설명할 수 있다.

미국의 한 신경과학자와 약리학자 박사 Candace Pert는 아편 수용체와 뇌에서 엔돌핀의 세포 결합 부위를 발견했다. 그녀는 정신 건강의 국립 연구소, 개인 생명 공학 연구소 설립 및 감독, 워싱턴 DC에 있는 의학의 조지타운 대학 학교에서 생리학과 생물 물리학의 부서에서 연구 교수 등 연구에서 다양한 직책을 맡았다.

1993년 그녀는 Bill Moyers' PBS 비디오 제작 (*Heeling and the Mind*) 바디워커 중 한 명으로 출연했다. 이 PBS 다큐멘터리 명소의 Bill Moyer는 내과 의사, 바디워커 그리고 아픔과 건강의 의미를 새로운 시각으로 이야기 하는 환자들과 상의했다. 박사 Pert 역시 2004년 영화 *What the #$*! Do We Know!?* 출연했다. 이 영화는 다큐멘터리 형식의 인터뷰와, 컴퓨터 애니메이션 그래픽, 양자물리학(에너지와 물질의 상호 작용의 수학기술)과 의식 사이의 영적관계를 시사하는 이야기를 조합했다. Pert 박사는 뇌에서 생각에 반응하여 몸으로 보내어지고 이것이 면역시스템에서 역할을 하는 **신경펩타이드(neuropeptides)**라는 화학적 매개체에 대한 과학 논문을 250개 이상 발표하였다.

모든 생각, 아이디어 또는 신념은 몸에서 나오는 신경화학적 반응이라고 믿는다. 과학과 의학은 생각과 생각에 대한 반응으로 무엇이 발생하는지, 사람의 몸과 그의 행동 모두가 분명한 관계로서 존재한다고 확실히 한다. 이것들은 바디워커가 정신적, 정서적 준비를 강화하는 준비를 할 수 있게 현실적인 도구를 제공해 주고 성공적인 바디워크 경력을 위한 신체적 준비와 테크닉을 제공한다.

원하는 것에 집중하기 (Focus on What Is Wanted)

사람의 생각과 감정, 그리고 행동들이 서로 정렬되어질 때, 대부분 사람들의 삶의 양상은 자연스럽게 흐르는 것으로 보인다. 이것들이 정렬되지 않을 때, 일반적으로 저항이나 투쟁의 느낌으로 존재한다. 예를 들어, 어떤 사람이 그의 인생에서 더 많은 돈을 벌기를 원한다. 그러나 재정적 성공을 위해 일을 하기보다 돈과 청구서, 빚, 수리에 필요한 것 등의 재정적 스트레스를 받는다면 고생할 가능성이 크다.

또 다른 예로 건강하고 에너지가 충만하게 느껴지기를 원한다고 말하는 사람들이 있지만, 그들은 지속적으로 얼마나 피곤하고, 스트레스 받고, 졸리다는 것을 강조하며 이야기한다. 좋은 식단을 작성하는 영양사를 보고 운동을 통하여 그들의 활동 수준을 증가시키는 등 대신 자신의 건강을 향상하기 위한 조치를 취할 것을 선택해라. 일부는 자신의 삶에서 무엇이 잘못된 점인지에 초점을 맞출 지도 모른다. 이러한 사람들은 그들의 삶이 고생스럽다고 느낄 수 있다.

스스로 모순된 인생이나 정렬의 약간 밖으로 생활양식을 만든다. 이러한 것들은 그들의 인생에서 어디에 있는지에 대한 궁금증을 찾는 데 많은 시간을 소비하도록 이끈다. 때때로 심지어 이런 것들은 개인사고 패턴을 찾고 진술을 변경하는 것 대신에 다른 사람들과 삶의 도전을 이루기 위한 생활환경을 비난하는 것으로 이끈다.

원하지 않는 것보다 원하는 것에 초점을 맞추는 것은 때때로 행동하기보다 말하기가 쉽다. 대부분의 사람들은 그들의 인생에서 무엇이 잘못되고 개선에 필요한 것이 무엇인지를 정확히 알고 있다. 그들은 행복하기 전 무엇이 필요하고 뭔가 일을 하지 않으면 안 될 목록을 가지고 있을지도 모른다. 이것은 그들의 현재 상황 대신 그들이 미래에 이루고자하는 것이 무엇인지에 초점을 맞추는 것에 의미를 둔다.

그러나 한 사람의 현재 상황이 이 순간에 앞서 그의 인생에서 무엇이 일어났는지의 정점이라면, 그가 무엇을 갖기를 원하는지에 대한 생각을 옮기는 것 대신에 현재 무엇을 가지고 있는지에 대하여 생각하는 것이 그에게 이해하기 쉽다. 다음은 이 일의 바디워커를 지원하기 위한 활동이다.

큰 포부 (Dreaming Big)

꿈이 크다는 것은 하늘에 한계가 있다는 것을 의미한다. 여러분의 상상에는 경계가 없다. 이러한 활동들은 창의성을 자극하고 흥분을 생성하는 것을 의미한다. 흥분은 기쁨과 관련된 뇌 화학물질을 내보내고 더 큰 웰빙의 감각과 스트레스 수준을 감소시켜 주는 결과를 낳는다. 이것은 또한 "큰 꿈"을 이루기 위한 모든 것이나 만들기 위한 도움의 아이디어를 여러분에게 제공한다. 다음의 생각들은 여러분이 큰 꿈을 시작하는 데 도움이 된다:

1. 여러분의 인생에서 일어난 모든 감사를 기록해 둔다. 여러분이 꿈꿔왔던 모든 것을 상상하고, 이상적인 하루에 대해 단지 여러분이 가지고 있던 것을 적어 보아라. 여러분이 입고 있는 옷, 여러분이 먹고 있는 음식, 여러분이 하고 있는 활동에 대하여 상상하고 기록해라. 가능한 한 현실적이고 자세하게 만들어라. 그리고 너의 모든 감각을 포함해라. 예를 들어, 이상적인 식사를 묘사할 때, 어떤 음식을 좋아하고, 냄새를 좋아하고, 맛있는지를 포함하여 확실히 해라. 이것을 즐겨라!

2. 또한 *꿈의 판자(dream board)*로 알려진 시각 판자를 만들어라. 저렴한 코르크 판자를 구입하고 여러분의 사무실과 같이 바로 볼 수 있는 지역에 보관해라. 여러분의 인생에서 바라는 상징적인 글, 그림, 모든 사진들을 판자에 붙임으로서 콜라주를 만들어라. 이러한 항목과 활동에 여러분의 인생을 상상하여 적어도 하루에 두 번 판자를 보아라. 여러분의 시각적 판자에 대해 생각할 때 여러분이 중요하다고 느끼는 특별한 아이템은 없다. 이렇게 하여 개선된 삶에 여러분의 생각, 감정 행동을 맞추고 있다.

3. 여러분 하루의 시작과 끝을 5~10분 동안 집중해라. 아침에 여러분이 계획한대로 정확히 여러분의 하루를 상상해라. 저녁에는 기분이 상쾌하여 일어나기 전에 쉽게 잠을 자고 숙면을 취한다고 상상해라.

비생산적인 생각 패턴 버리기
(Discarding Unproductive Thought Patterns)

변화를 달성하고 목표를 이루는데 가장 큰 문제점 중 하나는 비생산적인 생각 패턴을 갖는 것이다. 때때로 사람들은 그것들을 가지고 있다는 것을 의식하지 못한다. 예를 들어, 한 사람이 실수를 했다면 그녀는 단순히 실수한 것을 받아들이고, 실수로부터 배워나가기 보다는 자동적으로 "나는 실패자이다"라고 생각한다. 목표를 선택할 때 일시적인 좌절이나 경험을 배우는 것을 실수를 고려하는 것이 첫 번째로 집중하여야 할 필요이다.

때때로 바디워커들은 테크닉 수행에 있어서 무엇이 잘못되었는지 또는 그들의 신체 또는 건강이 잘못되었는지에 대해 초점을 맞춰야 한다. 그들은 "나는 좋은 학생이 아니다"라고 정의내릴지도 모른다. 나는 이러한 테크닉이나 그러한 모든 근육을 아는 것을 할 수 없을 것이다. 현실은 성공적으로 바디워커들이 대부분 능력을 갖고 있다. 그러나 비생산적 생각 패턴을 버리지 못할 때까지는 그들은 이것을 이루지 못할 것이다.

이것은 때때로 뿌리박힌 생각의 방법을 바꾸는 것은 커다란 도전이 될 수 있다. 한 가지 방법은 **앵커링(anchoring)**을 통한 것이다. 앵커링은 사람이 자신이 필요로 하는 상태로 단어, 터치, 또는 시각적 신호를 연결시키는 때이다. 일상생활에서 사람들은 자기암시를 민들이 내거니 물긴, 딘이 그리고 감각을 강히게 연관 짓는다. 예를 들어, 아이들은 좋아하는 이불 또는 장난감에 애착을 갖는다. 다른 예는 그녀의 첫사랑을 떠올리게 하는 노래이다. 그리고 그녀가 가졌던 사람과의 로맨틱한 감정을 떠올린다. 몇몇 선수들은 경기를 하는 동안 몇몇 양말을 신는 등 오직 특별한 아이템만을 입는다. 왜냐하면 그들이 그것을 입었을 때 그들은 힘이 있다고 느끼기 때문이다.

앵커링은 긍정적일 수도 있고, 부정적일 수도 있다. 부정적인 예로, 안정은 특정한 의미로 고모가 사용했던 향수가 될 수 있다. 매 시간 그 사람이 그 향수를 맡으면, 그녀는 아마도 무서워하는 감정을 경험하게 될지도 모른다. 만약 사람이 그것 없이는 성공 가능성이 없다고 생각하는 물건에 너무 강한 집착의 감정을 느낀다면, 또 다른 안정은 부정적일 수 있다. 대신 성공에 도움이 되는 것은 목표가 성공의 초점이 되는 것이다.

뇌는 **뉴런(neuron)**(그림 1-4A)이라고 불려지는 약 100만개의 작은 신경세포로 구성되어 있다. 일반적인 뉴런은 밖으로 뻗어나가는 가지를 갖고 있다. 여기에 **시냅스(synapses)**라 불리는 뉴런들 사이에 작은 틈이 있다. 뉴런은 어떻게 서로 뉴런들이 소통하는 교차하는 틈에서 **신경전달물질(neurotransmitters)**이라고 불리는 화학물질을 생산한다.

신경과학에 따르면 한 사람이 말하거나 한 번 무언가를 한다면, 그림 1-4B에서 나타내는 것처럼 느슨한 신경무리가 네트워크를 형성할 것이다. 무언가 움직임, 행동 또는 생각 패턴 등 연습을 반복할 때, 연관된 신경들은 더 손쉽게 그들의 신경전달물질을 내보내고, 그것들 사이에서의 의사소통은 강해지고 네트워크 경로는 보강된다. 이것은 그림 1-4B에서 보여 지는 것처럼 화살표로 표시된다. 다음과 몸의 연결은 더욱 강해진다. 사실, 이것은 거의 잠재의식적으로 될 때까지 좀 더 친숙하고 자동적이며 쉽게 이루어진다. 움직임, 행동 또는 생각들이 오직 한 번만 일어난다면 이것은 일어나지 않는다.

이것의 예로는 자전거 타는 것을 배우는 것이다. 이것은 "나는 자전거를 타는 방법을 배우기를 원한다."라는 것에서 시작한다. 이러한 생각이 집중, 연습 그리고 결정과 함께 따라지면 시간이 지남에 따라 그 사람은 성공적으로 자전거를 탈 수 있을 것이다. 그 신경세포는 때마다 그 사람이 자전거 타는 연습을 강하게 이루어주는 네트워크가 균형을 유지하는 동안 자전거 타기에 필요한 신경자극을 근육에 전송한다. 이 네트워크에서의 다른 신경세포는 혼자 자전거를 타고 그것을 이루었다는 만족감의 기쁨을 포함한다.

대부분의 사람들은 처음 자전거를 탈 때 성공적이지 않다. 그러나 그들의 욕구가 강해지면, 초기에 부족함을 능가한다. 그것은 성공적인 자전거 타기를 이루기 위한 신체 연습과 정신적 집중, 감정적 욕망을 가져온다. 이 성공은 또한 그 사람이 더 이상 어떻게 균형을 유지하고 페달을 사용할 때 어떤 근육을 사용해야 하는지 생각하지 않게 하는 것을 의미한다; 왜냐하면 신경원 네트워크가 매우 강해졌기 때문에 모든 것은 잠재의식적으로 되었기 때문이다.

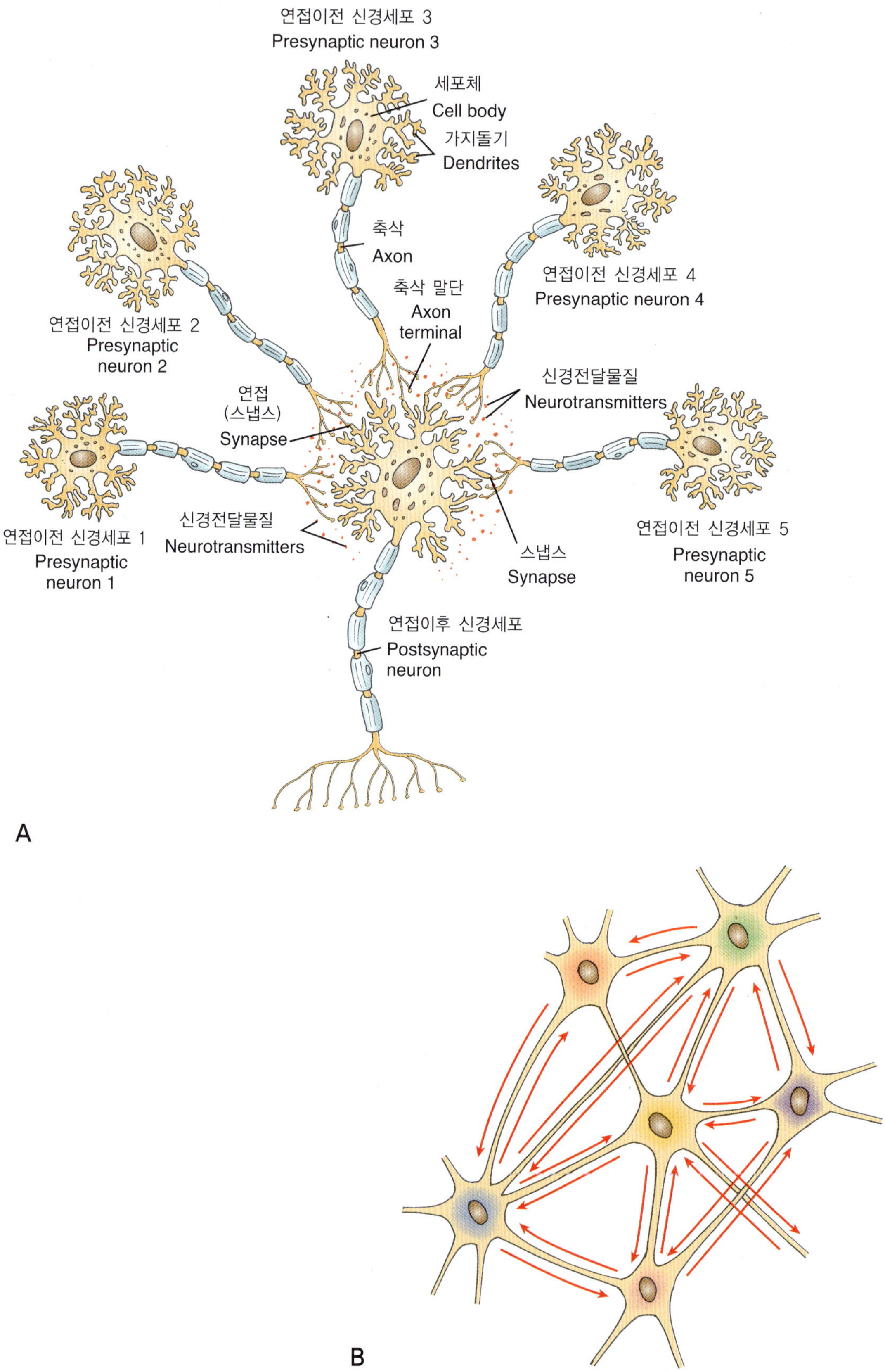

그림 1-4 (A) 뉴런, 시냅스, 신경전달물질. (B) 뉴런의 연결망; 화살표는 각 뉴런간의 연결을 의미함.

이런 원리는 자전거 타는 것을 배우는 것 외에 바디워크 테크닉의 학습, 성공적으로 스트레스를 다루는 방법을 알아내기, 그리고 성공적 바디워크 연습을 개발하는 것을 제공한다. 즉, 이것은 바디워커로서 오래금 일할 수 있게 도움을 준다.

의식적으로 명상을 선택하는 것은 신중하게 새로운 신경 네트워크를 형성하는 데 도움을 줄 수 있다. 자기최면은 자극과 반응이 연결되어 있다는 것을 기억한다. 다음은 미루는 버릇, 우울함 또는 불만에서 벗어나 신속하게 자신을 더 균형된 상태로 바꿀 수 있는 운동이다. 이 목표는 손의 작은 움직임에 대한 자신감에 대한 자기암시이다.

앵커링 운동 (Anchoring Exercise)

의식적인 것은 비생산적인 행동을 드러내는 열쇠이기 때문에 바디워커들에게 그들이 집중하고 있는 것이 무엇인지 깨닫게 해주는 것이 도움이 된다. 그들은 며칠 동안 자신의 생각 패턴이 할 수 있는 한 많이 적는 것이 도움이 되는 것이라고 알 수 있다. 예를 들어, 얼마나 하루 동안 "나는 돈을 갖고 있지 않다." 또는 "나는 신체 활동을 잘 못한다." 또는 "나는 절대 살을 빼지 못한다."와 같은 생각을 하는가?

그들은 한 번 이러한 비생산적인 생각 패턴을 그들 스스로에서부터 옮기는 명상을 만들 수 있는 지배적인 주제 찾기는 시작한다. 이 활동은 그들이 하고 싶어하는 명상을 만들기 위한 템플릿이다:

- 여러분의 손으로 가볍게 주먹을 쥔다.
  일단 여러분이 "yes!"라고 말한 대로 주먹을
  더 꽉 끼고 쥔다. 다른 사람이 거의 보이지
  않을 수 있지만, 사실 이 움직임은 커지지
  않는다.
- 다음 단계는 자신감 있는 동작으로 고정하는
  것이다. 명상을 더 효과적이게 만들기 위해서는
  여러분의 주먹을 더 짜내고
  진지한 감정의 정점에서 "yes!"라고 말한다.
  여러분 스스로 매우 자신감에 차 있고
  이 상황을 완전히 조절할 수 있을 때,
  여러분은 눈을 감고 이 시간을 기억해라.
  여러분은 그 시간에 무엇을 했고,
  어떻게 해야 하는지 정확히 알았다.
  여러분의 열정과 에너지와 자신감을 느껴라.
- 여러분이 그 시간을 기억하는 데 어려움을
  겪는다면, 세상의 꼭대기에서 자신감을 갖고
  단순히 얼마나 좋고 흥분으로 윙윙거릴지
  상상해라. 여러분의 몸이 강해지고,
  집중되어지고, 괜찮은지를 느껴라.
- 여러분이 파워풀하게 자신감을 갖는 것을
  상상하는 것을 계속하려면 "더 나아질 것이다.
  더 나아질 것이다."라고 스스로에게 말하고
  그런 다음 여러분의 주먹을 짜내고
  "yes!"라고 말한다.
- 여러분의 마음이 집중을 유지하려면 앉아 있을
  때나 서 있을 때나 자신감 있게 느껴라.
  여러분 스스로에게 큰 소리를 내거나 여러분
  머리에 "나는 내 인생을 책임지는 것을
  선택한다!"라고 말해라. 여러분 주먹을 다시
  쥐고 "yes!"라고 말해라.
- 심호흡을 하고 더 많은 활력과 열정을 갖고
  가능성 있게 생각해라. 그리고 주먹을 쥐고
  "yes!"라고 말하고, 눈을 뜨고 한 번 더 말한다.

믿을 만한 안정장치를 개발하기 위해서는 이러한 운동을 정기적으로 반복해야 한다. 말과 함께 강한 감정 결합과 강한 신경 네트워크를 만들기 위한 행동을 여러분은 마음 깊이 새겨라. 여러분이 언제든 원할 때 "yes!"라고 말하고 스스로 주먹을 쥐는 상상을 함으로써 어디에서든지 여러분이 더 편안하고 자신감 있게 느끼는 지점에 도달할 때까지 이것을 계속한다.

치료 전이나 강의 전 또는 여러분이 중요한 결정을 할 때 이것을 연습해라. 여러분은 그것이 옳다고 느낄 때까지 여러분이 원하는 대로 여러분이 조정할 수 있도록 귀하의 처분에의 성공을 위한 강력한 도구를 가지고 있다는 것을 알고 있다. 예를 들어, 다른 옵션들은 집게손가락에 여러분의 엄지손가락이 붙어 가볍게 두 개의 손가락을 같이 누르고 같이 움켜쥐고 또는 여러분의 허벅지를 짜내는 것 대신 주먹을 쥔다. 단어나 문장 이외에 "맞다!" 또는 "나는 자신감 있다." 등과 같이 "yes!"를 사용할 수 있다. 중요한 것은 여러분의 손을 가지고 여러분의 목소리에 같은 톤과 같은 압력과 시간을 매번 사용하는 것이다.

실시해보기 / ACT AS IF....

도움이 되는 또 다른 유용한 몸과 마음을 연결시키는 기법은 건강과 웰니스를 증진시키고 이미 일어난 비생산적인 행동을 가진 사람을 바꿀 수 있다.

*감정 분자(molecules of emotion)*에서 Candace Pert는 최초로 감정이 찾기 힘든 생각이 아니라는 사실을 묘사하기 위해 *Molecules of Emotion* 라는 문장을 만들었다. 오히려 그것들은 세포 수준의 신체 내에서 경험된 화학적 반응이다. 모든 생각은 화학적 반응을 생산한다. 행복한 감정들은 뇌가 신체적으로 좋고 기쁘고 개인적인 행복함을 느끼는 것을 만드는 신체를 통해 보내지는 화학물질을 제조하는 것을 유발한다. 부정적이거나 화나는 생각은 뇌가 신체적으로 좋지 않다고 느끼는 것을 만드는 신체를 통하여 보내지는 화학물질을 생산하는 것을 의미한다. 같은 화학물질 반응이 반복해서 일어날 때 그것은 감정적 역사를 창조한다. 반응이 거의 자동화될 때까지 역사는 두뇌에 시간이 지남에 따라 반복되는 생각은 강력한 신경 반응을 생성하는 것과 같은 방법으로 하드에 내장된다.

이것은 감정의 분자로서 화학물질을 방출 생각이나 단어 자체가 없다. 그것은 단어의 생각 해석이다. 감정과 지각은 이러한 생각과 단어의 독특한 해석으로부터 온다. 행동하는 것은 기다림을 중지하고 행동을 시작하는 것이다. 예를 들어, 한 바디워커는 특별한 스파에서 일을 하고 싶다고 생각한다. 그러나 또한 그녀보다 더 많은 경험을 갖고 있는 많은 다른 바디워커들이 있기 때문에 그것은 가능하지 않을 것이라고 생각한다. 그 다음에 그녀는 이미 그녀 자신을 패배시킨다. "행동하기"는 그녀 스스로가 이미 취직되었고, 이미 일하게 된 좋은 감정을 느끼는 것을 의미한다. 그리고 나서 그녀는 자신감을 갖고 그 스파에 지원할 수 있다.

그 자신감은 또한 그녀의 경력과 그 취업 인터뷰를 통해 이루어진다. 반면에 그녀가 고용될 보증이 없다면 그녀는 적어도 그 목표를 이루기 위해 단계를 밟는 것이 좋다. 또는 그녀가 지원했지만 여기서는 직업을 얻을 방법이 없다고 스스로에게 말했다면 그녀가 고용되는 가능성을 감소할 뿐만 아니라, 전문적인 방법으로 자신을 소개할 가능성이 낮아진다.

자신감과 오만 사이에 차이가 있다는 점을 유의해라. "행동하기"는 그들의 목표를 이루기 위하여 필요한 단계들을 밟아나가게 스스로 동기를 부여하는 바디워커를 지원하는 것으로 묘사된다. "행동하기"는 어떤 다른 노력을 기울이지 않고 단순히 생각하는 것에 의해 여러분의 목표에 도달할 수 있다는 것을 의미하지 않는다. 이것은 다른 누군가보다 뛰어남으로써 여러분은 스스로 생각해야 하는 것을 의미한다. 면접관들은 그 자만이 좋은 팀구성을 하지 않는 사람을 뽑아내는 경향이 있다.

"행동하기" 연습에서 더 많은 수입, 더 큰 고객 기반 또는 여러분이 일하고 싶은 회사에서 자리하는 등과 같이 여러분이 좋아하는 무언가를 생각해라. 그리고 나서, 적어도 3일 동안 여러분 스스로에게 비록 어떻게 그것이 일어날지 나는 잘 모르지만 나는 내 인생에 어떻게 쉽게 __________ (여러분이 선택해왔던 어떤 목표)이 들어온 것에 대해 기쁘고 놀랍게 선택할 것이다. 여러분은 그 운동을 하기 전 그 목표를 이루는 것에 대해 어떻게 느꼈는지, 그 운동을 하는 동안 어떻게 느끼는지, 그리고 그 운동을 하고, 3일 후에 어떻게 느끼는 지를 신경써라. 그리고 나서 다음 예를 스스로에게 물어봐라.

- 지금 이루고 있는 나의 목표에 대해 어떻게 느끼고 있는가?
- 지금 목표를 이루는 것이 가능하게 보이는가?
- 목표를 위하여 해야 할 일과 할 수 있는 단계가 어떤 단계에서 발생하는가?
- 어떻게 그리고 어디에서 시작해야 하는가?

여러분은 그 운동을 계속하는 것이 원하는 것이든 여러분의 목표에 가까워지기 위해 일을 계속하는 것을 결정할 수 있는 것에 근거를 두어라.

나의 완벽한 하루운동 (My Perfect Day Exercise)

10분에서 15분에서 여러분의 하루에 대해 기록해본다. 가능하면 많은 묘사적인 단어를 사용하고, 반드시 여러분의 모든 감각을 포함시켜라. 여러분은 무엇을 보고, 맛보고, 듣고, 맡고, 느꼈는가?

- 그것에 대해 기록하며 이 날에 대하여 이미지화하는 재미에 스스로 완전히 빠져보라.
- 여러분이 찾기 쉬운 장소에 그 문서를 저장하라.
- 여러분이 생각하는 이상적인 하루를 보냈다고 생각되거나 그보다 조금 덜하다고 느낀 날일지라도, 완벽하다고 생각한 날에 대한 기록을 읽어보라.

적응성 (Adaptability)

사람들은 더 이상 잘 수행되지 않는 생각, 감정, 또는 행동 패턴을 변화시키려고 하는 의지인 적응성을 가지고 있다. 어떤 사람들은 자신의 어떤 특정한 나이나 시기가 이르렀을 때 뭔가 새로운 것들을 배우는 것이 너무 어렵다고 생각할 수 있다. 이것은 사실이 아니다. 우리의 뇌는 새로운 아이디어와 생각들, 그리고 움직임에 대한 반응으로 새로운 뉴런의 연결을 형성하는 자연적인 능력을 가지고 있다는 것을 기억하라. 뇌는 그 새로운 상황에 대처하고 그에 따라 적절히 반응하는 방법을 알아내어야 하므로 새로운 자극에 대하여 대단히 빠르게 반응하는 능력이 있다. 이것은 한 인간의 일생에 걸쳐 일어나게 된다.

실제로 알츠하이머병에 완치나 확실한 예방이 없음에도 불구하고, 가능한 예방과 질병관리의 합리적인 방법으로 정신 자극, 운동, 그리고 균형잡힌 식단이 추천된다. www.alzcommunity.com 에 따르면, 알츠하이머 환자들, 가족들과 보호자, 퍼즐이나 새로운 언어를 배우거나, 춤이나 운동과 같이 그들의 몸을 움직이는 새로운 방법을 찾는 것을 통해 그들의 의식을 자극하는 방법들이 치매의 진행을 줄일 수 있는 기회로 추천된다.

다음을 통해 여러분의 뇌를 자극하기 위해 할 수 있는 새로운 방법을 제안한다. 여러분의 정상적 패턴을 위해 하게 되는 모든 의식적인 선택과 그것으로 인해 어떤 일이 일어나게 되는지가 중점이다:

- 평소에 먹는 것과 전혀 다른 식단의 아침을 먹어본다.
- 여러분이 평소에 하루가 시작하는 아침에 e-mail을 읽는다면, 하루를 마무리하며 읽어보거나 그 반대로 해본다.
- 평상 시 여러분이 잠자리에 들기 전에, 텔레비젼을 보곤 한다면, 그 대신 책을 읽어본다.
- 하루를 보내는 동안 텔레비전을 보거나 라디오 듣는 것을 즐긴다면, 하루쯤은 조용히 보낸다. 보통 조용히 하루를 보낸다면, 음악을 연주해 본다.

여러분은 다른 시도를 하고 싶다고 상상할 수도 있다. 가끔은 아주 작은 변화조차도 여러분의 의식과 감각을 일깨울 수 있다.

단계별 시각화 (Visualize The Steps)

변화하는 것과 목표 도달은 때로는 어렵게 느껴질 수 있기 때문에, 그것들을 이루기 위하여 필요한 단계의 측면에서 이들을 생각할 필요가 있다. 하지만 전반적인 목표 자체를 유지하는 것도 중요하지만, 가능한 명확하고 도달 가능한 수준을 각각 확실히 하는 것 역시 똑같이 중요하다. 목표를 영원히 도달해야 하는 높은 계단이라 여기는 대신에, 다음 계단이 뭔지, 그 단계에 어떻게 도달할지에 집중한다. 한 걸음 한 걸음, 층계는 올라가지고, 목표에 도달할 것이다. 잠재적으로 압도적인 어떤 목표를 잡는 대신에 적당히 도달할만한 작은 순차적인 목표들을 설정한다.

이 과정은 여러분이 이전에 했던 일들이 일어났던 것처럼 정확한 시각화가 되어줄 것이다. 가능하면, 시각화는 명확하고 세부적이어야 한다. 그 방법이 여러분이 원하는 것과 일어날 필요가 있는 일을 명확히 알려줄 것이다. 그리고 나면 여러분의 시간과 에너지를 소비하는 것 대신에 이러한 해야 할 필요가 있는 일에 에너지를 쏟을 수 있다. 또한, 초점은 생각의 패턴, 감정적 반응, 그리고 그 생각과 감정의 결과에 대한 개인의 책임과 의무에 있다. 이것은 외부적인 상황이나, 여러분이 생각하고 바란 대로 일들이 이루어지지 않는다고 해서 타인을 질책할 것도 없다. 대신에, 유연해짐으로서, 여러분은 단순히 과제를 해결하고 목표를 달성하는 새로운 방법을 선택하게 되었다.

단계별 시각화 연습 (Visualize the Steps Exercise)

다음의 단계별 시각화의 방법을 연습해 보자.

- 여러분이 특별히 바빠질 수 있는 날을 선택한다.
- 바쁜 날의 전날 오후에, 다음 하루를 시각화해보라. 아침에 일어날 때부터 시작하여 순서대로 하루의 각 부분을 떠올린다. 마음속으로 해도 되고 도움이 된다면 어딘가에 쓰는 것도 상관없다.
- 여러분이 무엇을 입고 있을지, 무엇을 하게 될지, 그것을 위해 어떻게 해야 하는지, 그것을 어떻게 할지, 그리고 그것을 하는 동안 어떤 기분일지 매우 구체적이어야 한다.
- 하루의 각 부분을 시각화하기 전에 깊은 숨을 쉬어라; 그것이 진정하고 집중해서 상기하는데 도움이 될 것이다. 하루 동안 해야 할 무엇에 대한 스트레스를 느끼기 시작한다면 심호흡을 하고, 마음의 평온 상태로 돌아가라.
- 실제로 아주 바쁜 하루에, 흘려보낸 각각의 순간에 어떤 기분이었는지, 어떤 일을 했어야 했는지 생각해보라. 단계별 시각화 과정이 평온과 집중을 도와주었는가? 그 이유는 무엇일까?

속설: 바디워커가 나쁜 하루를 보낸 날, 그녀의 몸과 치료에는 영향을 미치지 않을 것이다.

사실: 바디워커가 온 정신을 집중함으로써 긍정적인 정신적 태도를 유지하는 능력은, 관점을 유지하는데 도움을 줄 것이다. 고객에게 더 효과적으로 대화할 수 있을 것이며, 몸과 신체 역학에 더 주의를 기울일 것이며, 고객 중심의 치료를 제공하는데 집중할 것이다. 물론 모든 이가 나쁜 하루를 보낸다 하더라도 바디워커는 성공적인 치료를 위해, 일할 때는 개인적인 문제를 따로 배제할 수 있어야 한다.

신체 준비 (Physical Preparation)

바디워크의 직업 정년을 고려해볼 때, 가끔은 전문성을 요구하는 직업에 육체적인 것에 대해 생각되지 않는다. 잘 수행하는 사람들은 어려움이 없어 보이기도 한다. 바디워크에 관심이 있는 대부분의 사람들은 손으로 일할 준비를 하지, 사실은 일을 하기 위해 그들의 몸 전체를 사용한다는 것을 고려하지 않는다. 예를 들어, 누르기 위한 힘은 바디워커의 다리를 통해 올라와 몸통을 지나 손을 통해 나오게 된다. 그러므로 다리와 코어의 힘은 어깨와 팔과 손의 힘만큼 중요하다. **코어(core)** 힘은 몸통의 안쪽에 있는 근육, 특히 배곧은근, 배바깥빗근과 배속빗근, 배가로근으로부터 발생한다. 실제로 배바깥빗근과 배속빗근과 배가로근은 척추에 붙어 있으면서 몸통의 앞쪽과 외측을 감싸고 있다(그림 1-5). 체중부하 운동은 바디워크의 모든 유형을 수행하는 데 필요한 근력과 안정성을 유지하고 발달시키기 위해 필수이다.

효율적으로 호흡하는 것은 중요하다. 치료 도중 숨을 헐떡이는 바디워커는 적절한 바디워크를 수행할 수 없으며, 자신을 중심으로 하지 않으면 고객과 제대로 교류하지 못한다. 심효율 또한 중요하다. 근육의 기능이 제대로 작동되기 위해서 사용하기 위한 산소와 영양분을 공급받기 위해 혈액이 적절히 뿜어져 나와야 한다. 그러므로 심혈관계의 건강이 필요하고, 이를 위해 주기적인 심혈관계 운동이 필수적이다. 이러한 내용은 제 4장과 제 8장에서 더욱 자세히 다루었다.

신체 준비의 일부 다른 요인은 신체가 균형 있게 잘 짜여진 식단과 적당한 양의 수분 공급을 통해 적절한 영양을 공급받아야 한다는 것이다. 때때로 바디워커들이 바쁜 치료일정을 가지고 있기 때문에 (그리고 아마 그들 일상 자체가 바쁠 것이고), 그래야 하는 것을 알면서도 챙겨 먹을 시간도 없을 것이다. 이것이 신체에 육체적으로나 정신적으로 또는 둘 다 영향을 끼치게 되는 것이다. 에너지가 제공되자 마자 "충돌" 하듯이 체내에서 대사를 완료해 에너지를 고갈시키는, 단시간에 에너지를 제공하는 식품(캔디바와 같은)에 의지하지 말고, 에너지의 흡수와 소비는 가능한 비슷해야 하고 적절한 식단을 통해 그 균형이 유지되어야 할 것이다. 이러한 점에서, 피로를 느낄 것 같고 휴식을 취함으로 신체가 육체적으로 피로에 적응한 몸은 적절한

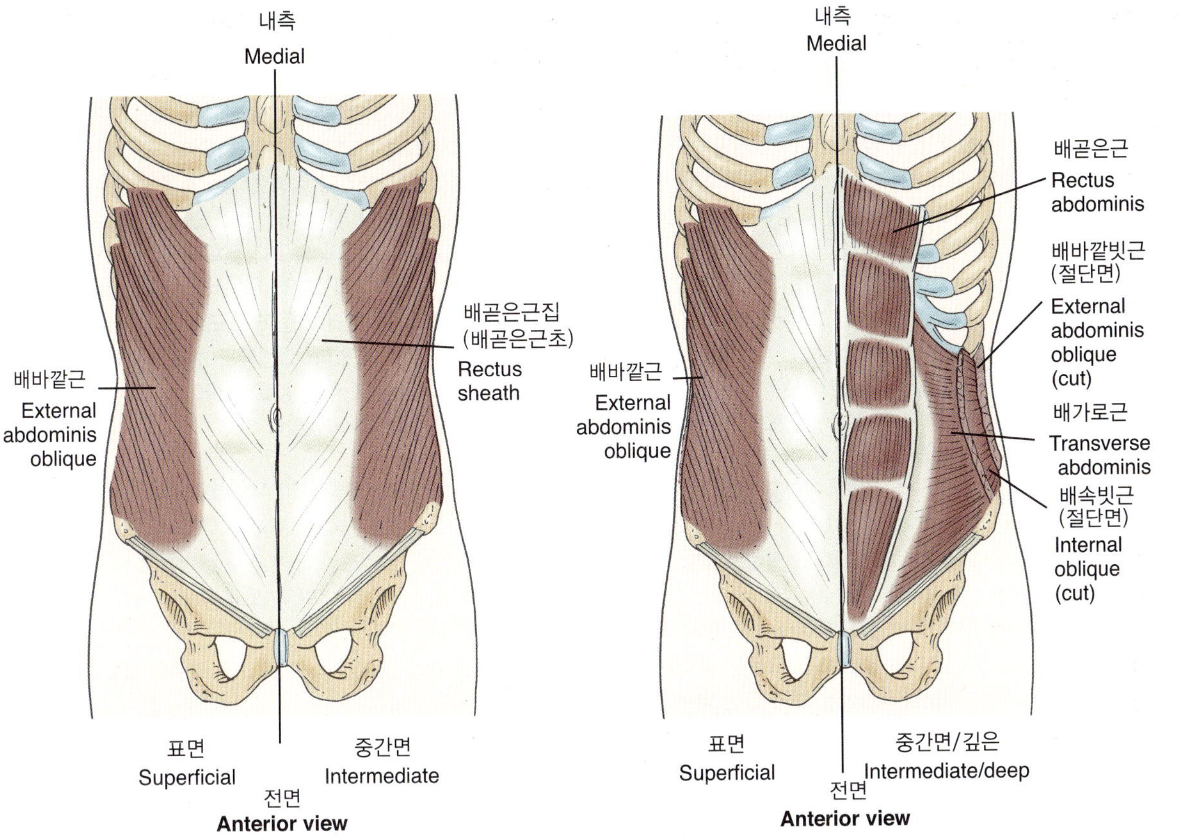

그림 1-5 코어 근육(core muscles).

자세를 유지할 수 없고, 가능하면 부상으로 바디워커를 떠나게 될 것이다. 좋은 영양적 선택은 에너지를 유지하고 적절한 정도에서 육체적 노동을 유지하는 것이 필요하다. 이 부분에 대해서는 제 9장에서 더 자세히 논의될 것이다.

바디워커들은 또한 충분한 휴식을 취할 수 있는지 확인해야 하며, 효과적인 스트레스 관리법을 찾아야 하며, 스스로 그러한 시간을 가져야 한다. 이 부분에 대한 것은 10장에서 더 많은 정보를 얻을 수 있다.

신체 역학 (Body Mechanics)

신체 역학(body mechanics)은 전문직업의 수명에서 가장 중요한 요소 중 하나이다. 신체 역학은 바디워커들이 바디워크를 실시함에 있어서 조심스럽고, 효율적이고, 안전하고, 신중한 방법으로 그들의 몸을 이용할 수 있도록 해준다. 좋은 자세, 균형, 활용, 그리고 일하기에 가장 강한 근육을 사용할 수 있도록 한다. 적절한 신체 역학의 중요한 3가지 요소:

- 허리를 곧게 유지할 것. 효율적인 자세, 정렬에서, 바디워크를 실시하는 동안 신체 사용은 피로, 근 긴장, 그리고 손상을 방지해 줄 것이다.
- 일하는 동안 더 큰 근육과 체중을 이용하라. 더 큰 근육은 더 강하고 작은 근육에 대해 손상이 더 적은 경향이 있다. 더 작은 근육들은 더 큰 근육들보다 더 빨리 피로해지는 경향이 있다.
- 숨 쉬는 것을 기억하라. 깊고 편안한 숨쉬기는 신체를 부교감 모드로 돌입시키고 바디워커가 명확하며 생각에 집중할 수 있도록 도움을 줄 것이다. 전체적으로 숨쉬기는 천천히, 그리고 유념하여 실시되어야 할 것이다. 과호흡이 될 수 있기 때문에 너무 빠르고 깊어서는 안 된다. 치료의 전반에 걸쳐 산소가 균등하고 충분히 사용될 수 있도록 숨을 부드럽게 쉴 수 있어야

사례 분석

Patel과 Grace는 같은 바디워크 프로그램을 졸업했다. 그들은 학교에서 친한 친구 사이는 아니었지만, 서로 수업을 함께 하고 식사나 스터디를 함께 하곤 했다. 그 당시 Patel은 Grace가 성실한 학생이 아니라서 졸업 후 오랫동안 바디워크 직업을 수행하지 못할 것이라고 했다. 그는 그녀와의 대화가 부적절하다고 여겨졌으며, 그로 인해 불편했다. 그것은 그들이 자주 약속으로 묶여 있었고, 그녀가 주말 동안 보낼 데이트에 대한 이야기를 하는 것을 좋아했기 때문이다. 그녀는 꽉 끼고, 노출이 심한 옷을 입었으며, 가끔은 학교에 오기 전에 샤워를 하지 않은 것 같았다. 그녀는 비록 캔디바 외에 아주 많은 양의 커피를 항상 마셨지만 자주 수업시간에 졸았다. 그녀는 자신의 에너지를 상승시키기 위해 이것들이 필요하다고 말하곤 했다.

졸업 후, 약 1년이 지나고, Patel은 바디워크 모임에서 우연히 Grace를 만나게 되었다. Grace는 학창시절과 거의 똑같아 보였다. 그녀는 6개월 전 오픈한 사업이 성공적이지 않았기 때문에 Patel을 보게 되어 매우 좋았고, 왜 잘 되지 않았는지 Patel에게 그의 의견을 듣고 싶었다. 그녀는 그가 학교를 나오자마자 시작한 Patel의 바디워크 사업이 성공했다는 것을 소문을 통해 들었다. 사실 그는 큰 사무실을 찾고 있었고, 치료를 제공할 더 많은 스텝들이 필요해 집회에 오게 되었다.

Grace는 자신의 일이 지역사회 서비스라고 이야기했다. 그녀는 여러 술집과 스포츠 클럽의 소유자들과 친분이 있었다. 그럼에도 불구하고, 적은 수의 고객들만이 추가 치료로 돌아올 뿐이였고, 그녀는 그 이유를 알 수 없었다.

- *여러분에게 Grace에 대한 느낌은 어떤가?*
- *여러분은 Grace가 겪는 문제가 무엇이라고 생각하는가?*
- *이러한 것들이 Grace의 직업 수명에 어떤 영향을 미칠 것이라 생각하는가?*
- *Patel은 Grace에게 어떤 충고를 해주면 좋을까?*

한다. 치료를 실시하는 동안 숨이 다하거나 얕게 숨을 쉰다면, 여러분이 집중하지 않는다고 보일 수 있다.

제 5장에서는 신체 역학의 주제에 대해 자세한 정보를 다룰 것이다.

번아웃 (Burnout)

고객으로 인해 탈진된 느낌은 번아웃을 야기시킬 수 있기 때문에, 직업 수명의 감소로 연결될 수도 있다. **번아웃**이란 자신의 직업에 대해 인생의 한 측면에서 흥미를 잃고, 장기적 고갈을 경험하는 심리학적인 용어이다. 그것은 하루아침 사이에 발생하지 않지만, 어떤 사람이 위험 신호에 대해 주의를 기울이지 않을 때 서서히 잠식될 수 있다. 그 징후와 증상은 처음에 미묘하고, 원인이 해결되거나 관리되지 않는다면 시간이 흐름에 따라 점점 나빠진다.

HELPGUIDE.org와 온라인의 자료에 따르면, 번아웃의 징후와 경고증상으로부터 그들의 건강과 웰빙, 그리고 건강한 선택을 할 수 있도록 온라인 자료로부터 다음의 정보와 격려를 얻을 수 있다.

육체적:

- 대부분의 시간에 피곤함이나 지치는 느낌
- 잦은 두통, 허리 통증, 근육통
- 식욕이나 잠버릇의 변화
- 면역력 저하와 많이 아픈 느낌

정서적:

- 실패감과 자기혐오
- 동기 저하
- 무기력, 덫에 걸린 듯한 느낌, 좌절감
- 냉소적이고 부정적인 전망의 증가
- 만족감과 성취감의 감소
- 무심함, 세상에서 외톨이인 느낌

행동적:

- 책임감으로부터의 회피
- 타인으로부터의 자기 분리

신체 인식

잠시 동안 시간을 내어 지금 자신의 호흡에 집중해 보자. 얕게 숨쉬는가? 깊게 숨쉬는가? 여러분이 치료하는 동안 어떻게 숨을 쉬고 있다고 생각하는가? 다음에는 본인이 치료시간에, 효율적으로 호흡을 하고 있는지 주의를 기울여보자.

- 대처하기 위한 음식, 약 또는 술의 이용
- 미루기, 일을 끝내는데 시간이 오래 걸림
- 좌절감을 타인 탓으로 돌리기
- 일을 빠지거나 지각하기 또는 조퇴하기

바디워커가 그들의 일과 일상생활에 대한 감정을 지속적으로 평가하는 것은 중요하며, 정신적으로나 감정적 또는 육체적 위기가 발생하기 전에 변화를 주어야 한다. 바디워커로서 건강을 유지한다는 것에 대한 스트레스에 대처하는 능력은 그들이 원하는 만큼 직업 수명을 유지하기 위해 중요하다. 이러한 번아웃의 초기 징후는 경고 증상이거나 무언가 잘못되었다는 적색기이다. 바디워커들이 이러한 초기 경고 증상에 주의를 기울인다면 주요한 붕괴를 예방할 수 있을 것이다. 그것들을 무시한다면, 아마 결국은 번아웃을 경험하게 될 것이다.

바디워커들은 스스로 알아서 하는 것이 중요하다는 것을 충분히 강조되어야 한다. 그들은 건강에 대한 명확한 이해를 위해 건강의 기초와 건강에 대한 도전, 변화하기 위한 방법에 대해 이해해야 한다. 이 정보는 바디워커들뿐만 아니라, 그들의 고객의 건강과 웰빙을 촉진하는 것을 도와 줄 것이다.

웰니스 프로필 (Wellness Profile)

건강에는 여러 많은 측면이 존재하므로, 바디워커들이 자신의 웰빙과 직업 수명을 유지하거나 향상시키는 방법에 대해 생각할 때, 어디에서부터 시작할지 알아내기 어려울 수 있다.

감정적 그리고 심리적 스트레스, 자세, 일반적인 그리고 반복적인 움직임 버릇, 건강, 영양, 그리고 전체

경험담

반드시 다양화해야 한다. 나는 지난 25년간 전문가로서 마사지와 바디워크를 파트타임으로 가르쳐왔다. 내 몸과 관심은 그래서 고갈되지 않았다. 여러분이 믿고 지원하거나 좋은 충고를 할 수 있는 사람은 누구인지 알아내라. 그리고 여러분의 바디워크를 내주지 마라. 그것이 여러분이 가치있게 살아가게 만드는 방법이다.

Kathy Rinn. NCTMB. licensed massaged therapist since 1984. Owner of the Right Touch Massage Therapy in Tucson, Arizona.

적인 일상의 만족감은 모두 바디워커와 바디워커의 경력이 번영에 서로 얽혀 있다. 더욱이 바디워커의 생활양식까지도 하나의 요인이다. 이것은 아마 직업의 수명이라는 용어에 대한 생각만으로는 영역으로 여겨지지 않을 것이다. 그러나 그것이 중요한 역할을 한다. 이 장의 끝에서 웰빙에 대한 분석을 채워감에 따라, 생활양식의 선택이 여러분의 직업에 얼마나 영향을 미치는지 알게 될 것이다.

놀랍게도, 웰빙은 각자마다 다르다. 그러나 각자라는 장점은 광범위한 효과를 포함하며, 바디워크 전문성만이 아니라, 다른 영역에서도 마찬가지이다. 이러한 장점들은 의학적 문제의 위험을 줄여주고, 의학적 비용을 줄여주며, 정신적 집중과 경각심을 증가시키고, 감정적 안정을 찾게 해주며, 삶의 향상을 보이며, 자기 자신감을 증가시키고, 또한 스트레스 정도를 줄여준다.

여러분을 돕기 위해, 여러 요인들이 어떻게 여러분의 건강과 웰빙에 영향을 주는지 알아내는 평가를 할 수 있는 분석을 다음에 열거하였다. 또한 긍정적 전략을 발달시킬 방법과 경과를 체크할 방법을 포함한다. 여러분은 직무에 이 평가수단을 계속 근거 자료로 참고하여 사용하는 것이 좋다.

I. 자가분석

첫 번째 단락은 잠재적 문제의 영역을 적어보는 것이다. 집중해서 정직하고 자세하게 여러분 스스로를 분석해보라.

- 신체적 병력: 이 정보는 일반적으로 가능한 문제의 영역을 추정할 수 있도록 해준다.
  - 전체적인 신체 컨디션(심혈관 능력, 근력, 나이, 운동 등) ____________________
- 과거의 외상(예전에 배구로 인한 어깨부위 외상 등)
  - 의학적 컨디션과 이로 인한 효과(최근의 임신으로 인한 관절의 느슨함, 비만으로 인한 비정상적인 혈류 등) ____________________
  - 현재 복용 중인 의약품과 이로 인한 효과(항응고제로 인해 쉽게 멍이 들거나, 항우울제로 인해 쉽게 정신적 피로감을 느낌 등)________
  - 평소에 참여하는 활동. 육체적이나 정신적, 감성적으로 끼치는 영향을 고려할 것(예를 들어, 늦은 밤까지 깨어 있고 그것이 다음 날 피곤하게 만듦; 피곤해져서 자세가 나빠짐; 산악 자전거로 어깨 및 손목관절이 흔들림, 뜨개질 또는 뜨개질을 하는 반복적인 손목과 손의 움직임을 포함; 무릎에 책을 놓고 읽는 것이 뒷목, 어깨의 근육통을 유발)
- 일상의 정신적, 심리적 스트레스(임금 체불의 연속, 몇 주 동안의 가족들의 방문, 등)
- 자세. 자연스럽게 거울 앞에 서서 자신을 본다:
  - 여러분의 자세가 어떻게 보이는가?(고객의 자세를 평가하듯이 자기 자신의 평가를 한다고 생각해 보라)
  - 여러분의 자세에 대하여 사람들이 어떻게 이야기하는가?(예: 여러분이 컴퓨터를 할 때 동료들이 여러분의 등을 구부리고 있다고 하던가?)
  - 여러분은 운동하는 동안 어떤 자세를 하는 경향이 있는가? 적절한 방법을 사용하는가?
  - 잠잘 때 보통 어떤 자세를 취하는가-누워서, 옆으로, 아니면 엎드려서?
  - 평소 일상생활활동(ADL)을 하는 동안 여러분의 자세에 대한 의식은 어떠한가-양치질, 잠자기, 책 읽기, TV보기, 등등?

- 여러분은 습관적으로 어떤 행동을 취하는가? 예를 들어, 아기를 항상 같은 쪽 엉덩이 쪽으로 데리고 다니는가? 무거운 숄더백을 언제나 같은 쪽으로 메고 다니는가? 핸드폰을 받을 때 귀와 어깨 사이로만 받는가?

____
____
____
____
____

- 바디워크 치료를 몇 번이나 수행하는가?
  - 하루에? _______________
  - 일주일에? _______________
  - 한 달에? _______________
  - 치료와 치료 사이에 얼마나 오래 쉬는가?

    ____
  - 일은 며칠이나 연달아 하는가?

    ____
- 여러분의 치료의 전달에 영향을 미치는 요인들:
  - 치료 테이블을 이용할 때, 여러분의 높이에 맞는가?

    ____
  - 여러분의 치료공간이 효율적으로 사용할 수 있도록 주어져 있는가, 예를 들어, 필요한 도구가 닿기 어려운 장소에 있는가?

    ____
    ____
  - 어떤 종류의 옷이나 신발을 착용하는가?

    ____
    ____
    ____
- 바디워크를 하는 동안 여러분의 자세는 어떤가? 예를 들어, 고객의 목을 만질 때, 머리가 숙여지는가? 다음의 신체 부위에 대하여 생각해보라:
  - 발/발목: _______________
  - 무릎/다리: _______________
  - 엉덩이/골반: _______________
  - 허리/몸통: _______________
  - 어깨: _______________
  - 머리/목: _______________
  - 팔/아래팔: _______________
  - 손목/손: _______________
  - 손가락/엄지: _______________
- 숨쉬기는 어떠한가? 얕게 늑간근을 이용해 쉬는가, 또는 깊게 복근을 이용하여 숨쉬는가?

____
____
____
____

- 바디워크를 하는 동안 움직임은 어떠한가?
  - 바디워크를 하는 동안 여러분의 관절들이 얼마나 움직이는가?
  - 그것들을 얼마나 움직이는가?
  - 여러분은 종종 특정한 스트로크나 자세를 이용하는가? 어느 것을 얼마나? 예를 들어, 손의 뒤쪽이나 손가락을 이용하는 것을 좋아하는가? 바디워크를 수행하는 동안 신체 각 부위를 사용하는 전체에서 몇 퍼센트나 되는가?(예: 마사지를 할 때, 여러분은 스트로크를 아래팔로 20% 사용한다.)

    ____
    ____
    ____
    ____
    ____
    ____
- 바디워크를 할 때의 압박:
  - 압박을 적용할 때 신체의 어떤 부위를 사용하는가?

    ____
    ____
    ____
    ____
  - 압박을 적용할 때 어떤 부분에서 통증이나 뻣뻣함을 느끼는가? 예를 들어, 팔꿈치를 사용할 때, 등 근육이 짧아지고 어깨가 올라가는 것을 느끼는가?

    ____
    ____
    ____
    ____

- 바디워크를 할 때 신체 어떤 부위에서 통증이 느껴지는가? 바디워크를 실시할 때 당기고, 통증, 뻣뻣함, 또는 고통을 느끼는 부분을 나열하라.

____

____

____

____

____

- 여러분이 바디워크를 전문으로 시작하고 나서부터 경험한 손상들의 목록을 적어보라. 예를 들어, 무릎에 통증이 있었거나, 손가락의 통증, 또는 손목터널 증후군을 겪어봤는가?

____

____

____

____

- 바디워크를 수행하기 위한 능력을 육체적으로 영향받은 무엇인가 다른 것이 있었는가?

____

____

____

____

II. 대답에의 집중

여러분이 생각할 때 더 중요하거나 바디워크를 수행하는 능력에 부정적 영향을 끼친다고 생각한 답을 다시 작성하거나 하이라이트 표시를 하라.

가장 심각한 것부터 덜 심각하다고 생각하는 순서대로 항목에 순위를 매길 것.

III. 긍정적 전략 세우기

단락 2에서 쓴 항목 중에 대해 해결책을 기입해 보라. 확실시되면, 여러분의 주치의에게 상담을 요청하라. 취해야 할 행동에 초점을 맞춘다. 각 장에서 유용한 가이드라인을 제시했으니 여러분의 직업 수명에 관계된 상황들과 특정 상황들을 찾는다.

IV. 경과를 체크하기

장기적, 단기적 체크리스트를 만든다. 단기 체크리스트의 예는 2주 정도이다; 장기 체크 리스트는 2달 정도이다. 달력이나 일정표에 날짜를 기입한다.

체크리스트에 써내려간다.

- 계획대로 계속해서 실행하고 있는지;
- 성과는 어떠한지;
- 긍정적 전략을 위해 필요한 어떤 조치가 있는지;

웰니스에 집중하기

일지 쓰기는 여러분이 하루하루 살아가며 일상에서 할 수 있는 가장 유용하고 강력한 일 중 하나이다. 일지를 쓰는 과정은 몇 가지 뚜렷한 장점이 있다:

- 공포, 두려움, 혼란, 의심, 화, 무능력, 죄의식, 걱정 등등과 같은 느낌과 감정의 표출을 도움.
- 여러분의 바람, 기대와 목표 설정 결과에 대해 유효한 피드백을 제공하며, 성과를 증대하는 방법에 대한 통찰력과 인식을 높임.
- 여러분의 경험과 개인적 목표, 그리고 목표의 설정, 활동들을 기록하는 도구가 된다. 여러분은 이것을 진행 과정과 성과에 대한 분석으로 이용할 수 있다.
- 여러분의 의식과 무의식 둘 다로부터 풍부한 정보와 생각의 인식을 가져오는 데 도움이 된다.
- 일지 쓰는 법을 배우는 것은 여러분을 스스로 강화하고 앞으로 나아갈 수 있는 가장 큰 발전이며, 여러분이 알아낸 이후에만 여러분의 생각과 여러분 스스로 찾아낸 해결책을 강화시킨다. 이는 자기신뢰와 자기신념, 자립심을 고취시킬 수 있다.

일지라는 말과 일지쓰기는 사람에 따라 다른 의미를 가진다. 일지에는 정확한 방법과 나쁜 방법이 없다. 그러나, 만약 어떻게 시작해야 할지 불분명한 경우 다음의 제안을 이용하라.

필요한 것

일지의 목록을 기록하기 위해, 필요한 것은 공책이나 느슨한 종이 바인더와 펜이 전부다. 여러분이 원한다면, 모든 쓸 재료가 충분하더라도, 이러한 목적으로 특별히 책을 구매할 수 있다. 또한 다이어리를 사용할 수 있으며,

단지 이것은 페이지 수의 제한으로 인해 글을 쓰는 양을 억제할 수도 있다.

책은 종종 쉽게 찾기 위한 내용의 표를 가지고 있기 때문에, 날짜와 주제의 목록을 일지의 시작부분에 이러한 여러 페이지들을 따로 설정해 둘 수 있다. 이것이 나중에 찾기 쉬운 위치에 둘 수 있도록 도와준다.

일지를 쓰고 싶다면, 방해받거나 중단되지 않을 조용한 곳을 찾아라. 안정을 찾고 집중할 수 있도록 도와줄 수 있는 환경인지 확인하라. 예를 들어, 진정하고 싶은 조명을 사용하고, 아로마테라피를 사용하듯 음악을 틀고, 물이나 간식을 사용하는 것 등등이다.

일지 쓰기

일지 쓰기는 느낌과 경험을 표현하는 수단이므로, 여러분 안에서 움직임을 만들어낸다. 이 움직임은 창조적인 생각과 아이디어, 개념을 자극하고, 목표에 도전하는 방법에 대한 통찰력의 창을 열게 될 것이다.

일지쓰기는 어려운 과정을 의미하지 않는다. 글을 잘 쓰거나, 글을 잘 쓰는 기술을 가지는 것은 일지에 대한 전제조건이 아니다. 일지는 여러분에게만 읽는 의미가 있기 때문에, 문법이나 철자법 또는 구두점의 사용에 대한 걱정을 할 필요가 없다. 여러분에게 맞는 스타일을 개발하고 여러분이 편안한 것이 중요하다. 여러분이 기록하는 그 과정이 또한 일지 쓰는 기술을 좋아지게 할 것이다.

다음의 기본지침에 따라 쓰기를 향상시킬 수 있다:

- 일지 목록에 각 날짜를 기입하라.
- 시간, 장소, 경험할 때의 감정, 기분을 포함할 것. 이것들이 나중에 그 수록을 되새기고 만든 과정을 생각할 때 도움을 줄 것이다.
- 첫 생각과 아이디어, 느낌, 그리고 머리에 떠오른 감정들을 써내려 간다. 이러한 정보는 신선하고 여러분이 어떻게 느꼈는지에 대한 가장 솔직한 정보를 포함하고 있을 가능성이 높다 (여러분의 생각을 써내려 가는데 시간을 쓸 때나 쓰는 것에 대해 적극적으로 생각할 때, 여러분이 솔직하게 생각하고, 느끼고, 경험한 것들에 대해 걸러낼 수도 있다). 이것은 또한 브레인스토밍과 어려움을 겪고 있는 문제에 대한 해결책일 수도 있다.
- 자신에 대해 주저하거나, 써 놓은 일지를 지우거나 고칠 부분을 찾아냈다면, 그것은 여러분이 무언가에 대해 피하고 싶어하는 무의식적인 불편함을 느끼게 하는 것일 수 있다. 따로 항목에 놓고 새로운 단락이나 항목으로 시작하는 것이 가장 좋다. 그 후, 변경하고자 하는 항목으로 돌아가서, 피하고 싶어 하는 문제가 있다면, 그것을 잘 다룰 방법을 찾는다.

일지 쓰는 기술

일지를 쓰는 기술은 다양하다. 다음은 고려해야 할 여러 가지이다. 여러분은 이미 자기만의 스타일을 가지고 있을지 모른다. 어느 쪽이든, 다음 일지쓰기 기술은 가이드가 될 것이다.

투영

일지쓰기 스타일의 목표는 관찰자의 시점에서 기록하는 것이다. "나" 대신 "그녀"로 대체하여 제3자의 입장으로 기록한다. 상황을 두고 봄으로써, 일지 쓰는데 더 객관적이 될 수 있다. 예를 들어, "나는 잘 움직이도록 결정할 수 없었다."라고 하는 대신에 다음과 같이 관찰자의 말로 대체할 수 있다:

"그녀의 결정은 최선의 선택이 아닌 것처럼 보였다." 계속해서 사건보고를 냄새, 소리, 광경, 감정, 느낌 등의 기억을 포함하여 자세하게 하고, 개인적인 일지를 써라.

집단화 (Clustering)

집단화 방법을 이용한 개인 일지는 기록하는 것들에 대해 충분히 생각을 쏟아내지 못하는 작가로서의 장벽을 경험하게 될 때 아주 효과적이다. 페이지의 중간에 기록의 주제에 대해 작성하는 것으로 시작한다. 눈에 띄는 것에 동그라미를 치고 그리고 나서 바로 주제와 연결한다. 각 아이디어가 생각나는 대로 적어두고, 주변에 동그라미를 하고, 중요 주제에 줄을 긋는다. 이 간단하고도 효과적인 방법은 여러분을 놀라게 할 아이디어의 배열을 표시할 수 있다. 나중에 확장된 아이디어에 각 원을 발달시키거나 간단히 그것들을 그대로 둘 수 있다.

작가로서의 장벽을 극복할 수 있는 또다른 방법은 지금 느끼는 감정이 어떤지, 또는 단순히 여러분이 겪거나, 나눈 대화에 대한 설명까지도 기록하는 것이다. 일단 시작한다면, 자연스럽게 기록에 대한 흐름을 지속적으로 찾을 수 있게 될 것이다.

보내지 않은 편지

이것은 여러분이 무엇을 겪었는지, 그리고 여러분의 경험이 어떠한지에 대하여 자유롭게 표현하도록 도와주는 강력한 기술이다. 어떤 일인지, 상황, 다른 사람인지, 또는 심지어 자신이든지 편지를 쓰는 것은 여러분이 말을 꺼낼 수 있는 방법을 제공하며, 특히 여러분이 불편하게 여기거나, 가능하지 않다면, 더욱 직접적인 대면할 수 있는 방법이다. 보내지 않은 편지는 자신만을 위한 것이다.

자신을 주장하는 방법을 배울 때 유용하며, 의사소통 방법을 증진시킬 것이다. 예를 들어, 여러분의 파트너 또는 고용주에게 여러분의 목표를 주장할 수도 있다. 그의 동작이나 행동이 여러분에게 얼마나 효과가 있었는지

계속

그에게 있어서, 얼마나 그들을 더 적절하게 변화하고 개발시키고자 하는지 여러분에게 주의를 끌고 반응하도록 하라.

주소 매긴 사람이나 이름 붙인 상황의 다른 편지에서 그랬듯이 정확히 동일한 방법으로 편지를 시작하라. 여러분의 생각과 감정을 거스르지 말고 표출하라. 아마 종이에 표현된 양과 질에 놀랄 수도 있다.

카타르시스

카타르시스는 감정의 정화이다. 안전을 확보하고 가장 깊이 있는 두려움과 걱정거리를 모두 표현할 수 있는 믿음이 가는 환경을 가진다는 것은 그리 쉽지 않다. 그러나, 여러분의 개인적인 일지기록은 항상 여러분에게 필요한 공간 이상을 제공한다. 분노, 좌절, 고통, 공포, 그리고 걱정과 같은 강력한 감정들을 기록한다는 것은 매우 해방된 경험을 갖게 한다. 또한, 개인일지는 다른 사람의 판단이나 승인, 그리고 비판의 대상이 아니다. 일지를 기록하는 것은 여러분의 생각과 감정을 자유롭게 표현하도록 한다.

"내가 지금 느끼는 감정은..." 이라는 문장으로 시작될 수 있다. 그리고 제한이 없이 글이 쏟아지게 된다. 나중에 일지를 다시 돌아보면, 그 종이에 모두 내려놓고 찾을 수 있고, 이제 이런 특별한 항목들을 보유하고 싶지 않다는 것을 알게 될지 모른다. 은밀하게 종이를 처리하는 것은 모든 감정들을 버리는 상징이 될 수 있다.

목표 설정 행동을 기록하기

여러분의 목표를 일지로 쓰는 방법을 배우는 것은 여러분의 필요와 목적에 맞는 일지와의 관계의 발달을 포함한다. 개인적인 코치로 여러분의 일지나 일기를 처리한다.
먼저, 여러분의 목표 및 여러분이 하고자 하는 행동들을 결정하고, 그것들을 충족하기 위해 수행할 수 있다.

여러분의 일지는 코치 역할을 하고, 여러분이 생각하고 목표를 달성할 수 있도록 통찰력을 수립하는 데 도움이 된다. 여러분이 사용하는 일지쓰기 기술이 창조적이고, 그것들을 사용하는 이유가 명확해지면, 일지는 여러분의 노력에 도움이 될 것이다.

주의깊게 일지쓰기

주의깊다는 말은 사려깊게 설정한 목표를 기록한다는 의미로, 생각, 개념, 그리고 일지에서 나온 전략들을 기록하고 나서 그것들을 행동에 옮긴다는 것이다.
이것은 어떻게 생각하는지, 힘이 닿는 영역이 어디인지, 어디서, 그리고 어떻게 도전할 영역을 개발할지 탐구하는 것을 도와줄 것이다. 목표설정 활동에 대하여 일지쓰기의 또 하나의 중요한 측면은 자기 자신이 해야 하고, 목표와 경험, 그리고 여러분의 무의식적인 지혜로는 위험하다는 것이다. 이것은 정기적으로 일지를 작성하는 시간을 따로 설정하는 것을 의미한다.

이것은 노력을 최대한 활용하는데 도움이 된다.
예를 들어, 오히려 느낌보다 더 야심찬 목표들 중의 하나에 압도된다. 일지기록은 더 크고 장기적인 목표를 더 작고 단기적인 성과 단계로 낮추데 도움을 줄 수 있다. 5년 안의 여러분의 인생의 어떤 측면에서도 이상적으로 있을 곳에 대하여 쓰기 시작할 수 있다. 그리고 나서 4년, 그리고 3년, 그리고 2년, 그리고 1년으로 이 목표를 성취하는데 필요한 단계를 써내려가라. 그리고 나면, 첫 해의 목표를 위해 매달 필요한 것을 써라.

이미지를 이용한 일지

일지의 다른 방법은 여러분의 상상에 의해서만 제한된다. 일단 여러분의 목표를 설정하게 되면, 목표를 성취해 내고자 하는 동기를 강조하고 강하게 만들기 위해, 일지를 잡지에서 자른 사진이나, 직접 그려 만드는 등의 스크랩북으로 이용하라. 예를 들어, 목표가 체중 감량이라면 이루고자 하는 목표 무게 또는 어떻게 보일지에 대한 여러분의 느낌과 생각을 이미 일지기록 했다.

이상적으로 보이는 잡지의 사진을 자르거나, 여러분이 더 날씬했었을 때의 사진을 이용하라. 그리고 여러분이 원하는 의도인 이 이미지들을 보기 위해, 항상 일지를 꺼내어라. 여러분의 목표 체중에 도달한다면 세계 크루즈여행 같은 특별한 선물을 자신에게 주겠다고 약속하는 것도 또 다른 가능성이 된다. 만약 매번 일지를 열 때 아름다운 크루즈 라이너가 푸른 바다와 하늘을 끊임없이 돌고 있는 광경을 보고, 이것은 여러분이 계속하게 하기에 충분할 것이다.

목표를 위한 성과를 기록

생각, 공포, 걱정, 그리고 목표를 향해 진행하는 관계에서 있었을 수 있었던 실수를 적을 수 있다. 이것은 할 수 있는 변화에 대한 가치있는 피드백을 제공할 것이고, 두려움의 근본원인에 대한 통찰력을 제공할 것이다. 그것이 여러분 자신에게 해로움을 주는 것이 아니라면 감정을 이완하기 위해서 그것을 계속 유념한다.

감정에 대한 특정한 생각을 통해 일하는 것을 돕기 위해 밖에 나가야 할 필요가 있다고 생각하거나, 믿을 만한 멘토, 대학동료들, 그리고 친구들 또는 수준 있는 상담가에게 상담이 필요하다.

일지의 재검토

항목을 작성하고 난 후에, 그것을 읽기 전에 잠시 쉬어라. 여러분이 읽을 때, 자신에게 관대해지고, 비판적이지 않으려 한다. 결국, 종이에 쓴 것은 현실에 유효한 양이고, 긍정적으로 바꾸고자 할 수 있었던 것을 경험할 수 있었던 통찰력을 얻고자 함이였다.

항목을 읽고 나서, 기록을 통해 배우게 될 뿐 아니라, 얻게 된 생각이나 통찰력에 대하여 줄을 몇 개 그어보라. 가끔 이 기록에서 깨달음을 얻을 수 있다. 다음 번에, 다시 읽고 아무것도 없더라도 아주 조금이나마 직관적인 명료함을 얻을 수 있게 된다.

적어도 며칠이나 주간에 항목을 다시 읽는 연습을 하는 것이 중요하다. 어떤 점에서는, 통찰력 중 일부가 어딘가에서 갑자기 나타났다고 느낄 수 있다. 여러분은 자기 스스로 답을 알게 될 것이며, 일지가 그러한 효과일 수 있다.

추가적인 팁

- 일지를 안전하고 개인적이고, 비밀스러운 곳에 보관한다. 만약 안전하지 않다고 느끼거나 다른 사람이 볼 수도 있다고 생각한다면, 여러분은 자유롭게 기록할 수 없을 것이고, 심지어는 일지를 쓰는 것 자체에 방해를 받을 수도 있다. 가장 친한 친구의 개인적인 비밀을 대하듯이, 여러분의 일지를 다루어라.
- 일지를 좋은 친구나, 여러분의 코치로 여기며 대하라.
- 환영 문구나 일지를 열어 볼 때마다 확실히 알 수 있는 인용문을 기록하라.
- 무엇이든, 그리고 축하할 만한 모든 것들을 기록하라. 경험한 어떤 좌절감 말고. 일지는 여러분이 스트레스를 받거나 어려움을 느낄 정도로 철저히 지켜져서는 안 된다. 여러분이 행복, 감사, 기쁨과 성공을 느낄 때 일지를 기록하는 것 만큼이나 배우게 될 것이다.
- 일지를 즐겁고, 매일 찾고 싶은 장소로 만들어라. 그 밖에 생각, 아이디어, 그리고 감정, 그리고 인용문을 쓸 수도 있고, 짧은 이야기, 또는 재미있거나 의미있는 무엇이든 기록하라.

일지쓰기는 딱딱하게 정해져 있지 않다. 자신에게 가장 잘 어울리는 방법을 선택하라. 여러분은 누구보다 일지를 정확하고 효과적으로 잘 쓰는 방법을 알고 있다.

요약 (Summary)

바디워크를 수행하기 위하여, 바디워커는 건강에 대한 모델이 되어야 할 필요가 있으며 치료를 수행하기에 육체적으로 유능해야 한다. 전문가적인 모습을 갖추기; 효과적인 언어, 그리고 비언어적 의사소통을 사용하기; 정신적, 감정적으로 준비되기; 규칙적인 운동하기; 좋은 식단; 손상을 관리하고 예방하는 것을 포함하는, 적절한 신체 역학 이용하기; 균형 있는 생활양식 갖기; 그리고 바디워커로 직업 수명을 증가시킬 만한 모든 개인적인 건강 지키기.

바디워커들은 건강과 웰빙의 향상을 위한 삶의 변화를 구현하기 위해 정신과 육체와의 연결을 선택한다. 요구되는 것이 무엇인지, 비생산적인 생각 패턴을 바꾸지, 이미 변화가 발생하고 있는지, 적응하고, 단계별 시각화하며, 실제로 단계들을 실행하기 전에 변화를 줄 필요가 있는지 알아보는 것 또한 포함된다.

경계는 바디워커로서 성공하기 위해 또한 중요하다. 경계의 목적은 바디워크의 영역에서 안정성을 추구하고 고객과 바디워커가 서로의 기대와 치료적 관계의 요구에 대해 명확히 투명성을 촉진하기 위함이 포함되어있다.

바디워커는 또한 바디워크 직업의 한계 또는 끝이 될 수 있는 번아웃의 증상과 징후를 알아차려야 한다.

이것은 하루아침에 발생하는 것이 아니므로, 생활양식에 균형을 잃거나 경고 징후에 주의를 기울이지 않는다면 어느새 발생할 수 있다.

바디워크의 전문성을 고려해 볼 때, 어떤 사람들은 전문가의 육체적 필요성을 알지 못한다. 바디워커는 일을 하기 위해 몸 전체를 사용하여야 한다. 다리와 코어 근력은 어깨, 팔, 그리고 손의 근력만큼이나 중요하다. 체중부하 운동은 어떤 타입의 바디워크에도 필요한 근력과 안정성을 유지하고 발달시키기 위해 필수다. 효율적으로 숨을 쉴 수 있는 것은 신체의 세포가 필요로 하는 산소를 얻기 위해 중요하다. 근육이 적절한 기능을 사용할 수 있도록 산소와 영양분을 뿜어져 나온 혈액으로부터 공급받을 필요가 있기 때문에 심효율이 또한 필요하다. 신체적 준비의 부분 중 다른 요소들은 균형잡힌 식단과 적절한 양의 수분을 흡수함으로써 적절한 영양을 공급받는 것을 포함한다.

신체 역학은 바디워크를 수행하기 위해 조심스럽고, 효율적이고, 안전하고, 신중한 방법으로 신체를 이용해야 하는 것을 포함한다. 이것은 좋은 자세와 균형 및 활용, 그리고 일을 하기 위해 강하고 큰 근육을 사용하는 것을 포함한다.

적절한 신체 역학의 세 가지 중요한 요소는 허리를 곧게 펴고, 일을 하기 위해 체중과 더 큰 근육을 이용하고, 숨쉬기를 기억하는 것이다. 건강에는 여러 측면이 존재하므로, 웰빙과 직업 수명을 유지하거나 향상시키는 방법에 대해 생각할 때, 어디에서부터 시작할지 알아내기 어려울 수 있다. 여러분을 돕기 위해, 여러 요인들이 어떻게 건강과 웰니스에 영향을 주는지 알아내는 평가로서 웰니스 프로필이 사용될 수 있다. 이러한 요인들은 감정적이고 심리학적 스트레스, 자세, 일반적이고 반복적인 움직임들, 건강과 영양상태, 그리고 일상에의 전반적인 만족이다. 이러한 모든 것들이 여러분의 웰니스와 직업 수명에 밀접한 연관이 있다.

복습 문제(Review Questions)

객관식

1. 바디워커의 에너지적 측면은 바디워커의 무엇이라 불리는가?
- **a.** 드레스 코드
- **b.** 언어적 의사소통
- **c.** 존재
- **d.** 경계

2. 고객의 반복적 방문을 보고 뭐라고 하는가?
- **a.** 고객 중심 치료
- **b.** 고객유치
- **c.** 준비
- **d.** 언어적 의사소통

3. 사람이 자신이 필요로 하는 상태로 단어, 터치, 또는 시각적 신호를 연결시키는 때를 뭐하고 하는가?
- **a.** 정신신경면역학
- **b.** 앵커링(anchoring)
- **c.** 번아웃
- **d.** 집단화

4. 뉴런 사이의 떨어진 공간을 뭐라고 하는가?
- **a.** 시냅스
- **b.** 신경전달물질
- **c.** 경계
- **d.** 신경펩티드

5. 더 이상 발생하지 않는 생각, 감정, 또는 행동 패턴을 바꾸려 하는 의지는?
- **a.** 앵커링
- **b.** 번아웃
- **c.** 건강
- **d.** 적응성

6. 다음 중 번아웃의 징후는?
- **a.** 식욕과 잠버릇의 변화
- **b.** 냉소적이고 부정적인 관점의 증가
- **c.** 타인으로부터의 분리
- **d.** 위의 항목 모두

7. 다음 중 적절한 신체 역학에 필수적인 것은?
- **a.** 곧게 편 등
- **b.** 일을 하기 위해 더 큰 근육을 사용
- **c.** 효율적인 숨쉬기
- **d.** 위의 항목 모두

빈칸 채우기

1. 누군가를 처음 만날 때, 보통은 시각적인 ______________이(가) 가장 먼저 실시되는 측정이다.

2. 신경펩티드는 생각에 대한 반응으로 뇌에서 몸으로 나오는 ____________ ____________(이)다.

3. ___________은 사람의 행동에 관한 것이고, 자신 스스로를 어떻게 드러내는지 선택하고, 다른 사람으로부터 행동과 정보를 어떻게 받아들일 수 있느냐에 관한 것이다.

4. 사람들이 옳고 그른 행동 사이에서 선택하기 위한 잣대로서 사용하는 어떤 체계나 원칙을 ____________ 라고 한다.

5. 바디워크를 수행하기 위해 조심스럽고, 효율적이며, 안전하고, 신중한 방법으로 신체를 이용하는 것을 __________ __________ 라고 한다.

6. 몸의 중심에 있는 근육을 ___________ 근육이라고 한다.

7. 목욕하기, 옷 입기, 양치질, 운전하기, 그리고 잠자기를 통틀어 __________ __________ 활동이라고 한다.

단답형

1. 전문가적인 옷차림에 대한 가이드라인을 5가지 이상 나열하고 설명해 보라.

2. 직업 정년을 보장하기 위해 바디워커들이 행동을 바꿀 수 있도록 도와주는 몸과 마음의 연계에 대해 적어도 3가지 방법을 설명하라.

3. 경계가 바디워크 전문성을 유지하는데 중요한 이유를 4가지 이상 설명하라.

4. 곤란한 고객의 행동을 4가지 이상 설명하라.

5. 좋은 신체 역학을 가지는 데 3가지 중요한 요소에 대해 설명하라.

6. 웰니스 프로필을 작성하는 목적을 간단히 설명하라.

7. 일지기록이 제공하는 이점을 5가지 이상 설명하라.

활동(Activities)

1. 전문 바디워크 센터를 방문할 약속을 잡아보자. 바디워커에 대해 알게 된 것들에 대해 적어내려 간다.
   - 옷
   - 위생
   - 음성적 대화
   - 비음성적 대화
   - 그 바디워커로부터 치료를 받고 싶은가? 그 이유는 무엇인가?

2. 또 다른 학생이나 바디워커와 이 장에서 설명한 곤란한 고객 행동과 이를 해결하는 방법을 역할 분담해 본다. 한 학생은 고객이 되고 다른 사람은 바디워커가 된다; 그리고 역할을 바꾼다.
   바디워커일 때 어떤 느낌었나? 역할극이 성공적인 결과였나?

3. 주위를 걸어 다니는 많은 숫자의 사람을 볼 수 있는 쇼핑센터나 공원, 또는 레크레이션 지역으로 간다. 사람들이 어떻게 옷을 입고 어떤 자세를 하는지 관찰한다. 사람들이 어떤 옷을 착용하고 어떻게 그들에서 유지시키는지 여러분이 그린 결론을 나열한다.

4. "마음과 몸의 연결 이용하기" 세션에서 설명된 행동들 중 하나를 고른다. 최소한 3주 동안 하루에 한 번은 수행한다.
   그 행동들을 시작하기 전에 어떤 기분이였나? 1주 후 어떤 기분이였나? 2주 후? 3주 후? 여러분이 원하는 결과가 나왔는가? 왜 그렇게 되었을까?

5. "웰니스에 집중하기" 글상자에서 설명된 일지를 기록하는 방법들 중 하나를 이용해 일지를 시작한다.

참고문헌 (References)

Bureau of Labor Statistics. *Occupational Outlook Handbook,* 2008–2009 edition. Retrieved October 2010 from www.bls.gov/oco/ocos295.htm.

Greene, Lauriann, and Rick Goggins, Musculoskeletal Symptoms and Injuries Among Experienced Massage and Bodywork Professionals, Survey Results (2006). Retrieved May 2011 from www.massagetherapy.com/articles/index.php/article_id/1130.

Mehrabian, Albert, and Susan R. Ferris. Inference of attitude from nonverbal communication in two channels. *Journal of Counseling Psychology* 31;1967: 248–252.

제 2 장

신체 인식과 명상적 움직임

Body Awareness and Mindful Movement

핵심 용어(Key Terms)

작용근
대항근
관절
팔다리뼈대
몸통뼈대
신체 인식
중심화(centering)
고정근
그라운딩(지면화)
관념운동(Ideokinesis)
운동감각
운동감각 인지
명상적 움직임
명상
근방추
근육톤
근육힘줄 이음부
주작용근
고유수용성감각
고유수용기
Qi(기)
관절가동범위(ROM)
반사
고요(stillness)
협력근
윤활관절
힘줄
열발생

학습 목표(Learning Objectives)

본 장을 공부하고 나면, 독자들은 다음 정보를 얻게 될 것이다:

1. 신체 인식에 대한 중요성을 알 수 있다.
2. 움직임의 메카니즘을 포함한 요소들을 알 수 있다.
3. 정적 고요(stillness)와 명상적 움직임 사이의 연결할 수 있다.
4. 명상적 움직임에 대한 원리의 이해할 수 있다.
5. 휴식과 활동 패턴에 대한 인지와 분석할 수 있다.
6. 명상적 움직임에 대한 연습으로 바디워크 연습을 우리 일상생활에 적용할 수 있다.

"신체의 아름다움 : 그것은 합리적인 영혼이 안에서 살아가는 것은 매우 불명예스러운 일이다. 그래서 하나님께서 절묘한 구조로 신체를 영혼의 안식처로 만들어 친하지 않은 신체와 영혼을 완전하게 만들었다."

-Robert Boyle

신체 인식의 중요성 (The Importance of Body Awareness)

쉽게 말해, **신체 인식(body awareness)**은 우리 몸이 무엇을 하는지를 아는 능력을 의미한다. 예를 들어, 어떻게 움직이는지; 우리가 느끼는 것에 대한 감각; 어떤 신체적, 감정적, 정신적 응답을 하고 있는지; 몸이 다른 사람이나 근처 물체에 어디에 연결되어 있는지; 얼마나 안정적이고 중심이 잘 잡혀 있는지; 우리의 자세가 어떠한가를 아는 능력을 의미한다. 좋은 신체 인식은 진실성과 전신에 관한 느낌을 강화시켜 주고, 좋은 정신적 · 감성적인 건강을 증진시키는데 도와준다. 이것은 몸에 대한 인식이 몸과 마음을 연결시켜주기 때문이다. 강한 연결은 사람이 모든 단계에 대해 더 잘 느끼게 해준다.

신체 인식은 올바른 자세를 통해 인체 구조와 기능의 효율성을 증진시켜 건강한 몸을 만드는 작업[바디워크(bodywork) 포함]을 행하는데 중요하다. 바디워커들이 갖고 있는 몸에 대한 인식에 대한 수준은 얼마나 테크닉을 잘 배우는가, 그들의 치료법이 얼마나 자연스러운가, 부상당할 위험이 있는가, 그리고 심지어 얼마나 올바른 자세를 통해 인체의 구조와 기능의 효율성을 증진시켜 건강한 몸을 만드는 작업을 즐기는가에 따라 수준의 차이가 난다. 이 모든 것들은 바디워커로서 일을 얼마나 오랫동안 할 수 있는지에 중요한 역할을 한다.

Dr. Moshe Feldenkrais(1904-1984)는 인식에 대해 완벽한 인용문구를 만들었다. "인식은 지혜에 관련된 의식에 한 부분이다." 그는 기술자이며, 물리학자이고, 유도 유단자이다. 무릎 부상에서 회복하는 기간에 그는 움직임의 재교육에 관한 시스템을 발달시켰다. Feldenkrais 방법은 바디워커들이 새로운 감각 움직임 패턴을 수동적인 움직임을 행하는 것을 통해서 고객에게 전달하는 것이다. 그리고 신경계의 감각과 운동에 대한 견해는 반복적인 움직임을 통해서 재교육된다. 다른 종류의 Feldenkrasis의 방법은 움직임을 통한 인식이고, 바닥에서 그룹의 리더는 움직임을 연속적으로 행하면서 참여자들을 교육한다. 더 자세한 정보는 Feldenkrais 교육재단과 웹사이트 Feldenkrais 길드에서 찾아볼 수 있다.

지속적인 신체 인식을 통해, 바디워커들은 긴장감 없이 그들의 몸을 어디에, 어떻게 움직이는지 느낄 수 있고, 그들은 움직임을 방해하는 긴장을 만들지 않기 위해 언제 멈추는지 느낄 수 있다. 바디워커는 자신의 몸을 어떻게 사용하는지, 어떻게 더 효과적으로 사용하는지 그리고 몸의 한계가 어디까지인가를 가이드를 통해 느낄 수 있다. 그들은 **명상적 움직임(mindful movement)** 또는 **의도적 움직임(intentional movement)**을 가능한 가장 효과적이고, 건강한 방법으로 발달시킬 수 있다.

모든 바디워크를 배우는 학생들은 초심자의 마음가짐을 가지는 것을 권장한다. 이것은 무엇을 할 때 새로운 방식에 열려 있는 사고로 받아들이는 것을 의미한다. 모든 상황에는 배울 점이 있다. 유연한 마음가짐은 학교에서 학생들에게 받아드리는 것을 도와 줄 뿐만 아니라, 그들이 성공적인 바디워크를 할 때 필요한 변화를 받아들일 수 있게 도와 준다.

테크닉을 배우고, 적절한 신체 역학, 그리고 압력의 적용을 꽤 쉽게 배우는 바디워크 학생들이 있다. 그들은 자연스럽게 바디워크를 한다. 그들은 몸에 대한 인식이나 의도적 움직임을 발달시키는 것에 대해 어떠한 훈련을 받지 않고 그냥 그것에 타고난 감각을 가졌을 뿐이다. 하지만 다른 학생들은 처음에는 어려워할 수도 있다. 그들 중에 몇 명은 아마 바디워크 프로그램을 어려워할 수도 있고, 몇 명은 바디워크 테크닉에 꾸준한 발전할 수도 있다. 이 두 종류의 학생의 차이점은 몸에 대한 인식을 발달시키려고 하는 의지와 유념되는 움직임을 신체 인식으로 다음 단계로 넘어가려는 의지의 차이이다.

고객에게 테크닉을 실행하는 것에 더해서, 바디워커는 그들을 위한 교육자의 역할도 한다. 그들은 스트레칭과 힘을 주는 것, 물을 마시는 것, 스트레스 관리, 그리고 일하는 도중 또는 일상생활활동에서 더 효과적인 움직임과 자세를 취하기를 권하는 것을 통해 교육자의 역할을 한다. 그러므로 바디워커들은 고객이 그들의 몸을 조화시키는 것을 도와 줄 수 있도록, 바디워커 자신의 몸을 조화롭게 유지해야 한다.

학생이 어떤 배경과 타고난 능력을 갖고 있느냐를 떠나, 신체 인식을 일구고, 명상적 움직임과 배운 테크닉을 조화시켜야 한다. 신체 인식을 배운 테크닉에 조화시키는 것은 오로지 가능한 많은 고객에게 연습을 하는 것과 치료를 받는 것을 통해 배울 수 있다. 바디워크를 받는 것의 효과 중 하나가 몸에 대한 인식을 증가시켜 주는 것이라는 것을 보여주는 연구가 있다(Menehan, 2009). 이 효과는 또한 바디워크 학생들이 테크닉이 정확하게 들어갔을 때 어떻게 느껴지는지 또는 테크닉이 정확하게 실행되어지지 않았을 때 어떻게 느껴지는지 알 수 있는 유일한 방법이다

명상적 움직임을 발달시키는 것은 크게 3가지 요소가 있다. 첫 번째는 몸의 구성과 구성 요소들이 움직임을 만들기 위해 어떻게 이행하는지 이해하는 것이다. 이것은 다음 장인 "움직임 역학" 에서 짚을 것이다. 두 번째 구성요소는 움직임이 없는 **고요함(stillness)**을 이해하는 것이다. 이것은 움직임과 반대되는 기준이라고 생각할 수 있다. 고요는 신체 인식을 얻는 것에 명백한 시작점이라고도 볼 수 있다. 세 번째 구성요소는 자신의 몸에 대해서 어떻게 느끼는지를 감지하는 몸에 대한 인지이다. 이것은 "신체 인식 얻기" 라는 다음 장에서 다룰 것이다. 이 모든 구성요소들이 어떻게 함께 조화를 이루며, 명상적 움직임을 하는지에 대해서는 "명상적 움직임" 단락에서 다룰 것이다.

움직임 역학
(The Mechanics of Movement)

움직임은 신경, 근육, 뼈의 시스템에 의존된다. 뼈들은 지렛대와 같고 근육 수축될 때 근육은 지렛대를 당김으로 뼈와 관절 사이의 공간에 움직임을 만든다(그림 2-1). 근육은 신경자극이 근육을 자극할 때만 수축된다(그림 2-2).

하지만 오직 하나의 근육이 수축되어서 하나의 움직임을 만드는 것은 극히 드문 일이다. 대신 신경계가 부드럽고, 통합적인 걷기, 피아노 치기, 자전거 타기,

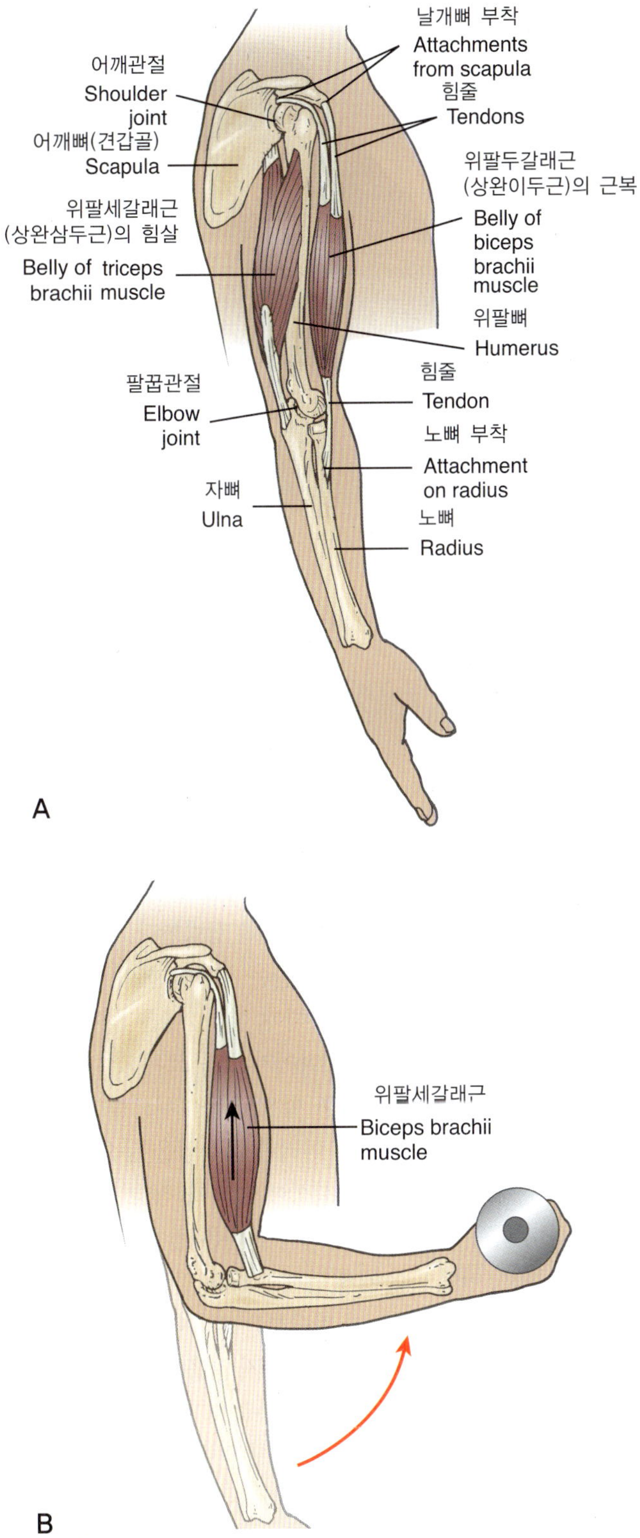

그림 2-1 지렛대에서 근육의 수축과 이완.
(A) 팔꿉관절에서의 위팔세갈래근.
(B) 위팔세갈래근 수축 시 아래팔의 움직임.

당신은 어떻게 생각하나요?

신체와 조화를 이루지 못해 여러분과 부딪힌 사람을 생각해 보자. 이 사람에 대해 어떻게 생각하는가?
이 사람 주변에 있는 것이 얼마나 편안한가?
이 사람 주변에 있을 때 우리는 몸을 어떻게 조절해야 하는가?

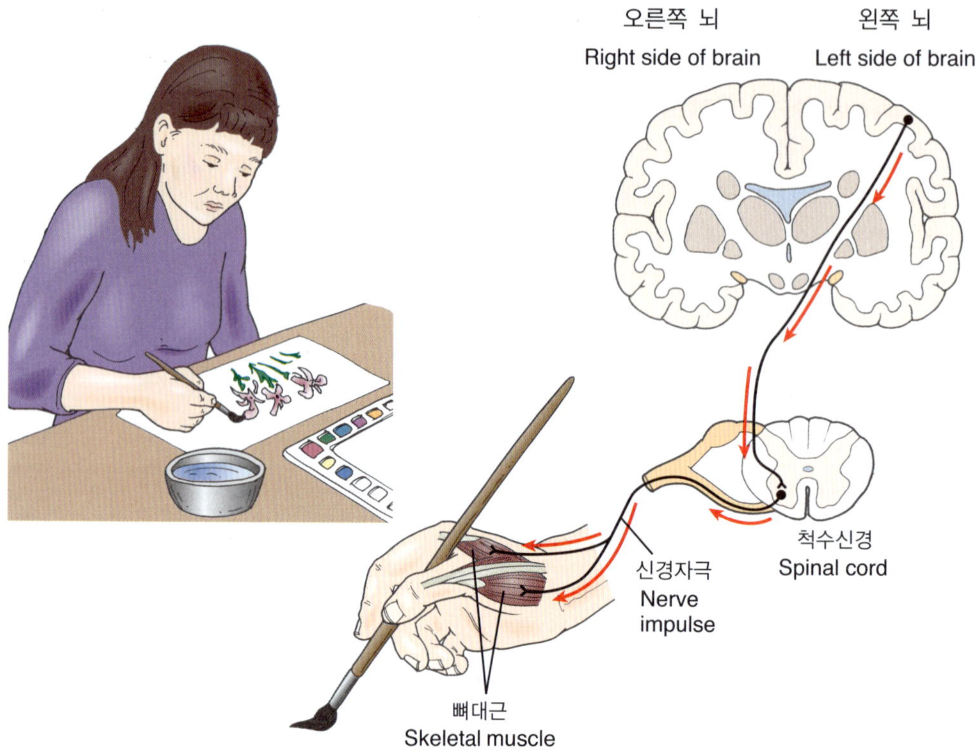

그림 2-2 신경과 근육 사이의 연결.

고양이를 쓰다듬는 것과 같은 활동의 움직임을 근육의 수축과 이완을 통해 만들도록 협력한다. 처음 이러한 움직임을 배울 때, 사람들은 집중을 해야 하고, 능숙하게 익힐 때까지 반복해야 한다. 예를 들어, 아기가 어떻게 걷는지, 어린 아이가 글을 쓰는 것, 어떤 이가 그림을 그리는 것, 한 학생이 바디워크를 하는 방법을 배우듯이 말이다. 이러한 움직임을 능숙하게 하는 집중과 반복은 생리학상에서 뇌가 적당한 양의 근육 수축을 통해 뼈를 당겨서 올바른 관절의 움직임을 만들고, 어떤 근육에게 언제 그리고 얼마나 많은 신경자극을 보내야 하는지 판단하는 것이다. 관절에서 더 이상 움직임이 더 이상 필요하지 않을 때, 뇌는 신경 자극을 그만 보내 근육 수축을 멈춘다.

시간이 지남에 따라, 거의 모든 움직임은 대부분의 사람들이 움직이고 있다는 것을 알아채지 못할 정도로 더 조절하기 더 쉬워진다. 몸은 조화된 움직임을 위해 무엇이 필요한지 느끼도록 발달되어 있지만, 사람은 더 이상 움직임을 개선하는 것에 깊게 집중하지 않아도 된다. 이것을 **고유수용성감각(proprioception)**이라고 하는데, 머리와 사지가 어디에 위치해 있는지를 아는 감각이고, 몸을 쳐다보지 않고도 움직일 수 있는 이유이다. 고유수용성감각 때문에 사람들은 걷고, 타자를 치고, 옷을 입을 수 있고, 시각 없이 몸을 움직일 수 있다. 고유수용성감각 중 **근운동감각(kinesthesia)**은 몸의 움직임에 대한 자각을 말한다. 몸의 움직임에 대한 자각이 신체 인식과 연관될 때, 이것은 **근운동감각 자각(kinesthetic awareness)**이라고 할 수 있다.

신경계 (Nervous System)

척수와 뇌는 중추신경계(CNS)를 이룬다. 뇌와 척수에 전달하는 신경은 말초신경(PNS)으로 구성되어 있다. 뇌신경은 뇌에 직접적으로 전달하며, 척수신경은 척수와 직접적으로 전달한다. 척수와 뇌 또한 서로 신경 전달을 한다. 이러한 전달은 몸에서 감각을 느끼는 것과 *수용기(receptors)*를 통해 외부 환경을 대한 감각을 알아내는 것을 포함한다. 수용기는 역치값 이상의 자극에 대해 반응하는 특별화된 신경조직이다. 이는 자극에 대한 정보를 판단하고 포함시키는 중추신경계로 보내진다. 만약 중추신경이 처음 자극에 대한 반응이 필요하다고 결정하면, 중추신경은 신경자극에 반응하는 *반응기(effectors)*에 전기신호를 전달한다. 이 반응기는 수축과 이완을 하는 근육신경, 호르몬을 분비하거나 멈추는 것에 반응하는 분비선을 말한다.

신경자극을 중추신경에 보내는 말초신경은 감각을 느끼기 때문에 감각신경*(sensory nerve)*이라고 불린다. 다른 말로는 *들신경(구심성신경)(afferent nerve)*이라 하고; *afferent* 은 라틴어에서 왔는데, 그 뜻은 "가져온다"는 뜻이다. 중추신경에서부터 신경자극을 반응기에 전달하는 중추신경은 충격을 근육 조직에게 보내서 근육이 수축과 이완을 하게 하거나, 분비선에 보내서 분비를 증가하거나, 감소하게 만들기 때문에 *운동신경*이라고 불린다. 운동신경에 대한 다른 말로는 날신경*(원심성 신경) (efferent nerve)*이라 하며, 라틴어로 "밖으로 내보낸다."라는 의미가 있다. 대부분의 말초신경은 감각신경과 운동신경을 둘 다 갖고 있다.

말초신경은 뼈대근과 수의운동을 담당하는 몸통신경계(somatic nervous system; SNS)와 심장의 심근, 장기의 근육, 샘분비를 담당하는 자율신경계로 세분화할 수 있다. 자율신경계(ANS)는 몸의 일상 기능을 유지하는 것을 담당하는 부교감신경계와 응급 상황이나 운동을 할 때 부교감신경계를 중단시키는 교감신경계로 나누어진다. 신경계 전체를 나타내는 신경계 그림 2-3을 본다.

응급상황과 운동은 몸에 스트레스를 준다. 몸은 움직임을 위한 준비를 한다. 이러한 반응들은 심박수 증가 및 근육 긴장을 나타낸다. 다른 신체의 반응들 역시 중요하지만 동공 확장, 세포에 혈당 이동 증가와 같은 눈에 보이지 않는 반응들도 있다.

서른 한 개의 쌍으로 이루어진 척수신경은 척추의 양쪽에 있는 척추뼈와 엉치뼈, 꼬리뼈 사이에 있다. 한 쌍의 척수신경에서 나온 각각의 척수의 부분들은 *척수분절*이라고 불린다(그림 2-4). 8 쌍의 목신경, 12 쌍의 가슴신경, 5 쌍의 허리신경, 5쌍의 엉치신경, 한 쌍의 꼬리신경이 있다. 12 쌍의 뇌신경(cranial nerve)은 뇌에서 생겨나고, CN I 에서 뇌 CN XII 라고 표기한다.

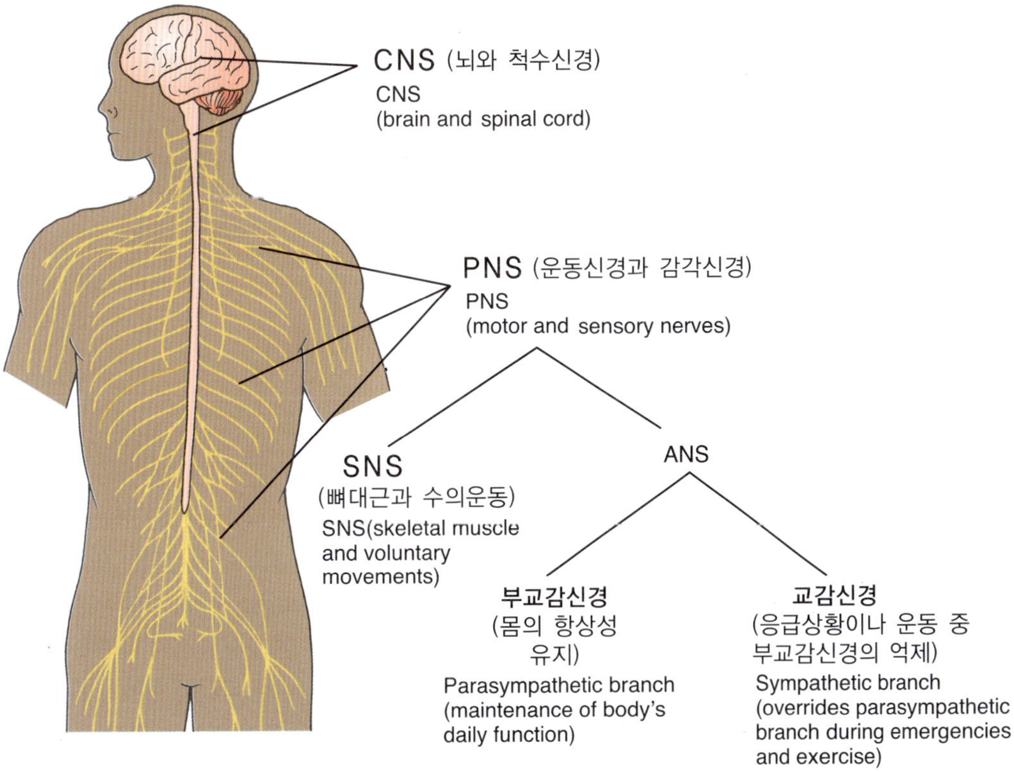

그림 2-3 신경계 기관.

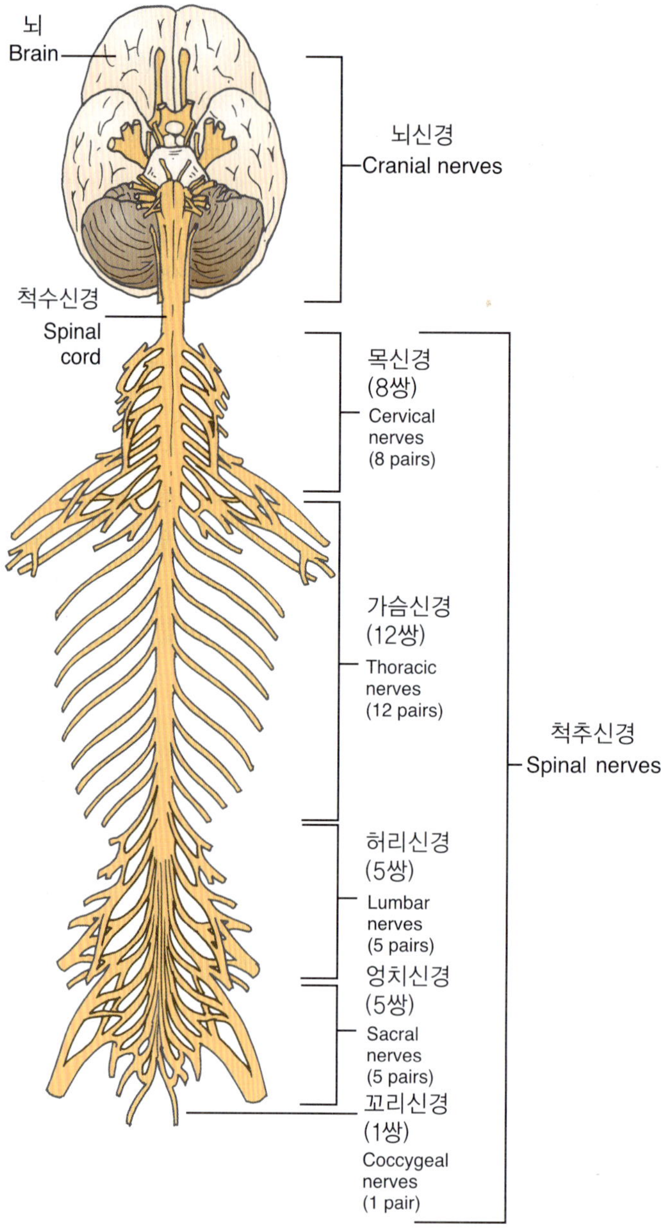

그림 2-4 뇌와 척수신경.

뇌(brain)는 뇌줄기, 소뇌, 사이뇌와 대뇌, 4개의 큰 부분으로 구성되어 있다(그림 2-5). 뇌줄기는 숨뇌, 다리뇌, 중간뇌로 구성되어 있으며, 척수와 이어져 있고, 뇌의 다른 부위와 척수 사이에서 감각입력과 운동출력을 전달하는 역할을 한다. 뇌줄기는 또한, 심장박동, 혈관의 지름, 그리고 숨쉬는 것을 조절하는 생명유지에 필수적인 역할을 한다. 소뇌는 의도한 움직임과 복잡하고, 부드럽고, 조화된 노련한 움직임을 만들기 위해 그 사람이 진짜로 무엇을 하는지 비교한다. 간뇌는 두 가지의 구성요소로 구성되어 있다. 시상은 거의 모든 감각입력(sensory input)을 알맞은 대뇌에 전달한다. 시상하부는 자율신경계와 뇌하수체의 활동을 통합하고 조율하며, 어떤 감정과 행동의 패턴을 조정한다. 대뇌는 감각 정보를 번역하는 감각 부분과 수의근 움직임을 담당하는 운동 부분, 기억과 지능과 같이 통합적인 지적 부분을 담당하는 연합 부분이 있다.

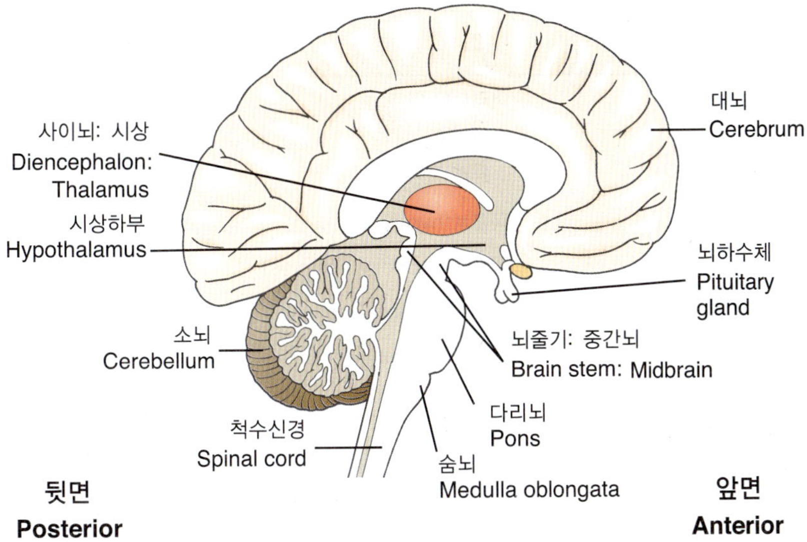

그림 2-5 뇌.

뼈대기관 (Skeletal System)

뼈대기관은 뼈, **관절(articulations** 또는 **arthroses)**, 관련된 연골로 구성되어 있다. 뼈대기관은 두 분류로 나누어져 있다. **몸통뼈대(axial skeleton)**은 몸통과 머리뼈를 만들고, **부속골격(appendicular skeleton)**은 상지와 하지를 만든다. 그림 2-6에서 볼 수 있다.

관절은 두 개의 뼈 사이, 뼈와 연골, 그리고 뼈와 이 사이에 형성된다. 결합조직은 뼈를 서로 잡아주는 관절을 형성하면서, 작은 움직임 또는 큰 움직임을 허용한다. 일반적으로, 연골은 뼈와 뼈에 붙어 있지만 다른 종류의 결합조직도 존재한다. 인체에서 가장 많은 움직임을 제공하는 관절은 **윤활관절(synovial joints)** 또는 **가동관절(diarthoroses)**이라 부른다. 윤활관절에는 뼈들 사이에 공간이 있는데, 이것을 *윤활강(synovial cavity)*이라고 불린다. 이 틈새는 관절에서 작은 움직임을 허용하고, 틈새가 없는 관절은 아주 작은 움직임이 있거나 움직임이 없다. 윤활관절에 있는 뼈는 밀집하고 불규칙적인 결합조직으로 이루어진 관절낭으로 인해 연결이 되어 있고, 이 뼈들은 부수적인 인대가 둘러싸며 지원한다.

몸에서 가장 큰 움직임은 몸통을 굽히고 펼 때 어깨와 팔꿈치, 엉덩관절, 무릎, 발목 관절, 그리고 척추사이 관절에서 생긴다. 작은 움직임은 팔목, 손가락, 발가락, 목의 척추사이관절, 그리고 척추와 머리뼈에서 사이에서 생긴다.

그림 2-7은 몸의 대부분의 관절을 보여준다. 표 2.1이 인체의 부분에 대한 보편적인 위치 용어를 보여준다. 이 정보들은 표 2.2 와 표 2.3에 좀 더 정확하게 확인할 수 있다. 표 2.2는 몸에서 윤활관절의 다른 종류를 보여주고, 표 2.3 은 관절에서 일어나는 움직임을 나열했다.

*유연성(flexibility)*은 관절에서 **관절가동범위(range of motion; ROM)**를 뜻한다. 움직임의 범위는 관절의 뼈가 움직일 수 있는 원의 각도에 따라 측정된다. 최적의 움직임의 범위는 뼈와 적절하게 나열되어 있고 관절이 감싸는 조직이 건강하고, 유연하고 편안할 때 얻어진다. 적절한 몸 정렬은 뼈대계의 최대의 기능을 나타내기에 필요하다.

근육계 (Muscular System)

근육계는 건강한 몸에 중요한 요소를 차지한다. 근육은 움직임뿐만 아니라, 혈액순환, 체열, 신진대사, 그리고 움직임에 대한 인식 같은 중요한 역할을 한다.

3가지의 근육조직이 존재한다. 심근은 오직 심장에서만 존재하고, 수축되면서 심장에서 피를 빼내는 역할

뼈대의 구분	구조	뼈의 개수
몸통뼈대 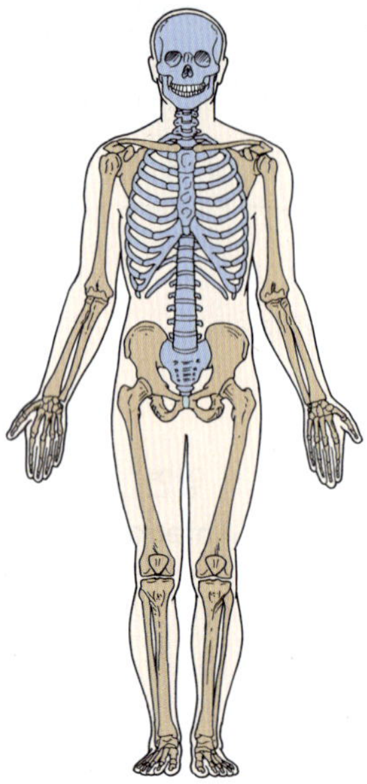	머리(skull)	
	머리뼈	8
	얼굴	14
	목뿔뼈(hyoid)	1
	귀속뼈(auditory ossicles)	6
	척추뼈(vetebral column)	26
	가슴뼈(thorax)	
	복장뼈	1
	갈비뼈	24
		소계 = 80
팔다리 뼈 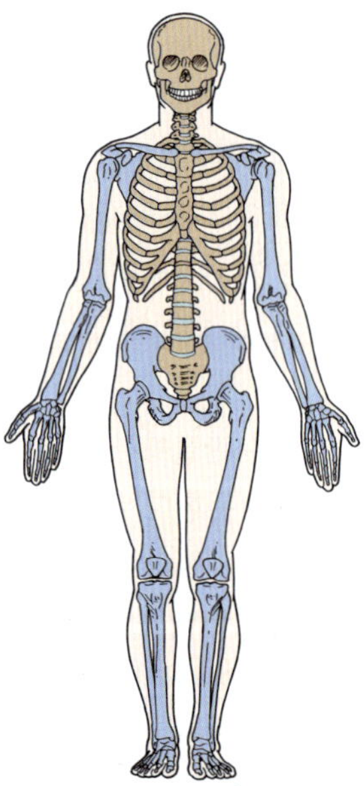	팔이음뼈〔pectoral (shoulder) girdles〕	
	빗장뼈	2
	어깨뼈	2
	상지(upper limbs)	
	위팔뼈	2
	자뼈	2
	노뼈	2
	손목뼈	16
	손허리뼈	10
	손가락	28
	다리이음뼈〔pelvic (hip) girdle〕	
	엉덩뼈, 골반뼈 또는 관골(coxal bone)	2
	하지(lower limbs)	
	넙다리뼈	2
	무릎뼈	2
	종아리뼈	2
	정강이뼈	2
	발목뼈	14
	발허리뼈	10
	발가락	28
		소계 = 126
		합 = 206

그림 2-6 뼈대계의 구분.

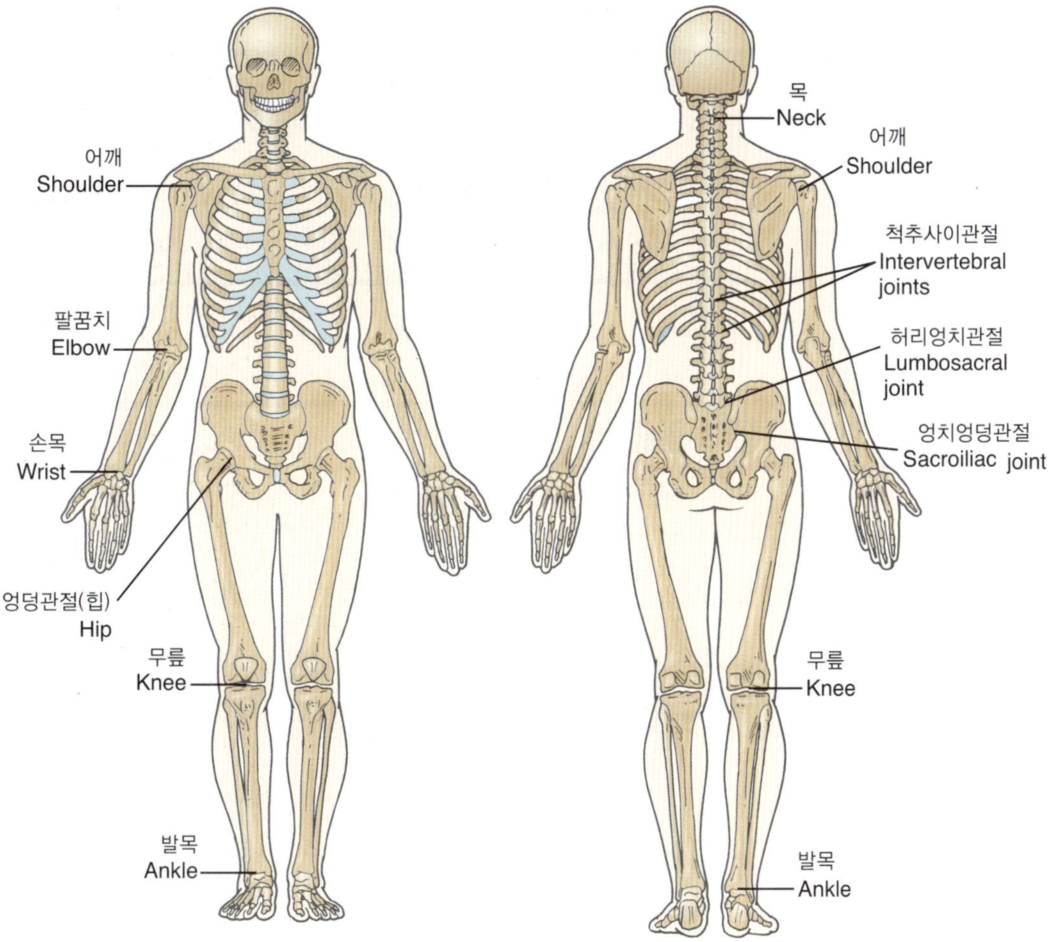

그림 2-7 신체 주요관절.

표 2.1 지시용어

방향 (direction)	뜻 (meaning)
Superficial (표면의)	신체의 표면으로부터 가까운
Deep (깊은)	신체의 표면으로부터 멀리
Superior (위쪽의)	머리 쪽이나 구조의 위쪽 부분
Inferior (아래쪽의)	머리로부터 먼쪽, 구조의 아랫부분
Anterior (앞쪽의)	신체의 앞쪽
Posterior (뒤쪽의)	신체의 뒤쪽
Medial (안쪽의)	신체의 정중앙선의 가까운 부분
Lateral (바깥쪽의)	신체의 정중앙선으로부터 멀리
Intermediate (중간의)	두 구조의 사이

계속

표 2.1 지시용어 - 계속

Ipsilateral (같은 쪽)	신체의 다른 구조에서 같은 쪽
Contalateral (다른 쪽)	신체의 다른 구조에서 다른 쪽
Proxiaml (가까운 쪽)	사지가 몸통쪽에 가까운 쪽
Distal (먼쪽)	사지가 몸통쪽에 먼쪽

표 2.2 신체의 윤활관절의 종류

관절	해설
평면관절 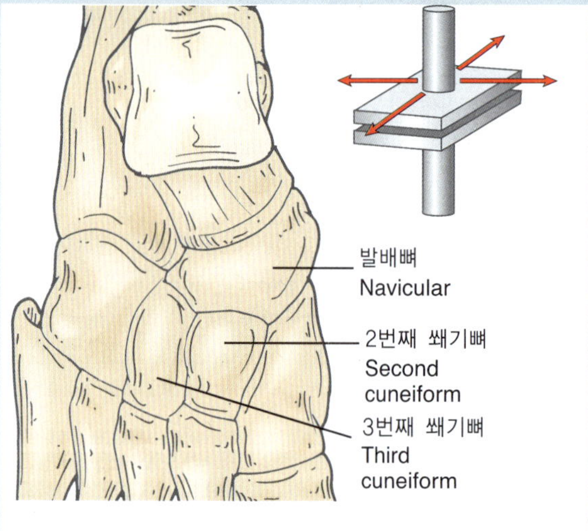	관절의 표면이 편평하거나 약간의 굴곡이 있음. 편평한 관절의 예로 손목뼈사이관절과 발목뼈사이관절이 있다.
중쇠관절 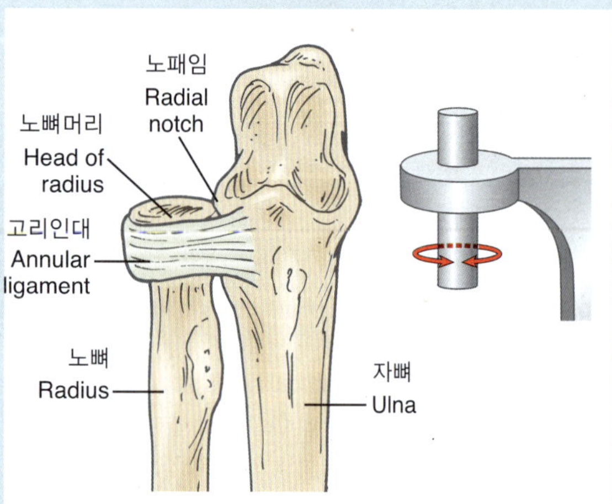	뼈나 인대의 원통형 끝부분이 빈 원통형 속에 들어간다. 예를 들어, 몸쪽 노자관절-노뼈를 축으로 자뼈가 붙는다.

표 2.2 신체의 윤활관절의 종류 - 계속

관절	해설
타원관절 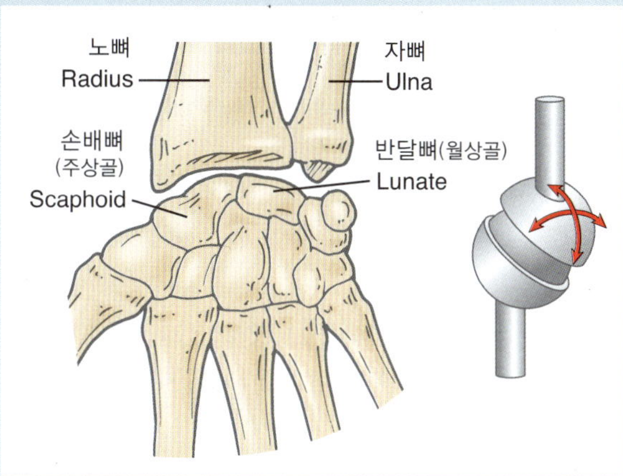	둥글거나 뼈의 한부분이 타원형으로 다른 뼈와 타원형관절면을 갖는다. 예를 들어, 손목관절이 있다.
안장관절 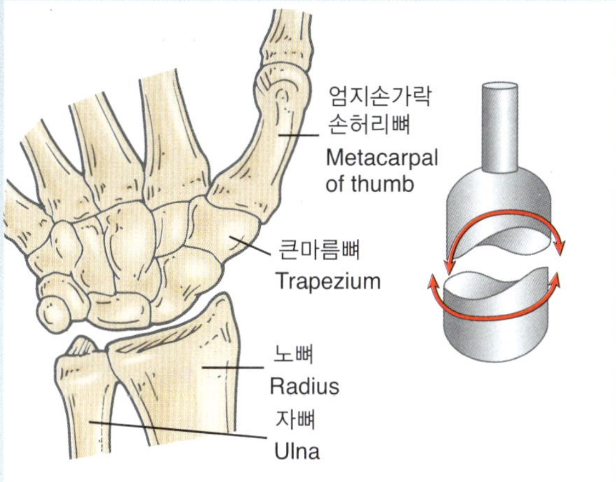	한 뼈의 표면이 안장모양이며 다른 뼈와 관절면도 안장모양이다. 예를 들어, 엄지손가락의 손목손허리관절이 있다.

표 2.2 신체의 윤활관절의 종류 - 계속

관절	해설
경첩관절	한 뼈의 표면은 둥글며 관절을 이루는 다른 뼈의 모양은 경첩을 닮았다. 예를 들어, 팔꿈치, 무릎, 지절간관절이 있다.

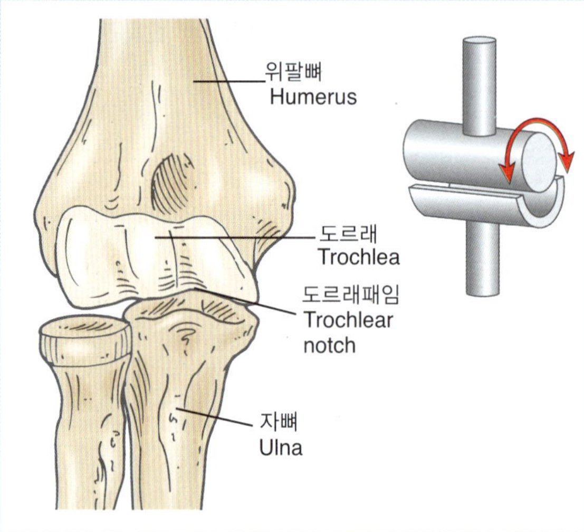

관절	해설
구상관절	한 뼈의 모양은 공모양이며 관절을 이루는 다른 뼈는 컵 모양이다. 구상관절은 가장 자유로운 자유도를 지녔다. 예를 들어, 어깨와 엉덩관절이 있다.

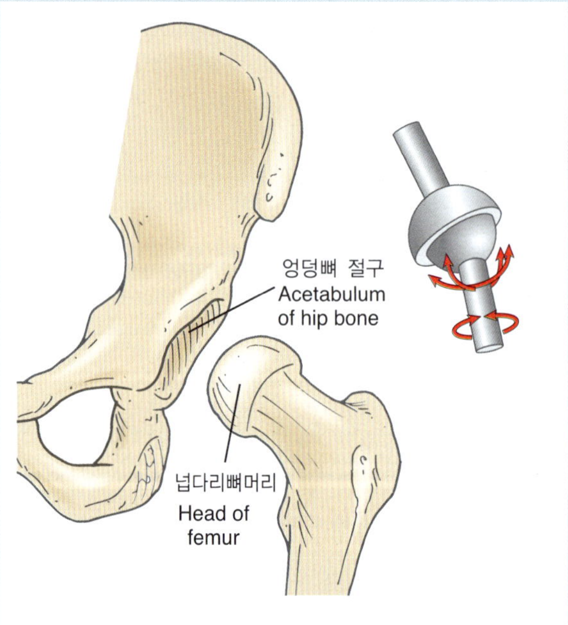

표 2.3 관절에서 발생하는 움직임

움직임	설명
굽힘 / Flexion	관절의 각도가 줄어든다.
폄 / Extension	관절의 각도가 늘어난다.
옆굽힘 / Lateral flexion	신체의 바깥쪽으로 관절각도가 줄어든다.
벌림 / Abduction	신체의 정중선으로부터 멀어지는 움직임
모음 / Adduction	신체의 정중선으로부터 가까워지는 움직임
가로벌림 / Horizontal abduction	수평한 평면에서 신체의 정중선으로부터 멀어지는 움직임
가로모음 / Horizontal adduction	수평한 평면에서 신체의 정중선으로부터 가까워지는 움직임
휘돌림 / Circumduction	신체의 먼쪽 끝부분이 원모양의 움직임
안쪽돌림 / Medial (internal) rotation	세로축을 중심으로 신체의 정중선으로부터 가까워지는 움직임
가쪽돌림 / Lateral (external) rotation	세로축을 중심으로 신체의 정중선으로부터 멀어지는 움직임
아래쪽(안쪽) 돌림 / Downward (medial) rotation	안쪽 아래쪽으로의 어깨의 움직임
위쪽 (가쪽) 돌림 / Upward (lateral) rotation	위쪽 가쪽으로의 어깨의 움직임
올림 / Elevation	위로 움직임
내림 / Depression	아래로 움직임
내밈 / Protraction (abduction)	날개뼈의 앞으로의 움직임
뒷당김 / Retraction (adduction)	날개뼈의 뒤로의 움직임
뒤침 / Supination	손바닥이 하늘로 가는 움직임
엎침 / Pronation	손바닥이 아래로 가는 움직임
안쪽번짐 / Inversion	양쪽 발바닥이 안쪽으로 움직임
가쪽번짐 / Eversion	양쪽 발바닥이 바깥으로 움직임
발등굽힘 / Dorsiflexion	발이 위로 가게 발목을 움직임
발바닥굽힘 / Plantarflexion	발이 아래로 가게 발목을 움직임

을 한다. 이 작용은 의도할 수 있는 것도, 의도적으로 조절할 수 있는 것도 아니다. 평활근 혈관, 기도, 그리고 소화기관 같은 속이 빈 내부의 조직의 벽에 존재한다. 평활근은 물질을 몸 안에서 움직이고 저장하는 역할을 한다. 심근과 같이, 평활근은 불수의근이다.

뼈대근은 뼈를 움직이는 역할을 하기 때문에 뼈대근이라 한다. 몇몇 뼈대근은 피부와 다른 뼈대근에 붙으며 그것들을 움직인다. 근육계는(그림 2-8A, B) 힘줄에 의해 뼈에 붙은 뼈대근으로 되어 있다. 이 붙는 부분을 **근육-힘줄 이음부(musculotendinous junction)**라고 한다.

뼈대근의 기능은

- 걷기, 뛰기, 그리고 연필 잡기와 고개 끄덕이기 같은 국한된 움직임과 같은 몸 전체의 움직임을 포함하는 몸의 움직임을 제공한다.
- 관절을 안정시키고 서 있기와 앉아 있기와 같은 자세를 유지하기 위해 수축을 통해 자세를 안정시킨다. 머리를 수직으로 유지하기 하기 위해 목 뒤의 근육을 수축하는 것처럼 자세 근육은 깨어 있을 때 계속적으로 수축을 한다.
- 수축하며 열을 제공한다. 이것을 **열발생(thermogenesis)**이라고 한다. 근육에 의해 만들어진 열들은 대부분은 정상체온을 유지하는데 쓰인다. 떨림(shivering)은 뼈대근의 불수의적 근수축으로 열생산 비율을 크게 증가시킬 수 있다.

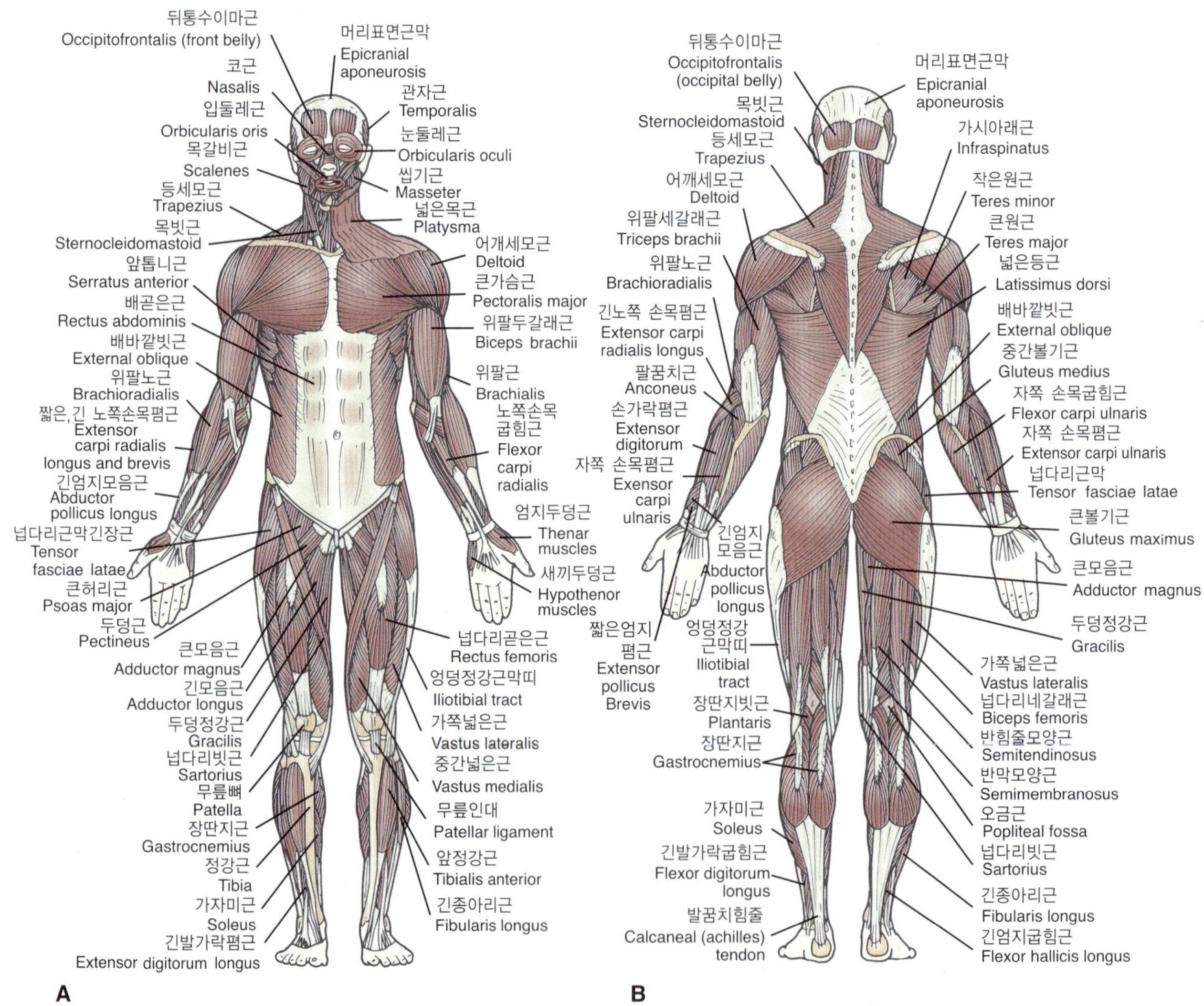

그림 2-8 근육계. (A) 앞면. (B) 뒷면.

근육 길이와 장력 (Muscle Length and Tension)

근육은 수축과 이완을 통해 장력을 증가시키거나 감소하면서 기능을 한다. 근육은 신경자극이 증가하거나 줄어든 것에 반응을 하며 기능을 한다. 근육은 길이의 변화 없이 장력을 늘릴 수도 있다. 예를 들어, 팔을 앞으로 뻗은 안정된 상태에서 무거운 책을 들고 있는 것과 같이 어떤 물체를 들고 있을 때 일어난다. 팔꿉관절은 펴된 상태로 움직임은 발생하지 않는다. 위팔세갈래근은 수축된 상태를 유지하며, 위팔두갈래근 늘어난 상태를 유지한다. 하지만, 위팔두갈래근은 물체가 떨어지는 것을 방지하기 위해 긴장도가 늘어날 것이다.

뼈대근은 또한 작은 근육장력을 의미하는 **근육톤(muscle tone)**를 갖고 있다. 근긴장도는 뼈대근이 계속 단단하도록 수축을 하지만 움직임을 보이지 않는다. 예를 들어, 뒷목 근육이 긴장성 수축(tonic contraction)을 할 때, 머리가 가슴 앞으로 숙여지지 않도록 한다.

근육이 길이를 조절할 때, 근육이 교차된 관절에서 움직임이 일어난다. 움직임은 여러 근육들이 함께 만들어낸 결과물이다. 대부분의 근육들은 관절에서 서로 반대방향으로 나열되어 있으며, 이것은 근육들이 서로 다른 행동을 할 수 있도록 한다. 한 근육 수축이 다른 근육의 수축과 반대일 때, 근육들은 **대항근(antagonists)**이라고 불린다. 예를 들어, 굽힘근과 폄근, 벌림근과 모음근 등이 있다. 서로 반대위치에 있는 한 쌍의 근육 내에서, 하나의 근육이 수축을 담당하고, 이를 **주작용근(prime mover)** 또는 **작용근(agonist)**이라 한다. 작용근의 대항근이 길어지거나, 늘려지면서 주작용근의 움직임을 야기시킨다. 예를 들어, 위팔두갈래근이 줄어들면, 팔꿉관절은 구부려진다. 이와 동시에, 위팔세갈래근은 길어진다. 하지만 위팔세갈래근이 줄어들면, 팔꿉관절의 각도는 커지고 위팔두갈래근은 늘어난다. 주작용근과 대항근이 동시에 같은 힘의 크기로 수축이 된다면, 움직임은 일어나지 않는다. 주작용근과 대항근은 관련된 뼈 또는 관절에 대체로 반대방향에 위치한다.

근육군 안에서 함께 움직임에 따라서 **협력근(synergists)**이라고 불린다. 이 근육들은 주작용근의 움직임을 돕는다. 또한 가끔 주작용근은 주된 행동이 일어나는 관절에 이르기 전에, 실제로 다른 관절을 지나간다. 협력근은 중간의 관절을 수축하고 안정시킨다. 예를 들어, 손가락을 굽히는 근육은 손목관절을 지나간다. 협력근이 손목관절을 안정시키지 않는다면, 손목은 손가락을 굽힐 때마다 굽혀질 것이다. 이 근육군에서 몇몇 근육들은 **고정근(fixators)**처럼 행동한다. 이 근육들은 주작용근의 뼈를 안정시킴으로써 좀 더 효과적인 행동을 할 수 있게 도와준다. 예를 들어, 고정근은 바깥쪽에서 움직임이 일어 날 때, 갈비뼈 몸안쪽 끝을 안정시킨다(Tortora and Derrickson, 2009).

많은 근육들, 신경계, 그리고 관절들의 복잡한 상호작용에 의해서 몸의 움직임이 생긴다. 부드러운 움직임이 일어나는 것은 다른 근육들이 정확한 시간 때 정확한 양

신체 인식

여러분은 다리로 얼마나 안정적이고 균형 잡혀 있는가? 다음 요가 동작을 따라하면서 알아보자.

산 자세 (Mountain pose)

산 자세는 여러분이 큰 산의 기운과, 견고함, 그리고 힘을 느낄 수 있도록 도와 주도록 디자인되었다. 이것은 아마 몸을 안정시키고 마음을 집중할 수 있도록 도와줄 것이다. 이 자세는 올바른 자세를 가르쳐 주고 마음을 경계 상태로 해줄 것이다. 다음은 산 자세를 어떻게 행하는지 설명한 것이다.

- 두 발을 평행하게 붙이고, 손은 양쪽 옆에 두어라.
- 앞에 있는 물체에 눈을 모으고 가만히 있도록 시도하라.
- 여러분이 강하고 큰 산과 같다고 상상해서 아무리 강한 바람도 여러분을 넘어뜨릴 수 없다고 생각해보자. 발로 어떻게 서 있는지를 느끼고, 얼마나 안정되고 균형잡혀 있는지 인지해라.
- 흥미를 위해서; 다른 누구와 함께 이 동작을 한다면, 한 사람이 다른 사람의 집중력을 산을 떠돌아 다니는 새, 또는 담요를 가져와 산에 대항해서 바람을 만들듯 흔들어서 시험해 보자.
- 더욱 더 많은 재미를 위해서; 여러분이 산이나 언덕 근처에 산다면, 또는 운전해서 쉽게 갈 수 있다면, 산꼭대기로 위로 올라가 잠시 동안 앉아 있어 보라. 함께 산의 기운을 느끼도록 시도해 보자. 여러분이 느낄 수 있는 모든 것을 느껴보라. 땅의 식물, 야생, 그리고 그것들의 모양과 경사 그리고 굴곡 같은 것을 느껴보라. 산 자세를 꼭대기에서 한 번 시도해보자.

의 근육을 쉬고 있거나 늘어날 때, 특정 근육이 정확한 시간과 정확한 양의 근육을 수축하기 때문에 일어난다. 사람들은 동시에 조화된 움직임에 필요한 동작을 만들 수 있는 능력을 타고 나지만, 실제의 움직임은 연습과, 숙고, 그리고 또 다시 연습을 통해서 만들어진다. 새로운 것을 배울 때, 인체에 대한 인식과 조절된 움직임은 필수적이며, 바디워크를 하는 것을 배울 때 필요한 과정이다.

고유수용성감각 (Proprioception)

고유수용성감각을 발달시키는 것은 신체를 인지하는 것과 서로 관련된 다양한 관절의 위치를 인지하는 것을 강화시킨다. 고유수용성감각은 특별한 신경세포 또는 **고유수용기(proprioceptor)**에서 발달한다. 이 수용기들은 자세 근육과 힘줄에 위치해 있고, 어떤 근육이 수축할 수 있는지, 힘줄 긴장감, 그리고 관절의 위치에 대한 정보를 신경계에 전달한다. 속귀 안에 있는 머리카락 세포는 바닥과 관련해 머리 위치와 움직임 동안 머리 위치를 감시(monitor)한다. 또한 속귀 안에 있는 머리카락 세포는 균형과 평형상태를 유지하는 정보를 제공한다.

뇌는 계속적으로 소뇌와 대뇌의 부분들을 통해, 몸 부분의 여러 자세를 적응을 하는 것에 대한 신경전달을 받음으로써 움직임의 조화를 이루도록 한다. 사실, 대부분(60%)의 감각 정보들은 고유수용성감각의 수용기에서 온다. 또한, 고유수용성감각은 물체의 무게와 일을 실행하기 위해 얼마나 많은 근력이 필요로 하는지 예상하도록 도와준다. 예를 들어, 대부분 스티로폼으로 만들어진 한 상자의 땅콩을 들어 올리는 것보다 한 권의 책을 들어 올리는 것이 근력을 더 필요로 한다는 것을 안다 (Tortora and Derrickson, 2009).

고유수용성감각은 눈을 사용하지 않고 특정한 움직임을 할 수 있게 도와준다. 계단을 걸어오를 때, 발을 첫 계단에 올림으로써, 대부분의 사람들은 계단을 의식하지 않고 둔부와 다리의 근육을 부드럽게 수축 할 수 있다. 계단이 생각과 다르게 발을 잘못 내딛게 된다면, 사람이 앞으로 넘어지는 것은 이것의 다른 예시이다. 계단을 오르고 내리는 것은 다리와 발이 근육들이 예상한 대로 수축되면서 다른 계단 칸으로 가는 것이기 때문에 놀라운 일이다.

반사 (Reflex)

반사(reflex)는 특정한 자극에 반응할 때 일어나는 빠르고, 무의식적(automatic)이며, 불수의적 연속적인 행동이다. 반사는 몸을 보호하는 역할을 한다. 반사는 매우 빠르게 일어나서 사람들이 운동하기 전과 운동하는 도중에 심박수가 증가하는 것과 같은 것을 눈치채지 못하거나 반사작용이 일어난 후에 알아챈다. 예를 들어, 뜨거운 물체를 만졌을 때 손을 떼는 것과 같다. 손이 떨어지고 난 후에야 사람들은 그 물체가 뜨겁고 손이 더 이상 뜨겁지 않다는 것을 알아낸다. 다른 반사작용은 운전할 때 볼 수 있다. 대부분의 운전자들은 차선을 변경하기 전에 사이드 미러를 확인하고, 예상하지 못한 물체와 부딪치지 않기 위해 브레이크를 밟는다.

이러한 특정한 반사작용은 뼈대근 움직임에 관련되어 있다. 이것은 몸통신경계(somatic nervous system)에 관련되어 있기 때문에 *몸통반사(somatic reflexes)*라 불린다. 이 반사작용은 보호하는 역할뿐만 아니라, 부드럽고 조화된 움직임을 제공한다.

신장반사 (Stretch Reflex)

신장반사에 관련된 고유수용기는 **근방추(muscle spindle)**라고 한다. 뼈대근섬유의 복부 내에서 찾을 수 있다. 근방추는 *추내근섬유(intrafusal muscle fiber)*를 감싸는 감각신경세포를 갖고 있다(*intrafusal*은 "근방추" 의미이다; 그림 2-9). 뼈대근섬유(skeletal muscle fiber)의 길이를 변화시킨다. 근육이 어떤 움직임이 있는 동안 충분히 늘어난다면, 수축을 일으킨다. 이것을 신장 반사라고 한다. 근육섬유가 찢어지는 것과 근육이 한계 이상으로 늘어나는 것을 방지함으로 부상을 예방한다(Tortora and Derrickson, 2009).

힘줄 반사 (Tendon Reflex)

힘줄 반사에 관련된 고유수용기는 **힘줄기관(tendon organ)**이라고 불린다. 이것은 근육힘줄 이음부에서 찾을 수 있고, 결합조직 관절주머니를 둘러싼 콜라겐섬유안에 감겨져 있는 감각신경수용기(sensory nerve receptor)로 구성되어 있다. 수용기는 근육 수축에서부터 힘줄에 적용된 긴장감을 잰다. 힘줄반사는 근육 수축으로 인한 힘줄의 극도의 긴장감을 근 이완

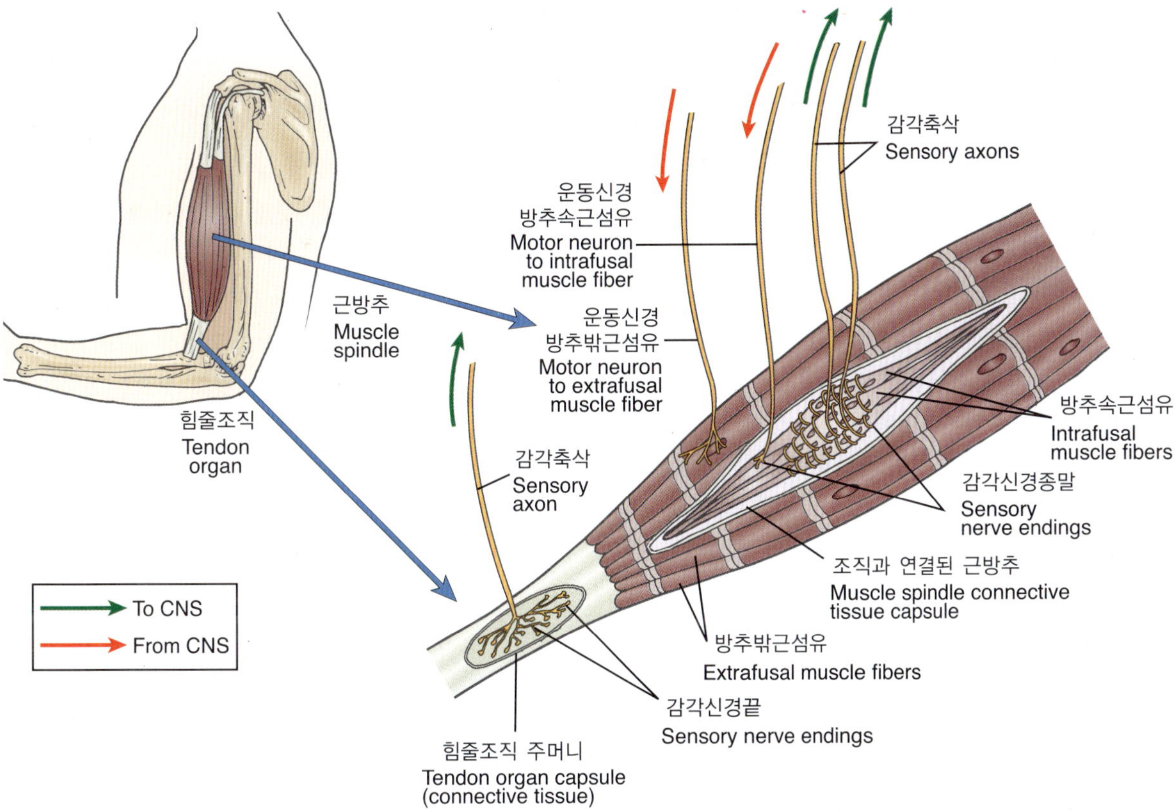

그림 2-9 근방추와 힘줄조직.

을 함으로써 힘줄과 힘줄과 관련된 근육을 보호한다 (Tortora and Derrickson, 2009).

관절 근운동감각수용기
(Joint Kinesthetic Receptors)

관절 근운동감각수용기는 윤활관절의 관절주머니 내 또는 주위에서 발견된다. 관절주머니 내에는 여러 종류의 것들이 있다. 자유신경종말과 Type 2 피부기계수용기(루피니소체)는 압력에 반응하며 관절주머니 주위의 결합조직에 있는 관절의 가속과 감속에 반응한다. 관절 인대는 관절에 과도한 부담이 주어질 때 근접한 근육의 반사억제를 조정하는 힘줄기관과 비슷한 수용기를 갖고 있다(Tortora and Derrickson, 2009).

전체적으로 근육, 힘줄, 그리고 관절은 움직임의 정도, 수축, 이완, 그리고 긴장이 주어졌을 때 감지할 수 있는 감각세포를 갖고 있다. 그 결과는 몸이 일부의 관련된 위치를 어느 정도의 인지하는 것이다. 그 인지는 습관적인 동작과 같이 잠재적일 수도 있고, 또는 야구 방망이를 어떻게 휘두르는 것에 대해 배울 때 움직임에 대해 집중을 해야 하는 것과 같이 의식적일 수 있다.

사람의 마음 상태 또한 근육 반응의 정도에 영향을 준다. 긴장, 걱정, 화 또는 고통은 종종 사람이 증가된 근육내의 긴장으로 반응하게 만든다. 그래서 많은 사람들이 자동적으로 심지어 작은 양의 압력에 대항해서 긴장을 한다. 하지만 신체 인지의 성장과 함께, 바디워커는 긴장감과 근육 안에서의 저항의 양을 줄일 수 있다. 신체에 대한 인지는 명상적 움직임을 연습하는 중요한 방법이다. 이것은 몸의 닳고 찢어짐을 줄어들게 하고 몸의 기능을 좀 더 효과적으로 만들며, 부상 위험을 줄이기도 하고, 직업을 오래 더 지속적으로 가질 수 있게 한다.

고요 (Stillness)

바디워커들은 무엇이 염려되는 행동인지 이해하기 전에, 고요(stillness)가 무엇인지 이해할 필요가 있다. 이것은 시끄러운 현대의 소리를 "신경쓰지 않고" 듣지 않은 것으로 얘기할 수 있다. 현재 미국 문화는 끊임 없는 정보, 특히 TV, 컴퓨터, 핸드폰, 또는 iPods 과 MP3 플레이어 같은 휴대용 미디어 플레이어 같은 전자를 통한 정보의 맹공격이 증식되고 있다.

하지만, 정적과 조용하게 있는 것은 내부의 인식을 발달시키게 해준다. 바디워커들이 정적과 조용하게 지낸 것이 어떤 느낌인지 모른다면, 그들은 속으로 무엇이 그들의 몸속에 있을 수 있을지 또는 그들의 움직임이 실제로 어떻게 느껴지는지 집중할 수 없을 수 있다. 그들이 몸과 마음의 연결에 집중하는 체육, 춤 또는 무술과 같은 활동에 참여하지 않았다면, 그들은 아마 안과 밖으로 그들이 느끼는 것이 아닌, 보고, 듣고, 냄새 맡고, 만지고, 생각하고 것에만 집중할 것이다.

고요 또한 바디워크 치료법에 중요한 요소이다. 바디워커들이 환자의 위에 손을 가만히 올려 놓은 것만으로도 엄청난 치료효과를 낼 수 있다. 이것은 환자를 바쁜 바깥 세상에서 떠나게 하고 바디워커의 조용하고, 정적 공간으로 부르는 초대장 같은 것이다. 이 과정은 환자가 몸을 쉬게 하고, 마음을 안정시키며, 치료를 받아드리게 한다.

몇몇 바디워커들은 고객과 함께 가만히 있는 것은 아무 것도 안 하고 있는 것이라고 생각할 것이다. 이 방법은 아마 고객들에게 새로운 방법일 것이다. 바디워커가 행할 수 있는 모든 테크닉을 실행하는 것이나 모든 치료과정에 고객과 대화하는 것만이 치료를 행하는 과정이라고 생각할 수도 있다. 몇몇 고객들은 이것을 원하고 필요로 하니 이 또한 진실이지만, 단순히 고객과 함께 있어주는 것 또한 고객의 건강과 웰빙에 가치 있는 치료가 되는 것도 사실이다.

신체 인식

여러 테크닉을 사용하는 데 있어서 의사들이 적용방식이 별로 다르지 않은 치료를 받아본 적이 있는가? 어떻게 느꼈나? 의사의 개인적인 신체 인식에 대해 어떻게 연결되어 생각되는가?

고요의 성취 (Achieving Stillness)

정적 고요는 안과 밖의 삶의 모든 소음을 차단하거나 몸을 움직이지 않은 것과 같다. 정적 고요는 몸이 휴식을 취하고, 생각을 멈추며, 무엇을 경험하는지 수용적으로 받아들여지는 상태이다. 고요함 없이, 움직임은 검사받을 수 없다. 움직임 없이는 정적 고요 또한 검사받을 수 없다. 움직임과 정적 고요는 함께 하여 전체적으로 사람 모습을 만든다.

고요를 다른 방식으로 생각하자면, 휴식과 휴식을 통한 몸과 마음의 회복을 말한다. 피츠버그 대학교의 건강한 삶 프로그램에 의하면, 쉬는 방법을 연습함으로써 스트레스를 줄이고 마음을 안정시킬 수 있다고 한다. 이 방법들은 어지러운 정신에서 마음을 자유롭게 하도록 북돋아 주고 사람들이 고요함, 평온함, 그리고 더 명확한 감각을 경험하게 한다. 스트레스 보다 덜 받게 되고 스트레스 수치가 낮아진다. 쉬는 방법을 연습하는 것은 사람들이 쉬는 연습 동안 얻은 평온하고 평화로운 감정을 하루 종일 유지하게 한다. 사람들은 일상적인 생활이 좀더 효과적이고 생활의 스트레스와 자극을 좀 더 잘 해쳐나갈 수 있다(UPMC, 2011).

바디워커가 정적 고요인 상태로 지내는 것에 대해 좀 더 익숙해진다면, 정적 고요는 마감일에 대한 압박감을 덜 받는 것, 아이들에게 좀 더 참을성을 갖는 것, 순간 최선을 다해 결정내리는 것, 그리고 상황에 대해서 좀 더 명확함을 갖는 것과 같이 다른 인생과 일의 판단에 적용될 수 있다.

고요는 또한 바디워크를 수행하는 것에 중요한 부분을 차지한다. 고객에게 조용히 손을 올려 놓는 것뿐만 아니라, 좀 더 활동이 많은 치료를 하기 전, 바디워커들은 환자와의 관계를 느낄 때까지 정적을 실행할 수 있다. 이 관계를 느낄 때 진정한 치료가 일어날 수 있다. 왜냐하면 이 관계의 의미는 고객은 바디워커를 믿고, 바디워커는 환자를 믿는 과정이기 때문이다. 이 관계가 좋은 이유는, 정적 고요함에서 바디워커는 고객을 진심으로 바라볼 수 있기 때문이다. 심지어 치료를 행하는 동안에, 바디워커는 오직 고객과 고객이 필요로 하는 것에 집중을 하고 다른 관련 없는 것들이

방해하지 못하게 함으로써 마음의 정적(still)인 틀을 유지할 수 있다

고요함을 얻는 한 가지 방법은 **명상(meditation)** 이다. 명상은 누군가가 "생각하는" 마음을 넘어서고 쉼 또는 인지 단계에 깊게 들어가는 것을 행하는 정신 훈련(mental discipline)이다. 명상은 가끔 편안하게 앉아 있거나, 한 가지의 대상에만 집중하거나, 새처럼 생각을 날려보내는 것에 관련이 있다. 역사를 통틀어, 이것들은 불교와 기독교, 힌두교, 이슬람교, 유대교, 그리고 도교와 같이 다양한 종교의 일부분이 되었다.

"웰니스에 집중하기" 에 있는 연습은 바디워커가 간단한 명상을 연습하는 것을 안내하기 위해서 구성되었다. 연습 A는 크라운 차크라를 명상에 적용한다. 차크라에 대한 더 많은 정보는 카트라에 대한 "신체 인식" 에서 찾아 볼 수 있다.

중심화와 그라운딩 (Centering and Grounding)

명상과 같은 뜻으로, **중심화(centering)**와 **그라운딩(grounding)**은 고요함을 이루는 방법이다. 중심화는 명상이나 마음속으로 상상하거나 또는 바디워크(신체 컨디션을 유지하는 방법)를 하기 위해 사람의 마음을 중심으로 모든 정신을 쏟는 것을 말한다.

그라운딩은 땅에 다리가 안정되어 있어야 한다는 의미이다. 일부 사람들은 그라운딩을 하기 이전에 중심화가 필수라고 생각한다; 다른 사람들은 첫째로 그라운딩이 필요하다고 제안한다. 현실은 사람이 절망적이고, 근거가 없다면 그는 아마도 중심 또한 유능하지 않을 것이다. 그리고 자기자신을 중심이 있다 하더라도, 그는 지면에 안정된 지지를 이루지 못할 것이다. 이러한 시나리오가 어느 쪽도 정적 고요 자세를 성취하기 위해 도움이 되지 않는다.

식물의 뿌리 시스템처럼, 그녀 주위에 세계에서 일어나는 것은 무엇이나 지면에 두는 것은 사람을 안정되게 한다. 그녀는 도취되지 않는다. 그녀는 지구의 고요한 안정에서 안정된 채로이다. 또한 지면에 두게 되는 것은 사람이 그녀의 몸을 고체로 꿋꿋이 서 있는 것을 돕는다. 그것은 그녀가 주위에 그녀의 몸의 내부의 감정과 에너지 흐름을 더 알고 있고 세계에 대한 상세한 설명을 알고 있는 것을 돕는다. 이것은 그녀가 더 즉각적이고 적당한 길에서 세계에 응답하는 것을 돕는다. 그녀는 현재의 순간에 과거를 꼼짝 않고 있고 있는 경향이 있다. 그리고 미래가 심지어 더 감사할 것이라고 생각하는 것이다. 이 기법은 개인 치유와 건강한 생활과 실행하고 있는 치료적 처치를 위해 매우 중요하다.

중심에 있고, 지면에 두게 되는 많은 다른 방법들이 있다. 다음의 방법이 여러분이 이것을 하는 것을 돕기 위한 것으로 제안된다.

- 여러분 스스로 중심에 있기 위해,
  인식이 머리의 바로 그 센터에 점에 오게 하라.
  여러분의 머리뼈 아랫부분과 눈썹 사이에 직접
  1개의 손가락을 두시오. 2개의 손가락 사이
  중간에 점을 상상해라. 거기에서 빛나고 있는
  금색의 빛을 보거나, 느껴라. 그렇지 않으면
  그것이 조금 더 밝게 백열하는 것을 느껴라.
  눈에 집중해라. 생각 조용함과 빛까지 조용히
  숨쉬는 것은 여러분이 알고 있는 누구든. 운동
  동안의 어떤 시간이라도, 생각이 흩뿌려지는
  것처럼 보이면, 머리의 중앙에 이 눈에 집중하는
  동안 그들을 조용하게 할 수 있고, 여러분을
  약간의 심호흡을 하는 것에 의해 중심에
  있을 수 있다.
- 가장 강한 감각이 청각이면, 위에 설명된 머리
  부위 내에서 공명할 음이나 음의 높이를 찾아라.
  그 음을 몇 번 읊조리면서 그 진동이 머릿 속을
  채우고 그 진동이 본인이 인식하는 모든 것이
  되게 하라.
- 아시아에서 바디워커의 무게중심은 배꼽 바로
  아래에 있다. 무게중심을 이 곳에 두는 것은
  매우 중요하며 수행자는 이 곳에 초점을 맞추는
  방법을 배운다. 무게중심을 이곳에 두는 방법은
  바닥에 편안하게 앉아서 양반 다리를 하거나
  엉덩이를 발꿈치에 두고 앉는 것이다.
  숨을 배꼽 아래쪽으로 들이쉬어라.
  따뜻한 빛을 자각하는 것을 팽하도록
  배꼽아래에 그 빛이 있다는 것을 상상하라.
  그 온기는 온 근육과 뼈, 손가락, 발가락,
  머리 위쪽으로 확장되면서 시각화될 수 있다.

웰니스에 집중하기

명상 운동

연습 A

몸을 편안한 위치에 놓는다... 춥지도 덥지도 않다... 턱을 쉬게 하고 입을 약간 벌린다. 얼굴에 있는 근육들이 부드러워지고 풀어지는 것을 느낀다...
호흡에 집중을 한다... 호흡은 언제나 나와 함께 있다... 숨을 들이마실 때, 가볍게 공기을 들이마신다...
숨을 내쉴 때, 내가 원하지 않거나 필요로 하지 않은 모든 나쁜 것을 내쉰다. 나는 호흡이 내면에 좀 더 깊고 더 깊은 곳으로 내려가게 한다...

숨이 내면의 아주 조용한 곳, 나의 존재의 핵심까지 나를 데려가게 한다... 내면의 조용한 곳으로 이동하면, 오늘의 경험, 바깥 세상에서부터 온 나를 방해하는 것들을 떨쳐버린다. 생각이 머리에 떠다닐 때, 인정하고 그것들을 떠나보낸다...
주변환경 소음으로 인하여 방해를 받게 되면, 순간의 집중으로 그것들을 인정하고 다시 조용하고, 안쪽 부분으로 돌아간다... 느낌이 떠오르면, 그것들을 인지하고 인정하고 다시 안쪽 부분으로 돌아간다.

다시, 가볍게 숨을 마시고, 무겁게 숨을 내신다...
명료함을 들이마시고 혼돈을 내쉰다...
평화를 들이마시고 내안의 전쟁을 내쉰다...
호흡을 하며 좀 더 평화롭고 편안하게 된다...

"정수리"를 연다. 정수리 바로 위에 있는 크라운 차크라를 연다. 공 모양의 에너지가 머리 위에 앉아 있는 것을 보는 상상을 한다. 이 에너지가 안으로, 밑으로 떠다닐 때, 이 활기차고 치료적인 아름다운 에너지를 반긴다... 이것은 내가 좀 더 가볍고 자유로운 기분을 느끼도록 도와준다...

이 에너지가 모든 층으로 이동을 하며 나의 존재의 단계에 이동을 하면, 불친절하고, 무겁고, 또는 편안하지 않은 모든 것을 보다 쉽게 포기하는 것을 찾게 된다... 호흡을 내쉬면서 좀 더 이 나쁜 것들을 쉽게 내보낼 수 있다.

이 에너지를 높은 평면에서 머리속까지 데려오면, 이 에너지를 육체를 통해 내려보낸다.
심장에서, 허리, 발목까지 내리고 발바닥으로 내려보낸다... 지구의 중심까지 내린다. 이것은 에너지의 흐름이며, 그리고 나를 지구에 고정시키게 한다...

에너지가 위에서 지구의 중심까지 아래로 고정시켜지면, 나는 "밑부분"을 연다. 발바닥 그리고 척추의 기반인 곳. 지구의 에너지는 정수리로 보낸다. 이 많은 밀도의 지구 에너지는 빛이 위에서 오기 때문에 내보내진 어두운 기운를 쫓아낸다.
이 에너지가 나를 통해 흐르는 것을 느낀다.
다시, 숨을 깊게 마시는 것에 집중한다.

깊은 의식의 단계로 나 자신을 움직이고 내면 깊이... 조용한 곳으로 깊이... 나의 존재의 단계 안으로 깊이...

주의를 다음 활동으로 바꾸기 시작한다...
힘들이지 않게 관심을 돌리고, 나 자신을 세계에 맡긴다. 3번의 깊은 숨을 쉰다. 각각 숨을 가볍게 들이마시고, 내가 원하지 않고 필요로 하지 않은 것들을 각각의 내쉼으로 내본다. 3번째 들숨에, 나는 다음 단계에 움직인다. 초롱초롱하고 생기를 찾는 것을 느낀다.

연습 B

발을 땅 바닥에 붙인 후 의자에 앉아라. 척추를 곧게 그리고 편안하게 해라. 만약에 의자 뒤에 기대고 싶다면, 그렇게 해라. 완벽한 편안함을 느끼도록 시간을 갖고 눈을 감아라.

부드럽게 호흡에 신경을 쓴다. 호흡이 어떤 방식이라도 바꿀 필요는 없다. 그냥 그것을 인지하라. 공기가 코로 들어가고 가슴으로 내려가는 것을 인지해라. 숨을 내쉬고, 마시고, 멈추고, 그리고 내쉬기 전의 찰나의 멈춤을 인지하여라. 공기를 안으로 보낼 때 어떻게 근육이 움직이는지를 인지하여라.
쉽고 그리고 힘들지 않게. 서서히 편히 쉬고 있는 것처럼 숨을 서서히 깊게 그리고 점점 더 깊게 쉬라. 편히 숨을 마시고 지금 집중을 할 필요가 없는 모든 것들은 숨을 내쉬면서 내보내라. 마시고, 휴식을 취하고, 내쉬고, 보내라. 잠시 동안 이 리듬을 즐겨라.

이제 의식을 신체의 어떤 부분이 의자에 닿아있는지 느껴라. 어디에 좀더 무게를 가볍게 실었는지 그리고 어디가 무거운지를 느껴라. 그리고 엉덩이의 근육이 의자 위에서 어디가 가장 단단해지는지를 의식해라. 의자와의 연결을 느끼고, 그리고 그 부분에 호흡을 집중하라. 호흡을 그 연결부분에 닿도록 깊게 들이마시고, 그 연결부위를 통해 숨이 스며드는 것을 느껴라. 호흡을 좀 더 깊게, 의자까지 깊게 숨을 마시고, 그리고 몸을 통해서 곧장 그리고 의자를 통해 스며들게 그리고 의자 밑으로 향하게 내쉬라. 들이마시고 내쉬어라. 그리고 호흡을 깊게 그리고
좀더 깊게 쉴 때, 여러분과 바닥을 깊이 연결시켜라. 그래서 보이지 않는 한 부분이 바닥과 토대를 통해 깊게 그리고 더 깊게 가라앉게 하여 발 밑에 있는 지구와 힘들지 않게 쉽게 연결시켜라. 호흡을 지구를 향하는 이 연결부분을 통해서 깊게 들이마시고, 흙으로 그 공기를 내보내라. 이 연결고리가 좀 더 멀리 그리고 깊게 해라. 흙의 차분함을 느껴라. 발 주변의 나무 뿌리를 느끼고, 원한다면 그것을 반겨라.

그 온기가 확장되어 몸을 넘어서 하늘과 땅 그리고 주변의 모든 것들과 연결되는 것을 머릿속으로 그려라.

- 기는 행위는 아이들에게는 당연하고 성인은 대개 하는 법을 잊어버린 것이다. 다시 기는 것이 편안해질 때까지 연습하라. 체중이 손에서 손으로, 무릎에서 무릎으로 손에서 무릎으로 이동하는 것을 느껴라. 기면서 배꼽을 무게 중심으로 이용하라. 땅과 하늘과 주변의 모든 것과 연결되어있는 것을 느껴라. 시간이 지나면 기는 것이 걷는 것만큼 쉽게 느껴질 것이다.
- 신발과 양말을 벗고 땅이나 잔디 위에 맨 발로 서라. 발밑의 땅과 그 속으로 가라앉는 것을 느껴라. 땅 바로 아래쪽으로 호흡을 하면 몸이 확장되는 것을 느끼기 시작한다.
- 맨발로 야외에 서 있기. 너무 춥거나 습할 경우, 신을 벗고, 아주 천천히 방을 걸어라. 계속 천천히 움직이고 균형을 바꿔가면서 발과 다리의 근육과 뼈와 건의 모든 변화를 느끼는데 집중하라. 20피트 크기의 방을 걷는데 3~5분이 걸려야 한다. 반쯤 가로질러 걸었을 때, 발에서 땅으로 에너지의 하강 흐름과 몸무게를 지탱하는 에너지의 상승흐름을 느끼는데 집중하기 시작하라. 방의 반대편에 도착할 무렵, 땅과 하나가 될 것이다.
- 동물을 귀여워하라. 동물은 항상 땅과 하나이다. 동물들과 소통함으로써 땅과 하나가 되는 느낌이 자연스럽게 전이될 것이다.
- 정말 배꼽을 잡고 웃어라.
- 가능한 가장 깊은 음조로 노래하라. 그 음이 배와 골반 깊은 곳에서 진동하는 것을 느껴라. 그 소리가 땅속 깊은 곳으로 확장하는 것을 상상하고 좀 더 깊이 노래할 수 있는지 확인해 보아라.
- 흑요암, 검은 전기석 또는 호안석 같은 돌을 만지고 들어 보아라. 이 돌들을 사용할 수 없으면 어떤 돌이라도 땅과 다시 연결하는 것을 도와줄 것이다.

신체 인식

차크라(Chakras)는 인도의 전통적인 의학체계인 Ayurveda의 일부분이다. Ayurveda는 방법 "생활의 과학" — *ayus*는 "삶" 또는 "생활"을 뜻하고, *veda* 는 "지식" 또는 "과학"을 의미한다. Ayurveda는 생활의 전체론적 접근이며, 건강은 영양, 명상, 요가, 정유, 의약 나물, 긍정적인 생각, 호흡, 운동을 포함한 것이다. Ayurvedic 체계는 적어도 5,000년 전까지 거슬러 올라가 세계에서 가장 오래된 의학 체계의 하나로 만들어졌다.

이 복합적 의학체계는 자연적인 리듬 및 생활주기에 근거한 지식을 포함한다. Ayurvedic 이론은 건강은 자기 자신 안에서 조화의 결과이고, 존재하고, 생각하고, 느끼며 신체적 활동을 목적으로 하는 가운데 조화를 이룬다고 믿는다. 온도, 빛, 나물, 음식, 무기물, 운동과 명상(마음과 감정을 사로잡는)은 몸을 건강하고, 균형 있고 조화롭게 해주는 수단이다. 건강 쇠약을 예방하기 위해 강조된다.

*Prana*는 Ayurvedic 개념의 하나이다. 기본적으로, Prana는 생활하는 힘 또는 신체의 에너지이고 (전통 중국의술에 있는 Qi와 비교된다), 그것의 운송수단은 호흡이다. Prana는 생활을 유지하고, 전체적으로 사람을 통일한다. Prana는 몸을 통해 이동한다.

*차크라(Chakras)*는 Prana의 중심이다. 차크라는 특정 샘과 신경총의 영역에 있는 척주를 따라 있다(총은 "끈" 또는 "네트워크"를 의미한다). 차크라는 우주의 Pranad와 몸의 Prana 사이을 연결한다. 차크라는 다양한 신체적 기관과 감정을 다스리는 에너지의 진정한 바퀴로 번역한다. 표 2.4는 몸의 7개 차크라를 기술히고, 그림 2-10는 그것들의 위치를 보여준다.

땅과 하나가 되는 법을 일단 알게 되면 2~3번의 심호흡으로도 그렇게 할 수 있게 된다. 특별한 유형의 중력이 끌어당겨서 땅과 연결하는 것처럼, 숨을 내쉴 때 에너지의 하상흐름의 느낌이 생기게 된다. 들숨에서는 에너지가 다가오는 것을 느껴라. 땅과 하나가 되었는지를 확인할 수 있는 빠른 방법은 한 다리로 서서 균형을 맞춰보는 것이다. 적절하게 땅과 하나가 되면 이렇게 하는 것이 쉬워서 균형을 잃지 않고 다른 한 쪽 다리를 움직일 수 있게 된다.

표 2.4 몸의 7가지 차크라(Chakras)

번호	영문 명	인도어 명	관련된 색	위치	기능
1	Root chakra	*Muladhara*	빨강색	회음부 또는 보조	차크라(chakra)의 주된 기초
2	Sacral chakra	*Svadhisthana*	주황색	성기 부위	생식, 부신, 전립선 통제
3	Solar plexus chakra	*Manipura*	노랑색	배꼽 부위	보편적인 사람들의 연결성 통제
4	Heart chakra	*Anahata*	초록색	심장 근처	신성한 마음 또는 순수한 의식의 연결을 통제
5	Throat chakra	*Vishuddha*	파랑색	인후부	마음과 신체의 연결 통제
6	Brow chakra	*Ajna*	남색	눈썹 사이	"3의 눈"으로 불리고 통찰과 더 높은 의식 발달 연결
7	Crown chakra	*Sahasrara*	은색, 금색, 흰색, 자주색	정수리 부위	정확하게 chakra는 아니다; 뇌의 전체적인 중심 활동; 보편적인 Prana와 함께 의식의 가장 높은 정교성과 개개의 Prana의 연결과 관련된다.

(Douillard, 2004; Ninivaggi, 2008)

신체 인식 수양 (Cultivating Body Awareness)

신체 인식이란 몸에 귀를 기울이고 몸이 보내는 느낌, 감각, 행동에 관한 신호에 집중하는 것이다. 이 과정의 시작 지점은 개인마다 다르지만 수행자가 시작하는 지점이 어디든, 자신의 몸을 체험하는 방식은 개선되고 확장될 수 있다. 몸과 더 많이 조화를 이룰수록, 앉을 때나 잘 때 척추의 위치, 어느 발로 걷기 시작하는지, 화가 났을 때 몸의 어느 부위가 긴장하는지, 당연히 몸을 움직일 때 어떻게 하는지와 같은 모든 몸의 체계를 깨닫게 된다.

대부분의 사람들은 자신 몸의 명백한 양상을 알게 된다. 예를 들어, 자신이 언제 배가 고프고 부른지, 옷이 너무 끼지는 않는지, 통증을 느끼는지 또는 화가 치미는지를 알게 된다. 하지만 신체 인식을 개발하기 위해서는 자신이 느끼고 있는 세세한 부분들에 대해 정말로 인식하고 있는지 자문해야 한다. 이러한 세세한 부분들은 눈에 더 뛰는 몸의 특징과 움직임, 감각 만큼이나 똑같이 중요하다. 세부적인 사항들은 더 눈에 띄는 특징만큼 큰 영향력이 있다.

일상생활 동작 중 낮시간 동안 여러분의 몸의 활동에 집중하면서 시작하라. 그 후에 회상하면서 일지를 적는다.

- 아침에 일어났을 때:
  - 어떻게 누워 있나? 편안함을 느끼는가? 또는 근육을 풀어주거나 자던 자세를 바꾸는가?
  - 많은 힘을 들이지 않고 한 번에 몸 한쪽으로

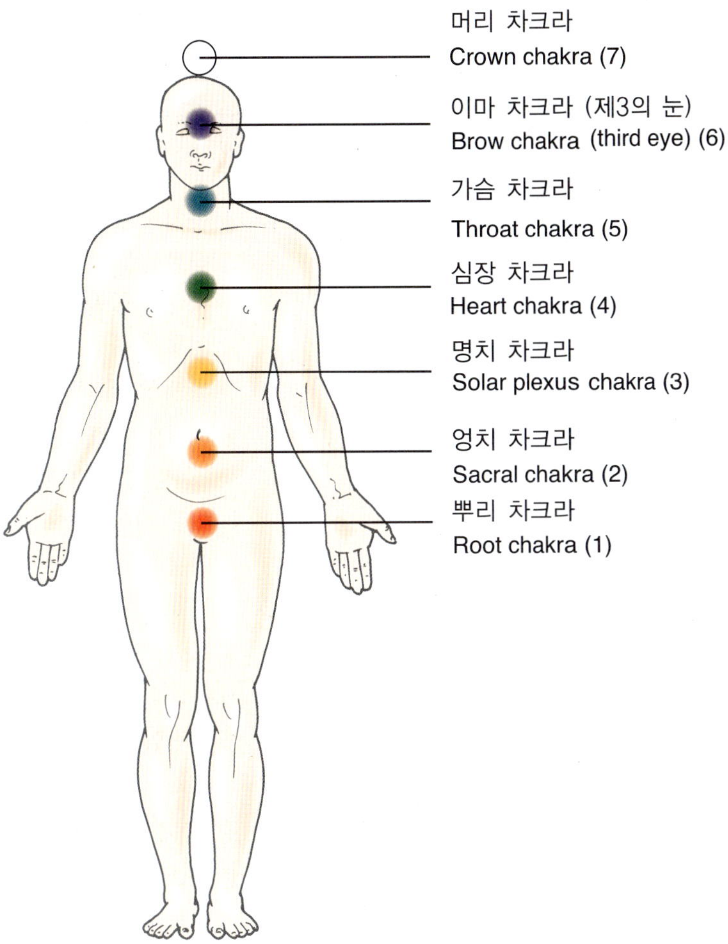

그림 2-10 차크라(Chakras)

길게 꾸준히 스트레칭하도록 하라. 지금은 어떻게 누워 있고 어떻게 느끼는가?

- 숨은 어떻게 쉬는가? 갈비사이근(갈빗대를 확장하고 수축하는 근육)만 사용하는 얕은 숨인가 복부를 쓰는 깊은 숨인가?

- 길을 걸을 때 어떻게 느끼는가? 발의 움직임, 발꿈치와 발가락이 있다는 것을 느낄 수 있나?
- 앉을 때:
  - 엉덩이는 어떻게 두는가? 의자에서 허벅지와 바닥에서 발은 어떻게 느끼는가?
  - 척추와 어깨는 어떻게 느끼는가? 등이 곧지 않고 휘거나 굽어 있으면 그 자세는 주로 엉덩이 관절에서 시작된다. 좌골결절로 앉도록 자세를 바로 잡으라. 이 자세가 척추를 정렬시키는가? 정렬된 척추는 머리와 척추가 소정되고 사언스런 선이 유지되며 등에 최소한의 스트레스를 받게 된다는 것을 의미한다. 정렬된 척추는 몸에 최대한의 효율성을 준다. 이것에서 조금이라도 벗어나게 되면 몸에 불균형과 기능부전을 보여주거나 그러한 결과를 가져와 부상을 일으킬 수도 있다. 이것은 제 3장에서 더 자세히 논의될 것이다.

당신은 어떻게 생각하나요?

중심에 있고 땅과 하나가 되는 것이 무엇을 의미하는가? 중심에 있고 땅과 하나가 되었을 때와 그렇지 않았을 때를 생각해 보라.
각 때마다 어떻게 느꼈는가? 무엇이 중심에 있고 땅과 하나가 되게 했으며 무엇이 그렇게 하지 않았나?

- 발 밑에 전화번호부 책을 놓아 보라. 발목을 무릎과 정렬시키고 무릎을 엉덩이와 정렬시킬 때 변화가 있는가? 어떤 느낌인가?
- 목, 머리, 어깨, 등, 팔, 손, 다리, 발 등 몸 전체를 자세히 살펴보아라. 잘 앉아 있는가? 좀 더 움직여서 더 잘 앉을 수 있나? 꼼지락거릴 필요가 있다고 느끼나?
- 숨은 어떻게 쉬는가? 갈비사이근만 사용하는 얕은 숨인가 복부를 사용한 깊은 숨인가?

- 일어서라. 버스를 기다리는 것처럼 오랜시간 어딘가에 서 있다고 상상하라. 어떻게 서 있는지를 느껴라. 무릎이 뻣뻣해지는 것을 느끼면, 무릎을 과신전시키고 있는 것이다. 무릎을 약간 풀면 관절에서 부드럽게 풀릴 것이다.
  - 이제 발의 무게가 이동된 것처럼 느끼게 될 것이다. 편안해질 때까지 발을 움직여라. 한쪽 또는 양쪽 엉덩이가 꽉 조인 느낌이 들면 엉덩이도 움직여라. 몸의 모든 부분이 편안해질 때까지 나머지 부분을 계속 이동시켜라. 반드시 척추는 정렬되어 있게 하라.
  - 척추와 어깨는 어떻게 느끼는가? 등이 굽었거나 휘어 있는가? 그렇다면 척추를 바로 세우고 어깨를 뒤로 잡아당겨라. 등을 항상 곧게 유지하는 것은 힘들 수 있으므로 어깨를 떨어뜨리고 척추는 정렬시키면서 등의 긴장은 풀어라.
  - 어떻게 숨을 쉬고 있는가? 갈비사이근만 사용하는 얕은 숨인가? 복부를 이용한 깊은 숨인가?

이 시점에서 직접적으로 또는 다른 근육과 관절을 통해 모든 근육과 관절들이 연결되어 있다는 것을 인식하게 될지도 모른다. 근육을 통해 관절위치의 변화가 다른 관절 위치의 변화에 영향을 끼치게 될 것이다. 그것이 무릎관절의 긴장이나 과신전이 발에 불편함을 야기시키는 이유고 무릎을 부드럽게 하거나 풀어줌으로써 무릎의 긴장을 풀어주는 것이 몸의 다른 부분을 풀어주는 자극을 주는 이유이다. 이것이 의식적인 움직임의 시작이 된다.

다음 단계는 눕고, 앉고, 서 있는 동안 몸이 어떻게 느끼는지를 인식하여 바디워크와 ADS 둘 다를 수행하는 다른 움직임에 가져오는 것이다. 예를 들어, 다음 질문들에 스스로 답하라.

- 양치질 동안 어깨는 어떻게 유지시키나? 식료품을 나를 때? 바디워크를 할 때? 이 활동들을 할 때 몸에 불편함을 느끼는가? 어떻게 하면 움직임이 더 효율적이고 편해지도록 바꾸고 변화시킬 수 있는가?
- 바디워크 할 때 등은 곧은가? 차에서 물건을 들어올릴 때? TV를 보며 앉아 있을 때? 이런 활동들을 할 때 몸에 불편함을 느끼는가? 어떻게 하면 움직임이 더 효율적이고 편안해지도록 바꾸고 변화시킬 수 있는가?
- 무거운 물건을 들 때 다리의 힘을 쓰고 있는가? 바디워크 할 때? 이런 활동을 할 때 몸에 불편함을 느끼는가? 어떻게 하면 움직임이 더 효율적이고 편안해지도록 바꾸고 변화시킬 수 있는가?
- 걸을 때 발은 어떻게 놓여 있는가? 백화점에서 줄을 설 때? 바디워크 할 때? 이런 활동들을 할 때 몸에 불편함을 느끼는가? 어떻게 하면 움직임이 더 효율적이고 편안해지도록 바꾸고 변화시킬 수 있는가?
- 얼마나 자주 아래를 내려다보는가? 문자를 보내거나 전화로 통화할 때 아래를 내려다 보는가? 전체 바디워크 치료 동안은? 이런 활동들을 할 때 몸에 불편함을 느끼는가? 어떻게 하면 움직임이 더 효율적이고, 편안해지도록 바꾸고 변화시킬 수 있는가?

습관적인 신체 움직임을 바꾸는 것은 불편하거나 그렇지 않을 수도 있다. 그것은 근육운동 체계와 신경체계 스스로를 보는 견해와 관련이 있다. 하지만 마음과 몸이 느끼는 것은 연결되어 있기 때문에 지속적으로 긍정적인 사고의 틀을 유지시키면 불편함은 줄어들 것이고 진정으로 신체 인식과 효율적인 움직임에 관심을 갖게 될 것이다. "움직임 목표"는 집중해야 할 것이다. 변화하고자 하는 욕구보다 먼저 준비없이 즉시 시작될 수 있다.

속설: 치료하는 동안 바디워커가 많이 움직이지 않으면 더 많은 힘을 얻게 될 것이다.

사실: 정지되어 있거나 고정된 자세를 유지하는 것이 활동적이거나 움직이는 자세보다 더 많은 힘이 든다. 오랜 시간 정지된 상태를 유지하는 것은 일반적으로 더 힘들다. 왜냐하면 이 자세는 가동범위(ROM)와 관절의 유연성을 줄이고 근긴장을 낮추기 때문이다. 결국 몸의 힘과 움직임이 위태롭게 되어 몸이 부상당할 가능성이 더 커진다.

명상적 움직임 (Mindful Movement)

명상적 움직임의 궁극적인 목표는 효율적인 자세를 취하는 것은 어떤 것인지, 어디서 관절은 정렬이 되는지를 배우는 것이다. 그리하여 근육, 신경, 혈과 결합조직에 최소한의 스트레스가 있게 되는 것이다. 일단 수행자가 효율적인 자세는 어떤지 좋게 느끼면 관절 움직임의 편안한 범위내에서 유지시키는 주의하는 움직임을 수행할 수 있다. 그리고 일상생활의 업무를 하기 위해 가장 강한 근육군을 사용하게 허용한다. 물론 바디워크도 포함된다.

명상적 움직임은 어떻게 신경계, 뼈대계, 근육계가 기능하고, 그것들이 어떻게 상호 연결되어 있으며 어떻게 서로에게 영향을 끼치는지와 관계가 있다. 자신들이 경험한 것과 함께 작업하면서 수행자들은 움직임을 조정하고, 결국 몸의 전체적인 기능을 향상시킬 지속적인 과정에 참여한다. 명상적 움직임 체계는 수행자들이 최소한의 힘을 쓰게 하고 몸에 최소량의 스트레스를 받게 하는 것이다.

그런 움직임과 조정은 반드시 자동적이지 않다. 어떤 이들을 그것을 자연스럽게 얻는 반면에, 주로 많은 몸의 인식 신호에 집중함으로써 개발된다. 다음 단계는 몸이 쓰이고 움직어지는 방법을 바꾸기 위해 몸이 보내는 신호로부터 오는 정보를 사용하는 것이다. 처음에는 이상하게 느낄지 모른다. 하지만 오랜기간 지속되면 근육과 다른 조직들은 그것들이 보내는 신호를 바꾸게 될 것이다. 이러한 새로운 움직임 방식들이 이상하게 느껴질지도 모르고 사실 나중에는 명상적 움직임을 경험하게 될 것이다. 결국 직업적으로도 오래 살아남을 뿐만 아니라, 행복감도 증진시킬 것이다.

근육은 운동하고 자유롭게 움직이도록 허락될 때 가장 잘 작용한다. 무활동은 사실상 살아있는 생물들의 비자연적인 상태이다. 살아 있는 것들이 다치거나, 아프거나 어떤 이유로 움직이는 것을 멈출 때 감각과 운동정보를 전달하는 신경회로는 전처럼 효율적으로 작동하지 않고 제한적인 움직임 체계 결과가 된다. 명상적 움직임은 사람이 지금까지 사용하던 신경근육경로와 보정됐지만 효율적이지 않은 경로를 재조정하고자하는 결정과 관련된다. 그 목표는 제한적인 움직임 없이 사는 것이다.

바디워커가 수행하는 동안 계속 움직이면, 불편하고 스트레스를 만들고 잠재적으로 해로운 자세와 유지에 갇히지 않게 된다. 수행자가 치료중에 의식적이고 지속적으로 움직이는 것을 습관화하면, 해로운 유지체계를 형성하거나 계속할 가능성이 줄어들게 된다. 움직임들이 크거나 강할 필요는 없지만 몸에 적절하게 느끼는 것이라면 무엇이든 된다.

움직임의 특징에 대한 인식 훈련
(Becoming More Aware of Movement Styles)

수행자가 느리고 고요한 움직임 양식을 갖고 있는지, 더 빠르고 더 활동적인지, 또는 두 가지를 결합하고 있든지, 그 양식이 그들을 독특하게 할 것이고, 그 특정 양식에 반응하는 충실한 고객들을 끌어당길 것이다. 자신만의 움직임 양식을 인식함으로써 발달상호작용을 증진시키키기 위해 고객으로부터 힌트를 얻을 수 있고 자신의 움직임을 적용할 수 있을 것이다. 예를 들어, 고객이 천천히 움직이면 빠르게 움직이는 것이 고객을 경계하게 할 것이다. 반면에 고객이 조바심이 많고 빨리 움직이면 천천히 움직이는 것이 그 고객을 안정시키는데 도움을 줄 것이다. 바디워커들은 치료를 증진시키기 위해 자신의 움직임 방식과 고객들의 필요를 맞추어갈 수 있다.

고객의 호흡 패턴을 알면 고객의 움직임 방식에 대한 아이디어를 얻을 수 있다. 고객이 제한적인 호흡패턴을 갖고 있으면, 시각적으로 그 고객이 제한적인 움직임 방식을 가지고 있는지 확인할 수 있다. 호흡패턴을 관찰하는 것이 어려우면 고객의 움직임 방식에 먼저 접근한다. 그둘은 서로 영향을 끼치기 때문이다.

자신의 개인적인 움직임 방식을 더 잘 인식하기 위해 다음 질문을 해보아라:

- 어떻게 고객과 신체적으로 인사하는지?
- 자신의 작업을 설명하기 위해 어떤 종류의 손짓과 몸짓을 사용하는지?
- 고객과 작업을 하는 동안, 자신이 신체적으로 좋게 느끼는 특정한 움직임들이 무엇인지? (예: 느리고 길게 늘이는 스트로크, 정적 가압, 쥐기 스트로크 등등)
- 움직일 때, 정적이고, 막혀 있는 느낌을 받는가? 아니면, 편안하고 물이 흐르는 듯한 느낌을 받는가?

자신의 움직임을 인식하기 위한 다음 단계는 언제 자신의 신체 역학이 자연스럽고, 편안하고 안정감을 느끼는지를 알아차리는 것이다. 움직임 양식을 깨닫지 못하면 자신의 양식에 맞지 않는 작업을 할 때 좌절감, 지루함, 피로를 느끼게 될 것이다.

명상적 움직임 발달시키기
(Developing Mindful Movement)

다음은 바디워커들이 명상적 움직임을 발달시키기 위해 사용할 수 있는 기법들이다. 처음에 불편함을 느끼다면 편안하고 자신감을 느낄 때까지 계속하도록 권한다. 자신이 느끼는 것을 존중하고 변화를 갖기 위해 자신이 느끼는 것을 사용함으로써, 그 경험이 몸과 마음에 통합될 수 있다. 그리고 이러한 새로운 움직임 방식들이 일상생활의 자연스런 부분이 될 것이다.

명상적 움직임은 단지 역동적인 움직임이 아니다. 그것은 또한 정적 움직임을 포함하는데, 사실 그곳에서 명상적 움직임이 시작된다. 움직이지 않으면서 몸을 통해 움직임의 선을 시각화하면, 뇌에서 신경계를 통해 근육으로 전달되는 습관적인 메시지 양식을 바꿀 수 있다. 움직이는 동안 이 새로운 생각의 방식이 활성화되면, 신체적인 스트레스를 줄이고 더 균형잡힌 골격의 정렬을 유지하기 위해 자동적으로 새로운 양식의 근육활동이 사용되게 된다. 시간이 지나면서 그동안 생각과 행동에 대한 새로운 양식을 매일 지속적으로 인식하게 되면 신체 모양이 변화를 겪게 된다. 이전에 과도하게 사용되었던 근육들이 더 부드럽게 되면서 이전에 과도하게 사용되었던 근육들이 더 큰 조직, 힘, 지구력을 갖고 윤곽을 형성하게 된다.

당신은 어떻게 생각하나요?

고객이나 동료 학생들과 걸을 때 자신의 몸에 특정한 흐름을 느끼는가?
여러분의 움직임이 자연스러워지거나 움직임의 느낌을 즐기는가?
왜 그런 느낌을 받는다고 생각하는가?
신체 움직임을 하는 동안 얼마나 자주 그렇게 느끼는가? 일상활동을 하면서도 느끼는가?

명상적 움직임의 원리
(Principles of Mindful Movement)

이전의 발달을 위한 발달 활동에 근거하여 명심해야 할 몇 가지 명상적 움직임의 원칙들이 있다.
이에는 다음을 포함한다.

- 의식적인 인식
  - 몸과 그 신호에 귀를 기울이라.
  - 할 수 있는 것과 할 수 없는 것을 결정하라.
- 호흡하기
  - 호흡의 움직임이 마음을 고요하게 하는데 도움을 주므로 무언가 아주 단순한 것에 주의를 기울이는데 집중하라.
  - 호흡을 인식하면 신체활동의 정신적인 상태에 접근할 수 있다. 이렇게 생각하는 한 가지 방법은 호흡은 외부 세계뿐만 아니라, 자신의 내면에 있는 큰 원천으로 가는 길의 지점이라는 것이다.
  - 호흡은 움직임의 모든 면, 즉, 균형, 효율적인 움직임을 위한 체중 이동과 힘을 생성하는 것을 지원해준다.
- 주변환경
  - 주변에 있는 것을 인식하면 효율적으로 장애물들을 극복하는 것을 도와주어 신체활동 치료를 부드럽게 할 수 있도록 한다.

- 고요한 주변을 만드는 것은 신체활동치료의 치료적인 측면을 매우 향상시켜 준다.
- 비록 주변 환경이 적절하지 않을지라도, 명상적 움직임을 갖고 있으면 필요한 고요함과 집중을 유지시킬 수 있을 것이다.

- 감성과 감정
  - 유용한 목적에 부합하지 않는 비의식적인 생각과 감정적이고 행동적인 방식을 찾아낸다.
  - 삶에 대한 긍정적인 시각과 고요함을 위태롭게 하는 감성과 감정들을 기꺼이 내보내라. 이것은 여러분이 제공할 모든 것의 기초가 된다.
  - 자신의 가능성을 제한하지 마라. 대신 오래된 습관의 리듬에서 벗어나 자신의 생각과 감정, 신체구조에 대한 더 나은 이해와 느낌을 갖도록 방향 전환을 하라.

- 반응
  - 이것들은 외부적인 요인에 영향을 받고 몸과 움직임 둘 다와 특히, 여러분 태도와 행동에 커다란 영향을 끼친다.
  - 자신의 반응을 예측하는 것은 전체적인 행복에 영향을 끼칠지도 모르는 특정한 상황을 피할 수 있게 도움을 주고, 특히 그 모든 것에 잘 반응하지 않을 것이라는 것을 알면 더 그렇다.
  - 반응하기 전에 생각하는 것은 마음과 몸이 연결되어 있다는 것을 의식적으로 사용하는 것을 촉진시키는데 도움이 된다.

- 자신의 한계를 알고 존중하라.
  - 무언가 고통스러운 것을 느끼면 집중은 주로 한계를 넘어선 불가피한 것으로 이끌려 간다.
  - 몸이 필요한 것을 무시하는 것은 심각한 것으로 이어질 수 있는 신체적, 정신적 또는 감정적인 문제를 야기시킬 수 있다.

- 천천히 일하라.
  - 이것은 몸을 인식하고, 명상적 움직임을 할 때 도움되어 습관적인 양식을 막고 더 효율적인 움직임이 일어나는 변화를 준다.

신체 인식

여러분이 항상 바디워크 치료를 수행하는 공간을 생각하라. 환경은 무엇으로 보이는가? 거기에는 어떤 종류의 가구가 있는가? 그리고 치료 도구는 어디에 놓여 있는가? 냉난방 환풍구나 팬이 있는가? 여러분이 실제로 치료를 수행하는 곳에 관한 곳은 어디인가? 미술품은 어떤가? 그것은 어디에서 놓여 있나?

지금 여러분의 치료 공간에서 치료를 하고 있는 여러분 자신을 시각화해라. 여러분의 고객 주위를 쉽게 돌 수 있냐? 가구나 물건에 부딪치지 않도록 하기 위해 조심할 필요가 있는가? 공간이 셋업되는 방법을 보상하기 위해 여러분은 몸을 어떻게 움직이는가? 치료공간에서 움직임으로써 오는 스트레스, 답답함, 또는 고통스러움을 느끼게 하는 어떤 장소라도 주의해야 한다.

명상적 움직임 성취 방법
(Methods of Achieving Mindful Movement)

실제로 명상적 움직임을 성취하기 위해 바디워커들이 사용할 수 있는 다양한 방법이 있다. 이전에 논의되었던 활동 외에도, 바디워커들은 운동, 명상, 태극권, 기공을 할 수 있다. 또한 규칙적으로 신체활동을 수용하는 것은 몸을 더 잘 인식하고 몸이 내보내는 신호를 인식할 수 있는 훌륭한 방법이다.

운동은 혈액과 림프액 흐름을 촉진시키고 폐기능을 유지시키며 근력을 증진시키며 스태미나와 힘을 향상시키고 정신을 맑게 하고 집중력을 높여준다. 운동에는 다양한 형태가 있다. 요가, 필라테스, 수영, 웨이트 트레이닝, 걷기 등을 들 수 있다. 중요한 것은 규칙적으로 어떤 종류의 운동을 하는 것이다. 그것은 기분을 상쾌하게 하고 활력을 줄 수 있는 것이어야 한다. 얼마나 많이 움직이고 얼마나 자주 움직이는 지는 사람마다 달라야 한다. 바디워커들은 또한 마음을 비우고 생활의 요구로부터 벗어날 시간을 갖기 위해 내면에 집중하는데 시간을 쓸 필요가 있다. 전통적으로 앉아서 하는 명상이든 바느질 작업, 정원가꾸기와 같은 움직이는 명상은 몸과 마음과 영혼이 원기를 회복하도록 하는 역할을 한다. 명상은 일상생활의 시끄러움에서 겪는 정신적인 소음을 고요하게 한다. 이러한 소음

경험담

자신을 인식하라. 이 세상에서 경험된 모든 것은 자신을 이해에 의한 것이다. 우리가 서고, 움직이고 호흡하고, 주의할 때 해방되는 새로운 길을 탐색하고 제한하는 습관적인 양식으로 향하게 된다. 모든 순간은 발견을 위한 기회이다.

Nancy Gamboian, MFA(Dance), PhD(Exercise and Movement Science) Dissertation: "The Use of Somatic Training to Improve Relvic Tilt and Lumbar Lordosis Alignment during Quiet Stance and Dynamic Dance Movement"(University of Oregon, 1997)

이 줄어들 때 사람들은 자신의 몸에 더 잘 귀를 기울일 수 있게 되고 습관적인 움직임 양식을 변화시키는 데 필요한 노력을 할 수 있게 된다.

태극권 (Tai Chi)

이 수행의 정식명은 태극권이다. 이는 실제로 빠른 형태와 느린 형태로 구성된 일종의 중국 무술이다. 빠른 형태는 좀 더 수행의 무술적인 측면이 많다. 만다린어로 임기 태극권은 말그대로 최고의 궁극의 주먹, 무한한 주먹, 위대한 극단의 복싱 또는 궁극 그 자체로 번역될 수 있다. 오늘날 연구되고 유연한 느린 형태의 태극권은 주로 서양인들이 인식하는 것이다(그림 2-11). 태극권은 건강과 장수 목적으로 수행된다. 마음을 단지 움직임의 형태에 집중하는 것은 정신적인 고요함과 명료함을 가져오는데 도움이 된다.

태극권의 신체적인 기술들은 전통 태극권(전통 대가들에 의에 쓰여진 일련의 글)에서는 공격을 무력화시키거나 시작하기 위해 근육의 긴장보다는 이완의 조정에 근거하여 관절의 지렛대 사용으로 특징지어질 수 있다.

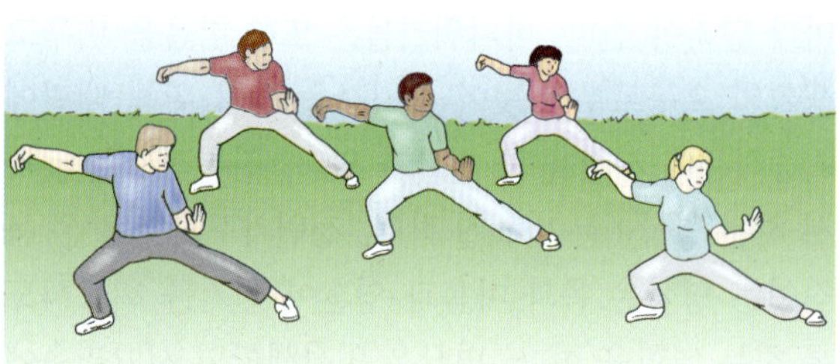

그림 2-11 태극권

느리고 반복적인 작업은 어떻게 지렛대 힘이 생성되는지, 그 다음에 어느 정도 증가하는지, 호흡과 체열과 혈액과 림프선 그리고 소화기능의 순환을 배우는 과정을 포함한다.

태극권에 관한 연구는 주로 3가지 면을 포함한다.

- *건강*: 건강하지 못하거나 그렇지 않으면 불편한 사람들은 고요한 상태로 명상을 하거나 태극권을 무술로 사용하는 것을 어려움을 겪을지도 모른다. 그러므로 태극권 건강 훈련은 몸과 마음에 스트레스의 신체적인 영향을 해소하는데 집중한다. 태극권의 무술적인 응용에 집중하는 사람들에겐 좋은 신체적인 상태가 효과적인 자기 방어를 향한 중요한 단계가 된다.
- *명상*: 태극권의 명상적인 측면에 의해 만들어진 집중과 고요함은 최적의 건강(스트레스를 해소하고 항상성을 유지하는 면)을 유지하고 부드러운 무술양식의 형태로 적용하는데 필수 적인 것으로 보여진다.
- *무술*: 싸움에서 자기방어의 형태로 태극권을 사용하는 능력은 기술을 사용하는 학생의 시험이 된다. 무도적인 측면에서 태극권은 외부 힘에 반응하는 적절한 변화에 대한 연구이다. 즉, 오는 공격에 맞서기보다는 그 힘에 양보하거나 고수하는 것에 대한 연구이다.

바디워커들은 느슨하고 편안한 옷과 바닥이 납작한 신을 착용한다. 기본적인 태극권 훈련은 두 가지 면을 갖고 있다. 첫째는 단독 형태로 정렬된 척추, 복식호흡 자연스런 동작의 범위를 강조하는 일련의 느린 움직임이다. 단독 형태는 학생들을 중력의 중심에 완전하고 자연스러운 ROM을 통해 데려간다. 정확하고 반복적으로 단독 형태를 연습하면 자세를 유지시키고 학생 신체의 순환을 향상시키며 관절의 유연성을 유지하며 더 나아가 학생들이 그런 형태가 의미하는 일련의 무도 응용에 익숙하게 한다. 두 번째 면은 부드러운 무도의 형태 부분으로서 다양한 손 밀어내기를 포함한다(Kit, 2002; 메이요 클리닉 직원, 2009).

기공운동 (Qigong)

기공운동은(*Chi Gong* 또는 *Chi Kung*으로도 알려짐) 수천 년 전 중국에서 유래한다. **Qi**는 "숨" 또는 "힘"으로 번역될 수 있다. 여기서 호흡은 단순히 폐로 숨을 들이마시고 내뱉는 것만을 의미하지는 않는다. 그것은 또한 좀 더 미세한 호흡 또는 몸속의 에너지를 포함한다. 생체전기 에너지는 신체와 살아있는 모든 생물들의 에너지이다. 더 큰 시각에서 보면 Qi(기)는 원자를 구성하는 원자구성입자에서 우주에 침투하는 힘에 이르기까지 사물을 일관성있게 유지시키는 에너지이거나 힘이다. Gong은 "연습" 또는 "함양"으로 번역될 수 있다. Gong은 정원가꾸기에서 음악적 능력 연마하기 신체활동 연습 계속하기에 이르는 것에 관련된 단어이다. 기공수행은 신체활동인데, Qi(기) 자체는 몸으로 만질 수 있고 느낄 수 있는 것이다.

어떤 나이대의 사람도 기공 연습을 할 수 있다. 고대 기공은 특히, 바디워커들이 기와 호흡과인식을 발달시키는 것을 도와주는데 사용된다. 그것은 유연성과 스태미나를 증진시키고 힘을 향상시키며 일종의 움직이는 명상 형태이다. 사실 이런 하나의 움직임을 수행함으로써 바디워커들은 건강에 필요한 대부분을 달성할 수 있게 된다.

기공의 건강상의 장점은 많다. 이것은 균형을 향상시키고, 다리를 곧게 하며 허리를 풀어주며 척추를 정렬시키고, 신체 역학을 개선하며 내장기능을 증진하고 마음을 평화롭게 하고 집중시키며 에너지 저장과 길을 증진하고 조직화하며 현재에 있게 하고, 불필요한 에너지와 신체 활동양식을 배출한다. 전체적으로 기공 연습은 몸과 마음 영혼의 의식을 향상하면서 다른 사람들, 자연 그리고 우주와의 관계와 연계되어 있는 것에 대한 감사함을 불어넣게 된다.

훈련기간은 3가지 주요활동들, 몸풀기, 기공연습 자체와 나무리로 구성된다. 기공 연습을 할 때마다 이 세 가지 활동이 다 포함될 필요는 없다. 야외에서 연습하는 것이 더 권해지는 데 비록 날씨와 도시의 상태가 연습을 방해하기도 하지만, 바깥 공기의 질이 일반적으로 더 신선하고 기가 더 풍부하기 때문이다. 바람과 비 속, 극단적인 추위속에서 연습하는 것은 바람직하지 않다. 지나친 소음이나 악취 또한 기를 방해한다.

몸 풀기는 천천히 걷는 것과 같이 단순하거나 걸으면서 좀 더 복잡한 활동을 동반할 수 있다. 몸 풀기는 부드럽게 피를 움직이게 하고 결합조직들을 따뜻하게 하며 일반적으로 신체조직을 느슨하게 하는데 도움을 준다. 이것은 또한 머리부터 몸으로 의식의 움직임을 도와준다. 다음 단계는 실제 기공 자체의 연습이다. 이것은 신체교정과 효율적인 움직임을 위한 특정한 자세를 동반하며, 몸 안의 기흐름의 경로에 집중하고 모은 기를 느끼고, 그것을 향상시키기 위해 운동한다(그림 2-12). 호흡이 기공의 주요 요소이기 때문에 복식호흡에 집중한다. 마무리는 신체 에너지 장을 닫기 위한 기술을 동반한다(Friedman, 2009).

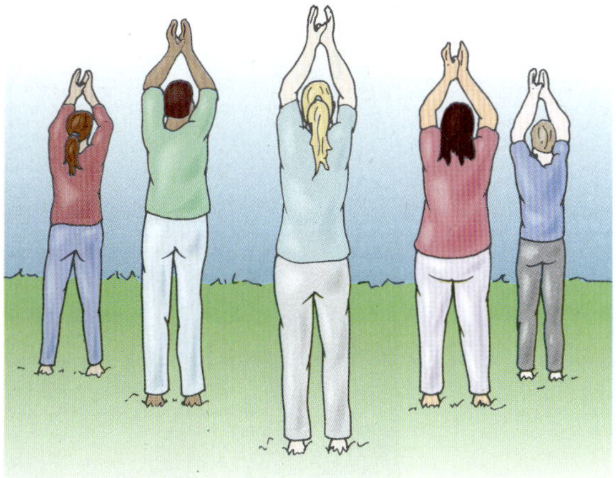

그림 2-12 기공운동

요가 (Yoga)

요가는 인도에서 유래한 고대 기술이다(그림 2-13). 그것은 몸과 마음 영혼 발달 체계를 조화롭게 하는 것에 토대를 둔다. 요가는 감정적인 안정감과 정신의 명료함을 가져다 준다. 요가라는 단어는 인도의 고전어인 산스크리트어로 "연합"을 의미한다. 요가는 지금까지 만들어진 가장 오래된 신체적이며 정신적 운동들 중에 하나이다. 사람들은 요가가 숲과 정글과 강가과 산이 보이는 자연으로 나가는 것을 기분 좋게 만들고 동물과 환경을 보게 되어 좋은 느낌을 받는 다는 것을 알게 하였다. 이 사람들은 자신들의 자연적인 주변 환경에 관심을 갖게 되고 계속해서 자신들이 본 것들을 따라하기 위해 새로운 자세를 만들었다. 동물들이 어떻게 움직이고 나무와 산이 어떻게 구성되었

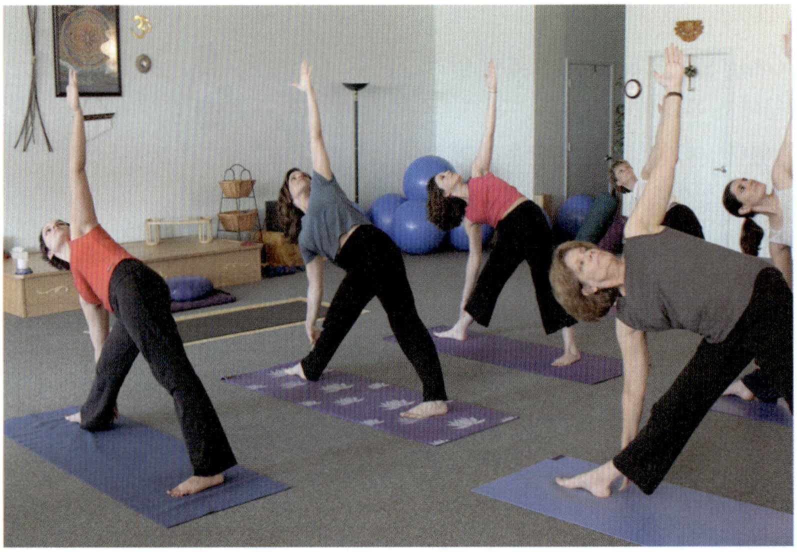

그림 2-13 요가. 출처: *Yoga Rasa Houston, TX.* www.yogarasa.ent/home.php.

는지를 자세히 관찰함으로써, 좋은 느낌과 긍정적인 에너지의 충만함 그리고 건강함을 느꼈다.

많은 사람들은 요가가 단지 스트레칭이라 생각한다. 스트레칭을 하면서 요가는 사실상 힘과 유연성을 발달시키면서 몸의 균형을 만드는 것이다. 그리고 요가는 정신 집중에 관한 것이다. 이는 정지된 자세 또는 자세 잡기를 통해서 이루어지고, 각각은 신체적 · 정신적 · 영적인 혜택을 가지고 있다. 이 자세들은 움직임을 통해 몸속의 열을 만들면서 빠르게 연속적으로 이루어지거나 스태미너를 증진시키고, 자세정렬을 완벽하게 하기 위해 좀 더 천천히 행해진다. 그 자세들은 변함없는 것이지만 선생님이 훈련받은 전통에 따라 접근방법이 다양할 수 있다.

요가 자세 연습은 초보자들에게는 반드시 쉬운 것은 아니다. 어떤 자세는 어려운 균형을 요구하고 어떤 것들은 그 사람의 유연성이나 힘의 가장자리를 발견하여 운동하는 것을 요구하기도 한다. 어떤 것은 단순히 어떤 팔이 어떤 다리가 어디로 가는지를 찾는 것에 집중하는 것이다. 하지만 요가는 꾸준한 연습으로 빠른 결과를 낼 수 있다. 예를 들어, 자신의 무릎조차도 닿지 않던 사람이 일주일 후에 정강이까지 닿을 수도 있다. 요가를 규칙적으로 연습하는 사람은 자기 인식을 더 잘할 수 있고 적으나마 유연성과 힘, 정신적인 명료함을 얻는 것을 알아차리게 된다.

다양한 종류의 요가 유형이 있다:

- *Hatha*: 이것은 많은 종류의 요가의 일반적인 용어이다. Hatha는 실질적으로 두 단어가 하나로 된 것이다. *ha*는 "태양"을 의미하고 tha는 "달"을 의미한다. Hatha는 일반적으로 느린 속도로 부드럽게 하는 것이고, 기본 요가자세의 좋은 시작이다. 그 목적은 자세와 통제된 호흡을 통해 마음과 몸의 균형을 맞추는 것이고 긴장을 풀고 명상을 통해 정신을 고요하게 하는 것이다.
- *Iyengar*: 요가 수행자 B.K.S Iyenga에게서 비롯된 이 방식의 연습은 신체 정렬과 관련된다. 요가에서 *정렬(alignment)*이란 단어는 각 자세에서 최대의 혜택을 얻고 부상을 피하기 위한 최적의 자세 취하기를 설명하는데 사용된다. Iyengar 연습은 주로 한 자세에서 그 다음 자세로 빨리 움직이기보다는 오랜 시간동안 한 자세를 유지하는 것을 강조한다. 이런 유형의 요가는 몸을 정렬시키기 위해 담요와 블록, 줄 등과 같은 버팀목을 이용하도록 권한다. 그 목적은 집중과 명상을 통한 마음을 명료하게 하는 정신적인 면과 함께 힘, 스태미나, 유연성과 균형을 발달시키는 것이다.
- *Kundalini*: Kundalini에서 강조하는 것은 하체 힘을 풀어주어 그 힘을 위로 움직이게 하는

목적의 신체적 움직임과 결합할 때 호흡이다. 모든 유형의 요가는 호흡을 통제하는 것을 동반한다. 그러나 Kundalini에서는 자세를 취할 때 호흡의 효과를 경험하는 것이 필수적이다. Kundalini는 오랜 시간 유지되는 자세를 취하기보다는 신속하고 반복적인 움직임을 사용하다. 선생님은 종종 반 전체가 부르고 답하기 구호를 사용한다. Kundalini 요가는 *인식하기 요가(yoga of awareness)*라 불리는데 요가 수행자들은 그것이 의식에 직접적인 영향을 끼치고 본능을 발달시키며 자기 이해를 높이며 무한한 창의적인 가능성을 표출한다고 믿기 때문이다.

- *Kripalu*: 이것은 hatha 요가와 요가 그리고 Massachusetts, Stockbridge에 있는 건강센터와 관련이 있다. 이 둘은 요가 권위자 Amrit Desai에 의해 설립되었는데, 그는 1960년 인도에서 미국으로 왔다. 이 유형의 요가는 명상과 신체적인 치료, 영적인 변화를 강조한다. 이것은 내면을 바라봄으로써 해답을 찾는 것에 초점을 맞춘다.
- *Bikram/hot yoga*: Kikram Choudhury에 의해 개척된 이 유형은 *hot yoga*라 불린다. 이것은 95~100°F의 방 안에서 이루어진다. 수업은 90분 이고, 25개의 일련의 자세와 2개의 호흡 연습으로 구성된다. 목표는 일반적인 긴강을 추구하고, 열 시설들이 스트레칭을 더 깊이있게 하고, 부상을 예방하며 스트레스와 긴장을 감소시킨다. 발생하는 땀의 배출이 씻기는 것으로 여겨진다 (Prizer, 2010).

요가 수행은 몸을 강하고 유연하게 만들며 몸 전체가 좀 더 효율적으로 기능하게 하는 방식으로 스스로 자리를 삽도록 유지시킨다. 요가는 또한 호흡과 순환, 소화 호르몬 체계를 향상시킨다. 몇몇 신체적인 장점들은 개선된 수면, 통증관리, 체중 정상화 증진된 에너지, 지구력, 힘, 유연성, 조화, 민첩성, 더 나은 균형과 안정성, 개선된 면역 기능과 더 나은 자세들이 있다.

정신적이고 감정적인 장점에는 개선된 집중력과 주의력, 우울과 불안감의 감소, 증진된 기억력, 더 맑은 정신 등이 있다. 활발하면서도 고요한 요가의 효과는 수면개선에 도움이 된다. 요가는 주의집중을 함양시키는데 즉, 매순간 자각하고 존재함을 의미한다. 몸을 움직이는 것은 마음을 고요하게 할 수 있고, 마음을 움직이는 것은 몸을 고요하게 할 수 있다.

관념운동 (Ideokinesis)

관념운동(ideokinesis)은 신경근육 경로를 바꾸기 위해 상상력을 사용한다. 이것은 "idea" 또는 "생각"을 의미하는 *ideo*와 "움직임"을 의미하는 *kinesis*를 결합한 것이다. 그러므로 관념운동(ideokinesis)은 명상적 움직임의 또 다른 방식인 집중된 생각에 근거한 움직임을 일컫는다.

Mabel Elsworth Todd가 관념운동 분야의 바디워크 영역과 1930년대 무용수들과 건강 전문가들 사이에 처음 유명해진 개인 발달의 주요한 공헌자이다. Todd의 아이디어는 정제된 신경근육 조화를 만들기 위해 창의적인 시각 상상력과 의식적으로 이완된 움직임을 사용하는 것을 동반했다. 그녀의 작업은 처음 *관념운동(ideokinesis)*이라는 말을 만들어낸 Heinrich Ksnick와 Lulu Sweingard의 작업을 토대로 만들어지고 비슷하게 겹쳤다. Todd의 작업은 처음 자신의 책 *The Thinking Body*(1937)으로 발행되었고, 그 책은 현재 현대무용 학교에서는 생리학 연구와 움직임 심리학의 고전으로 여겨진다. 그녀의 작업은 당대의 수많은 신체 자각 바디워커들에게 영향을 끼쳤고 움직임에 무의식적인 의도와 주의에 미세한 영향에 집중하는 Feldenkrais기법과 함께 종종 인용된다.

관념운동(ideokinesis)에서는 사람이 먼저 자신에게 일어나기를 원하는 아이디어와 이미지를 가지고 신경계가 그 메시지를 신경을 통해 근육으로 보내는 것을 시각화하고 그 다음 그 시각화된 움직임에 반응하여 수축한다. 예를 들어, 어떤 사람이 벽 스쿼드(등을 벽에 기대고 아래로 미끄러져 내려앉았나 섰나는 반복하는 깊이 무릎을 굽히는 자세)를 배우면, 엉덩이와 무릎과 발목을 구부리는 것에 대해 생각하기보다 자신이 회전 목마의 말이라고 상상할 때 그 자세를 더 잘 수행할 수 있게 된다. 자신의 몸이 무엇을 해야 하는지의 이미지를 가지면 신경계가 움직임과 조화할 수 있는 가장 효율적인 방식을 선택하게 된다.

관념운동(ideokinesis)은 뇌로부터 오는 지시사항이 명확할 때 가장 잘 작용한다. 관념운동을 매일 연습함으로써 뇌와 몸의 행동과의 의사소통이 훨씬 더 명확해진다. 몸을 움직이고 건강상의 변화를 만들어 내는 것은 종종 직접적이며 대부분의 사람들은 자신의 생각을 변화시킬 때 자신의 몸 안에서의 변화를 보고 자각하고 느낄 수 있다. 이것이 일부 사람들이 "나의 몸은 뇌를 위한 운송수단 외에 아무 것도 아니다."라는 강력한 믿음을 단절시킬 수도 있다.

다음은 시도해볼 만한 몇 가지 관념운동이다.

운동 1

- 몸의 전체적인 긴장도를 변화시키기 위해 ideokinesis와 상상력을 사용하여 시작할 수 있다. 엉덩이를 의자 뒤쪽에 대고 편안하게 앉아라. 그리고 발은 바로 앞 지면에 단단히 고정시켜 두어라.
- 척추를 소나무의 기둥이라고 상상하고 갈비뼈는 매달려 있는 나뭇가지라고 상상하라. 숨을 들이쉴 때 나뭇가지들이 앞, 뒤, 그리고 옆, 모든 방향으로 약간씩 올라갈 것이다. 숨을 내쉴 때 소나무의 나뭇가지는 쉽고 무겁게 허리 아래쪽으로 떨어질 것이다. 척추는 길고, 높이, 탄력을 유지한다. 몇 번의 쉬운 호흡을 더 쉬고 천천히 내쉬면서 어깨는 갈비뼈 위에 내려두고 갈비뼈는 척추에 매달려 있게 한다.
- 계속해서 편하게 호흡을 할 때, 몸을 재빨리 확인하라. 조이거나 아픈 곳이 있는가? 그 곳을 어떻게 설명할 것인가? 찌르는 느낌인가? 또는 시멘트 덩어리 같이 딱딱한 느낌인가? 색이 변하는 곳이 있는가?
- 머리 위로 신선한 봄물이 쏟아지는 것을 상상하라. 그것이 얼마나 명료하고 순수한지 인지하라. 이 물은 천천히 모든 세포와 몸의 구석구석, 틈새로 천천히 흐르면서 여러분의 스트레스와 긴장을 녹여준다. 긴장이 발을 통해 배출되도록 하고 안전하게 재활용될 수 있는 땅속으로 들어가게 하라.
- 또한, 생각이 긴장을 가져다 줄 수 있다. 따라서 그 물이 생각을 씻겨내게 하고 모든 공포나 자아 비평, 분노, 절망 또는 의심을 씻어버리게 하라. 씻겨지고 평안하고 고요함을 느낄 때까지 계속물의 흐름이 몸속을 통해 걸러나가게 하라.
- 긴장을 풀기 위해서 다른 이미지를 만들 수 있다. 긴장을 버터처럼 녹여내거나 호흡을 천천히 긴장된 곳으로 보내어 치료 에너지의 황금빛이 퍼지게 할 수 있다. 또는 아름다운 색채가 긴장을 부드럽게 씻어내는 것을 상상할 수 있다.
- 관념운동(ideokinesis)으로 할 수 있는 것이 하나만 있는 것은 아니다. 연습을 통해 어떤 이미지가 자신에게 더 효과적인지를 발견해낼 수 있다. 자신이 해변에 누워 있는 것을 처음 시각화하는 것에 더 효과적이 반응을 얻거나 좋아하는 산 초원을 걷는 것을 시각화하는 것을 통해서도 얻을 수 있다.

운동 2

- 할 수 있는 한 편안하게 머리를 왼쪽으로 향하게 해서 멈춰라. 코앞에 뻗어 있는 선을 상상함으로써 얼마나 멀리 머리를 돌렸는지를 파악하고 자신이 무엇을 보고 있는지 인식하라. 이제 중앙으로 머리를 돌려서 다시 눈을 감아라.
- 자신이 스스로 꼴 수 있고 스프링처럼 꼬일 수 있는 만화의 캐릭터처럼 상상하라. 마음의 눈으로 얼굴을 천천히 편하게 왼쪽 어깨를 향해 돌리기 시작하라. 실제로 여러분은 이 행위를 하고 있지 않고 그 움직임을 하는 것을 상상만 하는 것이다.
- 마음의 눈으로 얼굴과 몸을 왼쪽으로 돌릴 때 여러분이 더 멀리 갈 수 있다는 것을 보게 될 것이다. 이제 여러분은 자신의 뒤에서 보고 있고 계속해서 꼬기 시작하고 오른쪽 어깨너머를 본 다음 다시 앞을 보게 된다. 완전한 미리 회전을 끝낸 것이다.
- 눈을 떠서 머리를 왼쪽으로 돌리다. 코앞으로 상상의 선을 그려라. 어디를 향하고 있는지 인지하라. 더 갈 수 있었나?
- 다시 앞을 향하고 다시 한번 더 눈을 감아라. 이번에는 눈이 왼쪽으로 천천히 도는 팽이처럼 회전하는 것을 상상하게 된다.

완전히 다 회전한다. 각 눈은 긴장 없이 회전하는 것을 시각화하면서 머릿속 공간내에 부드럽게 쉬게 한다. 이런 식으로 눈이 움직이는 것을 상상하는 것은 많은 사람들이 긴장을 저장하는 목 맨 위쪽에 있는 근육들에게 이완의 메시지를 보내게 된다.

- 이제 눈을 뜨고 다시 한 번 머리를 왼쪽으로 돌려 얼마나 회전했는지를 보라.
- 여러분은 목에 있는 움직임의 범위를 증가시켰다. 스트레칭이나 운동에 의해서가 아닌 관념운동(ideokinesis)을 통해서 뇌에 명확한 지시사항을 내리고 비켜난 것이다.
- 7장, 8장에서 논의되는 것처럼, 스트레칭을 하거나 운동을 강화하는 것은 몸의 건강을 유지하는 중요한 부분이다.
  체내에 스트레스와 긴장을 가지고 있으면 스트레칭은 매우 중요하고, 시각화할 때 뇌를 동반하면 어떤 스트레칭에서도 더 많은 혜택을 받을 것이다. 여러분이 원하는 것은 집중하고 원치 않는 것은 집중하지 마라.

운동 3

- 치료 기간을 끝낸 후에 몇 분을 들여서 자신이 배운 것 또는 한 것은 무엇이든 상상하라. 자신을 그것을 완벽하게 하는 것을 볼 수 있는가? 자신이 쉽게 기억하지 못하는 곳을 인지하고 다음에는 그곳에 집중하라.
- 부상을 입었거나 어떤 이유로든 어떤 기법을 수행할 수 없으면, 마음의 눈으로 자신이 항상 쉽게 어려움 없이 공간을 움직이는 것을 보면서 시각화 운동을 하라. 연구에 따르면, 마음의 눈으로만 훈련할 때 조차도 일부 근육 운동과 양식이 유지된다고 한다.

체중 부하 운동 (Weight-Beaing Exercises)

움직임의 어떠한 형태도 전체적인 행복과 명상적 움직임을 달성하는데 도움을 주는 반면에, 체중부하 운동 또한 건강과 생명력과 직업 정년을 보장한다. 체중부하 운동은 균형을 도와주고 죽상 경화증, 요통, 암, 만성 폐병, 관상동맥, 심장질환, 당뇨병, 비만, 고혈압과 골다공증의 위험을 낮추어주고, 에너지의 수준은 증가시킨다.

마음은 신체가 운동을 통해 얻는 만큼의 혜택을 운동으로 받는다. 심리학과 신체활동 영역의 연구 결과가 신체적 건강과 정신적 경각심과 감정적 안정감 사이에 관련인 있음을 보여준다. 예를 들어, 인내력이 개선되면 사람은 피로에 덜 민감해지고 결국 정신적이든, 신체적이든 실수를 덜 저지르게 된다. 규칙적인 운동은 또한 불안감을 낮추어준다. 직업적 수행능력이 향상되고 휴식은 덜 필요해지며 부상의 위험도 줄어든다. 이는 분명 바디워크 직업에도 적용된다. 신체적으로 건강한 사람은 대개 더 나은 외모, 더 많은 자신감을 가지며 자신의 재능과 야망이 하도록 촉구하는 것이 무엇이든 더 잘 하게 된다.

체중 부하 운동에 관한 더 상세한 정보는 8장에서 다루게 된다.

웰니스 프로필 체크

제 1장 마지막에 작성한 웰니스 프로필을 보면, 신체 인식과 명상적 움직임을 발달시킴으로써 개선할 수 있는 어려운 영역이 있는가? 그렇다면 그것은 무엇인가? 이 영역을 어떻게 개선하고 싶은가? 이 영역을 개선하기 위해 어떤 신체 인식과 명상적 움직임 기법을 사용할 것인가? 개선을 위해 사용하게 될 기법과 이 기법을 수행할 시간표, 개선하기 위해 함께 접근 방법들을 포함한 계획을 작성하라.

요약 (Summary)

신체 인식은 한 사람이 자신의 몸이 무엇을 하고 있고 느끼는지를 인식하는 능력이다. 신체 인식을 갖게 되면 완전성과 전체성을 향상시키고, 좋은 정신적 · 감정적 건강을 촉진시키도록 도와준다. 바디워커가 갖고 있는 신체 인식의 수준은 테크닉을 수행하기 위한 배우는 방식, 치료가 얼마나 유연한지, 부상당할 가능성이 있는지 그리고 얼마나 바디워크를 즐기는지에 영향을 끼친다. 신체 인식은 명상적 움직임 발달에 중요하여 가능한 한 가장 효율적이며 건강한 방식으로 집

사례 분석

Paul은 3년이 조금 더 된 바디워커이고 지역 데이 스파에서 일한다. 대부분 전형적으로 일주일에 5일 근무하고, 하루에 6~7회 치료를 한다. 그러나 지난 6개월 동안 반복적인 고객들이 거의 없고, 하루에 치료는 2~3회 하며 어떤 날에는 치료가 전혀 없는 것을 알았다.

Paul은 서류 보관실의 2배 크기의 작은 치료실에서 일을 하는데 종종 치료를 하는 도중에 캐비넷에 부딪힌다는 사실을 알게 되었다. 테이블은 고정되어 있어서 높이를 조절할 수 없다. 고객들과 인사를 나눌 때 항상 고객들을 가능한 한 빨리 서둘러 방으로 데려간다. 그가 고객들을 방으로 들여보낼 때 치료실의 문 틀에 부딪힌 것을 알게 되었다.

치료를 받을 때 Paul은 깊은 압박과 활력적인 기법을 선호하는데 만성적인 근긴장을 다루는 최고의 방법이라고 생각한다. Paul은 이것을 자신이 하는 치료에 도입한다. 만약 고객이 좀 더 가볍게 누르기를 요구하면, 자신은 훌륭한 바디워크 교육을 받았고, 자신이 하는 방식이 지금 수행되어야 할 치료라고 말했다.

Paul은 토요일은 나이드신 어머니를 돌보는데 보내고, 일요일은 완전히 쉬는 날이어서 소파에서 스포츠를 보면서 시간을 보내는 것을 좋아한다. 시간이 있다면 그는 바디워크 치료를 받을 것이다. 하지만 치료는 거의 하지 않거나 어쩌다 한 번씩 한다.

지난 해 동안 그는 허리 아랫 쪽에 만성적인 통증을 느끼기 시작했다. 에너지는 떨어지고 몸은 쑤시고 좌절하여 새로운 고객 창출을 하고 있지 못하여 새로운 일을 찾아볼 생각을 하고 있다.

- *Paul의 총체적인 신체 인식에 관한 여러분의 최초의 인상은 무엇인가?*
- *Paul이 직면한 문제는 무엇인가?*
- *Paul의 태도가 그의 직업 수명에 어떤 영향을 끼쳤다고 생각하는가?*
- *Paul에게 어떤 조언을 하고 싶은가?*

중되고 의도적 움직임이다. 이 모든 요인들이 여러분의 직업 수명에 중대한 역할을 한다.

명상적 움직임 발달은 세 가지 주요한 요소에 달려 있다. 움직임 역학, 고요, 그리고 어떻게 신체 인식을 함양할지에 있다. 움직임 역학은 신경, 근육, 뼈대계의 상호작용에 달려 있다. 신경자극이 없으면, 근육은 이완할 것이다. 근육은 길이가 변할 것이며 긴장도가 증가할 수 있다. 고유수용성감각의 발달은 한 사람의 신체 인식의 증진과 서로 연결되어 있는 다양한 관절 위치를 증진시키는 것을 동반한다. 고유수용기의 3가지 주요 유형에는 (1) 근방추 (이것은 근육 뻗기를 관찰한다). (2) 골지힘줄기관(근육 수축으로부터 오는 힘줄 위에 있는 긴장을 관찰한다), (3) 관절 근운동감각수용기(관절에 놓인 압력과 얼마나 빨리 관절이 움직이는지는 측정한다)가 있다.

바디워커가 명상적 움직임이 무엇인지를 이해하기 전에, 고요함이 무엇인지를 이해할 필요가 있다. 그것은 몸이 이완되고 생각을 버린 상태로 몸이 경험하는 것에 집중을 한다. 가만히 고요하게 있는 것은 내적인 인식 발달을 하게 한다. 고요함은 중심화(centering)와 그라운딩(땅과 일체되기, grounding) 연습뿐만 아니라, 명상을 통해서도 성취될 수 있다.

신체 인식이란 자신의 몸에 귀를 기울이고 몸이 보내는 느낌, 감각, 행동에 대한 신호에 집중하는 것이다. 여러분은 ADL을 포함하여, 하루 중 다양한 시간대에 자신의 몸이 느끼는 것에 집중함으로써 시작할 수 있다. 다음 단계는 누워 있을 때, 앉아 있을 때 서 있을 때 자신의 몸이 어떻게 느끼는지를 인식하여 그것을 바디워크와 ADL 둘 다를 위해 다른 움직임에도 가져오는 것이다.

명상적 움직임의 궁극적인 목적은 효율적인 자세로 있는 것은 어떤 느낌인지, 어디서 관절이 정렬되는지, 근육은 어느 위치에서 가장 강한지, 근육, 신경, 혈관, 결합조직이 어디에 있는지를 배우는 것이다. 일단 효율적인 자세에 좋은 느낌을 받으면 편안한 운동범위 내에서 자신의 관절을 유지시키는 명상적 움직임 체계를 수행할 수 있게 된다. 그리고 여러분은 일상생활을 위한 일을 수행하고 바디워크를 하는 것과 관련된 업무를 하기 위해 가장 강한 근육군을 사용할 수 있게 된다. 태극권, 기공운동, 요가와 관념운동(ideokinesis)을 통해서도 명상적 움직임을 발달시킬 수 있다.

복습 문제(Review Questions)

객관식

1. 한 사람이 움직이는 방식, 느끼는 것, 어디서 몸이 다른 사람과 주변의 물건과 연관되는지에 대한 용어는?
- **a.** 신체 인식
- **b.** 열발생
- **c.** 고요
- **d.** 명상

2. 다음 중 어느것 때문에 사람은 눈을 사용하지 않고 걷고, 타자를 치고, 옷을 입고 몸을 움직일 수 있는가?
- **a.** 열발생
- **b.** 고유수용성감각
- **c.** 반사
- **d.** 근육톤

3. 특정한 충격에 반응하여 발생하는 빠르고, 자동적이고, 무의식적인 행동으로 불리는 것은?
- **a.** 근육톤
- **b.** 그라운딩
- **c.** 고정근
- **d.** 반사

4. 과도한 긴장에 반응하여 근육 이완을 일으키는 고유수용기는?
- **a.** 근방추
- **b.** 루피니소체
- **c.** 힘줄기관
- **d.** 층판소체

5. 일상적인 사고의 벗어나 더 깊은 인식의 상태로 가는 방법은 다음 중 어느 것인가?
- **a.** 요가
- **b.** 태극권
- **c.** 기공
- **d.** 관념운동

6. 인도에서 유래된 고대 기술은 다음 중 어느 것인가?
- **a.** Iyengar
- **b.** Hatha
- **c.** Kundalini
- **d.** Bikram

7. 속도가 느리고, 부드러우며 기본 요가 자세의 좋은 시작을 제공하는 요가 유형은?
- **a.** Iyengar
- **b.** Hatha
- **c.** Kundalini
- **d.** Bikram

빈칸 채우기

1. 가능한 가장 효율적이고 건강한 방법으로 초점이 맞춰지고 의도하는 움직임은 ______________ 움직임으로 알려져 있다.

2. ____________ 방법은 바디워커가 고객에게 새로운 감각의 움직임 패턴을 수동으로 움직임을 수행하는 것을 통해 알려주는 일종의 바디워크이다.

3. 주의스러운 움직임의 발달은 움직임의 역학, __________, 그리고 신체 인식에 의존한다.
4. 고유수용기를 통하여 이루어지는 감각인 고유수용성감각은 __________이다. 움직임의 지각이다.
5. 신경 신호를 생성하는 것에 의해 확실한 자극이 응답하는 특정된 신경조직은 __________ 이라고 불린다.
6. 신경근로를 바꾸기 위한 이미지를 사용하는 것은 __________ 이라 불린다.
7. 주의스러운 움직임의 궁극적인 목표는 관절이 정렬되어 있고, 근육이 그것들의 최고의 힘을 낼 수 있는 위치에서. __________라고 느끼는 것을 배우는 것이다.

단답형

1. 바디워크를 수행함에 있어 명상적 움직임이 왜 중요한지 설명한다.
2. 고요함이 무엇을 의미하는지, 고요함을 성취하는 3 가지 방법과 고요함과 신체 인식과의 관계를 설명한다.
3. 신체 인식을 향상시킬 수 있는 3 가지 방법을 설명한다.
4. 기공의 신체적 장점을 간단히 설명한다.
5. 간단한 ideokinesis 운동에 대해 기술한다.
6. 더 큰 신체 자각을 가짐으로써 어떻게 바디워크 수행이 향상될 수 있다고 생각하는지 설명한다.
7. 여러분은 '어떤 바디워크의 실행이 더 큰 신체 인식을 가지고 있는 것에 의해 강화될 수 있다' 라고 생각하는지 설명한다.

활 동(Activities)

1. 쇼핑센터, 공원 또는 다른 레크리에이션 지역에 가서 그곳의 사람이 움직이는 방법을 관찰하라. 누가 신체인식을 가진 사람처럼 보이고 중심화되어 있고 땅과 동화되어있는지 확인할 수 있는가? 다섯 사람을 선택하여 그 사람들의 움직임을 모방하라 (그 사람들이 없으면 자신이 움직이는 것을 보기). 이런 움직임을 수행하는 것이 어떻게 느껴지는지 매일 기록한다.
2. 만약에 아직도 하고 있지 않다면 이 장에서 다루는 명상적 움직임의 태극권과 기공운동, 요가, 관념운동 – 중 하나를 적어도 4주간은 연습하라. 4주라는 기간 동안 다음 질문들에 내답하면서 사신이 신체적으로, 정신적으로 감정적으로 어떻게 느끼는지를 매일 기록한다.
   - 명상적 움직임 중 하나를 연습하기 전에 자신은 얼마나 많은 신체 인식을 가지고 있다고 생각하며, 얼마나 몸이 편하다고 느끼는가?
   - 4주 동안 신체 인식은 어떻게 변하고 있는가?
   - 4주 동안 자신이 좀 더 명상적 움직임이 있다고 생각하는가? 그렇게 생각하는 이유와 그렇게 생각하지 않는 이유는 무엇인가?
   - 4주 후에 얼마나 많은 신체인식을 가지게 되었다고 생각하며, 얼마나 몸이 편하다고 느끼는가?
3. 다음 활동들 중에 하나를 선택한다. 그 움직임을 하기 위해 필요한 모든 개별 동작으로 나눈다. 실제로 각각의 움직임이 어떻게 발생하는지를 느끼기 위해 각 동작을 천천히 주의깊게 한다. 또한 지시된 움직임을 하는 것은 뇌를 자극시킨다. 좌뇌는 신체 오른쪽을 통제하고, 우뇌는 신체 왼쪽을 통제한다. 여러분이 주로 일하는 방식을 바꿈으로써 뇌는 서로 의사소통을 증진하도록 자극을 받는다. 처음에는 지시한대로 활동을 하는 것이 서툴지 모르지만 연습을 통해서 개선되는 것을 알게 될 것이다. 이것은 양쪽 뇌가 더 잘 의사소통을 한다

는 것을 의미한다.

- 비지배적인 손 (잘 쓰지 않는) 으로 양치질한다.
- 언덕을 뒤로 걸어 올라간다.
- 비지배적인 손으로 세탁기에서 세탁물을 꺼낸다.
- 여러분이 일반적으로 시작하는 반대쪽에서 고객을 치료하기 시작한다.
- 비지배적인 손으로 식료품 가방을 들어 올려서 옮긴다.

4. 여러분의 의식은 기법을 수행할 때 자신의 몸을 어떻게 움직이는지, 고객을 어떻게 움직이는지, 어떻게 압력을 가하는지를 인식하면서 10가지 바디워크를 수행한다. 각 치료를 하는 도중 자신의 움직임에 대해 발견한 것, 즉, 무엇이 편하게 느껴지는지, 무엇이 불편한지, 무엇을 성공적이라고 알게 됐는지 등을 매일 기록한다. 각 치료를 통해 어떤 인식을 발달시켰는지, 어떻게 움직임이 변화했는지, 여전히 노력할 필요가 있는 것은 무엇인지를 확인하기 위해 매일 쓴 것을 다시 본다.

참고문헌 (References)

Douillard, Dr. John. *The Encyclopedia of Ayurvedic Massage*. Berkeley, CA: North Atlantic Books, 2004.

Friedman, Suzanne. *Heal Yourself with Qigong*. Oakland,CA: New Harbinger Publications, 2009.

Kit, Wong Kiew. *The Complete Book of Tai Chi Chuan: AComprehensive Guide to the Principles* and PracticeBoston, MA: Tuttle Publishing, 2002.

Mayo Clinic staff. Tai chi: Discover the Many Possible Health Benefits. Retrieved October 2010 from www.mayoclinic.com/health/tai-chi/SA00087.

Menehan, Karen. Trends in massage therapy research: An interview with massage therapy foundation president Diana L. Thompson. In Massage Magazine (Trends & Opportunities 2009 issue). Retrieved October 2010 from www.massagemag.com/News/ massage-news.php?id=7039&catid=250&title=trendsin- massage-therapy-research-an-interview-withmassage- therapy-foundation-president-diana-lthompson

Ninivaggi, Frank John. *Ayurveda: A Comprehensive Guide to Traditional Medicine for the West*. Westport, CT: Praeger, 2008.

Pizer, Ann. Yoga Style Guide, Your Guide to Popular Yoga Styles (2010). Retrieved October 2010 from http://yoga.about.com/od/typesofyoga/a/yogatypes.htm.

Tortora, Gerard J., and Bryan Derrickson. *Principles of Anatomy and Physiology*, 12th ed. Hoboken, NJ: John Wiley & Sons, 2009.

UPMC. Healthy Lifestyle Program. Retrieved May 2011 from www.upmc.com/Services/healthy-lifestyle-program/Pages/default.aspx

자세와 인체에 미치는 자세의 영향

제 3 장

Posture and Its Impact on the Body

핵심 용어(Key Terms)

정렬
기저면
무게중심
머리-꼬리 연결
경첩관절
과긴장
저긴장
허혈
뒤굽음증
중력선
앞굽음증
최적의 회전축
통증-경련-통증 주기
위상근
자세근
자세
척추옆굽음증
관절 쌓기
장력
텐서그리티

학습 목표(Learning Objectives)

본 장을 공부하고 나면, 독자들은 다음 정보를 얻게 될 것이다:

1. 균형잡힌 자세를 정의하고, 이 자세와 직업 수명과의 연관성을 설명할 수 있다.
2. 균형잡힌 자세의 구성 요소를 기술할 수 있다.
3. 자세근과 위상근의 차이를 설명할 수 있다.
4. 자세 습관과 이 습관이 몸에 끼치는 영향을 포함하여 어떻게 자세가 변하는지 설명할 수 있다.
5. 자세 불균형과 연관된 장애와 질환을 설명할 수 있다.
6. 균형잡힌 자세가 무엇인지 평가할 수 있다.
7. 일반적인 자세 불균형을 기술할 수 있다.
8. 개인적인 자세 불균형을 개선하기 위한 기법을 수행하고, 추가적으로 건강에 좋은 권고사항 목록을 적을 수 있다.
9. 자세균형을 바디워크 수행과 일상생활활동에 통합할 수 있다.

> 좋은 태도와 자세는 마음의 적당한 상태를 반영한다.
>
> \- Morihei Ueshiba

균형잡힌 자세의 중요성 (The Importance of Balanced Posture)

자세(posture)는 사람들이 눕거나, 앉거나, 서거나, 움직이는 동안 어떻게 자신의 몸을 유지하는지를 기술한다. 또한 사람들이 특정 작업을 수행할 때 어떻게 몸을 유지시키는지도 말해준다. 바디워크의 경우에, 물론 이것은 치료를 포함한다. 그러므로 자세는 주어진 어떤 순간에서라도 모든 관절의 위치와 모든 신체근육의 움직임을 동반한다.

바디워커들은 근육 불균형에 의한 자세 문제로 생긴 통증을 가진 많은 고객이 있다. 고객의 에너지 장에 초점을 맞추는 바디워크의 경우에는 통증과 다른 질환은 에너지 불균형에서 온 것이다. 즉, 몸의 물리적, 에너지 구성요소는 서로 얽혀 있다. 그러므로 바디워커가 어떤 종류의 바디워크를 수행하든지 간에 고객이 어떻게 자신의 몸을 움직이고 이동시키는지를 바디워커들은 이해하고 인식해야 한다.

이것은 바디워커 자신들에게도 똑같이 적용된다. 바디워크의 본질은 신체적인 것이고 많은 수용적인 움직임들이 동반된다. 이와 같이 바디워커들이 자신들의 몸이 겪게 될지도 모를 현재와 잠재적인 문제들을 인식하지 않으면 부상의 위험은 커지게 된다. 그러므로 적절한 자세 정렬은 효율적인 신체 역학의 필수적인 구성요소이다.

근육을 과도하게 사용하거나, 잘못 사용하거나 덜 사용하게 되면 자세의 불균형을 가져오게 된다. 대개 몸은 관대하고 증상들 없이 상당히 잘 보완을 한다. 하지만, 자세 불균형이 통증, 한계, 제한을 일으키기 시작하면 바디워커들이 주의를 기울여 도움을 찾아야 한다. 최선으로는 신체인식을 갖고 있고, 몸이 어떻게 느끼는지와 조화를 이루며, 균형잡힌 생활방식을 갖고 있으면, 결코 이 상태에 이르지 않는다. 어떤 불균형도 인식하고 그 원인을 이해하는 것이 더 효율적이고 통증없는 움직임을 만들어내는 첫 번째 단계이다. 모든 효율적인 움직임을 위한 시작 지점은 자세와 균형을 맞추는 것이다.

균형잡힌 자세 정의하기
(Defining Balanced Posture)

서 있을 때 균형잡힌 자세는 관절 정렬과 신체의 다른 부분이 적절한 곳에 위치하는 것을 말한다. **정렬(alignment)**이란 뼈를 형성하는 관절들이 적절하게 가장 효율적인 위치에 나열되어 있는 것을 의미한다. 뼈대 특히, 그 관절은 적절하게 정렬되어 있을 때 쉽게 몸의 균형과 힘을 유지한다.

균형잡힌 자세는 다음을 포함한다 (그림 3-1A, B, C).

- 머리는 상체 중앙에 위치하고 턱 선과 귀는 어깨 끝 부분과 조화를 이룬다.
- 어깨는 앞이나 뒤로 굽어 있지도 위로 올라가 있지도 않다. 양 어깨는 편안하게 아래로 떨어지고, 어깨뼈는 편평한 상태이다.
- 팔은 이완된 채, 손목은 몸통의 옆을 향하게 한다.
- 가슴은 과도하지 않은 높이로 유지된다.
- 척추는 자연스러운 곡선을 유지하는데 너무 편평하지도 굽어 있지도 않다.
- 복부는 편평한데 지나치게 납작하지는 않다.
- 엉덩이는 골반의 완전 안쪽과 바깥쪽 사이의 기울어진 곳에 위치하고 무릎과 조화를 이룬다.
- 무릎은 곧고 편안한 상태로 너무 굽어 있지도 과신전을 이루지도 않고 발목과 조화를 이룬다.
- 두 발은 평행을 이루면서 약간 벌어져 있으며 체중은 발꿈치와 발의 볼(I과 V 발허리뼈의 바닥)에 삼각대처럼 고르게 균형이 잡혀 있다.

균형잡힌 자세와 직업 수명
(Balanced Posture and Career Longevity)

균형잡힌 자세를 가지기 위한 가장 명백한 이유 중 하나는 그것이 사람을 더 좋아보이게 한다는 것이다. 이 사실은 고객이 바디워커들에 대해 갖게 되는 첫인상에 지대한 영향을 끼친다. 뼈대는 체중의 대부분을 지탱하고 근육과 건에서 스트레스를 없앤다. 그러면 근육의 가장 효율적인 곳에 위치하게 되고 근육은 자유롭게 움직일 준비가 되고 전체적으로 몸은 편안하고 안정적으로 느낀다.

균형잡힌 자세는 직업 수명에 영향을 끼치는데 이것은 더 숙련되게 일할 수 있게 하기 때문이다. 몸의 위치에 의해 관절과 인대와 근육이 긴장되지 않고, 더 큰 움직임 범위를 갖게 된다. 여러분의 상체는 열려 있고 이것은 충분한 숨을 들이쉬게 해 준다. 균형잡힌 자세는 또한 좋은 건강을 유지하도록 도와 준다. 지나치게 아래쪽 등이 굽어 있는 것과 같은 불균형 자세는 바디워커들이 쉽게 요통을 느끼게 하고 여성 바디워커들인 경우에는 종종 심한 생리통을 겪게 한다. 머리가 앞으로 나와 있는 자세는 근육긴장과 머리, 얼굴, 목 그리고 팔에 통증을 유발한다. 균형잡힌 자세에서는 상체는 하체에서 생성된 힘을 받아서 그 힘을 고객에게 옮기는 위치에 있다. 관절을 균형잡힌 위치에 두면 부상의 위험이 줄어든다.

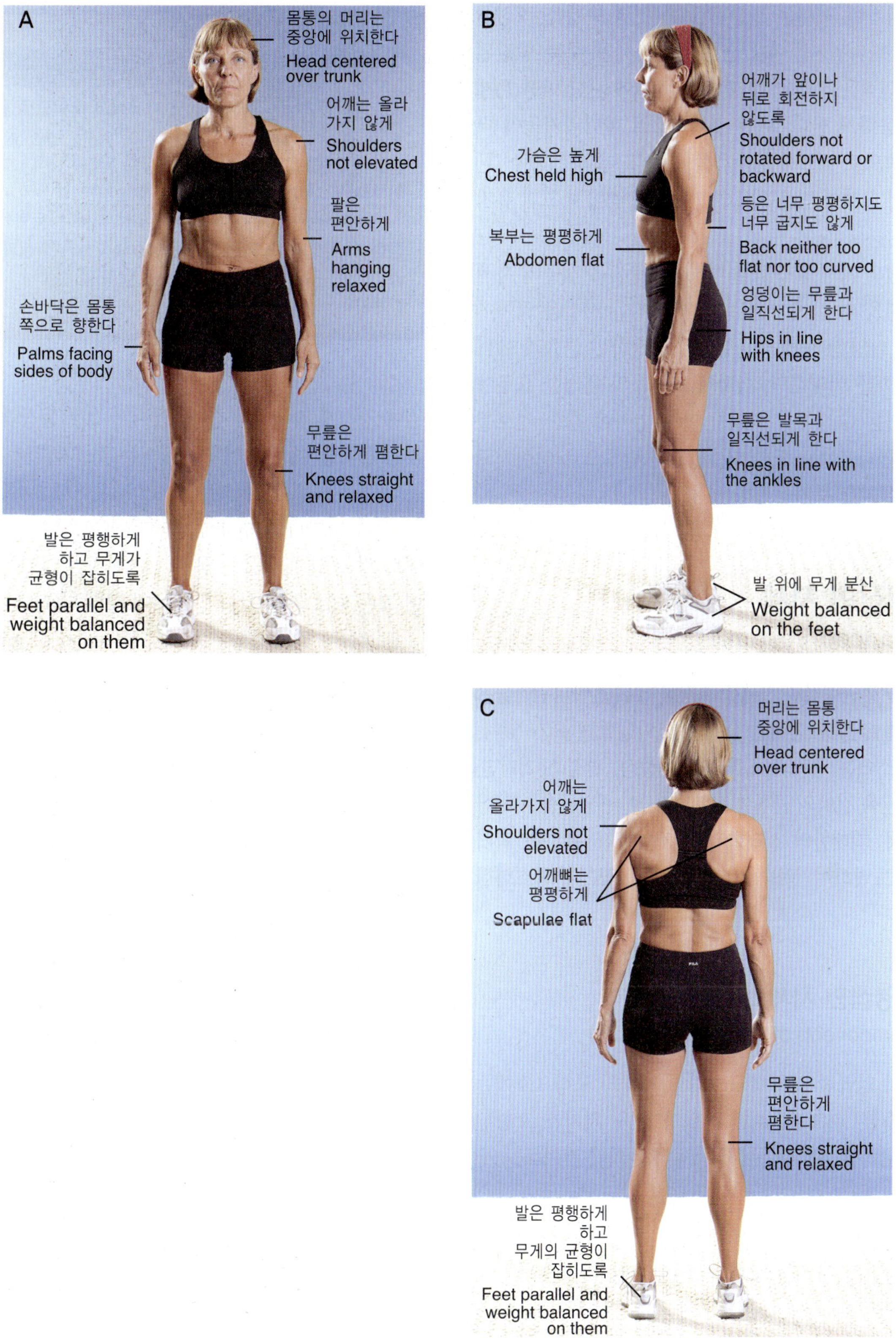
A
몸통의 머리는 중앙에 위치한다
Head centered over trunk
어깨는 올라 가지 않게
Shoulders not elevated
팔은 편안하게
Arms hanging relaxed
손바닥은 몸통 쪽으로 향한다
Palms facing sides of body
무릎은 편안하게 폄한다
Knees straight and relaxed
발은 평행하게 하고 무게가 균형이 잡히도록
Feet parallel and weight balanced on them
B
어깨가 앞이나 뒤로 회전하지 않도록
Shoulders not rotated forward or backward
가슴은 높게
Chest held high
등은 너무 평평하지도 너무 굽지도 않게
Back neither too flat nor too curved
복부는 평평하게
Abdomen flat
엉덩이는 무릎과 일직선되게 한다
Hips in line with knees
무릎은 발목과 일직선되게 한다
Knees in line with the ankles
발 위에 무게 분산
Weight balanced on the feet
C
머리는 몸통 중앙에 위치한다
Head centered over trunk
어깨는 올라가지 않게
Shoulders not elevated
어깨뼈는 평평하게
Scapulae flat
무릎은 편안하게 폄한다
Knees straight and relaxed
발은 평행하게 하고 무게의 균형이 잡히도록
Feet parallel and weight balanced on them

그림 3-1 균형잡힌 자세. (A) 정면. (B) 측면. (C) 후면.

균형잡힌 자세는 또한 적절한 기법 수행을 촉진시킨다. 바디워커들에게 균형잡힌 자세가 주는 증진된 신체 인식은 작업을 할 때 몸의 정렬에 관한 어떤 문제도 적응하게 한다. 이는 결과적으로 바디워커들이 더 효율적으로 테크닉을 수행할 수 있도록 하는 것이다. 따라서 고객이 받은 치료의 만족도가 높아져 고객 유지를 증가시킨다.

자신의 자세 불균형을 이해함으로써 고객들의 자세 불균형을 더 잘 인지할 수 있게 된다는 사실을 알아야 한다. 다양한 자세 불균형에서 발생하는 근육과 에너지 변화를 이해하면, 어떻게 고객들의 특정한 요구에 부합하는 고객중심 치료를 할 것인가에 대한 정보를 얻게 된다. 이는 또한 더 큰 고객 만족으로 이어지고 고객 유치를 증가시킨다.

신체 인식

등을 곧게 편 상태에서 선 자세에서 바닥으로 앉다가 중간에서 멈춰라. 허벅지 위에 두 손을 올려놓고 균형을 잡기 위해 바닥에 닿지 않아야 한다. 이 자세를 얼마 동안 유지할 수 있는가?

근육은 곧은 자세를 유지하기 위해 애쓰는 동안 점점 더 무겁게 느끼는가? 중력에 대항하여 중심과 엉덩이와 근육이 어떻게 수축하는지 느낄 수 있는가?

균형잡힌 자세
(Balanced Posture)

자신의 균형잡힌 자세를 결정하기 위해 바디워커들은 자세에 영향을 끼치는 요소들을 이해할 필요가 있다. 그 요소에는 중력과 신체의 무게중심, 관절축, 기저면, 힘과 근육 길이의 균형이 포함된다. 이 개념들을 이해함으로써, 최대한의 심리학적, 생체역학적 능률을 얻기 위해 노력하여 몸의 스트레스와 긴장도는 최소화할 수 있다.

균형잡힌 자세의 구성 요소
(Components of Banlanced Posture)

앞서 언급한 것처럼 균형잡힌 자세의 구성요소에는 무게중심, 기저면, 뼈대 정렬과 근육 지지가 포함된다. 이들 각각은 다음에서 상세히 논의될 것이다.

무게중심 (Center of Gravity)

균형잡힌 자세는 중력과 관련된 정렬과 몸의 위치를 동반한다. 중력이란 지구에 의해 주변의 사물에 가해지는 힘으로 정의된다. 그것은 일상생활의 일부이기 때문에 일부사람들은 중력을 힘으로 생각하지 않고 당연한 것으로 받아들일 수도 있다. 하지만, 근육뼈대계는 서고, 앉고 움직이기 위해서 중력의 끌어당김에 강하게 작용해야 한다. 앉아서 서는 동작과 서서 앉는 동작을 예로 들어 보자. 서는 것이 하기가 더 힘든데 이는 중력에 맞서는 것이기 때문이다. 비록 얼마나 빨리 얼마나 아래로 앉을지를 조절하기 위해서는 어느 정도 양의 힘을 사용하기는 하지만 앉기는 중력이 끄는 대로 가는 것이기 때문에 훨씬 더 쉽다.

모든 살아 있는 생물은 **무게중심**(center of gravity)을 갖고 있는데 이것은 체내에서 체중이 중심을 잡는 지점이다. 이상적으로는 가만히 서 있을 때, 체중은 골반부분이나 상체의 가장 아랫부분에서 중심을 잡는다. 무게중심이 골반부에서 적절히 중심을 잡을 때, 몸은 가장 안정적인 상태에 있게 된다. 이러한 안정감은 여러분이 테크닉을 행할 때 힘이 다리에서부터 상체를 통해 어깨를 통해 나와 팔아래 그리고 손을 통해 나오게 한다. 이것은 그림 3-2A에서 치료 테이블에 누워 있는 고객에게 작업을 하는 바디워커와 그림 3-2B에서 마사지 의자에 앉아 있는 고객에게 작업을 하는 바디워커, 그림 3-2C에서 방석 요에 누워 있는 고객에게 작업하는 바디워커에게서 보여진다.

안정감이 없으면 바디워커들은 대부분 어깨의 힘과 등의 위쪽 근육을 사용하여 자기 자신과 연합 관절에 부상의 위험을 주게 된다. **중력선**(line of gravity)은 머리에서 상체 아래쪽이나 골반부분의 무게중심으로, 발로 내려가는 수직선으로 시각화될 수 있다. 이상적으로 중력선은 귀, 어깨끝, 엉덩이 옆과, 무릎 옆, 발목 옆으로 이동한다(그림 3-3A). 치료 테이블에서 수행되는 치료에서 보여진다. 방석 매트에서 이루어지는 치료에서는 중력선은 귀와 어깨끝, 엉덩이 옆, 무릎 옆을 통해 이동한다(그림 3-3B).

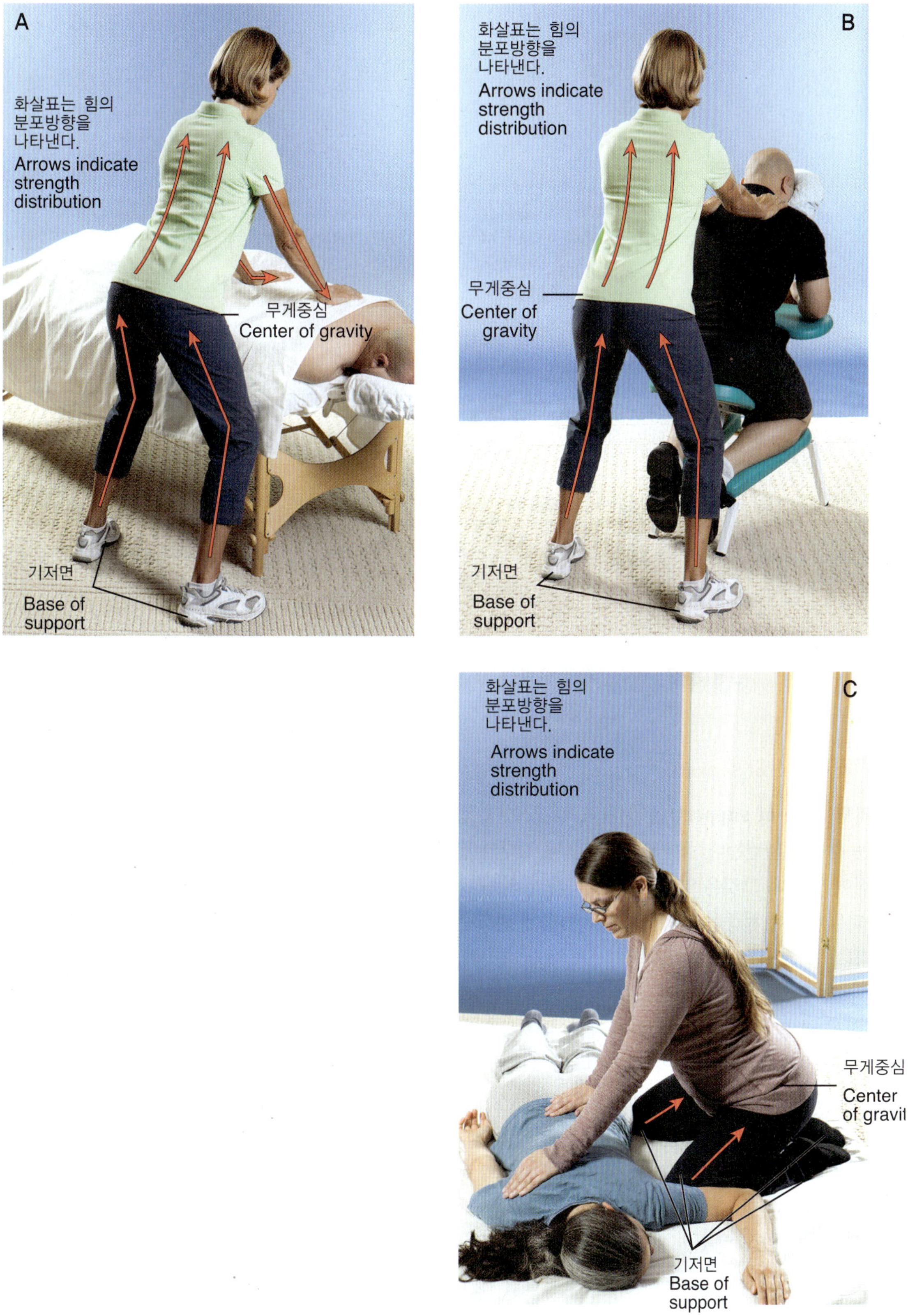

그림 3-2 안정적인 무게중심에서 바디워커의 힘의 방향.
(A) 치료 테이블에서 수행. (B) 마사지 의자에서 수행, (C) 바닥에서 수행.

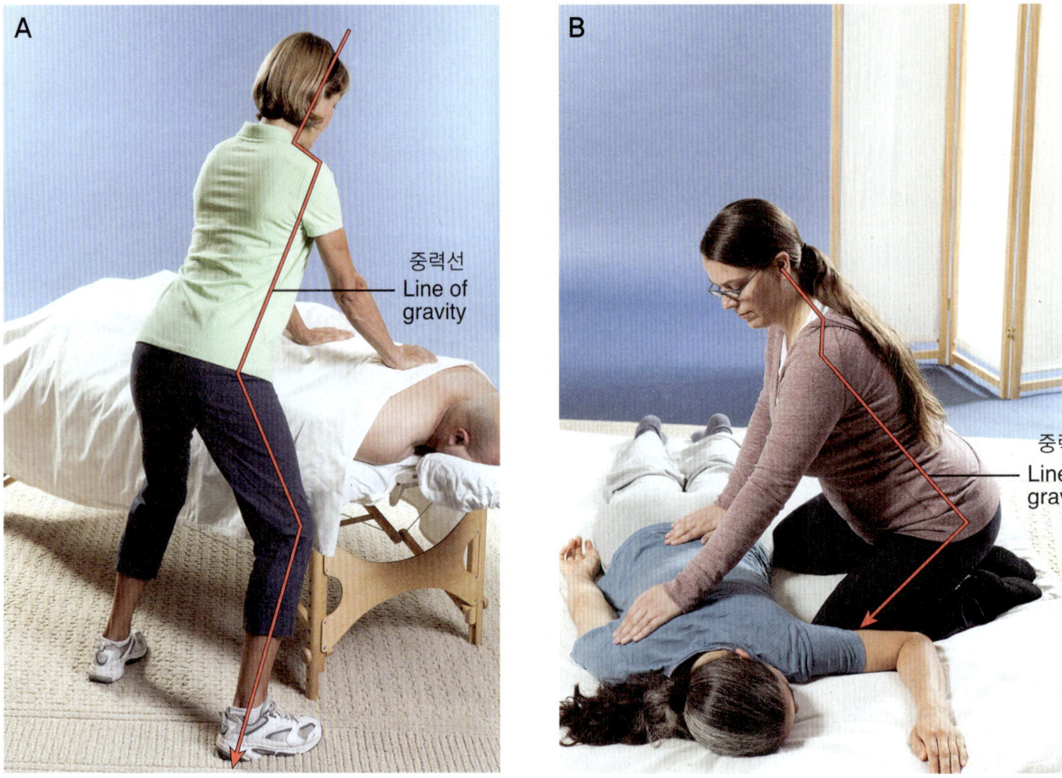

그림 3-3 바디워커의 중력선. (A) 치료 테이블에서 수행. (B) 바닥에서 수행.

기저면 (Base of Support)

기저면(base of support)은 사람과 땅 사이에 접촉하는 부분을 일컫는다. 똑바로 서 있을 때, 2개의 접촉지점이 있는데 그것은 양발이다. 발목과 발의 구조는 바디워커들이 체중을 지탱하는데 완벽하게 만드는 것이다(그림 3-4). 7개의 발목뼈, 5개의 발허리뼈, 14개의 발가락마디뼈가 있다. 발허리뼈 I은 다른 것들에 비해 더 많은 체중을 지탱하기 때문에 더 두껍다. 사실, 발의 볼은 발허리뼈 I 의 기반이다.

발에는 인대와 힘줄에 의해 위치를 유지하는 2개의 발활이 있다. *세로 방향의 반원형*은 발바닥 안쪽면과 발바닥의 옆면의 부분으로 구성된다. *가로 방향의 반원형*은 안쪽과 옆면 사이를 가로질러 곡선을 이룬다. 이 반원형들은 발이 체중을 지탱하게 하고 발 조직에 체중을 적절하게 배분하고 걸을 때 지렛대 역할을 한다. 반원형은 뻣뻣하지 않다. 대신에 체중이 부과될 때는 앞으로 튀고 체중이 들어올려지면 반원형은 충격을 흡수하는 기능을 한다.

충격 흡수 외에도, 보행 중에 발은 지렛대 역할을 하여 움직이기 위해 들어 몸을 들어올려 땅에서 밀어낸다. 가만히 서 있을 때는 균형을 유지하기 위해서 발은 하체가 움직이는 것을 조절하도록 도와준다.

각 발의 바닥은 실제로 삼각대와 같은데 세 개의 주요 접촉지점인 발꿈치뼈와 발허리뼈 I 과 V를 가지고 있다(그림 3-5) . 일반적으로 발꿈치는 몸의 60%를 이동시키는데, 발의 볼(I 발허리뼈의 엄지발가락과 발바닥 발활 사이에 땅에 닿는 둥근 부분) 이 대부분을 이동시키고, V 발허리뼈(과 발가락)가 나머지 40%를 이동시킨다(Tortora & Derrickson, 2009).

서 있을 때, 발바닥 전체면을 사용하는 것이 중요하다. 발 전체에 체중을 배분시키는 것이 균형과 자세 정렬을 개선시킨다. 발이 쑤시고 아픈 것은 주로 한 발로 체중을 지탱하는 것에서 기인한다. 예를 들어, 하이힐을 신으면, 무게 배분이 변하여 발의 볼과 발가락이 체중의 80%를 움직이고, 발꿈치는 20%만 움직인다. 그 결과, 발의 볼의 지방층이 손상되고 관절 통증이 생기며 뼈 안에서 구조적 변화가 발생한다(Tortora & Derrickson, 2009).

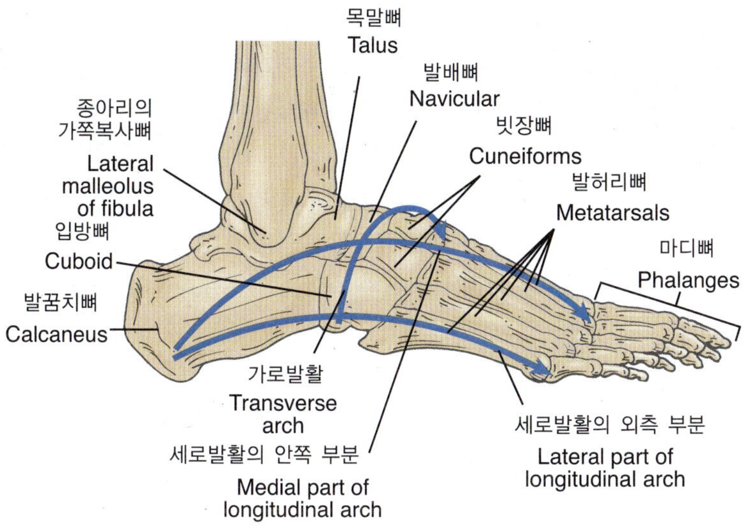

그림 3-4 발의 뼈와 발활.

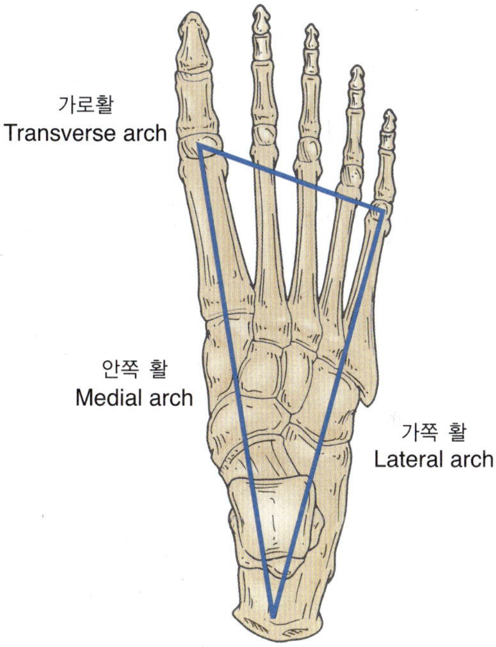

그림 3-5 발바닥의 삼각대.

게다가, 사람이 하이힐을 신으면 발과 다리 아래쪽의 관절과 근육은 강제로 몸 전체 무게를 지탱할 뿐만 아니라 그것을 균형있게 유지하게 한다. 무게중심의 균형이 깨지고 이 관절과 근육에 스트레스를 증가시켜서 부상의 가능성을 높이게 된다. 통증은 몸의 나머지 부분으로 이동하여 무릎, 엉덩이, 허리에 통증을 일으키고 심지어 두통도 일으킨다. 이것은 불균형한 자세를 보완하기 위해 이 부분의 근육이 수축해야 하기 때문이다(Muscolino, 2011).

외견상 보기에는 작고 중요해 보이지 않는 불균형이 몸 전체의 주요한 변화를 일으킬 수 있다. 예를 들어, 발이 몸의 균형을 유지하고 정강이와 조화를 이룰 정도로 충분히 강하지 않으면 무릎은 그 위치를 바꾸게 된다. 이것은 엉덩이에 영향을 끼치고 이어서 척추에 영향을 줄 것이며, 머리 위치마저 변하게 한다. 이 연쇄 반응에서 각 관절은 활동을 할 때 제한될 것이다. 특히 단단한 근육이 관절의 한 면에 있고 약한 근육이 다른 한쪽에 있어 불균형이 2배가 될 때 그렇다.

작은 불균형처럼 보이는 것의 또 다른 사례는 골반경사가 한쪽으로 치우치는 것(몸의 한쪽 면을 의미함)과 관련된다. 이것은 한 발의 반원형이 다른 발보다 낮고, 무릎의 축전위가 크고, 넙다리뼈 윗부분 각도의 증가 또는 감소, 넙다리뼈몸통(무릎 관절을 수평적 또는 내측으로 만듦)의 회전, 반대편에 비해 다른 크기와 모양을 가진 엉덩뼈에 의해 야기된다.

몸의 불균형은 타이어 압력이 낮은 차에 비유할 수 있다. 타이어 접지면이 고르지 않게 되면 그 차는 곧 흔들리기 시작할 것이다. 그 진동이 현가 장치에 도달하게 되면 지붕이 느슨하게 작동하기 시작한다. 고치지 않은 채 두게 되면, 손상이 차체 전체에 퍼지게 된다. 결국 엔진은 털털거리는 소리를 내다 멈출 수도 있다. 비록 타이어 압이 낮은 것이 원인이지만, 차가 더 이상 달리지 않기 때문에 엔진을 탓하기 쉽다. 사실은 바람 빠진 타이어가 다른 곳에서의 보완으로 등장해서 결국 차 전체에 영향을 끼치게 되는 일련의 사건들의 시발점이다.

신체 인식

신발을 벗어서 밑창을 보라. 한쪽 면이 다른 한쪽 면보다 더 많이 닳았는가? 예를 들어, 밑창의 측면이 더 많이 닳았나, 안쪽면이 더 많이 닳았는가? 만약 그렇다면 서 있을 때나 걸을 때 발바닥 전체면을 사용하고 있지 않다는 것을 보여주는 것이다.

뼈대근 정렬과 근육 지지 (Skeletal Alignment and Muscular Support)

전체로서의 개별 근육과 뼈대는 근육의 도움으로 균형과 움직임을 위해 생긴 곡선을 가지고 있다. 그림 3-6에서 보는 것처럼 축성 뼈대는 근본적으로 서로 위에 있는 척추뼈(충격을 완충하고 흡수하기 위해 각 뼈 사이에 디스크를 가짐), 서로 위에 있는 갈비뼈, 그 모든 것 위에 있는 머리뼈와 같이 부분들이 쌓여 있는 구조이다. 부속 뼈대는 부분이 서로 조화를 이루는 구조로 이루어져 있다. 위의 맨 끝에 있는 위팔뼈는 견대와 조화를 이루고 반경과 자뼈는 위팔뼈와 조화를 이룬다. 그리고 손목뼈와 엉덩뼈, 그리고 마디뼈는 노뼈와 자뼈와 조화를 이룬다. 더 아래 쪽 맨 끝에 있는 넙다리뼈는 다리이음뼈와 조화를 이루고, 정강뼈와 종아리뼈는 넙다리뼈와 조화를 이루며 발목뼈와 발허리뼈와 마디뼈는 정강뼈와 종아리뼈와 함께 조화를 이룬다.

척추는 보통 4개의 굴곡을 갖고 있다(그림 3-7). 목뼈와 허리뼈의 만곡은 *볼록하고(convex)*(밖으로 튀어 나옴) 등뼈와 엉치뼈의 만곡은 *오목하다(concave)*(안으로 들어감). 척추의 만곡은 척추의 힘을 증가시

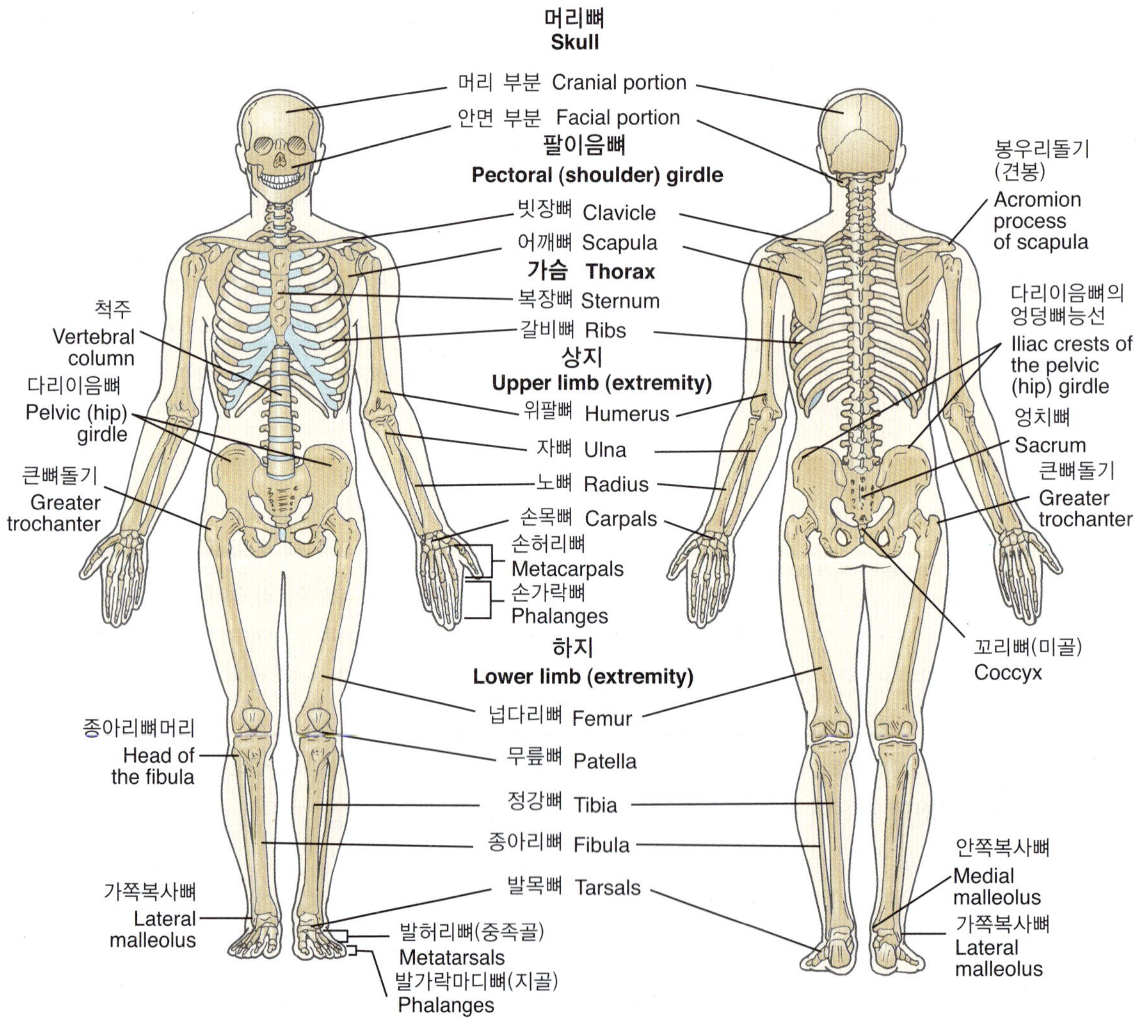

그림 3-6 뼈대계.

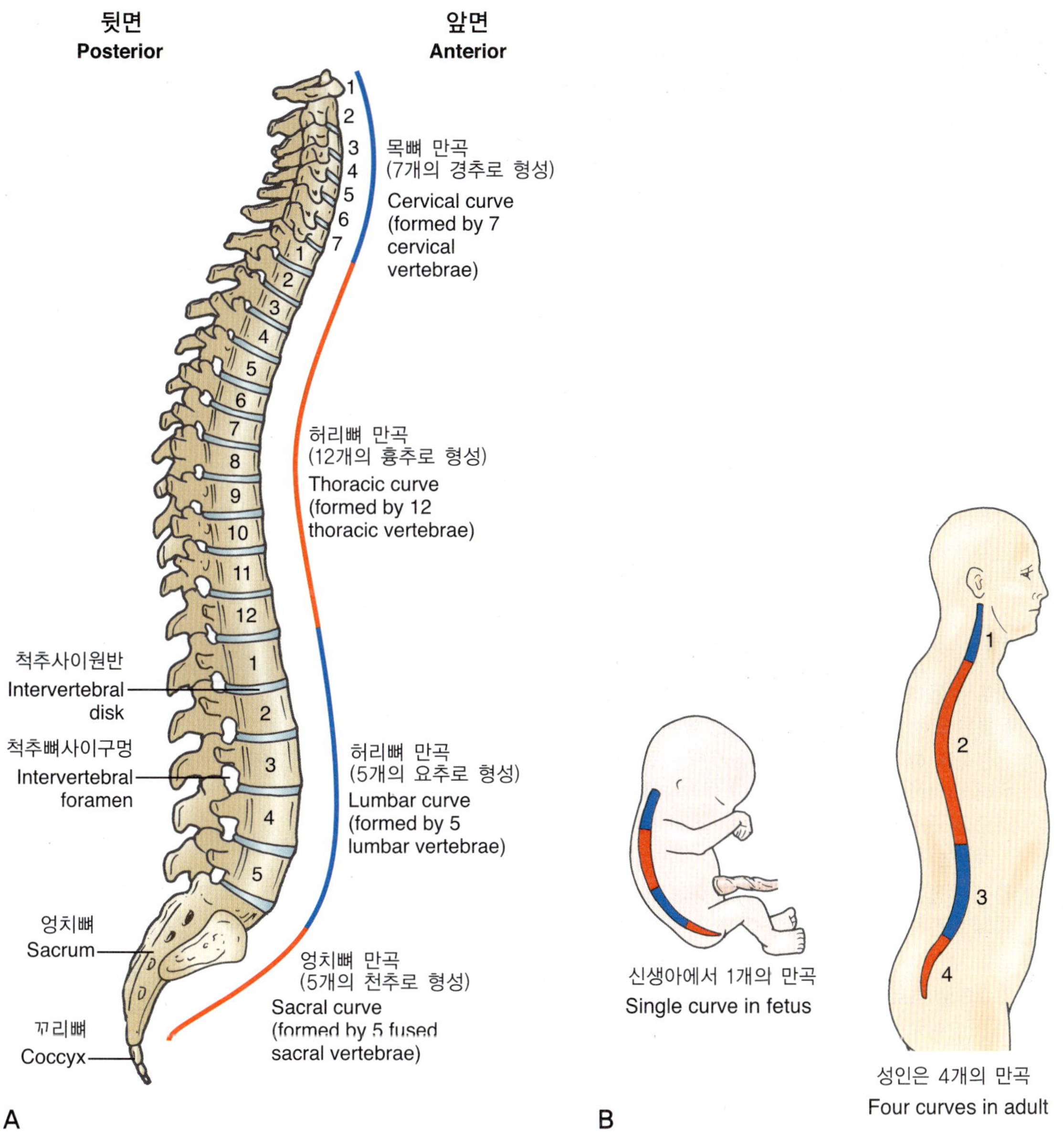

그림 3-7 척주의 만곡. (A) 우측 면에서 보여지는 4개의 만곡. (B) 태아와 성인의 만곡.

키고, 똑바로 세운 자세에서 균형을 유지할 수 있게 도와주며, 걸을 때 충격을 흡수하며 척추뼈가 파손되는 것으로부터 보호해준다.

성장하는 동안 태아는 태어나기 전 하나의 오목 만곡만을 가진다. 출생 3개월 가량 후에 신생아는 머리를 가누기 시작할 때, 자궁 만곡이 발달하기 시작한다. 그 아이가 앉고, 서고, 걸을 때 허리뼈 만곡이 발달한다. 모든 만곡은 10살에 완전히 발달하는데 이것은 몸에 끼치는 중력의 영향 때문이다. 그래서 실제로, 자세는 출생 직후부터 발달하기 시작한다. 어떻게 이 자세를 발달하게 되었는지는 생의 나중에 신체에 일어나게 될 것에 영향을 끼친다. 이것은 "자세발달" 면에서 더 상세히 논의될 것이다.

근육은 축성뼈대의 각 부분이 수직으로 적절하게 정렬되어 있을 때와 축뼈대이든 부속 뼈대이든 간에 각 관절이 **최적의 회전축(optimal axis of rotation)**을 따라 정렬되어 있을 때 가장 잘 움직인다. *최적의 회전축*이란 관절이 근육을 가장 경제적으로 움직여 가장 큰 범위의 동작을 달성하는 위치를 의미한다.

이 적절한 정렬은 자세근("자세근과 위상근"에서

웰니스에 집중하기

Lulu Sweigard는 좀 더 효율적인 자세를 만들어내는 휴식 수단인 작위성 안정위(CRP)를 연구, 개발하였다. 예를 들어, 누워 있을 때 척추는 수평 정렬로 몸을 펴고 바닥이 몸의 많은 표면을 지탱하게 하므로써 방향을 바꾸어 긴장을 이완시켜 준다. CPR에서는 좀 더 기능적인 것으로 대체하고 싶어하는 이전에 습득한 습관을 포기하기 위해서 완전히 움직임을 멈추는 것이 가능하다.

CPR을 사용할 때:

- 자신을 재생하고 재활성화하고 싶으면
- 잠자리에 들기 전에 긴장을 풀고 더 깊고 상쾌한 수면을 취하기 위해
- 아침에 하루일과의 에너지와 조화를 강화시키기 위해
- 치료전, 중간 또는 이후

다음을 시도해 보라.

- 바로 누운 자세에서 팔은 긴장을 풀고 머리 위로, 무릎은 굽혀 골반너비만큼 벌리고, 발은 바닥에 편평하게 하며, 엉치뼈를 발뒤꿈치 쪽으로 보내기 위해 길어진 척추뼈와, 중심축이 머리꼭대기로 나오고, 몸통이 척추 앞쪽(바닥을 향해)으로 가라앉는 것을 시각화하라.
- 몸이 온전한 상태인지를 확인하고 아래쪽의 바닥에 의해 완전히 지탱될 수 있게 하라
- 몸의 모든 부분이 액체가 되어 물처럼 바깥으로 땅속으로 흐르는 것처럼 생각할 수도 있다.
- 이것이 쉽게 일어나지 않으면 가능한 한 세게 몸의 모든 부분을 긴장시켰다가 완전히 모든 부분에서 이완하도록 시도해보라.
- 몸의 모든 부분을 일일이 살펴보고 머리부터 시작하여 발끝으로 이동하라.

논의됨)의 작업을 고르게 대칭적으로 배분하고, 균형을 유지하는 데 필요한 수축량을 줄여주며, 다른 근육들이 쉽고 효율적으로 몸으로 이동할 수 있게 해준다. 이것은 건강하고 효율적인 신체 역학에서 매우 중요한 것이다. 하지만, 오랜시간 서 있는 동안 일반적인 사람들은 자주 자세를 바꾸는 것을 인식하라. 한 사람이 눈에 띄는 움직임 없이 조용히 서 있을 때 조차도 근육 긴장은 끊임없이 변한다. 이것은 아주 미약하지만 일반적인 *자세 동요(postural sway)*라고 불리는 것을 초래한다.

몸의 한 부분이 선 바깥으로 나가게 되면 그 부분의 움직임 방향으로 무게중심이 이동하고, 몸의 또 다른 부분은 무게중심을 되돌리기 위해 반대방향으로 조정을 해야 한다. 한 사람이 서 있을 때, 자세근들은 중력 내에서 몸을 똑바로 안정시키기 위해 끊임없이 역학적 균형 점 위에 몸무게를 재위치시킴으로써 적은 양은 수축을 사용한다. 사람이 발꿈치로 서 있을 때, 다른 부분의 정렬을 방해하지 않은 채로 무게중심은 발목과 무릎과 엉덩이에서 조정되어져야 한다. 종종 발생하는 경우처럼 허리에서 거꾸로 조정이 되면, 전체 정렬이 영향을 받게 되어 등 아래 부분에 긴장을 느끼게 된다. 체중이 늘어나거나 임신 중에 일어나는 것처럼 복부에 추가된 체중의 균형을 잡을 때도 같은 원리가 적용된다. 그림 3-8A는 다양한 자세에서 얼마나 많은 압력이 척추에 놓이는지를 보여준다. 그림 3-8B는 정상적인 자세에서 머리가 앞으로 1인치씩 움직이면 목 아랫부분에 가해지는 압박은 10~20 파운드가 증가한다는 것을 보여준다(Kapandji, 2008; Todd, 2008).

적절한 정렬이 중요한 이유는 몸은 자연적으로 머리는 위로 향하고 눈은 수평을 유지하고 싶어하기 때문이다. 몸의 어떤 부분에서 자세가 틀어지면, 전체의 균형은 곧은 자세를 유지하고 눈과 수평을 맞추기 위해 조정된다. 예를 들어, L1과 L5 사이의 척추뼈 부분이 기울거나 돌게 되면, 위와 아래쪽 부분들이 눈 위치를 유지하며 무게중심을 잡기 위해서 반대 방향으로 기울거나 뒤틀리게 된다. 예상하는 대로 그 다음의 위와 아래 부분 또한 조정을 하게 되고 결국 머리끝부터 발끝가지 틀어지게 된다.

텐서그리티(Tensegrity)란 용어는 몸의 한 부분에서 일어나는 무언가가 몸의 다른 부분에서 일어나는 것에 영향을 끼치는 것을 의미한다. *텐서그리티*는 *"긴장"*과 *"온전함"*이라는 단어에서 유래한다. 이러한 구조에서 온전함(안정성)은 그 안에 있는 긴장 균형에 달려있다는 뜻이다.

모든 구조들은 긴장과 압축간의 균형 또는 "밀기"와 "당기기" 간의 균형에 의해 지탱된다. 예를 들어, 의자에 앉을 때, 몸은 의자에 압축하는 힘을 적용한다. 안정감을 유지하고 쓰러지지 않기 위해, 의자다리와

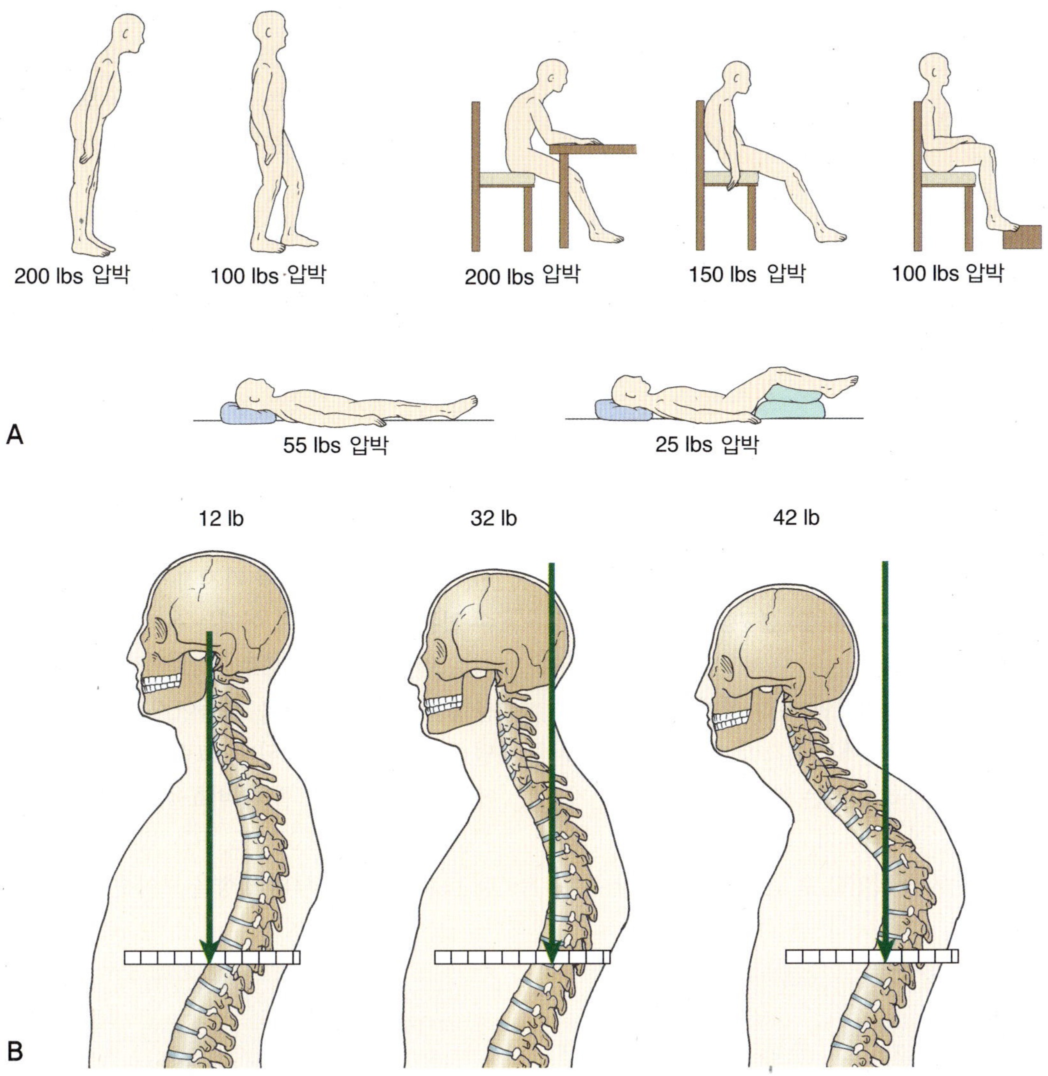

그림 3-8 (A) 다양한 자세에 따른 척추 압박 위치. (B) 머리 전방 자세에 의한 목 아래 부분의 압박력 증가.

좌석은 그 안에 긴장을 갖게 된다. 이 긴장은 좌석 전체에서 의자 다리로, 땅으로 배분된다.

또 다른 예로는 몸을 풍선처럼 생각하는 것인데, 이는 전형적인 텐서그리티 구조이다. 피부는 긴장하는 부분으로 체내의 내용물이 밖으로 쏟아지는 것을 막기 위해 안으로 잡아당긴다. 체내의 구조는 풍선안의 공기에 비유할 수 있다. 풍선 안의 공기와 체내 구조는 둘 다 압축적인 부분이라 풍선 표면과 피부 반대로 밀어낸다. 풍선 표면은 밀려나오는 공기와 균형을 이룰 때까지 잡아당긴다. 그것이 풍선의 크기를 결정하는 것이다. 몸의 피부는 밀어내는 내부 구조와 균형을 맞춘다. 그리하여 그것이 신체의 크기를 결정하게 된다.

공기를 한 묶음의 막대기로 대체한다. 탄력 있는 고무밴드를 풍선 면에 위치시킨다. 그 결과는 전형적인 텐서그리티 구조이다. 막대기를 뼈로 풍선 표면을 근막(내장과 근육을 둘러싸고 있는 연결조직)으로 대체하고 탄력 있는 고무밴드를 그 위에 놓는다. 그 결과는 구조적 텐서그리티이다.

당신은 어떻게 생각하나요?

여러분은 무게중심이 있다는 사실을 인식해 본 적이 있는가? 그렇다면 그것에 대해 어떻게 생각하는가? 인식해본 적이 없다면 지금 그것을 어떻게 생각하는가?

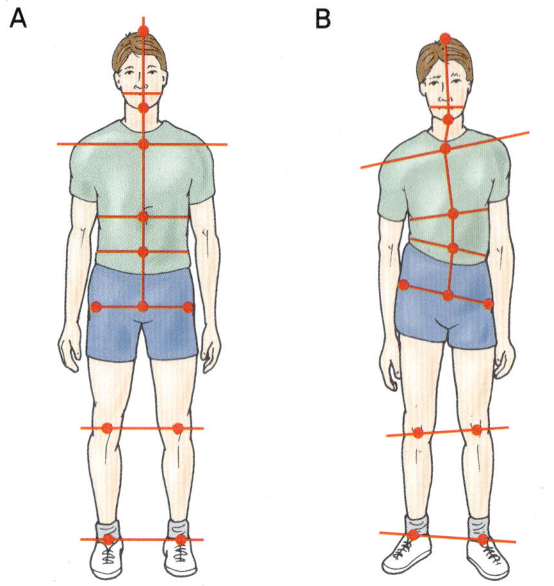

그림 3-9 (A) 균형잡힌 자세. (B) 불균형적, 보상적 자세.

몸을 딱딱하고 비탄력적인 뼈와 함께 부드럽고 탄력적인 조직이라는 측면에서 생각할 때, 몸의 한 부분에서 다른 것과 맞추려고 하는 방식에 변화가 있는지, 보완적인 변화가 일어나는지, 몸의 다른 부분에 연쇄반응이 일어나는지를 확인할 수 있다. 즉, 몸의 한 부분이 밀어내기를 하면 몸의 다른 부분은 당기기 시작할 것이다. 균형잡힌 자세를 보여주는 그림 3-9A, 불균형한 자세를 보여주는 그림 3-9B을 보아라. 텐서그리티 측면에서 보완하고 있다(Flemons, 2007; Kinesis, 2010).

균형잡힌 몸에서 벗어나는 일이 어쩌다 한 번씩 일어나면 통증이나 부상을 야기시키지는 않는다. 하지만, 빈번하고 만성적으로 균형에서 벗어나는 일이 생기면 근육긴장과 통증, 부상을 일으키게 된다. 구부정한 자세는 목과 등근육의 수축을 증가시켜 중력을 상쇄하고 몸은 머리를 높이 유지하고 눈을 수평으로 유지하기 위해 중력과 반대로 움직이게 된다. 시간이 지나면서, 이것은 만성적인 목과 등 긴장을 가져와서 효율적인 선 자세와 앉은 자세를 가지지 못하고 바디워크를 할 수 없는 이유가 된다. 어깨는 올라가고 엉덩이는 처진 채로 비대칭적인 자세로 작업을 하면 몸의 근육들은 균형을 맞추기가 더욱 힘들어지고 바디워크 수행을 덜 효율적으로 하게 된다. 그림 3-10A, B, C는 치료 테이블에서 작업을 할 때 비효율적인 자세의 영향을 보여준다. 그림 3-10D, E, F는 방석매트에서 작업할 때 비효율적인 자세의 영향을 보여준다.

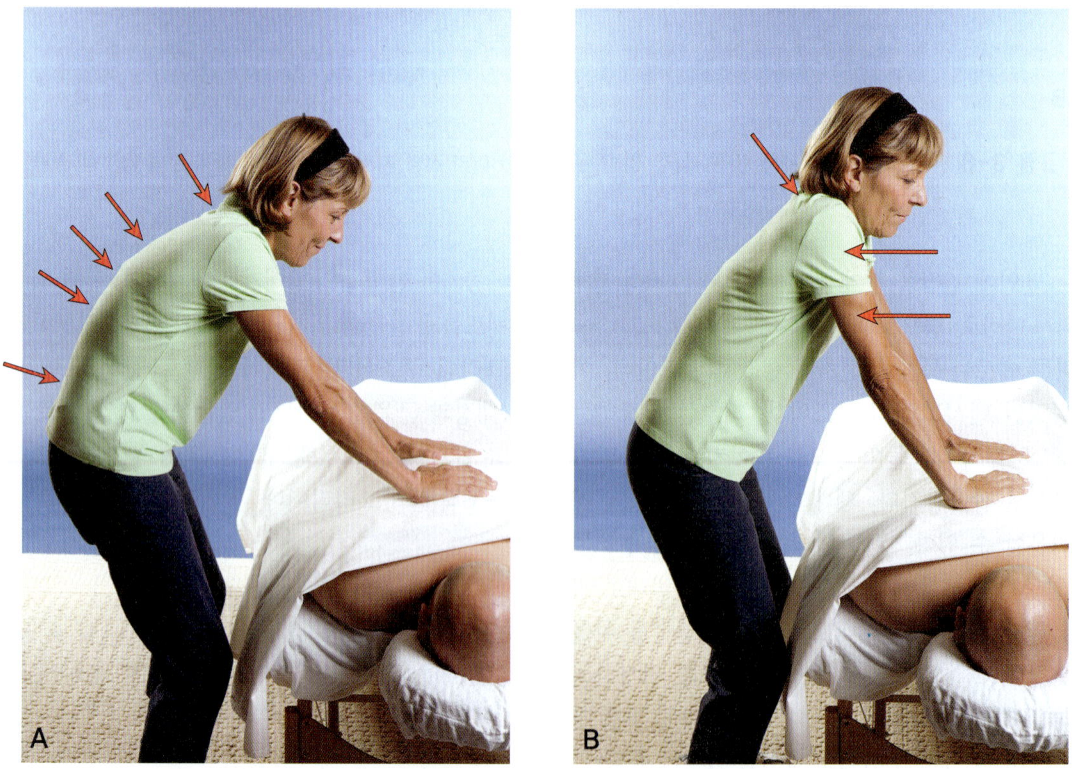

그림 3-10 (A) 구부정한 자세. (B) 올림된 어깨.

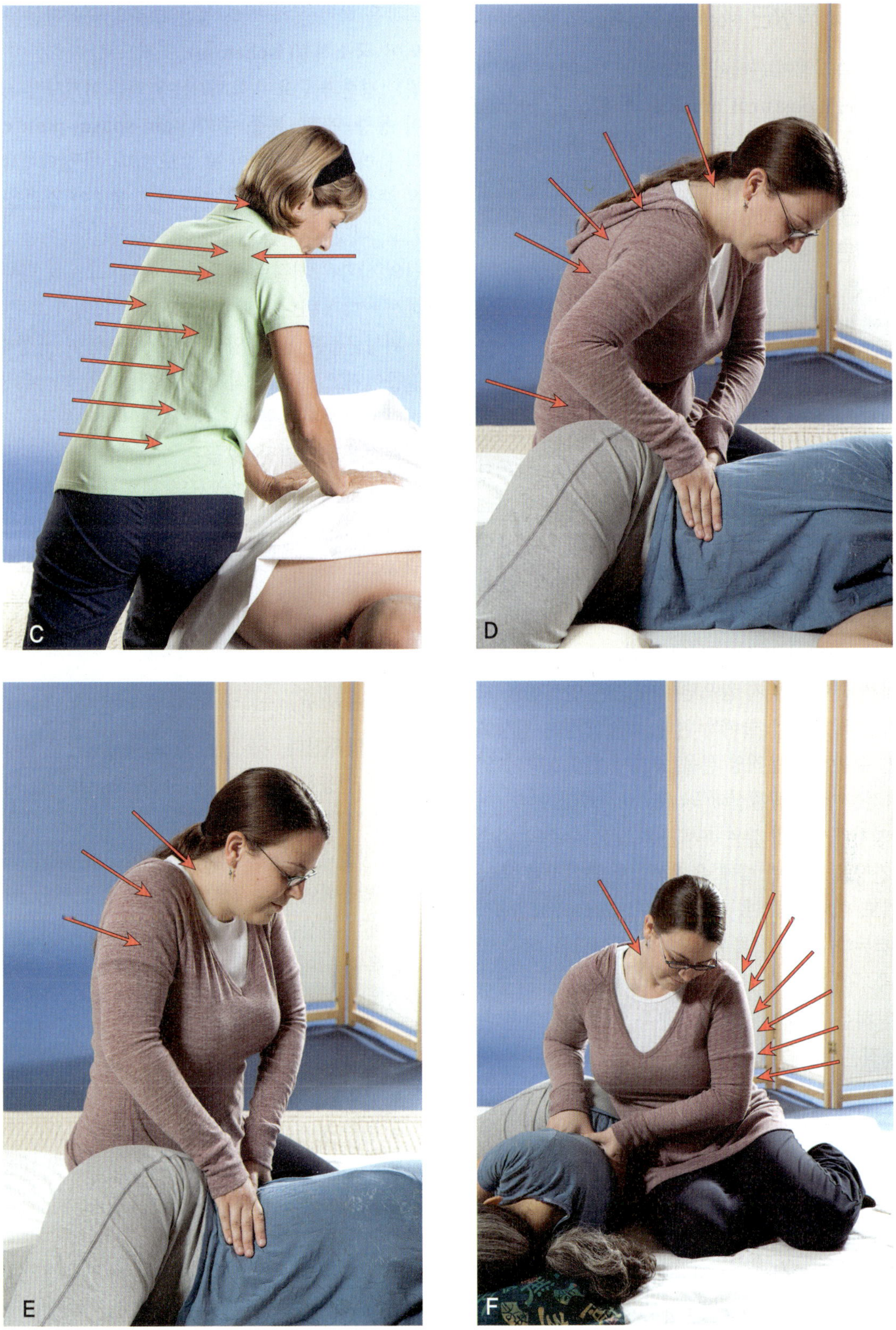

그림 3-10 계속 (C) 동요되는 엉덩이. (D) 구부정한 자세. (E) 올림된 어깨. (F) 동요되는 엉덩이.

자세근과 위상근 (Posture and Phasic Muscle)

자세와 움직임에 관해서라면, 두 가지 주요 근육 범주인 **자세근(postural muslce)**과 **위상근(phasic muscle)**이 있다. 자세근은 몸의 자세를 유지하는 데 사용된다. 위상근은 몸을 움직이는데 사용된다. 때로는 같은 근육이 사실상 두 가지 기능을 하기도 한다. 주요 자세근과 위상근을 그림 3-11에서 보여준다.

자세근은 스태미너와 지구력에 사용된다. 자세근은 위상근에 비해 구조적으로 더 작은 경향이 있지만 생리학적으로는 다르다. 자세근은 지근 섬유 집중도가 더 높아서 *제 1유형 지근 섬유*로 알려져 있다. 이 섬유들 안에는 피로를 느끼기 전까지 세포 신진대사가 수축하는 오랜 기간 동안에 맞추어지도록 되어 있다. 그러므로 자세근은 장시간 동안 몸이 중력에 저항하여 곧게 유지할 수 있게 한다. 빨리 반응을 하도록 자극을 받으면, 힘을 분출시키지 않고 경련으로 끝낼 수도 있다. 자세근은 위상근보다 반응하는데 시간이 오래 걸리는 신중하고, 느리며 꾸준한 근육들이다.

자세가 균형이 맞지 않으면 자세근은 안정성을 보장하기 위해 수축을 늘여야 한다. 자세교정은 긴장을 받으면 수축하여 움직임 톤을 증가시키는 경향이 있다. 이것을 *짧은 잠김상태(locked short)라 한다.* 하지만 엉치가시근과 같은 자세근은 낮은 수준의 지속적인 긴장을 받으면 길게 유지하면서 근긴장을 증가시키기도 한다. 이것을 *오랜 잠김상태(locked long)*라 일컫는다. 이런 상황 중 하나가 일어났을 때 유발점과 추가적인 연결 조직은 중력내에서 몸을 안정시키고자 하는 노력의 일환으로 근육 안에서 발달한다. 연결조직은 몸을 기능을 하지 못한 상태로 만든다. 연결조직은 근육조직처럼 활발하게 수축하거나 늘어날 수 없기 때문이다.

게다가, 늘어난 수축 때문에 자세근이 피로를 느끼면, 쉽게 과도한 긴장과 수축을 의미하는 **과긴장(hypertonic)** 상태가 된다. 이것은 정말로 피곤한 사람한테서 볼 수 있는 것이다. 그 사람의 머리는 목근육 피로 때문에 앞으로 떨궈지게 된다. 하지만, 뒤쪽 목 근육이 과도하게 긴장되면 정렬된 위치로 머리를 잡아당기기 위해 수축한다. 이런 근육 상호작용은 서 있거나 앉아 있으면서 잠이든 사람에게서 보여지는 머리가 흔들리는 이유가 된다. 결국 피로한 근육이 휴식을 취하거나 회복을 하지 못하면 더 높은 수준의 근육활동을 하게 되어 **국소허혈(ischemia)**(조직으로 피흐름이 감소됨), 경련과 근육이 약해지는 결과를 야기시킨다. 이것이 **통증-경련-통증 주기(pain-spasm-pain cycle)**라 불리는 것의 시작이 될 수도 있다. 이 상태에서 근육은 수축을 통해 통증에 반응하고 통증이 경련을 일으키고, 이것이 더 많은 통증을 야기시킨다. 이런 진퇴양난의 상황은 저절로 멈추지 않는다. 그것을 멈추기 위해서는 대개 바디워크나 명상과 같은 개입이 요구된다.

위상근들은 많은 양의 힘이 분출하여 생성하도록 만들어지고 주로 의식적인 통제를 받는다. 위상근은 빨리 수축하지만 빨리 지치기도 한다. 위상근은 *제 2형 근육섬유라* 알려진 더 높은 수준의 속근 섬유를 가지고 있다. 이 섬유들내에서는 세포신진대사는 피로를 느끼기 전에 짧고, 수축의 집중된 분출에 맞춰진다. 위상근들 내의 피로는 **저긴장상태(hypotonic)**로 만들어 근육 수축량이 줄어들고, 근육이 약해지도록 한다. 위상근 또한 길어지고 오랜 잠김상태가 되는 경향이 있다.

위상근은 자세근이 짧게 막혀 있을 때 방해를 받거나 더 약해진다. 하지만, 때로는 위상근은 반복적인 동작에 반응하거나 근육이 자세근이 넘어지거나 거의 넘어지는 것, 자동차 사고 또는 다른 외상과 같은 것에서 균형을 유지하도록 도와주게 하는 갑작스런 자세 변화에 반응하여 만성적으로 짧아지기도 한다. 이러한 경우에는 위상근은 짧은 막힘 상태로 끝난다.

근육힘줄 이음부 문제는 위상근에서 더 흔하게 볼 수 있다. 근육힘줄 이음은 근육과 힘줄의 결합을 말한다. 다음이 가장 흔한 4가지 근육힘줄 접합 문제이다.

- 근육힘줄 이음부에서 근육 섬유의 미세한 손상
- 힘줄 장애 ("신체 인식" 글상자를 참고)
- 하부조직과 주변조직에 근육과 힘줄의 밀착
- 윤활주머니염

최적의 자세와 효율적인 근육수축과 움직임을 가지기 위해서, 근육군이 균형을 이루도록 확실히 하는 것이 중요하다. 복부 근육군은 엉치가시근 집단과 동일한 힘을 갖고 있어야 한다. 엉덩관절 굽힘근의 힘과 엉덩관절 폄근의 힘이 같아야 한다. 넙다리네갈래근의 힘과 오금건의 힘이 같아야 한다. 만약 한 집단 근육이

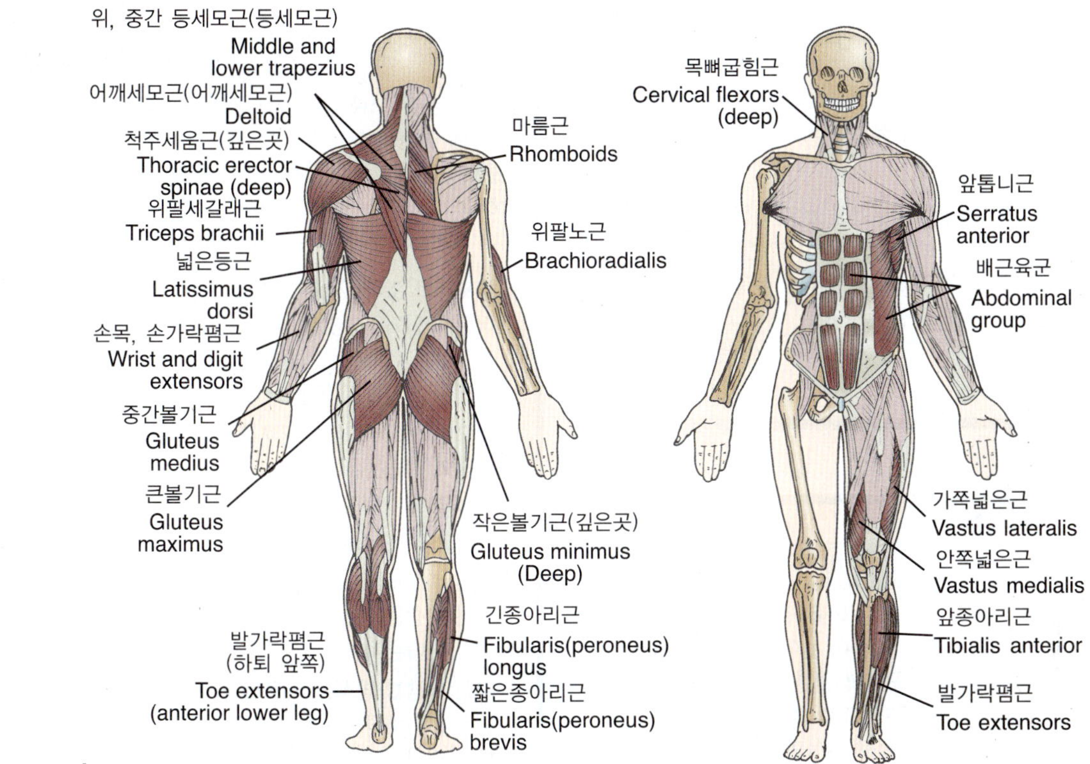

A

위상근 (Phasic muscles)

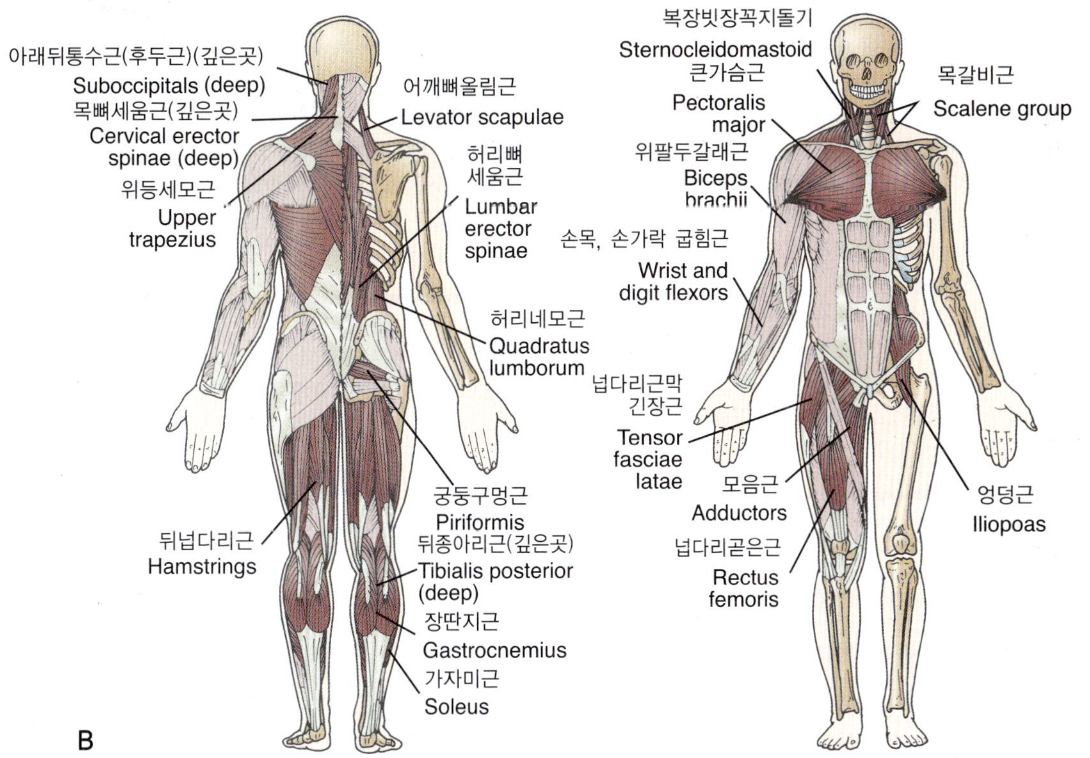

B

자세근 (Postural muscles)

그림 3-11 몸의 주요한 자세근과 위상근.

그 상대 집단 근육보다 약하면 불균형한 자세, 근육과 힘줄 문제, 부상을 일으키기 쉽다.

속설: 시간이 지나면서 성인이 되면 자세와 움직임 체계가 고정된다.

사실: 습관과 체계를 바꾸기에 늦은 때는 없다. 인간은 다른 어떤 종보다 유연한 신경계를 갖고 있다. 운동을 해본 적이 없거나 신체 인식을 발달시켜 본 적이 없는 노인도 몸을 발달시킬 수 있고 긴장을 이완하는 것을 배우고 힘과 지구력과 조정력을 배울 수 있다.

신체 인식

힘줄염은 염증을 동반하는 힘줄 부상이다. 하지만 힘줄의 **장력**(힘줄이 늘어나면서 생기는 긴장을 버티는 능력)은 근육과 관련된 것의 2배 이상이 될 수 있다. 그러므로 그것들은 거의 찢어지지 않는다. 파열은 주로 근육힘줄 이음부나 근육섬유에서 발생한다. 반면에 힘줄병증은 힘줄의 부상으로 염증반응을 동반하지 않고 일반적으로 콜라겐 퇴화와 관련이 있다.
과도한 사용으로 인한 힘줄 기능부진은 과도한 힘줄 사용으로 인한 대부분의 병리학적 측면은 염증세포가 부족하고 대신 콜라겐 행렬의 결렬을 동반한다는 것을 보여준다. 그래서 힘줄병증이란 용어가 주로 더 적용할 만하다 (바디워커들은 힘줄병증이란 용어가 병리학적인 과정을 특정화하지 않고, 힘줄 기능이 부진하다는 것만을 알아야 한다).

과도하게 사용된 건 장애는 콜라겐 재건 속도가 느리기 때문에 치료하는 데 오랜 시간이 걸린다. 건섬유가 찢어지는 것(힘줄염)이 주요한 문제이면, 그것은 다양한 단계의 염증과 조직 회복 과정을 겪기 때문에 조직은 다소 빨리 치유된다. 콜라겐 재건은 느리고 힘줄병증은 만성적으로 되거나 재발할 가능성이 있다(Lowe, 2009).

자세 발달 (Development of Posture)

자세는 하루 밤사이에 결정되는 것이 아니다. 사실 자세는 유아기에 시작된다. 신생아는 최소한의 움직임 양식을 가진다. 아이가 성장하고 발달하면서 움직임은 점진적으로 조화를 이루고 강화되며, 시간이 지남에 따라 점차 체계를 형성하게 된다. 신생아는 점점

신체 인식

이 운동은 가족 행동양식과 그 양식들이 자세 성향에 어떤 영향을 끼치는지를 알아내기 위해 만들어졌다. 다음 질문들에 대한 답을 적으라. 질문에 답하고 비교하기 위한 또 하나의 선택사항은 부모님이나 조부모님에게(가능하다면) 물어보는 것이다.

- 부모님과 조부모님도 가지고 있는 기술은 어떤 것인가? 그것은 정신적인가? 신체적인가? 직관적인가? 또는 기술적인가? 등등 이러한 기술들로 몸을 어떻게 쓰는가?
- 부모님과 조부모님이 가지고 있지 않은 자신의 기술은 무엇인가?
- 자신은 가지고 있지 않은데 부모님과 조부모님이 가지고 있는 기술은 무엇인가?
- 자신의 신체적 활동수준이 더 큰가? 작은가? 자신의 활동과 부모님, 조부모님의 활동은 어떻게 다른가?
- 자신의 생활 방식은 부모님과 조부모님 보다 어떻게 신체적으로 다소 도전적인가? 다소 정신적으로 도전적인가? 다소 감정적으로 도전적인가?
- 부모님과 조부모님의 자세는 어떤가? 자신의 자세와는 어떻게 다른가?
- 이제 가족 양식을 알 수 있나? 그렇다면 어느 양식이 건강하고 어느 것이 그렇지 않다고 생각하는가? 가족방식이 자신의 자세와 신체적 활동수준에 어떤 영향을 끼친다고 생각하는가?
- 다른 어떤 요소들이 자신의 자세에 영향을 끼친다고 생각하는가? 이들 중 일부는 자신감, 자아상, 부상, 취향 등을 포함한다.

더 많은 내적 외적 세계를 창의적이고 때로는 즉흥적인 움직임으로 경험하게 된다. 움직임은 아이들이 자신의 방식으로 몸을 지탱하고 움직일 때까지 근육과 자세 양식을 형성해간다.

아이들은 대부분 무의식적으로 부모로부터 습관적인 자세와 움직임 방식을 배운다. 가족내에 비슷한 자세 양식이 너무 흔해서 많은 사람들은 자세가 선천적인 것이라고 생각할지도 모르지만, 사실은 나중에 습득된 것이다. 사람들의 일생동안 찍은 사진을 볼 때, 때로는 비슷한 자세가 모든 가족들에게서 나타난다. 때로는 같은 자세를 동일한 사람한테서 20대 때부터

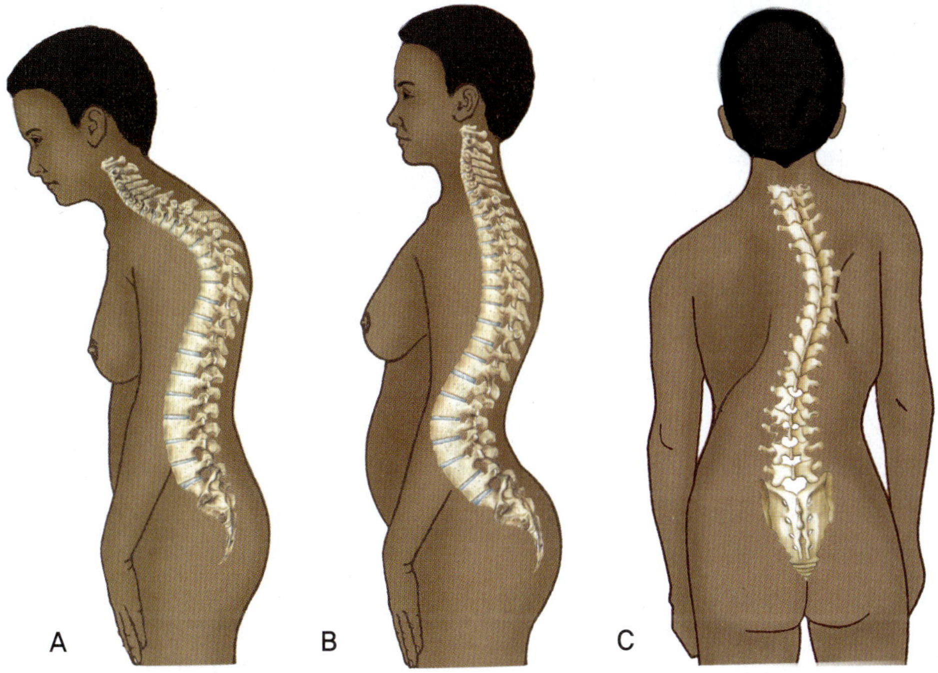

그림 3-12 (A) 뒤굽음증. (B) 앞굽음증. (C) 옆굽음증. *출처: Gylys, B.A., Wedding, M.E. Medical Terminology systems: A Body Systems Approach. Philadelphia: FA Davis, 2009.*

60대에 이르기까지 볼 수 있다.

선천적인 근육뼈대질환이 자세에 영향을 끼칠 수 있다. 어떤 사람은 자세를 특정한 방식으로 발달시키게 하는 어떤 신체적 또는 구조적 질환을 갖고 태어난다. 예를 들어, 골형성 부진(QI)은 비정상적인 콜라겐 형성으로 인해 뼈가 특히 깨지기 쉬운 장애이다. 이것 때문에 이 사람은 완전히 다 자라지 못할 수 있고, 성장하면서 뼈대가 틀어지거나 굽어질 수 있다. 모든 사람은 한쪽 다리가 다른 한쪽보다 짧다. 이것은 대개 자세 발달의 문제는 아니다. 하지만 한쪽 다리가 눈에 띄게 다른 쪽보다 짧으면, 그 사람의 자세는 양다리의 길이가 거의 비슷한 사람과는 상당히 다른 것이다.

자세에 영향을 끼칠 수 있는 다른 신체적 질환이 살아가면서 생길 수 있다. 다양한 질환들이 세로축 만곡을 과장되게 할 수 있다. **뒤굽음증(kyphosis)** (그림 3-12A)은 가슴 굴곡이 올라간 것이다. 노인들에게 척추사이원반의 퇴보가 척추후만을 생기게 할 수 있다. 이것은 나쁜자세와 골다공증에 의해 생길 수도 있다. **앞굽음증(lordosis)** (그림 3-12B)은 허리부분의 굴곡이 올라간 것이다. 이것은 임신과 과도한 비만, 골다공증이나 나쁜 자세에서 발생하는 복부체중 증가로 인해 생길 수 있다. **옆굽음증(scoliosis)** (그림 3-12C)은 가장 흔한 비정상적인 만곡으로, 척추가 측면으로 굽은 것이다. 이것은 선천적인 척추기형, 만성 궁둥신경통, 척추 한쪽 근육 마미, 한쪽 다리가 다른 한쪽 다리보다 짧은 것, 또는 나쁜 자세 때문에 생길 수 있다.

감정 또한 자세 발달에 영향을 끼칠 수 있다. 자신감을 북돋아 주는 행복한 가정의 아이들은 키가 크고 개방된 자세를 발달시키는 경향이 있다. 하지만 감정과 생각이 억압을 받는 가정에서 자라거나 아니면 학대를 받는 아이들의 자세는 어깨와 상체가 굽어서 안으로 더 수축하는 경향이 있다. 안 좋은 자아상을 갖고 있는 사람들은 좋은 자아상을 가진 사람과는 매우 다르게 행동한다(Chaitow, 2000).

신체적으로 활동적인 아이들은 그렇지 않은 아이들과는 다른 자세를 발달시킨다. 육상선수와 싸이클, 하이킹, 야외게임을 요구하는 활동가들은 더 강한 근육과 더 균형잡힌 자세를 발달하도록 권한다. 이것은 그 사람이 활동적으로 유지하기만 한다면 성인기에도 수행될 수 있는 것이다.

자세 습관이 몸에 끼치는 영향 (Posture Habits and The Impact on the Body)

자세 습관이란 사람들이 종종 자신이 그 방식을 쓴다는 사실을 인식하지 못한 채, 되풀이해서 반복하는 움직임 방식이다. 이것은 걸을 때 움직이는 방식, 설 때 자세, 말할 때의 몸짓을 포함한다. 바디워커들은 수많은 일상 자세 습관을 자신의 일에 가져오기 쉽다. 예를 들어, 고객과 면담을 할 때 텔레비전을 볼 때와 같은 자세로 앉거나 건조기에서 세탁물을 꺼낼 때와 같은 높이로 치료 테이블을 조정할 수도 있다. 자세습관을 인식하는 것은 바디워크를 수행할 때 자세 균형을 개선하는 법을 이해하는 필수적인 과정이다.

자세 습관을 일으키는 몇 가지 요인에는 나이, 체중, 자의식(예: 키가 큰 사람들은 등을 구부정하게 해서 키를 숨기려 할지도 모른다), 직업적 환경(예: 무거운 가방을 드는 우편배달부), 습관적인 움직임 양식이 있다. 이것들은 환경적 요인에 반응하여 생긴 양식들을 포함한다. 예를 들어, 설거지를 하는 동안 싱크 아래쪽으로 구부리는 것(최적의 작업대는 팔꿈치 높이여야 함)이나 헤드셋을 사용하는 대신에 전화기를 귀와 어깨 사이에 끼우는 것 등이다. 때로는 습관적인 자세로 언제나 텔레비전을 본다든가 구부정하게 앉아서 공부를 하는 것과 같이 단순히 신체인식이 부족해서 생겨난다.

몸은 매일 일상생활의 업무에 필요한 움직임을 보완하기 위해 수많은 자세 변화를 만들어낸다. 예를 들어, 싸이클 선수의 어깨는 안으로 굽었다(둥글게) 아이를 엉덩이 위에 놓아 업고 다니는 사람의 엉덩이는 높이 치솟아 있다. 이런 것은 정상적인 것들이다. 만약 다른 지속적인 질환들이 존재하지 않는다면 그 보완은 문제가 될 가능성이 적다. 하지만 부상이 있거나 특정한 자세를 오랜 시간 동안 지속하거나 몸의 한 부분이 과도하게 사용되면, 몸은 효율적으로 균형잡힌 자세로 돌아갈 수 없게 될 것이다.

자세 불균형과 관련된 장애와 질환 (Disorders and Conditions Associated with Postural Imbalances)

자세 불균형과 관련된 장애와 질환은 그 사람의 생활습관 때문에 생긴다. 예를 들어, 직장에서 오랜 시간 앉아 있는 사람은 다양한 비정상 정렬을 겪기 쉽다. 특히 불균형한 자세로 오랜 시간 앉아있을 때 그렇다. 그런 사람들은 약한 허리와 복부근육과 함께 딱딱한 엉덩관절 굽힘근과 뒤넙다리근과 큰가슴근을 가지고 있을 수 있다. 비만이나 임신으로 인한 복부의 여분의 체중이 척추에 추가적 긴장을 준다.

자세 불균형은 관절을 비정상적으로 건강하지 못하게 하여 주변 구조와 조직에 추가적인 스트레스를 준다.

- 척추뼈와 척추의 인대에 주는 스트레스
- 척추사이원반 압축과 이탈(척추 신경에 지장을 주면서 척추가 밖으로 튀어나옴)
- 척추 신경에 염증이나 부상
- 스트레스 파열
- 척추 아탈구(부분적 탈구)
- 근육 경련, 경련, 만성적 쑤심과 통증
- 옆굽음증

게다가, 자세 불균형은 자기 수용 감각에 변화를 일으켜 자신의 중심이 있는 곳의 감각을 잃게 된다. 이는 움직임의 균형과 유연성에 영향을 끼쳐 바디워크를 수행하는데 해가 된다.

균형잡힌 자세 알아내기 (Determining Balanced Posture)

균형잡힌 자세는 몸이 가장 강한 지점인 자세 말단들 사이에서 몸을 정렬하는 것을 동반한다. 균형잡힌 자세를 알아내는 목적은 최적의 안정성과 자세를 보장하여 근육이 가장 효율적으로 기능을 발휘하게 하는 것이다.

이전에 논의된 것처럼, 이러한 위치에서 벗어나는 것은 주로 생활방식, 습관, 부상 등을 반영한다. 하지만, 이런 이탈은 자세 불균형을 만들어 근육과 뼈대, 신경계와 같은 곳에 다양한 문제를 일으킬 수 있다. 몇 가지 이름을 대면 피로와 과용증후군, 부상 등이 있다. 이 모든 것들이 여러분의 직업 수명의 요인이 된다. 이러한 문제들은 하룻밤 사이에 일어나지 않는다는 사실을 기억하라. 이 문제들은 태어날 때부터 생겼을 수도 있고, 부상, 질병, 외상과 자신을 몸을 돌볼 때 건강하지 않은 선택을 하는 환경적인 요인들에 의해 더 악화되었을 수 있다.

또 다른 고려사항은 모든 사람이 똑같이 만들어지지 않았다는 것이다. 어떤 사람들은 선천적으로 큰 뼈대를 가진 큰 몸을 갖고 태어나고, 다른 사람들보다 더 느린 신진대사를 가지고 태어났거나 더 높은 지방 비율을 가지고 태어났다. 어떤 사람들은 선천적으로 마르고, 낮은 지방 비율을 갖고 있으며, 높은 신진대사를 가지고 더 길고 마른 체구를 갖고 있다. 반면에 다른 사람들은 선천적으로 운동선수 체구로 근육질이고 지방비율은 낮고 다른 사람에 비해 더 높거나 낮은 신진대사를 가진다. 한 사람의 체격이 어떻든 효율적인 움직임을 가능하게 하고 부상으로부터 지탱구조를 보호하며 직업 수명을 증진시키는 것은 다름 아닌 근육뼈대 균형이다.

그 누구도 완벽하게 균형 잡혀 있지는 않다. 목표는 편안한 그 상태로 가까이 가는 것이다. 목표는 균형 잡힌 자세가 어떻게 보이는지 몸이 어떻게 느끼는지에 대해 자신이 느끼는 것이다. 잠을 자거나 특히, 일하는 것을 포함하여 무엇인가를 하기 전에 균형 잡힌 자세로 시작하는 것이 중요하다. 일을 할 때 대부분의 움직임이 편안한 범위 내에 있어야 한다. 그것은 신체역학의 기초를 형성하고, 치료중에 가능한 한 자주 휴식과 회복을 위해 그 범위 내로 돌아가야 한다. 신체인식을 함으로써, 몸의 균형에서 벗어나게 되면 즉시 자신의 자세를 교정할 수 있다.

시작지점은 자신의 자세를 정확하게 평가하는 것이다. 이것은 그림 3-13에서 보여지는 자세평가 양식으로 할 수 있다. 거울을 사용하거나 더 좋은 것은 다른 사람에게 자신의 자세 사진을 찍게 해서 "이전 사진"란에 부착하라. 자세를 개선하기 위한 노력을 하기 전에

자세 불균형

이름 ______________________

전 날 ____________ 후 날 ____________

전 사진 후 사진

전 정보		후 정보
______	머리 전방	______
______	뒤굽음증	______
______	어깨의 내회전	______
______	푹꺼진 가슴	______
______	앞굽음증	______
______	편평한 등	______
______	복부 처짐	______
______	무릎의 젖힘	______
______	날개어깨뼈	______
______	옆굽음증	______

키: 0 불균형적이지 않다 X. 약간 불균형이 있다
XX. 주의가 필요하다 XXX. 심각하다

그림 3-13 자세 평가 형식.

자세를 평가하기 위해 확인 목록과 등급 매기기를 사용할 수 있다. 또 하나의 선택사항으로는 다른 사람으로 하여금 자신의 자세를 평가하게 한다. 이렇게 하는 것이 더 객관적인 절차일 수 있다. 자세를 개선시키는 방법은 다음 "자세 균형을 개선시키는 방법들"에서 논의될 것이다. 일단 개선이 되면 그 사진을 찍어서 "이후 사진"란에 부착하라. 이것은 나중에 논의될 것이다.

또한 천장에 두꺼운 줄을 매달아라. 그리고 그 줄 끝에 체중을 실어 매달려라. 이것은 *연추선(plumb line)*이라 불리는 것으로 어떤 사물이 수직으로 얼마나 곧은지를 결정하는데 사용된다. 코와 줄이 일직선을 이루도록 서라. 다음에 거울을 보거나 안쪽으로 향하는 사진을 찍어라. 자신의 어깨가 한쪽으로 기울었는지 몸의 더 많은 부분이 연추선의 다른 면에 더 많이 가 있는지를 확인하라. 몸이 연추선 양쪽에 대칭적으로 있으면 자세는 균형이 잡힌 것이다.

또한 측면으로 돌아서 어깨의 중심과 발아래까지 연추선과 일직선이 되게 한다. 이것은 체중이 앞으로 배분되었는지 뒤로 배분되었는지를 시각적으로 보여준다. 이는 또한 척추 만곡이나 엉덩관절 위치에서 어떤 주요한 이탈이 있는지를 보여준다. 균형잡힌 자세의 예는 그림 3-14A와 B에서 보여진다.

언제나 적어도 두 가지 다른 각도에서 자세를 평가하는 것이 가장 좋다. 예를 들어, 자세는 바깥쪽이나 안쪽에서는 균형잡힌 것처럼 보일 수 있지만 측면에서는 아닐 수도 있다. 그림 3-15가 이것을 보여준다.

일단 자신의 자세가 생긴 모습과 느낌이 어떤지를 결정하면, 다음 제시된 활동들을 시도해봄으로써 균형잡힌 자세는 어떤 느낌인지를 배울 수 있다. 어떤 자세를 취하기 위해 고군분투해야 한다면 그것은 노력할 필요가 있는 자세 불균형 신호를 보내는 것이다.

- 가장 좋은 방법들 중 하나는 다양한 말단으로 실험을 하는 것이다. 예를 들어, 서 있거나 누워 있을 때, 골반을 "행복한 중간지점"이나 균형된 위치에서 멈추기 전에 안쪽과 바깥쪽으로 기울여 보아라.

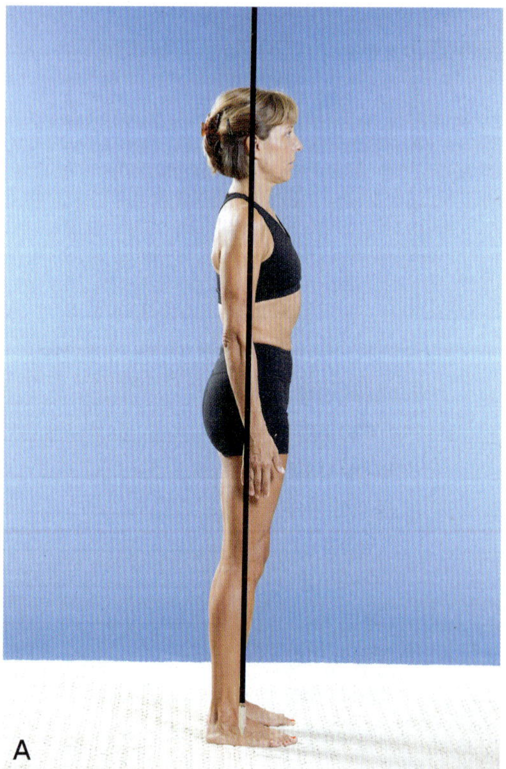

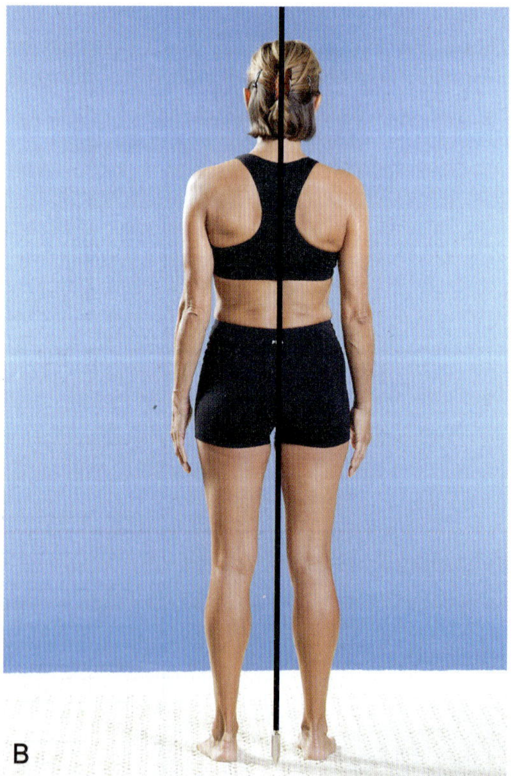

그림 3-14 균형적인 자세. (A) 측면. (B) 후면.

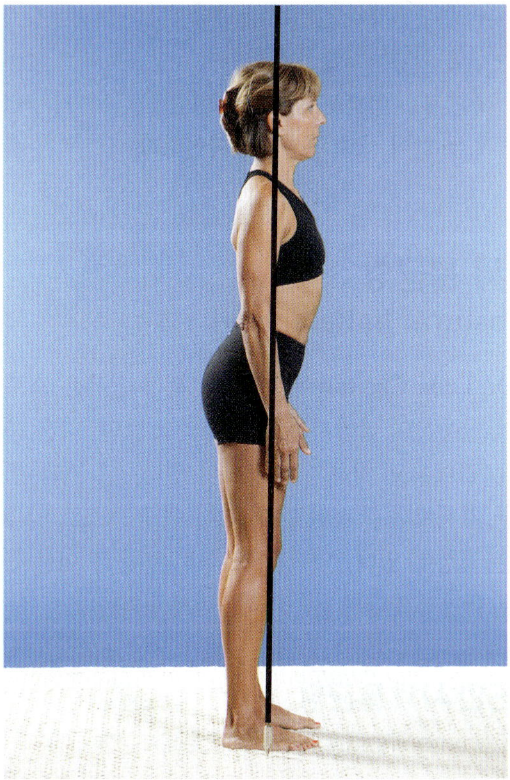

그림 3-15 측면에서 본 불균형적 자세.

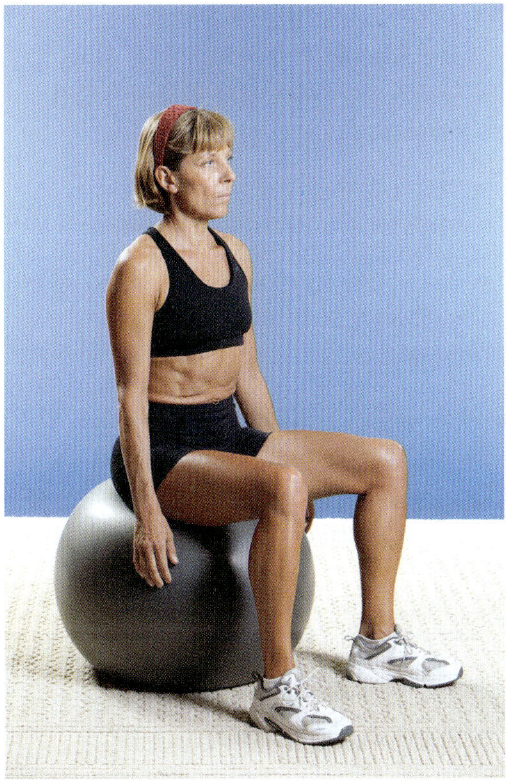

그림 3-16 안정된 볼 위에 앉아 있는 동안 균형잡힌 자세를 보여준다.

- 자신의 골반을 테두리까지 물이 채워진 양동이라고 상상하라.

등이 너무 많이 쑤시는 것(안쪽으로 기울며)은 양동이의 앞으로 물을 흘리는 것이다. 바깥으로 등 아래쪽을 편평하게 하는 것은 물이 뒤쪽으로 흐르게 한다(Deborah Ellison, PT, *Biomechanics and Applied Kinesiology에서 기술됨)*

- 등받이가 높은 의자에 앉아라. 어깨와 머리 뒤쪽이 좌석에 기대는 것을 느껴라. 허리 부분의 척추를 평평하게 하지 마라. 대신 볼기근과 척추와 머리 뒤쪽을 벽에 닿은 채로 벽에 기대서는 것을 선택해도 된다. 허리 부분과 벽 사이에 척추의 만곡을 느끼기 위해 손을 밀어 넣어라. 앉아 있지 않다면 일어나서 그 상태를 유지한 채로 걸어라. 벽에 기대 서 있다면 그 자세를 유지한 채로 벽에서 떨어져 나와 걸어라.

- 일반적으로 서 있으면서 발을 위로 움직이고 머리를 아래로 움직이면서 다음 확인 목록을 시행해라:
  - 이마와 턱을 바닥과 수직선으로 눈 채로 머리를 유지하라.
  - 턱을 끌어 당기라.
  - 가슴을 위로 올리고 펴라.
  - 자연스럽게 호흡하라.
  - 어깨의 긴장을 풀어 아래로 내려서 뒤로 돌려 보아라. 빗장뼈가 바닥과 평행을 이루는지 확인하라.
  - 어깨뼈를 끌어 당겨 눌러라.
  - 골반을 안쪽과 바깥쪽으로 기울어진 사이에 두어라.
  - 편안하게 복부근육을 수축 시켜라.
  - 자연스러운 척추 만곡을 살펴보라; 너무 평평하거나 과장되게 굽어 있지 않게 하라.

- 팔꿈치를 약간 굽힌 채로 팔 윗부분을 측면으로 내려와야 하고, 손목은 펴고, 앞팔은 편안하게 벌림과 엎침 사이 중간 가까이에 위치해야 한다.
- 자신의 발이 몸의 중심을 잡고 바닥과 연결되어 있는 삼각대라고 상상하라.
- 귀와 어깨와 갈비뼈와 엉덩이, 무릎과 발목이 정렬되어 있고 두 발이 서로 평행한지 확인하라.

- 안정, 균형 또는 물리치료용 공이라고도 알려진 운동용 공(그림 3-16 참고)에 앉아서 발을 위로 올리거나 머리를 아래로 움직이면서 다음 확인 목록들을 해 보아라.
  - 이마와 턱을 바닥과 수직선으로 둔 채로 머리를 유지하라.
  - 턱을 끌어 당기라.
  - 가슴을 위로 올리고 펴라.
  - 자연스럽게 호흡하라.
  - 어깨의 긴장을 풀어 아래로 내려서 뒤로 돌려 보아라. 빗장뼈가 바닥과 평행을 이루는지 확인하라.
  - 어깨뼈를 끌어 당겨 눌러라.
  - 골반을 안쪽과 바깥쪽으로 기울어진 사이에 두어라.
  - 편안하게 복부근육을 수축 시켜라.
  - 자연스러운 척추 만곡을 살펴보라; 너무 평평하거나 너무 과장되게 굽히지 마라.
  - 팔꿈치를 약간 굽힌 채로 팔 윗부분을 측면으로 내려와야 하고, 손목은 펴고, 앞팔은 편안하게 벌림과 엎침 사이 중간 가까이에 위치해야 한다.
  - 자신의 발이 몸의 중심을 잡고 바닥과 연결되어 있는 삼각대라고 상상하라.

당신은 어떻게 생각하나요?

균형잡힌 자세를 발견하기 위해 앞에 나온 방법 중 무엇이 흥미를 끄는가? 왜 그것이 여러분의 관심을 끌고 다른 것은 그렇지 않은가?

  - 귀와 어깨와 갈비뼈와 엉덩이가 잘 정렬되었는지 확인하라.
  - 무릎과 발목이 정렬되어 있고, 두 발이 서로 평행한지 확인하라.

자세 불균형 (Postural Imbalances)

Dr. Leon Chaitow에 따르면, 특정 근육은 스트레스에 반응하여 짧아지는 경향이 있고 반면, 다른 근육들은 길어지고 약해지는 경향이 있다. 그 결과 몸은 다른 자세보다 특정한 자세로 더 쉽게 스스로 만들어지는 경향이 있다. 일반적으로 체인반응은 어떤 근육군은 짧아지고 다른 것은 약해지면서 변화한다.

흔한 자세 불균형 (Common Postural Imbalances)

다음은 바디워커와 고객들이 갖고 있는 가장 흔한 자세 불균형이다. 각 사례에서, 잠긴 짧은 근육(짧은 위치에서 단단해짐)과 잠긴 긴근육(연장된 위치에서 단단해짐)이 확인된다. 나열된 근육들이 모든 근육을 반드시 전부 포함하는 것은 아니다. 더 많은 근육들은 질환의 심각한 정도에 따라 영향을 받는다. 목표는 짧아진 구조를 확인하여 풀어주고 몸을 사용할 때 재교육하여 이것을 따르는 것이다. 이것은 "자세 균형 개선하는 방법"에서 다루게 될 것이다.

때로는 하나 이상의 불균형 자세가 나타나는데 그래서 이것들과 연관된 다른 자세들 근육들도 고려해야 한다. 또한, 몸의 모든 것은 서로 연관되어 있기 때문에, 자세 불균형은 결국 몸 전체에 영향을 끼친다. 여기 가장 흔한 자세 불균형들이 있다.

- **둥근 어깨**(안쪽으로 굽어짐)(그림 3-17). 어깨의 봉우리는 앞쪽으로 일어나고 어깨뼈가 앞으로 튀어나온다. 이것은 대개 앞으로 나온 머리, 푹꺼진 가슴과 구부정한 자세를 동반한다(뒤굽음증).
  - 잠긴 짧은 근육: 머리와 목의 폄근, 큰가슴근, 앞면의 어깨세모근, 어깨뼈, 등뼈, 큰원근, 앞톱니근, 복근

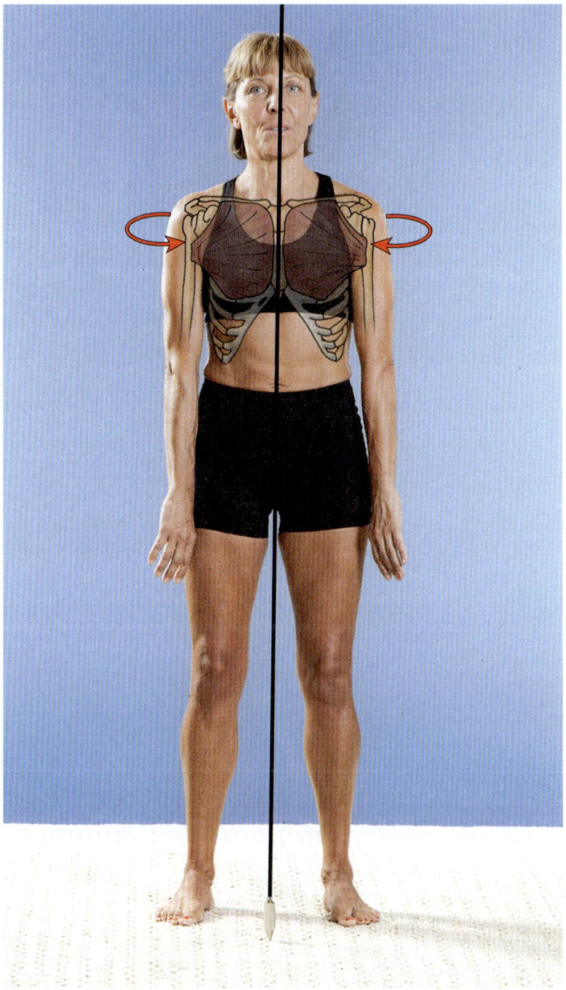

그림 3-17 둥근(안쪽돌림된) 어깨.

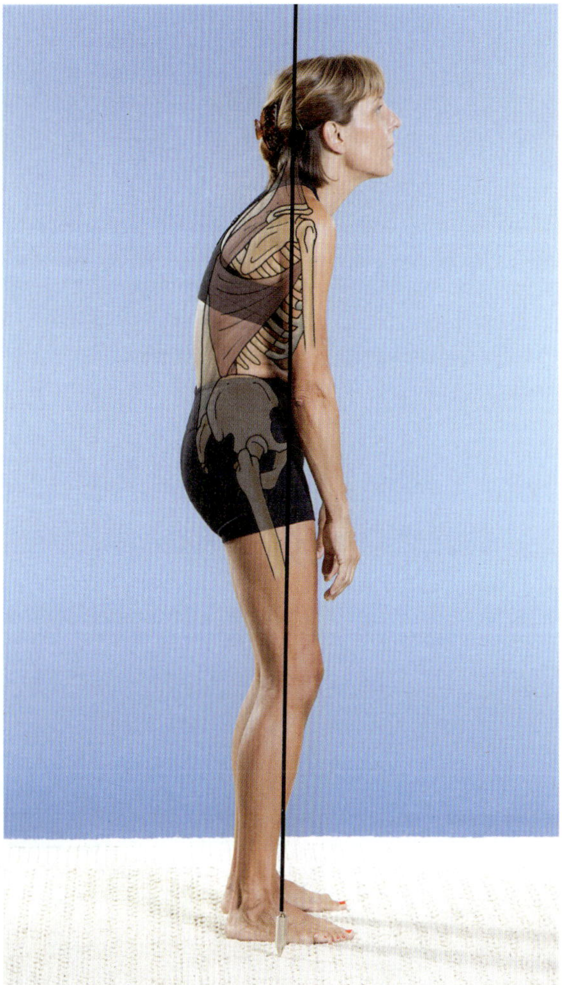

그림 3-18 구부정한 자세.

- **잠긴 긴 근육:** 머리와 목의 굽힘근, 중간 등세모근, 뒤쪽 어깨세모근, 마름근, 가시아래근, 작은원근, 가슴/허리 엉치가시근육군

- **구부정한 자세**(뒤굽음증) (그림 3-18). 이 자세는 앞으로 나온 머리와 둥근 어깨(푹꺼진 가슴)과 같은 다른 자세 불균형과 관련이 있다. 관련된 근육들은 둥근 어깨와 같을 수도 있다.
  - **잠긴 짧은 근육:** 머리와 목의 폄근, 큰가슴근, 앞어깨세모근, 어깨뼈, 등뼈, 큰원근, 앞톱니근, 복근
  - **잠긴 긴 근육:** 머리와 목의 굽힘근, 중간등세모근, 뒤어깨세모근, 마름근, 가시아래근, 작은원근, 가슴/허리 엉치가시근육군

당신은 어떻게 생각하나요?

다양한 불균형 자세를 취해 보아라. 여러분의 몸에 어떤 영향을 끼치는가? 근육은 어떻게 느껴지는가? 바디워크를 하면서 불균형 자세를 시도해보아라. 이렇게 할 때 몸은 어떻게 느끼는가? 고객들에게 불균형한 자세로 바디워크를 수행할 때 차이를 느끼는지 물어보아라.

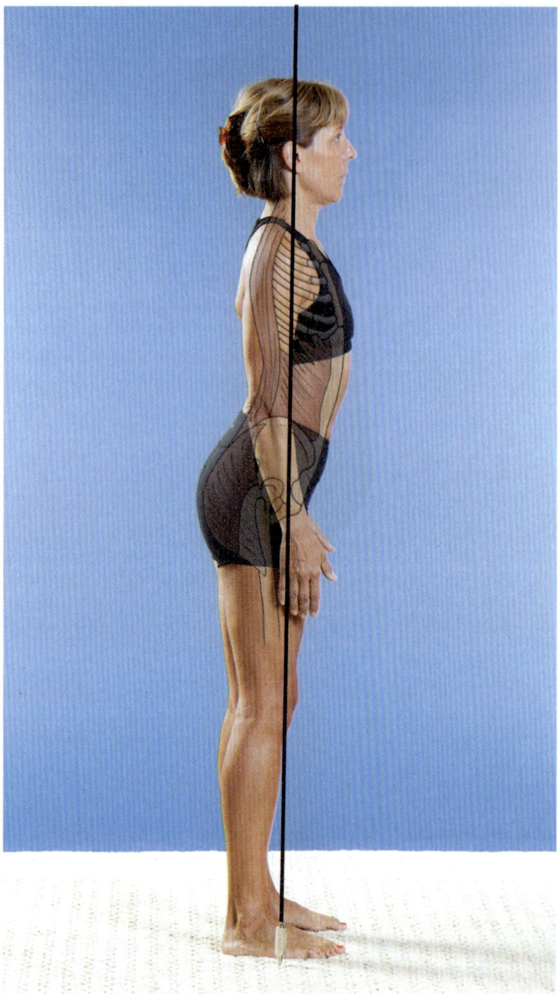

그림 3-19 골반의 전방경사(앞굽음증).

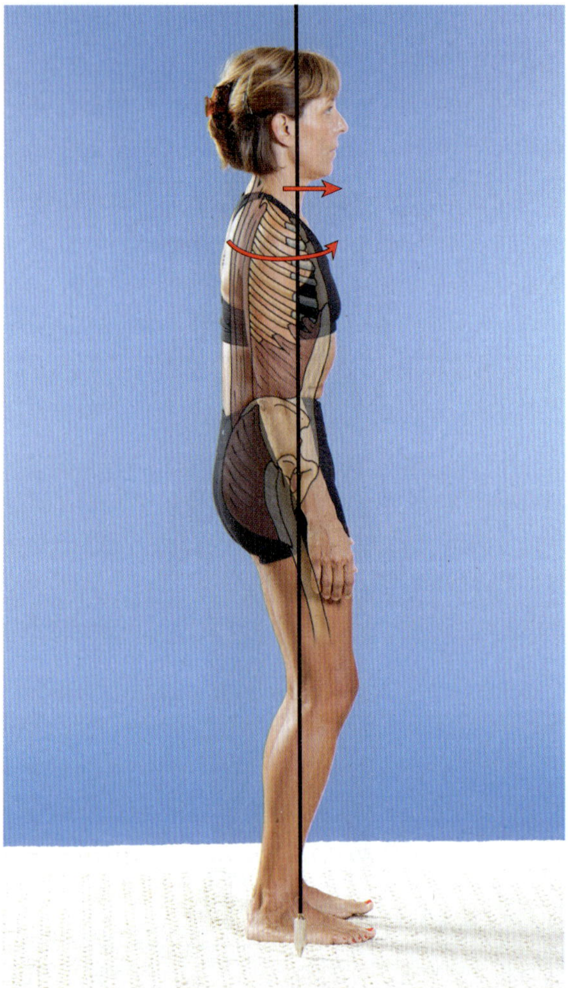

그림 3-20 골반의 후방경사(굽은 등).

- **골반 전방 경사**(앞굽음증, 그림 3-19). 이 자세는 튀어나온 복부를 동반하고, 무릎 과신전과 연관이 있다.
  - **잠긴 짧은 근육:** 허리부분 엉치가시근육군, 허리네모근, 넙다리근막긴장근, 넙다리네갈래근육군, 모음근, 장딴지근
  - **잠긴 긴 근육:** 복근, 엉치엉덩근, 큰볼기근, 뒤넙다리근육군, 앞정강근
- **골반 후방 기울어짐**(굽은 등, 그림 3-20). 이 자세는 종종 앞으로 나온 머리, 둥근 어깨(푹꺼진 가슴), 구부정한 자세(뒤굽음증)을 동반한다.
  - **잠긴 짧은 근육:** 복근, 엉치엉덩근, 큰볼기근, 뒤넙다리근육군, 앞정강근
  - **잠긴 긴 근육:** 가슴/허리 엉치가시근육군, 허리네모근, 모음근, 넙다리네갈래근육군, 모음근, 장딴지근

자세 균형을 개선하는 방법들
(Ways to Improve Postural Balance)

많은 요인들이 좋은 건강과 개선된 자세에 기여를 한다. 균형잡힌 식사를 하는 것과 더불어 충분한 수면과 운동은 필수적이다. 균형잡힌 자세가 구성하는 것을 잘 이해하고, 운동감각을 인식하고, 균형잡힌 자세를 가지고자 하는 의욕을 가지는 것도 동등하게 중요하다. 하지만 좋은 자세는 때로 심지어 최상의 몸 상태일 때 조차도 유지하기 힘들다. 가능한 한 최고의

건강을 유지하고 가장 균형잡힌 자세를 가지는 것이 직업 수명을 개선시키는 최선의 방법이라는 사실을 기억함으로써 동기부여를 받아야 한다.

적절한 자세를 유지하는 것은 치료를 하는 정해진 시간 내에 근육이 버틸 수 있는 능력인 근지구력에 달려있다. 쉽게 피로해진 근육들은 올바른 신체 정렬을 유지할 수 없게 된다.

2장에서 논의한 것처럼, 근육은 서로 상반되는 역할을 하며 이것을 대항근이 쌍으로 작용한다고 해서 대항쌍(antagonistic pairs)이라고 부른다. 두 쌍은 자세 불균형을 예방하고 완화하기 위해 반드시 운동을 해야 한다. 예를 들어, 가슴근을 운동하는 것은 등의 위쪽과 중간 근육이 발달되어 있지 않으면, 앞으로 굽어진 어깨와 푹꺼진 가슴을 야기시킬 수 있다. 일반적으로, 약한 근육은 강화될 필요가 있고, 단단하고 짧은 근육은 이완될 필요가 있다. 이는 7장과 8장에서 상세히 다루게 될 것이다.

적어도 3주간 운동과 스트레칭을 한 후에 어떻게 자신의 자세가 변했는지를 확인한다. 자세평가 양식(그림 3-13 참고)을 사용하여, 거울을 사용하거나 사진을 찍어 "이후 사진"란에 부착하여 자세를 확인해 보라. "이전 사진"과 "이후 사진"을 비교함으로써, 자신이 어떤 개선을 했는지를 확인할 수 있다.

속설: 자세는 선천적이므로 바뀔 수 없다.

사실: 비록 유전적인 요소가 조직의 모양과 생리학을 결정하긴 하지만, 자세는 대개 학습된 방식이므로, 잊혀질 수도 있다. 우리의 생각, 감정, 태도, 성장역사와 가족 습관이 각 자세의 독특한 방식의 기초가 된다. 이 대부분은 우리가 통제할 수 있는 요소들이다.

웰니스에 집중하기

자신이 작성한 자세 평가 양식(그림 3-13)을 토대로, 다음은 자세균형을 개선하기 위해 할 수 있는 것들이다. 누운 자세로 하는 운동은 필요하다면 편안하게 하기 위해 패드나 매트를 사용하여 테이블이나 바닥에서 해야 한다. 모든 운동은 천천히 해야 한다. 운동이나 뜨거운 물로 샤워를 하는 것과 같이 근육이 덥혀진 후에는 근육을 풀어주는 것이 가장 좋다 (이에 관한 더 많은 정보는 7장에서 다루게 될 것이다). 스트레칭은 10분 또는 그 이상을 유지하라.

운동이나 스트레칭을 할 때는 반드시 다음과 같은 방식으로 호흡하라: 움직임의 가장 쉬운 부분에서 숨을 들이쉬고, 움직임의 가장 어려운 부분에서 숨을 내쉬어라. 대개 들숨은 긴장을 이완하는 중에 하고 날숨은 근육을 수축하는 동안에 한다.

어떤 운동을 하기 전에라도 그 운동에 대한 금기사항이 있는지 알아보기 위해 의사에게 확인하라.

복부 앞으로 내밀기(이는 앞굽음증에도 좋다)

- 복근 운동(복근을 뻗어서 길게 늘인다): 손과 무릎을 바닥에 대고 복부를 아래로 내려서 등을 아래쪽으로 아치형으로 만든다(그림 3-21A). 그 다음 복부를 안으로 잡아당겨 등을 위쪽으로 아치형으로 만든다. 이것은 등을 둥글게 만드는 것처럼 보여야 한다 (그림 3-21B). 4초간 그 상태를 유지한 다음 5초간 긴장을 푼다. 3~4회 반복한다.
- 골반 젖히기 (복근 강화). 이것은 척추 위치에서 이루어져 있는 정적 수축운동으로, 두 팔은 옆에 두거나 머리 뒤쪽에 위치한다. 무릎은 약간 구부려 사이가 벌어시게 한나. 발은 바닥에 편평하게 둔다(그림 3-22A). 척추를 바닥쪽을 향해 아래로 누른다. 복부와 볼기근을 조이면서 (수축) 그 상태를 유지한다(그림 3-22B). 4초간 유지한 후에 풀어준다. 5회 반복한다.
    - 도전해 볼만한 변형: 두 손을 머리 뒤에 두는 것 외에는 똑같이 운동을 시작한다(그림 3-22C). 복근과 볼기근을 수축하면서 천천히 한쪽 다리를 뻗어서 완전히 뻗을 때까지 아래로 내린다 (그림 3-22D). 4초간 유지한다. 다리를 들어올려 구부린 자세로 돌아온다 (그림 3-22E). 다른 쪽 다리로 반복한다.

앞굽음증

- 벽 운동(복근을 강화하고 아래쪽 등을 뻗게 한다): 등을 벽에 기댄채 선다. 발꿈치는 벽에서 1인치 가량 떨어지게 한다 (그림 3-23A).

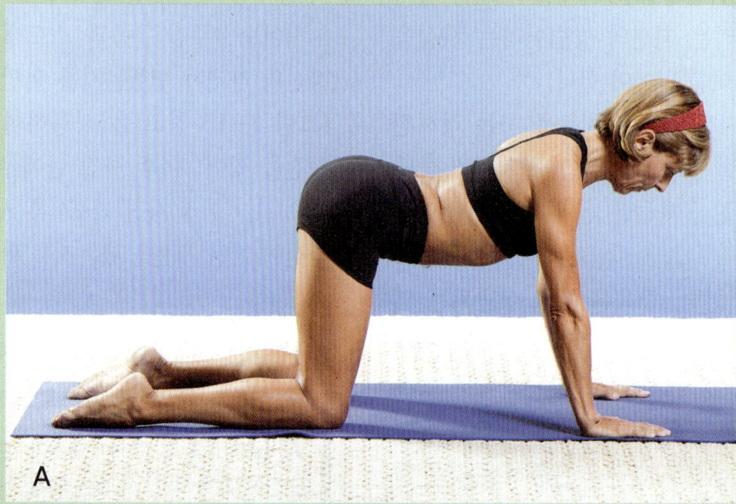

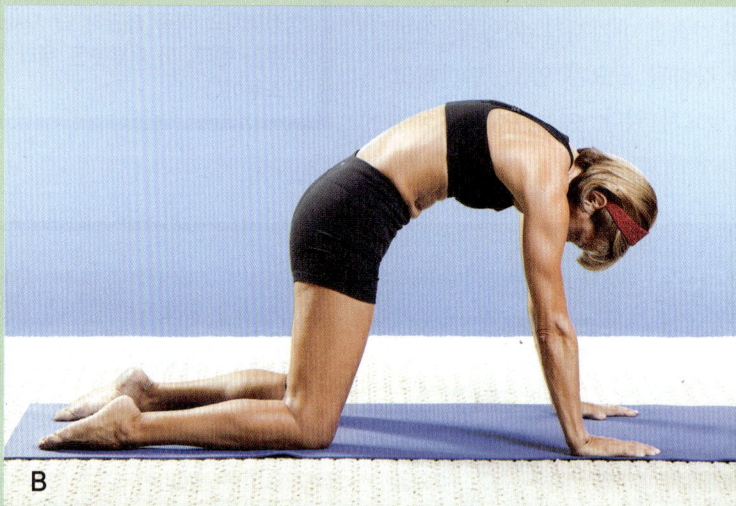

그림 3-21 (A) 복부를 떨어뜨리고 등을 아래쪽으로 아치를 만든다. (B) 복부를 편평하게 하고 등을 올려 아치를 만든다.

등아래쪽을 벽에 기대어 편평하게 한다
(그림 3-23B).
편평해진 등을 유지하면서 벽에서 떨어져 걷는다
(그림 3-23C).
벽으로 돌아가서 그 자세를 유지했는지를 확인한다.

- 도전해 볼만한 변형: 도구(팔걸이, 등받침이 없는 의자)에 앉아라. 등의 위쪽을 곧게 유지하면서 벽에 등을 기댄다(그림 3-23D).
  두 팔을 들어올려 벽에 대고, 턱은 끌어당기고 등 아래쪽은 편평하게 한다(그림 3-23E).
  4초간 유지한 다음 이완한다.
  5회 반복한다.

- 무릎 들어올리기(등 아래쪽과 엉덩이의 깊은 돌림근을 뻗게 한다): 중립자세로 벽에 기댄채 선다.
  양발은 골반 너비만큼 벌리고, 양팔은 측면에 아래로 내린다(그림 3-24A).
  무릎 한쪽을 최대한 높이 들어올린다.
  양팔로 무릎을 잡아서 등은 곧게 유지하면서 무릎은 몸쪽으로 끌어당긴다(그림 3-24B).
  4초간 유지하고 푼 다음 다리를 내린다.
  다른 쪽 다리로 반복한다.
  오른쪽과 왼쪽 다리를 교대로 한다.
  각각 4회 반복한다.
  - 도전해 볼 만한 변형: 이것은 바닥에서 할 수도 있는데, 한 번에 한쪽 다리만 한다(그림 3-24C).

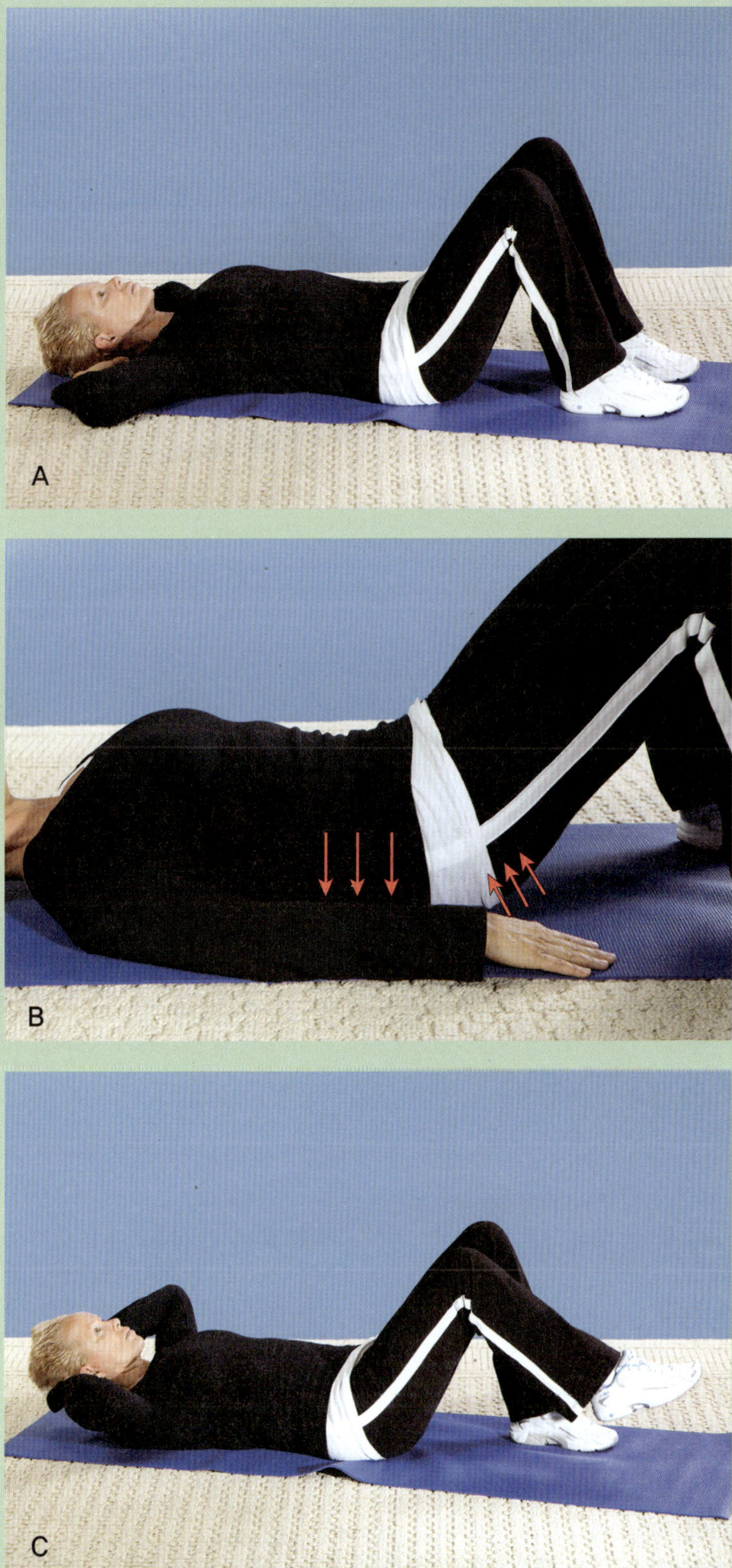

그림 3-22 (A) 바닥에 발을 붙이고 무릎과 머리는 약간 구부리고 팔을 옆에 두고 똑바로 누운 자세. (B) 복부와 엉덩이 근육을 수축시키는 동안 척추로 바닥을 누른다. (C) 손을 머리 뒤에 위치시키고 복근과 엉덩이 근육을 수축시키고 천천히 한쪽 다리를 내린다.

계속

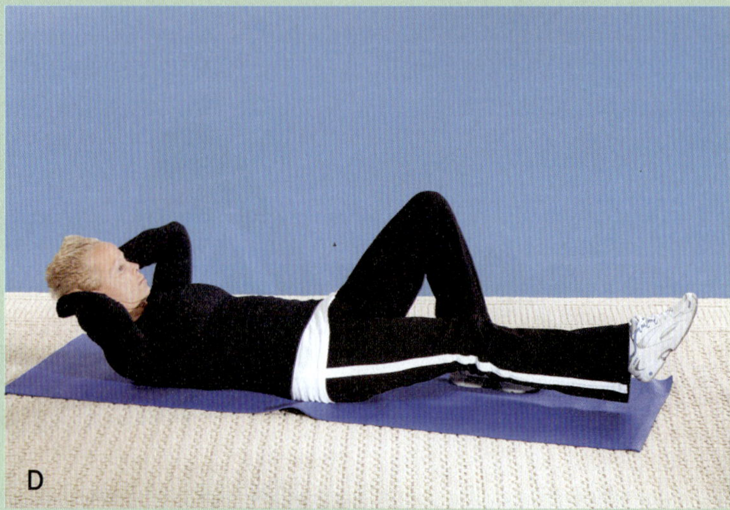

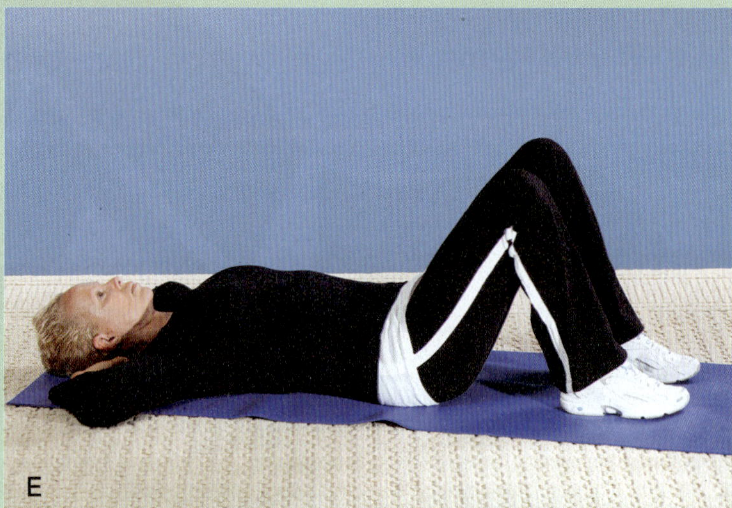

그림 3-22 계속 (D) 다리를 완전히 신전시킨다. (E) 다리를 다시 굴곡시켜서 가져온다.

양쪽 다리를 동시에 할 수 있다 (그림 3-24D).

안으로 굽은 어깨, 움푹 들어간 가슴, 뒤굽음증, 날개어깨뼈

- 출입구 운동(흉근을 뻗어준다): 양 팔꿈치를 구부린 상태로 문간에 선다. 바닥과 평행을 유지한다 (그림 3-25A). 천천히 출입문 안쪽으로 기울인다. 4초간 유지한 다음 풀어준다.
  - 변형: 양팔의 위치를 다양하게 시도해 본다. 이렇게 하면 흉근의 다른 섬유를 뻗게 해줄 것이다(그림 3-25 B,C,D).
- 팔 돌리기(등 위쪽과 어깨를 강화하고 흉근을 뻗어주며 머리가 앞으로 나온 자세를 완화해준다): 턱을 끌어당긴 상태로 팔을 어깨 높이로 들어올려 뻗는다(그림 3-26A). 큰 원을 그리듯 뒷방향으로 5회 돌린다(그림 3-26B). 또한, 턱을 끌어당긴 상태로 팔을 어깨높이로 들어올린 다음 팔꿈치를 구부린다 (그림 3-26D). 척추를 끌어 당긴다 (그림 3-26E). 4초간 유지했다 풀어준다. 5회 반복한다.
- 바로 누운 자세에서 팔 들어올리기(등과 어깨를 강화한다): 바닥에 반듯이 드러눕는다. 무릎을 구부리고 발은 바닥에 평평하게 둔다 (그림 3-27A) 한쪽 팔을 수직으로 천천을 향해 쭉 뻗는다(그림 3-27B). 그 팔을 내려놓은 다음 다른 한쪽 팔을 들어올린다. 그 동작을 5회 반복한다.

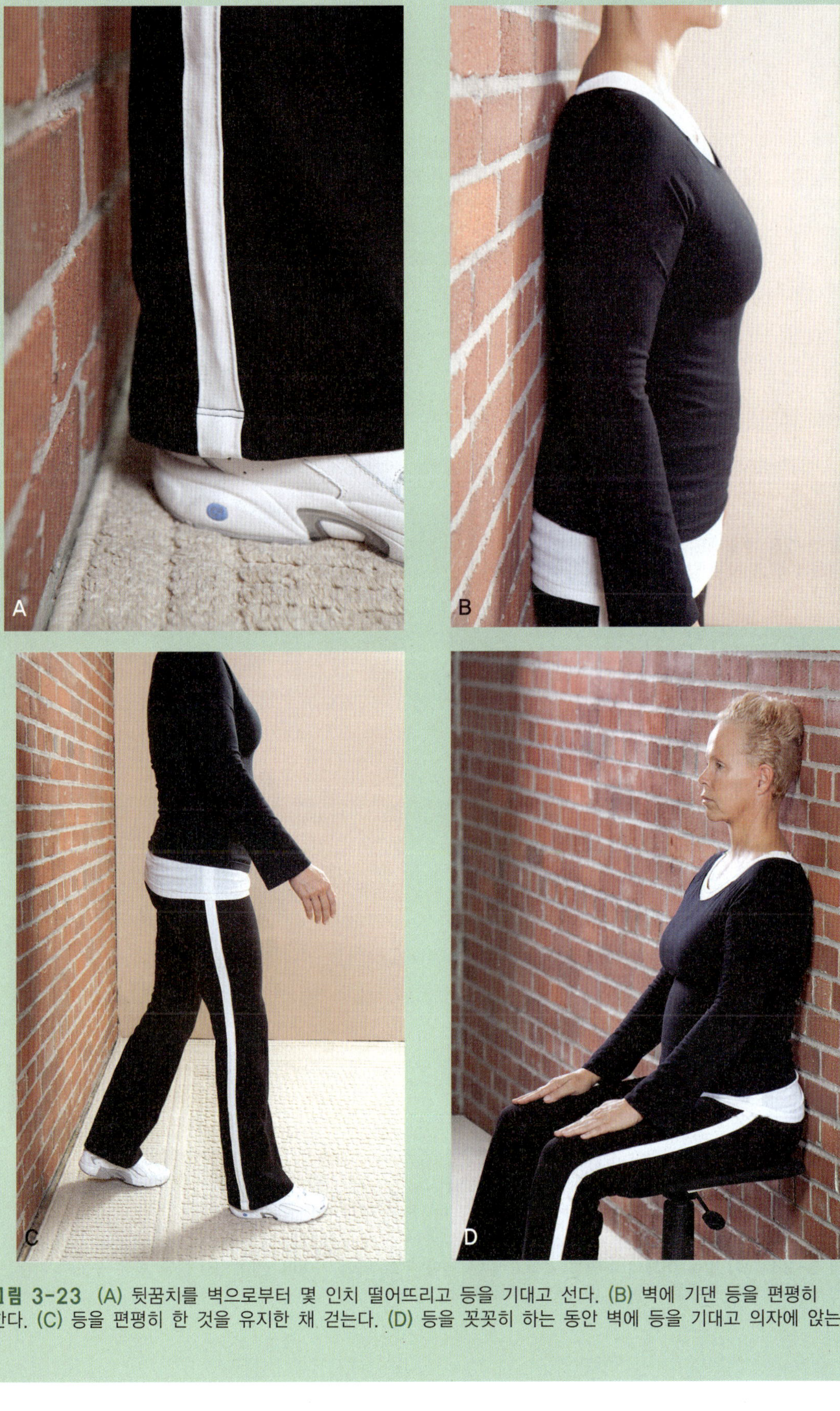

그림 3-23 (A) 뒷꿈치를 벽으로부터 몇 인치 떨어뜨리고 등을 기대고 선다. (B) 벽에 기댄 등을 편평히 한다. (C) 등을 편평히 한 것을 유지한 채 걷는다. (D) 등을 꼿꼿히 하는 동안 벽에 등을 기대고 의자에 앉는다.

계속

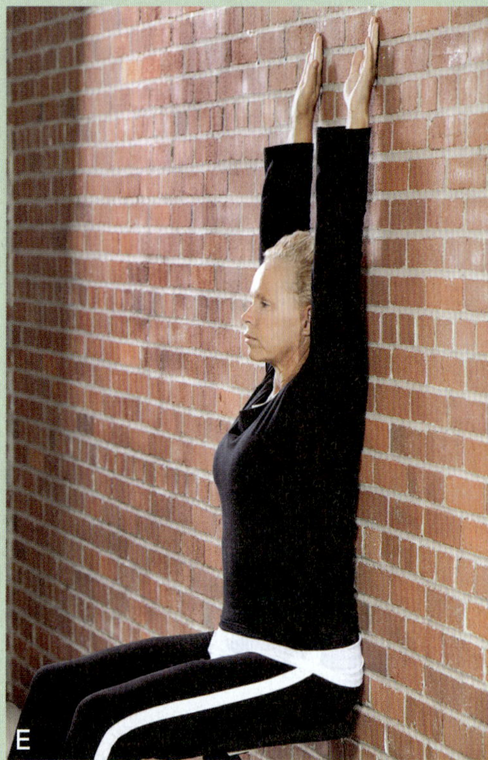

그림 3-23 계속 (E) 아래쪽 등을 편평하게 하고 턱을 당기고 팔을 머리 위로 들어 올린다.

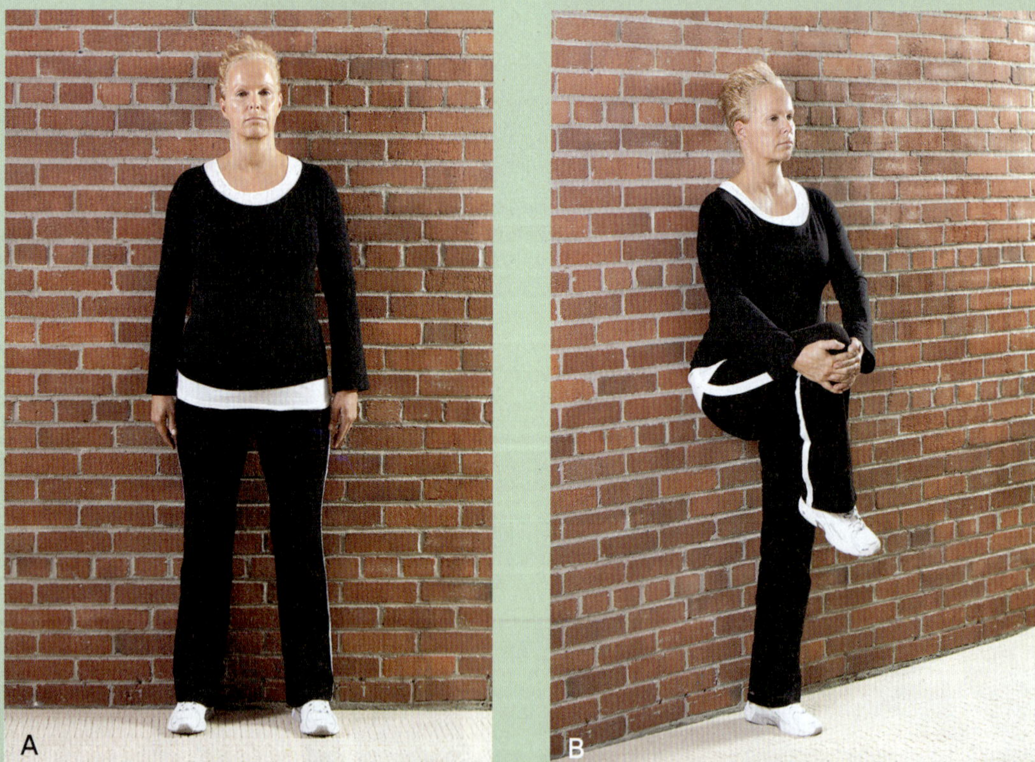

그림 3-24 (A) 발을 어깨너비 만큼 벌리고 팔을 옆에 두고 벽에 기대어 선다. (B) 등을 벽에 꼿꼿히 기대는 동안 손으로 한쪽 무릎을 가능한 한 높게 들어올린다.

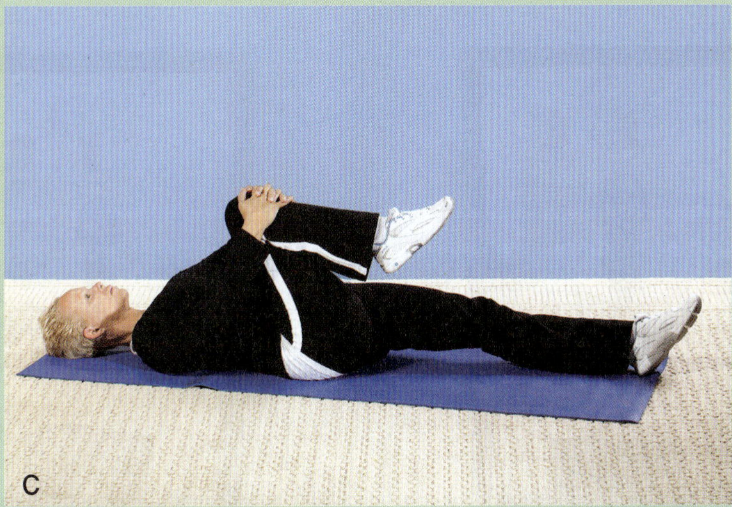

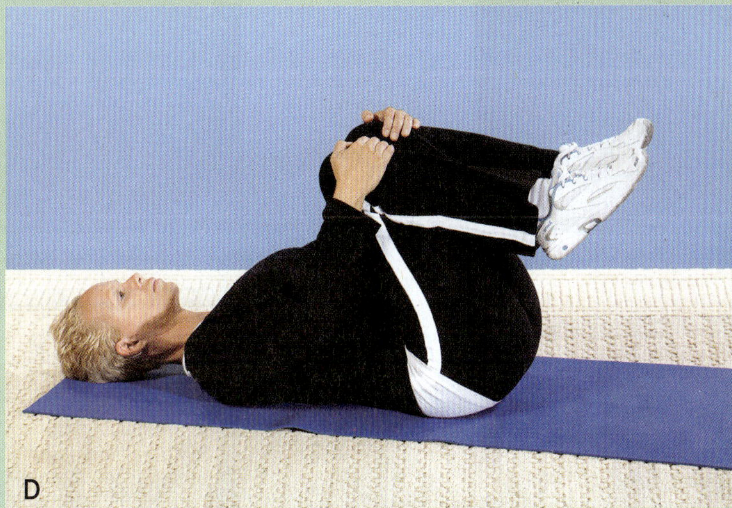

그림 3-24-계속 (C) 한 번에 한쪽 나리. (D) 또는 두 나리 모두 실시

- 백 스트로크(등과 어깨를 강화한다. 어깨동작의 범위를 증가하는데 매우 좋다): 오른쪽 손등을 오른쪽 얼굴에 댄다. 그런 다음 팔꿈치를 뒤쪽으로 누른다(그림 3-28A). 팔꿈치는 뒤를 향하게 유지하면서 오른팔을 뒤쪽으로 뻗는다(그림 3 28B). 그런 다음 팔을 풀어준다. 왼손과 팔로 반복한다. 수영에서 배영을 할 때처럼 오른팔, 왼팔을 교대로 하면서 각각 4회 반복한다.

앞으로 나온 머리

- 벽 밀기(목 근육을 강화한다): 등을 벽을 향하게 선다. 발꿈치는 벽에서 2~3인치 떨어지게 한다 (그림 3-29A). 머리 뒤쪽을 벽에 댄다. 턱은 중립 상태를 유지하고 요추 굴곡은 증가시키지 않는다(그림 3-29B). 4초간 유지하고 5초간 풀어준다. 3~4회 반복한다.
- 머리 들어올리기(목 근육을 강화한다): 엎드려 눕는다. 손은 머리 뒤쪽으로 손가락깍지를 낀다 (그림 3-30A). 바닥에서 머리를 위로 들어올릴 때 손에 약간은 저항력을 가한다 (그림 3-30B). 4초간 유지한 후 풀어준다. 5회 반복한다.

계속

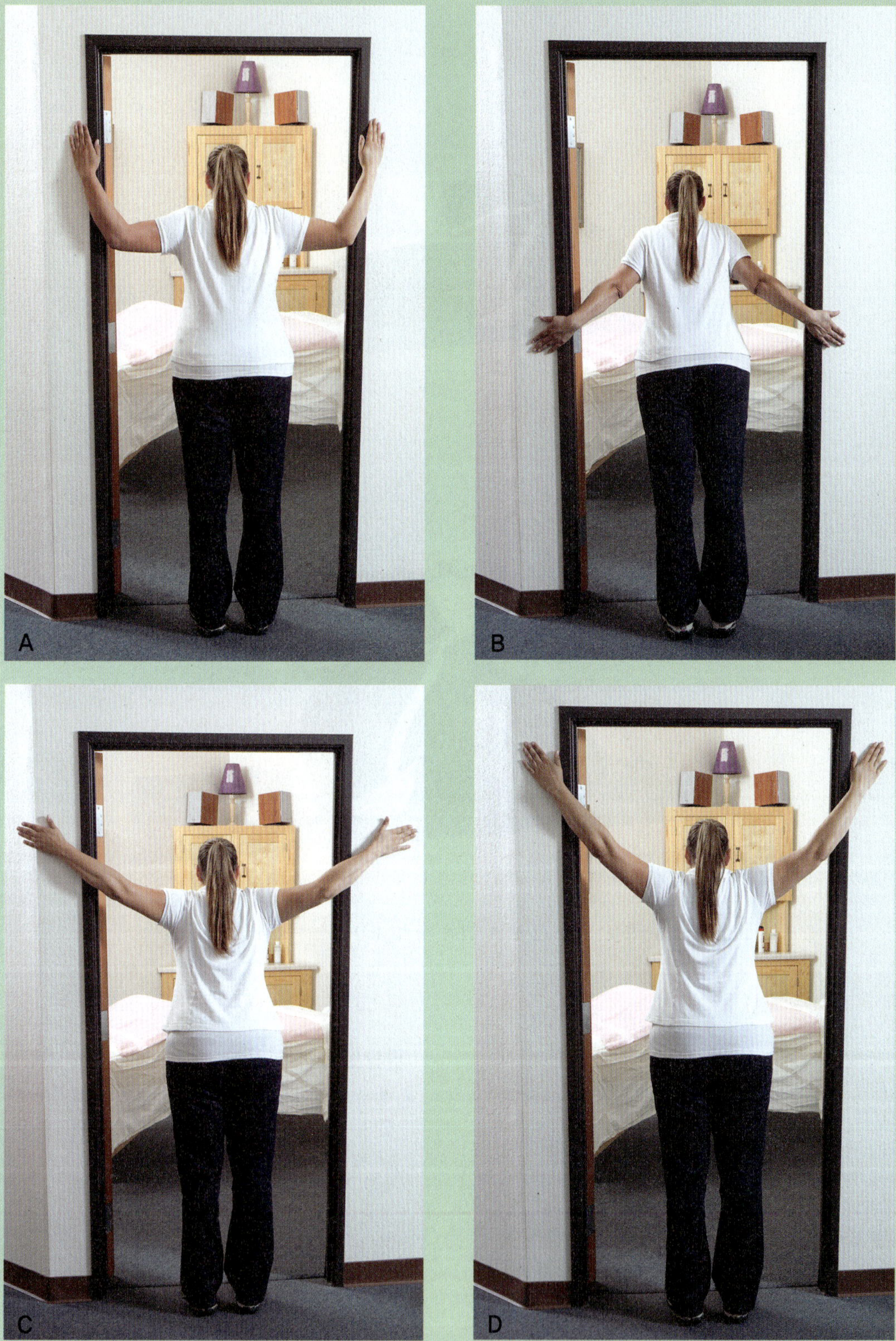

그림 3-25 (A) 출입문에 서서 마루와 평행하게 팔꿈치를 굽힌 자세를 한다. 여러분의 팔 위치를 B, C, 그리고 D처럼 바꾸어 본다. 그러면 이것은 다른 가슴근육 섬유들을 스트레칭시킬 것이다.

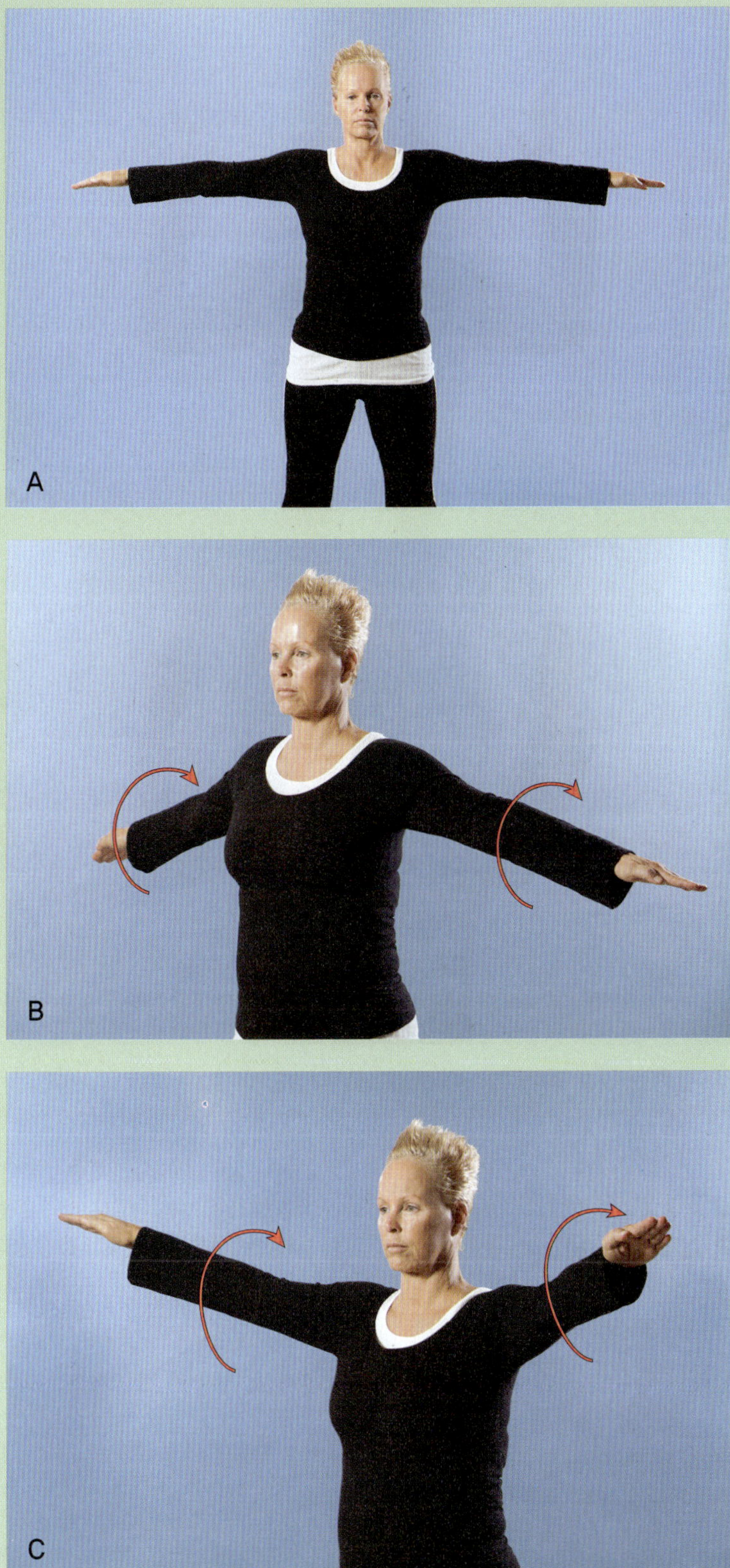

그림 3-26 (A) 턱을 당기고 어깨를 벌림시킨 자세를 유지한다. (B, C) 5번 팔을 크게 뒤로 회전시키며 움직인다.

계속

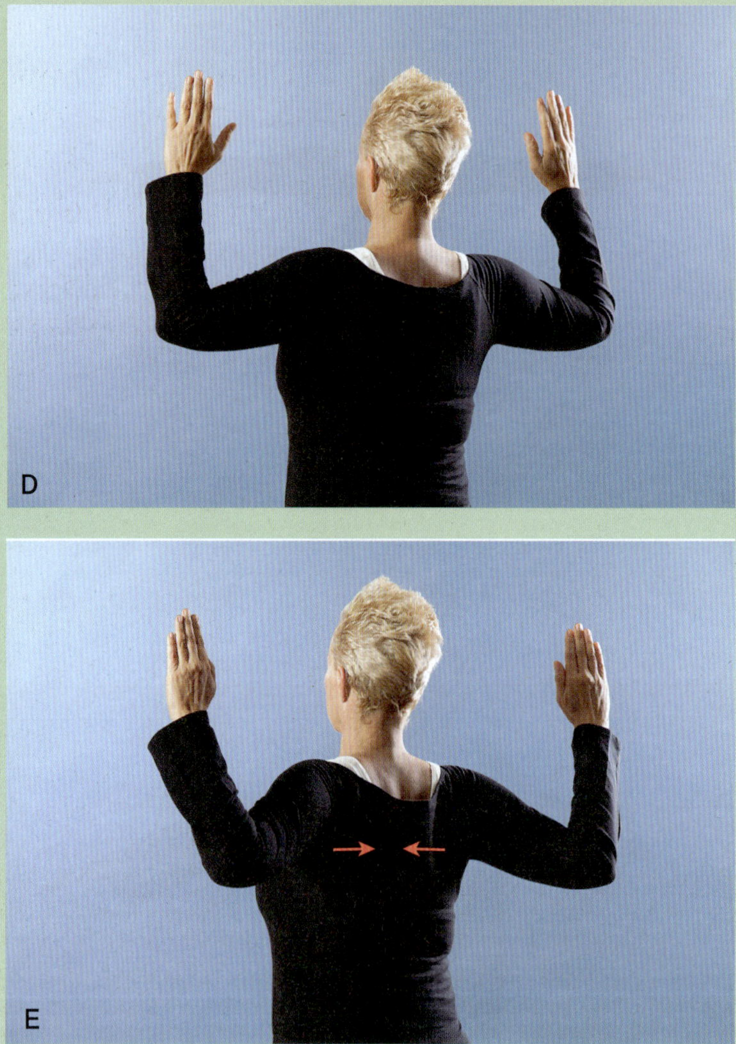

그림 3-26 계속 (D) 팔꿈치를 굽힌다. (E) 어깨뼈를 뒤로 당긴다.

척추옆굽음증

- 왼쪽 등 굴곡과 오른쪽 요추 굴곡으로 S 곡선을 만든다. 곡선이 이와 반대면 연습 자세를 거꾸로 바꾼다.
  - 의자에 매달리기(스트레칭): 등 받침이 있는 의자를 앞을 향하게 둔다. 양손을 의자 등받이 맨위에 둘 수 있을 만큼 충분히 멀리 떨어져 선다. 팔을 쭉 뻗은 채로 편안하게 구부린다. 스트레칭을 하면서 등은 편평하게 유지시키고 세로 축은 정렬되게 한다 (그림 3-31A). 4초간 유지했다가 풀어준다. 5회 반복한다. 이상적인 것은 이런 식으로 한 번에 30~60초 동안 스트레칭을 하는 것이다. 이 스트레칭은 철봉을 이용해서 할 수도 있다. 팔은 완전히 뻗은 채로 철봉을 잡고 매달린다.
  - 서서 스트레칭하기: 서서 오른팔을 머리 위로 뻗는다. 동시에 왼팔은 아래로 뻗어 등 뒤쪽으로 향한다. 팔은 뻗은 상태를 유지하지만 팔꿈치는 뻗지 않는다 (그림 3-31B). 4초간 유지한 다음 풀어 준다. 5회 반복한다. 이상적인 것은 이런 식으로 한 번에 30~60초 동안 스트레칭을 하는 것이다.
  - 바로 누워 스트레칭하기: 바닥에 등을 대고 바로 눕는다. 무릎을 가슴쪽으로 끌어당기고, 무릎을 감싸면서 손깍지를 낀다(그림 3-31C). 4초간 이 상태를 유지한 후 풀어준다. 5회 반복한다. 이상적인 것은 이런 식으로 한 번에 3~60초 동안 스트레칭을 하는 것이다.

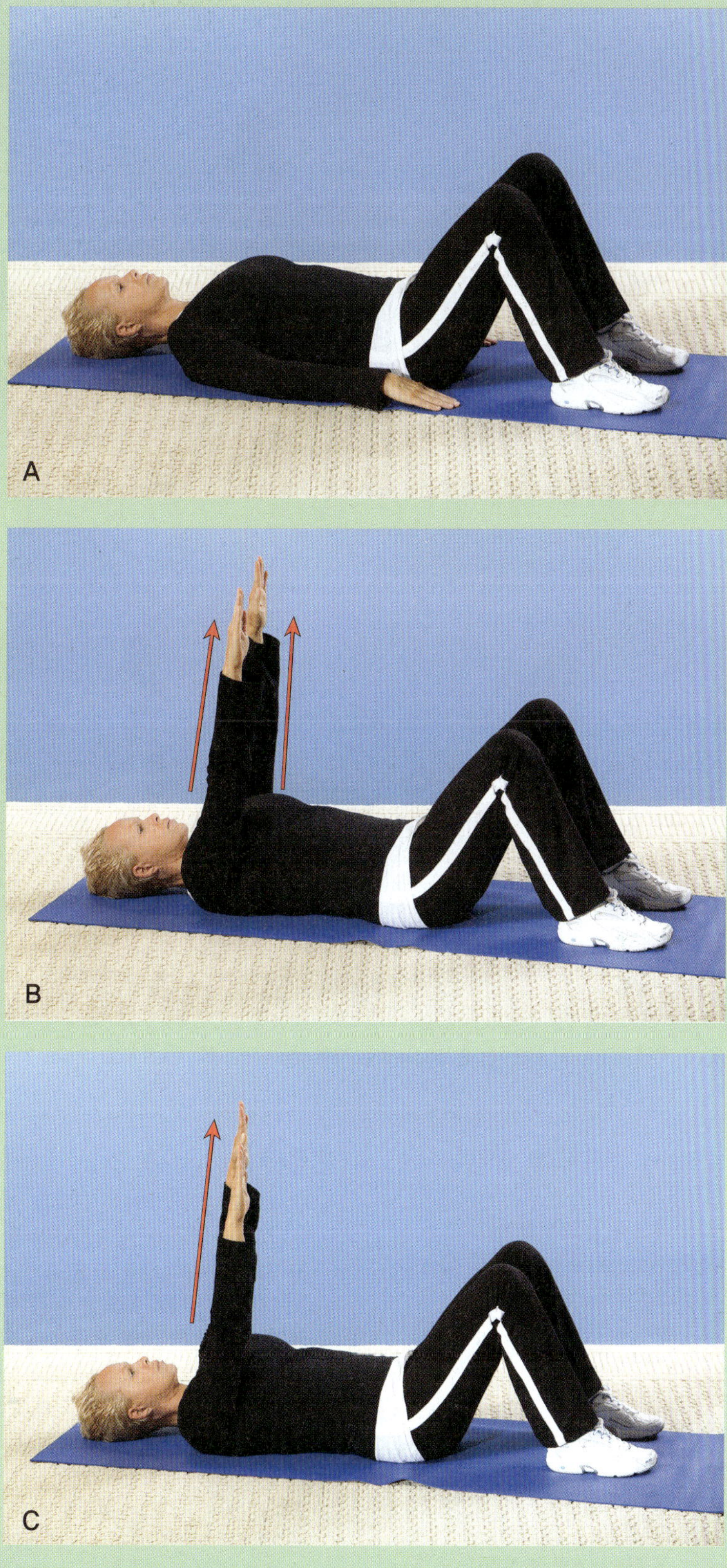

그림 3-27 (A) 바닥에 누워서 무릎을 굽히고 발을 편평하게 바닥에 둔다. (B) 팔을 위쪽으로 쭉 뻗는다. (C) 한 팔을 앞으로 더 뻗는다.

계속

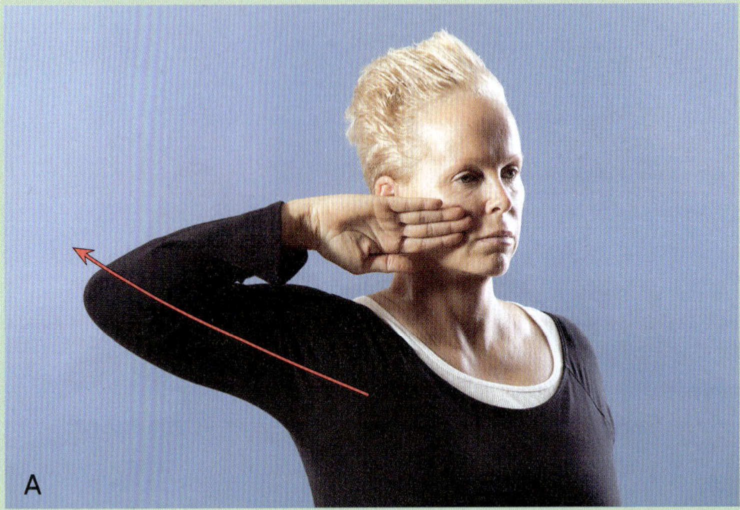

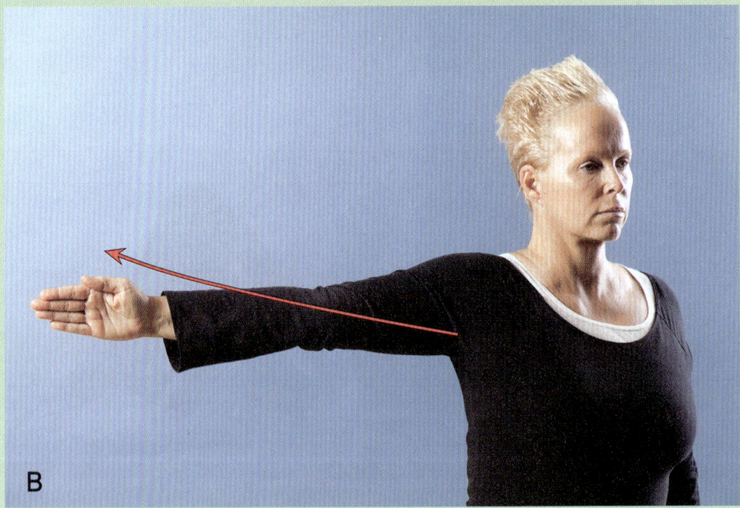

그림 3-28 (A) 얼굴 우측 위에 오른손 등을 놓고 팔꿈치를 굽힌다. (B) 팔꿈치를 뒤에 유지시키고, 팔을 뒤로 뻗는다.

- 왼쪽으로 C 곡선을 만든다. 오른쪽으로 굴곡이 나있으면 반대 방향으로 운동한다.
  - 의자에 매달리기: S 곡선과 똑같이 운동한다.
  - 아래로 스트레칭하기: 양손을 옆에 둔 채로 선다 (그림 3-32A). 왼팔을 아래로 뻗는다.
    오른팔은 머리 위로 들어올리면서 왼팔은 강하게 아래로 밀어낸다(그림 3-32B).
    그런 다음 풀어준다.
    몸을 왼쪽으로 구부리지 않는다.
    5회나 6회 반복한다. 오른팔은 머리 위로 뻗고 왼손은 편안하게 척추가 곧은 위치로 가게 하는 흉곽을 누른다 (그림 3-32C).
    그런 다음 풀어주고, 5회에서 6회 반복한다.

편평한 등

- 어깨 올리기(등 아래쪽 근육을 강화한다) : 바닥에 등을 대고 눕는다. 필요하다면 무릎 아래에 지지대로 베개를 놓는다 (그림 3-33A). 양팔은 목 뒤에 둔다. 그 다음 양어깨를 바닥에서 뗀다. 엉덩이가 바닥에 닿아 있는 동안 등에 통증을 느낀다(그림 3-33B). 4초간 유지하고 풀어준다. 5회 반복한다.
- 허리뼈 반원형 만들기(등 아래쪽 근육을 강화한다): 서서 허리뼈 부근의 등 뒤쪽에서 손깍지를 낀다 (그림 3-33C). 팔꿈치는 구부리고 옆으로 나오게 한다(그림 3-33D). 팔꿈치를 아래와 뒤로 누른다. 양 팔꿈치가 만나도록 한다. 그러는 동안 허리뼈 부근 등쪽에 약간의 통증을 느끼게 된다 (그림 3-33E). 4초간 유지한 후 풀어준다. 5회 반복한다.

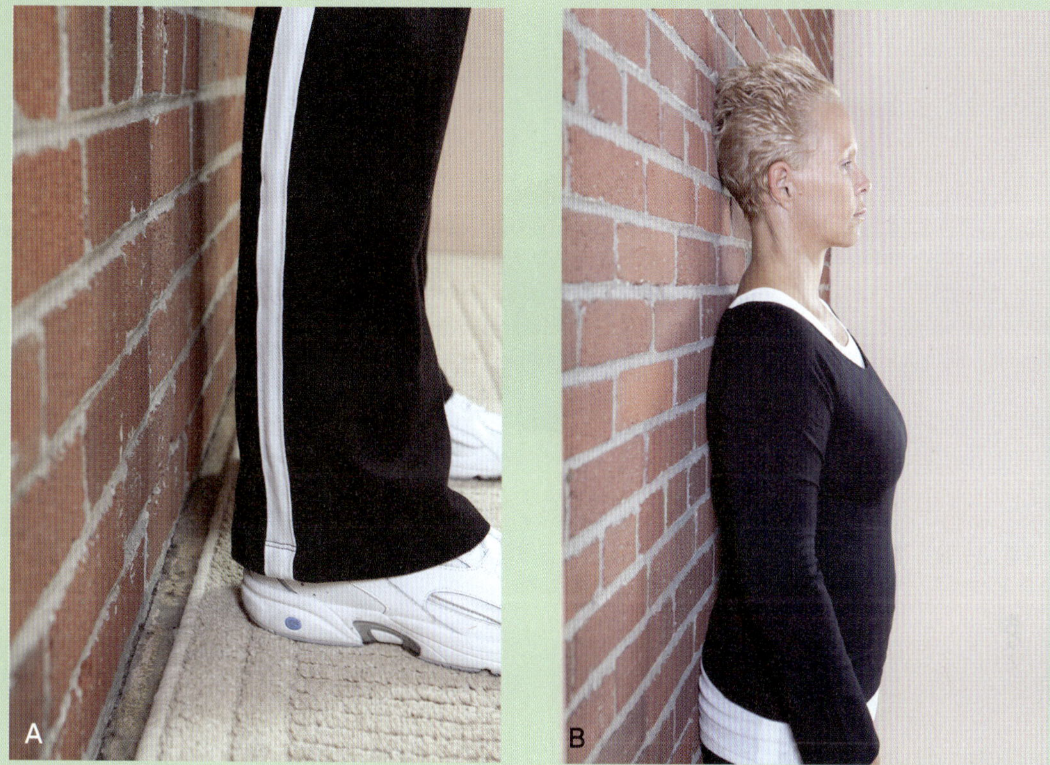

그림 3-29 (A) 벽에 2~3인치 발꿈치를 떼고 벽에 붙이고 선다. (B) 허리뼈 각이 증가되지 않게 턱을 잡아당기고, 벽을 등으로 누른다.

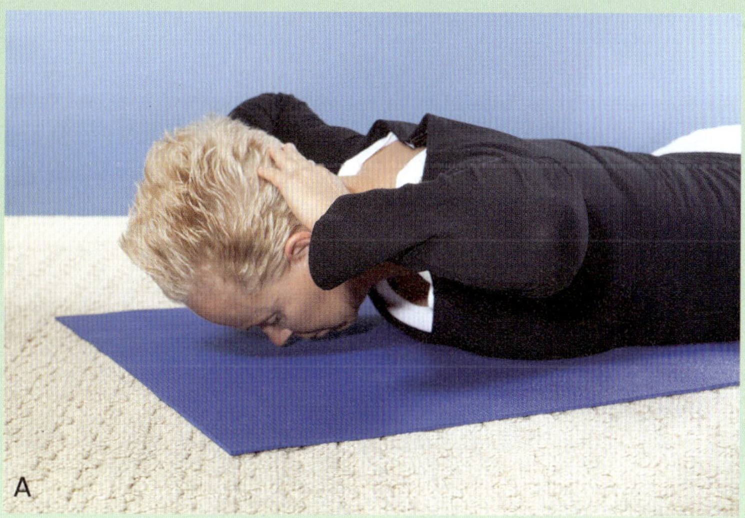

그림 3-30 (A) 엎드린 자세에서 머리 뒤에 손을 올려놓는다.

계속

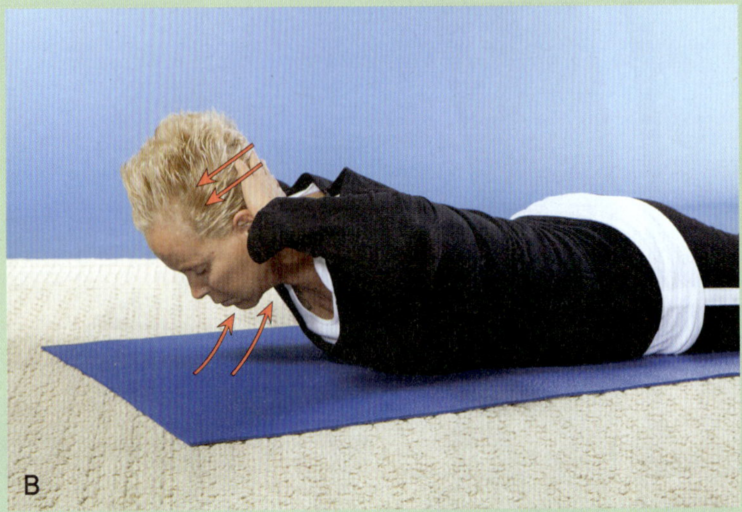

그림 3-30 계속 (B) 바닥으로부터 머리를 들어올린다. 그동안 여러분 손은 머리 뒤로 가 있어야 한다.

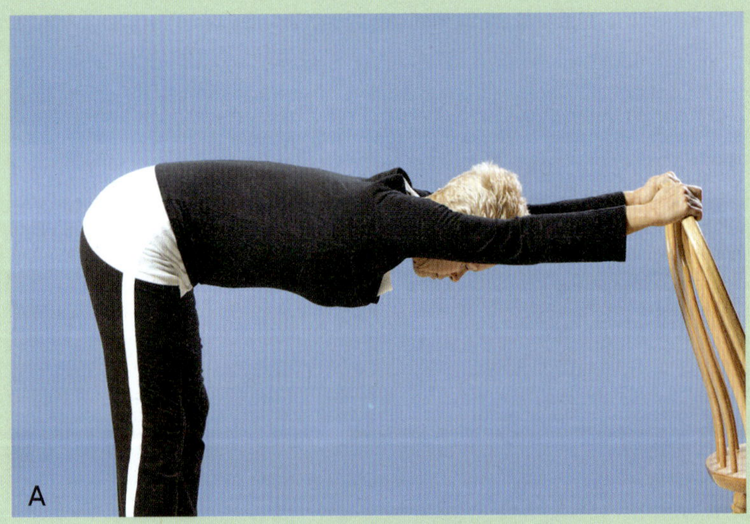

그림 3-31 (A) 의자등을 잡고 있으면서 허리를 편평하고 곧게 스트레칭하라.

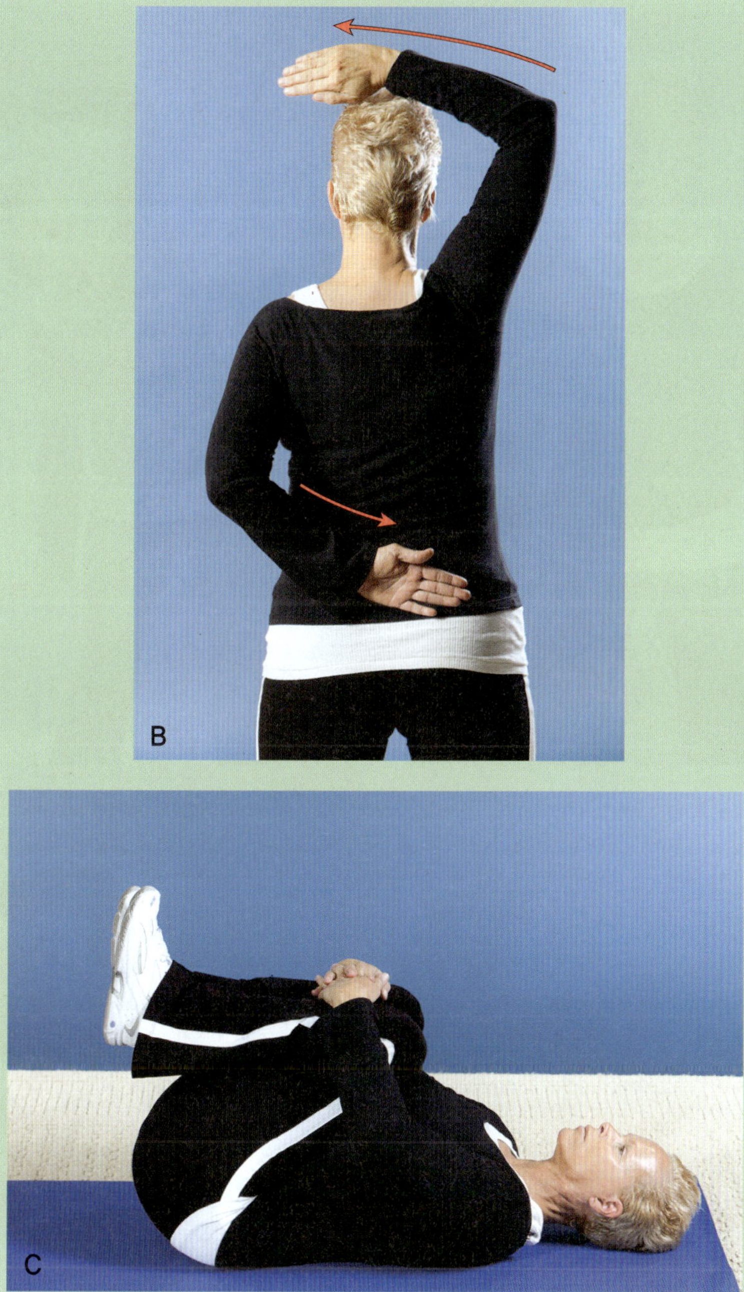

그림 3-31-계속 (B) 머리 위로 오른팔을 스트레칭하고 등을 가로질러 아래쪽으로 뻗는다. (C) 무릎 주위를 손으로 감싸면서 무릎을 가슴쪽으로 당긴다.

계속

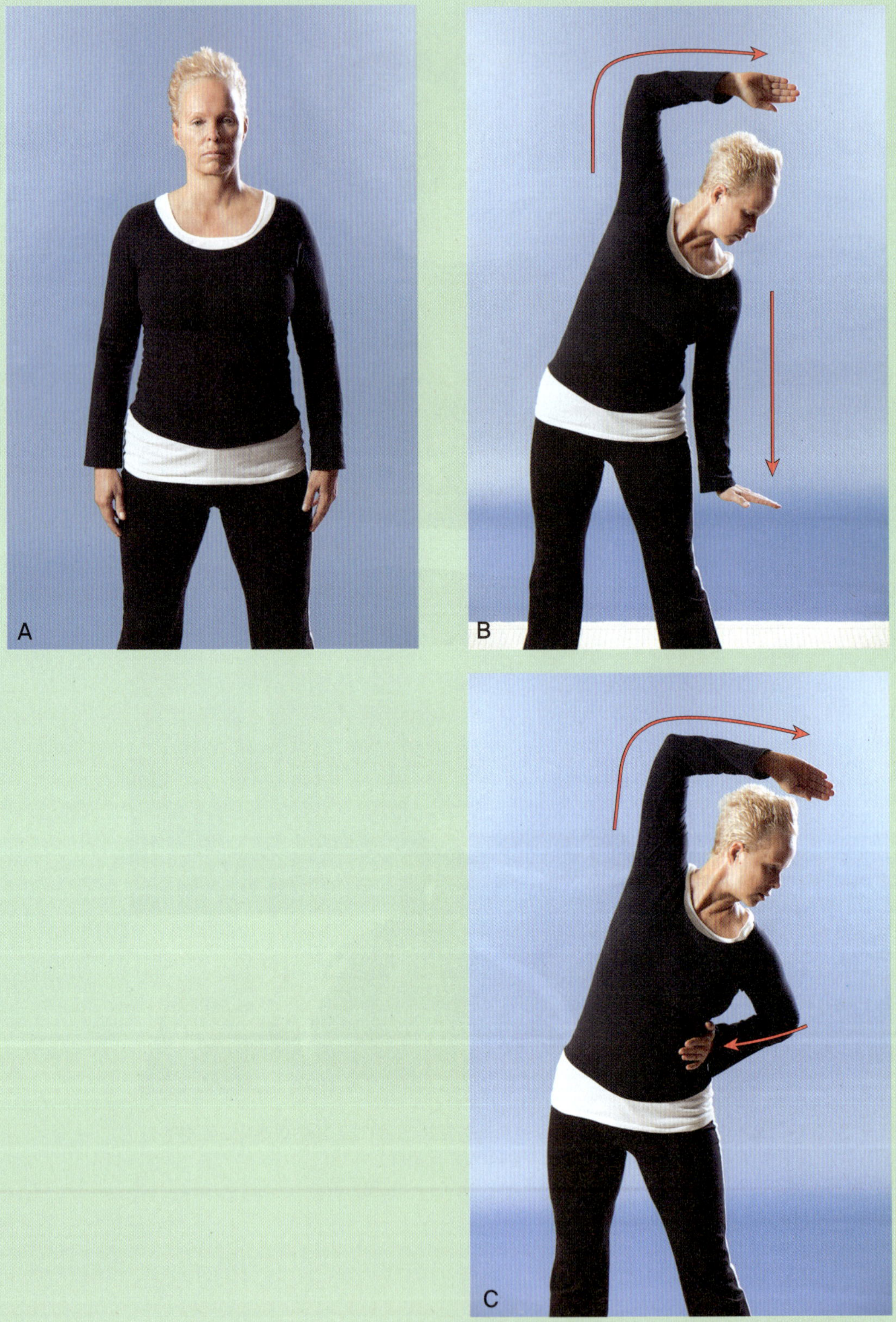

그림 3-32 (A) 손을 옆에 붙이고 선다. (B) 왼팔을 아래로 뻗고 오른팔을 머리 위쪽으로 들어올려라. (C) 왼손이 척추의 안정적인 힘을 주는 가슴우리를 압박하는 동안 오른팔을 머리 위쪽으로 뻗는다.

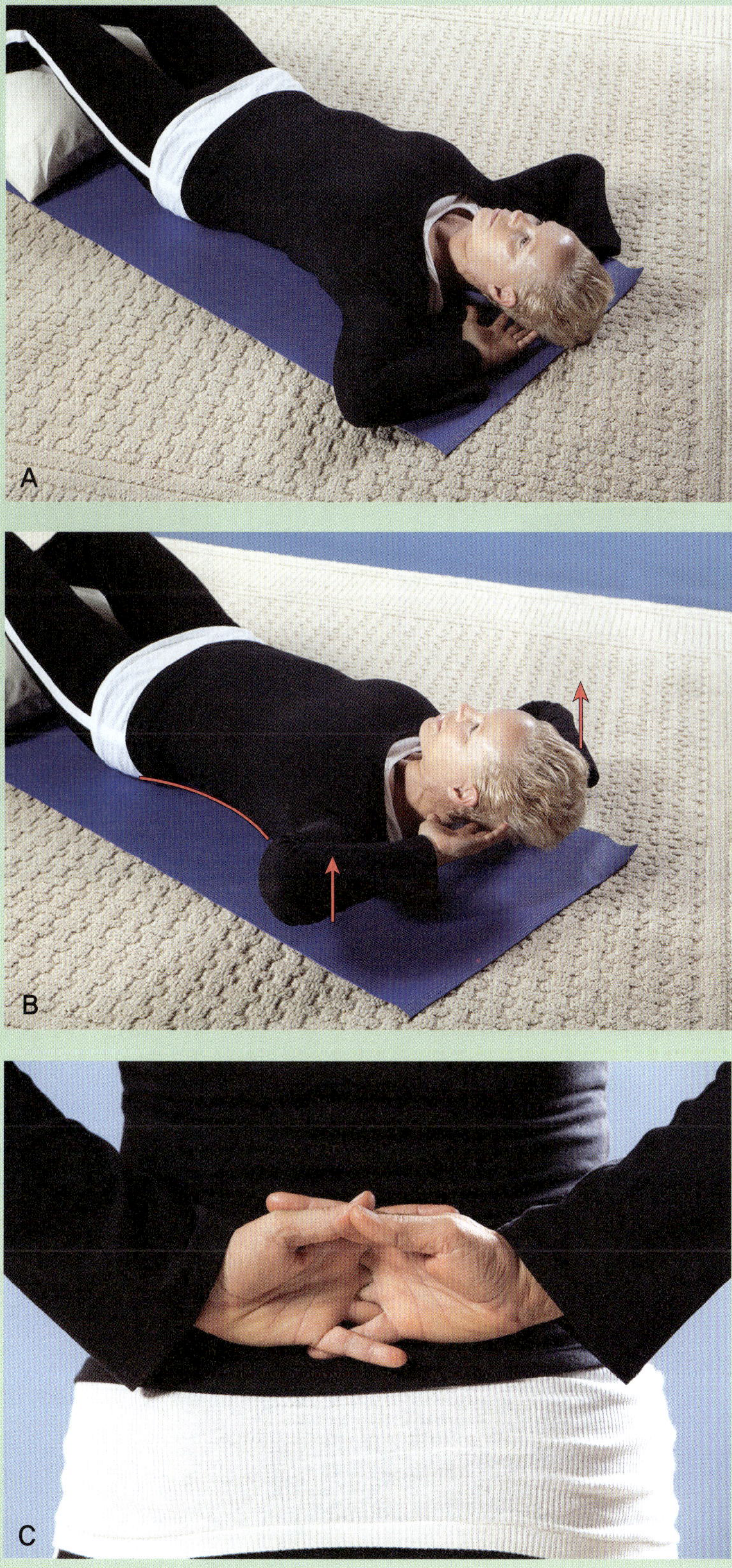

그림 3-33 (A) 똑바로 누워서 손을 머리 뒤로 위치시켜라. 그리고 (B) 처럼 볼기부위가 바닥에 닿아 있는 동안 어깨를 바닥으로부터 들어올려 등을 약간 둥글게 한다. (C) 서서 손을 허리 뒤쪽으로 교차하여 잡는다.

계속

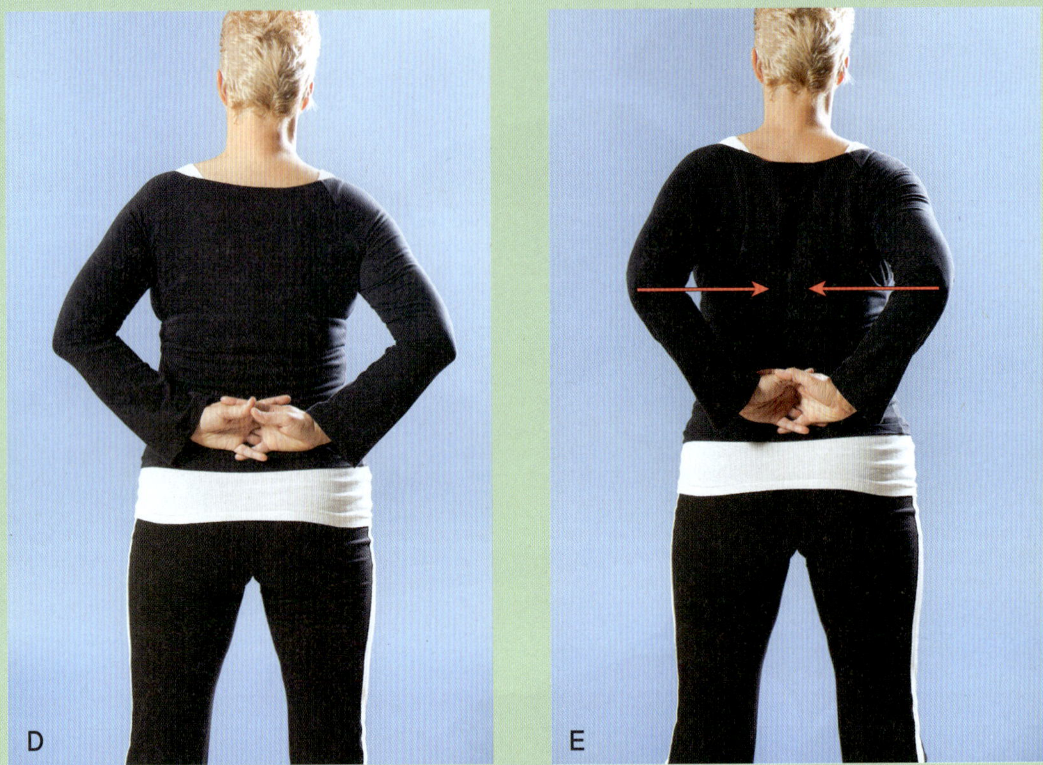

그림 3-33-계속 (D) 팔꿈치를 외측으로 굽힌다. (E) 허리뼈 부분에서 등을 약간 둥글게 하는 동안 팔꿈치는 뒤로 아래로 내리고, 붙인다.

추가적인 권고사항 (Additional Recommendations)

다음은 바디워크를 하고 일상생활을 하는 동안 건강과 신체단련 개선을 위한 추가적인 권고사항들이다. 이것은 이 책의 나머지 부분에서 더 상세히 논의될 것이다.

- 몸을 가능한 한 자주, 가능한 균형잡힌 자세를 유지시킨다. 관절은 자연스럽게 정렬되고 근육은 이완될 것이다.
- 이런 방식으로 피로를 피할 수 있다:
  - 근육으로 혈액순환을 증가시키기 위해 자주 자세를 바꾸는 것
  - 가능할 때마다 스트레칭하기
  - 깊고 효과적인 호흡 유지하기
  - 물건을 무게중심 가까이 두는 것
  - 하루 종일 많은 양을 물을 마셔서 수분 공급하기. 매일 6~8잔의 물을 마시거나 몸무게 1 파운드당 1/2 온스의 물을 마신다. 또는 몸무게를 반으로 나누어 그 숫자만큼의 물을 마신다. 하지만 활동량이 늘어나면 물 섭취도 반드시 늘여야 한다.
- 바디워크를 포함하여 앉아서 하는 어떠한 활동에 특성화된 적절한 지지대를 가진 좋고, 적합한 의자를 찾는다.
- 앉거나 발을 쉴 때는 발을 바닥에 편평하게 둔다. 반드시 발목이 무릎과 정렬을 이루고, 무릎은 엉덩이와 정렬을 이루게 한다.
- 자주 사용하는 물건은 뒤틀거나 뻗는 동작 없이 손쉽게 닿을 수 있는 가까이 둔다.
- 신을 신고하는 활동에 따라 적절한 신발을 착용한다.

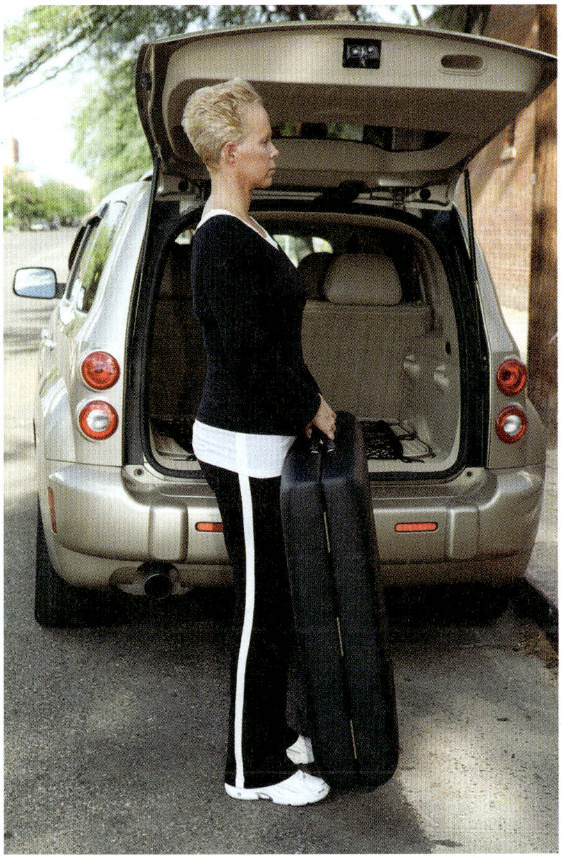

그림 3-34 적합한 자세로 치료 테이블 들어올리기.

- 반복적으로 물건을 들거나 머리 위로 뻗는 것을 피한다. 발 받침대나 사다리를 이용한다.
- 물건을 들 때 무릎을 구부려서 집어 올린다. 허리를 굽혀서 들지 않는다. 또한 무릎을 굽히거나 스쿼드 가세로 균형잡힌 자세를 유지하면서 물건을 집어든다.
  예를 들어, 그림 3-34에서 치료 테이블을 들어올리는 적절한 방법을 보여준다.
- 필요할 때마다 통증을 완화할 방법을 찾는다.
- 관절이 마모되고 찢어지는 것을 줄이기 위해 언제나 올바른 몸 관절 정렬을 인식한다.
- 약하거나 늘어난 근육을 강조하는 훈련에 참여한다 (8장 참고).
- 단단하고 단축된 근육의 스트레칭은 7장을 참고한다.

신체 인식

많은 바디워커는 균형잡힌 자세를 이루고, 유지하는 것에 도움이 되는 것을 필요로 한다. 이 키워드들은 도움이 될지도 모른다:

- 높게 서 있기
- 높게 앉기
- 높게 걷기
- 높게 생각하기

바디워크와 ADL을 하는 동안의 자세 (Posture While Performing Bodywork and ADL)

일반적으로 한 사람의 무게중심이 더 낮고 기저면이 더 넓을수록 몸은 더 안정적이다. 예를 들어, 누워 있을 때, 몸은 완전히 안정적이다. 왜냐하면 기저면이 몸 아래쪽이고, 체중이 한 부분에 집중되어 있는 것과는 반대로 전체에 퍼져 있기 때문이다. 서 있는 자세는 훨씬 덜 안정적이다. 기저면이 훨씬 자고 무게중심이 더 높고 몸의 작은 부분에 집중되어 있기 때문이다.

중력선이 기저면 중심을 관통하여 지나갈 때 균형잡힌 자세에서 발생하는 것처럼 더 적은 근력과 에너지가 요구된다. 예를 들어, 양발을 가까이하고 서 있으면 균형을 유지하고 넘어지지 않기 위해서 몸이 흔들리게 된다. 하지만 발을 어깨 너비나 그 보다 더 넓게 벌리면, 즉시 안정감이 상승하게 된다.

이러한 원리는 확실히 바디워크를 수행할 때에도 적용된다. 치료 테이블에 누워 있거나 의자에 앉아 있는 고객을 치료하는 동안 서 있을 때 바디워커들은 양발이 가까이 붙어있으면 덜 안정적이다(그림 3-35A). 기저면을 증가시키고 무게중심을 낮추기 위해서 바디워커들은 양발의 폭을 넓히고 상체를 낮추기 위해 무릎을 구부리면 된다. 바디워커들은 또한 중력선이 가능한 한 곧게 통과할 수 있도록 머리-꼬리 연결 자세를 유지해야 한다. **머리-꼬리 연결(head-to-tail connection)**이란 뼈대가 세로축으로 연결되어 있고, 그 축이 등아래로의 한 선이며, 꼬리뼈에서 끝난다는

현장 기록

나는 아직까지도 마사지 학교를 다니는 동안 심각한 손목통증을 겪었다. 그 문제는 이전에 일하던 부적당한 컴퓨터 직장에서 생긴 것이었다(그리고 엄마의 손목 병력도 반영했다). 하지만 마사지를 하면 더 악화되었다. 마사지 선생님과 책에서 조언을 찾아서 그 문제를 해결하기 위해 전략적인 결합을 사용하였다:

1. 중립 손목정렬 유지하기: 중립 손목정렬 유지가 핵심이라는 것에 주의 기울이기. 아주 미세한 각도로 벗어났어도 그 손목으로는 강한 압박을 가하지 않을 것이라고 내가 엄격하게 판단한 것이 중요하다고 증명되었다. 이 절대적인 원칙 외에도, 치료 중에 다른 방식으로 손목에 압박을 가하는 것을 피했다. 대신, 몇몇 마사지 기법은 수정하고 교체하거나 다른 기법은 없애버렸다.
2. 복합적인 스트레스 피하기: 나는 손목에 스트레스를 주는 다른 활동들은 누그러뜨리는 것이 나에게 중요하다는 것을 알게 되었다. 예를 들어, 드럼 합주를 할 때, 저녁을 격렬한 드럼으로 채우는 대신에 가벼운 퍼커션으로 대체했다. 집에서 일을 할 때에도 오후 내내 한 가지 일만 하는데 집중하는 것을 피했다. 예를 들어, 정원일을 할 때, 땅파기, 나무다듬기, 갈퀴질하기 등을 교대로 돌아가며 했다. 자전거의 손잡이도 조절했다. 늘어난 손목에 체중을 지탱하는 것을 동반하는 요가 자세도 피한다.
3. 손목 강화운동 수행하기: 몇 달 동안 다양한 강화운동을 했다. 결국, 근육 이완하는 것에만 정착했다(5개 덤벨로 한다). 마사지도 일상생활 활동도 평근 강화를 하지 못한다는 면에서 손목 이완운동은 가장 중요했기 때문이다.
4. 수치료하기: 손목 문제가 시작되었을 때, 하루 중 마지막에 손목에 통증을 느꼈다. 수치료는 매우 도움이 되었다. 통증 있는 손목을 중립화 상태로 두면서 손끝에서 팔꿈치까지만 잠길 수 있을 정도로 길고 작은 플라스틱 화분 상자를 두 개 샀다. 때론 얼음물만 사용하기도 하고 뜨거운 물과 얼음물을 번갈아 사용하기도 했다. 나는 이제 어느 정도의 건강한 손목 사용 습관을 길러 한동안은 수치료를 받을 필요가 없다.

부상 당하지 않는 방법들의 긴 목록을 만들 수는 있지만 근본은 인식이라고 생각한다. 이 인식에는 두 가지 측면 또는 두 가지 비결이 있다.

첫째 비결은 생체역학의 원리에 깊게 주의를 기울이는 것이다. 중요하지 않고 불편하게 보일 때 조차도 전문가의 조언을 따라라. 이것은 여러분이 너무 어리거나 강해서 자신에게는 중요해 보이지 않을 때, 또는 고객이 정말 이 움직임이 필요할 때, 여러분이 충분한 마사지를 하고 있지 않아서 이것이 중요할 때, 여러분이 갖고 있는 병명이 무엇이든 원칙을 고수하라는 것을 의미한다. 신체 역학은 그 자체가 전체 학문 영역이다. 여러분보다 더 많이 아는 전문가가 있고, 그 사람의 지침을 따르면, 이롭다는 사실을 믿어라.

두 번째 비결은 자신의 몸이 보내는 메시지에 주의깊게 관심을 기울이라는 것이다. 언제나 몸이 스트레스를 받은 최초의 신호에 귀를 기울여라. 예를 들어, 하루가 끝날 무렵 엄지손가락이 뻣뻣한 것을 느끼면, 이것을 행동을 취해야 하는 요청으로 받아들여라. 진짜 통증을 느낄 때까지 기다릴 필요가 없다. 자신의 엄지를 매처럼 관찰을 시작하라. 특히 무엇이 악화시키는지 평가하고 통증을 완화시키거나 없애기 위해 조치를 취하라. 이상적으로는 그것이 완전히 진행된 문제가 되기 전에 대처할 수 있도록 충분히 주의를 기울이고 있어야 한다.

Laura Key, BA, MS, LMT, NCTMB, Owner, Lotus Massage and Wellenss Center, Tucson, AZ Massage therapist since 2006

사실을 인식한다는 것을 의미한다(그림 3-35B). 이것은 바디워커들이 일을 할 때 균형잡힌 척추 자세에 주의를 기울이고 일하는 동안 적절한 자세를 선택하여 자신이 일하는 방향으로 움직이게 한다는 것을 의미한다.

바디워커들은 양발에 동일한 무게를 배분하는 대칭적인 자세(기마자세)를 취하든가, 양발 사이에서 앞뒤로 체중을 이동시키는 비대칭자세(돌진)를 취할 수 있다. 이것은 간단한 근육 휴식 시간을 준다. 바디워커들은 또한 엉덩이에 **접합되어(hinging)** 있어야 한다. 이것은 스쿼드 자세처럼 엉덩관절에 허벅지를 구부리는 것을 의미한다. 이 자세는 바디워커들이 허리를 구부리지(이는 결국 등 아래쪽에 문제를 생기게 한다) 못하게 하고, 효율적인 정렬(꾸준한 머리-꼬리 연결 유지)을 보장해 준다. 이것은 바디워커들이 적절한 자세를 유지하게 해준다. 돌진자세와 엉덩이에 접합되는 것은 그림 3-35C에서 보여진다.

바닥의 방석 매트에서 바디워크 할 때, 바디워커들

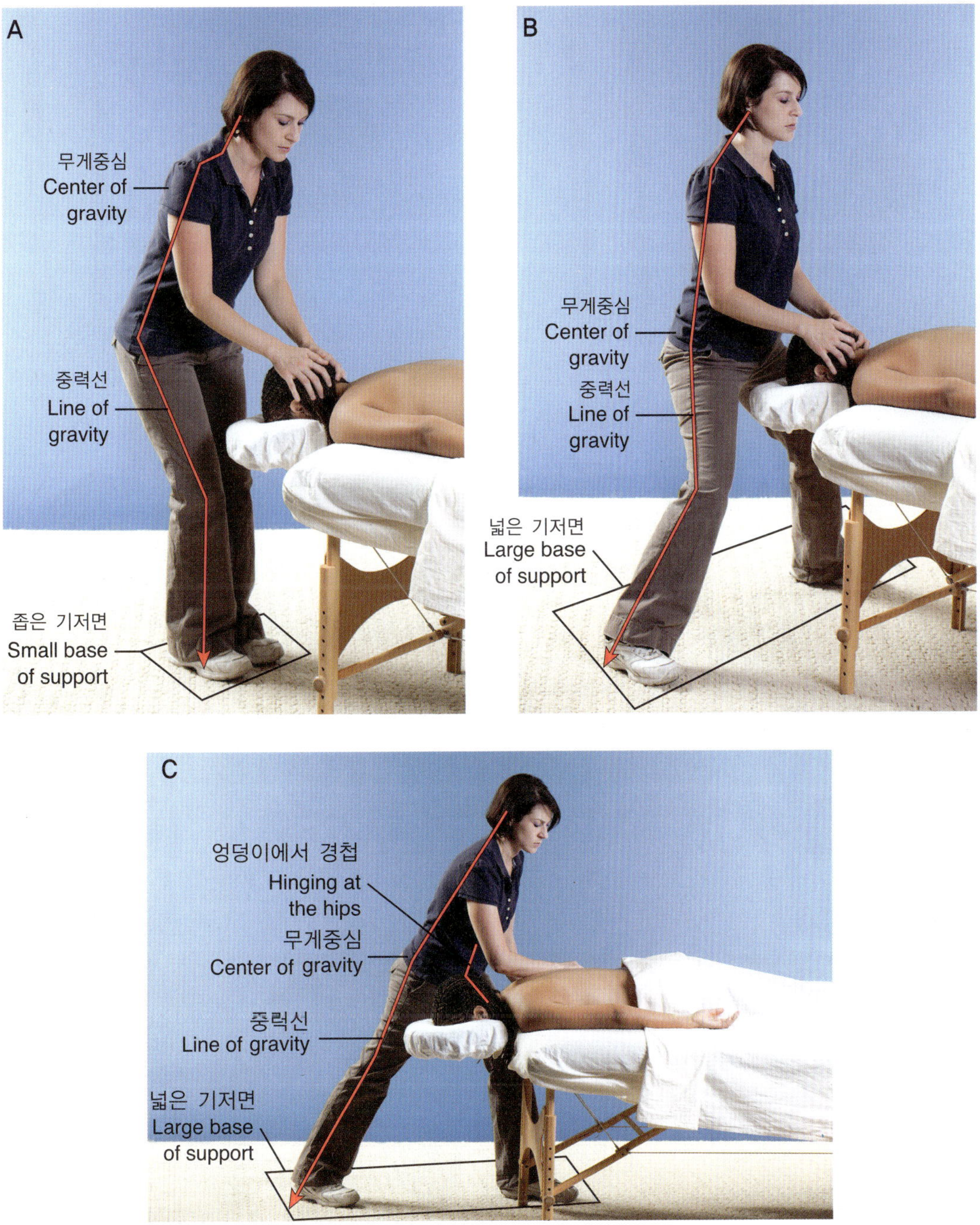

그림 3-35 (A) 표준 자세의 매우 좁은 발. (B) 큰 안정성을 가지고 있는 자세. (C) 런지자세.

은 자연스럽게 더 안정적인 자세를 갖는다. 접촉 부분이 무릎, 발과 그리고 때로는 정강이기 때문이다. 무릎을 굽힐 때, 무릎 사이가 가까워도 바디워커들은 상당한 안정감을 갖게 된다(그림 3-36A). 바디워커들은 자세를 넓히기 위해 무릎 사이를 더 넓게 벌릴 수도 있다. 이런 방식으로, 바디워커들의 몸은 양발이 모여 있으면 삼각대를 형성하게 되고(그림 3-36B) 양발이 떨어져 있으면 네 지점 자세를 유지한다(그림 3-36C). 바디워커들은 또한 무게중심을 복부와 골반 아래로 낮출 필요가 있다. 몸의 이 부분은 바디워커들의 힘의 원천이다. 왜냐하면 무릎을 꿇는 자세는 균형과, 움직임 압력을 가하기 위해 몸의 중심부와 다리 힘에 의존할 필요가 있다는 것을 의미하기 때문이다.

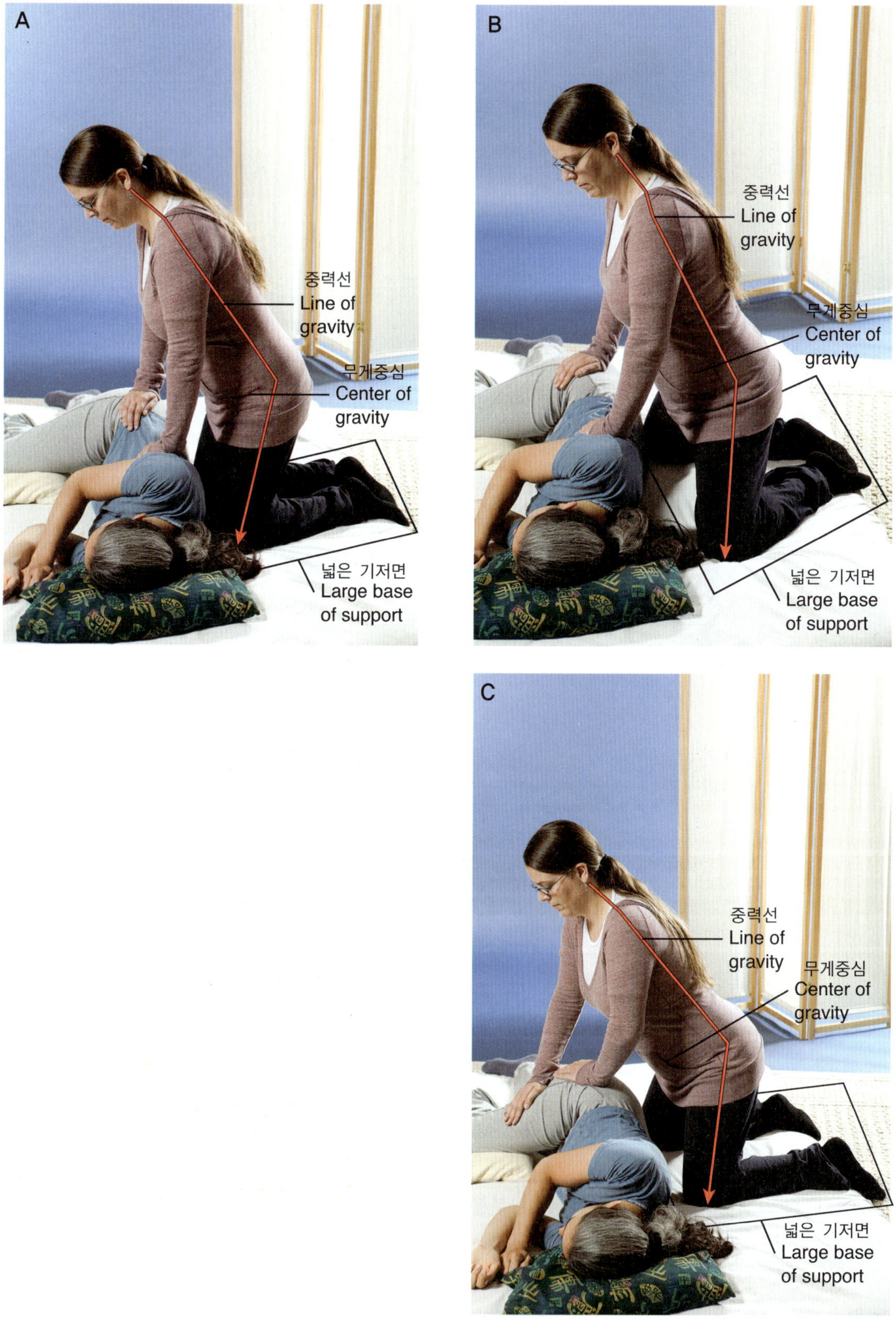

그림 3-36 (A) 무릎꿇은 자세. (B) 삼각대 자세. (C) 4점 자세.

신체 역학에 대해서는 5장에서 더 상세히 다루어진다. 하지만 자세에 집중하는 것은 빠를수록 좋다. 다음은 바디워크를 수행하면서 명심해야 할 몇 가지 자세 지침이다. 이 원칙은 마사지를 치료 테이블에서 하든, 매트에서 하든, 의자에서 하든, 모든 종류의 바디워크 수행에 적용된다.

습관을 만들고 깨는 데는 대략 21일 정도 시간이 걸리기 때문에 자신이 생각하기에 어렵다고 여기는 한 부분에 집중할 것을 권한다. 그 다음에 그 부분을 말하는 지침을 선택하여 3주간 연습할 수 있다. 이 기간 동안 자신의 과정과 몸 인식을 관찰한다. 3주 후에 해볼 또 다른 자세 도전이 있으면 3주 동안 다른 부분에 집중을 하고 그 과정을 관찰한다. 자신이 균형잡힌 자세를 가질 때까지 계속한다.

- 치료하는 내내 작업을 위해 반드시 적절한 자세를 취한다. 그것은 자신이 하고자 하는 작업방향으로 들어가게 하고 엉덩이에 접합하게 해준다. 가능한 한 효과적으로 작업하는 것을 보장하기 위해 필요한 것처럼 다른 자세가 사용될 수 있다는 것을 명심해야 한다.
- 치료를 하면서 계속 움직이는 것은 중요하다. 정지된 자세는 정지된 치료를 유발시키고 수축된 근육은 이완된 근육보다 더 많은 에너지를 쓴다.
- 깊고 효율적인 호흡은 모든 근육 활동의 근간이 된다. 자신이 고객에게 숨을 쉬라고 상기시킬 때 조차도 스스로 계속 숨을 쉬게 상기시켜야 한다.
- 머리-꼬리 연결을 유지한다.
- 작업대 위로 올라가기 보다는 그 뒤에 머무른다. 이것은 관절과 근육을 더 효율적인 위치에 유지시켜 준다.
- 몸의 중심축과 함께 손가락, 손목, 팔꿈치, 무릎의 관절이 정렬되게 한다.
  이것은 **관절 쌓기(stacking the joints)**라 일컫는데 가장 건강하고 효율적인 작업 방식이다. 정렬은 관절이 가장 강한 지점에 위치하여 관련된 근육들이 안정적인 관절에서는 일을 덜 하고 더 많은 에너지를 생성하는 것을 의미한다. 이것은 또한 부상 가능성을 줄여준다.
- 작업의 방향으로 계속 움직인다.
  이것은 치료를 할 때 건강하지 않은 순환과 몸이 뒤틀리는 것을 경감시켜준다.
  이것은 또한 치료하는 동안 부상의 위험은 줄여주면서 체중을 사용하여 더 많은 압력을 가할 수 있게 해준다.
- 손을 중심선 가까이 둔다.
  이것이 뻗는 것처럼 느껴지면 실제로 그런 것이다. 뻗는 자세는 중심과 다리근육의 힘을 사용하지 않는다. 의도적으로 자기 자신을 위해 치료에 뻗기를 결합하지 않으면, 뻗는 자세에서 힘을 가하면 부상의 가능성이 매우 커진다.

자신이 열심히 일하는 것처럼 *느끼고*, 보이면 실제로 열심히 일하고 있을 가능성이 있다는 것을 기억한다.

경험담

마사지 치료 교사이자 전임 마사지 바디워커로서 많은 학생과 바디워커들이 불균형 자세나 비정렬 때문에 생긴 통증을 다루는 것을 목격해 왔다. 우리 일의 성격은 매우 물리적이고 반복적이다. 그리고 문제를 대처하지 않으면 부상 위험은 증가하게 된다. 균형잡힌 자세를 갖고 있지 않으면 심지어 올바른 생체역학을 사용해도 부상의 가능성은 없어지지 않을 것이다.

고객과 우리 자신을 위한 몇 가지 핵심 요점

- 통증을 완화할 수 있는 것을 찾는다.
- 올바른 관절 정렬을 인식한다.
- 약하고 늘어난 근육을 강조하는 스트레칭을 한다.
- 수축된 근육을 강조하는 강화훈련을 한다.
- 관절의 마모와 파열을 줄이기 위해 올바른 관절 정렬을 연습한다.
- 유지 프로그램을 세운다.

Christiane Testa-Rekemeier, NCTMB, licensed massaged trerapist since 1998, massage therapy instrument since 2001.

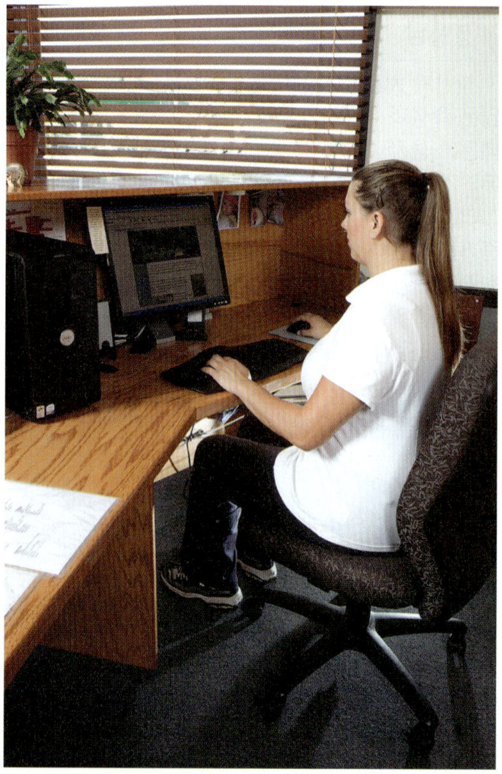

그림 3-37 컴퓨터를 하는 동안 환자들은 목과 등을 필요에 따라 그들 스스로 재위치시킬 수 있다는 것을 잊지 말아야 한다.

일상생활 활동 동안의 자세
(Posture During Activities of Daily Living)

바디워크 수행을 위한 자세균형의 원칙은 일상생활 활동에도 똑같이 적용될 수 있다. 일단, 바디워커가 어디에 균형잡힌 자세가 위치하는지를 인식하고 자신의 자세를 개선하기 위해 노력하고 있다면, 이것을 매일 하는 움직임과 업무에도 가져올 수 있다. 그리하여 자신의 신체 인식을 증가시키게 된다. 그러면 이런 습관은 자연스럽게 된다.

예를 들어, 컴퓨터에 앉아 있거나 운전 중이거나 자신의 목과 등이 어떻게 느껴지는지 주의를 기울여서 관절을 정렬할 때 필요한 것처럼 자세를 바로 잡는다(그림 3-37). 차에서 식료품을 꺼낼 때 허리를 구부리는 대신에 세로축을 정렬한 채로 무릎을 굽히고 들어가 다리의 힘을 사용한다(그림 3-38B). 머리 위에 있는 조명 설비에 전구를 교체하기 위해 몸을 뒤트는(그림 3-39A) 대신 선다. 그리하여 그 일을 하는 동안에 관절은 정렬을 이룬다(그림 3-39B).

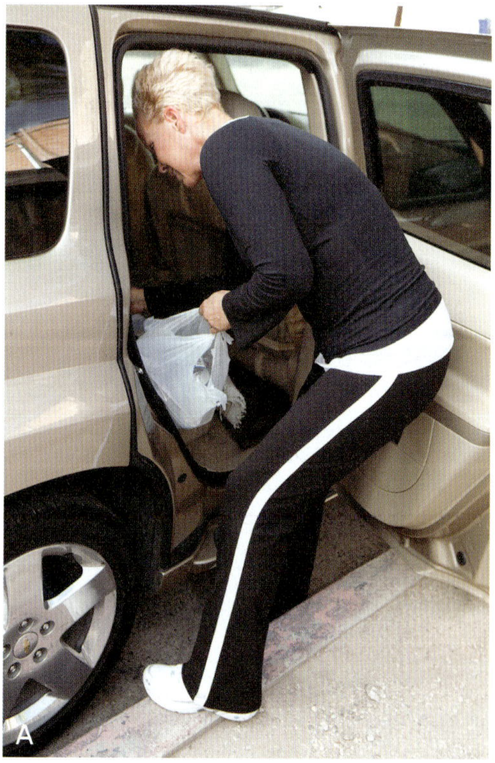

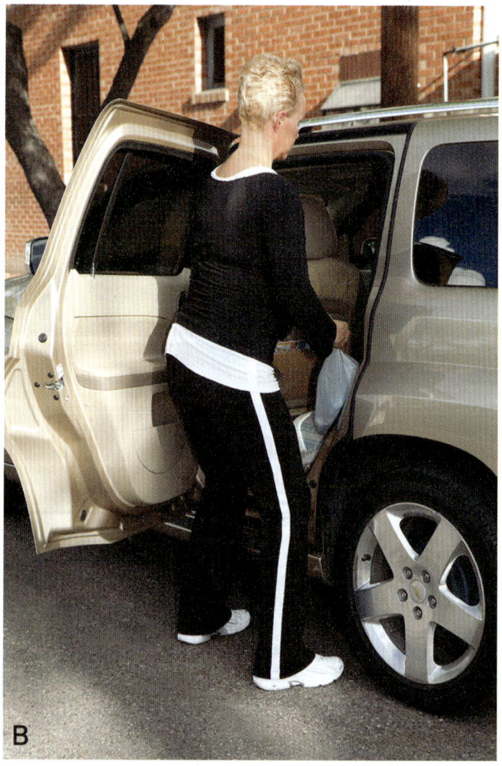

그림 3-38 (A) 차에서 식료 잡화를 꺼내기 위해 허리를 굽히는 대신에. (B) 작업을 수행하는 동안 관절을 정렬하여 서 있을 수 있다.

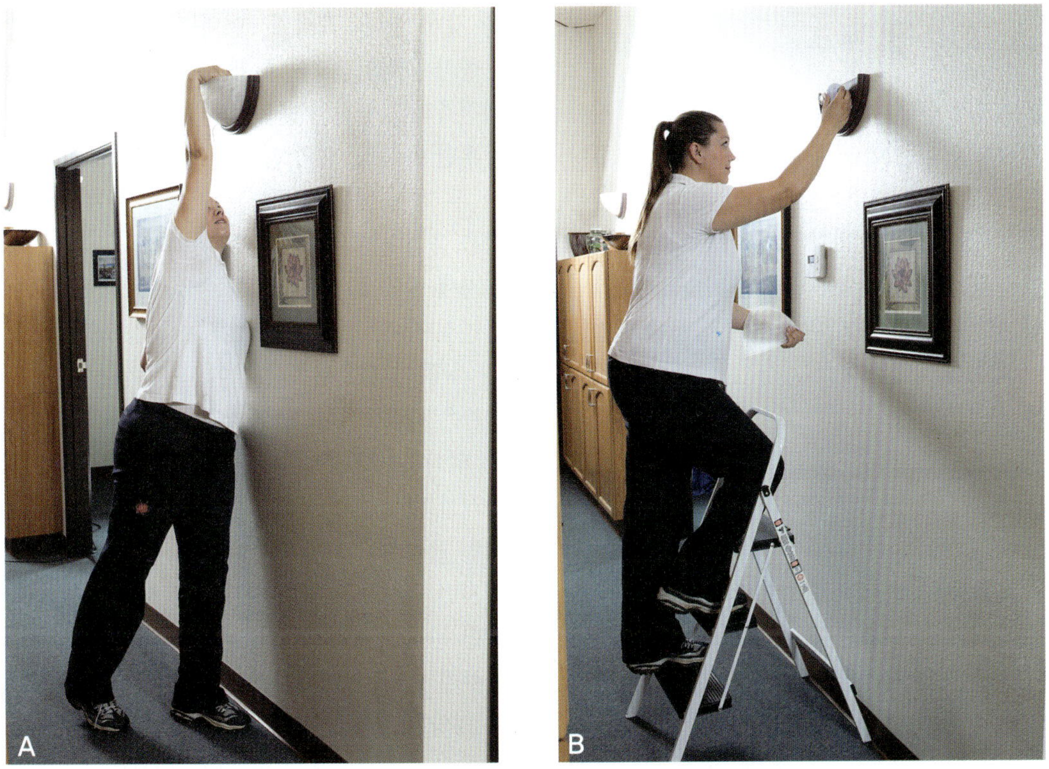

그림 3-39 (A) 머리 위쪽의 전구를 바꾸기 위해 몸을 비트는 대신. (B) 과제를 수행하는 동안 관절을 정렬하여서 있을 수 있다.

사례 분석

Rebeccah는 26살이고, 6개월 동안 바디워커로 일하고 있다. 전형적으로 건강센터에서 하루에 4~5명의 고객을 보고 일주일에 5일 근무하고 있다. 바디워크 학교에 가기 전에 분주하게 움직이게 했던 세 쌍둥이의 보모로 일했었다. 그녀가 바디워크 학교에 있을 때, 매우 열정적인 학생이었다. 학교에서 배운 것을 상당히 수업 이후에 많이 연습했고 일하던 학생 치료실에서 고객들로부터 호의적인 반응을 얻었다. 깊이 있고 특정한 압력을 가하고, 새로운 모든 테크닉을 바로 시도하였으며, 졸업하고 나서 2년 후에 자신의 바디워크 사업을 할 만큼 충분히 열심히 일할 계획을 세웠다고 말하는 것으로 명성이 자자했다. 반에서 그 누구도 Rebeccah 만큼 공부하는 사람은 없었다.

하지만, 수업중에 강사가 일을 하면서 균형잡힌 자세와 관절 정렬의 중요성에 대해 말하거나 설명을 할 때 짜증을 내면서 듣곤 했다. Rebeccah는 그 수업이 테크닉을 수행하는 법을 배우는 귀중한 시간을 뺏는다고 생각했다. '난 젊고 건강해. 저런 건 늙은 사람한테나 해당되는 거야. 수년 동안은 난 저런 걱정은 할 필요가 없어.' 라고 Rebeccah는 생각했다.

최근 Rebeccah는 양 팔목과 등 윗부분, 목, 어깨에 통증을 느꼈다. 주기적으로 허리 아래쪽으로 어떤 불편함을 느꼈다. 친구들이 의사를 찾아가보라고 권유했지만 의사가 손목터널증후군이나 가슴문증후군이라고 말할까봐 두려워했다. 그것은 자신의 직업적 계획을 상당히 방해하게 될 것이다. 무엇을 해야 할지 확신이 없고 이전에는 자신이 어떤 일을 해도 막는 것이 없었기 때문에 화가 난다.

- *Rebeccah는 활동적인데도 왜 바디워커로서 통증과 불편함을 겪는다고 생각하는가?*
- *증상에 의하면 Rebeccah는 어떤 특정한 자세 불균형을 가지고 있는가?*
- *Rebeccah가 현재 일하고 있는 방식이 어떻게 직업 수명에 영향을 끼칠 것이라고 생각하는가?*
- *Rebeccah가 겪고 있는 증상을 완화하도록 도와주기 위해 어떤 제안을 하고 싶은가?*

웰니스 프로필 체크

제 1장 마지막에 작성한 웰니스 프로필을 보면, 자세 균형을 개선하고 싶은 어려운 부분이 있는가? 그렇다면 그것은 무엇인가? 이 영역을 어떻게 개선하고 싶은가? 불균형한 자세를 개선하기 위해 어떤 기법을 사용할 것인가? 개선을 위해 사용하게 될 기법과 이 기법을 수행할 시간표, 개선하기 위해 함께 접근할 방법들을 포함한 계획을 작성하라.

요약 (Summary)

자세는 모든 관절의 어떤 순간이라도 모든 근육들이 움직임의 결합을 포함한다. 바디워크는 신체적이고 수많은 반복적인 움직임을 동반하기 때문에 바디워커가 자신의 몸에 생길 현재와 잠재적인 문제를 의식하지 못하면 부상 위험이 증가하게 된다. 과도하게 사용되고 잘못 사용되고 덜 사용된 근육들은 자세 불균형을 야기시킨다. 균형잡힌 자세는 바디워커들로 하여금 더 능률적으로 일하도록 하고 고객들에게 외관상 더 좋아보이게 하고, 부상 위험을 줄여주고, 적절한 테크닉을 쓸 수 있도록 해주기 때문에 직업 정년을 길게 하는데 기여한다. 이 모든 것은 치료를 받은 고객의 만족을 더 크게 하고, 고객 확보를 증가시킬 수 있다.

균형잡힌 자세는 정렬과 중력과 관련하여 몸을 위치시키는 것을 동반한다. 균형잡힌 자세와 관련된 요인들은 낮은 무게중심과 넓은 기저면을 포함한다. 발은 몸을 지탱하는 주요한 기반이다. 그래서 발의 독특한 구조가 발을 이 목적에 이상적으로 만들어 준다. 이러한 요소들이 치료를 하는 동안 바디워커들이 안정감을 갖게 한다. 게다가, 뼈와 근육의 구조와 기능은 균형과 움직임을 가능하게 한다. 이에는 최적의 관절 회전축과 길항적인 근육쌍의 균형잡힌 힘을 찾아내는 것뿐만 아니라, 뼈의 만곡과 세로축이 포함된다. 근육의 두 가지 넓은 범주에는 자세를 유지하는 자세근, 몸을 움직이는 위상근이 있다.

자세 발달에 영향을 끼치는 것에는 유전적, 가족 삶, 선천적 장애, 신체활동의 수준, 환경요인, 외상, 신체와 자세 인식의 부족과 같이 많은 것들이 있다. 자세 습관은 사람들이 스스로 그것을 사용하고 있다는 사실을 의식하지도 못한 채 되풀이하여 반복하는 움직임 방식들이다. 몸은 매일 일상업무를 수행하는데 필수적인 움직임을 보완하기 위해서 수많은 변화를 한다. 하지만 건강하지 않은 자세는 대처하지 못하면 더 심각한 문제를 야기시킨다. 바디워커들이 고객들에게서 마주치게 되는 것과 자신이 갖고 있을 지도 모르는 매우 다양한 불균형 자세가 있다. 일부 사례로 앞으로 둥글게 굽은 어깨, 구부정한 자세, 앞으로 경사진 골반이 포함된다. 바디워커들은 이런 자세들을 알아차릴 수 있어야 하고 어떤 근육들이 관련이 있고 저런 근육들이 가지는 수축의 질이 무엇인지 이해할 수 있어야 한다. 이러한 것들이 고객들의 바디워크 치료를 집중할 수 있게 하고 바디워커들에게 그들 자신의 자세에 관한 중요한 정보를 제공해준다.

자세습관을 이해하는 것은 바디워크를 할 때 자세 균형을 개선하는 법을 이해하는 필수적인 단계이다. 자신의 균형잡힌 자세가 무엇인지 현재 자세는 무엇인지를 알아낸 후에 어떤 운동과 스트레칭을 하고 싶은지 자세 패턴을 개선하기 위해 어떤 생활방식을 바꾸고 싶은지를 결정해야 한다. 이것들 중 몇 가지가 이번 장에서 제공되었다.

복습 문제 (Review Questions)

객관식

1. 무게가 집중되는 몸의 영역을 무엇이라 부르는가?
   a. 기저면
   b. 정렬
   c. 무게중심
   d. 관절축

2. 사람과 땅 사이의 접촉 영역을 무엇이라 부르는가?
   a. 중력선
   b. 기저면
   c. 연추선
   d. 머리-꼬리 연결

3. 발의 어떤 부분이 발의 조직 위에서 신체 무게를 균일하게 배포하는가?
   a. 발활
   b. 마디뼈
   c. 힘줄
   d. 발목뼈

4. 보통, 뒤꿈치가 얼마나 큰 체중 퍼센트를 나르는가?
   a. 20
   b. 40
   c. 60
   d. 80

5. 둥근 어깨에 갇혀 있는 근육?
   a. 중간 등세모근
   b. 마름근
   c. 가시아래근
   d. 큰가슴근

6. 어느 쪽이 자세의 불균형이 신체에서 나타날 수 있는가?
   a. 근경련
   b. 스트레스골절
   c. 척추사이원반압박
   d. 위의 모두

7. 어느 쪽이 자세의 개선에 공헌하는가?
   a. 충분한 수면
   b. 근운동감각자각
   c. 근지구력
   d. 위의 모두

빈칸 채우기

1. 누워 있거나 앉아 있거나 서 있거나 움직이는 동안 한 사람이 몸을 지탱하는 방식은 ________불린다.
2. ________________는 머리에서 상체 아래 부분의 무게중심이나 골반 부위로, 발아래로 수직으로 몸을 관통하여 지나는 것으로 시각화할 수 있다.
3. 척추에는 대개 4개의 만곡이 있는데 ________, ________, ________, ________ 이다.
4. 최적의 자세의 효율적인 근육 수축과 움직임을 가지기 위해서 근육무리가 ______________에서 보장하는 것이 중요하다.
5. 척추 옆 만곡은 __________ 불린다.
6. 머리뼈가 척추와 연결되어 있고, 척추가 등 아래 쪽으로 일직선이며, 척추가 꼬리뼈에서 끝나는 것을 인식하는 것은 ______________을 설명한다.
7. 적절한 바디워크 자세에서 엉덩관절에 허벅지를 굽히는 것은 바디워커가 볼기부위에서 __________을 의미한다.

단답형

1. 균형잡힌 자세가 무엇처럼 보이는지에 관해 기술한다.
2. 균형잡힌 자세가 직업 수명을 얼마나 강화할 수 있는 지에 관해 설명한다.
3. 자세근의 특징과 위상근의 특징을 간략하게 설명한다.
4. 자세의 발달에 공헌하는 적어도 4개의 요인을 기술한다.
5. 바디워커가 균형잡힌 자세인 것을 느끼기 위해 할 수 있는 3개의 활동을 기술한다.
6. 바디워커가 자세의 균형을 증진시킬 수 있는 운동이나 스트레칭을 최소 5개 설명한다.
7. 자세의 균형이 매일의 일상활동 동안 사용될 수 있는 적어도 5개의 방법을 설명한다.

활동(Activities)

1. 자신의 가족 구성원들을 본다. 어떤 종류의 자세를 가지고 있는가? 자신의 자세와 비슷한 것 최소한 3개와 다른 것을 최소한 3개 적는다.
2. 쇼핑센터, 공원 또는 다른 레크리에이션 지역에 가서 그곳의 사람이 움직이는 방법을 관찰한다. 어떤 특정한 자세가 관찰되는가? 이 자세 때문에 어떤 근육이 영향을 받을 것 같은가? 근육은 어떻게 영향을 받을 것 같은가? (예: 어떤 것이 짧게 막힌 것이고, 어느 것이 길게 막힌 것인가?) 이런 자세를 가진 사람들은 몸의 어떤 부분에서 긴장과 통증을 가지게 될까? 어떤 활동들이 자세 불균형을 개선하는 것을 도와 줄 것이라고 생각하는가?
3. 다음에 나오는 것 각각을 최소한 3주간은 시도한다. 시작하기 전에 어떻게 느끼는지, 시작한 후에 어떻게 느끼는지 매일 기록한다.
   - 이를 닦으면서 손목정렬을 유지한다
   - 진공청소기로 청소하면서 팔을 몸 중심 가까이 두도록 한다.
   - 요리를 하면서 머리를 균형잡힌 자세로 유지시키며 자신이 하고 있는 것을 볼 때는 눈만 사용한다.
   - 식료품가방을 들 때나 무거운 다른 것을 들 때, 머리-꼬리 연결을 유지하고 무릎은 부드럽게 유지하며 다리로 들어올린다.
4. 이 장에서 제안된 것들 중 몇 가지를 시도해 본 후, 건강 바퀴를 다시 찾아본다. 어떤 부분에 변화가 있는가? 그렇다면 무엇인가? 자신에게 일어난 변화를 반영하기 위해 웰니스 휠을 검게 칠한다.

참고문헌 (References)

Chaitow, Leon. *Palpation Skills, Assessment and Diagnosis Through Touch*. London, England: Churchill Livingstone, 2000.

Flemons, T. E. The Geometry of Anatomy and the Bones of Tensegrity (2007). Retrieved October 2010 from www.intensiondesigns.com/geometry_of_anatomy.html.

Kapandji, I. A. *The Physiology of the Joints*, volume 3. St. Louis, MO: Churchill Livingstone, 2008.

Kinesis. Tensegrity (2010). Retrieved October 2010 from www.anatomytrains.com/explore/tensegrity/explained.

Lowe, Whitney. *Orthopedic Massage*, 2nd ed. St. Louis, MO: Elsevier Mosby, 2009.

Muscolino, Joseph E. *Kinesiology, the Skeletal System and Muscle Function*, 2nd ed. St. Louis, MO: Elsevier Mosby, 2011.

Todd, Mabel Elsworth. *The Thinking Body*. Gouldsboro, ME: Gestalt Journal Press, 2008.

Tortora, Gerard J., and Bryan Derrickson. *Principles of Anatomy and Physiology*, 12th ed. Hoboken, NJ: John Wiley & Sons, 2009.

최고의 치료, 건강, 그리고 웰니스를 위한 호흡법

제 4 장

Breathing for Best Practice, Health, and Wellness

핵심 용어(Key Terms)

허파꼬리
세기관지
흉식호흡(어깨호흡 혹은 얕은호흡)
가로막
복식호흡
정상 호흡
신진대사
폐
폐환기
호흡중추
호흡기관의 막
호흡 펌프

학습 목표(Learning Objectives)

본 장을 공부하고 나면, 독자들은 다음 정보를 얻게 될 것이다:

1. 효율적인 호흡의 중요성을 설명할 수 있다.
2. 호흡기계의 구성요소와 기능을 설명할 수 있다.
3. 호흡 기전을 설명할 수 있다.
4. 호흡의 다른 방법들울 설명할 수 있다.
5. 호흡기능 개선, 지구력 및 체력 증진, 마음을 맑게 하고 집중하게 하기 위한 호흡 방법, 활동, 운동을 수행할 수 있다.
6. 바디워크의 수행과 효율적인 호흡을 통합할 수 있다.
7. 환자(또는 고객)가 치료기간 또는 일상생활 중 바디워크 치료를 받는 동안 효과적인 호흡을 촉진할 수 있다.

> "새로운 힘이 여러분을 채울 것입니다. 이 숨쉬기를 통해 여러분은 자아의 세계에서 여러분 내면의 핵심으로의 한 걸음을 내딛습니다. 그리하여 여러분은 도달한 느낌을 갖습니다"
>
> \- Ilse Middendorf, founder of the Institute for Breath Therapy in Berlin, Germany

호흡의 중요성 (The Importance of Breath)

숨쉬는 것은 대부분의 사람들이 항상 생각하지 않거나 심지어 당연히 여기는 신체 대사기능 중의 하나이다. 이것은 아마도 우리가 세상에 태어나면서 첫 숨을 쉬는 순간부터 호흡이 자동으로 발생하기 때문일 것이다. 아기들은 자세를 지탱하기 위해 근육을 사용하는 것이나 걷는 것, 손을 뻗어 물건을 잡거나, 말하는 것, 주변환경을 이해하기 위해서 생각하는 것, 타인과 관계를 맺거나 의사소통하기 위한 상호작용하는 것과 같은 많은 것들을 배워야 한다. 그렇지만 아기들이 배우지 않아도 되는 한 가지는 바로 숨쉬기이다.

숨을 쉬기 위해서 의식적인 노력은 따로 필요하지

않기 때문에, 많은 사람들은 적절한 숨쉬기가 건강을 유지하기 위해 얼마나 본질적으로 필요한 지 잘 알지 못하는 것 같다. 효과적으로 호흡할 때 혈액과 림프의 흐름은 강화되고, 근육은 이완하며, 정신적인 명쾌함과 평온한 느낌은 상승한다. 우리가 휴식을 취하거나, 움직이거나, 조용히 긴장을 풀 때나, 화가 날 때나, 격렬하게 운동을 할 때나, 수면을 취할 때도 산소는 지속적으로 우리의 신체에 필요하다. 여러분이 무엇을 하든 숨쉬는 것은 여러분의 삶을 살아나가는데 적절하게 필요하다. 효율적인 숨쉬기는 스트레스를 이겨내고 신체가 지치지 않고 회복해서 움직이기 위해 필요하다.

이것은 여러분이 어떤 상황에 있든 관계없이 모두에게 해당되는 진실이다. 그리고 바디워커들에게는 가장 확실한 사실이다. 바디워크 요법은 신체와 관련된 전문분야이기 때문에 바디워커들은 효율적인 산소흡입과 이산화탄소 배출을 확실하게 하기 위해 효과적인 호흡방법이 필수적이다. 호흡과 산소를 신체에 공급하는 것은 내부 근육조직을 지탱하고 작동하게 하기 위해 도와주는 역할을 한다. 가슴우리의 팽창은 어깨, 팔, 손을 움직이게 하는 골격의 근육이 평형을 유지하게 한다. 이러한 모든 요인들은 다양한 치료 기간 동안 치료를 수행하는데 필요한 체력과 견딜 수 있는 힘을 준다. 또한 그것은 바디워크 전문바디워커로서 오랜 경력을 유지할 수 있도록 도와준다.

고객 치료를 수행하는 것뿐만이 아니라, 바디워커들은 또한 교육자이기도 하다. 이러한 역할에서, 여러분은 고객들에게 건강한 생활태도의 본보기가 되어야 한다. 이것은 치료할 때 적절한 의복을 갖춰 입는 것, 균형잡힌 자세를 유지하는 것, 육체적으로 건강한 것, 그리고 적절하게 호흡하는 것을 포함한다. 가벼운 움직임으로 숨이 찬다거나, 대화하는데 방해가 되는 너무 얕은 숨을 쉬거나 해서도 안 되며, 너무 숨가빠하는 것처럼 보이거나, 숨을 너무 깊게 쉬어서 환자가 집중하지 못하고 산만해지도록 하지 않아야 한다. 몇몇 바디워커들은 또한 환자들에게 긴장 이완과 평온함을 유지하는 수단으로서 호흡에 집중하는 법을 더 직접적으로 가르칠 것이다. 이것은 "Encouraging Clients to Breathe" 부분에 설명되어 있다.

호흡에 영향을 미치는 요인들
(Factors That Affect Breathing)

호흡이 생명을 유지하는데 필수적이며 완전히 자동적으로 이루어지는 신체기능인 반면에, 그것은 또한 폭넓고 다양한 방법으로 달라질 수 있다. 숨쉴 때 일어나는 모든 것—육체적 · 정신적 압박, 부상, 좌절감 심지어는 대단한 성취감이 있을 때도 영향을 받는다. 여러분에게 직접적이거나 간접적으로 일어나는 모든 일은 호흡에 영향을 미친다. 공기의 자유로운 흐름은 방해받을 수 있다. 내쉬는 숨도 방해받을 수 있으며 — 들이쉬는 숨도 불충분할 수 있다.

호흡의 리듬과 속도는 육체적, 정신적 상태에 영향을 줄 뿐만 아니라, 그것들을 생성하는데 도움을 준다. 호흡은 감정적이고 정신적인 상태를 인지할 수 있는 훌륭한 수단이다. 걱정이 있거나, 들뜬 상태일 때 인간의 호흡률은 상승하고 더욱 불규칙적이 되며, 호흡은 얕아진다. 사람들이 평온한 상태이고 집중하고 있을 때 호흡률은 느려지며, 더욱 규칙적이 되며 그 호흡은 충만해진다.

마음이나 감각을 통한 느낌은 그것이 순간적이거나 연속적이거나 체내에서 특정한 호흡리듬으로 특징적인 자세와 활동을 드러낸다. 예를 들어, 슬픔을 가누지 못하고 흐느끼는 사람의 자세와 호흡의 유형을 생각해보자. 아마도 그 자세와 호흡이 즐겁게 웃고 있는 사람들과는 꽤 다를 것이다. 또한 위의 언급한 두 경우 모두 평화롭게 명상하는 사람과는 다를 것이며, 이 모든 경우가 또한 격렬하게 운동하는 사람과는 다를 것이다.

올바른 호흡은 중요하다. 그러나 많은 사람들이 효율적으로 호흡하지 않고 있다. 어떤 면에서, 바쁜 삶에서의 스트레스가 효율적으로 호흡하지 못하고 허둥지둥 서두르게 하기도 한다. 지나친 더위, 높은 습도, 공기 오염 등은 효율적으로 호흡하는 것을 방해하는 환경적인 요인이다. 흡연과 간접흡연은 효율적인 호흡을 심각하게 위태롭게 한다. 공기를 들이쉬고 내쉬는 기량을 손상시키는 호흡질환을 포함한 질병은 호흡패턴에 강하게 영향을 줄 수 있다. 갑작스럽고, 극심한 통증은 호흡이 멈추는 원인이 될 수 있다. 그러나, 근육이나, 관절이나, 결합조직과 같은 부분에서 지속되는 체성통은 호흡률을 증가시킬 수 있다(Tortora and Derrickson, 2009).

많은 사람들이 호흡하는데 영향을 미칠 수 있는 육체적, 정신적, 심리적 외상으로 고통받고 있다. 호흡은 스스로 통제하는 기능이며 그러한 외상의 원인이 되는 상태가 극복되는 순간 그 압박감과 스트레스로부터 회복될 수 있는 능력을 가진다. 하지만 무의식적으로 의도하지 않게 많은 사람들이 심지어 그러한 외상을 가져온 원인이 사라진 후에도 그 전과 같은 방법으로 계속 호흡한다(Chaitow, 2009; Fritz, 2009).

하지만 사람들은 의식적으로 호흡 패턴을 바꿀 수 있다. 호흡에 관심을 가지는 것에 의해, 더욱 효율적으로 호흡하는 것을 선택할 수 있다. 호흡은 항상 삶에 어떠한 사건이 발생했는가에 따라 영향을 받을 수 있다. 확실하게 좋은 호흡 습관을 가지도록 노력하는 것에 의해, 사람들은 신체와 정신이 연결되게 하는 훌륭한 치료수단을 만들어낼 수 있다. 이것은 성쇠의 기복이 심한 삶을 살아가면서 더 잘 적응할 수 있도록, 더 건강하고 더 잘 적응하는 신체를 발달시키는데 도움을 줄 것이다.

바디워커들은 신체 내의 근육과 기관에 충분한 산소를 공급하고, 이산화탄소를 효율적으로 배출하도록 하는 신체상태를 조성해야 할 필요가 있다. 이러한 조건이 잘 이루어질수록 바디워커들은 더욱 활기 넘치고 건강한 바디워커가 될 수 있다. 이렇게 되기 위해서, 호흡하는 동안의 체내에서 무슨 일이 생기는지 알아야 할 필요가 있다. 이러한 지식들은 다양한 호흡운동을 하는 것과 호흡운동이 가져오는 유익함을 이해하는데 바탕이 된다.

신체 인식

잠시 하던 일을 멈추고, 변화가 없는 상태에서, 여러분의 호흡을 느껴보아라.
신체의 어느 부분에서 숨을 쉬는 것처럼 느껴지는가? 가슴? 배? 아니면 목? 이것이 여러분의 평상시의 호흡 패턴인가? 보통 때의 호흡 패턴에 의해 에너지 수준과 근력은 어떻게 영향을 받는다고 생각하는가?

호흡의 기전 (The Mechanics of Breathing)

세포는 영양소를 지닌 분자로부터 에너지를 방출하는 신진대사 활동을 위해 지속적으로 산소를 사용한다. **신진대사(metabolism)**는 신체 내에서 일어나는 모든 화학적 반응을 말한다. 방출된 에너지는 단백질 합성, 신경충격전도, 근육수축과 같은 과정을 위해 신체 전체를 통해서 사용된다. 과도한 이산화탄소 양은 세포에 유독할 수 있는 산으로 생성된다. 따라서 과도한 이산화탄소는 재빠르게 효율적으로 제거되어야 한다.

산소를 공급하고 이산화탄소를 제거하는 작업을 동시에 하는 두 가지 신체 계통은 심혈관계와 호흡기계이다. 호흡기계는 산소를 흡입하고 이산화탄소를 제거하는 가스교환을 전담한다. 심혈관계는 폐와 신체 세포 사이에서 가스를 함유하고 있는 혈액을 수송한다. 어느 한쪽 시스템의 고장은 신체에 똑같이 영향을 주는데, 그것은 항상성 파괴, 산소 파괴와 노폐물 축적으로 인한 세포 괴사 등이다.

가스교환의 기능 이외에도, 호흡기계는 또한 다음과 같은 기능을 한다.

- 혈액의 pH 조절
  (이산화탄소를 제거함으로써 산성을 감소시킴)
- 후각 수용체 구성(냄새 맡는 감각)
- 흡입되는 공기의 필터 역할
- 소리의 생성
- 내뱉는 공기에서 수분과 열 제거

신체 내에서의 흡입되고 배출되는 공기의 움직임과 가스 교환은 호흡기계의 해부구조에 의해 수행된다. 이것들은 코와, 비강, 인두(목구멍), 후두, 기도(기관), 기관지, 폐를 포함한다.

흡입된 공기는 첫 번째로 비강에서 영향을 받는다. 전체 호흡계는 점막으로 연결되어있다. 비강에서 끈적거리는 점액은 먼지입자를 끌어 모으고, 공기는 축축하고 따뜻하게 된다. 공기는 인두와 후두를 통해 기도쪽으로 계속해서 내려간다. 다섯 번째 가슴등뼈 정도 도달했을 때 기도는 좌 · 우 기관지로 나눠지고, 거기에서 각각 폐로 들어간다(그림 4-1).

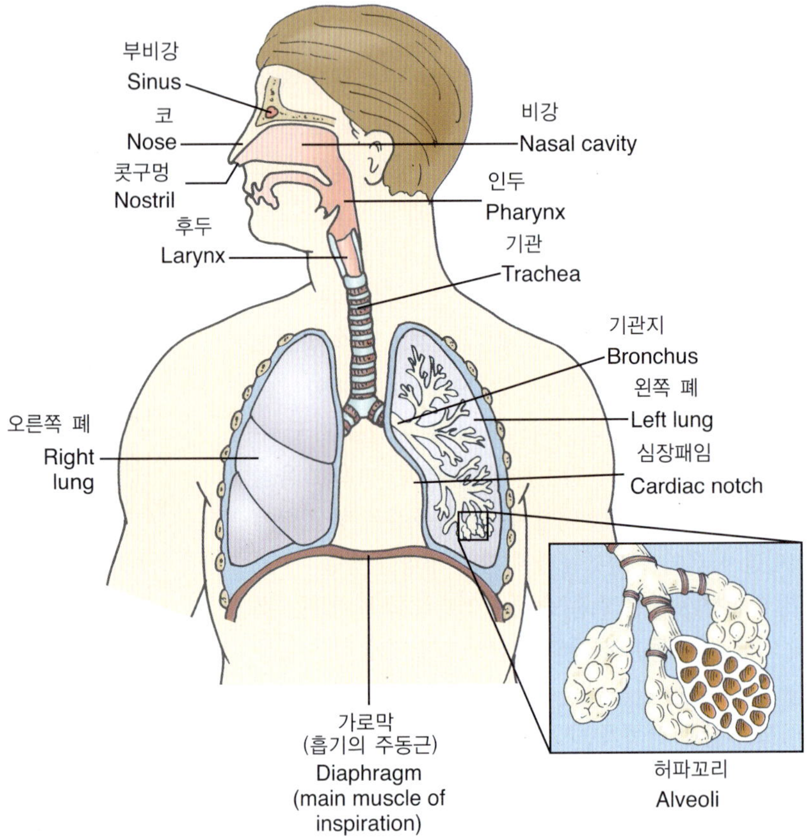

그림 4-1 호흡기계의 개요.

폐는 가로막 위의 흉강(가슴뼈 속)에 있다. 각 폐는 분리된 기관이다. 만약 한쪽이 무너지면, 다른 한 편이 기능을 계속할 것이다. 오른쪽 폐는 3개의 엽을 가지고 있으며, 간(더 큰 기관)이 오른쪽 가로막 아래에 있기 때문에 왼쪽 폐보다 더 두껍고 더 폭넓다. 왼쪽 폐는 2개의 엽과 *분문패임(심장패임, cardiac notch)*이라 불리는 만입을 갖고 있다. 왼쪽으로 기울어진 심장은 이 패임에 딱 맞는다.

각 폐의 내부에서 기관지는 더 작은 공기통로로 분기하고, 그것은 차례로 **세기관지(bronchioles)**라고 불리는 더 작은 공기통로로 이동한다. 이러한 대규모의 공기통로로의 분기는 나무와 닮았고 세기관지라고 불린다. 세기관지는 주로 평활근과 탄력결합조직으로 이루어진다. 이것은 흡입되는 공기가 수용되어서 퍼져나가게 해준다. 결국 세기관지는 **허파꼬리(alveoli)**로 분기한다. 허파꼬리는 폐에 있는 공기 주머니이다. 이것은 많은 탄력성을 진 조직의 매우 얇은 벽을 갖고 있고, 공기로 가득 차면 작은 풍선들처럼 늘어난다.

폐(pulmonary)(*라틴어 pulmonarius*)는 모세혈관망은 허파꼬리로 둘러싸여 있고 허파꼬리 바깥벽에서 결합된다. 폐의 모세혈관망은 폐동맥으로부터 파생된다. 그것은 심장으로부터 폐로 산소가 감소된 혈액을 수송한다. 폐동맥의 벽과 허파꼬리벽 사이에는 호흡막이 있다. **호흡막(respiratory membranes)**은 공기를 교환하는 장소이다. 산소는 허파꼬리 안의 공기로부터 호흡막을 가로질러 폐의 모세혈관망 내로 퍼진다. 이산화탄소는 폐의 모세혈관망 내의 혈액으로부터 허파꼬리내 공기로 확산된다.

폐 모세혈관망의 혈액이 산화한 후에, 혈액은 폐정맥으로 흘러 들어간다. 폐정맥은 혈액을 심장으로 다시 실어 나르고, 심장은 신체의 모든 조직으로 다시 혈액을 내보낸다. 그 조직 레벨에서 산소는 혈액으로부터 세포내로 용해되고, 이산화탄소는 세포로부터 혈액으로 용해된다. 산소가 감소된 혈액은 그때 다시 심장으로 이동하는데 그것은 혈액이 폐에서 다시 산화되어서 내보내질 수 있게 하기 위해서이다(Tortora and Derrickson, 2009).

웰니스에 집중하기

흡연자들이 보통 수준의 운동을 하는 동안 왜 호흡에 어려움을 느끼는지에 대한 몇 가지 원인이 있다(그림 4-2). 그것은 다음과 같다.

- 작은 공기통로의 수축; 이것은 폐의 안팎으로 공기의 흐름을 감소시킨다.
- 흡연 시 발생하는 독소인 일산화탄소는 적혈구에서 산소를 운반하는 역할을 하는 헤모글로빈을 감싼다. 이것은 적혈구에서 세포로 운반될 수 있는 산소의 양을 감소시킨다.
- 흡연에서의 자극물질은 섬모 운동을 억제하는데, 이 섬모는 점액이나 폐와 호흡계의 밖으로 점액에 달라붙은 것들을 이동시키는 세포의 미세한 털 같은 부속물이다.
- 시간에 걸쳐서, 흡연에 의한 자극물질은 이 섬모를 파괴시킬 수도 있다. 따라서, 과도한 점액과 외부의 먼지는 쉽게 제거되지 못하며, 그것은 더욱 호흡하는 것을 어렵게 만든다.
- 시간에 따라, 흡연은 폐의 탄력섬유를 파괴하고 공기가슴증의 주요한 원인이 될 수 있다. 공기가슴증은 허파꼬리가 더 이상 공기를 내보낼 수 없게 하는 질병이며, 이것은 가스교환이 적절하게 이루어지지 못하게 되는 원인이 된다.

다음은 금연하는 법에 관한 정보를 제공하는 웹사이트이다.

미국 암협회 (The American Cancer Society):
www.cancer. org/docroot/PED/content/PED_10_13X_Guide_for_Quitting_Smokin. asp

미국 심장협회 (The American Heart Association)
www.heart. org/HEARTORG/GettingHealthy/QuitSmoking/Quit-Smoking_UCM_001085_SubHomePage. jsp

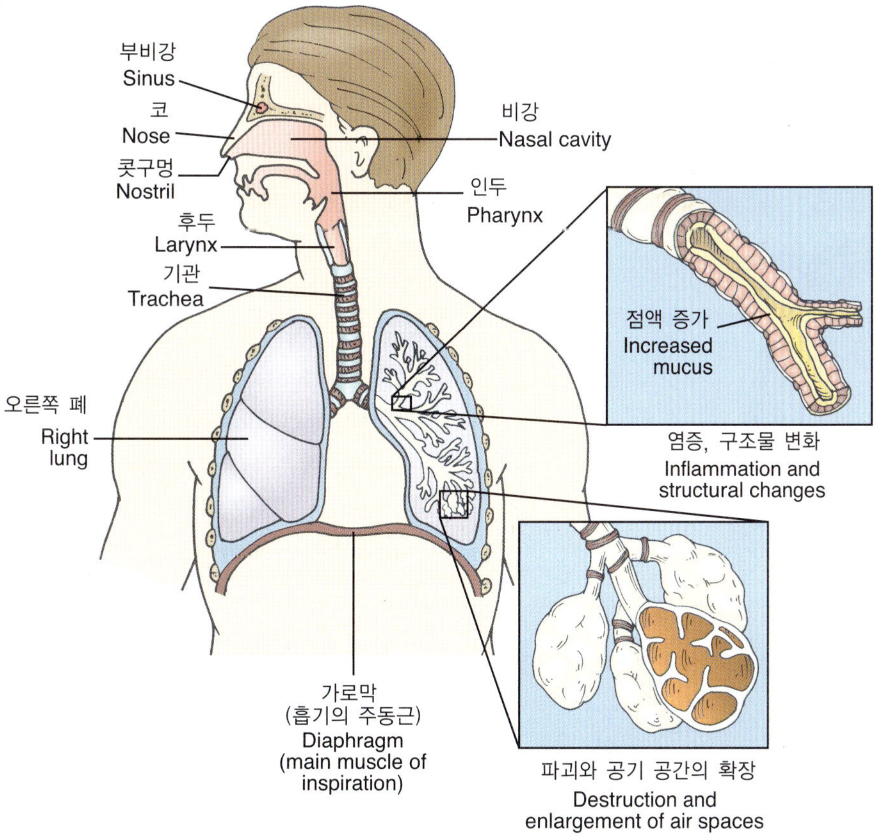

그림 4-2 호흡기계에 대한 흡연의 영향.

폐환기 (Pulmonary Venilation)

몸통은 흉강과 복골반강 두 개의 주요 부분으로 나뉜다. 흉강은 가슴우리가 구성되는 모든 것을 포함하며, 그것은 목의 바닥부분부터 배꼽 위 몇 인치까지 펼쳐져 있다. 실제로는 그 사이에 있는 심장과 폐를 위한 밀폐된 용기이다. 복강은 가슴우리의 아래쪽 부분부터 시작되며 골반의 아래공간을 채우는 트렁크 부분이다. 이 공간은 소화기관, 비뇨기관, 생식 기관으로 구성되어 있다. 두 개의 공간은 *가로막*으로 불리는 튼튼한 근육에 의해 분리되어있다. 그것은 가슴우리의 경계 주변과 요추의 아래까지 모든 부분에 붙어있다. 그것은 복강의 윗부분과 흉강 아랫쪽에 형성된 흉강 안쪽으로 곡선을 이루며 펼쳐진 낙하산처럼 보인다(그림 4-3).

폐 안팎으로의 공기 움직임을 **폐환기(pulmonary ventilation)**라고 하며, 그것은 흡기와 호기로 이루어져 있다. 폐의 환기는 근육의 수축과 이완 그리고 허파꼬리의 탄력 있는 반동으로 이루어져 있는 역학적인 과정이다. 공기는 고압으로부터 저압으로 움직인다. 흡기 직전의 폐의 공기 압력은 대기압과 같아진다. 폐안으로 공기가 이동하기 위해 폐안의 기압은 대기압보다는 더 낮을 필요가 있다. 이것은 흉강을 크게 부풀리는 것에 의해 이루어진다.

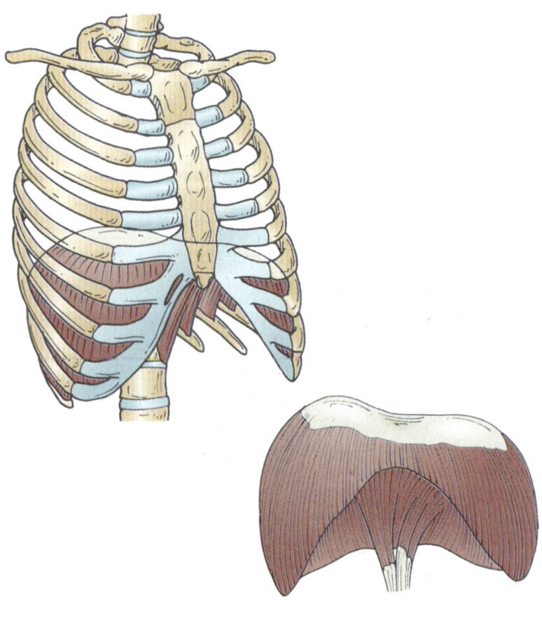

그림 4-3 가로막.

가로막(diaphragm)은 조용히 호흡하는 동안 폐로 유입되는 공기의 약 75%를 맡고 있는 흡기의 주요 근육이다. 그것이 수축할 때, 그것은 하강하고 흉강이 커지게 한다. 바깥갈비사이근도 또한 갈비뼈와 복장뼈를 들어올려 흡기를 돕는다. 바깥갈비사이근은 정상적인 조용한 호흡 동안 폐로 들어오는 공기의 25%를 맡고 있다. 폐의 공기압이 떨어지면 공기는 끌려 들어가게 되고, 보통의 조용한 흡기가 일어난다. 이것은 능동적인 과정이다. 허파꼬리들은 공기로 가득 찬다. 보통의 조용한 흡기는 대략 공기 중 500 ml (1/2 liter)를 끌어들인다.

정상적인 조용한 흡기는 가로막이 이완과 하강할 때 일어나며 허파꼬리의 탄력적 반동으로 공기를 밀어낸다. 이것은 수동적인 과정이다. 대략 500 ml 공기가 밖으로 빠져나가게 된다.

가로막의 운동으로 더해지는 혜택은 그 운동이 하지에서 심장으로의 정맥혈로의 복귀하는 것과 하지 림프관에서 림프의 흐름을 돕는다는 것이다. 이것은 **호흡 펌프(respiratory pump)**라고 부른다. 흡기동안 가로막은 아래로 움직이고 흉강의 압력은 낮아지며 복정맥과 림프관들이 수축된 복강의 압력은 높아진다. 결과적으로 다량의 혈액과 림프는 수축된 복정맥과 림프관으로부터 감압된 흉정맥과 림프관으로 움직이게 된다. 호흡 펌프는 신체가 중력에 대항하여 혈액과 림프를 위쪽으로 끌어올리기 위한 방법 중 하나이다.

깊고 힘찬 흡기 동안에는, 호흡의 이차적 근육들이 사용된다. 여기에는 갈비뼈 1, 2번을 들어올리는 목갈비근(scalens), 복장뼈와 빗장뼈는 들어올리는 목빗근(sternocleidomastoid), 3, 4, 5번 갈비뼈를 들어올리는 작은가슴근(pectorais), 5, 6, 7번 갈비뼈를 들어올리는 위뒤톱니근(상후거근, serratus posterior superior)을 포함한다(그림 4-4). 이 모든 근육들은 흉강의 크기를 크게 증가시키고, 공기를 끌어들이는 것을 돕기 위해 수축한다. 깊고 힘찬 흡기는 남자의 평균 호흡 한 회당 대략 3,600 ml(3. 6 liter), 여자의 평균 호흡 한 회당 대략 2,400 ml(2. 4 liter)의 결과를 초래한다. 이 차이는 일반적으로 남자가 여자보다 더 큰 신체크기를 갖고 있기 때문이다.

깊고 강한 호기에도 또한 이차적 호흡근들이 사용

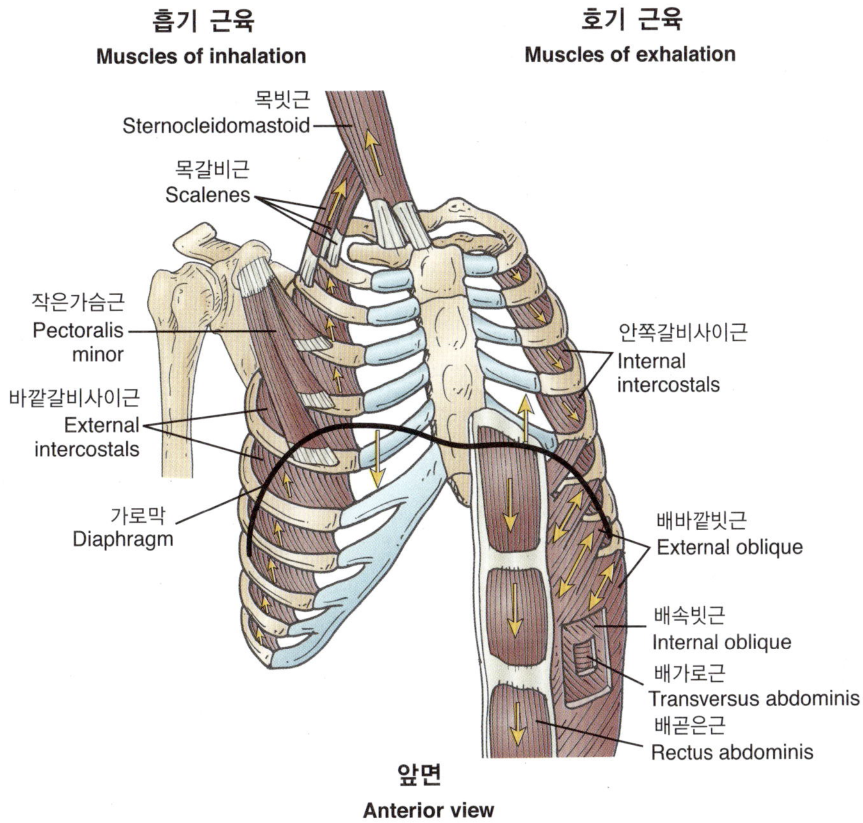

그림 4-4 호흡의 부속 근육. 화살표는 흉강에 압력 또는 근수축 방향을 나타낸다.

된다. 이것은 가로막을 위로 밀어 올리는 것을 도와주는 복근, 갈비뼈를 밀어내리는 안쪽 갈비사이근 9, 10, 11번 갈비뼈를 밀어 내리는 아래뒤톱니근(serratus posterior inferior) 등을 포함한다(그림 4-4). 이것은 흉강 크기를 크게 감소시키고 공기를 밀어내는 것을 돕기 위해 모두 수축한다(Tortora and Derrickson, 2009).

호흡 조절 (Control of Respiration)

휴식을 취할 때, 분당 200 ml 정도의 산소가 체세포에 의해 사용된다. 힘든 운동을 하는 동안 이 비율은 보통 건강한 성인들은 15~20배 정도 증가하고, 지구력이 훈련된 운동선수들은 30배 정도 증가한다. 바디워크 수련은 운동의 카테고리 안에 있고 수행되고 있는 바디워크의 유형에 따라, 때때로 힘든 운동을 할 수 있다. 신체는 신진 대사의 요구를 충족시키는 호흡 증가방법인 몇 가지의 메커니즘을 가지고 있다.

호흡중추(respiratory center)는 뇌간에 위치한다. 그것은 호흡의 기초적 리듬을 조절하고, 흡기와 호기 사이의 자연스러운 이행을 할 수 있게 하는 섹션을 가지고 있다. 조용한 호흡 동안, 호흡중추는 가로막과 바깥갈비사이근에 신경신호를 보내 그것들이 수축하고 2초 정도 동안 흡기가 일어날 수 있도록 한다. 2초가 지난 후 신호는 중지되고 가로막과 바깥갈비사이근은 이완하며, 허파꼬리의 탄력적 반동으로 공기를 밀어낸다. 호기는 3초 정도 동안 일어난다. 강한 흡기와 호기 동안 신경신호들은 부수적인 호흡근에 보내지고 이로 인해 수축이 발생한다.

보통의 호흡은 더 짧은 흡기와 더 긴 호기로 이루어져있다. 성인은 분당 12~16회 호흡한다. 여자의 호흡이 일반적으로 분당 14-16회 비율인 것에 반해, 남자는 12~14회로 약간 느리다. 평균 호흡비율이 분당 14회 정도일 때, 그 사람은 한 시간에 840회, 하루에 20,160회 정도 호흡한다.

호흡의 기초적 리듬은 뇌의 다른 일부, 말초신경계

의 수용기와 다른 요인들에 의해 수정될 수 있다. 소뇌가 호흡중추로 연결되어 있기 때문에 사람들은 호흡 패턴을 자발적으로 바꿀 수 있다. 예를 들어, 숨을 참는다. 그러나 이것은 혈류내 산성과 이산화탄소량의 증가에 의해 제한된다. 그러한 것이 어떤 수준에 이르게 되었을 때, 호흡 영역은 강하게 자극되고, 신경자극들은 호흡 재개를 위해 흡기근에 보내어진다.

고유수용기는 호흡을 자극하는 역할을 한다. 사람이 활동 수준을 늘리기 시작하면, 혈액 내의 이산화탄소, 산성도, 산소의 수준이 변화되기도 전에, 호흡률과 호흡의 깊이가 증가한다. 근육과 관절의 움직임을 모니터하는 고유수용기들은 운동을 시작하고 공기를 받아들이는 것을 증가시키는데 어떠한 지연시간도 생기지 않도록 호흡중추로 신경신호를 보내는 것에 빠르게 반응한다. 이렇게 함으로써 호흡은 신진대사의 요구에 즉각적으로 대응한다.

하이킹 또는 사이클링 또는 바디워크 수련에 관한 생각 또는 정서적인 불안과 같은 활동을 예측하는 것은 호흡 영역으로 흥분신호를 보내 환기율과 깊이를 증가시키는 변연계를 자극할지도 모른다. 이것은 신체가 증가하는 움직임에 따른 신진대사의 요구를 충족시키는 또 다른 방법이다(Tortora and derrickson, 2009).

호흡의 종류 (Types of Breathing)

조용한 호흡의 일반적 패턴의 용어는 **정상호흡 (eupnea)**이다(라틴어로 *eupnous* 의미는 "자유로이 숨쉬는 것"). 정상호흡은 얕은 그리고 깊은 또는 얕고 깊은 호흡 조합으로 이루어져 있을 수 있다. 마찬가지로 몇몇 다른 호흡 방법들 역시 특징지어질 수 있다.

흉식호흡 (어깨호흡 또는 얕은 호흡)

(Chest, Shoulder, or Shallow Breathing)

흉식호흡, 어깨호흡 또는 **얕은 호흡**은 가슴우리나 가로막 움직임을 최소화하는 일반적인 호흡법이다. 이것은 가슴우리를 압축시키고 수축시킨다(그림 4-5). 이 호흡 패턴은 부속적인 호흡근에 의해 크게 일어나는 호흡 작용을 담당하는 가로막 움직임을 매우 상당히 크게 제한할 수 있다. 어깨는 흡기 동안 귀 쪽으로 올라가고 호기 동안 아래로 떨어지게 된다. 그래서 이것은 때때로 *어깨 호흡(shoulder breathing)*이라 불린다. 그것은 보통 어깨와 등 상부의 근육 긴장을 동반한다.

흉식호흡 동안에는 500 ml보다 더 적은 양의 공기가 폐로 흡입되고 배출된다. 그 결과 아주 적은 산소의 교환과 이산화탄소의 제거가 일어나는 것이다. 지속적인 흉식호흡은 폐의 각각의 방에 이산화탄소, 습기와 물질의 입자같은 불필요한 생성물들을 포함하는 많은 양의 공기를 항상 남김으로써 신체의 손상과 질병에 노출되기 쉬운 피로를 일으킨다. 게다가, 공기가 비교적 아래에 침착될 때, 폐와 위쪽 환기 트랙의 점액은 제거되지 못한다. 이것은 감염, 감기, 독감, 폐렴 등과 같은 호흡기 질환에 쉽게 걸리게 한다.

당신은 어떻게 생각하나요?

여러분은 "호흡하는 것은 그 고유의 움직임과 리듬을 가지고 있다"는 보고서에 대해 어떻게 생각하는가? 여러분은 동의하는가 또는 동의하지 않는가? 왜 그렇게 답하였는가?

가로막호흡 또는 복식호흡

(Diaphragmatic or Abdominal Breathing)

가로막호흡 또는 **복식호흡**을 하는 동안 호흡운동에서 우리는 가능한 한 가로막을 완전히 끌어올리는데 집중하게 된다. 가슴우리는 크게 팽창하게 되며, 호흡주기 동안 복근은 가로막이 충분히 내려가고 올라가기 위해 돕는다. 복부는 흡기 동안 부풀어 오르고 호기 동안 편평해진다(그림 4-5). 이것은 또한 복식호흡이 일반적으로 *복식호흡*이라고 알려진 이유이다. 이것은 부속근들이 나머지보다 더 크고 강한 복근들을 제외한 호흡 부속근들의 활동을 감소시키는 것이기 때문에 가장 힘이 들지 않는 호흡방법이다.

이것은 각 호흡마다 남자는 평균 3,600 ml, 여자는 평균 2,400 ml까지 공기를 호흡하는 호흡의 훨씬 더 깊은 형태이다. 복식호흡은 각 호흡에서 많은 양의 이산화탄소와 다른 폐기물들을 제거한다. 또한, 심박수와 스트레스, 근 긴장도와 피로, 그리고 고통의 인식을 감소시킨다(Rosen, 2010).

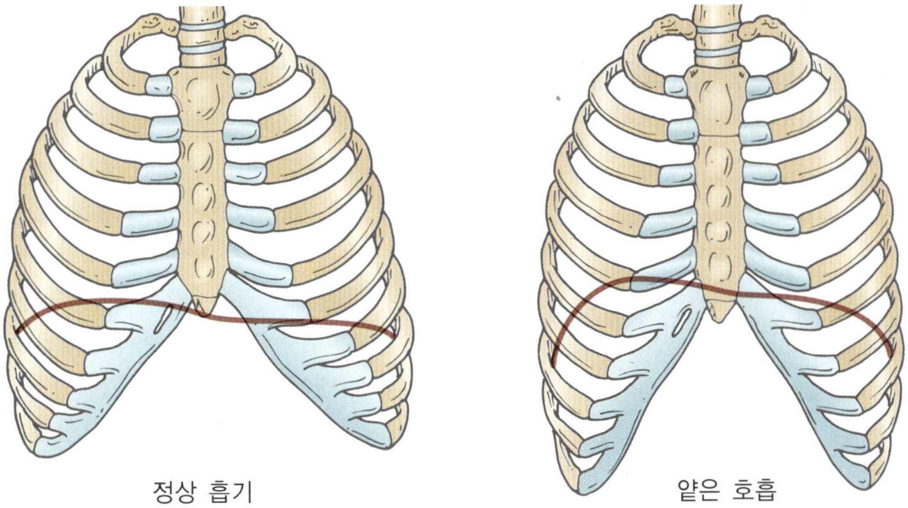

그림 4-5 흡기와 호기 도중 흉강의 크기 변화

명상, 요가, 시각화, 운동 등을 포함하는 이완의 많은 방법은 이러한 호흡 형태로 사용된다. 이것은 의식적으로 복식호흡을 하는 것에 의해 호흡에 몰두하게 하기 때문이다. 이것은 마음을 편안하게 하고 신체를 이완시키기도 한다.

도움이 되는 호흡패턴을 발달시키기 위해 스트레스 또는 고통 때문에 호흡이 방해받았을 때를 유념해라. 그리고 그 때에는 의식적으로 복식호흡을 하라. 호흡장애가 생겼을 때, 신체 전체는 통제되고 긴장하고 부상을 입을 수도 있다. 건강하고 도움이 되는 호흡패턴은 신체 메커니즘에서 더 부드럽게 움직일 수 있도록, 더 자유롭고 활동적으로 움직일 수 있도록 허락할 것이다. 가로막이 완전히 작용하지 않는 경우, 부속 호흡근이 더 많은 호흡 작업을 수행해야 한다. 이것은 과도한 근육의 사용하는 결과를 가져오고, 따라서 목, 가슴, 복부, 등의 긴장을 초래한다.

코 호흡 또는 콧구멍 호흡 (Nose or Nostril Breathing)

코 호흡 또는 콧구멍 호흡은 일반적으로 폐로 공기를 가지고 오는 더 느린 과정이고, 그것은 공기가 환경으로부터 폐로 부드럽게 이동하게 한다. 코를 통하여 신체로 들어오게 되는 공기는 코털에서 여과되고, 많은 불순물들은 비강의 점액에 달라붙어 제거된다. 부가적으로, 공기는 폐로 들어가기 전에 따뜻해지고 촉촉하게 된다.

이 방법은 또한 명상, 이완, 요가, 그리고 많은 호흡요법에 자주 사용된다. 코 호흡은 시상 하부 및 뇌하수체 같은 특정 규제 영역뿐만 아니라, 뇌의 더 높은 사고를 하게 하는 중추에 영향을 미칠 수 있다. 마찬가지로, 내분비계와 면역계도 영향을 받을 수 있다. 최적의 상태의 총체적 효과는 정신 자각, 의식 수준, 명상 상태, 그리고 내적 인식을 증가시킬 수 있다 (Rosen, 2010).

신체 인식

부드럽게 배 위에 손을 놓아라. 입을 통해 모든 공기를 천천히 부드럽게 몸에서 다 빠져나갔다고 느낄 때까지 천천히 내뱉어라. 이제 천천히 숨을 들이 마시고, 손을 배 위에 올리고 폐를 채워라. 그런 다음 가슴우리가 최대로 팽창하도록 호흡을 계속하라. 여기서, 여러분은 공기로 폐를 채우기 위해 가로막을 사용하였다. 몇 초 후에 숨을 끝까지 내뱉고 복근을 수축시켜라. 이 호흡 과정을 몇 번 반복하라. 과호흡이 될 정도로 너무 급하게 들이쉬고, 내뱉지 않도록 하라. 어떤 느낌인가? 더 가볍고 더 힘이 생기는 느낌인가? 만약 그렇지 않다면, 어떤 느낌이 든다고 생각하는가?

신체 인식

이것은 코 호흡 또는 콧구멍 호흡 운동이다. 편안하게 앉아 세 번 천천히 안팎으로 호흡하라. 다시 한 번 들이 마시고, 엄지로 오른쪽 콧구멍을 닫고 왼쪽 콧구멍을 통해 공기를 충분히 내뱉어라. 호기가 끝났을 때 오른쪽 집게손가락으로 왼쪽 콧구멍을 닫고 오른쪽 콧구멍을 열어 숨을 들이 마셔라. 같은 깊이와 길이로 흡기, 호기하는 것이 중요하다. 왼쪽 콧구멍으로 내쉬고, 오른쪽 콧구멍으로 들이마시는 것을 반복해라. 세 번 반복하라.

이 운동을 하루 2회씩 해 보아라.

여러분의 초점은 호기와 흡기의 길이를 증진시키고 그것들을 각각 같게 해주는 것에 있다. 그것은 여러분을 이완시키고 해야 할 일에 더 집중할 수 있도록 도와줄 것이다.

구강호흡 (Mouth Breathing)

입 또는 오므린 입술을 통한 호기는 주로 호흡 운동에 사용된다. 이런 방법으로 내쉬는 것은 폐에서 공기를 몰아내어 빈 공간을 만들고, 흡기 동안 더 많은 공기를 들이마시게 할 수 있다. 이것은 더 많은 산소와 이산화탄소의 교환을 촉진시킨다. 구강 호흡은 더 짧은 경향이 있고, 보통 정서적 문제나 운동 같은 신체에 긴장을 주는 활동과 연관된다. 구강 호흡의 이점은 공기가 폐로 더 빠르게 들어갈 수 있다는 것이다. 그러나 공기의 질은 적합하지 않다. 사람이 입을 통하여 숨을 쉴 때 공기는 코털이나 비강에 의해 정화될 수 없으며, 따뜻해지지도 촉촉해지지도 않는다. 이런 식으로, 이 호흡의 초점은 질보다 양에 있다.

수련자들은 입으로 빠르게 숨을 쉬는 것이 과호흡증을 가져 올 수 있다는 점에 주의해야 한다. 이 급속하고 조절되지 않는 호흡은 혈액의 산소농도가 너무 높고, 이산화탄소의 농도가 너무 낮을 때 일어난다. 혈액에서 너무 높은 수준의 이산화탄소의 농도가 흡입을 초래하는 호흡중추를 자극한다고 한 "호흡 조절" 장을 상기하라. 과호흡증을 경감시키는 최고의 방법은 손이나 종이 가방을 대고 숨을 쉬어서 그가 내뱉었던 이산화탄소를 다시 흡입할 수 있도록 하는 것이다. 몇 분 이내에 혈액 중 이산화탄소 농도는 증가할 것이고 호흡은 점점 느려지고 깊어질 것이다.

호흡에 관한 초점 (Focus on Breathing)

신체의 물리적 구조는 비효율적인 호흡 패턴으로 인해 고생한다. 이것에 대해 생각할 수 있는 것은 우리가 하루 20,000번 이상 호흡하며, 호흡과 관련된 근육들은 20,000번 이상 다르게 사용될 것이라는 것이다. 효율적인 호흡 동안, 호흡기능과 관계된 주요 근육과 부수적 근육들 모두가 안정된 방법으로 작용한다. 반면에, 부정확한 호흡은 만성 근기능 부전, 근육 통증, 그리고 만성 두통, 요통과 같은 증후군을 가져올 수 있다.

나이나 건강 수준에 관계없이 사람들은 호흡에 초점을 맞추고 개선하기 위한 조치를 취할 수 있다. 무의

경험담

여러분의 체력에 가장 이로운 호흡의 가장 중요한 측면은 항상 코를 통하여 숨쉬는 방법을 배우는 것이다. 여기에 몇몇 이유와 도움이 되는 팁이 있다.

코로 숨쉬는 것으로, 공기는 흉강 전체 또는 폐의 다섯 개의 엽을 통하여 순환한다. 그것은 신체가 이완되고, 더 오랫동안 공기를 유지할 수 있게 하며, 공기를 더 고르게 분배하는 것을 돕는다. 이 방법은 우리가 하루 동안에 더 긴장을 풀 수 있게 해주고, 숨쉬는 것을 더 쉽게 할 수 있다.

구강 호흡은 흉식호흡으로 이어지는데, 그것은 "싸울 때 또는 비행기를 탈 때"와 같이 많은 공기를 급히 필요로 하는 비상시 유용하다. 호흡하기 위해 입을 사용하는 것은 공기통로를 건조하게 만들고, 폐로 오염된 공기를 가져올 수 있으며, 폐를 신체에 좋지 않은 외부 온도의 공기에 적응하게 만들 수도 있다. 비강은 공기를 촉촉하게 해주며; 공기가 폐로 들어오기 위한 알맞은 온도(신체 온도)를 맞춰주고; 폐로 들어오기 전 95~98%까지 공기를 여과해 준다.

여러분이 하루종일 활동하는 중에 코로 호흡하여 발생할 수 있는 호흡의 위험으로부터 회복하는 것을 도와 줄 수 있도록 여러분 자신을 위해 하루에 한 번씩 좋은 호흡을 하는 습관을 지녀라.

Robert Litma, certified Buteyko Institute Method of Breathing Retraining Educator since 2003, authorized Continuum Movement Teacher since 1999 and a member of the Continuum Movement faculty in Los Angeles since 2000; cerfitied in the Duggan/French Approach to Somatic Pattern Recognition in 1988 and advanced ceritification in 1992.

식적인 호흡패턴이나 의식적인 호흡 패턴은 장기적 건강과 웰빙에 영향을 미칠 수 있다. 일단 효율적인 호흡 패턴이 확립되면, 무의식적 과정, 스트레스와 질병의 증가에 대한 저항, 신진대사 기능의 증진과 만성통증 패턴을 경감하게 된다. 그러나 호흡에 집중하고 강화하는 방법은 생각날 때마다, 한 번씩 하는 경우 몇 번의 호흡운동에 의해서는 이루어지지 않는다. 그러한 호흡운동은 뇌간의 호흡 중추를 재설정하기 위해 매일 수행해야 한다.

호흡 자세 (Respiratory Posture)

폐의 환기가 많은 다른 근육들의 수축과 이완의 조화를 포함하기 때문에, 3장에서 언급했듯이, 자세를 솔직하게 평가하는 것에 의해 시작할 수 있다. 여러분은 거울 앞에 서는 것으로 이것을 시작할 수 있다; 누군가가 여러분의 사진을 찍게 하라; 여러분의 자세를 솔직하게 평가하라; 그리고 자세를 어떻게 유지하고 있는지 신뢰할 수 있는 멘토, 동료들, 친구들이 말하는 것을 받아들여라.

좋지 않은 호흡의 일반적 징후는 다음과 같다:

- 구강호흡
- 앞으로 나온 머리 자세
- 둥그런 어깨
- 등척추 후만증
- 가라 앉은 가슴
- 신체의 경직

여러분이 정상적이고 깊은 복식호흡을 할 수 있는지 확인해라. 그리고 다음과 같은 질문을 하라.

- 배가 넓어지고 아래쪽 갈비뼈가 올라가고 넓어지는가?
- 배가 편평하고 어깨는 귀쪽으로 올라가 있는가?
- 어깨와 위쪽 가슴이 비교적 제자리에 머무르고 있는가?
- 깊고, 만족하는 호흡을 할 수 있는가?
- 호흡이 얕고 압축된 느낌인가?

또 다른 방법은 경험 있는 물리치료사 같은 바디워커들에게 호흡의 주요 근육과, 부수적 근육들을 촉진하는 것을 통하여 평가할 수 있다. 갈비뼈에 따른 가로막의 가장자리는 단단하다고 느껴지는가? 가슴우리는 갈비사이근에 의해 단단하게 잡혀져 있다고 느끼는가? 복근과 앞톱니근 뒤쪽 아래쪽은 촉진 시에 어떤 느낌이 오는가? 목갈비근, 목빗근, 그리고 앞톱니근 뒤쪽 위쪽은 많이 긴장해 있고 단단한가?

등세모근 상부와 내측 어깨뼈 근육군, 어깨올림근(levator scapula)을 포함하는 자세근들은 또한 타이트한 경향이 보일 것이다. 부가적으로 허리네모근(quadratus lumborum)과 허리근(Psoas)은 만성적으로 짧아져 있을지도 모른다. 허리네모근(quadratus lumborum)의 단축이나 어깨통증은 그것이 정말로 근본적 원인일 때 비효율적인 호흡패턴에서부터 생긴 결과라고 확인되지는 않는다.

속설: 구부정한 자세로 앉는 것이 더 편안하다고 느끼기 때문에 그것은 신체에 더 효율적임에 틀림없다.

사실: 구부정한 자세로 앉는다는 것은 흉강을 압축시키고, 호흡의 1차적, 2차적 근육 기능을 나쁘게 한다. 결과적으로 산소는 충분하지 못하게 흡입되고 이산화탄소의 양 또한 충분하지 못하게 배출된다. 신체의 세포들은 신진대사를 위해 필요한 산소를 가지지 않고, 이것은 신체가 더 효율적으로 가동하지 않는 것을 의미한다.

근육 운동 (Muscle Movement)

흡기 동안 흉강은 폐에서 공기가 빠르게 돌 수 있도록 확장되어야 한다. 이 공간의 크기는 가로막이 내려가고, 가슴우리를 들어올리려고 확장되기 위해 바깥갈비사이근이 수축할 때 증가한다. 상당히 깊은 흡기의 경우 부속근들이 가슴우리를 더 들어올린다. 흡기 동안 갈비뼈가 척추에서 위로 그리고 밖으로 움직일 수 있도록 각 갈비뼈는 척추와 관절로 이어져 있다. 이것은 가슴우리가 전체로 움직이는 경향이 있는 동안 또한 각각의 부분이 움직이게 될 수 있다는 것을 의미한다. 또한 가슴우리가 확장될 때 전 상체 주위에서 움직임이 일어난다는 것을 의미한다.

신체 인식

의자에 앉아 있는 동안, 불균형한 자세로 자세를 굽히고 호흡에 집중해라. 흡기 동안 여러분의 신체는 어떻게 느끼는지 생각하라. 특히, 머리와 상반신의 무게가 어떻게 느껴지는가?
그 다음 압축된 아래쪽 흉곽의 공기를 위쪽으로 밀어내야만 한다. 균형잡힌 자세로 되돌아가 호흡을 다시 점검하라. 불균형한 자세와 균형 잡힌 자세에서의 호흡에서 느낌이 어떤 변화가 있는가?

호흡에 집중하게 하도록 한 목적은 여러분이 더 교정 가능한 피드백을 더 쉽게 느낄 수 있도록, 여러분의 감각인식을 더 예민하게 하기 위해서이다. 이것은 여러분의 신체인식의 일부이다.
시간이 지나면서, 비효율적인 호흡패턴을 의식적 집중을 덜 하면서 호흡패턴의 교정을 할 수 있을 것이다.

웰니스에 집중하기

다음은 호흡을 개선하는 제안이다;

- 특히 호흡의 1차, 2차 근육에 규칙적인 물리치료 또는 다른 종류의 바디워크 치료를 하라.
- 요가, 춤 또는 격투기 같은 호흡과 움직임에 집중하는 활동에 규칙적으로 참여하라.
- 가슴 스트레칭을 하라. 이것은 가슴이 열리도록 도와준다. 치료 테이블 또는 벤치 위에 바로 누워라. 깊은 호흡을 하면서 치료 테이블이나 벤치에서 팔을 수평으로 벌림시키거나 여러분의 가슴을 스트레칭하라(그림 4-6).
- 팔 운동을 하라. 이 운동에서 이것은 폐에서 산소를 빠르게 증가시킬 수 있다는 것이다. 무릎은 약간 구부리고, 어깨 폭만큼 다리를 벌리고, 선 자세에서 시작한다. 어깨 높이에서 앞으로 팔을 움직여라. 마치 방을 가로질러 깃털을 부는 것처럼, 오므렸던 입술을 통해 짧은 내쉬기로 3번 내쉬어라. 숨을 내쉼에 따라 당신 쪽으로 팔을 내려놓아라. 천천히 숨을 들이쉬면서 팔을 처음 위치에 가져다 놓아라. 3~4번 반복한다.

또 다른 운동에서는, 3번의 빠른 흡기를 따르면서 오므린 입술을 통한 호흡의 충분한 호기에 집중해서 시도해 보아라.

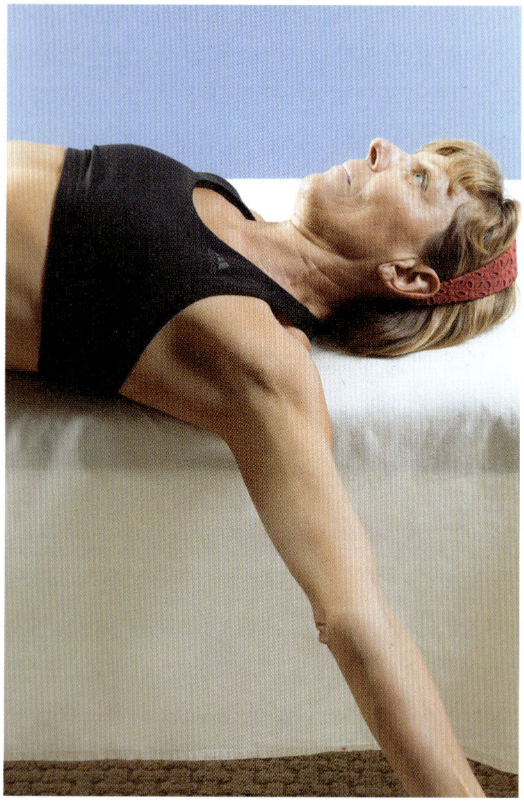

그림 4-6 치료 테이블에서의 큰가슴근 스트레칭.

호기 동안 흉강의 크기는 흡기 과정의 역으로 작아진다. 가슴우리가 아래로 압축되고 갈비뼈를 중력방향으로 끌어내리면서, 갈비뼈와 흉부 윗부분 사이의 근육은 길어진다. 가로막은 상승한다. 이 때문에, 호기가 특정한 집중을 요구하는 것과 더불어 긴장을 완화하고, 목과 어깨, 등 부위 통증을 해소하는 방법이다.

호흡 활동 (Breathing Actibities)

여러분이 더 효율적인 호흡을 위해 호흡 패턴을 바꿀 때, 해결해야 할 점은 형식적이고 직접적인 활동으로 그것을 변환하지 않으면서, 무의식적이고 자발적인 행동에 집중하는 것으로 통제하지 않고 호흡을 지각하게 되는 것이다. 물론 통제가 필요한 호흡을 할 때 노래를 부르거나, 운동경기를 하거나, 특정한 요가 운동을 수행하고, 명상을 하는 것같은 여러 가지 많은 변수들의 경우가 있다. 그러나 이 섹션에서 호흡 활동 목적은 그것을 조절하지 않는 호흡을 인식하는 것이다. 그것이 반드시 쉬운 것만은 아니지만, 학습의 가치는 꽤 있다.

신체 중심(5장과 8장에서 자세히 논의될 것이다) 지지와 같이, 목표는 호흡의 수의적 신경계에서 출발한다. 특히, 이완 조절을 완벽하게 이룰 것이라고 처음부터 기대하지 말아라. 그 의도는 단지 호흡을 조정하는 것이 아닌, 의식하기 위해서 호흡에 집중해야 한다는 것을 명심해라. 여러분이 알고 있어야 하는 유일한 요인은 특히, 목과 몸통에서 어떻게 균형을 조절하고 있는지와 근육 긴장도를 관리하고 있는 곳에 집중해야 한다는 것이다. 여러분은 호흡에서 조용히 주의집중할 때 때때로 급격하게 호흡이 변한다는 것을 알게 될 수 있다.

호흡 활동들은 아래와 같은 방법으로 이완을 촉진시킨다;

- 호흡근의 긴장과 이완에 의해 총체적인 이완을 성취하라. 깊은 흡기는 흡기근을 긴장하게 하고 호기근을 이완시킨다; 깊은 호기는 흡기근을 이완시키고 호기근을 긴장시킨다.
- 더 많은 산소가 혈액의 흐름에 흡수되도록 하라. 이것은 신체 반응, 수리, 그리고 스트레스로부터의 회복을 도움으로써 신체 기능을 개선시킬 것이다.
- 혈액 흐름에 산소 양을 증가시킴으로써 심박수를 느리게 하라. 이것은 진정 효과를 생산한다.
- 호흡에 초점을 맞추는 것은 사람이 긴장된 상황에 대해 정지하는 것과 반응을 계획하는 것을 허락한다. 이것은 스트레스 동안 정신적인 명쾌함과 평온함을 가져올 수 있다(Coutney, 2003).

활동 제안 (Suggested Activities)

호흡은 빨라질 수도 있고 느려질 수도 있으나, 그것은 또한 신체의 다른 일부에서 시작되는 것처럼 느껴질 수도 있다. 여기에 몇 가지 운동을 시험해 보아라;

- 공기가 여과될 수 있을 정도로 코를 통해 들이마셔라. 여러분이 통상하는 것처럼 4번 내쉬거나, 공기가 모두 빠져나갔다고 느낄 때까지 내쉬고, 조금 더 많은 내쉬어라. 공기를 더 많이 배출할수록 다음 호흡에서 더 많은 양의 공기를 들이마실 수 있다.
  - 흡기 동안 삶이 여러분의 내부를 채우고 있다고 상상하라. 그리고 호기를 하는 동안 고통, 불쾌, 또는 스트레스를 방출하고 있다고 상상하라.
  - 단지 복부, 가로막, 또는 가슴으로부터 오는 것이 아닌, 그러나 신체의 모든 세포가 영향을 미치는 삶의 움직임으로서의 시각적 호흡을 하라.
  - 이 활동의 전, 중, 후의 느낌이 어떤지 생각해 보아라.
- **단계 1 호흡.** 이것은 여러분 스스로 연결을 얻을 수 있고, 여러분이 하는 모든 것에서 호흡의 중요성을 실현하는 기초적인 기술이다.

1. 다리를 쭉 편 채로 누워라. 손은 가슴 위에 두어라.
2. 눈을 감고 코로 숨을 들이쉬고 입으로 내쉬어라.
3. 호흡할 때 어떤 느낌인지에 집중하라. 그리고 스스로에서 물어라 "움직임이 있는가?"
4. 호흡을 하는 것에 따라, 호흡을 들이마시면서 가슴을 팽창시켜라. 이것이 얼마나 쉬운지 또는 어려운지 느껴보아라.
5. 호흡을 몇 번 되풀이하라. 그리고 바로 갈비뼈가 함께 보이는 복장뼈 아래로 손을 놓아라.
6. 거기로 몇 번의 호흡을 하라. 이것이 얼마나 쉬운지 또는 어려운지 느껴라.
7. 이제 배꼽 위로 손을 가져오고 몇 번 호흡을 해 보아라. 이것이 얼마나 쉬운지 어려운지 느껴보아라.
8. 호흡할 때 어디가 가장 쉬운지 가장 어려운 부분인지 결정하라. 그리고 그 부위에 각각 한 손을 올려놓아라.
9. 첫 번째 장소에서 편함을, 다른 한쪽에서는 긴장, 불쾌 또는 제한을 인지하면서 그 2개의 부분 사이에서 호흡을 교체하라.

10. 변화를 느껴보라.

- 기공 운동. 2장에서 기, 호흡, 인식에 초점을 맞추는 것을 도와주기 위해 특별히 수행되는 고대의 운동이 기공이었다는 것을 기억해라. 이 운동은 폐와 호흡에 활력을 불어넣는 운동이다. 이것을 가슴의 팽창을 최대로 고안되었다. 그것은 폐가 더 충분히 확장되는 것을 허락한다. 이 운동은 숨을 들이마실 때 배를 밀어내고, 내쉴 때 뒤쪽으로 당기는 기공 호흡을 포함한다. 모든 움직임 동안 어깨가 이완되고 아래로 내려가는 것을 확인하라.

1. 마치 평영으로 헤엄쳐서 횡단하기 시작하려 하는 것처럼 어깨 높이에 몸쪽에 팔을 곧게 놓아라. 손바닥을 바깥쪽으로 돌려놓는다. 마치 물 위에 떠 있는 것처럼 느낄 수 있게, 팔 근육은 헐거워야 한다(그림 4-7A).

2. 숨을 매우 천천히 들이마시고, 팔을 수평으로 벌림시킨다. 어깨를 이완시키는 동안 어깨뼈를 꽉 쥔다(그림 4-7B).

3. 편안하게 느끼는 한 팔을 멀리 벌림시키고, 손바닥을 위를 보게 돌린다. 숨을 천천히 내쉬어라. 그러면서 팔을 위치를 시작하는 것 쪽에 뒤로 움직여라. 몸 앞의 어깨 수준에 팔과 손을 둔다(그림 4-7C).

4. 손이 시작하고 있는 위치에 도착하는 것에 따라. 손바닥을 아래쪽으로 하고 밖으로 돌려라. 숨을 들이쉬고 운동을 되풀이하는 동안 팔을 수평으로 유지한다(그림 4-7D).

이 동작을 5~10분 정도 되풀이 해라. 팔 움직임은 가슴, 어깨와 등의 상부의 긴장을 이완시키는 것을 도울 것이다. 반복하면, 팔 근육은 강해질 것이다 (Friedman, 2009).

당신은 어떻게 생각하나요?

만약 여러분이 움푹한 가슴을 치료하려고 한다면 신체 정렬을 하기 위해 어떻게 해야 하는가? 반면에, 여러분이 윗쪽으로 올라간 가슴을 가지고 있다면 자세는 어떻게 하는가?

바디워크에서 호흡 이용하기 (Using Breath in Bodywork)

바디워커가 지치거나 스트레스를 받게 될 때, 피로는 스스로의 인식과 움직임(고객들이 필요로 하는)에 영향을 미칠 수 있다. 염두에 두어야 할 중요한 것은 신체가 걷고, 뛰고, 춤추거나, 심지어 바디워크 치료를 수행할 때, 정신적 인지도의 자동적 증가에 있다는 것이다. 이것은 본능적으로 신체의 부상을 피하고 싶어하기 때문이다. 그리고 이것을 하는 방법은 정신적으로 명쾌한 상태로 깨어있기 위함이다. 이러한 인식을 늘리는 방법은 바디워크의 수행하는 동안 호흡에 집중하는 것은 몸을 다치지 않는 상태를 유지하도록 할 것이다.

호흡과 가슴우리를 채우는 방법은 또한 여러분이 서 있고, 움직일 때 내부의 근육조직들을 보조하게 된다. 확장은 특히, 어깨, 팔, 손을 움직이는 골격근의 움직임과 수축의 균형을 잡는 것으로써 가슴우리에 중요하다. 규칙적인 수축과 1차적 호흡근의 이완을 관찰하라. 호흡은 더 낮은 부분과 마찬가지로 폐의 상부도 채울 필요가 있다. 또한 치료 동안 내내 부드럽고 자연스럽고 규칙적인 호흡을 해야 한다는 것을 기억하라. 강제적으로 호흡하거나 호흡을 참는 것은 고객이 집중하지 못하고 주의를 다른 데로 돌리게 할 수 있다. 그것은 또한 바디워크 움직임을 수행하기 위해 요구되는 근육 수축을 위해 필요한 산소의 양을 감소시킬 수 있다. 이산화탄소와 다른 불순물들 또한 쌓일 수 있고, 신체에서 근육 긴장과 동통을 가져오게 할 수 있다.

바디워크를 수행하는 동안의 호흡 (Breathing While Performing Bodywork)

바디워크 테크닉을 고객에게 사용하는 것과 수련자의 신체내부의 리듬 양쪽에 주안점을 두어야 할 것은 바디워크를 하는 동안에 적절한 호흡 리듬을 유지해야 한다는 것이다. 효율적으로 숨쉬는 것은 바디워커가 바디워크 테크닉을 고객에게 행하는 것을 도와주고, 지구력을 갖게 도와준다. 바디워커가 숨쉬는 방법은 종종 고객에게 같은 방법으로 호흡하라는 신호가 될

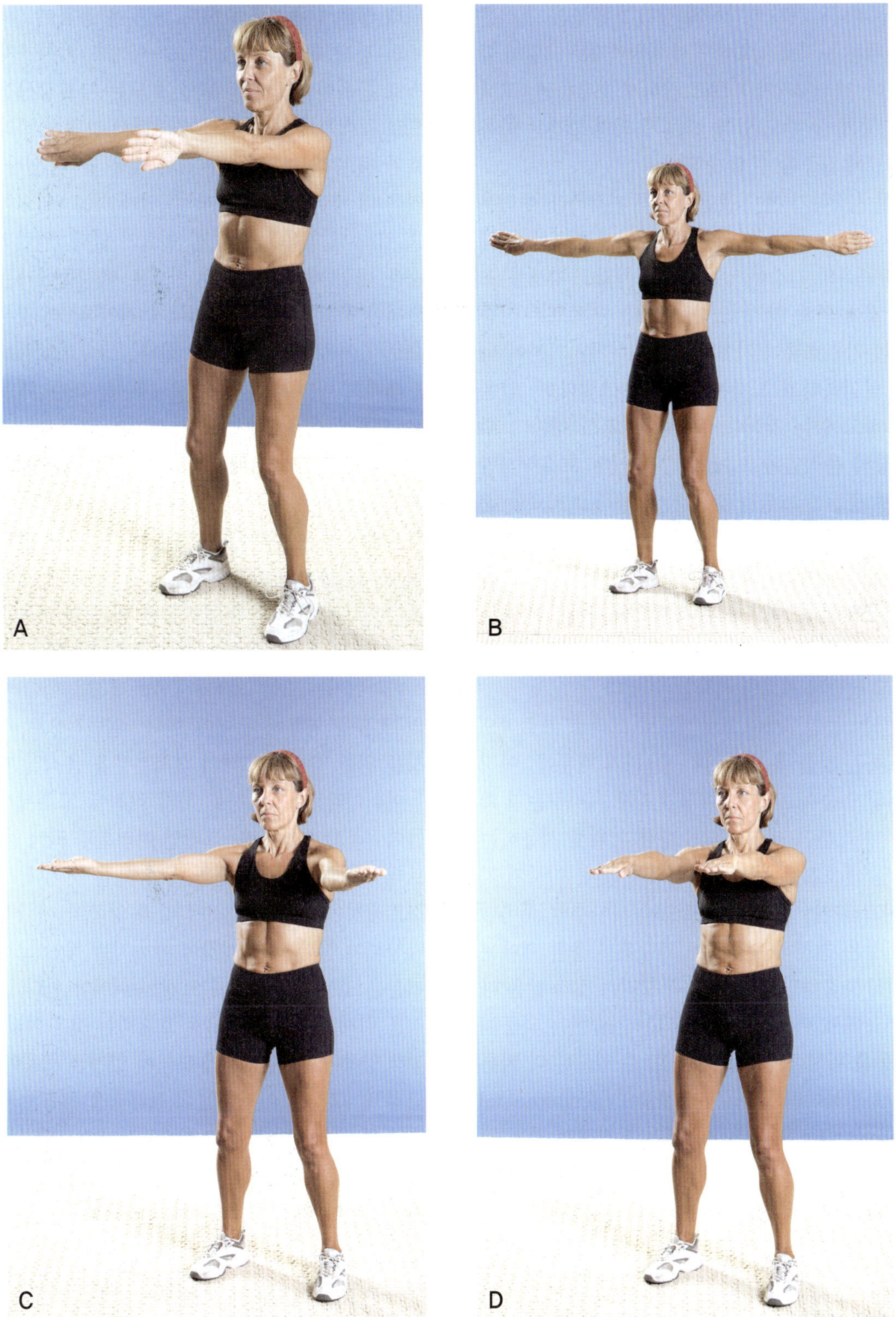

그림 4-7 (A) 어깨수준에 몸앞으로 팔을 위치. (B) 아주 천천히 들이쉬면서 팔을 가로벌림. (C) 처음 자세로 돌아오면서 손바닥을 위로 한다. (D) 손바닥을 아래로 돌리면서 들이마쉬고 팔을 가로벌림 운동을 반복.

수 있다. 바디워커가 침착하게 깊이 호흡하면, 고객은 긴장을 푸는 능력을 강화하면서 마찬가지로 그렇게 할 수도 있다. 바디워커가 가쁘고 급하게 호흡하면, 고객은 또 그렇게 할 수도 있다. 그렇게 되면 고객은 마음 놓고 치료에 집중할 수 없게 된다.

치료를 시작하기 전에, 호흡에 대해 지각하라. 여러분은 깊은 호흡을 하거나 얕은 숨을 쉬거나 하면서, 신체에 어떤 근육의 긴장이 있는지 알아차리고 자세를 조절하는 것에 의해 할 수 있다. 어깨는 귀쪽으로 상승하고 있는가? 호흡이 가쁘다고 느끼는가? 기분이 나쁘거나 불안하다고 느끼는가? 만약 그렇다면, 얕은 호흡을 하고 있는 것이다. 복부는 호흡할 때마다 수축, 팽창의 움직임을 보이는가? 편안히 호흡하지만 에너지로 충만한 느낌을 갖는가? 집중하고 치료할 준비가 되어 있는가? 만약 그렇다면, 깊은 호흡을 하고 있다는 것이다. 중심을 가지고 복식호흡을 하는 시간을 가지는 것에 의해, 치료를 위해 필요한 자세를 바꾸는 것이나, 여러분이 느끼는 근육의 긴장을 해소하고, 평온하고 집중된 치료를 시작할 수 있다.

치료하는 동안, 계속 효율적으로 그리고 가로막으로 호흡하는 것을 유지하는데 필요하기 때문에, 여러분이 어떻게 숨쉬고 있고, 어떻게 자세를 바꾸는지 확인하라. 여러분이 테크닉을 수행하기 위해 사용하는 리듬과 함께 호흡은 동시에 일어나야 한다. 마사지 치료의 미끄러지는 듯한 스트로크와 시아추의 손바닥요법과 같은 천천히 수행되는 기술을 사용할 때에는 더 천천히 호흡하라. 진동이나 두드리는 것과 같은 마사지 치료에서 더 빠르게 수행되는 기술에는 과중한 신체활동을 위해 적절한 호흡을 할 수 있도록 더 빠른 호흡을 동반해야만 한다. 두개천골요법(craniosacral therapy)이나 Jin Shin Jyutsu에서 특정하게 잡는 것과 같은 다른 기술에는 움직임이 전혀 관여되지 않는다. 이 경우에, 심지어 조용한 호흡도 바디워커가 집중하고 고객의 신체에 일어나고 있는 상황을 알게 한다.

신체조직으로 더 깊은 수행을 하기 위해 필요한 힘과 집중과 함께, 여러분은 호흡이 제한되고 얕아지지 않도록 확인해야 한다. 이것은 치료 동안 신체에 긴장과 정신적인 피로를 가져올 수 있다. 또한 때때로 고객의 신체 조직이 휴식을 취하고 긴장을 푸는 것을 느끼기 위해 많은 인내가 필요하다. 이것을 통하여 의식해서 주의 깊게 호흡하는 것은 고객에게도 마찬가지로 스스로 근육이 완화되는 원인이 되는 부교감신경계 모드로 들어가게 하는 원인이 되면서 그렇게 하라는 신호가 될 수 있다. 만약 이러한 것을 할 수 있다면, 이것은 더 깊은 압력을 가할 수 있게 하고, 필요한 결과를 위해 더 힘을 들여야 할 필요가 없다. 일반적으로, 숨을 내쉴 때, 무게가 손 안으로 빠져들어가는 것을 느껴야 하고, 그 다음 고객에게 편안한, 더 깊은 압력으로서 이 무게를 옮겨져야 한다.

때때로 바디워커들은 치료 테이블 또는 매트와 같은 것을 들어올릴 때, 또는 심지어 관절을 움직이는 기술을 수행하기 위해 고객의 다리를 들어올릴 때 무심히 호흡을 제한한다. 무엇인가를 들어올리는 동안, 복부의 근육은 수축한다. 그리고 그것은 또한 가로막의 움직임을 제한한다. 그러나, 들어올리기 전에 숨을 들이마시는 것에 의해 들어올릴 때 숨쉴 것을 기억하라, 그리고 들어올릴 때에는 숨을 내쉬어라.

바디워커는 또한 고객에게 스트레칭을 행할 때 고객의 호흡을 염두에 두어야 한다. 일반적으로, 스트레칭을 위한 자세로 고객의 신체부분을 움직일 때 숨을 들이쉬어라. 스트레칭을 하기 직전에 고객에게 숨을 들이쉬라고 요청해라, 그러면 여러분과 고객 둘 다 스트레칭이 행해질 때 숨을 내쉬게 될 것이다. 그리고 스트레칭이 수행되는 것에 따라 양쪽이 아니라 모두 발산해야 한다. 스트레칭이 행해지는 동안 고객과 여러분은 조용히 그리고 고르게 숨쉬어야 한다. 스트레칭을 위해 이러한 방법으로 호흡하는 것은 여러분이나 고객 양쪽이 부교감신경계 모드에 있게끔 도움이 된다. 그리고, 그것은 여러분이 스트레칭을 부드럽게 행할 수 있게 도와주며 고객의 신체조직이 스트레칭을 더 잘 받아들이도록 해 준다.

의식하여 숨쉬는 것은 전신을 재생시키는 것을 돕고, 스트레스 또는 특정 통증 부위를 편안하게 하는 것에 도움이 될 수 있다. 예를 들어, 목에서 불편함을 경험하면, 여러분이 일하는 동안 호흡을 의식적으로 목에 집중해서 모을 수 있다. 깊고, 느린 호흡을 하는 것에 의해, 불편함을 줄일 수 있고, 고객에게 주의하면서 집중을 유지할 수 있다.

당신은 어떻게 생각하나요?

여러분은 음악 선택을 수행하는 동안 호흡과 테크닉의 리듬에 어떻게 영향을 미친다고 생각하는가? 테크닉 수행 동안 고객의 호흡리듬에 어떻게 영향을 미친다고 생각하는가?

환자에게 호흡을 권장하기
(Encouraging Clients to Breathe)

고객들이 바디워커들에게서 의식적으로 호흡하고 있다는 것을 알아차릴 때, 일부 고객들은 마찬가지로 깊게 호흡할 것이다. 다른 고객들은 치료동안 호흡하라고 친절히 상기시켜 주어야 할지도 모른다. 모든 깊은 근육 촉진은 천천히 진행되어야 하며 고객은 느리고 규칙적인 태도로 촉진과정에 따라 숨쉬어야 한다. 고객이 정상적인 깊은 숨을 들이쉬게 해라. 그리고 천천히 근육으로 내려가게 하면서 천천히 숨을 내쉬게 하라. 다음으로 고객에게 가볍게 압력을 완화시키고 다음 숨을 들이쉬게 해라. 그리고는 고객이 천천히 다시 숨을 내쉴 때 천천히 깊게 내려가게 하는 것을 계속하라.

다음은 고객에게 긴장을 풀고 호흡하는 것에 관해 조언해 줄 수 있는 가이드라인이다. 이러한 제안은 그들의 치료에서 최상의 효과를 보기 위하여 치료 전에 고객에게 알려 줄 수 있다.

- 고객이 치료 테이블, 마사지 의자 또는 매트 위에 체중의 무게가 실리는 것을 느끼도록 자세를 취하게 권한다. 그에게 구조물에 의해 자신이 받쳐지게 한다. 그리고 그에게 호흡을 인식하게 한다.
- 고객에게 몸에서 호흡이 가장 잘 느껴지는 곳을 지각하고, 몸에서 호흡이 가장 느껴지지 않는 부분으로 호흡을 옮겨가게 호흡하게 한다.
- 치료가 시작될 때, 고객에게 압력과 리듬을 알아차리게 한다. 호흡에서 편안한 리듬을 유지하는 동안, 압력을 감소시킬 때 호흡을 들이쉬게 한다. 압력을 적용할 때, 숨을 내쉬게 한다.
- 치료하는 동안, 고객의 신체 중 특히 부드러운 부분이 있으면, 호흡에 특히 신경쓰게 한다. 그는 숨을 내쉬면서 고통을 호흡과 함께 내보내고 그 부드러움과 함께 신체를 조절할 수 있다.
- 치료가 신체의 다른 부분으로 옮겨 갈 때 고객에게 호흡이 그 부분으로 옮겨가도록 호흡하게 한다. 그는 여러분이 작업하는 부분이면 어느 부분이나 호흡을 보낼 수 있다. 고객의 신체의 내부를 조절하는 동안 여러분이 신체의 외부를 치료한다는 것을 인지시킨다.
- 치료 진행과정에 따라 변화가 있음을 인지시킨다. 고객은 신체의 다양한 부분으로 호흡을 보낼 때 사고(思考) 패턴, 편안함과 스트레스의 수준이 변화한다는 것을 알 수 있다.
- 세션이 완료되어서 고객이 일어나 앉았을 때, 그의 호흡을 어떻게 느끼는 지 물어본다. 또한 그는 그의 신체에 관하여 지각할 수 있는 것에 대해 주의를 기울일 수 있다.

현장 기록

나는 신체운동을 하는데 많은 시간을 사용한다. 또한 휴식하고, 스트레칭을 하고, 수분과 음식물을 섭취하기 위해서 각 고객 사이 최소한 30분의 휴식을 취하려고 노력한다. 또한 내 고객의 각 개인에게 내가 해야 할 치료의 유형에 따라 각 고객을 위해 매우 신경써서 치료 테이블의 높이를 조정한다. 내가 치료와 관계없는 미미한 통증이 내가 치료하는 동안 문제가 발생하지 않도록 최선을 다한다.

여러분 자신에게 할 수 있는 한 최선을 다해서 주의하여라. 일하기 전의 사전 준비가 가장 중요하다. 그리고 고객 사이의 충분한 휴식 시간을 확보하도록 하라. 적절하게 수분을 섭취하고, 자주 스트레칭을 하고, 알맞은 영양섭취를 하라. 문제가 생긴다는 것을 알게 되면, 저절로 나아질 것이라고 생각하지 말아라. 즉시 그 문제를 해결하라.

———

David Blum, LMT, Certified in Kinesio Taping. Massage therapist since 2006.

사례 분석

Tricia는 24 세이고, 3년 동안 물리치료사 일을 해왔다. 물리치료 학교는 필수의 해부학, 생리학, 운동학, 병리학 그리고 기초와 상급과정의 기법과정과 함께 선택적으로 운동과 신체인식에 과정을 제공했다. 그러나 Tricia는 신체조직과 스포츠에 관한 심도 있는 마사지 기법을 배우는 것을 선호했고, 운동과 신체지각에 관한 어느 과목도 이수해야 할 필요를 느끼지 못했다. 그녀의 테크닉 수업 동안 교수는 특정한 테크닉을 수행하는 동안에 연습상대의 호흡과 함께 작용하는 것같지 않다면서 그녀가 어떻게 호흡을 조절해야 하는지 언급했다. Tricia는 특히 그녀가 젊고, 건강하고, 체력이 좋고, 흡연을 하지 않았기 때문에 그것이 너무 비판적이라고 생각했다. 그녀는 단지 호흡이 정상적이라고 생각했다.

Tricia는 현재 그녀가 꿈꾸던 직업을 가지고 있다. 그녀는 훈련 센터에서 최고의 운동선수에게 치료를 해주며, 매우 바쁘다. 정규고객 중의 한 사람은 프로 사이클선수, Chiwetal이다. 그는 Tricia의 치료 결과에 매우 만족해 왔으며, 그의 친구 Jose에게 추천을 했기 때문에 그가 그녀를 만나러 올 것이라고 말한다.

Jose는 예약된 대로 그 다음 주에 치료를 받기 위해 방문한다. Chiwetal가 Jose가 30살이라고 말했던 반면에, 그는 Jose가 그가 20세였을 때 자동차 사고로 인해 T8 경추부 척추 손상을 입은 이유로 휠체어를 사용한다는 것을 언급하지 않았다. 그가 손으로 휠체어를 사용할 때 숨이 가빠진다는 것을 Tricia에게 말한다. Tricia는 그가 의자에 앉아있는 동안에 의복을 입은 상태에서 근육의 긴장을 다루는 치료를 해 주면서 자부심을 느낀다. 그러나, 다른 방법으로 호흡을 개선하여 그를 돕는 방법은 알지 못한다.

- *여러분은 Tricia가 Jose를 도와주기 위해 어떤 호흡 방법과 활동을 추천할 것인가?*
- *여러분은 Tricia에게 이 방법과 활동의 수행으로 Jose에게 어떻게 설명하라고 권할 것인가?*
- *여러분은 Tricia가 그녀 자신을 위해 호흡법과 활동에 관해 무엇을 더 배우라고 권할 것인가?*

가벼운 두통, 요통, 복통, 또는 생리통과 같은 신체의 가벼운 통증을 경험하는 고객을 위해, 이 장에서 보여주는 간단한 호흡기술을 통해 그들을 이끄는 것은 그러한 통증을 경감시킬 수 있다. 바디워커들은 불편을 느끼는 부위에 호흡을 집중시키라고 권할 수 있으며, 느리고 깊은 주기로 호흡하도록 유도할 수 있다.

웰니스 프로필 체크

제 1장의 마지막에 완성했던 웰니스 프로필을 보면, 효율적 호흡 패턴으로 여러분이 치료할 수 있는 부분이 있는가? 만약 그렇다면, 그것은 어느 부분인가? 여러분은 이 부분을 어떻게 개선할 것인가? 여러분은 이 부분을 개선하기 위해 어떤 호흡 운동이나 활동을 사용할 것인가? 사용할 방법, 이 요법을 시행하기 위한 스케줄, 그 요법을 따라 개선을 위해 이용할 수 있는 방법들을 포함하는 개선안 계획을 적어 보아라.

요약 (Summary)

효율적인 호흡은 지치는 것, 스트레스를 이겨내고, 긴장에서 회복되기 위해서 필요하다. 바디워커는 효율 적인 산소 호흡과 이산화탄소 배출을 확실하게 하기 위해 효과적인 호흡 방법을 가지고 있을 필요가 있다. 호흡과 호흡이 신체를 채우는 방법은 그것이 지탱하고 움직임으로써 내부근육조직을 지원하는 역할을 한다. 그것은 바디워커에게 각각의 짧고 긴 시간 동안 치료를 수행하는데 필요한 스태미나와 힘을 제공한다. 그리고 이는 바디워크 직업에서 긴 수명을 갖기 위한 일부이다.

적당한 호흡은 중요하다. 그러나 많은 사람들이 효율적으로 숨쉬지 않는다. 이것은 바쁜 삶, 과대한 열, 높은 습도, 대기 오염, 고통의 육체적, 정신적, 감정적인 외상스트레스 때문일 수도 있다. 그것은 또한 흡연이나 간접 흡연 때문에 발생할 수도 있다. 그러나,

사람들은 의식적으로 그들의 호흡패턴을 변화시킬 수 있다. 그들의 호흡을 지각함으로서, 그들은 더 효율적으로 호흡하는 것을 선택할 수 있다.

호흡계와 심장 혈관계는 신진대사 세포에 지속적으로 산소를 공급한다. 가스 교환의 기능 외에, 호흡계는 혈액의 pH 정화, 냄새 감지, 흡입되는 공기의 여과, 소리의 생성, 수분과 열을 제거한다. 호흡기관은 코, 비강, 인두, 후두, 기관, 기관세지와 폐로 이루어져 있다. 폐의 모세 혈관의 벽과 허파꼬리의 벽 사이에는 가스 교환의 사이트인 호흡막이 있다.

폐의 공기 움직임은 *폐환기(pulmonry ventilation)*라고 한다. 숨을 흡입하는 주요한 근육은 가로막이다. 호흡의 부수 근육은 바깥갈비사이근, 목갈비근, 목빗근, 작은가슴근, 위뒤톱니근, 복근, 내부의 갈비사이근과 아래뒤톱니근을 포함한다. 호흡중추는 뇌간에 위치하며 호흡의 규칙적인 리듬을 통제한다. 호흡의 기초적인 리듬은 대뇌 변연계, 대뇌의 다른 부분, 자기수용기로부터 투입되는데 반응하여 변경될 수 있다. 호흡은 자동적으로 발생하지만, 또한 의식하여 조절될 수 있다. 숨쉬는 네 가지의 개의 유형은 가슴, 가로막, 코, 구강 호흡이다. 가장 효율적인 것은 복식호흡이다. 이완, 명상, 요가, 시각화, 운동의 많은 방법들은 이러한 호흡 방법을 사용한다.

건강하고 도움되는 호흡 패턴은 바디워커들이 그들의 신체 움직임에서 역동적일 수 있도록 더욱 신체가 자유롭고, 덜 제한되게 한다. 나이 또는 운동 수준에 관계없이, 사람들은 그들의 호흡에 집중하고 그것을 향상시키기 위한 단계를 밟을 수 있다.

이것은 그들의 호흡 자세가 어떤지, 그것을 향상시키기 위한 활동 수행, 그것을 조절하지 않는 상태에서 호흡을 인지하는 것 등에 영향을 주는 것을 포함한다.

바디워크를 수행할 때 피로해지거나 스트레스 받는 것을 피하기 위해서 호흡을 활용하는 것을 염두에 두어야 한다. 여러분은 가로막으로 호흡하는 것, 여러분이 사용하는 테크닉으로 규칙적으로 호흡하는 것, 고객의 피부조직에 더욱 깊게 작업할 때 호흡시간을 줄 것, 들어올릴 때 호흡할 것 등을 확실하게 해야 할 필요가 있다. 또한 고객이 치료를 받는 동안에 호흡하는 법과 그들의 생활에서 매일 평온을 유지하고 중심을 갖기 위해서 호흡을 사용하는 법을 가르칠 수 있다.

복습 문제 (Review Questions)

객관식

1. 걱정하거나 흥분할 때 호흡률은 이렇게 되는 경향이 있다.
- **a.** 더 느리게
- **b.** 더 깊게
- **c.** 정상적으로
- **d.** 얕게

2. 산소를 공급하고, 이산화탄소를 제거하기 위해 협력하는 2대의 신체 시스템은 호흡 그리고?
- **a.** 심혈관계
- **b.** 내분비계
- **c.** 신경계
- **d.** 근육계

3. 다음 보기 중 어느 쪽이 호흡의 체내의 기능인가?
- **a.** 혈액 pH 조절
- **b.** 냄새 감지
- **c.** 물과 열 제거
- **d.** 위의 모두

4. 다음 보기 중 근육 또는 근육군 중 어느 쪽이 주로 들이쉬기에 대해 관여하는가?
- **a.** 속갈비사이근
- **b.** 가로막
- **c.** 배근육
- **d.** 큰허리근

5. 폐 안과 밖으로의 공기 움직임이라 불리는 과정은 이것이라 불리어진다.
   a. 정상 호흡
   b. 호흡 펌프
   c. 폐환기
   d. 기공

6. 다음 보기 중 어느 쪽이 좋지 않은 호흡의 일반적 신호인가?
   a. 코 호흡
   b. 머리 뒤쪽 자세
   c. 둥근 어깨
   d. 열린 가슴

7. 이것에 의해 이완을 촉진시키는 호흡 활동이 일어난다.
   a. 혈액에서의 산소흡수를 감소시킨다.
   b. 스트레스에 반응하고 중단할 기회를 갖는다.
   c. 심장을 더 빠르게 뛰게 한다.
   d. 근육의 만성 긴장을 초래한다.

빈칸 채우기

1. 숨쉬는 리듬과 비율은 신체의 __________ 와 __________ 조건을 반영한다.
2. 신체에서 일어나는 모든 화학 반응의 용어는 ______________ 이다.
3. ____________ 가 폐의 모세혈관의 벽과 폐포의 벽 사이에 있다.
4. 폐의 모세혈관의 피가 산화되고, 난 후에, 그것은 __________ 에 그것을 되돌려 놓는 폐정맥에 붓는다.
5. 휴식을 취할 때, 체 세포는 분당 _________ 밀리리터의 산소량을 사용한다.
6. 숨쉬는 것에 효율적으로 호흡하게 되는 것에서의 문제는 __________ 없이 그것을 호흡하는 것을 인지하게 되는 것이다.
7. 바디워커가 서 있거나 움직일 때의 호흡과 그것이 흉곽을 채우는 방법은 내부의 __________ 로서 도움을 준다.

단답형

1. 바디워커가 어떻게 효율적으로 숨쉬는 관점에서 고객을 위한 교육자가 되는지 설명하시오.
2. 대부분의 사람이 효율적으로 숨쉬지 않는 적어도 4개의 이유를 제시하시오.
3. 담배를 피우고 있는 담배가 호흡의 능률을 어떻게 감소시키는지에 관해 설명해라; 적어도 4개의 특정의 이유를 제시하시오.
4. 호흡의 센터가 숨쉬는 것을 어떻게 조절하는지에 관해 설명하시오. 사람이 그들의 호흡을 자발적으로 조절할 수 있는 방법을 포함하시오.
5. 간략하게 말하면, 흉식호흡, 복식호흡, 콧구멍과 구강 호흡을 기술하시오.
6. 효율적으로 숨쉬는 것은 어떻게 바디워크를 수행하는 것에 있어 불가결한지에 관해 기술하시오.
7. 바디워크를 받을 때 적어도 4가지 방법으로 바디워커는 고객에게 숨쉬어 보도록 권할 수 있으며 그것들을 설명하시오.

활 동(Activities)

1. 여러분 주위에서 아이에게 나가고, 놀 것을 요청하고 있는 여러분의 숨 동안을 깊게 한다;
   - 마치 그들이 날개이고, 깊이 숨쉬는 것처럼 여러분의 팔을 위로 그리고 밖으로 펴시오.
   - 풍선을 불어라
   - 거품을 불어라
2. 인터넷을 Lnace Armstrong와 Serena와 Venus Williams와 같은 최고의 운동 선수의 폐용량을 조사하기 위해 사용해라.
3. 적어도 3주 동안 요가 또는 기공 수업에 참여하시오. 여러분의 호흡이 각각의 수업에서 어떻게 변화하는지, 그리고 수업시간 외에 어떻게 변화하는지 기록하시오.
4. 테크닉을 수행하는 동안 여러분이 숨쉬는 방법에 인식하면서 10의 바디워크 처치를 수행해라. 여러분으로서의 여러분의 숨쉬는 변경은 압력을 어떻게 적용하느냐? 여러분이 처치의 각각 동안 숨쉬는 것에 관해—여러분에 있어서 편안하다고 느끼는 것, 불쾌하다고 느끼는 것, 여러분이 도전하는 것, 여러분이 성공한 것을 아는것, 그 외의 것에 대해 기록하시오.
   여러분의 일지를 여러분이 어떤 인식을 각 처치(여러분의 호흡이 바뀌었던 방법)로부터 발달시키고 있는지에 관해 알기 위해 재조사해라.
   그리고 여러분이 어떻게 호흡 방법을 변화시키는지를 필요하면 지속하시오.

참고문헌 (References)

Chaitow, Leon. *Palpation and Assessment Skills: Assessment Through Touch*. London, England: Churchill Livingstone, 2009.

Courtney, Rosalba, D.O. Breathe Easy (2003). Retrieved October 2010 from www.massagetherapy.com/articles/index.php/article_id/307/Breathe-Easy.

Friedman, Suzanne B. *Heal Yourself With Qigong*. Oakland CA: New Harbinger Publications, 2009.

Fritz, Sandy. *Fundamentals of Therapeutic Massage*, 4th ed. St. Louis, MO: Mosby Elsevier, 2009.

Rosen, Richard. Inhale, Exhale, Relax (2010). Retrieved October 2010 from www.yogajournal.com/practice/1523.

Tortora, Gerard J., and Bryan Derrickson. Principles of Anatomy and Physiology, 12th ed. Hoboken, NJ: John Wiley & Sons, 2009.

신체 역학

Body Middle Mechanics

제 5 장

핵심 용어(Key Terms)

전형
회전힘
압박힘
누적외상성 장애(CTD)
받침점
과이동
무릎서기 자세
들어올리는 힘
런지(사수, 활) 자세
직업성 과사용 증후군(OOS)
미는 힘
끌어당기는 힘
반복스트레스 손상(RSI)
자세
정적 부하
곧은(말) 자세

학습 목표(Learning Objectives)

본 장을 공부하고 나면, 독자들은 다음 정보를 얻게 될 것이다:

1. 효율적인 신체 역학을 사용하는 것의 중요성을 설명할 수 있다.
2. 바디워크의 수행에 관계하고 있는 힘을 기술할 수 있다.
3. 처치로 효율적인 신체 역학의 구성 요소를 통합할 수 있다.
4. 바디워크의 수행을 위해 사람의 신체 위치를 평가하고, 정정을 필요에 따라 할 수 있다.
5. 치료 테이블과 매트에서 쓸 자세를 보여주고, 그 자세를 치료에 포함시킬 수 있다
6. 전형적으로 좋지 않은 신체 역학을 설명하고, 그것들을 개선하기 위한 제안을 보여줄 수 있다.
7. 원인, 조짐과 위험 요인을 포함하여, 반복스트레스 손상(RSI)을 정의할 수 있다.
8. 얼마나 환경 요인이 효율적인 신체 역학에 영향을 미치는지에 관해 설명할 수 있다.

> "움직임은 삶이다. 삶은 과정이다. 과정의 질을 개선하게 되면 삶 자체의 질을 증진시킬 수 있다."
>
> \- Moshe Feldenkrais

서론 (Introduction)

적절한 생각과 행동이 신체 역학에 주어질 때 고객 관리, 자기 관리와 직업 수명은 강화된다. 물론, 바디워크는 신체적 치료이다. 신체적인 노력이 동반되기 때문에 주당 15~30시간을 일하는 마사지 치료사들은 자신을 상근 노동자라고 생각한다(노동 통계국, 2010). 그러므로, 이들과 다른 유형의 바디워커들은 자신들이 바라는 시간 동안만큼은 피로와 고통 없이 치료를 제공할 필요가 있다. 반복적인 동작과 피로로 생긴 문제들이 줄어들면, 잠재적인 수익과 직업 수명은 늘어나게 된다. 효율적인 신체 역학을 포함하는 건강한 생활습관은 또한 수익을 포함하는 장기적인 직업 목표를 유지하는 바디워커의 능력에 분명하게 영향을 준다.

바디워커의 오랜 직업 정년을 유지하기 위해 고객들에게 치료할 때뿐만 아니라, 다른 활동을 할 때에도 신체 역학에 주의를 기울이는 것이 중요하다. 예를 들어, 자신이 접시를 치우고, 청소기를 돌리고, 식료 잡화를 자동차에서 꺼낼 때 어떻게 자신의 몸을 사용하는지

를 알고 있나? 독서를 하고 싶을 때, 책을 어떻게 잡는가? 읽는 동안 어떻게 앉아 있는가? 척추 정렬은 유지하는가, 또는 구부정하게 앞으로 숙이는가? 스포츠를 하면, 가장 효율적인 방법으로 자신의 몸을 사용하느냐? 또는 단지 습관적인 자세의 패턴과 움직임으로 돌아가 긴장을 푸는가?

일단 신체 역학을 배우면, 바디워커들은 바디워크 수행을 하는 내내 사용해야 한다. 신체 역학을 배우는데 시간과 노력, 인식과 기꺼이 배우고자 하는 마음이 필요하다. 신임 바디워커들은 그것이 자신들의 두 번째 천성이 될 때까지 치료에 포함시켜야 한다. 자신의 몸과 조화를 이룬 경험이 많은 바디워커들은 자신들의 몸이 어떻게 느끼고 있는지를 규칙적으로 확인할 필요는 없다.

신체 역학을 개선하는 것은 자신만의 특별한 어려움을 알고 그것을 대처하는 법을 알아가는 것을 포함한다. 이런 방식으로, 자신의 몸을 비효율적인 위치에 둘 때, 그것을 즉시 알 것이고, 정정할 수 있다. 결국, 몸은 효율적인 신체 역학에 익숙해 있을 것이다. 그리고 이것은 서 있고, 움직이는 자신의 습관적인 방법이 될 것이다.

효율적인 신체 역학 (Efficient Body Mechanics)

모든 사람의 신체가 다르기 때문에, 인체를 효율적으로 사용하는 방법이 하나만 있는 것은 아니다. 중요한 것은 치료를 할 때, 긴장을 풀고, 편안한 상태에서 긴장하지 않는 것이다. 치료를 하는 동안 바디워커가 편하고, 긴장하지 않고 느긋하면, 이완과 쾌적함을 유발할 수 있는 리듬에서 고객은 이익을 얻을 것이다. 자신이 긴장하고 있거나 어렵게 일하고 있는 것을 깨달으면, 자신이 신체 역학을 개선할 수 있는 가능성이 있다는 것이다.

바디워크를 수행하는 바디워커는 주의깊고, 효율적이고, 안전하고, 신중한 방법으로 몸을 사용하려면 신체 역학의 1장을 참고한다. 이것은 바디워크를 수행하기 위해 안정된 자세, 균형, 영향력, 가장 강하고 큰 근육을 사용하는 것을 의미한다. 피로, 근육 긴장과 부상은 바디워커들의 부적절한 몸의 사용과 자세에서 생긴다.

물론, 다양한 바디워크 양상이 있다. 그 양상 각각은 독특하다. 그래서 모든 개개의 양상에 적당한 신체 역학을 아우르는 것은 불가능하다. 그러나, 같은 신체 역학 원리는 모든 양상에 적용한다. 그 대신에, 압력을 적용하는 것을 포함하여 고객의 신체 부위를 들어 올리는 것(다리를 어떤 기법을 위해 걸치거나 바른 위치에 두기 위해 들어올리는 것 같은)과 스트레칭과 ROM 기법의 일부를 포함하게 된다. 부가적으로, 효율적인 신체 역학은 치료테이블에 수행되는 바디워크와 매트, 또는 바닥의 매트에서 수행되는 바디워크가 논의될 것이다.

내부의 리듬은 신체 역학과 처치에 있어서 중요하다. 그것은 여러분을 계속 움직이게 하고 피로, 근육 긴장과 부상을 피하는 것을 도우며 관절을 유연하게 유지시켜 준다. 활기가 없는 처치는 치료적으로 유익하지 않고, 고객 불만의 원인 또는 바디워커에게 부상을 입힐 수 있다.

바디워크를 생각하는 또 하나의 방식은 춤으로 생각하는 것이다. 손을 움직일 때마다, 체중 또한 움직일 필요가 있다. 또한, 치료의 방향이 바뀔 때마다 몸도 변해야 한다. 따라서 움직임의 자유를 허락하는 자세를 사용하는 것이 중요하다. 춤의 일부로서, 여러 가지 테크닉을 사용하라. 이것은 스트레스를 초래하고, 긴장을 일으키는 반복적인 움직임을 피하는 것을 돕는다. 또한, 근육, 신체 스타일과 고객에게 어울리는 여러 가지 기법들을 사용한다.

바디워크 수행하는데 관여하는 힘 (Forces Involved in the Performance of Bodywork)

실제 바디워크 양식에서, **압박힘(compressive force)**은 압력을 적용하는 것을 말한다. *압박*은 누르거나 함께 짜는 것을 의미하고, *힘(force)*은 사물에

당신은 어떻게 생각하나요?

깊이 있고 특정한 치료를 할 때, 자신의 몸에 쌓이는 긴장을 어떻게 최소로 할 것인가?
몸의 위치를 어떻게 바꿀 것인가? 치료 테이블이나 요를 어떻게 처리할 것인가?

관해 쓰이는 힘 또는 강도를 의미한다. 그러므로, 압박힘은 힘 또는 에너지를 고객 몸에 적용하기 위해 사용하고 있다. 손을 고객의 몸 위에 올려 놓을 때, 가벼운 압력을 가하고, 배꼽 근육에 힘이 들어가면 좀 더 강한 압력을 가할 수 있다(그림 5-1). 손바닥이나 앞팔을 사용할 때는 그것은 또한 폭넓게 적용될 수 있다. 또는 엄지나 주먹, 또는 손끝을 사용하면 국한적으로 적용될 수 있다. 다른 기법은 힘을 **미는 힘(pushing force)**과 **끌어당기는 힘(pulling force)**을 포함한다. *미는 힘*은 미끄러지는 스트로크와 같은 앞으로 움직이는 힘이나 에너지를 사용하는 것이다(그림 5-2). *끌어당기는 힘*은 고객의 목에 온화한 견인을 적용하는 것 같은 힘과 에너지를 사용하는 것이나 스트레칭에 사용되는 끌어당김을 의미한다(그림 5-3).

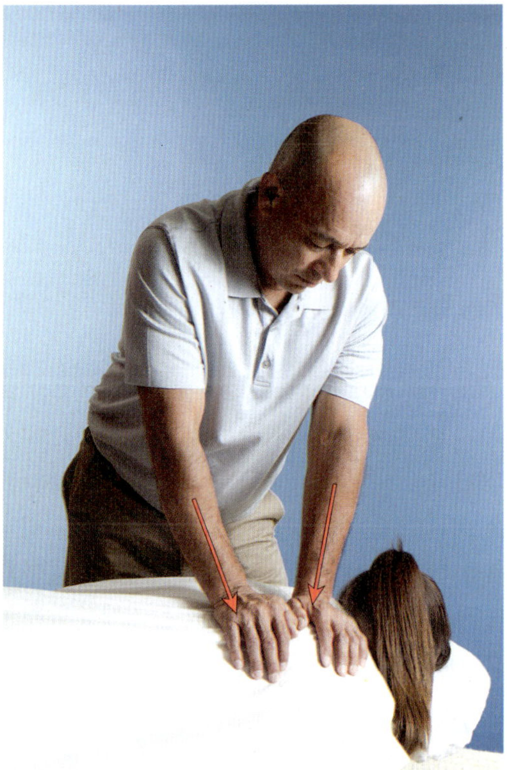

그림 5-1 압박을 사용하고 있는 힘의 적용.

들어올리는 힘(lifting force)은 고객의 다리를 들어올리는 것 같이, 낮은 곳에서 더 높은 위치까지 사물을 들어올리는 힘이나 에너지를 사용하는 것을 의미한다. 고객의 팔, 목, 머리 어깨, 등 아랫부분, 볼기부위와 다리는 들어올리게 될 수 있다(그림 5-4A, B와 C). 약간의 ROM 기법은 **회전 힘(circular force)**을 사용하는 것을 포함한다. 이것은 고객의 어깨와 엉덩이 관절에 해당하는 원형의 끝부분을 움직이는 데 사용되는 힘과 에너지를 의미한다(그림 5-5A, B와 C). 팔꿈치와 무릎의 접합 부분과 같은 다른 관절 부분에 대한 ROM 기법은 힘을 밀고, 그리고 끌어당기는 것을 필요로 한다.

보이는 것처럼, 바디워커가 수행하는 모든 테크닉은 힘 또는 에너지의 사용을 필요로 한다. 이 힘 또는 에너지는 바디워커의 몸에서 온다. 바디워커의 몸에서

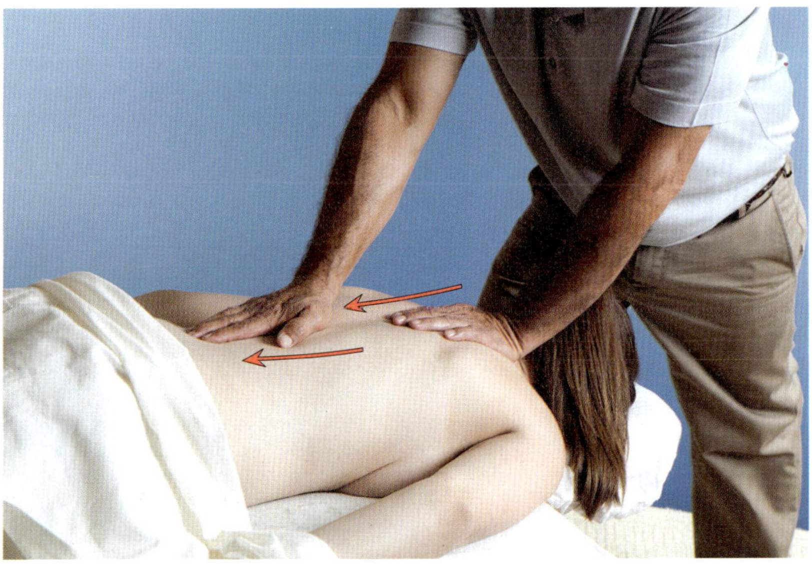

그림 5-2 밀면서 적용하는 힘.

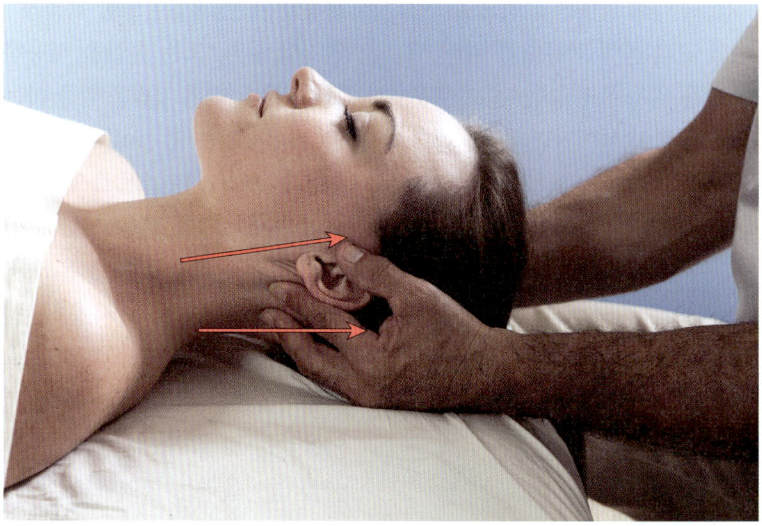

그림 5-3 목 견인에서 당기는 힘을 적용.

고객의 몸으로 에너지 이동이 있다. 그리하여 이 에너지가 어떻게 이동하는지가 얼마나 그 기법이 효율적일지를 결정하는 것이다. 바디워크가 적절하게 수행될 때, 더 많은 에너지가 바디워커의 움직임 안에서 "상실"되기보다 고객에게 힘으로 적용된다.

더 구체적으로는 신경 펄스(전기 에너지)는 바디워커의 근육으로 이동한다. 근육은 수축하여 근육의 관절에 붙어서, 움직임을 만들어낸다(전기 에너지는 기계적 에너지로 전환된다). 뼈가 접합 부분에서 지렛대 역할을 하는 것을 제 2장을 참고한다. 그 관절 자체가 **받침점(fulcrum)** 역할을 한다. 그것은 지렛대가 회전하는 지지대이다. 지렛대와 받침점은 기계적 힘을 늘린

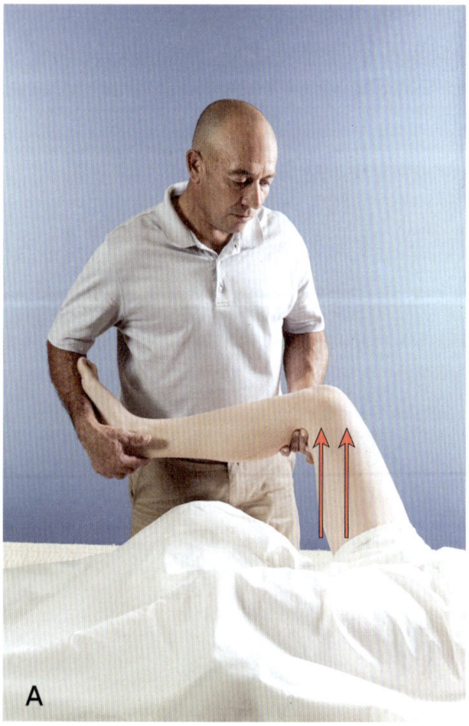

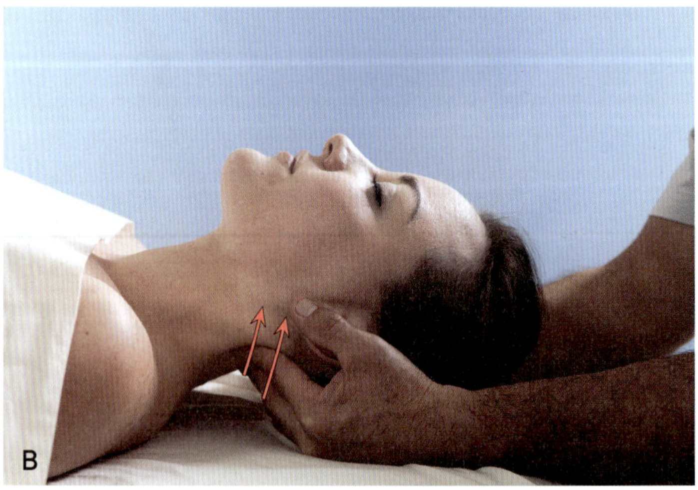

그림 5-4 (A) 환자 다리에서 들어올리는 힘의 적용. (B) 환자 머리에서 들어올리는 힘의 적용.

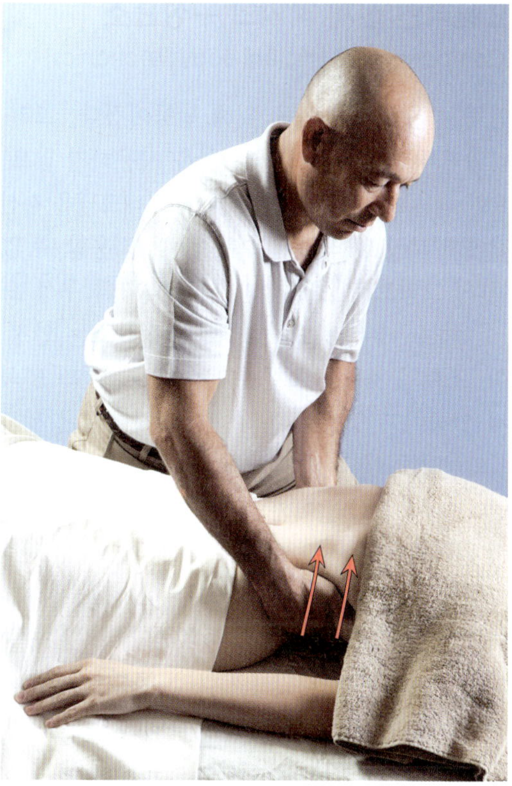

그림 5-4 계속 (C) 아래쪽 허리에 들어올리는 힘의 적용.

다. 그러므로, 실제로 수축하고 관절에 당겨지는 근육은 바디워커의 몸이 만들어내는 기계적 힘을 늘린다. 이 기계적 힘은 있는 미끄러지기 스트로크, 엄지로 누르기, 엉덩이 ROM 기법 등으로 고객의 몸으로 전이된다. 그러므로, 생성되는 기계의 힘을 최대로 하기 위해, 치료를 할 때 관절은 최적의 위치에 있을 필요가 있다. 그렇지 않으면, 불필요한 긴장을 몸에 부과하면서, 필요로 하는 것보다 힘들게 일해야 할지도 모른다. 그림 5-6는 에너지의 전이를 보여준다.

속설: 상체 힘은 기법 전달에 있어서 가장 중요하다.

사실: 비록 상체 힘이 중요하지만, 중심과 다리 힘에 바디워커에게 더 많이 제공된다. 골반과 하지는 일반적으로 어깨띠보다 더 큰 근육과 관절을 가지고 있고, 다리 근육은 어깨와 팔 근육보다 더 강하다. 몸 중심과 다리로부터 움직임으로써, 바디워커의 몸이 더 좋은 정렬에 있게 되고, 훨씬 안정되며, 더 적은 근육 힘이 기법을 수행하기 위해 필요하다. 이것은 상체 근육 긴장과 피로의 가능성을 적게 하여 에너지를 보존한다.

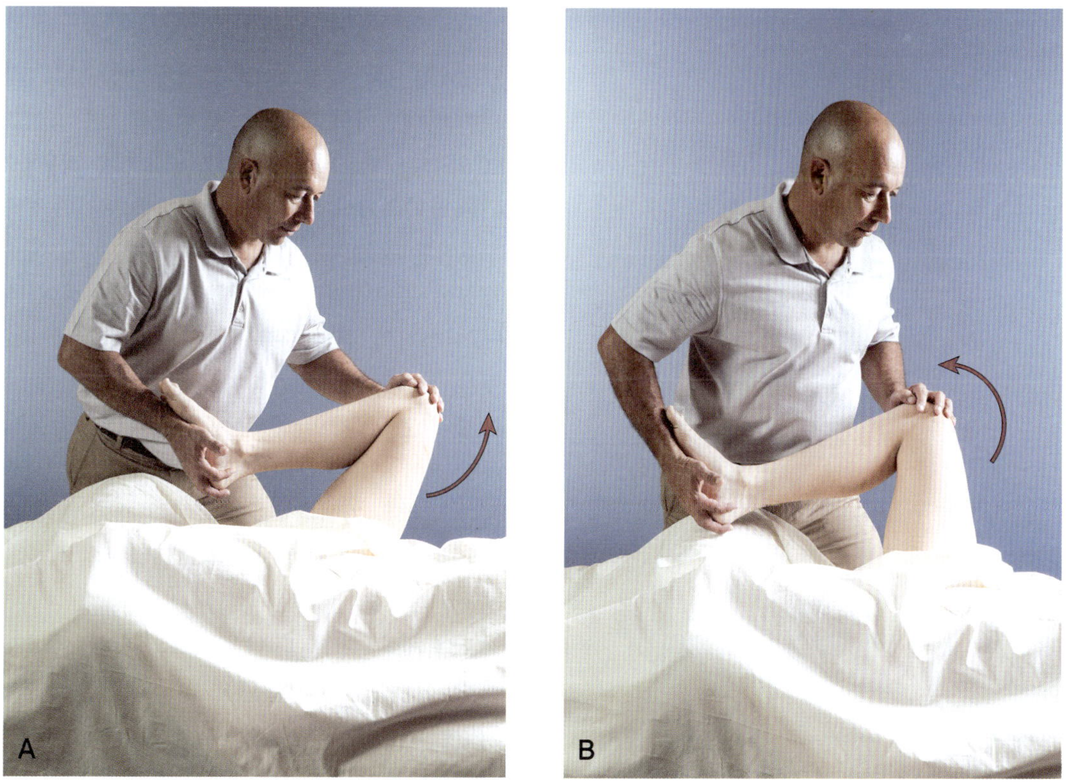

그림 5-5 엉덩관절 ROM에서 회전 힘 적용.

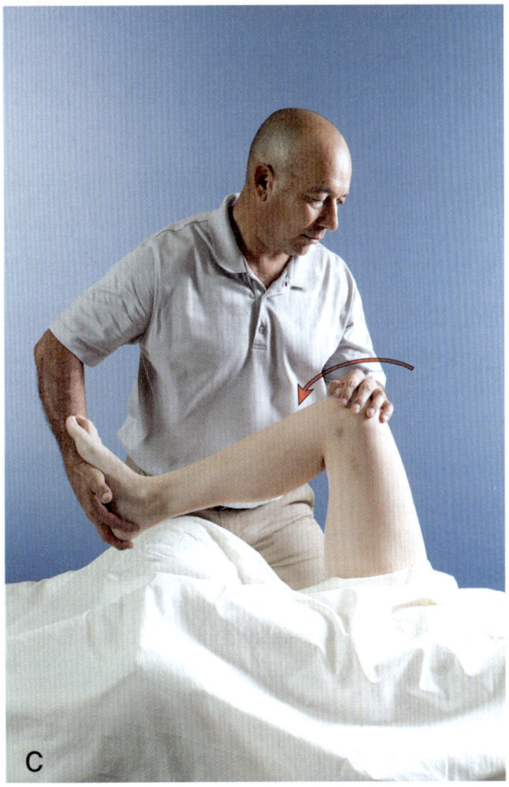

그림 5-5 계속

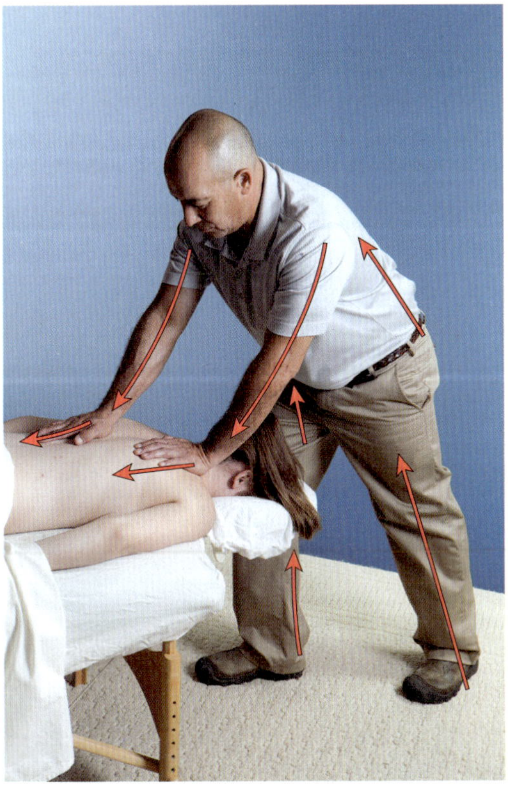

그림 5-6 바디워커로부터 환자 몸으로의 에너지 이동.

효율적인 신체 역학의 구성요소
(Components of Efficient Body Mechanics)

인체는 움직임과 힘을 위해 만들어졌다. 그러나, 바디워커가 효율적인 신체 역학을 사용하지 않으면, 필요한 힘을 오랜 기간 동안 바디워크 테크닉을 자신과 고객에게 부상 위험 없이 수행하는데 적용할 수 없을 것이다. 그러므로, 효율적인 신체 역학의 구성 요소를 이해하는 것은 중요하다. 이 구성요소는 안정성, 균형, 조화와 체력을 포함한다. 이 모든 것의 열쇠는 신체 인식이고 명상적 움직임(제 2장에서 상세하게 논의되었다). 균형잡힌 자세(제 3장에서 상세하게 논의되었다), 무게중심의 이해 그리고 코어 안정성(제 3장에서 논의되었다).

코어 근육이 신체의 중앙이 되는 것인 것을 제1장을 참고한다(그림 5-7). 많은 종류의 바디워크를 수행하기 위한 힘은 바디워커의 다리, 몸통을 통해 나오며, 팔을 통해 나간다. 그러므로, 다리 힘과 중심 힘은 신체 힘(사실, 일종의 바디워크인, shiatsu와 타이 마사지는 바디워커의 무릎과 다리에서 가해지는 기법을 포함한다.)의 기초이다. 치료 중에 체중과 무게중심을 앞쪽으로 기울이며 바디워커는 균형잡힌 자세와 관절을 유지하기 위해 코어 안정성이 요구된다. 그림 5-8A와 B는 치료 테이블 기법을 위한 힘을 적용하기 위한 바디워커의 무게중심의 변화를 보인다. 그림 5-8C와 D는 매트 위에서 기법을 위해 힘을 적용하기 위한 바디워커의 무게중심의 변화를 보인다.

호흡은 움직이고, 들어올리기 필요한 코어 안정성 제공에 중요하다. 흉강과 복강을 분리하며, 횡격막(들이쉬기의 주된 근육)이 신체의 중앙에 위치하는 것을 제 4장을 참고한다. 그것이 수축할 때, 흉강을 크게 하고, 복강의 내용물을 압축한다. 숨을 내쉬는 동안 코어 근육(복근)이 수축할 때, 복근은 복강의 내용물에 압력을 가한다. 숨을 들이쉴 때와 내쉴 때 보두 이 압력은 움직이는 동안 척추와 골반대에 지지를 제공한다.

코어 체력은 또한 더 나은 호흡과 자세, 에너지 이동, 특히, 들어올리기와 같은 더 많은 노력을 요구하는 움직임을 가능하게 한다. 코어 안정성이 없으면, 허리 아랫부분은 안으로부터 지지를 받지 못하고, 깊은 곳의 척추 인접 무리들과 같은 등의 작은 근육들은 긴장

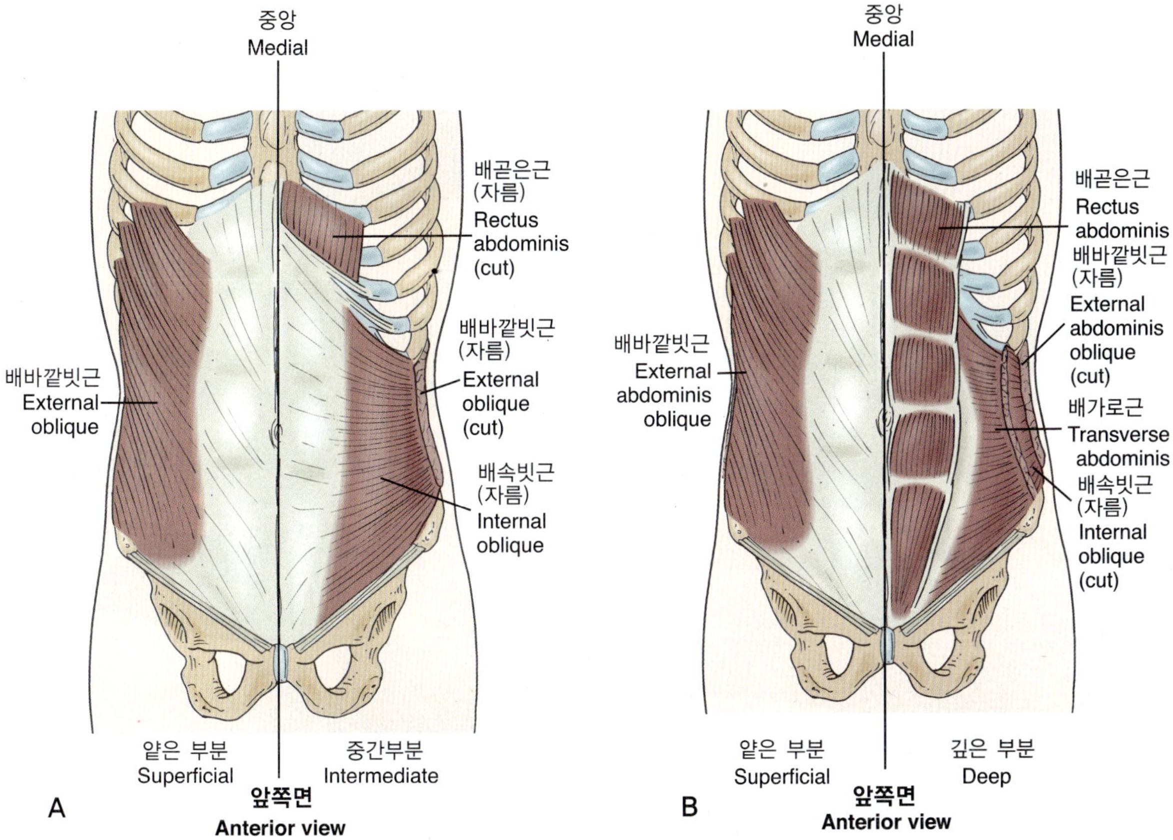

그림 5-7 코어 근육.

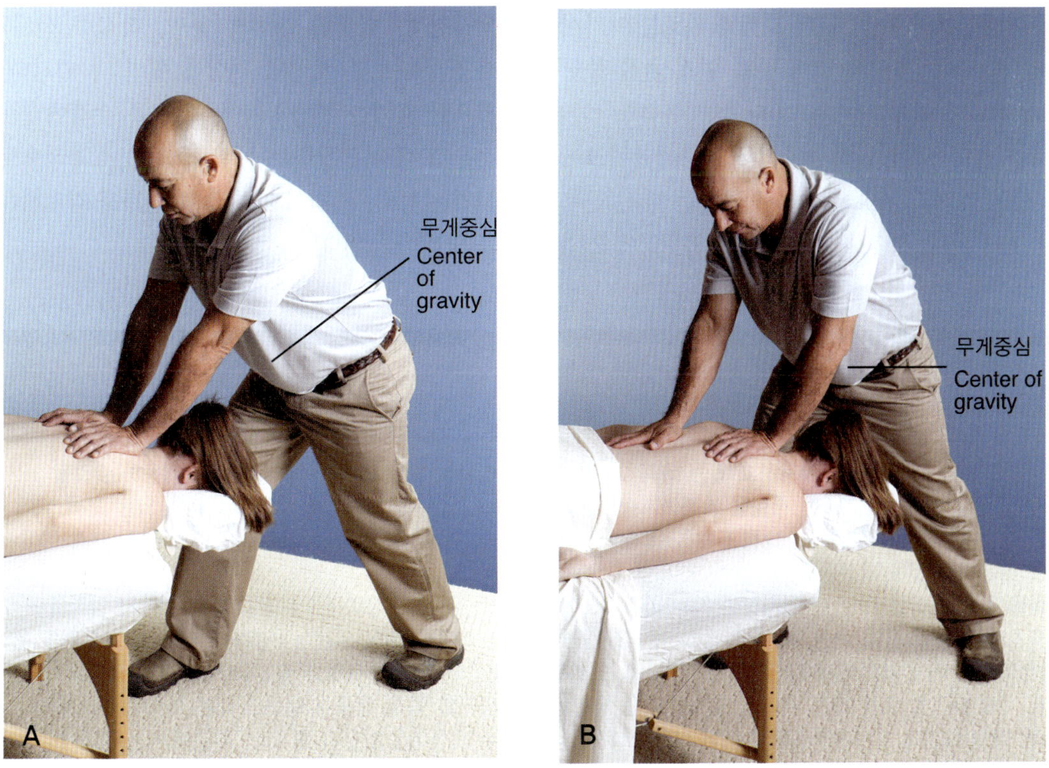

그림 5-8 (A, B) 치료 테이블에서 테크닉을 위한 무게중심 이동.

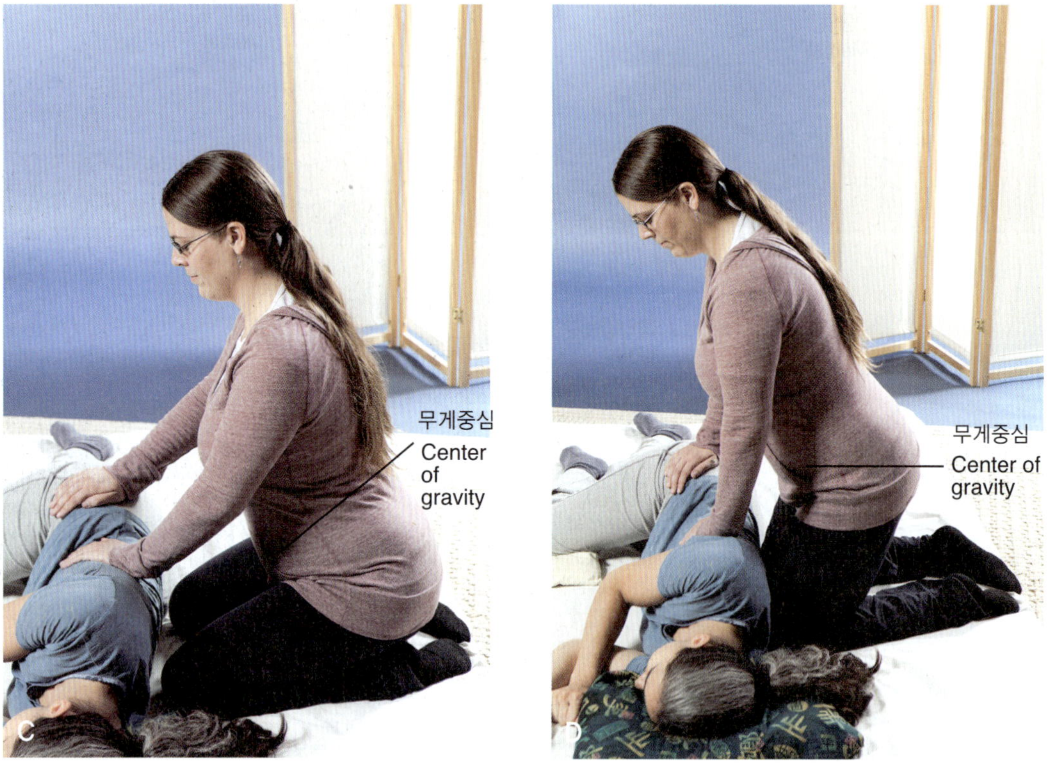

그림 5-8 계속 (C, D) 매트에서 테크닉을 위한 무게중심 이동.

으로 인해 부상을 당할 수 있다. 불충분한 중심 안정감은 등 아랫부분의 통증, 나쁜 자세와 피로를 야기시킬 수 있다. 코어 근육 힘(코어 근육 안정성)을 증진시키기 위한 운동이 8장을 참고한다.

바디워커들이 코어 안정성이 없으면, 바디워크에 필요한 힘을 가하기 위해 체중을 사용하는 대신 근육의 힘을 쓰게 된다. 일부 바디워커들은 일주일에 2~3번만 치료를 하고 있으면, 근육 힘에 의존해도 된다고 생각한다. 하지만 그렇게 하면, 적절한 신체역할을 사용할 때보다 부상의 위험이 훨씬 더 커진다. 또한 필요한 효과를 제공하기 위해 근육 수축에 집중하는 것은 고객과 연결하는 능력, 조직을 효과적으로 촉진시키는 능력, 기법이 가해질 때 변화를 감지하는 능력을 방해하게 된다.

신체 인식

그림 5-9A는 팔 근력을 사용하고 있는 바디워커가 치료 테이블에 있는 고객 위에서 압력을 적용하는 것을 나타낸다. 그림 5-10A는 중심을 통하여 다리 힘을 사용하고 있는 바디워커가 치료 테이블에 있는 고객 위에서 압력을 적용하는 것을 나타낸다. 그림 5-10B는 코어를 통해 다리 힘을 사용하는 바디워커가 매트 위의 고객 위에서 압력을 적용하는 것을 나타낸다.

근력을 치료 테이블 또는 매트(자신이 하는 바디워크에 일치하는 것 어느 것이든) 위에서 고객 위에서 압력을 적용하기 위해 근육 힘을 사용하고 있는 바디워커를 따라 해보라. 어떤 느낌이 드는가? 얼마나 쉽게 고객 주위를 움직일 수 있는가? 몸 어느 부분에서 긴장이나 스트레스를 느끼는가? 자신의 기법이 얼마나 효과적으로 보이는가?

이제 치료 테이블 또는 매트 위에서 고객에게 압력을 적용할 다리와 중심 힘을 사용하고 있는 바디워커를 따라 해보라. 어떤 느낌이 드는가? 얼마나 쉽게 고객 주위를 움직일 수 있는가? 자신의 몸 어느 부분에서 긴장이나 스트레스를 느끼는가? 자신의 테크닉이 얼마나 효과적으로 보이는가?

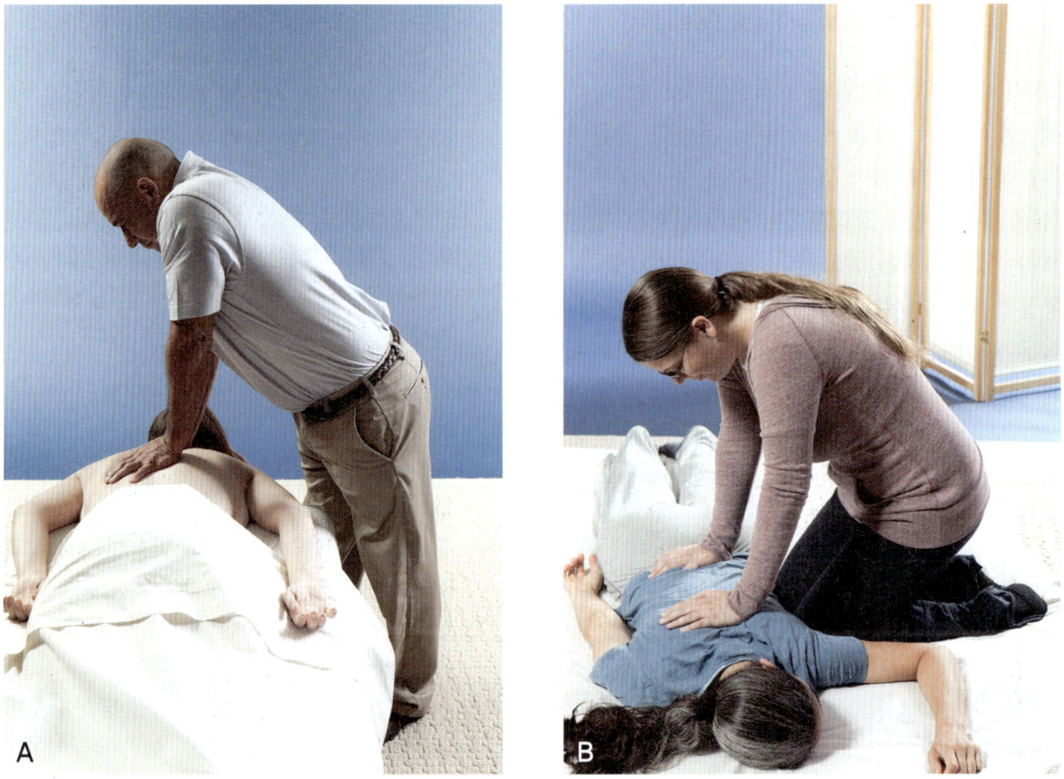

그림 5-9 압력에 사용되는 바디워커의 근력. (A) 치료 테이블에서. (B) 매트에서.

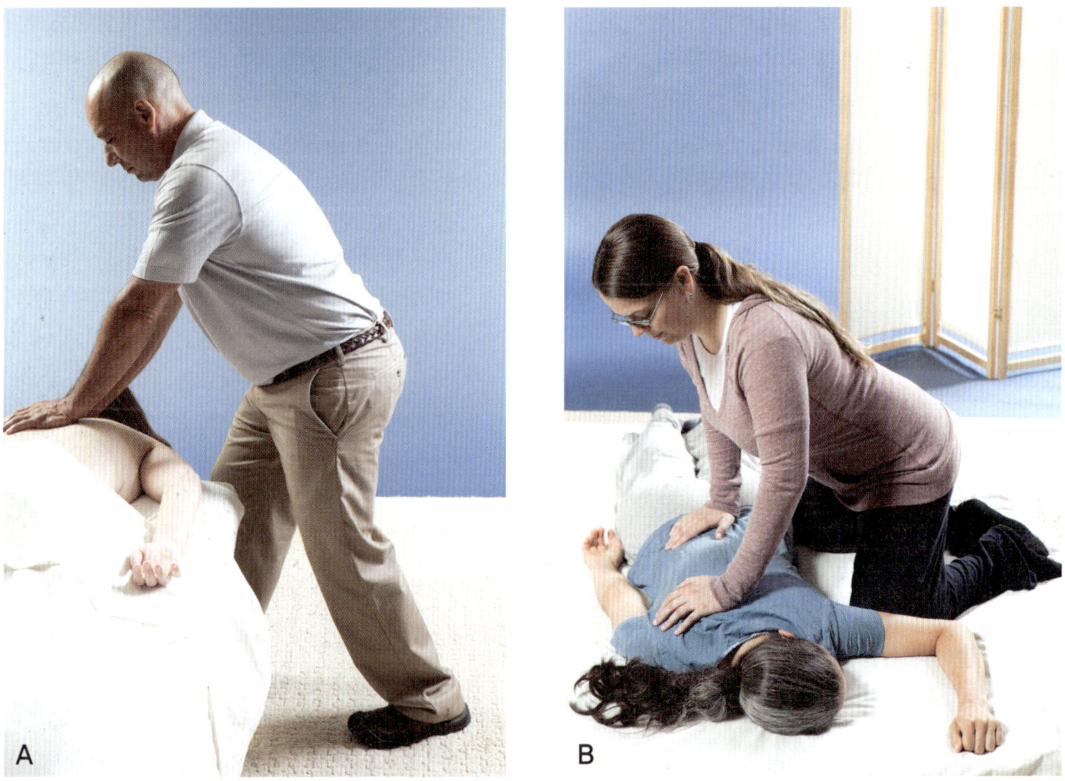

그림 5-10 압력 적용 시 사용되는 바디워커의 팔과 코어 근육. (A) 치료 테이블에서. (B) 매트에서.

적절한 몸의 자세 (Proper Body Positions)

효율적인 신체 역학을 위한 기초적인 원리는 정확한 자세, 움직임과 인식을 동반한다. 두미식 연결이 두개골과 척추가 연결되어 있고, 척추가 등 아랫부분과 한 선을 유지하면서 꼬리뼈에서 끝이 난다는 것을 의미한다는 것을 3장을 참고한다. 이것은 치료를 할 때 균형잡힌 척추 자세가 필요하다는 것을 의미한다. 적절한 두미식 연결을 유지하면, 머리는 중립된 위치에 있게 될 것이다. 치료를 하는 동안에 고객을 내려다 볼 때, 고개를 숙이기보다는 눈을 사용하라. 목을 굽히는 것은 두미식 연결을 방해하고, 목에 긴장을 증가시킨다. 그림 5-11A는 적당한 두미식 연결을 유지하고 있고, 고객을 볼 때 눈을 사용하는 것을 보여주고 있다. 그림 5-11B는 적당한 두미식 연결을 유지하지 않고 있고, 고객을 볼 때 눈을 사용하지 않는 것을 보여주고 있다.

효율적인 신체 역학을 위해 바디워커가 갖고 있어야 하는 다른 몸의 자세가 여기에 있다.

- **경첩부위(hinging)**: 가지런한 척추를 유지하기 위해, 볼기부위(제 3장을 참고)에서 접합하고, 골반이나 등 주변에 끼워 넣어서는 안 된다는 사실을 기억한다. 기억해야 할 좋은 규칙은 손은 심장 위 또는 약간 뒤에 놓는다. 이것은 너무 앞으로 또는 뒤로 기대지 않고 접합하는 방법이다.
- **어깨(shoulder)**: 어깨의 긴장을 풀고 올리지 않게 한다. 어깨가 정지된 상태로 있지 않도록 계속해서 움직여야 한다는 (리듬감 있게) 것을 기억한다. 이것은 목 스트레스와 긴장을 줄여줄 것이다.
- **팔(arms)**: 안 쪽에서 회전하거나 닿지 않게, 중앙선에 가까운 곳에 둔다. 더 나은 것은 팔과 손이 쉽게 움직일 수 있는 곳에 몸을 위치시키는 것이다.
- **팔꿈치(elbows)**: 팔꿈치는 부드럽게 유지한다. 이것은 뻗을 때 막히지 않는 것을 의미하고, 정중선 가까이에 둔다.
- **손목(wrists)**: 그림 5-11A에서 나타낸 바와 같이 중립의, 긴장이 풀린 위치(90° 미만의 정도)에서 손목을 둔다. 손목을 과신장하고 있는 것을 깨달으면, 뒤로 물러나서 손목의 각도를 줄인다. 이것은 손목에 과대한 압박힘을 가하는 것을 피하는 것을 도와 줄 것이다. 이 압박힘은 손목(바디워커들 간의 흔한 불평)에서 반복스트레스 손상 (RSI) 때문이다. 또한, 손목 긴장은 어깨에 옮길 수 있고, 문제가 어깨에 생길 수 있다. RSI는 "반복스트레스 손상" 장에서 더욱 상세해 논의된다.
- **손과 손가락(hands and fingers)**: 치료를 하는 동안 손, 손가락, 엄지손가락을 버팀하고 지지가 필수적이다. 엄지가 쉽게 과신장될 때 특히 중요하다. 손, 손가락과 엄지손가락의 경첩부분은 압박힘을 위해 만들어지지 않고, RSI를 예방하기 위해 그것들의 사용을 제한한다. 손의 정중선의 근처에 손가락을 유지해라. 이렇게 하면, 손바닥 뼈와 지골의 관절을 버팀으로써 손이 부상을 당하지 않도록 도와줄 것이고 이것이 힘을 보존하게 해준다. 그림 5-12A는 손을 버팀대로 받치는 방법을 보여준다. 그림 5-12B가 손가락을 버팀대로 받치는 방법을 보여준다. 그림 5-12C는 엄지손가락을 버팀대로 받치는 방법을 보여준다. 손으로 반복적인 자뼈와 노뼈의 변형을 만들지 않도록 한다. 자뼈 변형은 손이 자뼈를 향해 움직이는 손목 움직임이다. 노뼈 변형은 손이 노뼈를 향해 움직이는 손목의 움직임이다. 적당한 압력을 제공하기 위해 손에 체중을 이동시킨다. 그 압력을 주기 위해 손과 팔에서 근육을 사용하는 것을 피한다. 또한 고객의 몸에 더 작은 부분에 특정한 치료를 위해 손가락과 엄지손가락을 남겨둘 수 있다. 아래팔은 몸의 더 폭넓은 부분에 힘을 가할 때 사용하고, 할 수 있는 곳은 어디든 엄지손가락 대신에 팔꿈치를 사용한다.
- **다리 위치(leg position)**: 다리와 무릎, 무릎과 골반, 골반과 어깨를 정렬시킨다.
- **무릎 위치(knee positions)**: 무릎을 부드럽게 유지한다. 이것은 무릎이 펴질 때 막히지 않게 한다는 것이다. 치료할 필요가 있는 정확한 높이와 각도에 도달하기 위해 필요할 때는 무릎을 굽힌다. 런지할 때 ("Stances for

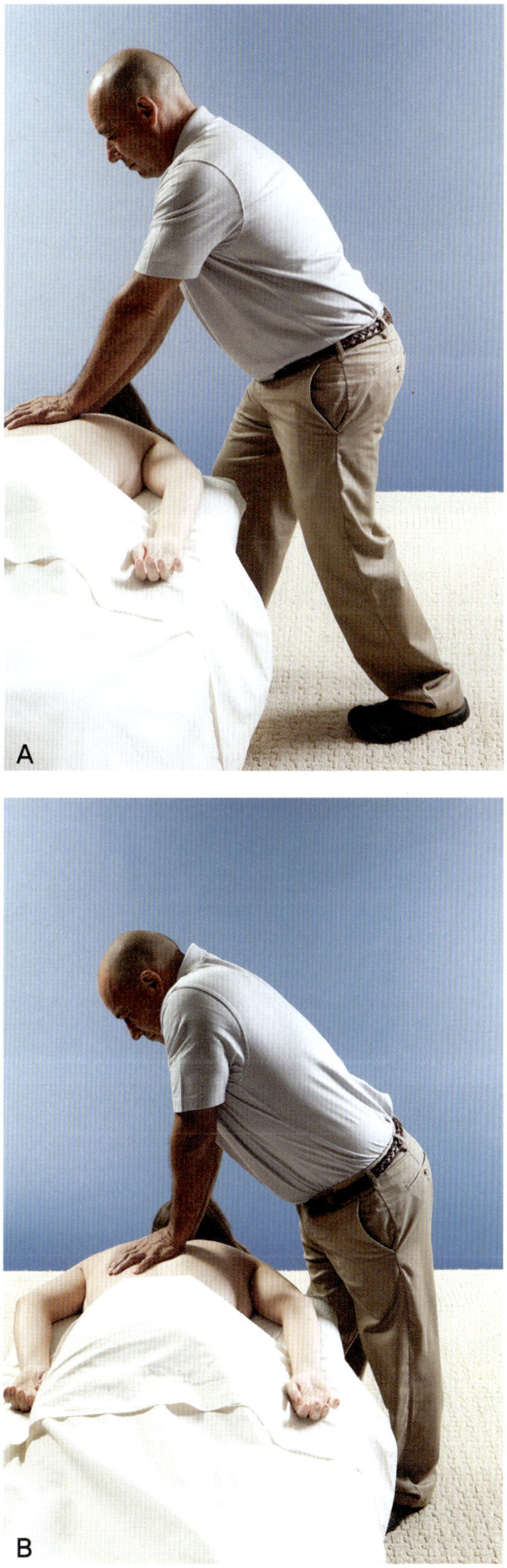

그림 5-11 (A) 머리-꼬리 연결의 이득을 가진 바디워커. (B) 머리-꼬리 연결의 이득이 없는 바디워커.

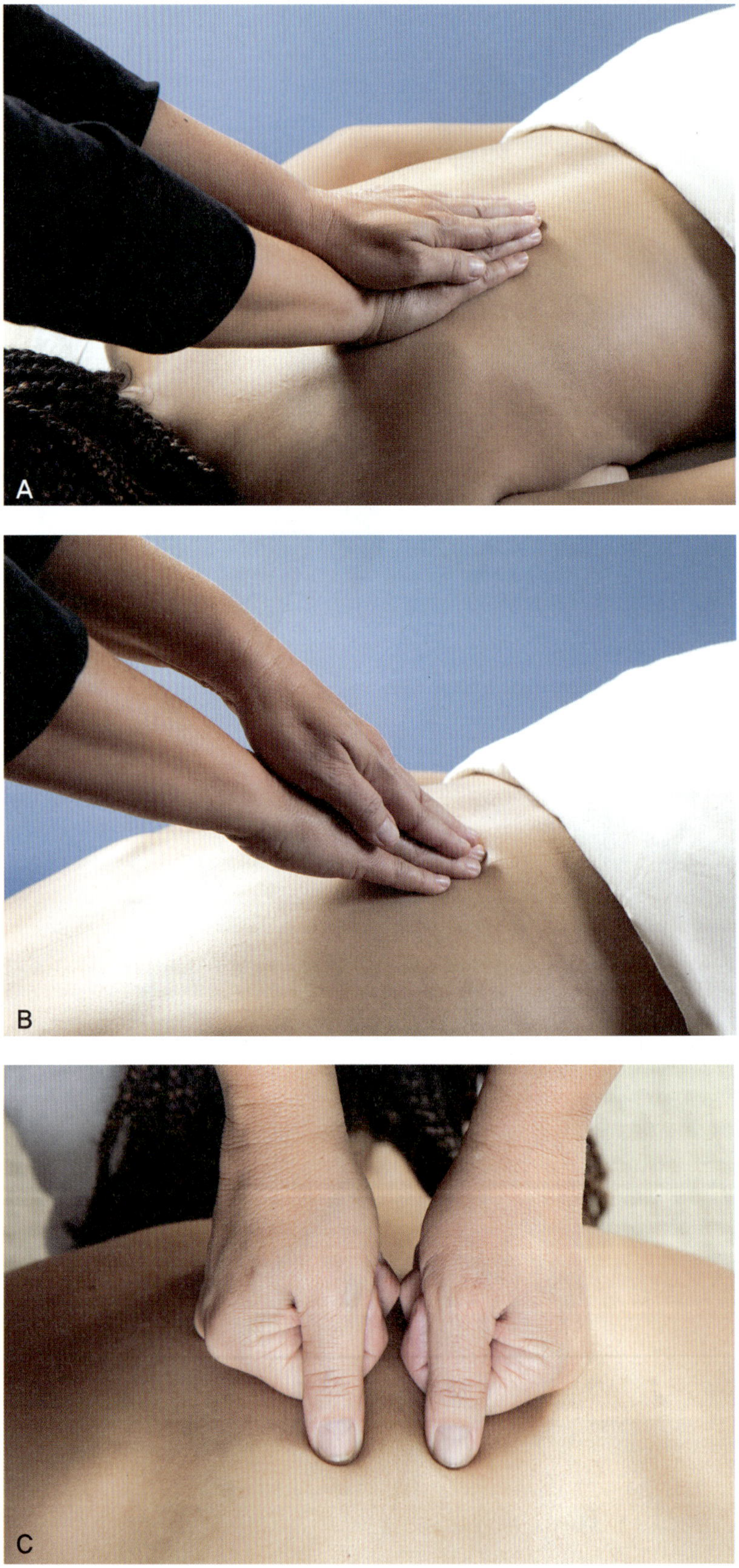

그림 5-12 (A) 손을 버팀대로 사용. (B) 손가락을 버팀대로 사용. (C) 엄지를 버팀대로 사용.

Working on a Massage table" 장에서 다루어진다.) 무릎이 발의 범위를 벗어나도 않도록 한다. 이것이 무릎에 대한 과도한 압력을 가하기 때문이다.

- **발 위치(foot positions):** 발은 최소한 어깨 넓이로 위치시킨다. 이것은 가장 많은 안정성을 준다. 만약 필요하면, 보다 더 넓은 자세를 사용할 수 있다. 그렇지 않으면, 무릎에 대한 과도한 압력을 가하게 될 것이다. 자주 체중을 이 발에서 다른 발로 이동한다. 이것은 치료에 리듬을 주고, 피 흐름은 심장에 되돌리는 것을 지원하고, 무릎이 단단하게 되는 것을 막아준다. 무릎이 단단하게 되면 근육 긴장을 초래할 수 있다.
- **치료 테이블에 앉는 것(sitting on the massage table):** 고객의 발을 치료할 때와 같은 기법을 수행하는 동안 치료 테이블에 앉아 있으면, 상체를 비트는 것을 피한다. 이를 피하는 한 가지 방법은 한쪽 발은 바닥에 두고 다른 한쪽 다리의 무릎은 고객의 발 옆에 두는 것이다. 이것은 지면에 닿아서 안정화되는 좋은 방법이다. 두미식 연결을 유지하고, 볼기부위에서 경첩식(hinge)으로 움직이는 것을 허용한다.

당신은 어떻게 생각하나요?

손이나 귀로 고객의 신체의 소리를 듣는가? 고객의 신체의 소리를 경청하는 것이 자신의 신체 역학에 어떻게 영향을 끼치는가?

치료 테이블에서 치료하는 자세
(Stances for Working on a Massage Table)

바디워크를 수행할 때 바디워커가 사용할 수 있는 몇 개의 몸의 위치가 있다. 이것들은 **선 자세(stance)**라고 불린다. 자세는 서 있는 방법으로서 또는, 매트를 사용하는 바디워커에게는 무릎 꿇거나 앉아 있는 방법으로서 정의된다. 자신이 수행하고 있는 테크닉을 위해 적당한 자세를 선택하는 것은 중요하다—즉, 자신이 하는 치료방향으로 움직이게 하는 것이면 어느 것이든 중요하다.

하지만, 자세를 논의하기 전에, 치료가 중심화 되어있다는 것을 인식할 필요가 있다. 치료 테이블의 폭과 높이는 코어 근육의 수준 안에서 테크닉을 수행할 수 있는 정도여야 한다. 무엇이 치료 테이블의 높이를 결정하는가? 이것에 대한 최고의 해답은 고객의 몸집과 치료의 목표이다. 고객은 스트레칭이 필요한가? 깊은, 특정의 테크닉이 필요한가? 고객이 임신 3개월 이상이고, 허리를 치료하기 위해 옆으로 눕는 자세가 필요한가? 이것들은 고려사항 중 몇 가지에 지나지 않는다.

최적의 테이블 높이는 허리를 굽히지 않고 테크닉을 적용할 수 있게 해주는 것이다. 또한 압력을 효율적으로, 안전하게 적용할 수 있다. 최적의 테이블 높이를 결정하기 위해 사용할 수 있는 2개의 방법이 있다. 두 방법 모두 다리가 치료 테이블에 닿은 채로 수직으로 서 있는 것을 포함한다. 어깨의 긴장을 풀고, 두 팔은 옆에 둔다. 치료 테이블에 가장 가까운 곳에 손을 두고 다음을 한다:

- 손목과 손가락을 뻗는다. 최적의 테이블 높이는 손가락 끝이 테이블 위를 약간 스치는 곳이다.
- 주먹을 쥔다. 최적의 테이블 높이는 테이블이 주먹 또는 주먹의 튀어나온 곳이 닿는 곳이다.

부가적으로, 테이블은 고객을 편안하게 수용힐 수 있을 만큼 충분히 넓어야 하고, 고객의 신체 부분에 쉽게 접근할 수 있어야 한다.

테이블이 너무 낮거나 넓으면, 바디워커는 대개 테이블 앞으로 상체를 구부리게 되어버린다. 복부, 엉덩이, 다리 근육은 상체의 무게를 끌어당기는 중력에 힘에 보완 작용을 하기 위해 수축하게 된다. 이것은 여성에게는 자신의 체중의 반 정도가 되고, 남성들은 자신의 체중의 반보다 훨씬 더 많게 된다(일반적으로 남성이 여성들보다 더 크기 때문에 여성보다 더 큰 상체를 갖기 때문이다). 그런 다음 등 아랫부분의 근육은 그 중력의 견인을 방해하기 위해 수축한다. 이것은 척추에 상당한 긴장을 준다(그림 5-13).

스트레칭을 하거나 ROM 기법을 다리와 같은 부위를 행할 때, 잠재적이고 추가적인 300 파운드의 압력

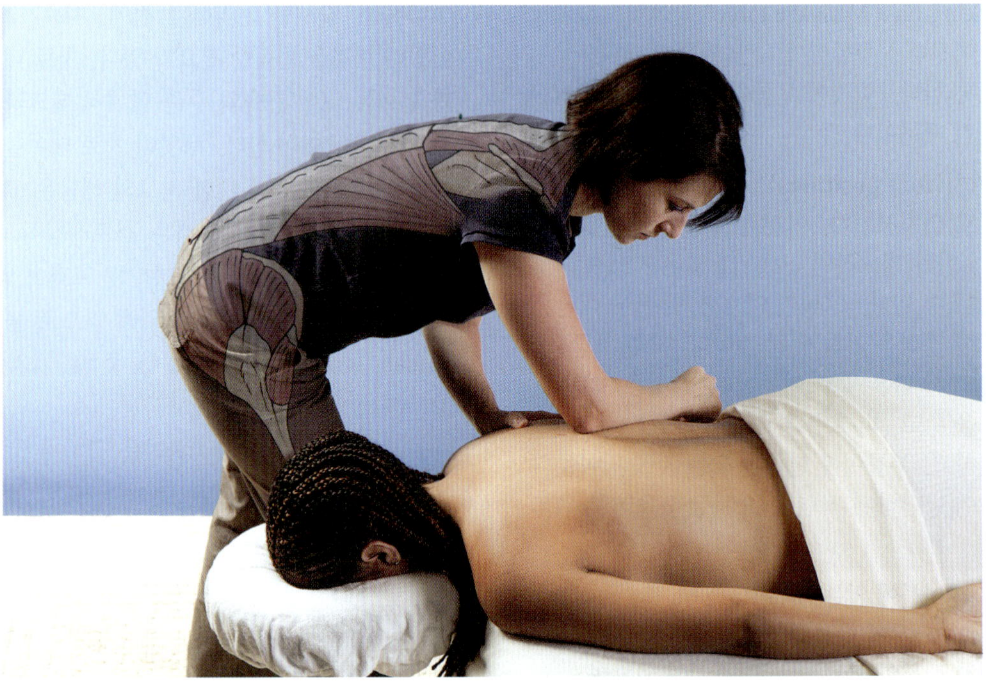

그림 5-13 바디워커는 테이블로 허리를 구부려 척추부위를 늘려준다.

이 아래쪽 허리 부분에 가해진다. 대부분 이런 종류의 압력에서 온 아래쪽 허리 부상은 작은 근육과 인대의 염좌들이다. 하지만, 이러한 종류의 압력이 계속된다면 누적된 손상을 척추사이원반에 주고, 탈출의 위험을 증가시킨다.

너무 높은 책상은 어깨를 들어올리게 되고, 일을 허리 주변에 이루어지지 않게 한다. 이것은 윗부분의 등과, 어깨, 그리고 목에 문제를 일으킨다. 어떤 바디워커는 심지어 치료 테이블을 가로질러 시도할 것이며, 이것은 몸의 좌상(strain) 피로를 줄 것이다. 그림 5-14A는 책상이 낮을 때 상황을 보여주며, 그림 5-14B는 테이블이 너무 높을 때, 그리고 그림 15-14C는 책상이 적절한 높이일 때를 보여준다.

런지 자세 (Lunge Stance)

바디워크의 기본적인 자세 중에 하나는 **런지 자세(lunge stance)**이고, **궁수 자세 또는 활 자세(archer or bow stance)**이라고도 한다. 이 자세에서는, 바디워커의 중심이 잡혀져 있고, 한 다리는 다른 한쪽의 다리 앞에 놓여져 있으며, 양쪽 발의 발가락은 평행하며, 엉덩이는 다리와 같은 방향을 바라본다. 양쪽 다리와 몸 전체는 압력이 주어지는 부분의 부위에서 가지런히 나열되어야 한다. 바디워커는 더욱 안정적인 기저면을 위해 기저면의 너비를 증가시킬 수 있다.

이 자세에서, 바디워커의 중력의 중심을 복부 쪽으로 내려가게 하여 중심과 힘을 그녀의 몸 중심에 오게 한다. 이것은 그녀를 안정적이게 해주며, 그녀가 제공하는 힘이 그녀의 수축된 근육에 의해 제공되는 것이 아니라, 앞으로 기댈 때의 중력의 힘을 사용하는 것이다. 이 중력과의 관계는 중요하다 왜냐하면 이것은 바디워커가 앞으로 기댐으로써 간단하게 압력을 적용할 수 있게 해주며, 몸의 무게로 일을 하도록 해준다.

바디워커의 몸무게는 뒷다리와 발에 유지되며 고객의 몸은 바디워커 앞에 있다. 이 자세는 적절한 지렛대의 힘을 제공한다. 무게가 앞다리로 전해진다면, 고객의 몸은 바디워커의 압력 하에 있게 되며, 그 곳에는 지렛대의 힘이 없다. 모든 압력은 바디워커 몸무게를 사용하는 것이 아닌 윗몸의 근육으로 밀어내는 것에서 온다. 바디워커는 그의 앞다리를 바닥에서 들어올릴 수 있어야 하고, 고객이 몸을 수축시킬 때 안정적인 자세를 유지할 수 있어야 한다. 이것은 압력이 근력에 의해 큰 영향을 미치는 것이 아니며 지렛대의 힘이 중요하다는 것을 보여준다.

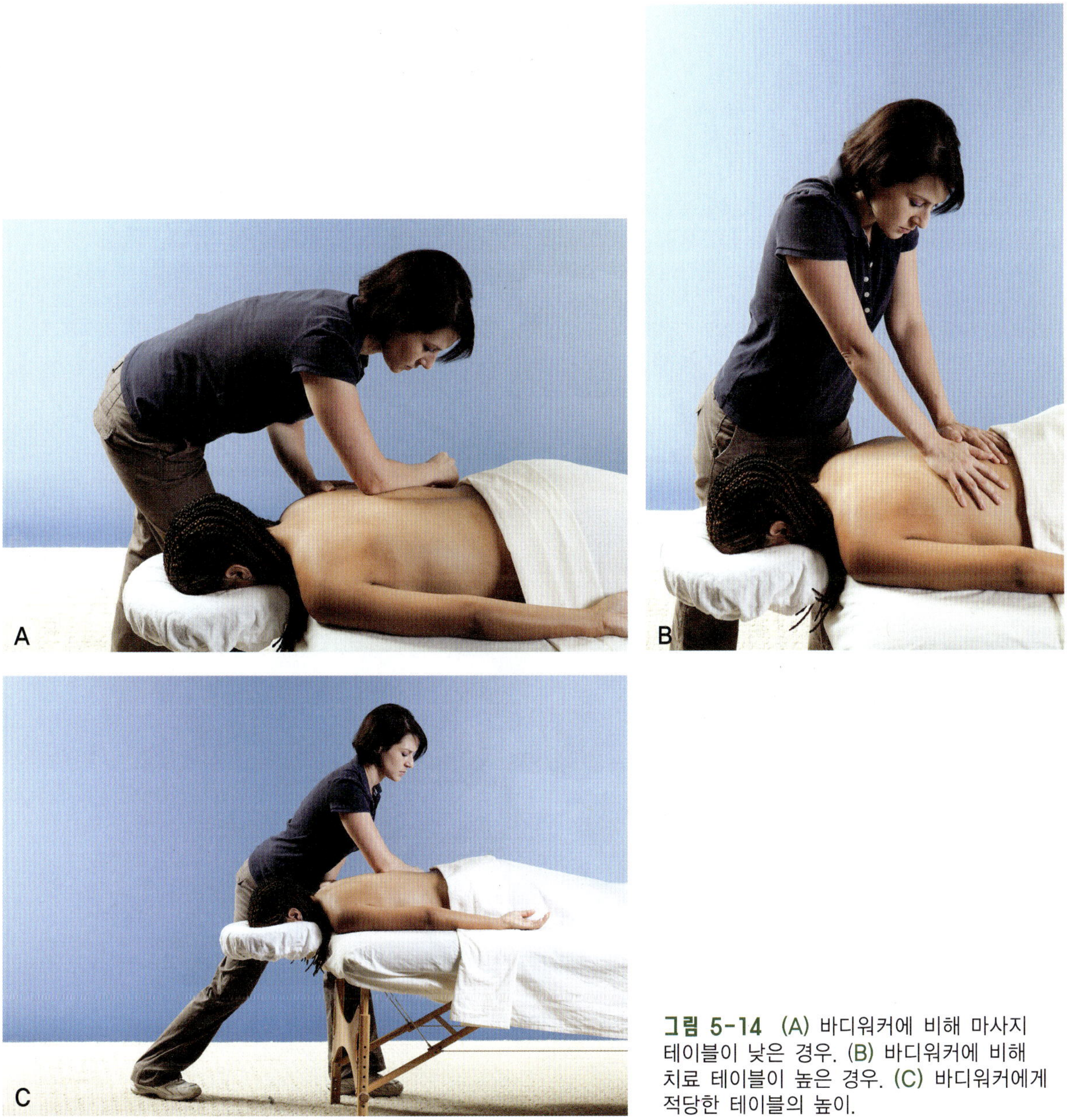

그림 5-14 (A) 바디워커에 비해 마사지 테이블이 낮은 경우. (B) 바디워커에 비해 치료 테이블이 높은 경우. (C) 바디워커에게 적당한 테이블의 높이.

바디워커의 힘은 뒷다리에서 온다. 뒷다리를 밀면, 앞 무릎은 약간 굽혀지게 되지만 무게의 대부분은 팔과 손을 통해서 고객의 몸으로 이동된다. 압력을 제공하는 팔은 무게를 지탱하는 다리의 반대쪽이며, 이것은 적절한 균형과 몸의 뒤틀림을 방지해 준다. 바디워커가 앞 무릎을 좀더 굽히면, 더 많은 무게를 고객의 몸에 전달한다. 하지만, 이것은 바디워커의 무릎은 발가락을 지나며 무릎에 과도한 스트레스를 부여하기 때문에 안 된다. 만약 무릎이 좀 더 굽혀진다면, 바디워커는 자세를 넓게 해야 한다. 그래서 바디워커는 고객의 몸에 주는 압력이 어깨와 팔의 근력이 아닌, 다리의 움직임을 통해 조절할 수 있다.

치료할 때, 윗부분이 아닌 뒤에서 머물러야 한다. 압력이 주어질 때, 어깨와 팔의 관절에 압축된 힘은 관절을 각도 없이 일직선으로 지나면서 최소한 되어야 한다. 그러므로, 팔은 약 45° 정도 어깨에서 떨어져야 하고, 어깨는 팔꿈치와 직선이 되어야 하고, 팔꿈치는 손 뒤와 일찍 선이 되어야 한다(그림 5-15A에서

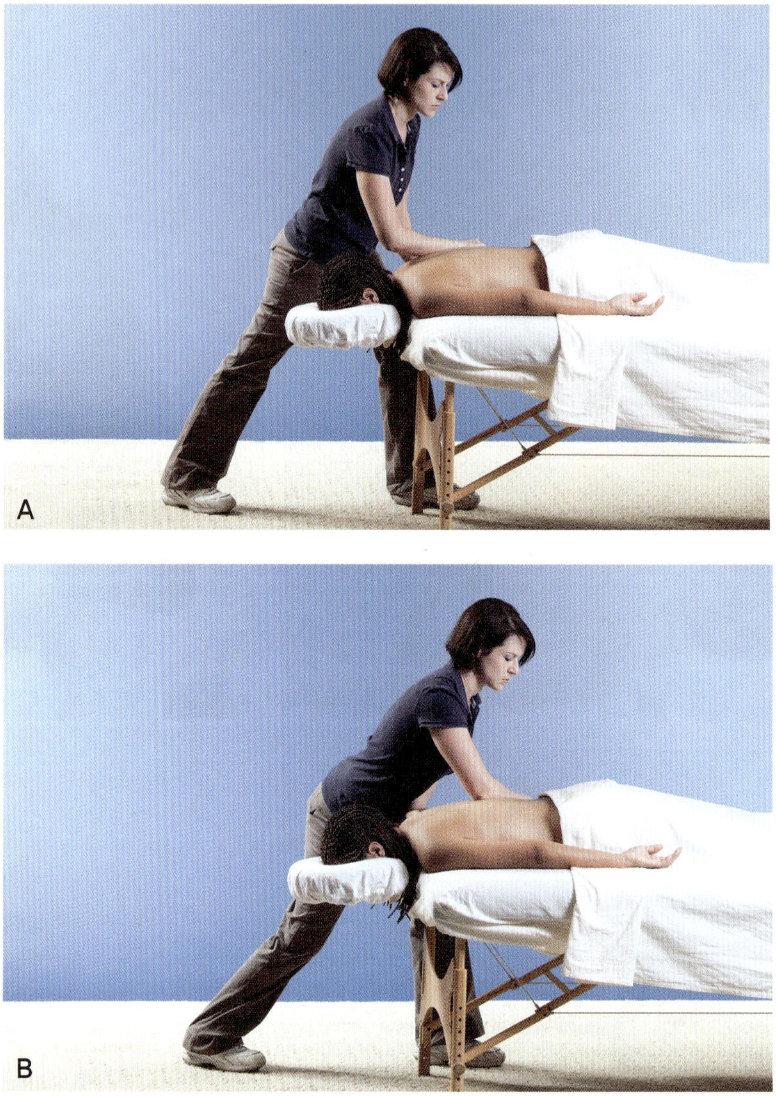

그림 5-15 (A) 바디워커의 런지 자세. (B) 더 압력을 가하기 위해 무게를 이동한다.

보여지는 것과 같이). 3장에서 말했듯이, 이것은 *관절 쌓기(관절을 일직선으로 배열하기) (staking the joints)*라고 불린다. 어깨 관절에서 팔 각도가 90° 라면, 바디워커는 테크닉뿐만 아니라, 팔 근육의 긴장을 야기한다.

속설: 바디워커가 테크닉을 수행할 때 고객이 좋다고 느낀다면, 손목의 위치는 중요하지 않다.

사실: 자연스러운 손목의 위치는 바디워크 테크닉의 전달에서 오는 극심한 압축력을 피할 수 있게 한다. 이 부분의 긴장은 바디워커의 팔에 전달되고, 손목굴의 압축과 같이 어깨와 목의 문제를 일으킬 수 있다.

어깨, 팔꿈치, 손목이 자연스럽고, 고객 앞으로 향해진다. 팔꿈치는 잠긴 상태(lock)가 아니다. 대신, 관절이 부드럽거나 약간 풀린 상태이다. 자연스런 손목은 과다폄 상태가 아니라는 말이다. 손목은 90° 보다 작은 각도이다(뒤쪽 아래팔에 관해서; 그림 5-16A). 과다폄된 손목은 90° 이상이다(뒤쪽 아래팔에 관해서; 그림 5-16B). 만약 손목이 계속 만성적으로 치료를 행하는 동안 과다폄 위치에 있다면, 부상이 일어날 수 있다. 어떤 뇌졸중 환자는 손목이 100%는 자연스러운 위치에 있지 않는 경우, 아주 잠시 동안 그리고 과도한 압력 없이 자세가 유지된다. 편안한 자세에서 손목과 손은 어깨와 목에 문제를 일으킬 수도 있는

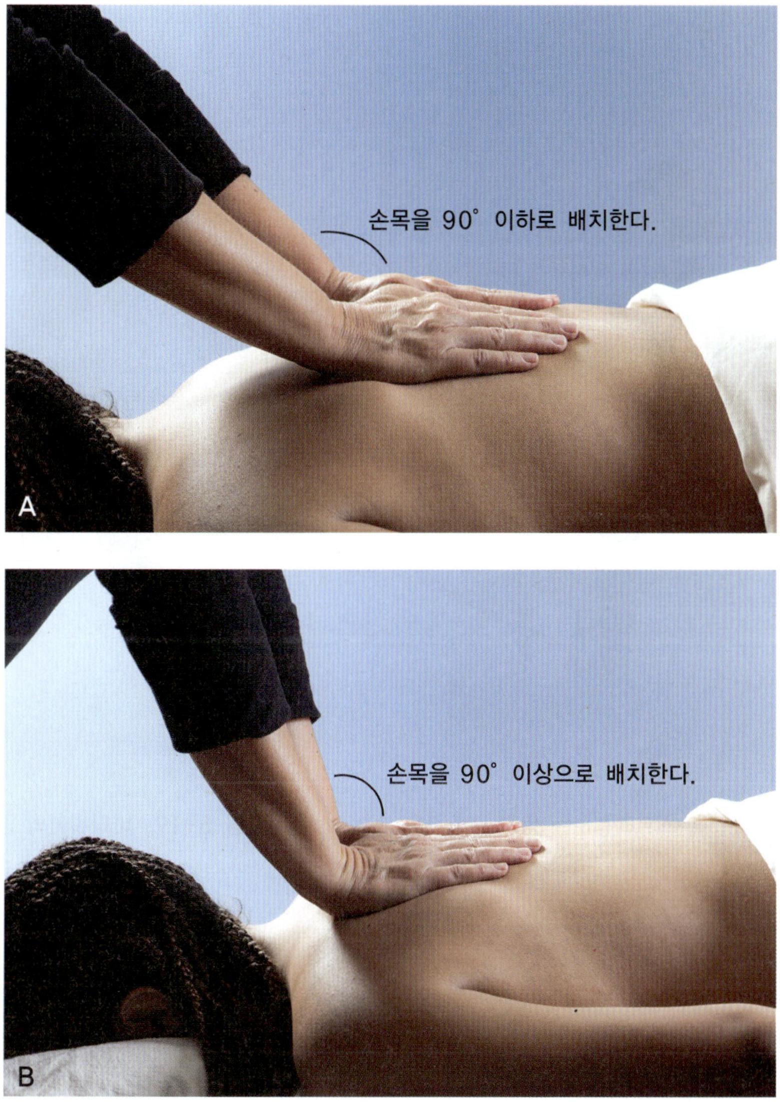

그림 5-16 (A) 자연스러운 손목의 180°. (B) 90° 이상 과다폄된 손목.

어깨에 전달되는 근육긴장을 줄여줄 수 있다.

이 자세에서의 중요한 건 바디워커가 무게를 뒤에서 앞으로 쉽게 이동할 수 있고, 앞으로 움직일 때 압력을 주고 뒤로 움직일 때 압력을 빼는 것이다. 이것이 압력을 주는 것에 리듬을 만들고 팔에서 오는 근력이 아닌 몸무게의 압력을 제공한다. 압력은 균등하고 꾸준하게 증가했다 감소할 수 있어야 한다.

이 테크닉을 수행하는 하나의 좋은 방법은 압력을 제공하기 위해 앞으로 움직일 때 숨을 내쉬고, 압력을 풀기 위해 뒤로 움직일 때에 숨을 들여 마신다. 이것은 바디워커가 숨을 참고 있는 것이 아닌 것을 확실하게 해주고, 리듬적 움직임을 행할 수 있게 해준다.

런지 자세는 스트레칭이나 ROM 기법을 행할 때 신체 역학적 이득이 있다. 예를 들어, 어깨를 스트레칭하는 동안, 고객이 팔을 들어올리게 된다면, 바디워커와 고객은 함께 호흡을 한다. 런지 자세로 더 가라 앉는다면 바디워커에게는 스트레칭을 할 수 있는 지렛대의 힘을 더 받게 된다(그림 5-17). 바디워커는 스트레칭을 실시하고, 고객과 함께 숨을 내쉰다.

ROM을 할 때, 특히 바디워커와 고객은 발을 들어올릴 때 숨을 내쉰다. 런지 자세는 휘돌림(circum-duction)을 하기 위해 안정적인 자세를 제공한다(그림 5-18). ROM 기법을 수행할 때, 바디워커와 고객 둘 다 숨을 내쉰다.

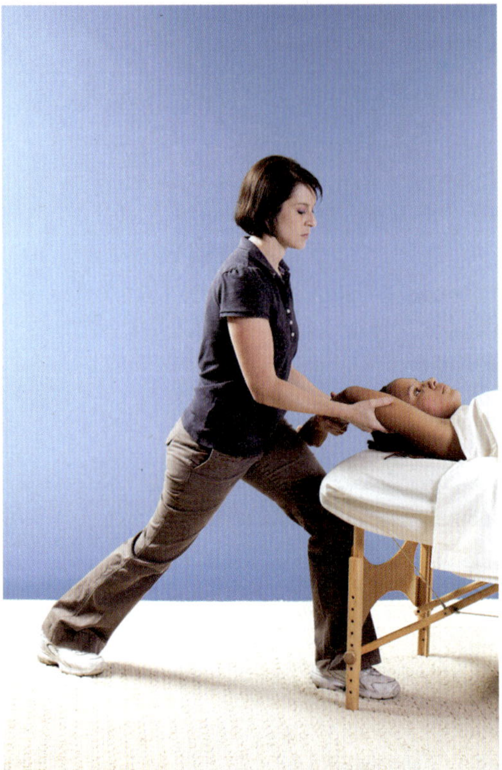

그림 5-17 고객의 어깨근을 스트레칭하는 동안 바디워커의 런지 자세.

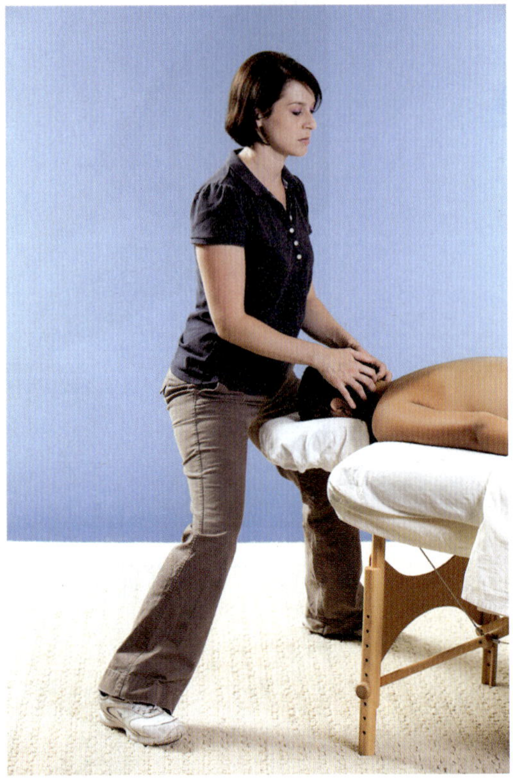

그림 5-19 바디워커의 곧은 자세.

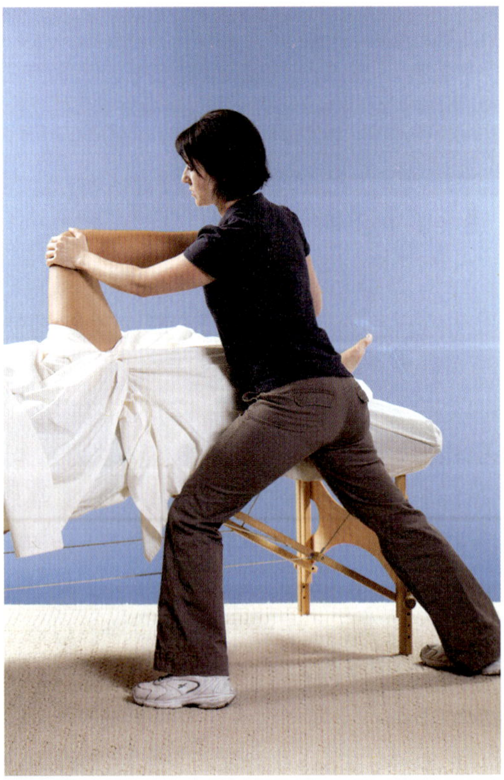

그림 5-18 환자의 엉덩관절 ROM 동안의 바디워커 자세

곧은 자세 (Straight Stance)

몇몇 테크닉은 정확성을 필요로 하지만, 많은 압력이 필요한 것은 아니다. 이러한 경우에, 바디워커들은 **곧은 자세(straigh stance)** 또는 **승마자세(horse stance)**(그림 5-19)를 취할 수 있다. 중심이 잡힌 자세로 바디워커는 자신이 일을 하는 곳을 바라본다. 다리는 평행하며 어깨너비 정도로 벌린다. 때론 필요에 따라 더 넓게 벌릴 수 있다. 체중은 양다리에 균등하게 분배한다. 바디워커는 엉덩이 쪽을 구부리고 무릎을 약간 부드럽게 구부린다.

바디워커가 손을 앞으로 고객 위에 올려놓으면, 바디워커의 어깨는 편하게 되며, 팔꿈치도 편하게 된다(부드러운 관절 위치에 관절이 잠겨져 있지 않다), 그리고 손목 또한 자연스럽다. 압력은 양쪽 발을 앞으로 흔들릴 때 주어진다. 이 곧은 자세는 발을 양 옆으로 흔들 때 사용될 수도 있으며, 큰 움직임을 만들 때 사용된다. 가끔이 양쪽으로 움직이는 것은 런지 자세보다 좀 더 팔에게 자연스러운 움직임을 제공한다.

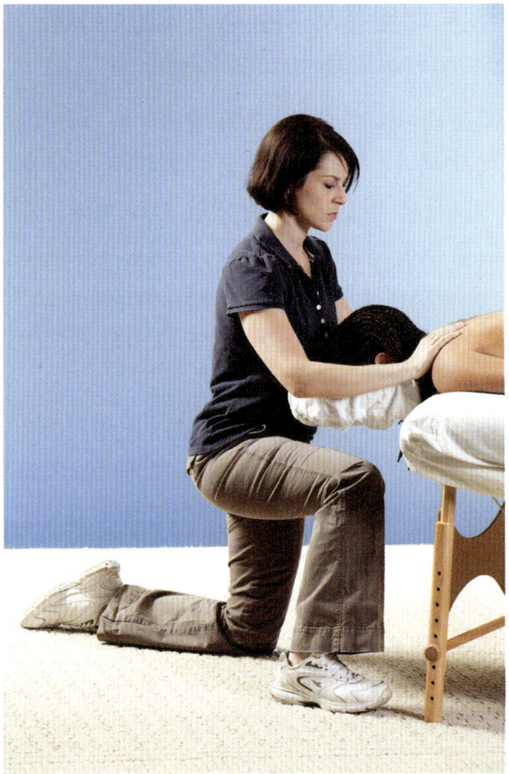

그림 5-20 바디워커의 한쪽 무릎서기 자세.

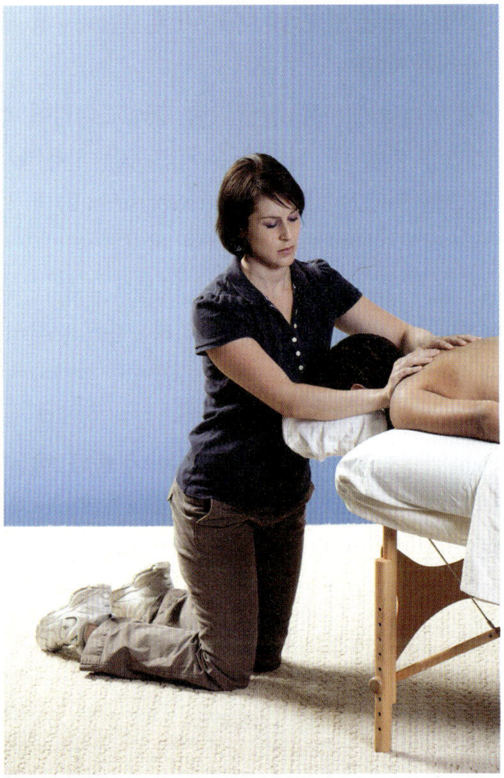

그림 5-21 바디워커의 양쪽 무릎 서기 자세.

기법이 행하여지는 동안에 움직임 방향을 바꾸기 위해선, 바디워커는 골반이나 다리를 약간 움직인다. 만약 더 큰 움직임의 변화가 필요하다면, 바디워커는 뒤틀림에 의해서 척추주변 근육에 심한 압력을 주어지는 것을 방지하기 위해서 런지 자세를 사용해야 한다. 또한 팔꿈치는 좌·우로 또는 바디워커의 어깨 위로 올라가서는 안 된다. 이 자세는 좀 더 좋은 지렛대의 힘과 몸무게의 바디워커에서 고객으로 이동을 방해한다.

무릎자세 (Kneeling Stance)

고객의 발, 손, 또는 머리 같은 몸의 특정 부위를 판단하기 위해서는, 바디워커는 한쪽 무릎을 구부려야 할 것이다, 이것을 **무릎자세(kneeling stance)**라고 한다(그림 5-20). 이 경우에, 바디워커의 중력의 중심은 복부 쪽으로 더 내려갈 것이다. 바디워커는 균형 잡힌 자세를 취하며, 몸 전체가 고객의 몸이 있는 방향을 쳐다 볼 것이다. 바디워커는 치료를 할 때 양 무릎을 꿇는 것을 피해야 한다. 그림 5-21가 보여주는 것처럼, 양쪽 무릎을 꿇은 것은 한쪽의 무릎을 꿇는 것보다 안정적이지 못하고, 바디워커의 무게중심은 더 이상 복부가 아니게 된다. 바디워커는 중력중심을 위로 올리기 위해서 근긴장도를 올리며 척추주변 근육과 척주세움근을 긴장시킨다. 또한 증가된 압력이 바디워커의 무릎에 주어질 것이다, 왜냐하면 압력을 주면서 다리의 움직임을 조절할 수 없기 때문이다. 바디워커의 힘 대부분은 어깨와 팔 근육에서 나오고, 부상의 위험성이 증가된다. 바디워커는 바닥에 앉는 것을 피해야 하는데 기법을 행하기 위해 손을 뻗어야 할 수도 있기 때문이고, 바디워커를 좀 더 비효율적으로 움직이게 하고 등 근육에 손상을 줄 수도 있다.

신체 인식

신체 역학을 인지하게 되기 전, 고통을 느끼기 전까지 기다리는가?

의자나 운동용 공을 이용하기 (Using a Stool or Exercise Ball)

어떤 바디워커는 목, 얼굴, 손, 그리고 다리에 특정한 기법을 행할 때, 의자나 운동용 공을 사용하기도 한다(그림 5-22). 운동용 공(exercise ball)의 선택은 효과적인 방법이다. 왜냐하면 이것은 바디워커의 더 큰 움직임을 허용하고, 이와 더불어 복부 근육이 참여하게 된다. 의자나 공은 치료 테이블에 충분히 가깝게 놓여져야 한다. 그러면 바디워커가 고객에게 팔을 뻗지 않아도 된다. 의자에 바퀴가 달려 있다면, 이것은 일하는 동안에는 단단히 고정되어야 한다; 예들 들어, 바디워커가 움직이는 의자에서 미끄러지면서 고객의 목을 갑자기 당기는 것을 방지할 수 있다. 바디워커는 의자나 공에 앉아 있는 동안 중심잡힌 자세를 취하며, 일하는 동안 고객의 몸 부분을 직접적으로 마주 보게 된다.

푸톤 매트에서 치료하기 위한 자세 (Stance for Working on a Futon)

치료 테이블 위에서 치료가 행해질 때, 바닥의 매트 위에서 바디워커의 무게중심은 복부이다. 동양식 바디워크에서 이것은 바디워커의 기와 힘의 근원이고 치료를 위한 방향을 제공한다. 바디워커는 배를 고객의 몸을 향해서 놓아야 한다. 바디워커에서 고객으로 향하는 기의 흐름을 도와주고 고객 안의 기의 흐름도 도와준다.

바디워커는 치료하는 동안에 손상을 방지하기 위해서 균형잡힌 자세를 가져야 한다. 효과적인 치료를 하기 위해서, 바디워커는 반드시 안정적인 자세를 취해야만 한다. 한 가지 바디워커들이 할 수 있는 방법은 그녀의 발꿈치와 무릎 위에 볼기근육을 올려 앉는 것이다(그림 5-23A). 다른 한 가지 방법은 더 넓게 바디워커의 다리를 적어도 45° 정도로 벌리며 앉는 것

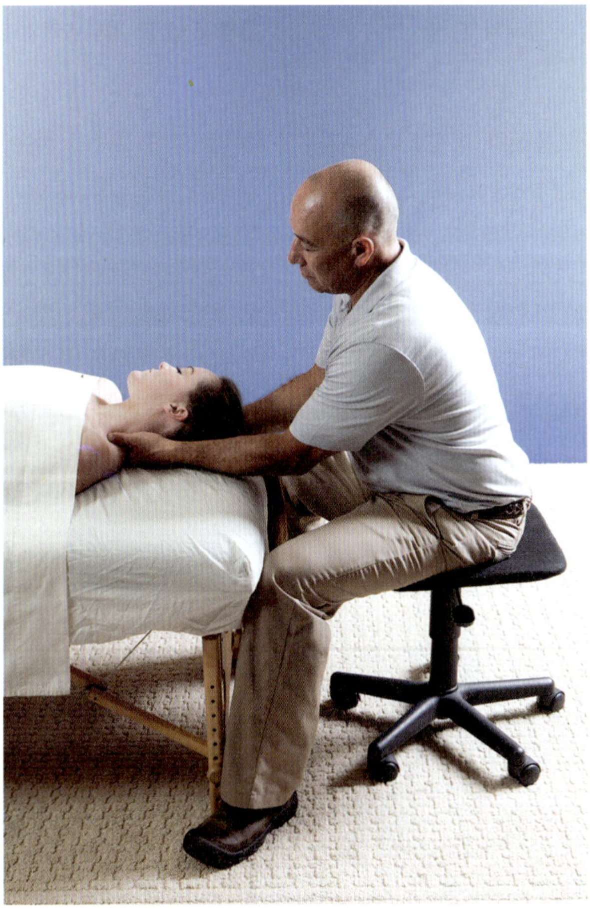

그림 5-22 의자 활용.

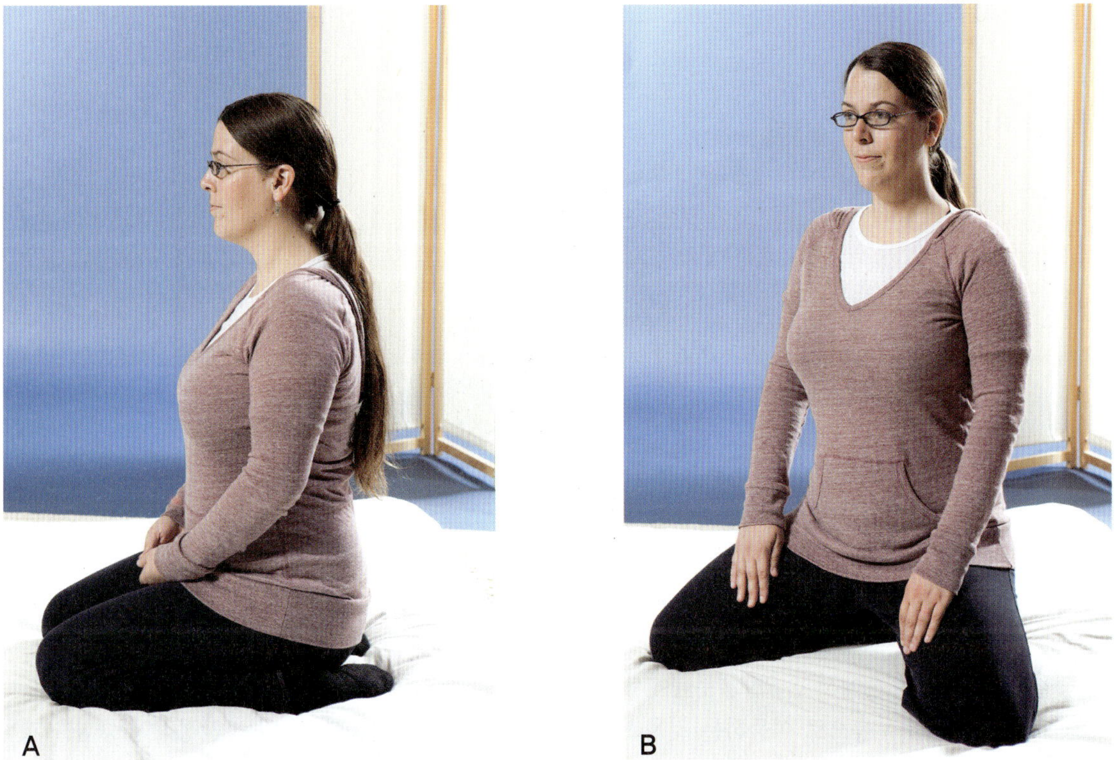

그림 5-23 (A) 발뒤꿈치 앉기. (B) 넓은 자세로 앉기.

이다(그림 5-23B). 이 자세는 중심 잡기를 바디워커의 복부가 치료를 하고 있는 부위를 바라보게 도와준다. 바디워커 또는 고객의 부상의 위험을 줄이기 위해선, 바디워커는 절대 뒤틀리거나 이상한 각도에서 기법을 실시해선 안 된다.

이 자세에서, 바디워커는 좀 더 압력을 줄 수 있다(그림 5-24). 압력을 부여하는 힘과 기의 연결은 땅에서 와야 하고, 바디워커의 복부를 통해서 위로 올라오게 된다. 바디워커의 팔과 다리를 통해서 나간다. 어깨 또는 무릎에서 있는 근육을 사용하는 것은 바디워커를 부상 위험에 놓이게 하고 고객을 다치게 할 수도 있다. 바디워커의 어깨와 팔은 치료하는 동안 편히 쉬고 있어야 한다.

다른 자세로는 기기, 웅크리기, 런지 자세를 포함한다. 기어가는 자세는 아이들에게 자연스러운 움직임이고 어른들은 보편적으로 어떻게 하는 것인지 잊어버린다. 하지만 기어다니는 것은 담요에 누워 있는 고객이 움직이는 자세이다. 필요하다면, 바디워커는 기어다니는 자세가 다시 편해질 때까지 연습해야 한

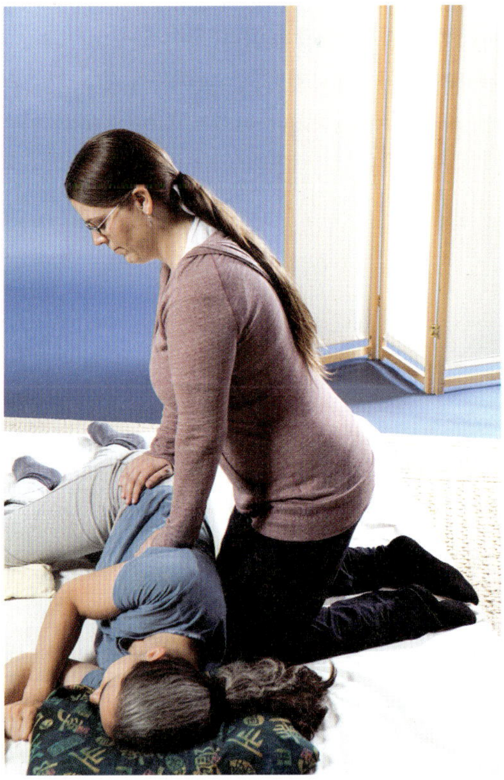

그림 5-24 많은 압력제공을 위한 일어서기.

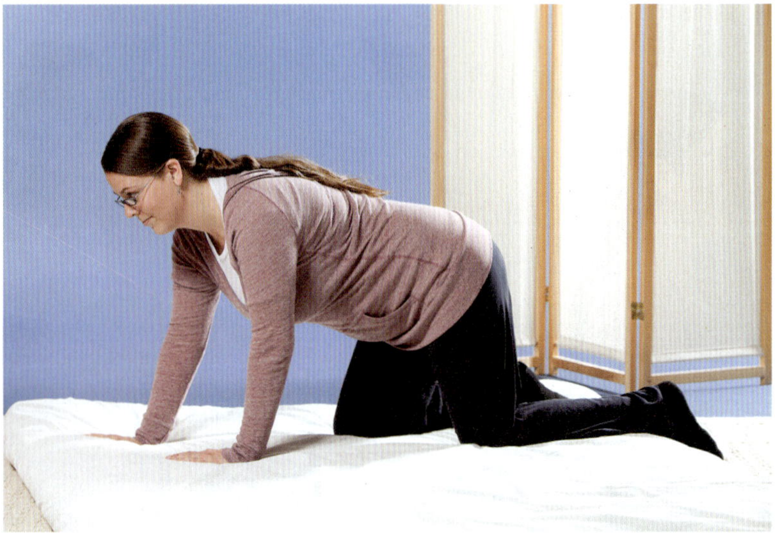

그림 5-25 네발자세.

다. 연습을 통해 체중이 손에서 손으로, 무릎에서 무릎으로, 그리고 손에서 무릎으로 이동하는 것을 느낄 수 있다. 기어다니는 자세 동안 복부를 중력의 중심으로 사용할 수 있고 안정된 자세를 유지할 수 있다. 지구와 연결된 느낌과 몸을 통한 기의 흐름은 자연스럽게 나타날 것이다. 시간이 지나면, 기어다니는 것은 걷는 것처럼 힘들지 않게 될 것이다(그림 5-25).

쭈그려 앉아 있는 것 역시 아이들에게 자연스러운 자세(스쿼트 자세)이지만 어른들은 아마 다시 연습해야 할 필요가 있을 수도 있다. 쭈그려 앉는 것은 다른 위치로 쉽게 이동할 수 있는 안정적인 중심을 제공한다(그림 5-26). 이 자세는 처음에는 힘들 것이다. 바디워커는 쭈그려 앉아 있을 수 있도록 연습해야 하고, 쭈그린 자세에서 일어날 때 중심을 잡기 위해서 바닥에 짚을 필요가 없도록 연습해야 한다. 복부를 무게중심으로써 사용할 수 있고, 안정적인 자세를 유지할 수 있다. 시간이 지나면, 다리 근력을 얻을 수 있고, 균형을 잡는 능력은 향상 될 것이다.

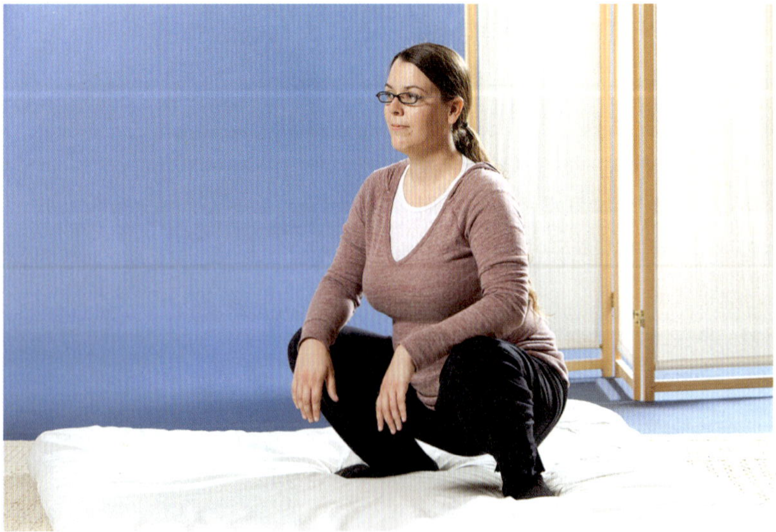

그림 5-26 스쿼트 자세.

런지 자세는 쭈그려 있는 자세에서 수정된 자세이다(그림 5-27A). 일본식 요에서 하는 스트레칭과 ROM 기법들은 바디워커들이 런지 자세로 수행한다(그림 5-27B). 런지 자세일 때 고객의 몸 특정한 부분에 닿기도 한다. 쭈그려 앉아 있는 자세가 편해진다면, 런지 자세로 가는 것도 쉬워진다. 기어다니는 자세와 쭈그려 있는 자세로, 바디워커는 복부를 무게중심으로 사용할 수 있고, 안정된 자세를 유지할 수 있으며, 한 발을 다른 발 앞에 놓을 수도 있고 엉덩이를 다리와 같은 방향을 바라보게 할 수 있다. 양쪽 다리와 바디워커의 전체 몸을 치료하는 부위와 나란히 한다. 바디워커는 기저면을 크게 하기 위해 자세의 넓이를 증가시킬 수 있다.

마시지 테이블에서 일하는 동안 런지 자세를 취하는 원칙은 일본식 요에서 치료하는 일과는 다르다. 바디워커의 체중은 뒷다리에 실리고 고객의 몸은 바디워커의 몸 앞에 위치한다. 이 자세는 적절한 지렛대의 힘을 제공한다. 바디워커의 힘은 그녀가 뒷다리를 밀 때 발생하고, 앞 다리의 무릎은 어느 정도 자유롭지만 체중의 대부분은 팔과 손을 통해서 고객의 몸으로 이동한다. 바디워커는 고객의 몸에 압력의 양을 어깨와 팔의 근육에서 온 근육 힘을 증가시켜서가 아닌 그녀의 다리의 움직임을 조절할 수 있다. 런지 자세를 연습하는 것은 다리 근육을 만드는 것에 도움을 주며 균형을 잡는 능력을 향상시킨다.

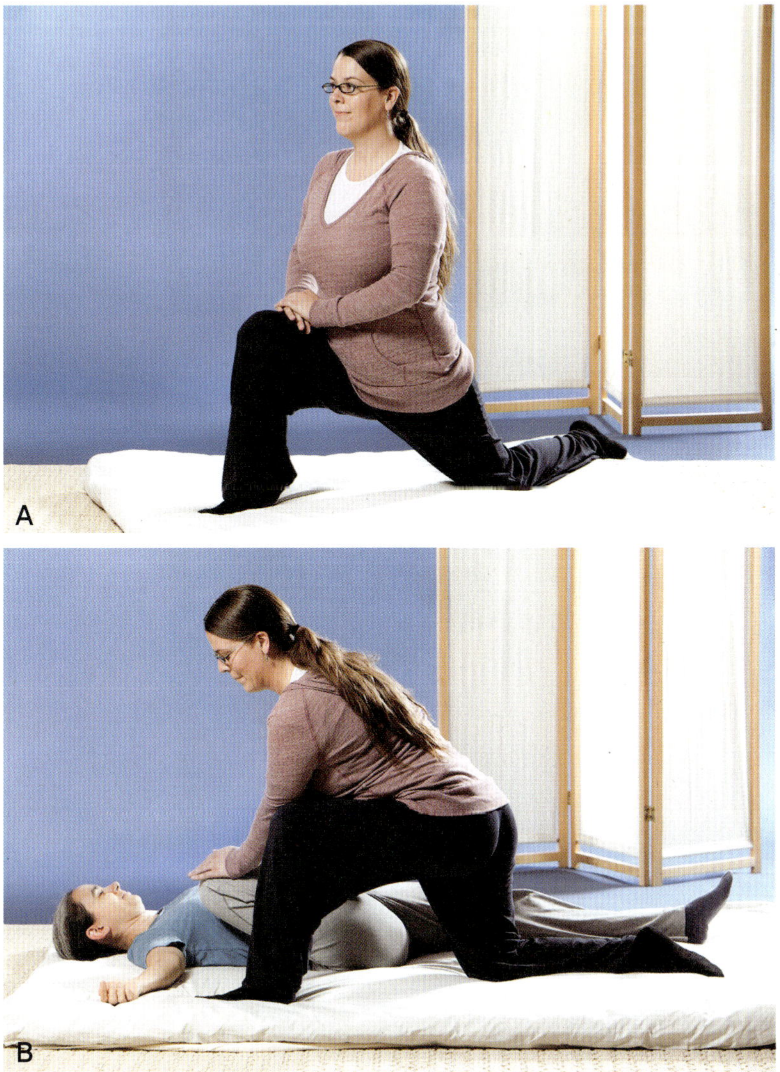

그림 5-27 (A) 런지 자세. (B) 엉덩관절 스트레칭 동안 런지 자세.

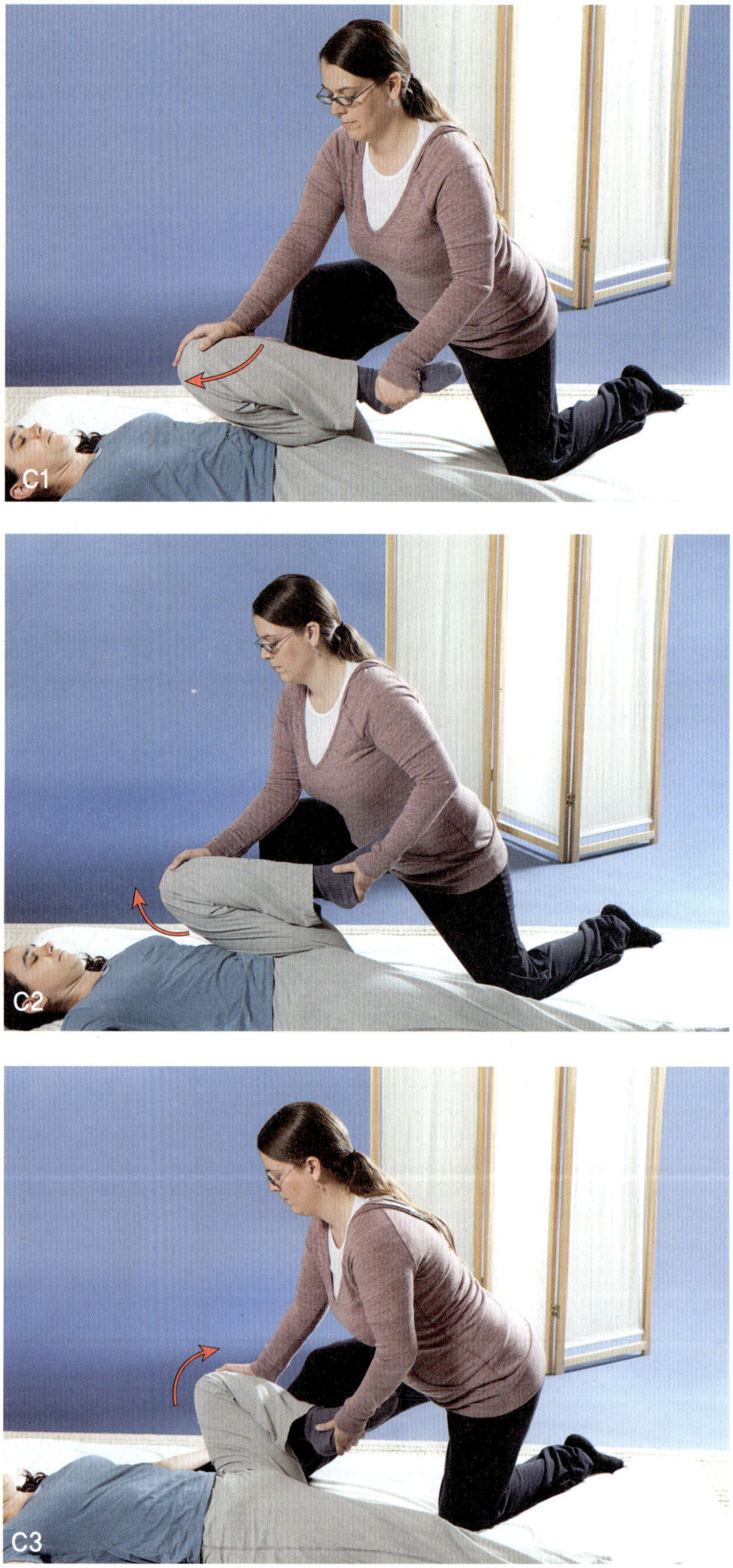

그림 5-27 계속 (C) 엉덩관절 ROM 동안의 런지 자세.

신체 인식

비효율적인 신체 역학을 나타내는 전형적인(archetypes) 예시가 있다. 다음 모델은 본래의 패턴이나 같은 종류의 모든 비슷한 비효율적인 신체 역학을 나타낸다. 다음의 모델은 비효율적인 신체 역학의 위험성을 알려주며 어떻게 예방할지 알 수 있다. 바디워커는 이러한 모델들을 염두에 두고 있다.

노트르담의 꼽추 (The Hunchback of Notre Dame)

이 자세는 바디워커가 어깨를 올리면서 고객의 몸을 앞으로 앞에 놓고 치료할 때 나타난다(그림 5-28A). 또한 앞으로 허리를 많이 구부려서 불안정한 자세를 취하게 되며 고객 위로 넘어질 수 있는 위험 요소가 있다. 노트르담의 꼽추 자세는 균형잡힌 자세를 취하고 가슴을 열어, 엉덩관절을 구부리거나 런지 자세로 피할 수 있다.

겁먹은 거북이 (The Frightened Turtle)

바디워커는 서 있을 때, 앉아 있을 때, 또는 무릎을 꿇고 있을 때 이 자세를 취할 수 있다. 이 자세는 바디워커가 턱을 위로 향하게 하고 목이 보이지 않을 때, 머리를 몸통 쪽으로 집어 넣을 때 일어난다(그림 5-28B). 겁먹은 거북이 자세는 목을 길게 빼 내어 이 자세를 피할 수 있다. 몇몇 줄이 머리 위에 연결되어 있고, 줄이 머리를 당긴다는 상상해라.

옆으로 기댄 자세 (The Lazy Lean)

이 자세는 바디워커의 엉덩이 중 한쪽이 치료 테이블 끝쪽에 기대어 있는 자세를 말한다(그림 5-28C). 모든 바디워커의 압력은 상체 근육에서 온다. 옆으로 기댄 자세는 양쪽 다리에 체중을 주면서 서 있거나 필요에 따라서는 런지 자세를 취하는 것으로 피할 수 있다.

손 뻗은 나무 자세 (The Tree and Long-Distance Hands)

나무 자세는 바디워커가 다리를 바닥 한 곳에 두고 움직이지 않을 때를 말한다. 치료를 하고 있는 고객의 몸이 어디 있더라도 "뿌리 내린 나무처럼" 다리를 움직이지 않는다. 가끔 이자세는 바디워커의 손이 마치 몸과 손이 다른 시간과 장소에 있는 것처럼 보이는 멀리 뻗은 손(long-distance hands)과 연관된다(그림 5-28D).

나무 자세는 일하는 동안 치료 테이블 주위를 이동하면서 쉽게 피할 수 있다. 멀리 뻗은 손은 고객에서 더 가까이 다가가고, 발, 몸통, 어깨 그리고 손을 항상 가깝게 고객에 두면 피할 수 있다.

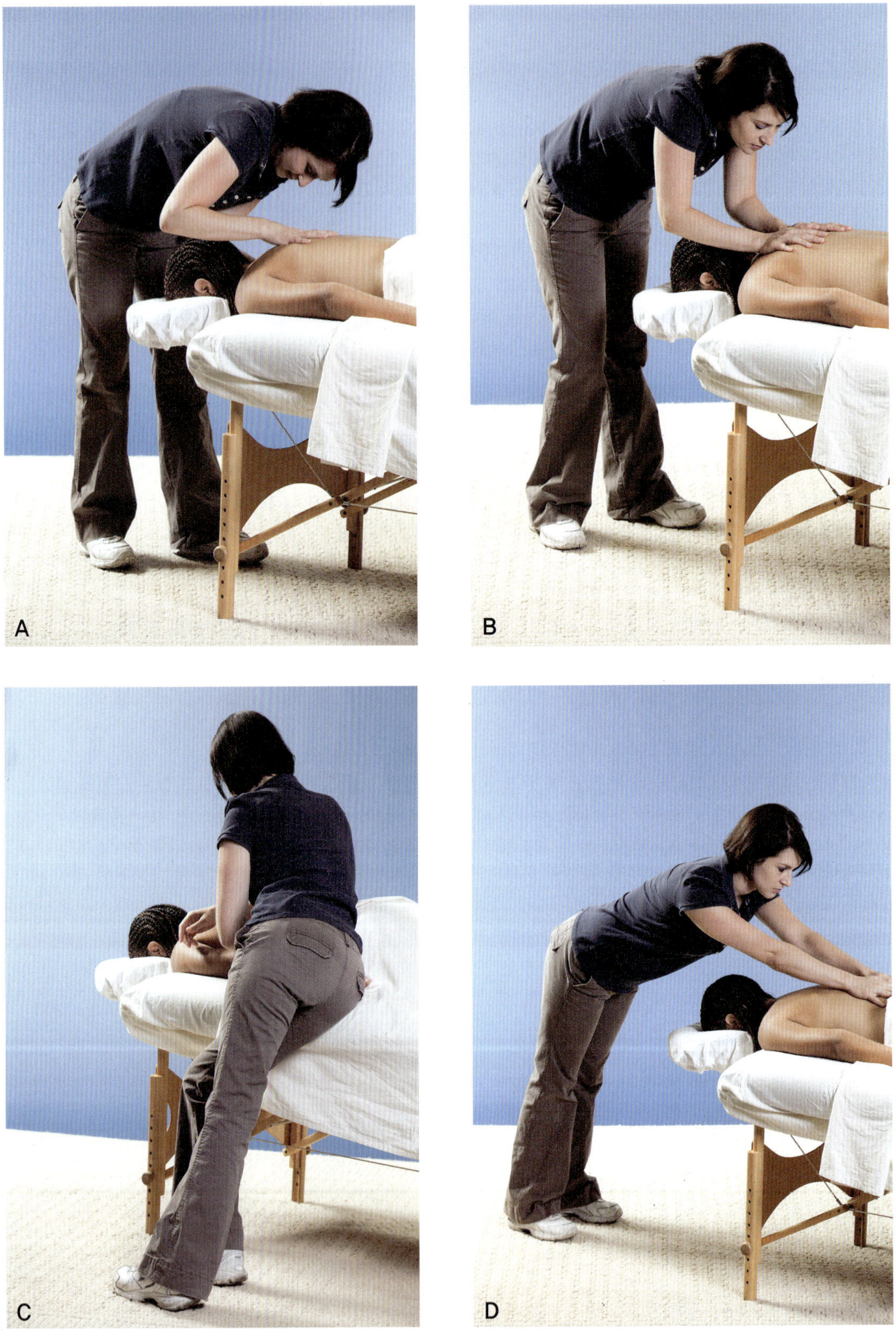

그림 5-28 (A) 노트르담의 곱추자세. (B) 놀란 거북이 자세. (C) 옆으로 기댄 자세. (D) 손을 뻗은 나무 자세.

신체 인식

레이키(Reiki), 진신유수(Jin Shin Jyutsu), 힐링터치(Healing Touch) 등과 같은 에너지의 치료뿐만 아니라, 바디워커에게 자세 또한 매우 중요하다. 비록 고객에게 압력을 아주 조금 또는 제공하지 않는다 하더라도, 바디워커들은 적절한 신체 역학을 사용하는 방법을 확실하게 알아야 한다. 이것은 피로와 부상 위험을 줄여 주며, 체력 부담을 덜어준다. 마사지 테이블이나 담요 위에서 행해지는 자세들을 확실하게 사용할 수 있어야 한다. 바디워커가 균형잡힌 자세를 갖는 것과 머리와 꼬리뼈의 연결(head-tail connection)을 생각하는 것이 중요하며, 어깨를 밑으로 놓으며 효과적인 호흡을 사용해야 한다.

웰니스에 집중하기

치료를 행할 때 자신에게 물어봐야 할 몇 가지 중요한 질문들이 있다.

- 다른 사람들이 여러분이 치료할 힘을 어디서 얻는지 쉽게 알아볼 수 있는가?
- 어디에 힘을 주고 있는가? 두 다리는 땅에 있는가? 심장은 손보다 위에 있는가? 팔꿈치는 정중앙을 향해 있는가? 힘이 바닥에서 발을 통해서 올라와 손을 통해서 고객에게 전달되는가?
- 몸 정중앙이 어디 있는지 기억하는가? 몸통 근처에 팔을 둠으로써 몸의 정중앙에 팔을 가까이 두는가? 몸을 지탱하기 위해서 손의 중앙에 손가락을 가까이 두는가?
- 활발하게 움직이며 치료를 하는가?
- 더 많은 압력을 주기 위해서 근육힘이 아닌 체중을 사용하는가?
- 다양한 종류의 테크닉을 사용하고 반복적인 움직임을 피하려고 하는가?

웰니스에 집중하기

다음은 일하는 장소의 인체공학의 관계에 관한 더 많은 정보를 찾을 수 있는 온라인 자료들이다.

- Ergonomics idea bank: www.LNI.wa.gov/wishe/ergoideas
- Human Factors and Economics Society(HFES): www.hfes.org
- OSHA Traning instuituite (OTI): www.osha.gov/SLTC/ergonomics/index.html
- ergoweb: www.ergoweb.com
- Natitonal Institute for occupatitonal safety and health (NIOSH): www.cdc.gov/niosh/topics/ergonomics

업무현장에서의 인체공학 (Workplace Ergonomics)

인체공학은 일할 때 사람들을 위한 기계와 시스템에 관련된 과학이다. *인체공학(ergonomics)*은 그리스어인 일이라는 의미의 *ergon*에서 왔으며, "~의 법칙"이라는 *nomos*에서 왔다. 근육뼈대계 질환(MSD)을 일으키는 요소로는 바디워커의 육체적 한계를 넘어선 바디워크나 한 번에 여러 시간 이상을 잘못된 자세로 일하게 되는 장소 등이 있다.

미국 노동통계국에 따르면, "근육뼈대계 질환(MSDs)은 종종 인체공학적인 부상을 뜻하며, 부상 또는 통증은 근육과 신경, 인대, 관절, 연골 또는 허리디스크와 같이 결합조직에 영향을 준다. 미끄러지거나, 걸리거나, 넘어지거나, 자동차사고를 당하거나, 또는 비슷한 사고에 의한 부상이나 병은 근육뼈대계 질환이라고 하지 않는다."(더 자세한 정보는 BLS 웹사이드 www.bls.gov/iif/oshdef.htm에서 확인할 수 있다). 근육뼈대계 질환은 업무현장에서 있는 가장 주된 부상의 이유이며, 반복된 움직임에 의해서 생긴다. 이 결과 **반복스트레스 손상(repetitive stress injuries: RSI)**을 일으킬 수 있다.

반복 스트레스 손상 (Repetitive Stress Injuries)

반복스트레스 손상(RSI)는 **반복성 움직임 장애(RMI)**, **직업성 과사용증후군(OOS)**, 그리고 **누적 외상성 질환(CTD)**이라고도 한다. 이 모든 것은 설명되지만 진단되진 않는다. 광범위한 증상 또는 증후군을 포함한 포괄적인 단어이다. *증후군(syndrome)*은 "여러 증상과 증후들이 함께 나타나며 특정한 비정상적임 또는 증세"를 의미한다. RSI는 천천히 발달되고 여러 몸에 영향을 줄 수 있다. 가끔 증상들은 쑤시고, 붙고, 통증, 저림, 힘이 없고, 관절 움직임을 잃고 부상당한 부위의 협력작용이 감소하는 것같은 만성이 되기 전에 없어진다. 이 증상들은 병을 야기시킨다. RSI를 포함한 많은 진단 가능한 병들은 손목굴 증후군, 팔꿉굴증후군, 드퀘르벵 증후군, 가슴문증후군, 테니스엘보우 그리고 힘줄병증 또는 힘줄염을 포함한다. 더 자세한 상황은 6장에 더 자세히 설명하겠다.

RSI 발생의 주된 이유는 몸 일부분에 너무 많은 스트레스가 주어져서 이다. RSI를 갖게 하는 요소들은 운동 부족, 근육 긴장감, 개개인의 습관, 스트레스, 쉬는 시간의 부족, 나쁜 자세와 고정된 자세이다. 스트레스는 통증을 동반한 근육 긴장감에 의해서 증상들이 더 악화된다. 최근 부상당한 조직은 이미 염증이 생겼고, 반복적인 동작은 두 번째 염증을 그 부분에 나타나게 하는 통증 순환을 일으킨다.

이것은 움직임을 감소시키고, 보상 움직임을 시작하게 한다. 그 사람은 이제 고통을 피하기 위한 움직임에 빠지게 된다. 만성적으로 부상당한 조직에선, 반복적인 움직임은 아마 염증을 야기시킬 수도 또는 아닐 수도 있다. 하지만, 움직임을 줄이는 고통의 순환과 보상움직임은 나타나게 만든다.

RSI 경고 신호와 추가적 위험 요소들 (Warning Signs and Additional Risk Factors for RSI)

반복스트레스 손상은 대부분 목, 어깨, 위쪽 등, 위팔, 팔꿈치, 아래팔, 손목, 엄지, 그리고 손가락에 영향을 준다. 하지만 RSI는 엉덩이, 무릎, 발목, 발가락에도 영향을 줄 수 있다. RSI의 경고 신호는 이러한 부분에 나타날 수 있고 다음을 포함한다:

- 나른함
- 피로
- 참을성 부족
- 저림, 그리고 감각 상실
- 무거움에 대한 느낌
- 손을 펴고 접는 거에 대한 어려움
- 유연성의 결여
- 손의 사용에 어려움(책이나 잡지를 넘기는 거나 문고리나 수도꼭지를 돌리는 거나 커피잔을 잡는 거와 같은)
- 고통을 나타나기 때문에 악수에 대한 거부
- 물건을 옮기거나 잡고 있는 거에 대한 어려움
- 고통 또는 저림과 함께 일어남. 특히 아침 이른 시간에
- 통제 또는 조화의 부제
- 차가운 손
- 자주 스스로 안마하기
- 옷의 단추 채우는 거나 보석을 끼는 거에 대한 불편함
- 수전증
- 한때 즐겼던, 활동이나 운동에 대한 거부감
- 고통 또는 아픔(Eustice, 2010; Safe Computing Tips.com, 2010)

RSI의 추가적 위험 요소들은 다음을 포함한다:

- 경고신호를 무시하는 것
- 하루에 2시간 이상 컴퓨터 또는 다른 반복적인 손을 쓰는 것
- 폭식과 마라톤식 장시간 컴퓨터 사용 몰두 (예: 비디오 게임, 보고서 작성 데드라인 등등)
- 일정한 휴식을 취하지 않는 것
- 높은 스트레스를 받는 일을 하는 것
- 시간 조절을 못하거나 과도한 일의 양 (예: 무리한 일, 마감일 근접, 한계 초과 기타 등등)
- 심심하고, 화나고, 자기주장 없이 무료한 삶을 보내는 것
- 불균형한 자세
- 오랜 시간 앉아 있기

- 오랜 시간 물건을 잡고 있는 것과 같은 **정적 부하(static loading)**를 행하는 것 (예: 컴퓨터 모니터를 바라보면서 마우스를 잡고 있는 것)
- 오랫동안 팔꿈치 굽힘, 폄 또는 과다폄 유지하기
- 손목, 아래팔, 또는 팔꿈치가 꺽인 상태로 키보드나 마우스를 사용하는 것
- 적절하지 못한 일 환경(예: 키보드가 너무 높이 위치하거나, 모니터가 너무 높게, 낮게, 한쪽에 치우친 것 외 기타 등등)
- 부적절한 자세로 앉기(예: 의자가 너무 높거나, 낮거나 또는 등받이 부재)
- 이상한 자세(예: 전화기를 한쪽 어깨 위에 올려놓거나 마우스에 닿으려고 하며 타자 치기, 기타 등등)
- 긴 손톱 가지고 있는 것
- 흡연
- 비만
- **과운동성(hypermobile)** (필요 이상 유연한) 관절을 가진 것
- 약한 근력을 갖는 것
- 규칙적으로 운동을 하지 않는 것
- 손이 차가운 경우
- 좋지 않은 시력은 보고 읽기 위해 머리를 이상한 위치에 놓게 하는 것을 야기시킨다.
- 관절염, 당뇨, 갑상선 질환, 임신, 폐경기, 그리고 다른 의학적인 상태를 갖는 것
- 악기를 연주하는 것, 조경, 목수일, 바느질 공, 볼링, 던지거나 라켓을 사용하는 운동, 비디오 게임하기 등, 손을 집중적으로 사용하는 취미

바디워커가 고려해야 할 환경적인 요소 (Environmental Fators for Practitioners to Considers)

대부분 신체 역학의 집중은 치료를 수행할 때 바디워커가 어떻게 몸을 사용하는지에 집중된다. 하지만, 이것은 오직 절반의 이야기이다. 다른 절반은 바디워커가 사용하는 장비, 바디워커가 치료를 수행하는 장소

경험담

좋은 신체 역학과 움직임은 항상 나의 강사생활과 바디워커로서의 직업을 가지는 동안 중요했다. 우리의 일은 역동적이다. 만약에 아프다면 자세를 바꿔라. 그리고 움직여라. 아마 고객을 생각하는 것은 아주 작은 변화를 주거나 호흡을 하는 것처럼 쉬운 일이다. 고통이나 불편함은 활동을 멈추게 하는 신호이지만 오히려, 이 증상들은 우리에게 다시 신체 역학과 체력, 영양상태, 그리고 대체로, 삶의 짜임새의 포괄적인 생각을 다시 한번 고려하게 해준다. 일을 할 때 집중하는 것을 방해하는 스트레스를 주는 요소가 있는가? 다시 집중하고 자가 인식을 하기 위해서 무엇이 필요한가? 오늘까지, 24년째의 직장생활 동안, 나는 아직도 매번 모든 마사지를 하는 동안 스스로를 평가하고, 내가 가장 편한 자세인가를 확인하며, 편한 자세가 가장 좋은 자세임을 안다.

Jill Bielawsk, BS, NCTMB, coauthor with Jerry Weiner of Stretching for Health: Your Handbook for Ultimate Wellness, Logevity, and Productivity and Head to Toe: A Manual of Wellness e Flexibilit, Wodder certified in Manual Lymphatic Drainage and Combined Decongestive Therapy: licensed massage therapist since 1987).

그리고 바디워커의 복장이나 위생과 같은 개인적인 고려상황이다.

다른 고려상황은 적절한 치료 테이블 높이, 치료 테이블의 위치, 마사지 의자의 위치, 또는 담요를 적절하게 들고 조절하는 것이다. 이것은 테이블, 의자, 그리고 담요의 크기, 모양과 무게 때문에 자세이상을 초래할 수 있다. 만약 적절한 신체 역학이 사용되지 않았다면, 그로 인한 지나친 스트레스는 손과 손목, 그리고 척추에 누적될 수 있다.

치료 테이블, 마사지 의자, 또는 매트를 들고 움직이는 것 (Lifting and Carrying the Massage Table, Massage Chair, or Futon)

만약 바디워커가 다리를 사용하지 않고 팔의 힘만으로, 한쪽 몸만을 사용해서 치료 테이블, 마사지 의자 또는 담요를 들고 옮긴다면, 그것은 몸에 큰 스트레스를 부여한다. 몸은 한쪽으로 치우친 무게를 완화하기 위해서, 반대편 아래쪽 등근육을 더 수축해야만 한다. 이것은 허리뼈 주위에 비대칭적인 부하를 일으키며,

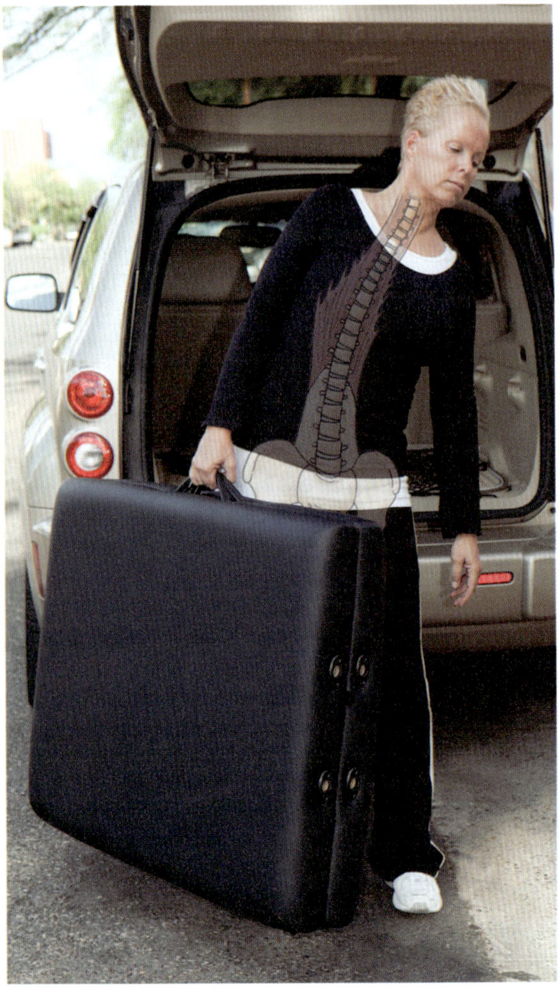

그림 5-29 몸 한쪽으로 치료 테이블을 옮기기.

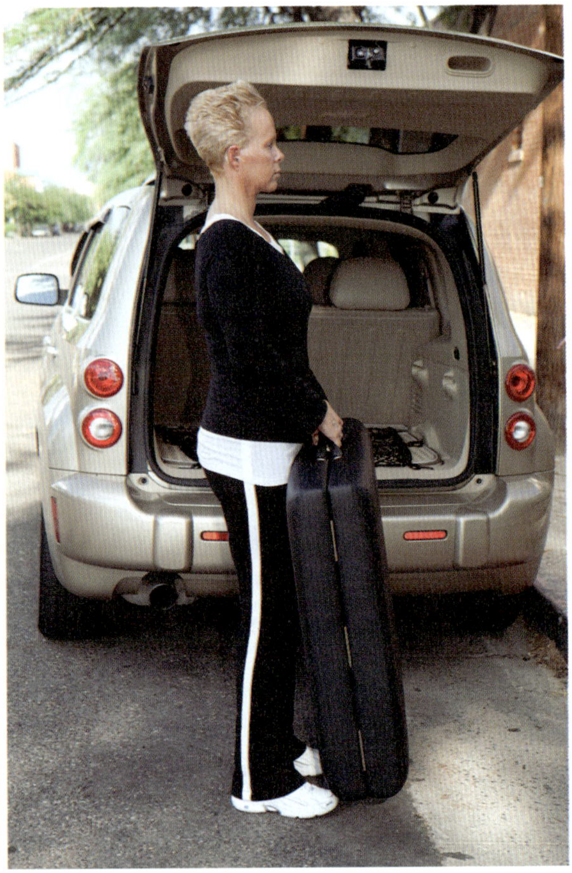

그림 5-30 적절한 메커니즘을 이용한 마사지 테이블 들기.

이것은 허리 디스크 충격을 야기시킬 수도 있다 (그림 5-29).

바디워커는 치료 테이블, 마사지 의자, 담요를 중심 잡힌 자세에서 들어올려야 한다. 들어올리는 자세를 취하면, 숨을 들이마시고; 그 다음 테이블 또는 담요를 들어올리고, 무릎을 약간 뻗으며 숨을 내쉰다. 이 방법을 통해, 아래쪽 등의 조그마한 근육이 아닌, 엉덩이와 다리 관절의 큰 근육이 일을 하기 시작한다 (그림 5-30).

바디워커는 테이블 또는 담요를 이동하기 위해 바퀴 달린 수레를 사용할 생각을 해야 한다. 마사지 의자라면, 바디워커는 바퀴 달린 마사지 의자를 사용할 생각을 하거나 바퀴가 달린 케이스를 사용할 생각을 해야 한다. 만약에 이것이 불가능하다면, 적어도 긴 어깨 끈이 달린 케이스를 사용하고 동작을 취할 때는 짧은 어깨 끈을 사용해야 한다. 긴 어깨 끈은 바디워커의 반대쪽 어깨를 가로질러야 한다. 이것은 테이블 또는 의자의 무게가 몸에 균등하게 분배되게 해준다. 짧은 끈은 테이블이나 의자에 동작을 취할 때 손잡이로써 역할을 한다(그림 5-31A). 한쪽 몸만 심하게 사용하는 것을 막기 위해 테이블이나 의자가 올려져 있는 어깨를 바꿔주자. 그림 5-31B는 치료 테이블을 부적절하게 옮기는 예를 보여준다.

치료 테이블이나 마사지 의자를 움직이는 것은 가끔 차 트렁크에 테이블이나 의자를 집어 넣거나 빼는 것과 같이 몸을 돌리는 것과 연관이 있다. 테이블이나 의자를 트렁크에서 빼거나 집어넣을 때 끈을 몸을 가로질러 메는 방법을 사용하자. 머리와 꼬리의 연결(head to tail connection)을 사용해서, 척추를 나란하게 하고 다리를 들어올리며, 책상과 의자를 동작을 조절할 때 작은 어깨 끈을 손잡이로 사용한다.

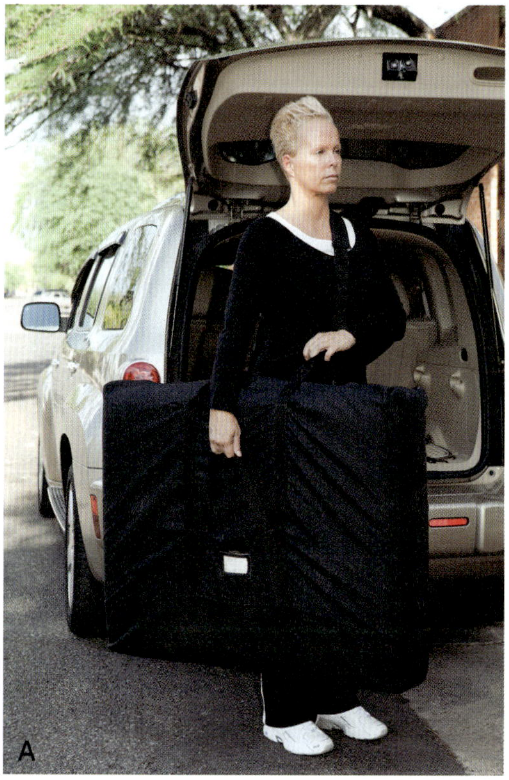

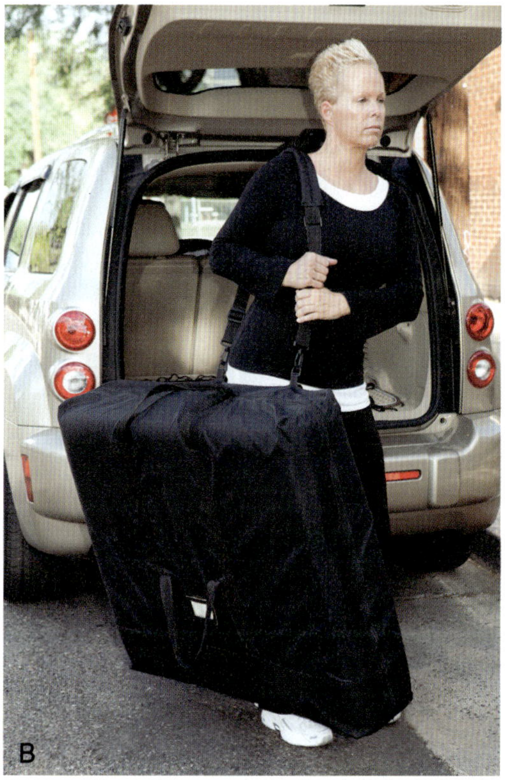

그림 5-31 치료 테이블 케이스 짐 옮기기. (A) 적절함. (B) 부적절함.

그림 5-32 A와 B는 부적절하고 적절한 방법으로 손잡이를 잡는 법과 자동차로 싣는 법과 내리는 법을 보여준다.

많은 아래쪽 등 부상은 허리의 뒤틀림에 연관되어 있다. 그래서, 바디워커들은 치료 테이블과, 마사지 의자, 또는 담요를 처리할 때 각별히 주의를 해야 한다. 물건을 들어올린 후 돌고 다리에 중심을 두자; 허리를 이용해서 돌지 말아야 한다. 그림 5-33는 치료 테이블을 다를 때 부적절하게 도는 것을 보여준다.

속설: 효과적인 치료법을 이행하는데 있어서 일과 관련된 주변환경 요소들은 큰 역할을 하지 않는다.

사실: 일을 하는 지면, 조명, 옷, 테이블 높이, 음악, 그리고 위생은 고객에게 가장 좋을 수 있는 치료법을 제공하는 환경적인 요소의 일 부분이다.
하지만 환경의 부적절함은 신체 역학을 방해할 수 있다. 예를 들어, 바디워크 테이블이 너무 낮거나 너무 높거나, 딱딱하거나, 쿠션이 되어 있지 않은 바닥이라면 바디워커의 몸에 스트레스를 줄 수 있다.

현장 기록

나는 각각의 치료를 하기 전과 후에 스트레칭을 한다. 차갑고 뜨거운 물에 손을 담궈 대체한다 (6장에 설명된다). 특별히 심부조직을 치료한 후에는, 일주일에 한 번씩 파라핀 치료를 받고, (paraffin 치료법은 부록 A에 실려 있다.) 차갑거나 뜨거운 돌로 일정한 마사지를 받는다. 엄지의 과사용을 방지하기 위해 주먹, 팔꿈치, 그리고 아래팔을 가능한 많이 쓴다. 가장 중요한 것은 좋은 신체 역학을 이용하며, 마사지 속도를 유지하고, 적어도 30분 정도를 각 치료 중간에 쉰다. 나는 나의 한계를 알며, 지금은 하루에 3번 이상의 치료를 하지 않으려고 노력한다.

스트레칭, 스트레칭, 스트레칭! 당신의 속도를 맞추며 파라핀과 다른 혼자 할 수 있는 수치료 기법을 일정하게 사용한다. 가능하면, 치료실에 거울을 두어 당신의 신체 역학을 확인해라. 일정하게 바디워크를 받아라. 당신을 최우선으로 해라!

———

Ann L. Mihina, LMT, certified gydrotherapist, certified LaStone practitioner, continuing education presenter, and coauthor(with Sandra K. Anderson) of Natural Spa and Hydrotherapy. Massage therapist since 1994.

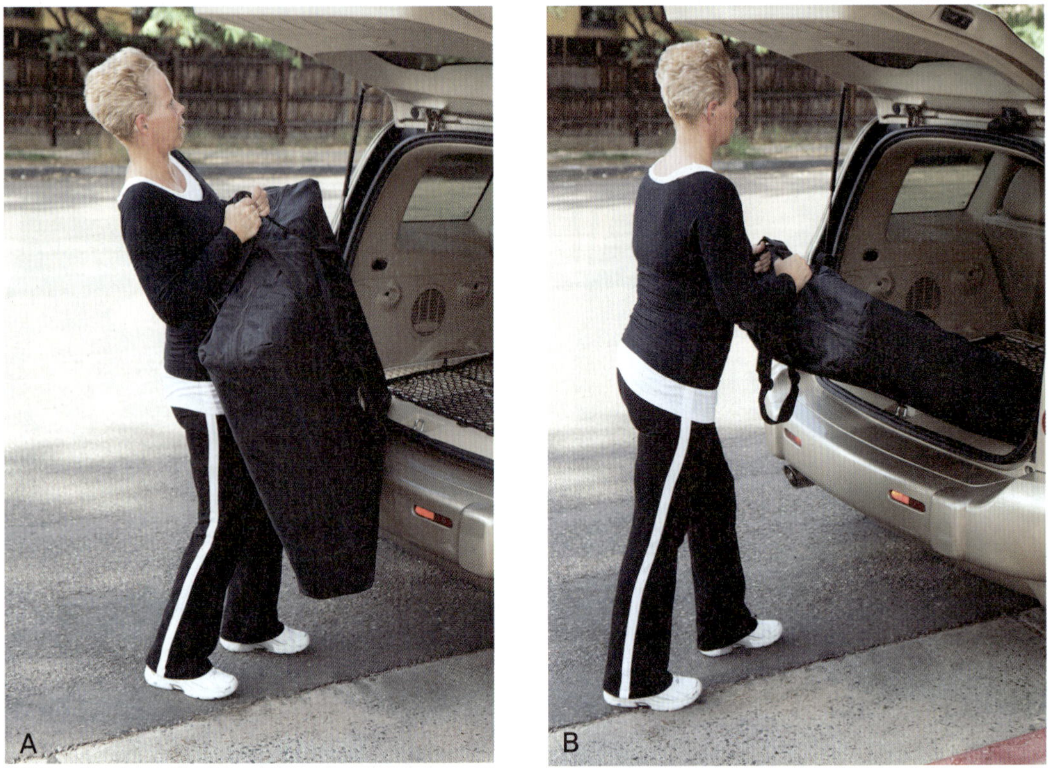

그림 5-32 (A) 부적절한 자세로 치료 테이블 밖으로 꺼내는 상황. (B) 적절한 방법으로 치료 테이블 옮기기.

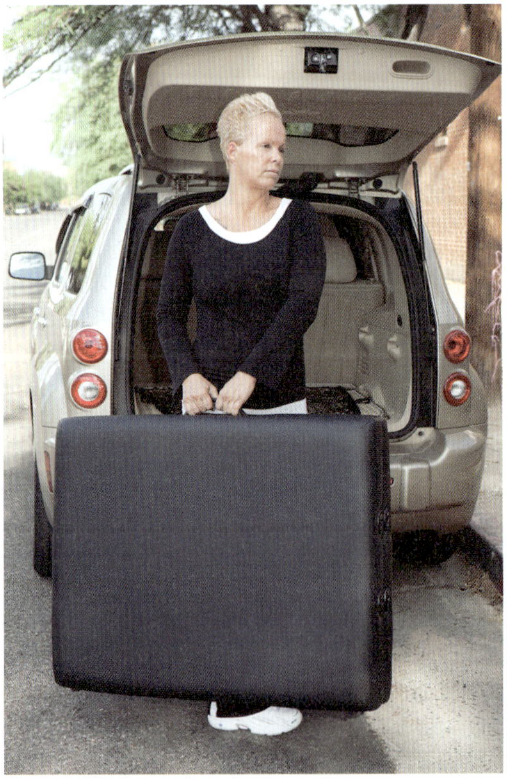

그림 5-33 적절한 메커니즘을 이용한 마사지 테이블 들기.

치료실에 대해 고려할 점 (Treatment Room Considerations)

이것들은 치료를 행하는 방안에 인체공학상의 고려를 위해 염두에 두어야 할 것들이다:

- 적절한 조명을 갖는 것을 확인해라. 만약 방의 불이 너무 밝다면, 치료상의 환경에서 주의를 다른 곳을 돌릴 수도 있다; 만약 방이 너무 어둡다면, 불쌍한 노트르담의 꼽추의 신체 역학의 전형처럼 될 것이다. 이 상황은 신체 역학적 이득을 감소하게 할 것이다.
- 테이블, 의자, 또는 담요 주변에 충분한 편안하게 일할 공간을 갖는 것을 명심하라. 이것은 자유롭게 움직이고, 적절한 신체 역학을 유지하게 해줄 것이다.
- 만약 가능하다면, 쿠션이 있는 바닥에서 일할 것을 명심해라. 만약에 치료실이 쿠션이 깔린 카펫트가 없다면, 쿠션 있는 메트를 깔 생각을 해라. 이것은 오랜 시간 딱딱한 표면에서 일하고 느끼는 피곤함을 줄여 줄 것이다.
- 편안한 옷을 입는 것을 명심해라. 고객에게 닫을 정도도 아니고, 움직임에 제한을 주는 타이트한 옷도 아니다. 이 두 종류의 옷은 너의 신체 역학을 안 좋게 할 것이다.
- 손톱을 자르고 부드럽게 할 것을 유지해라. 손톱이 고객의 피부에 닿는 것은 그들을 불편하게 할 것이다. 만약에 이런 일이 생긴다면, 아마 손과 손가락의 위치를 변화시킬 것이고, 이것은 손과 손목에 과도한 스트레스를 부여할 것이다.
- 좋은 위생 상태를 갖는 것도 중요하다. 좋지 않은 위생은 좋지 않은 신체 역학을 증진시킨다. 예를 들어, 좋지 않은 입 냄새 가지고 있는 것을 알게 된다면, 냄새가 고객이 느끼지 못하도록 몸을 움직여 방지할 것이다. 몸은 균형 잡힌 자세와 효과적인 신체 역학의 한도 안에 들어가지 않는다. 흡연을 한다면 치료 전 2시간에는 피지 마라. 담배를 폈다면, 손 씻는 것과 양치하는 것과 가글을 하는 것을 잊지 마라.

웰니스에 집중하기

치료 날이 끝날 때 자기 스스로를 판단하는 것을 끝내라. 이것을 적어도 2주 동안 해라. 2주 안에서, 처음 시작하는 날과 마지막 날의 여러분의 대답을 비교해라.

1. 1~10까지의 스케일에서(1을 전혀 느끼지 못했다. 10을 잘 이해했다), 오늘 치료 중에 자신의 신체 역학을 어떻게 점수를 주었는가? 왜 점수를 줬는지 코멘트를 하라.
2. 몸이 오늘의 치료 후에 어떻게 느꼈는지 설명하라.
3. 몸이 어떤 아픔을 경험했는가? 그랬다면, 어느 부위인가? 아픔을 느낀다면, 바디워크와 관련되어 있는가? 맞다면, 어떻게 관련이 있는가?
4. 만약 치료 테이블을 사용한다면, 이것은 알맞은 높이로 조절되어 있는가? 만약 그렇지 않는다면 왜 또는 이것에 대해 무엇을 했는가?
5. 치료 동안 손과 손목은 자연스럽고 편하게 있는가? 그렇지 않는다면, 언제 이것을 인지했고, 이것에 대해 무엇을 했는가?

사례 분석

Isaac은 25살이다. 그는 바디워크 치료를 매주 한다. 그는 스스로를 건강하게 위해 업무 중 느끼는 압박감을 해소하기 위해 일이 끝나면 매일 5 마일을 뛴다. 지난 6개월 동안, 수면에 있어 어려움을 겪었다. 또한 지난 2개월 동안 일하는 도중에 스스로가 테이블에 기대고 있는 것을 느꼈고, 뒤에서 치료하는 대신 손을 뻗어서 치료했다는 것을 느꼈다.

Isaac은 아래쪽 등과 볼기부에 고통을 느낀다. 또한 쉬고 있을 때 계속되는 등에 깊고, 쑤시는 통증을 느끼고 똑바로 앉아 있을 때 그 고통은 더 악화된다. 일요일에, 고통이 너무 심해서 겨우 움직일 수 있었다. 그는 회사에 전화를 해서 일주일 동안 휴가를 냈다.

- *Isaac이 경험하는 문제는 무엇이고, 이유는 무엇인가?*
- *Isaac의 일의 습관이 그의 직업 수명에 어떤 영향을 미칠 것 같은가?*
- *여러분이 Isaac이였다면 어떻게 다르게 했을 것인가?*
- *여러분이 Isaac의 바디워커라면, 그에게 어떤 조언을 해줄 것인가?*

- 마사지 윤활제를 위해 권총집 같은 것을 사용한다면, 한쪽에만 두거나 계속해서 닿기 위해 손을 뻗는 다면 이것의 위치는 아마 반복 손상(repetitive injury)을 야기시킬 것이다. RSI를 방지하기 위해, 몸을 번갈아가면서 착용해라.
- 어떻게 치료실의 기구를 잘 나열해 놨는지 봐라. 컴퓨터, 의자, 키보드, 모니터가 균형잡힌 자세를 촉진시키는 높이인 것을 확인해라.

웰니스 프로필 체크

1장에서 다룬 웰니스 프로필을 보자. 좋은 신체 역학을 위해 통증을 치료할 수 있었던 도전분야가 있는가? 만약에 있다면, 그것들은 무엇인가? 너는 어떻게 이 분야를 발전시킬 것인가? 어떤 방법 또는 활동을 통해 너는 이 분야를 발전시킬 것이냐? 네가 발전시키기 위해 사용할 방법과 계획, 이러한 방법을 수행할 시간표와 너의 발전을 평가할 방법을 적어라.

요약 (Summary)

건강한 생활방식과 효과적인 신체 역학은 직업수명의 연장과 스스로를 관리하는 것에 한 부분이고, 고객에게 가장 좋은 치료를 전달할 수 있게 해준다. 바디워커는 반드시 휴식을 취하며 편안해야 하고 바디워크를 시행할 때, 절대로 스트레스를 받으면 안 된다. 그러므로, 신체 역학은 좋은 자세, 균형, 지렛대의 힘, 그리고 가장 강하고 큰 근육을 사용해서 일을 하는 것을 포함한다.

누르고, 밀고, 당기고, 들고, 그리고 돌리는 힘은 기법을 시행할 때 사용된다. 이 힘 또는 에너지는 바디워커의 몸에서 고객의 몸으로 전달된다. 효과적인 신체 역학은 바디워커나 고객에게 부상의 위험 없이 필요한 힘을 오랜 시간 동안 줄 수 있다. 효과적인 신체 역학의 구성 요소는 안정성, 균형, 협력, 그리고 체력이다. 이 모든 것들의 열쇠는 몸의 인식과 의미 있는 움직임, 균형잡힌 자세, 그리고 중력중심을 이해하는 것, 그리고 허리의 안정감이다. 바디워커는 또한 근육, 체형, 그리고 고객에 따라서 효과적인 다양한 기법을 사용해야 한다. 추가적으로, 몸이 편안한 상태로 이 기법을 유지해야 하며 그들이 치료를 행할 때, 효과적인 호흡을 하는 것을 명심해야 한다.

기본적으로 효과적인 신체 역학의 원칙은, 적절한 몸의 위치, 움직임, 그리고 인식을 갖는 것을 포함한다. 적적한 몸의 위치는 엉덩이에서 들어올리는 것을 포함하며, 어깨는 아래로 리듬 있게 움직여야 한다. 팔은 중심에 가까이 두며 돌리거나 손을 뻗어 닿으려고 하면 안 된다; 팔꿈치는 부드럽게 두며; 손목은 자연스런 위치에 놓는다; 팔과 손가락에 보호대를 착용하고 골반과 어깨와 함께 무릎과 발을 나란히 하며; 부드럽게 해야 하고 발을 적어도 어깨 넓이 정도로 벌려야 한다.

치료 테이블은 폭과 높이가 바디워커가 치료 중심을 허리 근육 주변에 있게 하도록 해야 한다. 치료 테이블에서 치료하는 자세들은 런지 자세(궁수 또는 활), 일직선(말), 그리고 무릎 꿇는 것을 포함한다. 바디워커는 또한 기법을 행하기 위해 의자나 운동용 공에 앉을 수 있다. 담요에서 일하는 자세는 엉덩이 근육을 발꿈치와 무릎에 올려 놓으면서 앉는 자세와, 다리를 45° 정도 벌리며, 볼기부위의 근육을 발꿈치를 되며 앉는 자세, 기어가는 자세, 쭈그리는 자세, 그리고 런지 자세를 포함한다.

안 좋은 신체 역학의 유형은 노트르담의 꼽추, 겁먹은 거북이, 게으르게 기대는 자세, 먼 거리 손, 그리고 나무 자세를 포함한다. 바디워커는 이런 자세들이 그들에게 적용되는지를 보기 위해 스스로를 평가해야 한다. 만약 그렇다면, 발전은 직업을 오래 지속하게 해줄 것이다.

근육뼈대계 질환들은 대부분 일하는 곳에서 온 부상이나 반복된 움직임에서 생긴 것들이다. 결과적으로는 *반복운동 손상(RMI)*, *직업성 과사용증후군(OOS)*, *누적외상성 질환(CTD)*이라고 불리는 반복스트레스 손상(RSI)일 수도 있다. RSI가 포함하는 많은 진단 가능한 병들에는 손목굴 증후군, 팔꿉굴 증후군, 드퀘르벵 증후군, 흉곽탈출 증후군, 테니스 엘보우, 그리고 힘줄병증 또는 힘줄염이 있다. RSI는 체력 부족, 근육 긴장감, 개개인의 일에 대한 습관, 스트레스, 오랜 시간, 쉬는 시간의 부족, 나쁜 인체 공학, 그리고 나쁘게 고정된 자세들과 같이 많은 요소들 때문에 생길 수 있다.

반복스트레스 손상는 목, 어깨, 등 윗부분, 팔 윗부분, 팔꿈치, 아래팔, 손목, 엄지, 또는 손가락에 영향을 준다. 증상들은 쑤시고, 붓기, 고통, 저림, 근력약화, 관절의 움직임을 잃고, 부상당한 부위에 협력이 줄어든 것을 포함한다. 스트레스는 이러한 증상을 악화시킨다.

부상의 위험을 줄이기 위해 바디워커는 어떻게 치료 테이블이나 담요를 들고 나르는지에 대해서 염두에 두어야 할 필요가 있다. 또한 바디워커들이 염두에 두어야 하는 치료방의 인체공학에 대한 고려들이 있다. 이것은 적절한 조명, 치료 테이블이나 담요 주변에 편안하게 해줄 넓은 공간, 쿠션 깔린 바닥, 편안한 옷 입기, 손톱을 짧고 부드럽게 유지하기, 좋은 위생 갖기, 그리고 사무실 장비들을 인체공학적으로 설치해야 하는 것들을 포함한다.

복습 문제 (Review Questions)

객관식

1. 치료를 행하는 마사지 치료사는 일주일에 얼마나 일 하는가?
- **a.** 3 ~ 5 시간
- **b.** 7 ~ 9 시간
- **c.** 10 ~ 14 시간
- **d.** 15 ~ 30 시간

2. 압력을 부여하는 것은 어떤 종류의 힘을 부여하는 것인가?
- **a.** 누르는 힘
- **b.** 미는 힘
- **c.** 들어올리는 힘
- **d.** 돌리는 힘

3. 허리의 안정감이 없으면, 바디워커는 어떤 것을 사용해서 바디워크 치료에 필요한 힘을 부여하는가?
- **a.** 균형
- **b.** 무게중심
- **c.** 근육의 힘
- **d.** 인식

4. 다음 중 어떤 것이 효과적인 신체 역학을 위해서 바디워커가 가져야 하는 신체 역학을 정확하게 표현 했는가?
- **a.** 중심부에서 팔을 멀리 두기
- **b.** 런지 자세를 할 때, 무릎을 발을 지나게 두기
- **c.** 곧게 서 있는 자세에서 다리 함께 오므리기
- **d.** 엉덩이 올리기

5. 바디워커가 치료 테이블의 높이를 조절할 때, 항상 이 높이에서 일을 해야 한다.
- **a.** 허리
- **b.** 어깨
- **c.** 팔꿈치
- **d.** 등 중간

6. 곧은 자세(straight stance)는 이것을 위해서 가장 좋다.
- **a.** 적은 압력을 필요로 하는 정확한 테크닉
- **b.** 스트레칭
- **c.** ROM 기법
- **d.** 깊은 압력을 부여할 때

7. 바디워커가 염두에 두어야 하는 치료 공간의 인체공학적인 요소들은
- **a.** 좋은 위생 갖기
- **b.** 편안한 옷 입기
- **c.** 쿠션 있는 바닥에서 일하기
- **d.** 모두 다

빈칸 채우기

1. ROM 기법은 ________________한 힘을 사용한다.
2. 좋은 신체 역학의 구성요소는 안정감, 균형감, _______________ 와 ____________ 를 포함한다.
3. 부담을 주지 않기 위해서, 바디워커는 눈을 사용해야 하고, 일하는 동안 고객을 보기 위해서 __________________해선 안 된다.
4. 한 발을 다른 발 앞에 내딛고, 양쪽 발가락을 평행하게 높으며 엉덩이는 다리와 같은 방향을 바라보게 하는 자세는 _____________________ 자세이다.
5. 바디워크 테크닉의 압력은 어깨와 팔의 관절에 _________________힘을 최소하게 해서 적용되어야 한다.
6. 바디워커는 테크닉을 행할 때 양쪽 무릎을 둘다 꿇는 것을 피해야 한다. 왜냐하면 이것은 한쪽 무릎만 꿇는 것처럼 _________________ 하지 않기 때문이다.
7. ______________________ 장애는 대부분 일하는 장소에서 부상당한 이유이고, 반복적인 움직임이 원인이다.

단답형

1. 왜 바디워커는 신체 역학에 대해서 치료를 행할 때 만이 아니라, 항상 집중해야 하는지 설명해라.
2. 바디워크 테크닉을 수행하기 위해서 필요한 힘과 에너지가 어디서 오는지 말해라.
3. 효과적인 신체 역학을 위해서 척추, 엉덩이, 어깨, 팔꿈치, 손목, 손, 손가락, 다리, 무릎, 그리고 발의 위치를 설명해라.
4. 각각의 안 좋은 신체 역학의 종류와 이것을 어떻게 개선할 수 있는지 간단하게 설명하라.
5. 바디워크를 담요에서 수행할 때 사용하는 자세를 간단하게 설명하라.
6. 반복스트레스 손상(RSI)의 뜻을 말하고, 간단하게 원인, 증상, 그리고 위험 요소들을 설명하라.
7. 치료 테이블이나 담요를 들고 나를 때 중요한 방법을 설명해라.

활 동(Activities)

1. 안 좋은 신체 역학의 전형들을 검토해라. 이 전형들 중에 여러분에게 해당되는 것이 있는가? 있다면 어느 것인가? 신체 역학을 발전시키기 위해 무엇을 할 것인가?

2. 치료 방에 큰 거울을 설치해라. 거울을 일정하게 바라보며, 바디워크 치료를 하는 동안 자신의 신체 역학을 확인하라.

3. 치료를 하는 동안 신체 역학에 대해서 믿을 만한 직장동료에게 물어봐라. 여러분의 동료들은 본 것에 대해서 정직한 답변을 주었는가?

4. 치료를 하는 것을 녹화해라. 신체 역학을 보기 위해 녹화된 것을 검토해라. 여러분이 생각하는 것과 다른 점이 있는가? 있다면, 어떻게 다른가? 신체 역학이 어떻게 변화하는 지를 볼 수 있게 또는 어느 부분에 더 집중을 해야 하는지 보기 위해, 정기적으로 치료를 하는 도중 자신 스스로를 녹화하라.

5. 여러분의 인식을 신체 역학에 부여하며 바디워크 치료를 수행하라. 각각의 치료 도중에 신체 역학에 대해 발견한 무엇이 여러분을 편안하게 했고, 무엇이 불편했고, 무엇이 성공적이였는지, 각각의 치료를 행하면서 어떤 인식을 발전시켰는지, 신체 역학이 어떻게 변화했는지, 그리고 아직도 어디에 신경을 써야 하는지를 보기 위해 글을 적고 검토해라.

참고문헌 (References)

Bureau of Labor Statistics. "Massage Therapists." In *Occupational Outlook Handbook*, 2010–11 edition. Retrieved 2 November 2010 from www.bls.gov/oco/ocos295.htm.

Eustice, Carol. What Are Repetitive Stress Injuries?(2010). Retrieved November 2010 from http://arthritis.about.com/od/arthritisbyanatomy/a/stressinjuries.htm.

Safe Computing Tips.com. Repetitive Stress Injury Warning Signs(2010). Retrieved November 2010 from www.safecomputingtips.com/repetitive-stress-injurysigns.html.

손상의 예방과 관리

Injury Prevention and Management

제 6 장

핵심 용어(Key Terms)

급성
유착
마취
섬유테
앞목갈비근 증후군
아로마테라피(향기요법)
결출골절
만성
갈비빗장 증후군
반자극제
염발음
이중 또는 다중 파손 현상
과감각
과긴장
근보호
신경 압박, 신경 충돌, 신경 포착
신경병증
유해수용기
NSAIDs
수핵
감각이상
작은가슴근 증후군
식균작용
신경근병증
발적제
통증유발점

학습 목표(Learning Objectives)

본 장을 공부하고 나면, 독자들은 다음 정보를 얻게 될 것이다:

1. RSI(반복스트레스 손상)의 징후와 증상을 설명할 수 있다.
2. RSI에 영향을 주는 요소들에 대해 설명할 수 있다.
3. 조직치유의 단계들을 기술할 수 있다.
4. 바디워커들이 접하게 되는 근육, 근막, 힘줄, 인대, 관절주머니, 신경 등에서 일어날 수 있는 징후에 대해 기술할 수 있다.
5. 어떤 사람에게 RSI의 발생 위험이 있는지를 알 수 있다.
6. 손상을 예방하거나 관리할 수 있는 계획을 설정할 수 있다.

> "행동(action)은 모든 성공의 기본 열쇠이다"
>
> \- Pablo Picasso

바디워크 분야에서의 손상 (Injuries in the Bodywork Profession)

앞의 장들에서 설명되었듯이, 바디워커들이 경험하는 대부분의 손상은 잘못된 신체 역학과 불충한 자기 관리 때문이다. 제시된 정보들을 생각해 보면, 더욱 건강해지기 위해 여러분들은 자신의 신체 역학적 관심이 무엇인지, 그리고 다른 삶의 측면에서 어떤 변화가 필요한지를 알 수 있을 것이다. 그러면, 여러분은 더욱 건강해질 수 있다. 근본적으로, 여러분은 이미 이 이슈들과 관련된 일을 하고 있어, 오랫동안 그리고 성공적인 바디워크 활동을 즐길 수 있다.

그러나, 바디워커들이 적절한 신체 역학을 사용하지 못하거나, 자기 관리를 강화하기 위한 변화를 만들지 못하면, 결과적으로 그들은 손상을 당하거나 다른 문제를 가지게 될 것이다. 몇몇 바디워커에게 그런 상황이 발생하면, 자신의 몸이 치유되는데 시간이 필요하기 때문에 그 동안 그들은 일을 할 수 없을 뿐만 아니라, 많은 시간과 노력이 요구된다. 그리고 많은 경우, 최상의 치료 선택을 찾는데 돈이 필요하게 될 것이다. 또한 그들은 바디워크를 어떻게 수행해 왔는지를 재평가해 볼 필요가 있고, 손상의 재발을 피하거나 문제를 관리하는데 도움을 주기 위해 바디워크 수행을 조정할 필요가 있다. 어떤 바디워커들은 다루어야 할 것이 너무 많아서, 바디워크 분야를 떠나기도 한다.

최상의 노력에도 불구하고, 바디워커들도 손상을 당하기도 한다. 아마 이런 손상은 치료 테이블을 움직일 때 다리를 들지 않고, 허리를 급하게 비틀었을 때 발생한다. 또는 돈이 필요해서 휴식시간을 많이 갖지 않고 평소보다 더 많은 클라이언트를 치료할 때도 손상이 발생할 수 있다. 이로 인해 근육과 근막이 뭉치고 통증이 발생할 것이다. 그들이 많은 부분에서 적절한 신체역학을 사용해 왔을지도 모르지만, 향상시킬 수 있는 한두 가지 방법이 있음을 인지하지 못할 수도 있다. 손상은 반복 운동을 수행하는 다른 직업에서도 올 수 있다. 반복 운동은 바디워커가 다루어야 할 기능장애를 초래할 수 있고, 또는 바디워커를 손상의 위험에 빠뜨릴 수 있다. 아마 그들은 그들의 건강과 활동에 영향을 줄 수 있는 다른 생활양식을 살펴보지 않았을 것이다. 시간이 경과하여, 느닷없이 손상에 직면하게 될 때까지, 그들은 기능장애를 알아차리지 못할 것이다.

본 장은 신체역학적 기능장애와 좋지 못한 생활양식으로부터 발생할 수 있는 질병과 문제에 대한 특별한 정보를 제공하고 있다. 이 손상의 원인, 증상 및 치료를 다룰 것이다. 그리고 전반적인 건강과 웰빙에 대한 권장사항과 함께, 특정 손상을 예방하는 방법들도 다루어질 것이다. 손상을 초래할 수 있는 바디워크의 신체 요구를 깨닫는 것이 중요하고, 또 손상을 피할 수 있음을 아는 것도 중요하다. 가끔 한두 개의 작은 변화가 오랫동안 그리고 성공적인 바디워크 활동을 수행할 수 있도록 만들거나, 아니면 바디워크 분야를 떠나게 만들 수도 있다.

반복스트레스 손상 (RSI)
(Repetitive Stress Injuries; RSI)

바디워크 수행은 반복 운동으로 이루어진다. 반복 운동은 바디워커의 몸에 스트레스를 가하여, RSI를 발생시킬 수 있다. 많은 바디워커들이 반복스트레스의 징후와 증상을 경험할 것이고, 바디워크 활동을 오랫동안 유지하기 위해서는 변화가 필요하다는 신호로서 징후와 증상을 이용해야 한다. 조기의 증상 확인은 손상과 문제를 관리하는데 필수적이다. 조기에 증상이 확인되지 않으면, 손상이나 문제가 만성화되어, 다루기가 어려워진다.

현재 여러분이 RSI를 갖고 있는지를 알아보기 위해서 아래의 질문에 스스로 대답해 본다:

- 근육의 긴장, 약증, 피로 및 경련 등이 있는지?
- 과민 부위나 압통 부위가 있는지?
- 부종이나 염증이 있는지?
- 바디워크를 수행하는 도중이나 이후에 통증이나 불편이 있는지?
- 온몸이 쑤시는지?
- **감각이상**(paresthesia)(저리고, 타는 듯한, 또는 둔감 등)이 있는지. 감각이상으로 밤 중에 일어나게 되는가?
- **염발음**(crepitus)(두 구조물 사이의 비정상 움직임으로 뚝뚝거리고, 삐꺽거리고, 갈리는 듯한 소리)이 있는지?
- 바디워크를 수행할 때 비협응적인 움직임이나 어색한 느낌이 있는지?
- 더 이상 기능을 하지 못하는 신체 부위가 있는지?

- 바디워크를 수행할 때 사용하기 망설여지는 신체 부위(아래팔, 손, 손가락 및 엄지 등)가 있는지?

위의 질문들 중 어느 질문에 "예"라는 대답을 한다면, RSI를 가졌을 가능성이 높다.

통증 (Pain)

모든 사람은 가끔 쑤심과 통증을 가진다. 쑤심과 통증은 너무 일을 많이 했거나 정원 일을 하거나 이상한 자세로 잠을 자거나 또는 직장에서 힘든 하루를 보냈을 때도 발생할 수 있다. RSI와 함께, 통증도 가장 흔한 증상이고, 손상을 당했을 때 가장 먼저 발생한다. 그러므로, 통증이 힘든 노동으로 발생한 것인지, 아니면 손상의 초기 증상으로 발생한 것인지를 구별하는 것이 매우 중요하다.

통증은 **유해수용기**(nociceptors)가 예민해지거나 과도하게 자극되었을 때 일어난다. 유해수용기는 대부분의 신체 조직에 분포된 신경종말이다. 유해수용기는 물리적 외상, 만성 근수축, 불균형된 자세, 어색한 움직임의 스트레스 또는 질병에 의해 자극될 수 있다. 게다가, 통증은 많은 다른 요소 — 긴장, 부정적인 태도, 스트레스, 소음, 오염, 건강하지 못한 다이어트 등의 기간과 수준 — 에 의해 악화될 수도 한다.

근육뼈대계는 장기보다 감각신경과 유해수용기를 더 많이 가지고 있고, 근육과 근막, 힘줄, 인대 및 관절에도 많은 수용기가 있다. 그러므로 근육과 힘줄 및 관절 등의 손상으로 인한 통증이 더 쉽게 느껴진다. 근육 통증과 관절 통증은 가장 흔한 지속적인 통증이지만, 대개 생명을 위협하지 않는다. 비록 손상이 심할수록 근육 통증과 관절 통증이 증가하지만, 근육뼈대계는 파괴되기 직전까지 장기간의 잘못 사용을 포함한 상당한 기간의 남용을 감당할 수 있다(Tortora와 Derrickson, 2009).

통증의 이점은 바디워커들로 하여금 자신의 신체를 인식하게 만들어 주는 것이다. 바디워커는 비효율적인 신체역학, 어색한 신체 위치와 움직임, 불균형의 자세, 과사용한 신체 부위를 발견하기 위해 통증을 이용할 수 있다. 다양한 통증 감각은 통증 원인이 무엇인지를 확인하는 실마리를 제공할 수 있다.

다음은 통증을 평가하는 일반적인 지침들이다. 이 지침들은 *특정 문제를 진단하는데 제공되는 지침이 아니다.* 바디워커들은 이 지침들을 통해 의학적 평가가 필요한 상태(문제)인지를 알 수 있다.

1. 근육에 의한 통증은 깊고, 쑤시고, 국소적으로 발생하는 경향을 띤다.
2. 근경련에 의한 통증은 다른 신체 부위로 전이되는 경향을 띤다. 근경련은 신체가 스스로 보호하는 방어기전이다. 그러므로 근육은 수축상태에 있고, 긴 시간이나 짧은 시간 동안 근육이 잠긴 상태임을 의미한다. 그리고 근육이 주위 조직을 당기거나 주위 조직으로 전이될 수 있다. 모든 신체 조직은 근막과 텐서그리티 때문에, 서로 연결되어 있음을 명심한다.
3. 활동할 때 통증이 발생하고, 휴식을 취할 때 통증이 사라지면, 통증의 원인은 근육이나 건의 손상일 것이다. 반대로 수동운동을 할 때 통증이 발생하면, 통증 원인은 인대나 관절낭과 같은 관절 구조물의 손상일 것이다.
4. 척추 후관절의 손상으로 인한 통증은 못으로 찔렸을 때와 같은 예리하고 뾰족한 통증이다. 통증이 너무 심해서, 잠을 잘 수가 없을 것이다.
5. 신경 자극으로 인한 통증은 전파되고, 날카롭고, 찌르는 듯하고, 타는 듯하고, 화끈거리거나 가려운 느낌을 가질 수 있다.
6. 오직 신경만이 통증을 방사한다. 나머지 신체 구조는 연관통을 일으킨다. 척추신경뿌리 통증은 신경지배를 받는 모든 주위 조직으로 방사된다. 척추로부터 멀리 방사될수록, 더 심각한 문제이다.
   치료의 좋은 신호는 통증의 중심화이다. 중심화란 말초 통증이 감소하고, 점차 통증이 척추 쪽으로 다가가는 현상이다.
7. 끊임없이 지속적인 양측성 통증은 매우 심각한 상태이다. 이것은 대개 척추 척추사이원반이 손상되어 탈출되었을 때 일어나고, 의학적 처치가 필요한 상태이다(Let's Talk Pain, 2010; Lowe, 2009).

신체 인식

종종 통증이나 불편은 중요한 신호를 보낸다. 비록 여러분이 통증에 신경을 쓸 필요가 있지만, 그것이 통증을 실제로 증가시킬 수 있다는 것에 초점이 지나치게 맞추어지고 있다. 반면, 여러분이 통증이 중요하다고 받아들이면, 통증에 신경이 쓰이게 될 것이다. 반대로 통증이 중요하지 않다고 받아들이면, 통증을 무시하게 될 것이다. 지나치게 통증에 신경을 쓰는 것은 통증 감소, 치유 및 성장에 대한 여러분의 자각을 떨어지게 만들 것이다. 만약 여러분이 통증을 현재 경험하고 있고, 통증에 집중되는 경향을 없애길 원한다면, 아래를 연습함으로서 여러분의 상태를 유지해 본다(여러분은 웰니스 프로필을 사용할 수도 있다).

1. 여러분이 느끼고 있는 통증이나 불편에 대한 일지를 쓴다. 여러분은 증상의 강도를 위해 1-10점 척도(1점은 가장 낮은 통증의 정도이고, 10점은 가장 높은 통증의 정도)를 사용한다. 그리고 통증이나 불편의 위치와 통증이 어떻게 느껴지는지(날카로운 통증, 둔한 통증, 쑤시는 통증, 찌르는 듯한 통증 등등)를 기록한다. 위치, 강도 및 기간을 나타내기 위해 LID라는 머리글자를 사용한다.
2. 통증이나 불편을 일으키는 활동들과 통증이나 불편을 감소시키는 활동들을 기록한다.
3. 통증이나 불편을 일으키는 활동인지 아니면 감소시키는 활동인지를 확인하기 위해 기록지를 연구해 본다.
4. 여러분의 통증이나 불편을 감소시키기 위해, 경우에 따라 여러분의 활동을 수정하는 계획을 수립한다. 좋은 출발점은 표 6.1과 "바디워커들이 가질 수 있는 징후" 단락의 정보를 이용하는 것이다.

바디워커들은 통증이나 불편함에 대한 많은 정보를 가질수록, 통증이나 불편함을 다루는데 있어 더 좋은 자격을 가지는 것이다. 이 정보들은 의사들이 통증 원인을 평가할 때도 도움을 줄 수 있다. 중요한 것은 평가 없이 수행된 중재는 통증의 진짜 원인을 숨길 수 있고, 또한 추가적 손상과 고생을 유발할 수 있다는 점을 깨닫는 것이다.

다음은 의학적 처치가 필요한 상태이다:

- 극심한 통증
- 일주일 이상 지속되는 통증
- 지속적인 둔감, 저림, 화끈거리는 느낌
- 중등도에서 심한 상태의 염증, 특히 5일 이상 지속되는 염증
- 설명할 수 있는 이상한 움직임, 약증, 또는 신체 능력 소실
- 피부색이나 체온의 변화
- 시간이 경과해도 호전되지 않은 기타 증상들

통증의 원인이 확인되었다면, 질병, 정신적 문제, 신체 손상, 또는 반복 운동이나 과사용 등 어느 것으로 통증이 유발되든 간에, 치료 과정을 설정할 수 있다. 이것은 통증이 만성화되기 전에, 즉각 상태를 기술해야 하는 중요한 다른 이유이다.

RSI 에 영향을 미치는 요소들
(Factors Contributing to RSI)

물론 각각의 RSI에 대한 특별한 요소들이 있다. 하지만, 바디워커들이 손상 없이 오랫동안 활동을 할 수 있도록 도움을 주는 요소들을 고려해 볼 필요가 있다. RSI에 영향을 미치는 4가지 흔한 요소들이 있는데, 바로 불균형의 자세, 스트레스, 손상 그리고 운동 습관이다. 이들 대부분이 RSI 종류에 중요한 영향을 준다.

불균형의 자세 (Imbalanced Posture)

인체는 균형된 자세를 취할 때, 가장 효과적으로 일을 할 수 있도록 설계되어 있다. 자동차를 예를 들어 보자. 만약 앞바퀴가 정렬에서 어긋나면, 그 자동차에 진동과 흔들림이 발생할 것이다. 이런 앞바퀴의 부정 정렬은 전방 피해(fronted damage), 불균등한 타이어 마모, 조정 어려움, 자동차 전체 문제를 초래할 수 있다. 한편, 자동차의 구조와 시스템이 망가지기 시작하고, 그것을 완전히 수리하는데 많은 돈과 시간이 필요할 것이다.

인체도 동일하다. 인체의 모든 조직은 결합조직인 근막으로 연결되어 있다. 만약 스트레스가 가해지면, 근막이 신체의 일치성을 변화시킨다. 정상 근막은 매우 강하고 유연하다. 근막은 움직일 때마다 이동한다. 그러나 운동 패턴이 스트레스를 받으면, 예를 들어

구부정한 자세인 경우에는, 한쪽 근막은 짧아져 긴장되고, 다른 쪽 근막은 길어져 긴장된다. 즉, 근막의 탄력과 유연성이 떨어진다. 근막은 다른 조직과 구조물에 유착되어, 효율적인 움직임을 방해하고, 통증과 불편을 일으킬 수 있다. 신체가 더 뻣뻣해지고, 이것은 사람을 똑바로 앉거나 서 있을 수 없도록 만든다. 어떤 움직임은 불편해질 수 있고, 심지어 통증이 발생할 수 있다.

만약 불균형된 자세로 인한 근막이 신경을 덮고 있다면, 신경질환의 증상이 나타날 수 있다. 불균형된 자세로 인한 근막이 근육 속에 묻혀 있다면, 움직임이 더욱 제한될 것이고, 근육 질환의 증상이 나타날 수 있다.

스트레스 (Stress)

어느 시점에서 모든 사람은 스트레스를 경험한다. 바디워커가 스트레스 받은 상태에서 스트레스가 어떻게 느끼는지에 집중하면, 그들은 신체가 긴장되고, 움직임이 제한되고, 호흡이 느려지고 얕아지는 것을 느끼게 될 것이다.

이런 반응의 모든 것은 근육, 근막 및 관절에 부담을 준다. 신체가 긴장되는 느낌이 들면, 뇌가 스트레스의 느낌과 연관되기 시작하는 것이고, 그래서 신체가 스트레스에 계속 반응하고 적응한다. 스트레스가 손상을 일으키고, 그 손상이 다시 스트레스를 더욱 악화시키고, 연이어 악화된 스트레스가 손상을 더욱 악화시킨다. 시간이 지나면, 스트레스가 먼저 발생한 것인지 아니면 손상이 먼저 발생한 것인지를 알 수 없게 된다. 실제로 스트레스와 손상이 서로 연결되어, 하나가 다른 하나를 영속시킨다.

가끔 스트레스가 신체에 어떤 영향을 주는지를 알기 어렵게 되는데, 그 이유는 그것이 다른 상태의 증상처럼 보일 수 있기 때문이다. 예를 들어, 만성 두통이나 소화 장애, 우울증, 감기나 독감(면역 감소로 인한) 등이 모두 스트레스와 연결되어 왔다. 사실은 너무 많은 스트레스가 대부분의 신체 시스템에 영향을 준다. 스트레스가 신체에 어떤 영향을 주는지를 아는 것은 건강과 오랜 기간의 활동을 보호하기 위해 그들 삶의 변화에 필수적인 정보를 바디워커에게 제공한다.

손상 (Injury)

최근 손상이든 과거의 손상이든 모든 손상은 근막 시스템에 기록되어 있다. 실제로 근막은 손상되는 순간에 변하고, 긴장 상태를 유지하며, 손상된 신체를 지원하고 보호하려는 노력이 제한된다. 예를 들어, 골절을 당했던 사람은 깁스를 제거할 때 신체가 더 뻣뻣해져 있고, 그 부위에서 가동범위가 소실되었음을 알게 되고, 근육이 굵어지고, 짧아지고, 유연성이 떨어짐을 알게 될 것이다. 이것은 근육 속을 관통하는 근막의 변화 때문이다. 이런 모든 변화는 손상에 의한 스트레스와 깁스에 의한 비활동 때문에 발생한 것이다.

다른 근막 손상으로는 수술, 절개, 상처와 RSI를 일으키는 내적 손상 등이 있다. 손상된 근막은 흉터조직(반흔조직)을 형성하고, 어떤 경우에는 손상의 반응으로서 유착이 발생한다. **유착**(adhesions)은 분리된 조직 표면들의 비정상적인 연결이다. 흉터조직은 주위 조직보다 더 두꺼워지고 밀도가 높아져, 유착처럼 움직임을 제한할 수 있다.

이것을 상상할 수 있는 하나의 방법은 짜여진 직물이다. 직물을 어느 방향을 당기면, 당기는 방향으로 쉽게 움직여질 것이다. 당기는 방향의 모든 실들도 당겨질 것이다. 당김에 의한 움직임은 직물의 모든 부분에서 균등하게 전달될 것이다(그림 6-1A).

직물에 2인치의 구멍이 있으면, 그 직물의 구멍은 반드시 다시 꿰매져야 하고, 그렇지 않으면, 직물의 모든 섬유가 서로 연결되어 있기 때문에 직물이 풀어지게 될 것이다(그림 6-1B). 그러나 구멍이 꿰매져 있다면, 직물은 더 이상 모든 방향으로 쉽게 늘어나지 않을 것이다. 이것은 꿰매진 부위 때문에, 움직임이 방해를 받는 것이다(그림 6-1C).

이것은 근막에서도 마찬가지이다. 수술, 상처 및 파열에서처럼 근막이 절개되거나 찢어졌을 때는, 근막의 온전성을 유지하기 위해 근막을 다시 꿰매야 한다. 결과적으로 꿰매진 직물처럼, 수복된 근막도 더 이상 쉽게 그리고 균등하게 늘어나지 않게 된다. 수복된 부위는 신체에 스트레스를 가하는 원인으로 작용하고, 제한된 조직을 더욱 제한되게 만든다. 그림 6-2는 대흉근의 움직임을 제한하는 흉터조직과 유착을 보여주고 있다(Lowe, 2009).

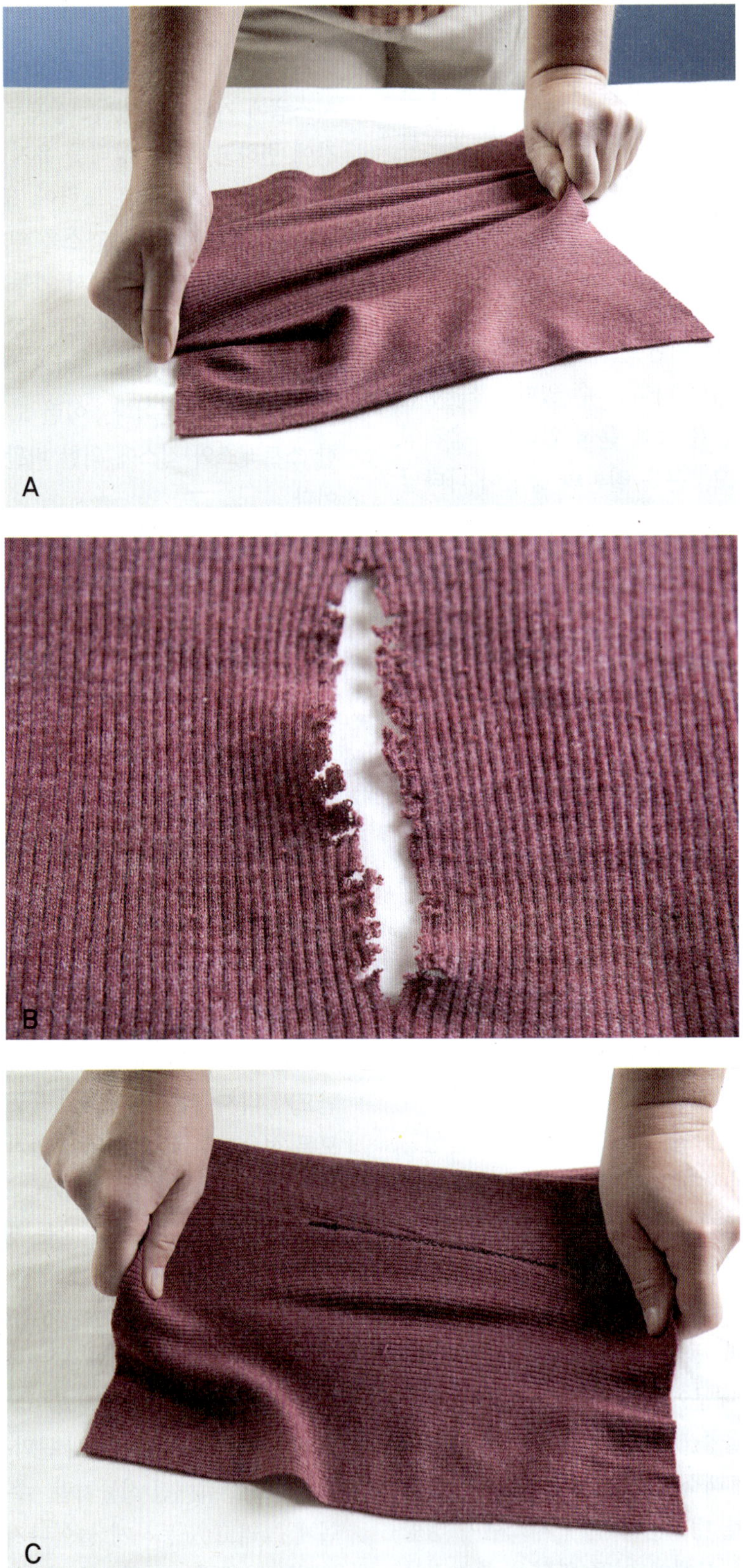

그림 6-1 (A) 실은 직물을 당기는 방향으로 늘어난다. (B) 직물에 구멍이 있으면, 실이 풀리게 된다. (C) 직물을 당길 때 틈을 꿰맨 부위에서 움직임의 제한이 일어난다.

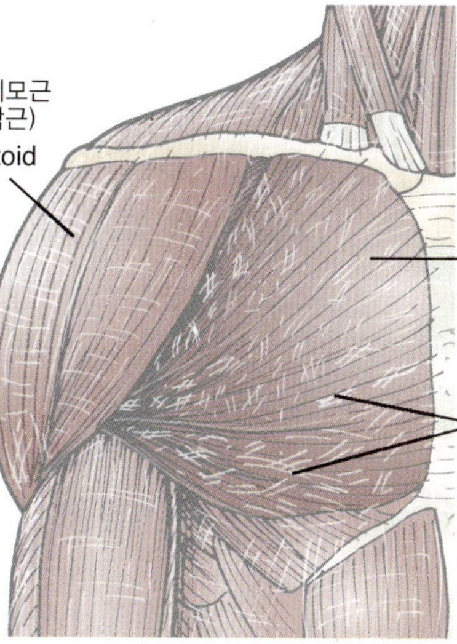

그림 6-2 큰가슴근의 움직임을 제한하는 흉터조직과 유착 부위.

운동 습관 (Movement Habits)

모든 사람들은 무의식적인 운동 습관을 갖고 있다. 예를 들어, 부모들은 항상 같은 자세로 아기를 안는다. 많은 시간이 지나면서, 이 자세가 어떻게 자신의 신체에 구조적 스트레스를 야기시키는지를 알지 못한다.

백팩과 같은 무거운 하중을 운반하는 사람들도 구조적 스트레스를 가진다. 사람들은 많은 시간 동안 무거운 하중을 같은 손이나 같은 어깨로 운반하는 습관을 가지고 있다. 그들의 신체는 하중의 방향으로 휘어지는 경향을 띤다. 그러나 시간이 경과하면, 그들의 신체는 백팩을 든 쪽으로 기울어진다.

바디워커들의 일반적인 무의식적인 운동 습관은 일할 때 나오고, 어깨가 안쪽으로 돌림된다. 목이 앞쪽으로 굽힘되고 어깨가 올라가서, 목과 어깨에 커다란 스트레스가 가해질 것이다. 이 자세는 많은 문제를 일으킬 수 있다. 어깨, 팔 및 손을 신경지배하는 신경 그물망인 팔신경얼기(brachial plexus)가 목의 측면과 어깨 부위를 통과한다. 이것은 스트레스로 이 부위의 근막이 변화할 때, 팔신경얼기가 비후되고 타이트해진 근막 안에 포착될 수 있고, 또 긴장된 근육에 의해 압박될 수 있다는 의미이다. 이것은 "바디워커들이 가질 수 있는 징후" 단락에서 다루어질 가슴문 증후군을 초래할 수 있다.

RSI에 영향을 주는 다른 요소들 (Other Factors that Contribute to RSI)

RSI에 영향을 주는 4가지 주요 요소 이외에, 몇 가지 다른 요소들이 여기에서 고려되고 있다:

- **일을 할 때 여러분은 얼마나 자신의 신체에 집중하고 있는가.** 여러분의 모든 활동 동안 (특히, 바디워크 치료를 할 때) 신체 자각을 많이 할수록, 보다 효율적인 신체역학과 움직임을 이용할 수 있어 손상 위험을 줄일 수 있다.
- **바디워크 교육 프로그램이 RSI의 예방과 관리에 대한 효율적인 정보를 포함하고 있는지,** 그 교육 프로그램에 여러분이 얼마나 집중하고 있는지, 그리고 바디워크를 수행할 때 이 정보들을 이용하고 있는지.
- **스포츠 활동, 정원 가꾸기, 독서 등과 같은 바디워크 이외의 활동.** 이들과 같은 바디워크 이외의 활동을 할 때도 여러분은 신체를 어떻게 사용하고 있는지에 집중하고 있는가.

효율적인 신체역학과 움직임을 바디워크를 수행할 때 사용하고, ADL을 할 때 사용하지 않는 것은 손상의 위험을 증가시킨다.

신체 인식

1. ***여러분의 유지 패턴(holding pattern)을 확인한다.*** 신체 부위의 긴장의 질이나 형태를 느끼기 시작한다. 만성적으로 단축된 근육이나 길어진 근육을 느낀다. 이런 유지패턴이 무엇을 만드는지(특히, 통증을 일으키는지)를 느낀다. 유지패턴이 작용하는 목적이 무엇인가? 그것이 움직임을 얼마나 제한하는가? 여러분의 자세와 움직임에서 그것이 만드는 불균등은 무엇인가?
2. ***전반적인 패턴을 느낀다.*** 여러분이 느낄 수 없는지를 여러분은 이완할 수 없다. 여러분이 할 수 있는 만큼 깊게 유지패턴을 느껴본다. 유지패턴이 여러분의 신체 전반에 어떤 영향을 주는지를 느껴본다. 이런 간단한 자각은 실제로 유지패턴을 해제하는데 도움을 줄 수 있다. 그것을 변화시키는 실질적인 노력 없이, 패턴을 해소하는데 여러분의 의지와 호흡을 이용해 본다. 너무 어려운 시도를 통해 패턴을 변화시키면, 오히려 악화될 수 있다.
3. ***과장되게 의식적인 조절을 한다.*** 실제로 근육을 수축시켜 패턴 안으로 가져감으로서 유지패턴을 해제한다. 여러분이 그것을 유지할 때, 나타나는 에너지를 느껴본다. 그런 다음 여러분이 할 수 있는 만큼 유지를 해제해 본다. 이것을 여러 번 시도해 보고, 각 시도 때마다 아주 조금씩 해제를 줄여본다. 이런 과정은 유지패턴에 대한 여러분의 자각을 깊게 만들 것이고, 어떻게 유지패턴을 해제하는지 여러분께 알려줄 것이다.
4. ***활동적인 움직임을 할 때 유지 패턴을 해제한다.*** 미세한 움직임을 찾고, 여러분이 할 수 있는 가장 작은 움직임을 만들어 본다. 이것은 여러분이 작은 내재근을 촉진하는데 도움을 주고, 또 커다란 외재근의 만성 유지를 이완시키는데 도움을 줄 것이다. 만성 수축을 이완하기 위해, 여러분은 시간과 공간을 충분히 가질 수 있도록 매우 천천히 움직인다. 또한 호흡을 쉽게 하고, 경우에 따라 체중이 지면 안으로 가라앉는다는 느낌을 느껴본다.

- 여러분의 연령과 성별. 나이를 먹을수록, 근력이 줄거나 퇴행성 관절염과 같은 특정한 질병에 걸리기 쉽다. 부가적으로 노인의 신체는 젊은 사람의 신체보다 회복되는데 많은 시간이 소요된다. 일반적으로, 여성의 체구가 남성의 체구보다 작고, 힘이 약해서 바디워크를 수행할 때 효율적인 신체역학이나 움직임을 사용하지 않으면, 손상 위험이 크다.
- 유전. 쉽게 마모될 수 있는 약한 체질인가? 아니면, 강한 근육을 튼튼한 체질인가?
- 비만. 체중이 많이 나갈수록, 관절, 인대, 근육, 힘줄과 같은 조직에 더 많은 하중이 가해진다. 이것은 이들 구조물에 손상의 확률을 증가시킨다.
- 흡연. 흡연은 호흡패턴의 변화에 영향을 줄 수 있고, 효율적인 호흡을 제한할 수 있다. 호흡이 전반적인 건강과 웰빙에 얼마나 중요한지를 4장을 통해 상기해 본다.
- 피트니스 수준. 피트니스 수준이 높을수록, 손상의 위험이 감소될 것이다. 이것은 7장과 8장에서 더 자세하게 논의될 것이다.
- 신체의 유연성. 유연할수록 잘 움직일 수 있으며 손상의 위험이 줄어들게 된다. 연부조직이 유연하고 건강할 때, 손상 위험가 적어진다. 이것은 7장과 8장에서 더 자세하게 논의될 것이다.
- 치료를 수행하기 전 워밍업을 하는지. 바디워크와 같은 신체 실행하기 전에 근육이 풀리지 않으면, 손상 위험이 증가한다. 운동선수들은 몸을 적절하게 워밍업하지 않으면, 절대로 경기에 나서지 않는데, 그 이유는 손상의 위험이 증가하기 때문이다. 이것은 바디워커에게도 해당된다. 워밍업과 스트레칭 프로토콜은 7장과 8장을 참고한다.
- 치료와 치료 사이에 여러분은 스트레칭하고 있는가. 이것은 신체 수행을 최적으로 유지하고 활기차게 하는 빠르고 쉬운 방법이다. 치료 사이의 스트레칭 프로토콜은 7장에 제시되어 있다.
- 여러분은 얼마나 자주 바디워크 치료를 받고 있는가. 바디워커는 바디워크의 이점을 얻기 위해 정규적인 바디워크를 받을 필요가 있다. 이것은 여러분의 클라이언트에게 웰니스를 제공하는 좋은 방법이다.

- **우울증이나 불안과 같은 정신적 요소와 긍정적인 정신적 관점.** 심리적 스트레스 요소는 바디워커의 능력을 방해하게 되고, 비효율적인 신체역학과 움직임을 초래할 수 있다. 이것은 손상을 초래할 수 있다.

이 요소들 중 몇몇이 합쳐지면, RSI의 실제 원인을 찾는데 어려움이 발생할 것이다. 거의 모든 경우의 손상은 이들 요소 중 여러 개가 복합되어 나타나며, 신체의 여러 부위에 영향을 준다. 그러므로 RSI를 위한 회복 시스템을 만들 때, 여러 방면과 가능한 모든 요소를 고려하여 만들어야 한다. 그 요소들 중에 하나를 빼 먹는다면, 지연된 결과, 좋지 않는 결과를 초래할 수 있다.

조직 손상과 회복 (Tissue Injury and Healing)

손을 이용한 바디워크 방법에서, 압력의 적용이 실제로 압박힘의 적용이라는 5장을 기억해 본다. *힘(force)*과 *노력(effort)*이라는 용어는 종종 같은 의미로 사용되지만, 다른 개념을 가지고 있다.

예를 들어, 압력이 고객의 신체 일부에 적용될 때, 힘은 최종 결과이다. 노력은 바디워커가 그 힘을 생산할 때, 그들의 몸에서 경험되는 것이다.

바디워크를 수행할 때 발생하는 노력을 줄이는 방법은 여러 가지이다. 바디워커는 팔, 아래팔 또는 손의 작고 약한 근육만을 사용할 때 보다 다리나 몸통에 있는 근육과 같은 크고 강한 근육을 동원하면, 동일한 힘을 적용하는데 더 적은 노력이 요구될 것이다. 바디워커는 어색한 자세 보다 균형된 자세를 취할 때, 적은 노력으로도 힘을 적용할 수 있다. 바디워커가 특별한 기법에 대해 경험이 쌓여 숙련되었다면, 그 기법을 처음 배웠을 때보다 적은 노력으로 더 큰 힘을 생성할 수 있다.

정서적 긴장이 있으면, 실제 요구되는 노력 때보다 더 큰 노력이 요구될 것이다. 예를 들어, 바디워커가 특정 클라이언트의 치료에 두려움을 갖고 있다면, 상사를 만족시키는데 불안감을 가지고 있다면, 또는 과외의 일을 계속해야 한다는 스트레스를 가지고 있다면, 그 때의 정서적 느낌이 전반적인 근육의 긴장을 상승시킬 것이다. 바디워크를 수행할 때, 정서적 긴장은 실제로 더 많은 힘을 생산하는 것이 아니라, 더 많은 노력의 수준을 증가시킬 것이다. 바디워커가 정서적으로 이완되어 있다면, 같은 양의 일을 하더라도 노력이 적게 들 것이다.

당신은 어떻게 생각하나요?

바디워크 말고, 다른 일로
반복 스트레스 손상(RSI)을 당한 적이 있는가?
증상이나 손상은 어떠했는가?

용어 (Terminology)

특정 상태를 나타내는 특정 징후와 증상이 있다. 물론, 징후와 증상은 동의어가 아니다. *징후(sign)*는 관찰될 수 있는 소견이나 부종, 피부색, 변형, 발적 및 염발음과 같은 손상의 결과로서 객관적으로 측정될 수 있는 소견이다. 한편, *증상(symptom)*은 다른 사람들이 직접적으로 판단할 수 없는 주관적인 불편이나 이상한 느낌이다. 통증, 메스꺼움, 감각 변화(예: 저림), 피로, 또는 기능 소실 등과 같은 것이 증상의 예이다.

급성 손상(acute injury)은 갑작스럽고 짧은 기간 안에 생기는 증상을 말하며, 대개 6개월 미만이다. 이것은 일반적으로 1회의 외상으로 초래된다. 환자는 손상이 어떻게 발생했는지 정확하게 알고 기억할 수 있고(예: 보도 턱에서 발목을 삐는 일), 일반적으로 손상과 관련된 징후와 증상은 즉시 표면에 나타난다.

만성 손상(chronic injury)은 대개 점진적으로 시작되고 장시간 지속된다. 대개 6개월 이상 지속되고, 심지어는 환자의 여생 동안 지속되기도 한다. 손상의 기전과 시기가 명확하지 않다. 만성 손상은 대개 1회 외상으로 손상을 일으키지 못할 만큼의 미세한 외상이 누적되었거나 반복 스트레스로부터 초래된다. 결과적으로, 만성 손상은 부가적인 스트레스가 가해지기 전에 치유되고 회복될 수 없는 조직의 상태이다.

만성 손상은 가끔 부적절한 휴식이나 회복 이후, 근육이나 신체 부위의 과사용, 과활동, 구조물의 반복 과하중, 두 구조물 사이의 반복 마찰에 의해 일어날 수 있다. 이들 손상은 반복스트레스 손상이나 *과사용 손상으로도 나타날 수 있다.* 만성 손상은 급성 손상보다 더 치료되기 어렵고, 손상 상태의 지속성이 더 오래 걸리고, 치유하는 시간, 증상이 가라앉는데 더 오래 걸린다. 이것은 왜 신체 건강을 유지하는 것이 필요한지를 나타낸다 — 손상예방이 바디워커의 직업 수명을 늘이는 주요 방법 중의 하나이다 (Cleveland Clinic, 2008).

조직치유 단계
(Phases of Tissue Healing)

연부조직 손상은 화상, 멍, 상처, 염좌, 염좌와 탈구를 포함한다. 바디워커가 다루는 대부분의 손상은 외상성 조직손상을 포함하지 않는다. 사실, 그것은 바디워커들이 반복스트레스 손상을 가지는 것과 유사하다. RSI가 느리게 발생하고, 신체의 많은 부분에 영향을 줄 수 있다는 5장을 기억해 본다. 종종 증상은 만성으로 변하기 전에 사라진다: 쑤심, 압통, 부종, 통증, 열상(균열), 저림, 둔감, 근력 소실이나 기능 소실, 관절운동 제한 및 환측 사지의 협응 감소 등.

그러나 외상성 손상으로부터 손상된 조직의 치유과정은 RSI과 동일하다. 주요 차이점은 상처나 화상과 같은 외상성 손상으로, 동일 장소에 다시 상처를 입지 않는다면 치유될 것이다. RSI의 경우, 반복 스트레스가 여전히 발생하는 동안에는 그 조직이 완전히 치유될 기회를 갖지 못할 것이다. 반복 스트레스는 RSI로부터 회복되는데 상당한 시간이 걸리는 주요 이유 중의 하나이고, RSI에 영향을 주는 습관과 움직임을 수정하는데 그것이 왜 필수적인지를 알려준다. 이것은 RSI를 가진 바디워커가 직장으로부터 복귀하기 전에 손상으로부터 치유될 필요가 있는 필수의 이유이다. 상태를 악화시키는 바디워크나 다른 활동의 수행은 치유 과정을 지연시킬 뿐만 아니라, 더 많은 조직 손상을 야기시킬 수 있다.

일반적으로, 치유는 3가지 생리적 단계를 포함한다: 염증 단계(급성기), 재생 단계(아급성기), 리모델링 단계(성숙기).

염증 단계 (급성기; 그림 6-3A)
〔Inflammation (Acute Phases)〕

- 염증의 목적은 손상을 포함하고, 조직 치유를 준비하는 것이다.
- 손상 부위로 혈류가 증가되고, 지역 모세혈관의 투과성이 더 증가된다: 이것은 염증의 주요 징후와 증상을 일으키고, 이들 징후와 증상은 머리글자인 SHARP으로 기억될 수 있다: *부종(Swelling), 열(Heat), 기능 소실(A loss of function), 충혈(redness), 통증(Pain).*
- 혈류 증가와 모세혈관의 투과성 증가는 손상 조직 회복에 필요한 산소와 영양분을 가져오고, 또 백혈구는 손상된 조직의 잔해와 외부 이물질을 포식하는 식작용을 한다. **식균작용**(phagocytosis)은 *대식세포(phagocyte)*로 불리는 혈구세포에 의해 미생물, 세포 잔해, 다른 물질을 파괴하는 과정을 일컫는다.
- 만약 혈관이 손상되었다면, 손상 부위의 혈류 손실을 막기 위해 혈소판이 혈병을 형성한다.
- 초기 외상의 심각도와 면역계의 능력에 따라 염증 단계의 기간이 바뀔 수 있다.

재생 단계 (아급성기; 그림 6-3B)
〔Regeneration (Subacute Phase)〕

- 손상된 모세혈관이 재성장한다. 새로운 조직이 성장하도록 콜라겐 섬유가 안착되고 육아조직이 틀을 제공할 때, 조직 구조물이 재건되고 회복된다. 육아조직은 쉽게 깨어지고, 쉽게 재손상될 수 있다.
- 과도한 세포간질액이 림프계 안으로 들어갈 때, 부종이 감소한다.
- 상피층(피부의 표피층)에만 손상이 있다면, 흉터조직이 발생하지 않을 것이다.
- 손상이 결합조직(진피)까지 깊어진다면, 흉터조직과 유착이 생길 것이다. 재생 단계 동안, 콜라겐 섬유가 무작위로 제거되는데, 이것은 정상 조직과

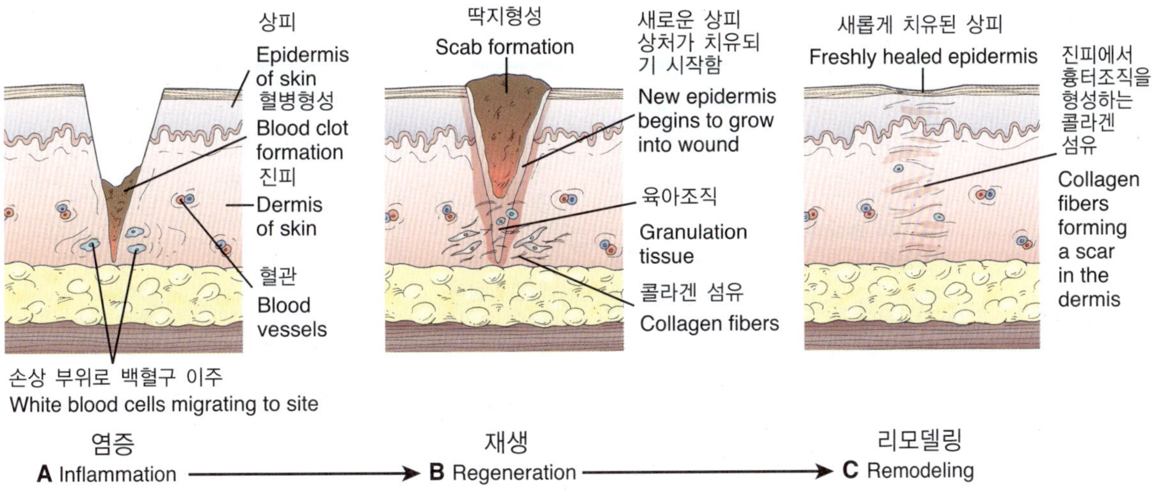

그림 6-3 (A) 염증 단계. (B) 재생 단계. (C) 리모델링 단계.

기능적으로 다르게 나타나고, 또 다르게 보일 것이다.

리모델링 단계 (성숙기; 그림 6-3C)
〔Remodeling (Maturation Phases)〕

- 염증이 사라진다.
- 손상된 혈관이 재건되었다.
- 조직은 거의 치유되고, 손상의 심각도에 따라 가능한 많은 조직이 기능 회복을 한다.
- 콜라겐 섬유는 더 조직화되고 흉터조직이 어느 정도 가라앉는다(심부마찰 마사지 기법의 목적은 콜라겐 섬유를 재정렬시키고, 유착의 느슨함을 촉진시킨다).

3가지 주요 요소가 조직 수복에 영향을 준다: 영양, 혈액순환, 연령. 영양은 치유과정에서 큰 비율을 차지하기 때문에 중요하다. 예를 들어, 대부분의 조직 구조물이 단백질로 되어 있기 때문에 식이 단백질이 중요하다. 비타민 C는 조직 요소(특히, 콜라겐 섬유)의 정상적인 생산과 유지에 필수적이고, 또한 새로운 혈액세포 형성을 강화하고 촉진한다. 적절한 혈액순환은 산소, 영양분, 백혈구, 혈소판이 손상 부위로 잘 이주하도록 하는데 필수적이다. 혈액과 림프의 흐름도 과도한 조직액, 박테리아, 방사선투과성 물질과 이물질을 제거하는데 중요한 역할을 한다. 이물질 제거는 치유과정을 촉진시킨다.

조직 치유는 나이가 어릴수록 상처에서 명백히 더 빠르고 쉽게 일어난다. 젊은 사람들의 신체는 일반적으로 영양 상태가 더 좋고, 체세포의 대사율이 높게 나타난다. 이러한 의미는 더 어린 사람의 신체에서 세포는 필요한 물질과 합성할 수 있고, 조직을 치유하기 위해 더 빠르게 분해될 수 있다(Tortora와 Derrickson, 2009).

표 6.1은 치유 단계들을 보여주고 있다. 여기에는 징후와 증상, 생리학, 치유목표, 그리고 염증 단계(급성기), 재생 단계(아급성기), 리모델링 단계(성숙기)에 대한 치료 선택이 포함되었다.

속설: 여러분은 항상 상처 부위를 마사지해야 한다.

사실: 통증 부위의 마사지를 통해 진정효과를 얻는다. 특히 우리가 팔꿈치나 무릎을 부딪혔을 때 효과가 크다. 그러나 염증에 의한 통증이라면, 그 부위의 마사지는 문제를 더욱 악화시킬 수 있다. 여러분은 염증조직에 마사지를 해서는 안 된다. 또한 손상된 조직을 자극으로부터 보호하기 위해서는, 손상 후 24-72시간 이내인 치유의 급성기 동안에는 조직을 교정하는 기법(마사지 기법)들을 적용되어서는 안 된다.

표 6.1 치유의 단계

단계	설명	징후와 증상	생리학	치료 목표	치료 선택
염증 단계 (급성기)	염증이 존재한다. 혈관화된 조직이 손상에 반응한다. 통증이 확산된다. 움직임에 의해 통증이 악화된다. 수동 ROM 시 통증이 느껴진다.	부종, 열, 기능소실, 발적, 통증(SHARP). 통증이 움직임에 의해 즉시 발생한다. 근경련, 근방호, 깊은 조직의 손상은 염증 징후를 알 수 없다.	국소 조직이 변한다. 첫 번째 반응: 혈관수축. 2차 반응: 혈관확장이 국소 순환을 느리게 만드는 원인이다. 부종; 울혈; 정체; 염증이 조절되지 않으면, 주위 조직이 손상될 수 있다.	통증, 부종 및 근경련의 감소; 통증 범위내에서 가동성 유지; 관련 부위의 기능 유지; 손상된 부위의 순환 자극.	냉 마사지, 냉 침수, 냉 팩, 냉 압박*; 림프 마사지; 거상; 압박; 휴식; 활동 감소; 통증 범위 내에서의 수동 ROM; 수동 자세 취하기 기법; 주위 구조물의 마사지.
재생 단계 (아급성기)	치유단계; 비활동시에도 통증이 발생할 수 있음. 지나친 움직임에 의해 악화됨.	급성기와 동일한 징후와 증상이 나타나지만, 심한 편이 아니다. ROM의 끝범위에서 운동제한 범위 근처에서 통증이 발생함.	염증이 감소됨; 손상부위에서 수복이 시작됨; 세포 이물질과 노폐물의 제거가 시작됨. 손상된 혈관의 재성장; 육아조직이 발생함; 콜라겐 섬유가 생성되고 안착됨; 결합조직이 미성숙하고 쉽게 깨어짐; 유착 형성.	통증, 부종 및 근경련의 감소; 제한 범위 내에서 가동성 유지; 연부조직의 가동성과 ROM 증가; 흉터조직 재정렬; 관련 부위의 기능 유지; 근육 강화; 손상된 부위의 순환 자극.	냉 마사지, 냉운동성 냉 침수, 냉 팩, 냉 압박; 교대 플런지*; 림프 마사지; 압박; 활동 감소; 손상 부위에 대한 심부 조직 기법; 주위 구조물 마사지; 근에너지 기법; 수동 자세 취하기 기법.
리모델링 단계 (성숙기)	몇 주나 몇 개월 동안 지속되는 약간의 염증을 가질 수 있음. 휴식시에는 통증이 없음. 특정 활동에만 통증이 발생함. 특정 통증 지점을 가질 수 있음. 나쁜 치유 반응.	운동 범위를 벗어나면 통증이 발생됨. 유착; ROM과 가동성의 제한; 근력이 완전히 회복되지 않음; 기능과 가동성의 일부 소실; 기능회복이 시작됨.	흉터조직의 리모델링과 성숙; 콜라겐과 결합조직이 성숙함; 콜라겐 섬유가 스트레스 방향을 따라 재정렬됨; 흉터조직이 가라앉음; 유착이 예방되지 않으면, 유착이 발생할 수 있음.	유착 지점의 통증 감소; 통증유발점과 압통점을 감소시킴; 과긴장성; 연부조직의 가동성과 유연성의 증가; 손상 부위와 관련 구조물을 강화함; 조직이 정상 기능으로 회복됨.	냉 마사지, 냉운동성 냉 침수, 냉 팩, 냉 압박; 교대 플런지; 고온 침수; 온열 팩; 온열 압박*; 근막 신장술과 이완술; 통증유발점 치료; 심부마찰 마사지; 근에너지 기법; 능동 ROM; 주위 구조물 마사지; 치료 운동기법; 신장기법.

* 197쪽에 있는 "웰니스에 집중하기"의 글상자를 참고한다. 그리고 부록 A를 참고한다.

바디워커들이 가질 수 있는 손상의 종류 (Types of Injuries Bodywork Practitioners are Likely to Have)

바디워커의 직업과 관련된 손상의 종류들은 대부분 근육뼈대계 손상이다. 근육뼈대계가 뼈와 근육, 관절, 힘줄, 인대, 척추사이원반과 같은 것들로 구성된다는 2장을 기억하기 바란다. 바디워커가 가질 수 있는 손상의 종류는 대부분이 연부조직의 손상이다.

근육 (Muscle)

골격근은 성인 체중의 40-45%에 해당한다. 신체 운동은 근육의 수축과 이완의 교대작용으로부터 발생한다. 부가적으로, 근 조직은 신체의 자세를 안정화시키고, 장기 크기를 조절하고, 몸의 열을 발생시키고, 다양한 신체 계통을 통해 체액과 영양분을 움직인다(Tortora와 Derrickson, 2009).

여러 요소들이 근육의 손상과 문제를 일으킬 수 있다. 이 요소들로는 과사용과 적절한 근력훈련 부족, 대사성 스트레스(예: 산소부채)와 피로 등이 있다.

근육의 흔한 손상과 문제 (Common Muscle Injuries and Conditions)

과긴장 (Hypertonicity)

과긴장은 타이트한 근육의 다른 용어이다.

징후와 증상: 과긴장된 근육은 짧아지고, 스트레칭에 저항하며, 움직임 제한이나 가동범위 제한을 야기하고, 촉진과 스트레칭을 할 때 통증이 느낄 수 있다.

원인: 과긴장은 근육에 대한 신경 자극의 증가로 발생하여 해당 근육을 수축시킨다. 결과적으로, 과긴장된 근육은 정상 상태의 근긴장보다 휴식 시에도 더 큰 긴장을 가진다. 스트레스가 근긴장을 증가시킨다. 자세 비틀림과 같은 역학적 스트레스, 과도한 카페인 섭취와 같은 화학적 스트레스, 또는 심리적 스트레스도 근긴장을 증가시킬 수 있다.

치료: 과긴장을 줄이는 가장 좋은 방법 중의 하나는 정규적으로 바디워크를 받아서 유연성을 증가시키는 것이다. 유연성을 증가시키는 방법은 7장에서 설명될 것이다.

급성 근육통 (Acute Muscle Soreness)

이것은 대개 피로를 동반한다.

징후와 증상: 일시적인 근육통; 운동 도중이나 직후, 그리고 바디워크를 수행할 때 발생한다.

원인: 근육의 산소부족과 산소 부채로 인한 대사 노폐물의 증가(이것은 바디워크를 수행할 때 호흡을 중요시하는 이유이다.)

치료: 근조직에 저장된 산소를 해리시키고, 대사 노폐물을 제거한다. 바디워크를 통해 이것을 도울 수 있다.

지연성 근육통 (Delayed Onset Muscle Soreness, DOMS)

이것은 24-48시간 후에 가장 심해지고, 3-4일 후에 증상이 사라질 수 있도록 점차 완화된다.

징후와 증상: 증가된 근긴장, 부종, 뻣뻣함, 스트레칭 시의 저항.

원인: 염증을 초래하는 매우 작은 근조직의 열상(미세손상)이 존재할 수 있다. 근육이 과부하를 일으키는 원심성 수축이나 등척성 수축으로 지연성 근육통이 발생할 수 있다(원심성 수축은 수축하는 동안 근육 길이가 늘어난다는 2장을 기억해 본다. 그리고 등척성 수축은 근육 긴장이 계속 증가하는 동안 근육의 길이 변화는 일어나지 않는다). 다른 요인들로는 힘줄 섬유를 유지하는 결합조직의 미세 손상이고, 또 통증 유해수용기를 자극하는 체액의 증가이다.

치료: DOMS를 지연시키기 위해, 규칙적인 바디워크를 받는 것은 도움이 될 수 있다. 또한 24-48시간 내에 손상된 근육에 냉치료하는 것도 도움이 될 수 있다. 냉 적용에 대한 더 많은 정보는 부록 A에 수록되어 있다.

근육통으로 인해 웨이트 트레이닝이나 근육을 만드는 운동과 유연성을 증가시키는 운동이 제한을 받을 수 있다. 중요한 것은 중등도 수준에서 운동을 시작하고, 점차 운동 강도를 증가시킨다. 치료를 위한 규칙적인 운동은 심리적인 스트레스 요인들을 감소시키고, 시간이 흐를수록, 스테미너를 증가시키고, 호흡을 효율적으로 만들고, 에너지 수준과 유연성을 강화한다. 유연성 증가에 대한 더 많은 정보는 7장에 설명되어 있다. 근력 강화에 대한 더 많은 정보는 8장에 설명되어 있다.

근육 뻣뻣함 (Muscle Stiffness)

근육들이 유연하지 않고 쉽게 스트레칭되지 않는다.

징후와 증상: 대개 통증을 동반하지 않는다. 하나의 근육군이 장기간 동안 일을 할 때 근육 뻣뻣함이 발생할 수 있다. 근육은 붓고, 단축되고, 두꺼워진다. 그러므로 스트레칭되기 쉽지 않다.

원인: 운동 도중이나 직후에 체액이 근육 안에 모인다(혈류가 느리게 흡수된다); 스트레스 동안과 같이, 결합조직의 유연성이 떨어진다.

치료: 수분 공급, 가벼운 운동, 유연성 훈련과 규칙적인 바디워크 치료(Jones, 2007; Quinn, 2010).

웰니스에 대한 초점의 글상자는 타이트하고 통증이 있고, 뻣뻣해진 아래팔과 손의 근육들을 치료할 수 있는 수치료 방법을 다루고 있다. 냉 압박, 냉 팩, 냉 마사지(냉치료), 온열 압박, 교대 압박 및 파라핀 적용법 등에 대해 알고 싶으면, 부록 A를 참고한다.

통증유발점 (Trigger Points)

Janet Travell은 근막 **통증유발점**(myofascial trigger point)을 골격근에 위치한 과도하게 예민한 지점이고 촉진할 때 예민해지는 결절을 가진 팽팽한 띠로 정의했다. 이 지점은 압박을 하면, 통증과 연관통이 발생하고, 또 운동 기능장애와 자율신경성 현상이 초래될 수 있다(Travell과 Simons, 1998).

징후와 증상: 활동성 통증유발점은 통증, 얼얼한 느낌, 압박되지 않는 상태에서도 저림이 나타난다. 잠재성 통증유발점은 통증, 얼얼한 느낌, 눌림에 의한 저림이 나타난다. 다른 증상들로는 근육의 팽팽함, 약화, 기능소실 등이 있다.

원인: 운동 부족, 근육 과부하, 불균형한 자세, 외상성 손상, 대사문제, 수면 방해 등이 있다. 예를 들어, 불편한 자세로 잘 때, 손상된 근육에서 통증유발점이 발달할 수 있다. 또는 충분히 잠을 못 자면, 근육의 긴장이 증가하는 경향이 있고, 그것도 통증유발점을 만들 수 있다(Travell과 Simons, 1998).

치료: 최고의 치료법은 정기적으로 바디워크를 받고, 특히 통증유발점 치료나 심부마찰, 박리, 근막 스트레칭과 같은 심부조직 마사지기법을 사용한다. 운동을 정기적으로 하는 것, 유연성을 증가시키는 것, 근육을 과사용하지 않은 것, 균형잡힌 자세를 얻는 것이 통증유발점을 완화시키는데 도움을 줄 수 있다.

근좌상 (Muscle Strain/Pull)

근좌상은 근육이 늘어나거나 찢어진 경우이다. 그리고 근육을 둘러싸고 있는 근막도 손상되는 것이다. 근좌상은 대개 근육-힘줄 접합부에서 발생한다. 좌상은 몇몇의 근섬유나 근육의 대부분을 포함한다. 근좌상은 일반적으로 원심성 수축 동안에 발생하며, 등척성 또는 구심성 수축보다 원심성 수축이 근육에 더 큰 영향을 주기 때문이다. 그러나 폭발적인 구심성 수축도 근좌상을 일으킬 수 있다. 섬유에 가해지는 하중 증가 때문에 좌상이 일어난다. 좌상에 가장 예민한 근육은 슬괵근, 척주세움근육군, 위팔두갈래근, 넙다리네갈래근육군 등과 같은 두관절 근육이다. 이 근육은 통과하는 모든 관절에서 동시에 길어지지 않도록 설계되어 있다. 이것은 비정상의 스트레스에 의해 한계 범위에 도달하면, 근육을 손상시킬 것이다.

징후와 증상: 통증과 근육 기능 소실

- 1도 좌상(등급 1 또는 가벼운 손상): 근섬유의 일부만이 찢어진다(25% 미만). 약간의 국소 통증, 가벼운 압통, 근력의 경미한 소실, 가벼운 부종 등이 있다. 대개 환자는 정상 단계로 빠르게 돌아갈 수 있다. 치유 시간은 약 5일에서 14일이다.

- 2도 좌상(등급 2 또는 중등도 손상): 근섬유의 많은 부분이 손상된다(25~75%). 근조직에 더 큰 통증과 압통 영역이 발생하고, 부종과 멍, 근육기능 소실이 일어난다. 치유되는데 더 긴 시간이 소요된다: 평균적으로 2-4주에 걸린다.
- 3도 좌상(등급 3 또는 심한 손상): 근육-힘줄 단위의 심한 열상이나 완전한 파열(75% 이상).

손상을 당할 당시 심한 통증과 파열음이 일어나고, 관절 불안정을 초래하는 근육 기능 소실이 일어난다. 일반적으로 근육이 찢어진 곳에서 감아말

웰니스에 집중하기

여러분이 바디워크를 수행한 다음 날에 아래팔과 손의 근육에서 타이트하고 뻣뻣한 근육통을 갖고 있다면, 수치료가 여러분의 증상을 감소시킬 수 있다. 특히 도움이 될 수 있는 수치료의 유형은 침수법이다. 침수법은 아래팔과 손을 뜨거운 물, 따뜻한 물 또는 차가운 물이 들어 있는 통 안에 넣는 방법이다. 교대 침수법은 뜨거운 물과 차가운 물이 각각 들어 있는 통 안에 신체 부위를 교대로 침수시키는 방법이다.

침수법에 필요한 장비들로는, 1개 또는 2개 물통(적어도 10-12인치가 되는 아래팔과 손이 들어갈 수 있는 크고 깊은 물통); 뜨거운 물, 따뜻한 물, 차가운 물(여러분이 원하는 침수법에 따라 달라짐); 냉 침수는 적절한 온도를 만들기 위해 얼음이 필요한다; 온도계; 2개 또는 3개 타월 (약 18 인치 × 30 인치; 그림 6.4).

냉 침수법

냉 침수는 근긴장, 통증, 근경련을 이완시킬 수 있고, 염증을 경감시키는데 도움을 줄 수 있다. 허약한 체질을 가진 사람, 심장 문제가 있는 사람, 치료되지 않은 고혈압 환자, 냉의 내성이 없는 사람에게는 냉 침수를 적용해서는 안 된다.

아래팔과 손을 차가운 물에 10초-3분 침수시킬 수 있다. 견딜 수 있으면 침수법을 반복적용할 수 있다. 냉 침수의 물 온도는 냉에 대한 내성에 따라 5-10 ℃이다. 차가운 물 이외에, 원하는 온도를 만들기 위해 얼음을 적용하여 물의 온도를 맞출 수 있다.

다음은 냉 침수법의 적용 단계이다:

1. 한 개의 타월을 펴서 편평한 표면 위에 배치한다.
2. 그 타월 위에 빈 물통을 배치한다.
3. 약 2/3까지 물통 안에 차가운 물을 붓는다. 온도계를 이용하여 차가운 물의 온도를 측정한다(그림 6.5). 필요하다면 원하는 물의 온도가 될 때까지 얼음을 첨가할 수 있다.
4. 원하는 시간 동안 물속에 아래팔이나 손을 침수시킨다(그림 6.6). 여러분이 원하는 만큼 침수법을 반복수행한다.
5. 침수를 완료한 후에, 타월로 아래팔과 손의 물기를 닦는다.

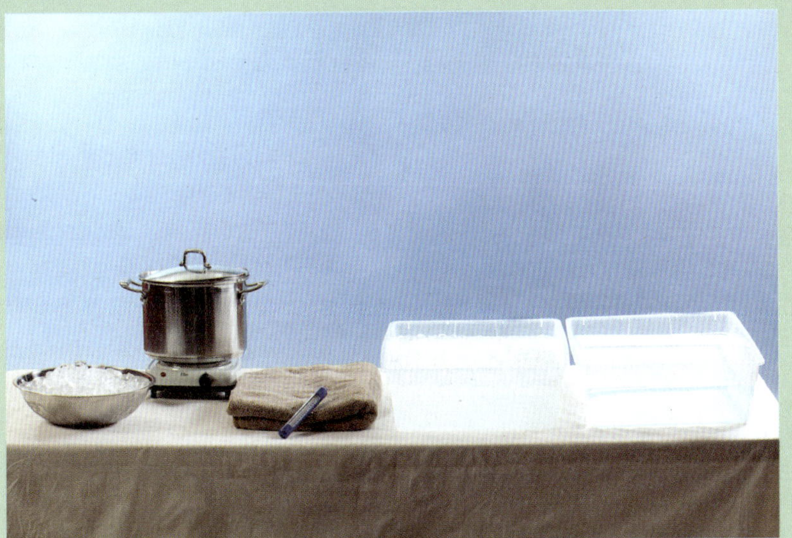

그림 6-4 침수법에 필요한 장비들.

계속

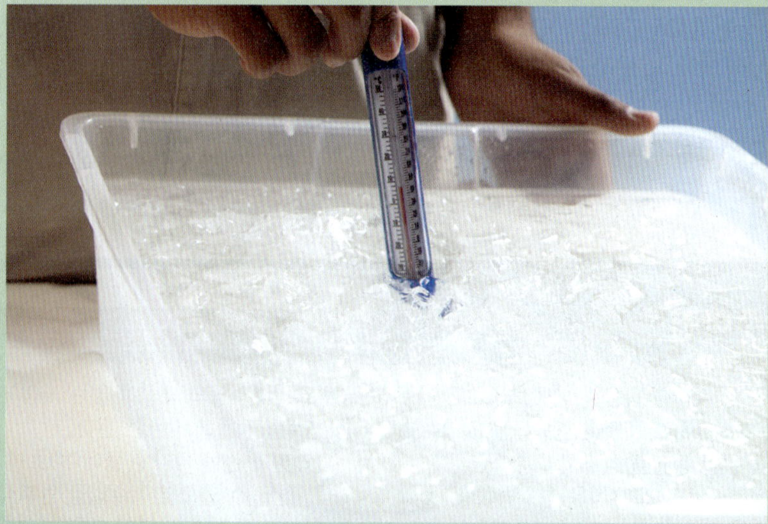

그림 6-5 차가운 물의 온도를 측정한다.

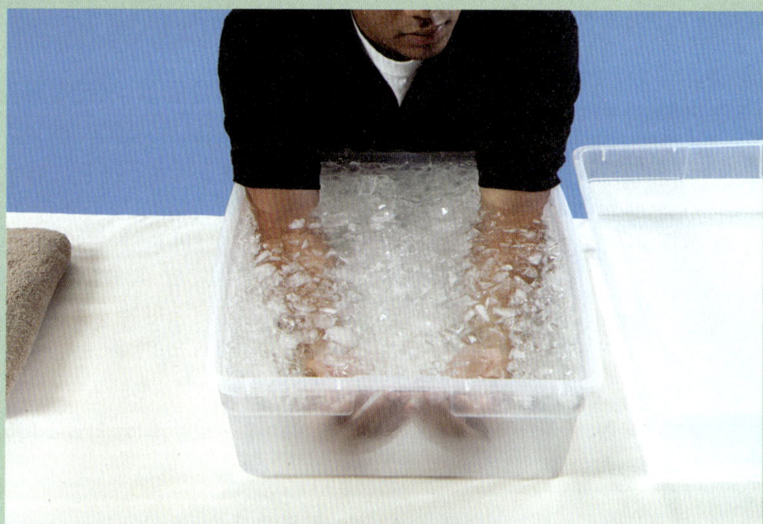

그림 6-6 물 속에 아래팔과 손을 침수시킨다.

고온 침수법

고온 침수는 근긴장, 통증, 근경련을 이완시킬 수 있고, 비염증성 관절 통증을 감소시킨다. 다른 장점은 전반적인 이완과 스트레스 완화이다. 아래팔이나 손 부위에 염증이 있거나 열의 내성이 없는 사람에게는 고온 침수를 적용해서는 안 된다.

아래팔과 손을 뜨거운 물속에 2분-45분간 침수시킨다. 단기간(2분)의 침수는 근육을 자극하고, 장기간(30-45분)의 침수는 진정 효과를 갖는다. 고온 침수의 물 온도는 열에 대한 내성에 따라 98-108 ℉이어야 한다.

다음은 고온 침수법의 적용 단계이다:

1. 물을 끓인다. 물통 속의 물이 점차 차가워지기 때문에, 장기간의 침수를 하려면, 뜨거운 물을 많이 준비해야 한다.
2. 물을 끓이는 동안, 한 개의 타월을 펴서 편평한 표면 위에 배치한다.
3. 그 타월 위에 빈 물통을 배치한다.
4. 물이 뜨거워지면, 물통의 약 2/3까지 뜨거운 물을 붓는다. 온도계를 이용하여 뜨거운 물의 온도를 측정한다. 물의 온도가 적정해질 때까지 뜨거운 물을 더 첨가하거나 찬 물을 더 첨가할 수 있다.
5. 원하는 시간 동안 물속에 아래팔이나 손을 침수시킨다(그림 6.7). 침수를 완료한 후에, 타월로 아래팔과 손의 물기를 닦는다.

온열 침수법

온열 침수는 근긴장, 통증, 근경련을 이완시킬 수 있고, 비염증성 관절 통증을 감소시킨다. 다른 장점은 전반적인 이완과 스트레스 완화이다. 아래팔이나 손 부위에 염증이 있는 사람에게는 온열 침수법를 적용해서는 안 된다.

아래팔과 손을 따뜻한 물속에 2분-45분간 침수시킨다. 온열 침수법의 물 온도는 열에 대한 내성에 따라 92-98℉이어야 한다. 온열 침수법의 단계는 고온 침수법의 적용 단계와 동일하다.

고온 침수와 냉 침수의 교대 침수법

고온 침수와 냉 침수의 교대 침수는 근긴장, 통증, 근경련을 이완시킨다. 허약한 체질을 가진 사람, 심장 문제가 있는 사람, 치료되지 않은 고혈압 환자, 아래팔이나 손에 염증을 가진 환자, 또는 열이나 냉에 대한 내성이 없는 사람에게는 교대 침수를 적용해서는 안 된다.

열에 대한 내성에 따라 아래팔과 손을 뜨거운 물속에 3분이나 그 이상 침수시킨다. 그리고, 냉에 대한 내성에 따라 아래팔과 손을 차가운 물속에 30-60초간 침수시킨다. 일반적인 비율은 3:1이다.
즉, 뜨거운 물속에 3분간 침수시키고, 그 다음 차가운 물속에 1분간 침수시키는 것이다. 항상 먼저 아래팔과 손을 뜨거운 물속에다 침수시키고, 차가운 물속에 침수시키는 것으로서 치료를 끝낸다. 뜨거운 물은 혈관을 확장시켜, 조직으로 혈류를 증가시킨다. 산소와 영양분이 그 세포로 분포되고, 혈액이 대사 노폐물을 잡는다.
차가운 물은 혈관을 수축시켜, 조직으로 가는 혈류를 감소시킨다. 혈액이 조직으로부터 멀리 이동하면서 노폐물을 제거한다. 전반적인 효과가 조직으로 혈액을 보내고 다시 그 조직에서 혈액을 내보내는 펌핑 작용을 하기 때문에, 혈관확장이 먼저 일어나는 것이 중요하다. 최적의 결과를 위해, 교대 침수를 빠르게 5회 반복하는 것이 좋다.

열과 냉에 대한 내성에 따라, 뜨거운 물의 온도는 98-108 ℉이어야 하고, 차가운 물의 온도는 40-55 ℉이어야 한다. 편리를 위해, 차가운 물 대신에 얼음을 이용하여 물의 온도를 맞출 수도 있다.

고온 침수와 냉 침수의 교대 침수 단계는 다음과 같다:

1. 뜨거운 물. 물을 끓이는 동안, 2개의 타월을 펼쳐서 편평한 표면 위에 깔아 놓는다.
2. 각 타월 위에 빈 물통을 배치한다.
3. 차가운 물을 물통의 2/3 지점까지 붓는다. 온도계를 이용하여 물의 온도를 체크한다. 원하는 온도가 될 때까지 얼음을 추가로 넣는다.
4. 물을 끓인 후, 그 물을 다른 물통의 2/3지점까지 붓는다. 온도계를 이용하여 물의 온도를 체크한다. 원하는 온도가 될 때까지 뜨거운 물이나 차가운 물을 추가로 넣는다.
5. 열에 대한 내성에 따라, 아래팔과 손을 뜨거운 물속에 3분 정도 침수시키고, 그 다음 냉에 대한 내성에 따라, 즉시 차가운 물속에 30초-1분 정도 침수시킨다.
6. 다시 즉시 뜨거운 물속에 3-5분간 침수시킨다. 교대 침수를 5회 반복한다.
7. 침수를 마친 후에는, 아래팔과 손의 물기를 타월로 닦는다.

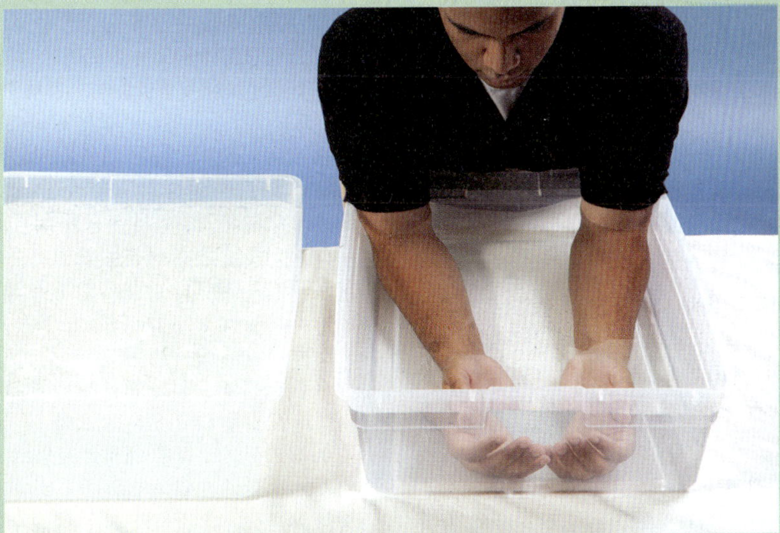

그림 6-7 뜨거운 물속에 아래팔과 손을 침수시킨다.

웰니스에 집중하기

근육의 쑤심과 통증을 일시적으로 완화하기 위해 피부에 직접으로 국소 진통제를 적용한다. 국소 진통제는 여러 형태로 제조되고 있다:

- 연고
- 젤
- 로션
- 스프레이
- 패치

지시사항에 따라 중간 정도로 적용할 때, 국소 진통제는 상대적으로 안전한 의약품이다. 그러나 국소 진통제를 장기간 또는 과도한 양으로 사용해서는 절대로 안 된다. 중요한 것은 이들 의약품의 대부분이 인체의 자연스런 통증 신호를 숨기거나 억제할 수 있다는 점을 깨닫는 것이다. 통증을 무시하면, 근육 손상이나 관절 손상이 더욱 악화될 수 있다. 만약 여러분이 통증을 일시적으로 완화하기 위해 이들 의약품을 사용한다면, 손상 근육을 휴식하는 것이 중요하기 때문에 근육통이 가라앉을 때까지 강한 활동을 피하도록 노력한다.

국소 진통제의 몇몇 범주는 다음과 같다:

비스테로이드성 항염증 약물(NSAIDs)

- 살리실산염(salicylates)은 아스피린에서 발견되는 성분과 동일하고, 염증을 줄이는 효율적인 진통제이다. 아스프린에 알러지를 가진 사람에게는 살리실산염이 금기 의약품이다.
- 다른 NSAIDs으로는 diclofenac, felbinac, ibuprofen, ketoprofen, piroxicam, naproxen 및 flurbiprofen 등이 있다.
- 이들 의약품은 염좌와 좌상과 같은 급성 상태 뿐만 아니라, 관절염과 같은 만성 상태에도 일반적으로 이용된다.
- 브랜드 제품으로는, Bengay, Aspercreme, Sportscreme 등이 있다.

발적제

발적제는 혈관확장을 통해 피부를 붉게 만드는 외용 의약품이다. 그것은 반대 자극 효과를 통해 통증을 완화하는 것으로 여겨지고 있다. 반대 자극제는 다른 부위의 염증과 동반된 통증을 완화하기 위해 한 지점에 염증을 유발시키는 의약품이다.

- 캡사이신은 가장 많이 사용되는 발적제이다. 이것은 뜨겁고 화끈거린 느낌을 일으키는 칠리 후추에 들어 있는 혼합물이다. 칠리 후추에 알러지를 가진 사람이나 열에 대한 내성이 낮은 사람에게는 캡사이신(Capsaicin)의 사용은 금기증이다.
- 캡사이신은 만성 상태에 일반적으로 사용된다.
- 브랜드 제품으로는 Arthricare, Capzasin, Zostrix 등이 있다.

기타 반대 자극제

- 이들 의약품은 피부를 뜨거운 느낌이나 차가운 느낌을 만드는 멘톨(menthol), 동록유(wintergreen), 유칼리유(eucalyptus oil) 등과 같은 성분을 포함한다. 동록유는 메틸 살리실산염을 함유하고 있다; 살리실산염은 NSAIDs와 반대 자극제 안에 들어 있다.
- 일반적으로 이들 의약품은 급성 통증과 만성 통증에 이용된다.
- 이들 의약품은 바디워크에서 흔하게 사용된다.
- 브랜드 제품으로는, Flexall 454, Icy Hot, JointFlex, Sombra, CryoDerm, ActivOn, Prossage, Tiger Balm 및 Biofreeze 등이 있다.

기타 천연 약물

- 라벤더는 진정 효과를 가지는 인기 있는 에센셜 오일이다. 그러나 라벤더는 NSAIDs와 비교되는 효능을 가진 진통제와 항염증제로서 사용된다. 라벤더는 아로마 치료에 이용되거나 욕조나 아로마 버너에 첨가될 수 있다. 라벤더는 근육통, 뼈 통증 및 관절 통증에 국소적으로 적용될 수 있다.
- 마저럼, 바질, 검은 후추 등의 에센셜 오일는 근육통을 완화하고, 근육 치유를 촉진한다.
- 마운틴 아르니카는 타박상과 통증 (특히, 미세 손상과 관절염)을 치료하는 국소용 크림으로 사용되는 허브이다. 유효 성분인 helenalin은 항염증성과 항세균성을 가진다.

순수 유기질성의 좋은 에센셜 오일를 하는 것이 중요하다. 트루 에센셜 오일(true essential oil)는 식물성 이름과 라벨에서는 공통 이름을 가진다. 우리는 이것을 순수 에센셜 오일 또는 100% 에센셜 오일이라고 부른다. 만약 라벨에 퓨어 에센셜 오일 (pure essential oil)이라고 쓰여 있지 않으면, 그것을 구입해서는 안 된다.

순수 에센셜 오일과 합성 오일을 구분하는 다른 방법은 가격과 오일을 담고 있는 병이다. 순수 유기질성의 좋은 에센셜 오일의 가격은 합성 오일이나 합성 오일 혼합유보다 비싸다. 최상의 오일은 항상 푸른색이나 갈색의 짙은 색의 유리병에 담겨져 있다. 이것은 오일을 악화시키는 태양광선으로부터 에센셜 오일을 보호한다.

순수 에센셜 오일을 구입할 수 있는 인터넷 사이트는 다음과 같다:

냉흡수법(enfleurage): www.enfleurage.com
아우라 아로마치료: www.essentialaura.com
Kneipp: www.kneippus.com
Oshadi: www.oshadhi,co.uk
Young Living Essential Oils: www.youngliving.com

에센셜 오일의 효과는 에센셜 오일을 어떻게 사용하는지를 교육하는 아로마치료의 교육에 바디워커들을 집중시킬 수 있을 만큼 강력하다. **아로마치료(aromatherapy)**는 식물에서 추출된 향기 오일을 이용하는 치료 기법이다. The National Assocation for Holistic Aromatherapy(www.naha.org) 는 귀중한 정보를 가지고 있다. 이것은 비영리의 교육기관으로서, 아로마치료의 장점을 알려주고 있다.

국소 진통제를 사용할 때 주의사항

- 국소 진통제의 부작용으로는 화끈거림, 찌르는 듯한 느낌, 피부 자극 등이 있다.
- 상처가 난 피부나 자극에 민감한 피부에는 국소 진통제를 절대로 사용해서는 안 된다.
- 국소 진통제를 도포한 피부에는 열이나 냉을 적용해서는 안 된다. 이것이 조직을 손상시킬 수 있다.
- 손으로 연고, 로션, 젤형 진통제를 적용한 후에는 손을 철저하게 씻어야 한다. 맨손으로 적용하기 보다는 라텍스 장갑을 끼고 국소 진통제를 피부에 도포하는 방법이 있다. 만약 라텍스에 알러지를 가진 사람이라면, 아질산 에스테르로 만들어진 장갑을 착용한다.
- 매우 드물지만, 국소 통증 완화제를 사용할 때 과용량의 적용이 발생할 수 있다. 항상 의약품 사용에 대한 지시사항을 잘 준수해야 한다.

리는 현상이 일어나기 때문에 촉진을 할 때 그 부위를 문제를 확인할 수 있다. 반면, 근육의 끝부분이 완전히 분리되거나(사지의 움직임이 분리된 근육의 끝부분에 부가적인 스트레스를 주지 않기 때문에), 또는 근육을 지배하는 신경이 손상을 입는다면, 통증이 최소한으로 일어날 수 있다. 대개 수술은 파열된 근육을 수복시키는데 필요하다. 몇몇 경우에서는, 관절 운동에 대해 근육의 책임이 없을 수도 있고, 또 수술의 잠재적 위험성이 근육 작용의 부분 소실보다 중요하지 않을 수도 있다. 예를 들어, 대퇴직근의 파열이 그대로 남아 있게 되는데, 그 이유는 넙다리네갈래근의 나머지 3개 근육이 대부분의 근력 감소를 감당하기 때문이다. 치유 시간은 대개 2−12개월이다.

염증 단계(급성기)의 징후와 증상

- 몇 시간에서 3일 또는 4일까지 지속함.
- SHARP
- 손상 정도에 따라, 기능소실이 일어날 수 있음.
- 휴식을 취할 때도 통증이 발생할 수 있음.
- 상의 정도에 따라, 혈종과 멍이 발생할 수 있음.

재생 단계(아급성기)의 징후와 증상

- 최소한의 열감, 발적, 부종
- 멍이 발생되었을 때는, 멍 색깔이 보라색에서 노랑색으로 바뀐다.
- 활동 이후에 쑤시는 통증이 일어남. 그러나 휴식을 할 때는 통증이 나타나지 않음.
- 통증유발점이 손상 근육과 길항근에서도 나타날 수 있음.
- 능동 ROM과 근력이 증가됨.

리모델링 단계(성숙기)의 징후와 증상

- 가벼운 발적, 열감이나 부종이 발생하거나 이 징후들이 발생하지 않는다. 이 징후들이 발생한다면, 그것은 활동 이후 징후일 것이다.
- 보상 패턴이 나타남.
- 목표는 근력강화와 움직임의 증가이다.

원인: 물건을 들어올리는 것과 같은 갑작스런 운동을 할 때, 다리 근육과 큰 근육을 사용하지 않고, 등 근육과 같은 작은 근육을 사용하거나 허리를 비트는 비정상적인 수축을 한다.

치료: PRICE 프로토콜, 진통제, NSAIDS와 같은 항염증제. 치유를 지지하는 순환과 림프 배액을 향상시키기 위해 부속 근육들을 마사지한다.

PRICE 프로토콜:

- P = 그 영역의 추가적인 손상을 보호한다.
- R = 치유할 필요를 갖기 위해 그 부위를 휴식한다.
- I = 염증, 부종, 혈관수축 및 통증을 감소시키기 위해 그 부위에 얼음을 댄다. 부록 A에 있는 얼음 마사지(한냉요법)를 참고한다.
- C = 부종을 줄이거나 조절하기 위해 압박한다. 압박은 안정성을 제공하고, 2차 손상을 감소시킨다.
- E = 부종을 감소하기 위해 그 부위를 거상한다 (Lowe, 2009; Tortora와 Derrickson, 2009; Werner, 2009)

근막 (Fascia)

"RSI에 영향을 미치는 요소들"의 단락을 상기해 볼 때, 근막은 신체 전반에 걸쳐 있는 결합조직이고, 주로 탄성을 띤 콜라겐 섬유로 구성되어 있다는 것이다. 근막은 신체의 벽과 팔다리를 따라 주행하고, 근육과 신체 장기를 지지하고 둘러싼다. 근막은 개별 근섬유와 모든 개별 근육을 둘러싸고 있고(그림 6.8), 비슷한 기능을 하는 근육들을 함께 둘러싸고 있다(예: 모든 넙다리네갈래근은 근막에 의해 둘러싸여 있다; 그림 6.9). 근막은 근육의 자유로운 움직임을 허용하고, 신경, 혈관과 림프관을 운반하고, 근육사이의 공간을 채운다.

근조직과 근막 사이에 구조적이고, 기능적으로 특별한 상호의존적인 관계가 있다. 종종 *fascia(근막)*을 설명할 때 *myofascia(근막)*이나 *myofascial tissue(근막조직)*의 용어가(myo = 근육) 사용된다. 근막이완술과 근막 스트레칭을 포함하는 치료 기법들은 근육과 근막 사이의 관계를 이용한다.

근막은 여러 방법으로 손상될 수 있다. 근막은 상당히 큰 탄성을 가지고 있지만, 강한 장력 스트레스에 의해 근막이 찢어지거나 구멍이 형성될 수 있다. 근막의 손상을 포함한 많은 손상이 근육과 같은 조직을 둘러싸는 근막에 나쁜 영향을 준다. 하나의 예는 통증유발점으로서 종종 *근막 통증유발점*으로 불린다. 근막이 장시간 동안 단축 상태로 유지될 때, 근막은 단축된 자세로 유지되려는 경향을 띤다. 관련 근섬유의 긴장도 근막 내의 수축성 섬유를 단축된 자세로 유지시킨다. 장기간 단축된 자세가 근막조직 내의 섬유 교차결합을 초래할 수 있고, 이것은 제한된 움직임이나 통증성 움직임과 통증유발점을 초래할 수 있다 (Travell과 Simons, 1998).

현장 기록

과거의 자동차 사고 손상 때문에, 나는 왼쪽 어깨에 확 불타오르는 한 통증과 가동범위 제한을 가지고 있다. 이런 통증 때문에 자가관리를 제대로 할 수 없을 뿐만 아니라, 신체에 대한 자각을 제대로 할 수 없다. 특히 왼쪽 어깨가 더 약화되어 있다는 느낌을 갖지 못했다. 나는 항상 올바른 신체역학을 사용하고 있다. 만약 위의 통증이 나타나면, PRICE 프로토콜을 따르고 있다. 다양한 모달리티를 사용함으로써, 바디워커로서 나는 손상 없이 바디워크 수행을 하고 있다. 내가 생각할 때, 열쇠는 예방이다. 생활 스타일의 모든 측면에서 예방에 중점을 두고 있다. 올바르게 식사를 하고, 운동을 규칙적으로 하고, 스트레칭하고, 몸통 근육을 강화하고, 신체 한계점을 인식하고, 다양한 바디워크 치료를 받고, 자신을 위해 시간적 여유를 갖고, 특히 중요하게 여기는 것은 신체가 보내는 신호에 귀를 기울이는 것이다.

Jesseca Maglothin, LMT, Reiki master, craniosacral therapist, instructor and continuing education presesnter. Massage therapis since 2004.

발바닥근막염 (Plantar Facilities)

발바닥근막염은 발바닥근막 통증을 포함한다. 발바닥근막염에 염증이 있을 수도 있고, 없을 수도 있다.

징후와 증상: 발활 부위와 발꿈치뼈의 근막 부착점에서 날카로운 통증과 쑤시는 듯한 통증이 발생한다. 휴식 이후 활동을 재개할 때 통증이 발생한다. 조직이 따뜻할 때 증상이 감소하고, 계속 사용할 때 다시 상처를 입을 수 있다.

원인: 발바닥근막은 발바닥에 위치하고, 발꿈치뼈에서 첫 번째 마디뼈까지 뻗어 있다(그림 6-10). 발바닥근막은 발의 모든 발활(특히,

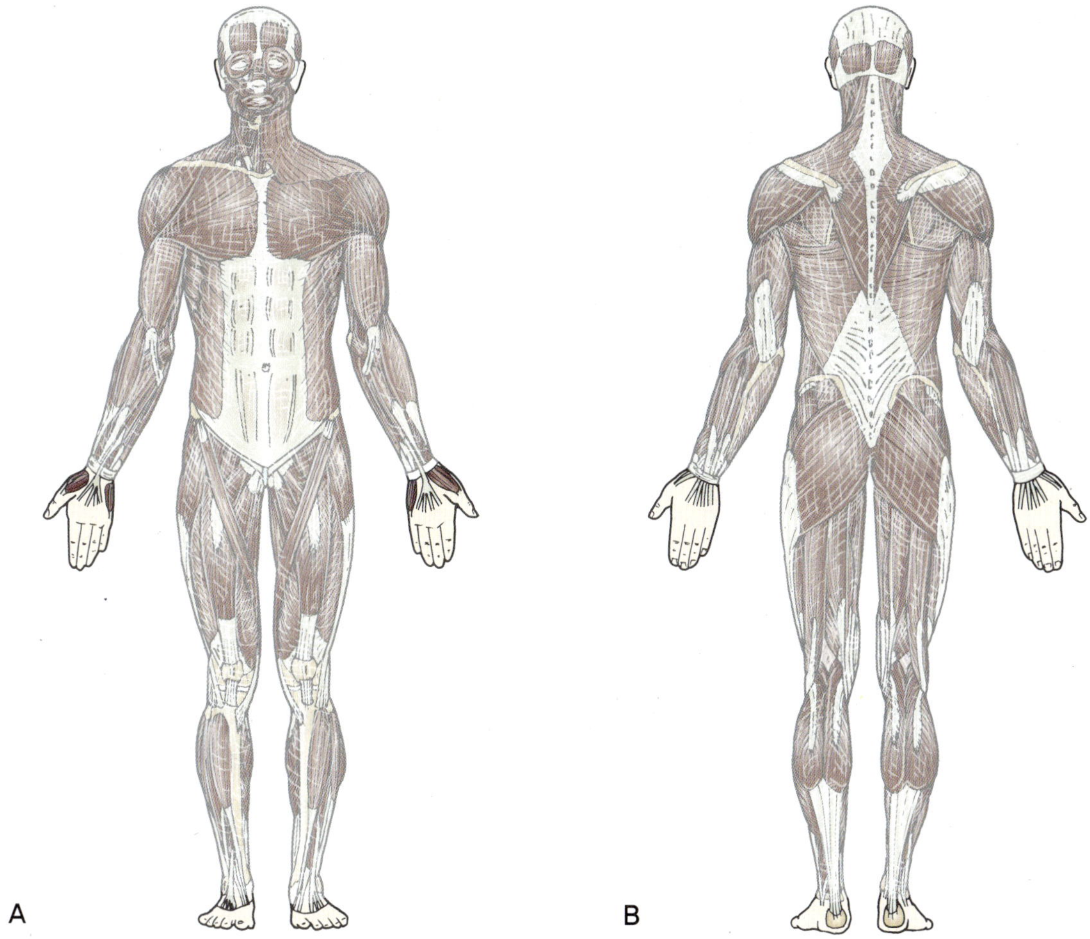

그림 6-8 인체 근막계 (A) 앞면. (B) 뒷면.

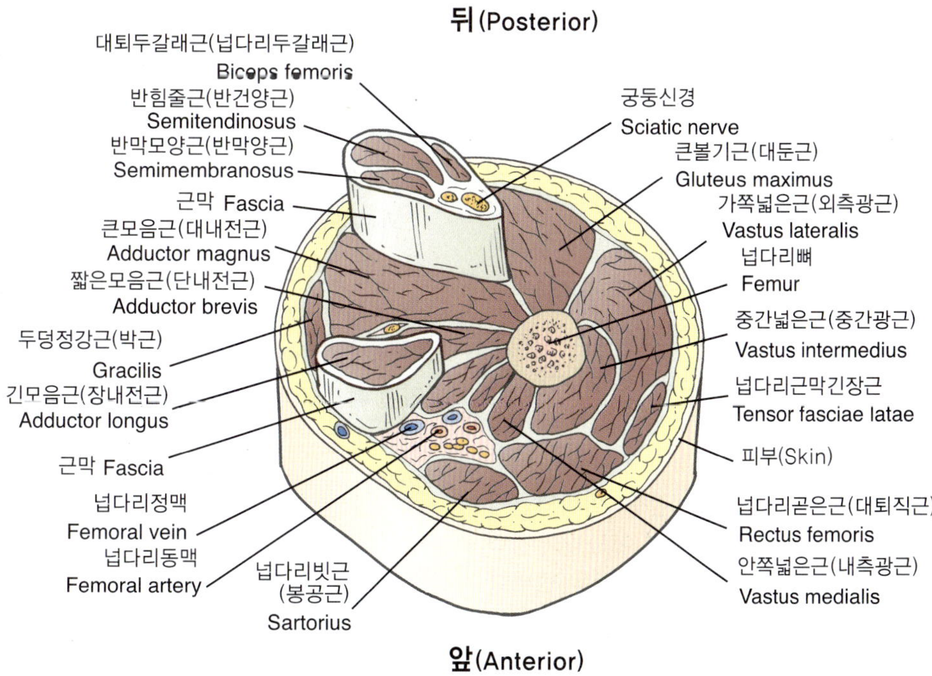

그림 6-9 근육과 근막을 보여주고 있는 허벅지의 횡단면.

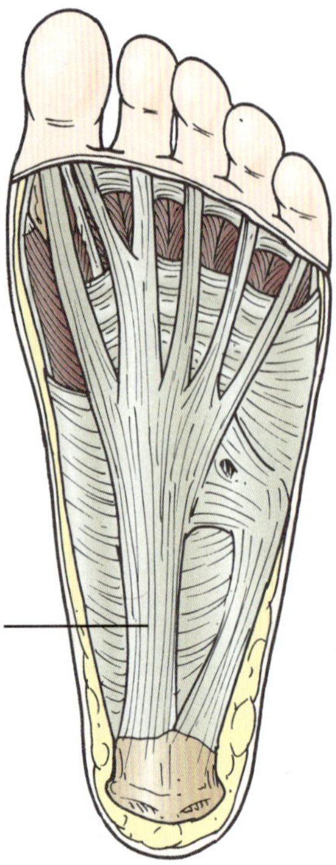

그림 6-10 발바닥근막.

내측발활)을 지지한다. 반복적인 과도한 생체역학적 힘은 결합조직의 섬유를 망쳐 손상시키고, 근막의 콜라겐을 파괴시킨다. 일정 시간 동안 발이 움직이지 않을 때는 근막 섬유가 치유과정의 일부로서 다시 엮기기 시작한다. 그리고 활동을 재개하면, 근막 섬유가 다시 자극을 받아 통증이 발생한다.

과도한 생체역학적 힘은 과체중(발에 더 많은 스트레스를 주는), 발활과 외측지지를 하지 못하는 신발을 신었을 때, 다리길이 차이가 있을 때, 평발이나 회내된 발, 과도하게 팽팽해진 종아리 근육, 자세 비틀림을 일으키는 신체 부위의 기능소실, 발바닥굽힘된 발목 등에 의해 야기될 수 있다. 다른 원인들로는 당뇨병, 류마티스 관절염 통증 등이 있다.

치료: 증상을 악화시키는 활동 감소; 발바닥근막을 펼치는 마사지 기법과 온열치료; 발의 강력한 발등굽힘을 예방하는 신발 착용(발바닥근막의 과도한 스트레칭을 예방한다.); 신발 안의 인솔 적용; 콜라겐 섬유를 다시 건강하고 늘어난 상태가 되도록 유지하는 야간부목의 적용; 열상 없이 근막이 신장될 때까지 맨발을 유지하지 않음; 발가락에서 뒤꿈치까지 발바닥 전체를 골프공으로 굴린다(심한 경우, 테니스공으로 시작한다.); 항염증제를 사용하거나 스테로이드 주사를 맞는다; 얼음을 적용한다; 스트레칭; 심부마찰과 같은 심부기법을 사용한다; 마사지; 통증유발점 치료; 종아리근육과 통증 부위에 근막 스트레칭; 수술(Lowe, 2009; Werner, 2009)

힘줄 (Tendon)

움직임을 만들기 위해, 힘줄은 골격근의 수축힘을 뼈로 전달한다. 힘줄은 "휘어지는 성질(give)"를 가진 치밀 결합조직이다. 힘줄의 콜라겐 섬유는 평행한 다발로 배열되어 있어, 종의 방향에서 가장 큰 강도를 가진다. 젤성 물질을 가진 힘줄말이집이 많은 힘줄들을 둘러싸고 있다. 힘줄말이집은 앞뒤로 활주하는 힘줄들 사이의 마찰력을 감소시킨다(그림 6-11).

3장을 상기해 보면, 힘줄의 장력 스트레스(길이를 따라 장력을 이겨낼 수 있는 능력)는 근육 장력 스트레스보다 2배 이상 강하다. 힘줄이 장력 강도를 가지고 있기 때문에, 스트레스(특히, 근수축으로 발생하는 스트레스)가 힘줄에 가해질 때 그 힘줄들이 많은 장력을 이겨낼 수 있다. 이것은 근육이 수축하여 힘줄들을 당길 때 힘줄이 신장되지 않는다는 것을 의미한다. 그 대신, 움직이기 위해 힘줄들은 뼈에 부착되어 있다(그림 6-12).

과부하된 근육은 힘줄 자체보다는 근육-힘줄 이음부 근처의 근육 부위에서 근좌상 또는 심한 열상이나 파열을 초래한다. 가끔 힘줄이 너무 강하기 때문에, 근육이 크게 과부하되면, 힘줄이 파열되지 않고 힘줄에 붙어 있던 뼈가 조각나게 되는데, 이것을 **결출골절(avulsion)**이라고 한다(Lowe, 2009; Tortora와 Derrickson, 2009).

힘줄 손상은 대개 돌발 외상 때문에 일어나지 않고, 일반적으로 RSI으로 발생한다. 힘줄 손상은 장기간 걸쳐 천천히 진행되며, 반복된 급성 손상은 힘줄병증, 힘줄염, 힘줄말이집염 등과 같은 만성 질환을 초래할 수 있다.

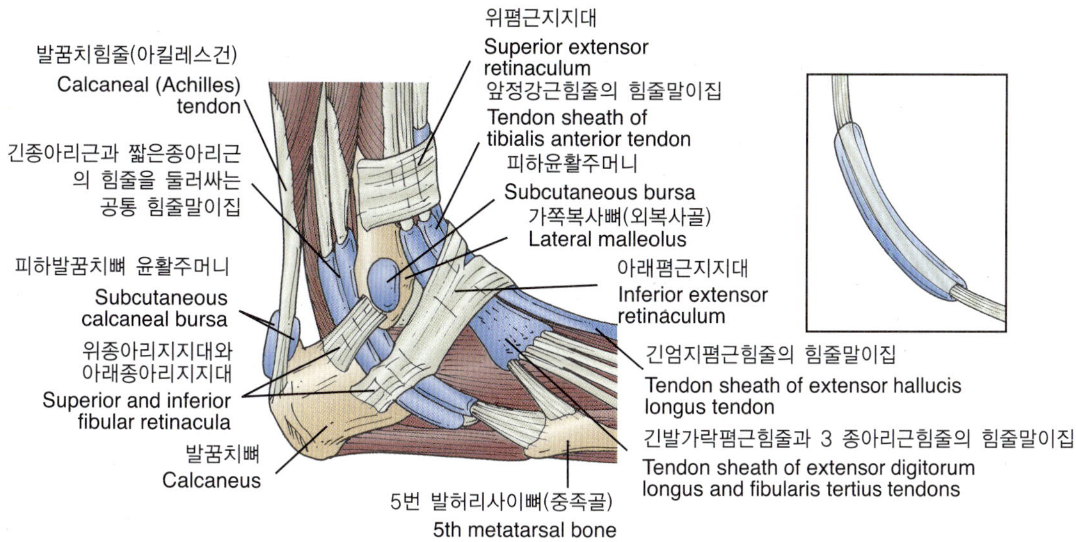

그림 6-11 활막초 안에 있는 힘줄의 구조.

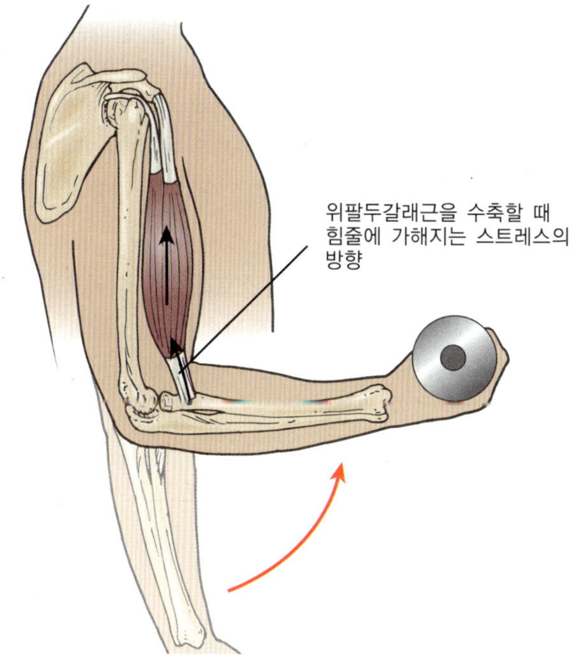

그림 6-12 근수축력은 힘줄을 통해 전달되어, 뼈를 움직인다.

힘줄병증, 힘줄염, 힘줄말이집염 (Tendionsis, Tendinitis, and Tenosynovitis)

힘줄병증은 가장 흔한 질환이다. 힘줄병증은 힘줄에 반복적인 역학적 부하가 가해짐으로써 발생한다. 힘줄 섬유가 찢어지고, 나중에 염증이 발생하기 때문에 *힘줄염*이라 용어를 부여한다(*"tendonitis"*이라고도 쓴다). 그러나 이런 질환에 대한 최근 연구에 따르면, 힘줄에서 세포 감염이 없다고 한다.

그러므로 *힘줄병증*이라는 용어는 더 정확하고, 힘줄 섬유가 찢어지지 않은 퇴행성 상태라고 말한다. 그 대신 콜라겐 섬유가 손상된다. 콜라겐 손상은 만성 통증을 초래하고, 힘줄 장력이 손실된다. 힘줄병증으로부터 치유되는데 오랜 시간이 걸린다. 손상된 콜라겐 리모델링은 매우 천천히 진행한다. 그러므로 힘줄병증이 더 만성적으로 되거나 원인을 해제할 수 없다면, 재발이 발생할 수 있다. 신체가 콜라겐을 수복할 때보다 더 빠르게 손상이 일어난다. 힘줄병증이 발달하면, 팔 · 다리의 힘줄들이 더 쉽게 손상된다.

힘줄염은 염증 반응이 있는 힘줄 손상을 의미한다. 진짜 힘줄염은 염증과 힘줄섬유의 열상을 함께 포함하지만 드문 편이다. 염증은 혈액 순환을 필요로 하며, 제한된 혈액공급을 가진다. 힘줄섬유의 열상은 혈액 공급의 근처나 골막 내에서 일어날 필요가 있다(뼈를 둘러싸는 막은 높은 혈액공급을 가진다).

의사와 물리치료사는 종종 힘줄병증을 힘줄염으로 진단한다. 많은 경우, 그들은 콜라겐의 재힘줄보다 항염증 치료에 초점을 맞춘다. 몇몇 경우에는 NSAIDs가 콜라겐 퇴행 치유에 해로울 수 있다. 만약 의사와 물리치료사들이 이들 정보에 대해 오진을 했다면, 그들은 그들의 건강관리 제공자와 의논을 해야 한다. 다른 의견을 얻는 것도 도움이 된다.

힘줄말이집염은 원위 사지의 힘줄이나 다른 위치의 힘줄과 같은, 몇몇 힘줄을 둘러싸는 힘줄말이집의 문제이다. 힘줄말이집은 관절 가까이에 있는 힘줄을 묶는 지지띠와 힘줄 사이의 마찰을 줄인다. 힘줄은 힘줄말이집 안에서 자유롭게 활주한다.

힘줄말이집염은 만성적 과부하나 과도한 마찰이 힘줄말이집과 힘줄 사이의 염증이나 자극을 일으키는 것이다. 염증은 힘줄의 표면을 거칠게 만들어, 결과적으로 힘줄과 힘줄말이집 사이의 섬유성 유착을 형성할 수 있다(그림 6-13). 힘줄의 거친 표면은 관절이 관절가동범위로 움직일 때 염발음을 일어날 수 있다.

징후와 증상: 힘줄병증과 힘줄말이집염 증상은 비슷하며, 통증과 부종을 포함하고 있다(급성기에서). 통증과 압통은 주변 근육으로 확산될 수 있다. 힘줄이 수초(활액막)을 가지면, 힘줄말이집염이 발생할 가능성이 크다. 수초가 없다면, 힘줄병증이 일어날 것이다.

원인: 외상, 반복 사용, 유연성 부족, 류마티스 관절염과 같은 염증성 질환(Lowe, 2009; Werner, 2009)

흔한 힘줄질환 (Common Tendon Disorders)

가쪽위관절융기염(외측상과염)

〔(Lateral Epicondylosis/Epiconylosis (Tennis Elbow)〕

가쪽위관절융기염은 과사용 손상으로서 손목 폄근의 부착부위에서 일어나는 손상을 말하며, 위팔뼈의 가쪽위관절융기에 있는 짧은노쪽손목폄근이 주로 손상된다. 이런 손상은 테니스 선수에게서 빈번하게 나타나기 때문에 *테니스 엘보우(tennis elbow)*라고 한다. 그러나 이런 손상은 테니스 라켓을 사용하지 않은 사람에게도 종종 나타난다. 가쪽위관절융기 부위의 근육힘줄 이음부에 반복되는 부하가 외측 팔꿈치 통증의 가장 일반적인 원인이다; 급성 상태의 가쪽위관절융기염은 힘줄염을 초래하고, 만성기에는 힘줄병증으로 초래한다.

징후와 증상: 위팔뼈 가쪽위관절융기 통증과 압통, 손목의 약증, 문고리를 돌리는 것과 악수하기와 같은 간단한 일이 어려워짐, 손목을 폄할 때 저항을 가하면 팔꿈치 외측에서 통증이 발생함. 손가락들을 펼칠 때 외측 팔꿈치에서 통증이 발생함. 가쪽위관절융기 밑에 압통이 발생함.

원인: 과사용 또는 반복 스트레인, 바디워크 수행 및 ADL, 그리고 테니스와 같은 활동 도중 일어나는 반복된 손목의 폄과 과신전.

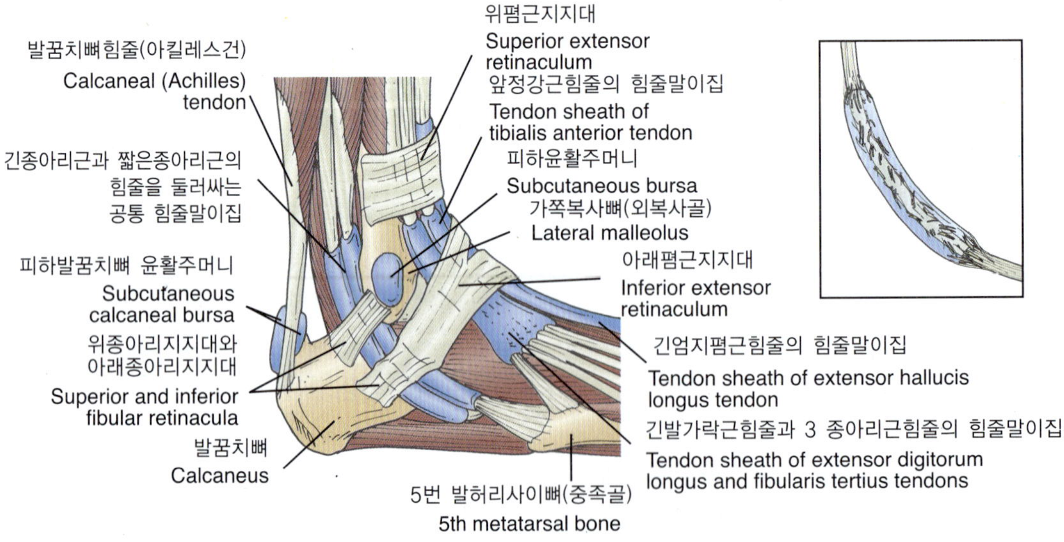

그림 6-13 힘줄말이집 속의 힘줄 구조.

안쪽위관절융기염(내측상과염) [Medial Epicondylosis/Epicondylosis (Golfer's or Pitcher's Elbow)]

안쪽위관절융기염은 과사용으로 인한 손목 굽힘근 부착부의 손상을 말하며, 위팔뼈 안쪽위관절융기에 있는 노쪽손목굽힘근이 주된 손상 근육이다. 골프 선수나 야구 피처들에게서 빈번하게 나타나기 때문에, *골퍼 또는 투수 팔꿈치(golfer's or pitcher's elbow)*라 부른다. 그러나 이런 상태는 위 내용의 활동을 하지 않은 사람에게도 종종 나타난다. 안쪽위관절융기 부착부에 가해지는 반복 부하가 내측 팔꿈치 통증의 가장 주된 원인이다; 급성기 때는 힘줄염을 초래하고, 만성기에는 힘줄병증을 초래한다.

징후와 증상: 손목 굽힘과 아래팔의 엎침으로 인한 위팔뼈 안쪽위관절융기의 통증과 압통. 팔꿈치와 손목 가동범위는 대개 정상범위 내에 있다.

원인: 과사용, 반복 스트레인 및 바디워크의 수행이나 ADL과 같은 활동을 하는 동안에 일어나는 반복된 손목의 굴곡, 외상성 손상, 잘못된 골프 스윙, 잘못된 피칭.

힘줄질환의 치료: 진통제, NSAIDS, 수치료(부록 A 참고), PRICE 프로토콜. 보조기, 활동으로의 점진적 복귀. 만약 힘줄염이나 힘줄말이집염이 만성이고 염증성이라면, 심부조직 마사지를 피해야 한다. 만약 비염증성이라면, 근육힘줄 이음부에 깊고 특별한 마찰 기법을 적용하고, 얼음을 20분간 적용한다(얼음 마사지에 대해 알고 싶으면 부록 A를 참고한다; Holland와 Anderson, 2011; Lowe, 2009; Werner, 2009).

윤활주머니염 (Bursitis)

윤활주머니는 윤활액이 들어 있는 결합조직으로 된 작은 주머니이고, 윤활액은 계란의 흰자위와 비슷한 점성을 가지고 있다. 윤활주머니는 근육과 뼈, 힘줄과 인대, 그리고 피부와 뼈돌출부 사이의 움직임을 완충하여 마찰을 감소시킨다. 그림 6-14는 어깨관절 윤활주머니를 보여준다. 신체는 부가적인 보호가 필요한 부위에 새로운 윤활주머니를 생성할 수 있다. 윤활주머니염은 하나 또는 그 이상의 윤활주머니의 염증이다. 신체에는 약 160개 윤활주머니가 있다. 궁둥뼈결절과 무릎, 어깨, 엉덩이, 팔꿈치, 뒤꿈치 등과 같은 곳에 힘줄이 있는 경우에 윤활주머니염이 존재한다.

징후와 증상: 부종과 때때로 열감, 움직임 시 통증, 제한된 관절범위와 기능소실. 반복 외상은 윤활주머니 내벽의 석회화와 퇴행을 일으킬 수 있다.

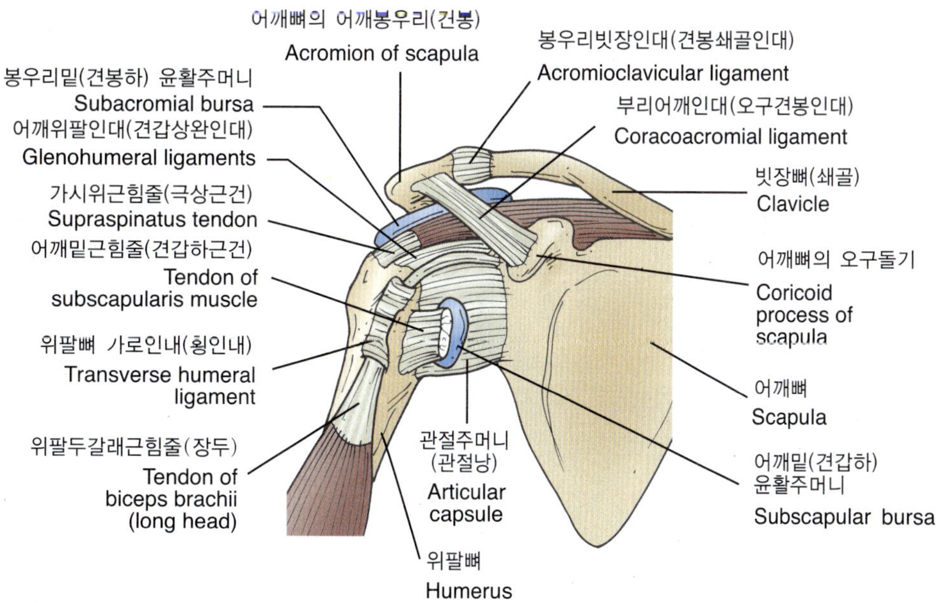

그림 6-14 어깨관절의 윤활주머니.

원인: 갑작스런 자극은 급성 윤활주머니염을 야기시킬 수 있다. 근육과 힘줄 과사용(반복적인 부하) 외에, 지속적인 외부 압박이나 외상도 만성 윤활주머니염을 일으킬 수 있다.

치료: 단기간의 항염증제과 NSAIDs 사용, 스테로이드 주사, 과도한 배액, 수술(윤활주머니절제), 마사지 치료, 재활운동. 몇 가지의 윤활주머니염은 얼음에 잘 반응한다. 다른 경우에는 따뜻한 습열이 급성기에 효율적이고, 힘줄열이 아급성기와 만성기에 효과적이다(Lowe, 2009; Tortora와 Derrickson, 2009; Werner, 2009).

당신은 어떻게 생각하나요?

윤활주머니염이 흔하게 발생하는 신체의 부위에 대해 생각해 본다. 여러분은 윤활주머니를 가진 클라이언트에게 어떤 바디워크 치료를 선택하는가? 윤활주머니염을 가진 여러분 자신에게 어떤 바디워크 치료를 선택할 것인가?

인대 (Ligament)

인대들은 두껍고, 강한 섬유조직이고 뼈와 뼈를 연결하고 있고, 안정적인 골격구조와 비정상적인 움직임을 방지한다. 힘줄의 콜라겐 섬유와 마찬가지로, 인대의 콜라겐 섬유도 평행하게 배열되어 있고, 종의 방향에서 가장 강력한 장력을 형성한다. 그러나 인대 내에 다른 방향으로 배열된 섬유가 있다. 이섬유들은 관절이 다양한 방향으로 움직일 때, 유연성, 강도 및 신장을 제공한다.

인대 손상은 갑작스런 관절의 타격이나 관절의 비틀림(몸통이 비틀림되면서 치료 테이블 들어올릴 때, 허리의 척추사이관절이 염좌를 당할 수 있다; 그림 6.15 A와 B)과 같은 갑작스런 높은 장력 하중이 걸릴 때 초래된다. 손상의 정도는 인대에 가해지는 힘에 좌우된다. 장력이 최소라면, 인대는 섬유의 작은 스트레칭으로 힘을 흡수한다. 장력이 더 크면, 인대 섬유가 늘어나게 된다.

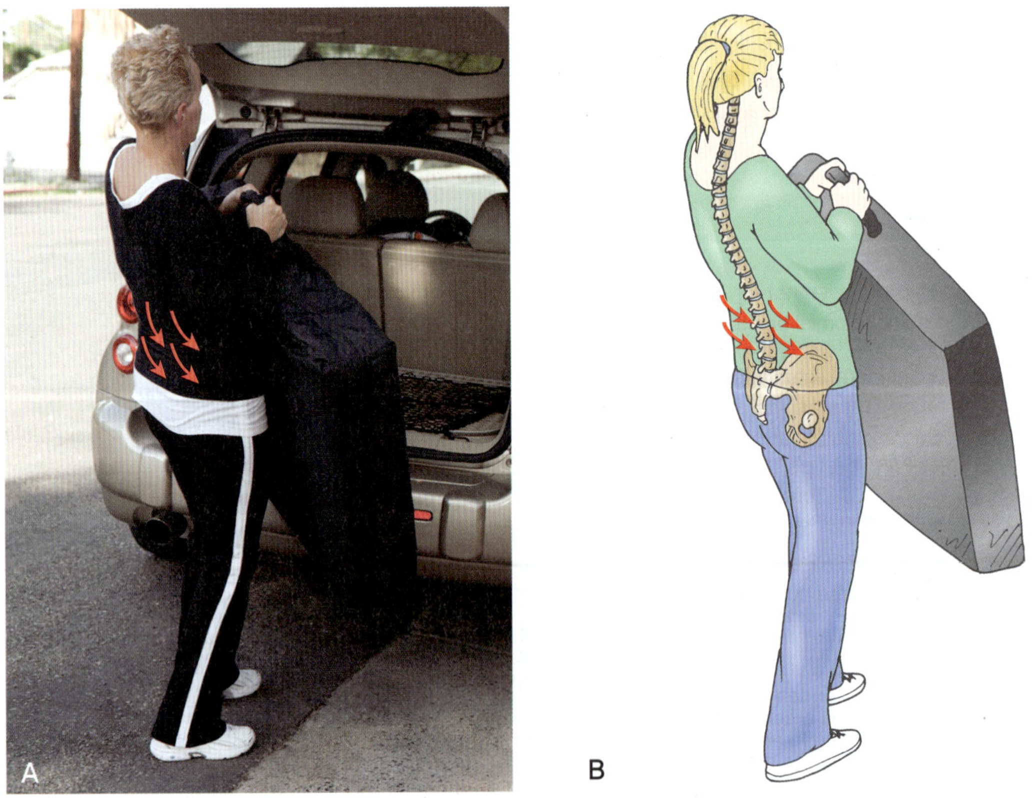

그림 6-15 (A) 치료 테이블을 들어올리고 비틀려질 때, 허리에서 염좌가 발생할 수 있다. 화살표는 힘의 방향을 보여주고 있다. (B) 허리에서 염좌를 일으키는 힘들.

염좌 (Sprain)

염좌는 관절의 인대가 늘어나거나 찢어지는 관절의 외상이지만, 탈구는 없다. 1도 염좌는 인대의 열상 없이 늘어나기만 한다; 2도 염좌는 인대 일부가 열상됨; 3도 염좌는 완전한 인대 열상이다.

징후와 증상: 염좌는 혈액과 활액을 관절강으로 보내 관절 부종과 열감을 일으키고, 경한 통증과 압통에서 심한 통증과 압통을 일으키고, 멍과 피부 변색을 야기한다. 인대와 관절주머니는 상대적으로 혈액공급이 부족하기 때문에, 더디게 치유된다. 인대가 완전한 치유가 되려면 3-6개월 또는 더 이상 걸릴 수도 있다.

원인: 과사용(특히 적절한 회복 시간이 없다면), 유연성 부족, 과가동성이나 코티코스테로이드 주사와 같은 과거 병력. 허리 염좌는 다리의 큰 근육 대신에 허리의 작은 근육과 몸통 비틀기가 동시에 작용할 때 야기된다. 염좌에 가장 취약한 관절은 발목과 무릎, 손목, 손가락, 허리, 엉치뼈인대, 어깨가 있는데, 그 이유는 이들이 빈번하게 사용되고 움직임 부하를 더 많이 흡수하기 때문이다. 그러므로 그들은 비틀리거나, 휘어지거나, 직접적인 타격을 받을 때 더 취약해 진다.

인대가 지나치게 늘어나면, 그 인대는 영원히 늘어난 상태로 있게 될 것이다. 인대조직은 신장될 수는 있지만, 원래 형태로 되돌아오는 성질을 갖고 있지 않다. 이것은 쉽게 손상되거나 재손상될 수 있는 불안정하고 과가동성을 가진 관절을 초래할 것이다. 반복적인 관절 비틀림도 만성 염증, 퇴행 및 관절염을 초래할 수 있다.

치료: 진통제, NSAIDs와 같은 항염증제, PRICE 프로토콜. 마사지 치료와 같이 조직을 교정하는 바디워크 기법은 염증이 가라앉거나 손상 후 72시간이 될 때까지 금기시된다. 현 시점에서 림프 마사지는 관절낭 외부의 부종을 관리하는데 도움이 된다. 가벼운 활주 마사지와 마찰 마사지가 혈액순환을 증진하고 치유에 도움을 줄 수 있다. 치유가 완전히 이루어졌다면, 유착을 느슨하게 하는 심부마찰 마사지도 치료에 도움이 될 수 있다(Lowe, 2009; Tortora와 Derrickson, 2009; Werner, 2009).

관절주머니(관절낭) (Joint Capsule)

관절주머니의 가장 바깥층은 주로 인대 조직으로 구성된 섬유성 주머니이고, 관절의 안정성 지지에 도움을 준다. 안쪽층은 활액을 분비하는 활액성 주머니이다(그림 6-16). 활액은 관절을 윤활시키고, 영양분을 공급하고, 대사 노폐물을 제거한다. 섬유성 주머니는 신경지배가 풍부해서, 미세한 손상으로 상당한 통증과 불편이 일어날 수 있다.

오십견과 유착성 관절낭염 (Frozen Shoulder and Adhesive Capsule)

오십견과 유착성 관절낭염은 염증과 뻣뻣함을 가진 주변의 결합조직과 유착으로 인한 오목위팔관절 가동범위 제한을 일으킨다. 그리고 **근방호(muscle guarding)**도 일어날 수 있다. *근방호*는 근육뼈대계 손상 이후 통증에 반응하여 발생하는 불수의적 근수축을 명명하는 용어이다. 이런 징후와 증상은 대략 5개월-3년 또는 그 이상 지속되고, 자발적이고 부분적으로 징후와 증상이 해결된다. 보통 오십견은 50-70세에서 발생하지만, 반복 움직임을 많이 하는 연령대의 사람에게서

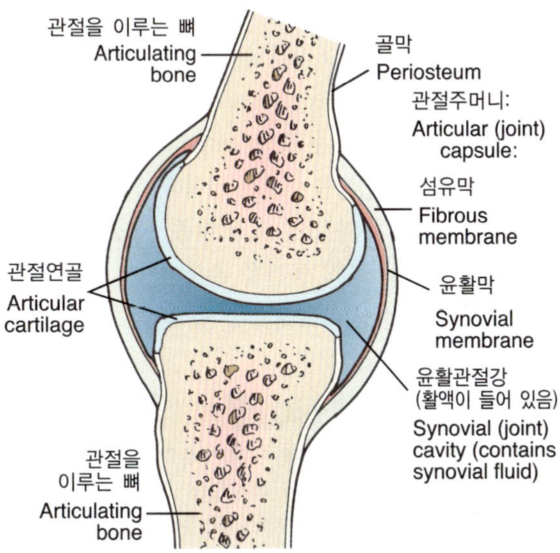

그림 6-16 관절주머니의 구조.

도 발생할 수 있다. 오십견은 유착성 관절낭염뿐만 아니라, 윤활주머니염, 힘줄병증(힘줄이 석회화되는 것이 포인트다), 돌림근띠 문제와 힘줄 문제로도 일어날 수 있다. 유착성 관절낭염은 오목위팔관절의 유착 때문에 오목위팔관절의 움직임을 소실시켜, 결국에는 오십견을 초래한다.

징후와 증상: 심한 오목위팔관절 ROM 제한, 어깨에서 확산되고 쑤시는 듯한 둔한 만성 통증. 특정 움직임은 수분간 지속되는 갑작스런 통증과 근경련을 야기시킬 수 있다.

원인: 불확실하다. 다른 경우에서는, 오십견이 돌림근띠 손상으로 초래될 수 있고, 또 손상, 관절염, 위팔두갈래근의 힘줄병증이나 힘줄말이집염(두갈래고랑을 주행하는 위팔두갈래근 장두)으로 인한 근방호 때문에 일어나고, 수술, 어깨분리 또는 당뇨병 등으로도 초래될 수 있다. 이들 문제로 인한 흉터조직이 관절낭의 액와주름과 유착된다. 오목위팔관절은 만성염증, 유착형성, 관절낭액 감소 때문에 움직임이 감소한다.

치료: 통증이 발생할 수 있다; 물리치료, 다양한 약물, 마사지 치료로 구성된다(Fritz, 2009; Lowe, 2009; Tortora와 Derrickson, 2009; Werner, 2009).

신경 (Nerve)

인대나 뼈에 의해 포착된 신경으로 초래된 신경 손상은 **신경압박**(nerve compressions)으로 불린다. **충돌**(impingement)이나 **포착**(entrapment)은 근육과 같은 연부조직이 신경을 누르는 것이다. 직접적인 타격이나 닫힌 공간 내의 급성 조직 부종, 불균형 자세나 신경이 지나가는 조직 공간을 손상시키는 질환 등에 의해서도 신경 손싱이 초래할 수 있다.

당신은 어떻게 생각하나요?

동료 치료사가 여러분에게 어깨 앞쪽의 만성 통증을 호소하고 있다. 이 부위의 해부학적 구조물을 고려해 볼 때 의심되는 만성 염증 상태의 종류는 무엇인가? 징후와 증상을 고려해 어느 구조물이 침범되었다고 생각되는가? 그 이유는 무엇인가?

신경의 어느 곳에서도 압박이 일어날 수 있지만, 신경 압박에 취약한 몇몇 지점이 있다. 이 지점으로는 척주 목뼈와 허리뼈이다. **신경뿌리증**(radiculoparthy)은 신경근에서 일어날 수 있는 병리를 의미하는 용어이다. 흔한 신경뿌리증은 탈출된 척추사이원반이 신경근을 압박하는 경우로서, 궁둥신경통과 같은 증상을 유발할 수 있다(본 장의 후반부에 기술된 "궁둥신경통"을 참고하기 바란다).

신경병리(neuropathy)는 신경 길이를 따라 멀리 발생하는 병리이다. *말초신경병리(peripheral neuropathy)*는 신경뿌리나 척수에서 멀리 떨어진 말초신경의 부위에서 발생하는 병리를 의미하는 용어이다. 가슴문 증후군과 손목굴 증후군과 같은 충돌 현상은 말초신경병리의 좋은 예이다.

가끔 신경의 길이를 따라 여러 지점에서 손상이 일어날 수 있는데, 이것을 **이중 또는 다중 분쇄 현상**(double or crush phenomenon)이라 부른다. 예를 들어, 가슴문 근처에서 일어나는 팔신경얼기의 압박은 팔의 원위부 신경기능을 억제할 수 있다. 결과적으로, 가슴문 증후군과 손목굴 증후군이 모두 나타날 수 있다.

신경압박의 징후와 증상으로 통증과 다른 감각이 일어날 수 있다. 감각손상은 **무감각**(anesthesia)에서부터 감각이상과 **과민증**(hyperesthesia)에 이르기까지 다양하다. 운동 기능도 손상될 수 있다. 운동 기능 소실은 근위축이나 근소모를 초래할 수 있다.

가슴문 증후군 (Thoracic Outlet Syndrome, TOS)

가슴문 증후군은 목 가쪽 부위에 있는 신경이나 혈관 구조물(팔신경얼기와 관련 혈관)이 각각 또는 함께 압박이나 포착되어 발생하는 현상이다. 팔신경얼기는 목의 외측에서 시작하여, 앞목갈비근과 중간목갈비근을 통하여 주행하고, 빗장뼈와 작은가슴근 아래를 지나 겨드랑이를 통해 팔과 손으로 들어간다(그림 6-17A). TOS는 어깨, 상부 가슴, 팔과 손의 근육에 영향을 줄 수 있고, 팔의 혈액공급에 영향을 줄 수 있다.

징후와 증상: 팔 부종; 방사통, 종종 손과 1-3번째 손가락으로 전파된다; 온도 변화에 예민해짐; 약증; 어깨와 어깨뼈 부위는 물론 팔까지 이르는 둔감, 때때로 흉부와 목(그림 6-17B)에서 둔감이 일어남.

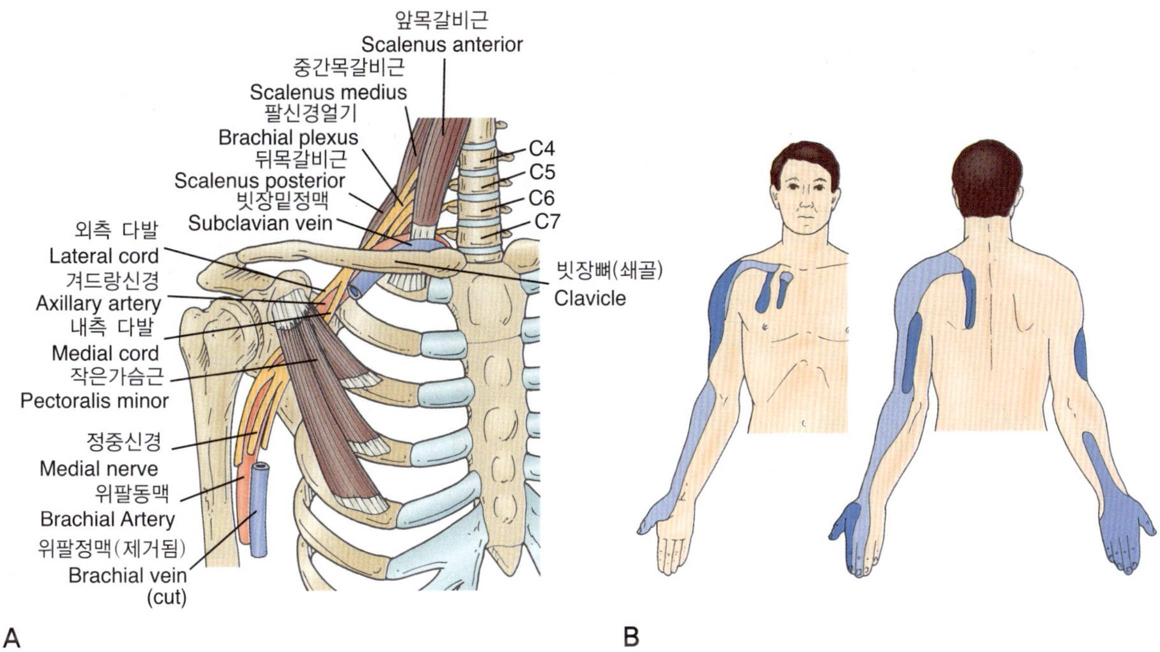

그림 6-17 (A) 가슴문. (B) 가슴문 증후군의 감각 패턴.

원인: 팔신경얼기의 압박이나 충돌.
일반적으로 가장 내측의 신경인 자신경이 충돌된다.

작은가슴근 증후군(Pectoralis minor syndrome)은 작은가슴근과 갈비뼈 사이에서 신경과 혈관 구조물이 압박되는 것을 말한다. **앞목갈비근 증후군**(anterior scalene syndrome)은 앞목갈비근과 중간목갈비근 사이에서 충돌되는 것이다. **갈비빗장 증후군**(costoclavicular syndrome)은 빗장뼈와 1번 갈비뼈 사이에서 충돌이 일어나는 것이다(그림 6-17C). 충돌은 과도한 팔 움직임이나 어깨로 전화를 받는 사람과 같이, 만성적으로 목갈비근이 단축되었을 때도 발생할 수 있다. 다른 원인으로는 탈출된 목뼈 척추사이원반이나 목뼈 척추증(척추관절의 뻣뻣함), 부적질한 호흡 및 흡연 등이다. 흡연은 효율적인 호흡을 손상시키고, 목갈비근과 같은 호흡보조근에 과도한 부하를 가한다.

치료: 자세 변화, 물리치료, 마사지, 척추교정 또는 정골요법, 어깨를 안정화시키는 근육 강화(Lowe, 2009; Tortora와 Derrickson, 2009; Werner, 2009)

손목굴 증후군 (Carpal Tunnel Syndrome, CTS)

손목굴 증후군은 손목과 손에 부하가 반복됨으로써 발생하는 손상이다. 손목굴은 손목의 앞쪽 부위에서 손목뼈를 가로지르는 가로손목인대에 의해 형성된 좁은 통로이다. 손목굽힘근힘줄과 정중신경이 손목굴을 통과한다(그림 6-18A). 과사용으로 힘줄말이집에 부종이 생겨 민감해지고, 손목을 중립위로 유지할 수 없다. 이 부종이 정중신경을 누른다(그림 6-18B). 만성 염증도 힘줄말이집을 두껍게 만들어, 문제를 일으킬 수 있다.

징후와 증상: 압통, 과긴장, 근막 제한, 그리고 손으로 들어가는 정중신경을 따라 통증, 둔감, 감각이상(그림 6-19), 손과 1-3번째 손가락에서 근 약증이 나타난다.

원인: 손목과 손의 반복적인 움직임, 부가적인 위험요소으로는 류마티스 관절염, 퇴행성 관절염, 호르몬 장애, 당뇨병, 갑상선 질환, 갱년기 등이 있다. CTS는 전동 도구, 장시간의 운전 또는 바디워크 수행과 같은 특정 직업에서 발생하는 반복 운동이나 강력하거나 어색하거나, 스트레스된 손과 손목 운동으로 인한

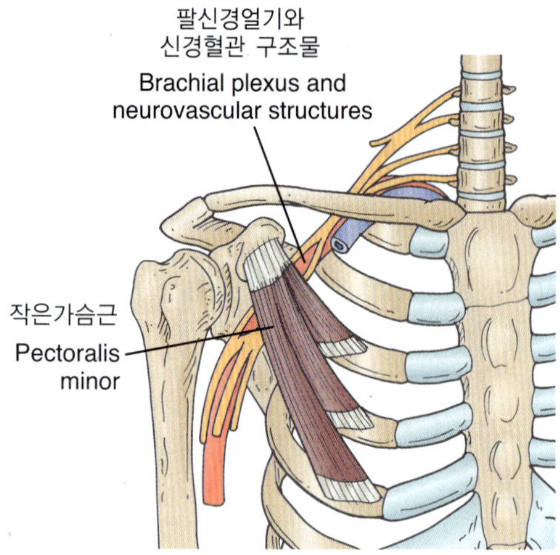

C1 작은가슴근에 의한 압박

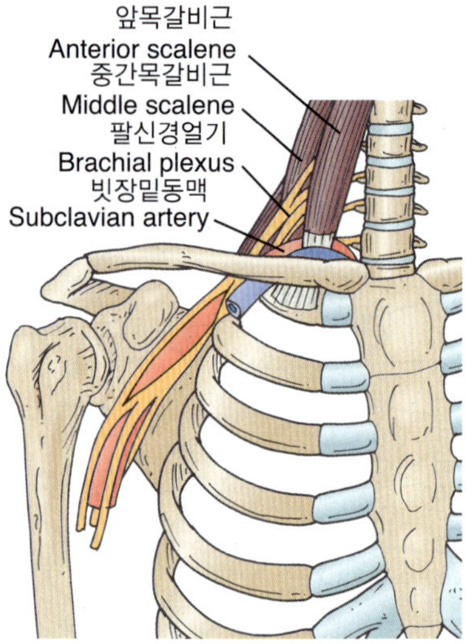

C2 앞목갈비근과 중간목갈비근에 의한 압박

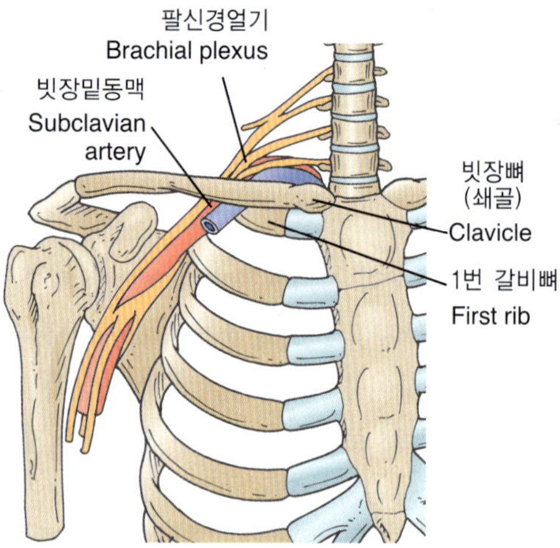

C3 빗장뼈와 1번 갈비뼈에 의한 압박

그림 6-17 *계속* (C) 팔신경얼기가 작은가슴근, 목갈비근 및 빗장뼈와 1번 갈비뼈에 의해 충돌됨.

과사용이나 스트레인으로 초래될 수 있다.

치료: 증상에 영향을 주는 습관을 수정하는 것이 필수적이다. 만약 손목 부위에 급성 염증이 있다면, 마사지 치료와 같이 조직을 교정하는 바디워크 기법은 금기시 된다. 반면, 심부 마사지와 같은 마사지 기법은 흉터조직을 이완시킬 수 있다. 팔꿈치, 손목 및 손가락의 수동운동은 관절운동범위를 유지한다. 목, 어깨, 팔의 수동운동도 근경축을 줄이는데 도움을 줄 수 있고, 단축된 근육을 늘이고, 결합조직 주변을 부드럽게 늘인다. 다른 치료로는 손목부목, NSAIDs, 수술 등이 있다. 만약 수술을 했다면, 그 부위가 완전히 치유될 때까지 마사지를 적용해서는 안 된다. 실밥을 제거하고 염증이 가라앉으려면, 수술 후 약 8–12주가 소요된다. 그 부위의 심부 마찰은 수술에 의한 유착을 줄이는데 도움을 줄 수 있다.

원엎침근 증후군 (Pronator Teres Syndrome)

원엎침근 증후군은 원엎침근에 의한 정중신경 압박이다; 이것은 종종 손목굴 증후군으로 오해를 받는다.

징후와 증상: 정중신경을 따라 약하거나 중등도의 쑤시는 통증이 아래팔에서 발생하고, 날카롭고 찌르는 듯한 통증이 발생하고, 둔감이

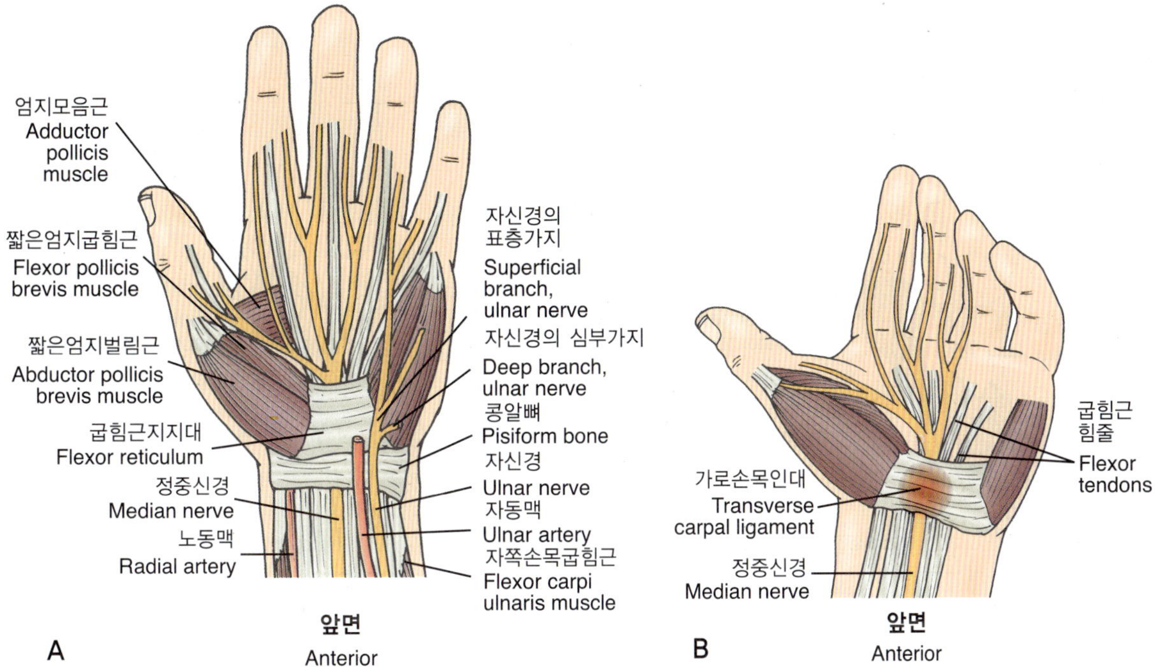

그림 6-18 (A) 손목굴. (B) 손목굴에서 압박되는 정중신경.

나 감각이상이 발생한다(그림 6-19); 손과 1-3번째 손가락의 근육이 약화된다.

원인: 대다수 사람들의 경우, 원엎침근의 두갈래 사이를 지나가는 정중신경이 압박된다(그림 6-20A). 몇몇 사람들의 정중신경은 원엎침근의 두갈래 밑을 깊숙이 통과한다(그림 6-20B). 원엎침근이 정중신경을 자뼈 위에서 누를 때, 정중신경의 압박이 일어난다. 원엎침근이 과도하게 타이트하거나 통증유발점을 갖고 있다면, 원엎침근이 정중신경을 포획할 수 있다. 굽힘된 팔꿈치의 반복 운동이나 아래팔의 엎침이 원엎침근의 타이트니스와 통증유발점을 야기시킨다.

정중신경 압박의 다른 원인은 위팔두갈래근에서 아래팔까지 연결하는 두갈래근 근막이라 불리는 섬유띠이다. 정중신경이 두갈래근 근막 밑으로 지나가기 때문에, 정중신경이 두갈래근 근막에 의해 압박될 수 있어 원엎침근 증후군과 비슷한 증상이 일어난다(그림 6-20C). 이것은 위팔두갈래근의 강력한 수축으로 발생한다.

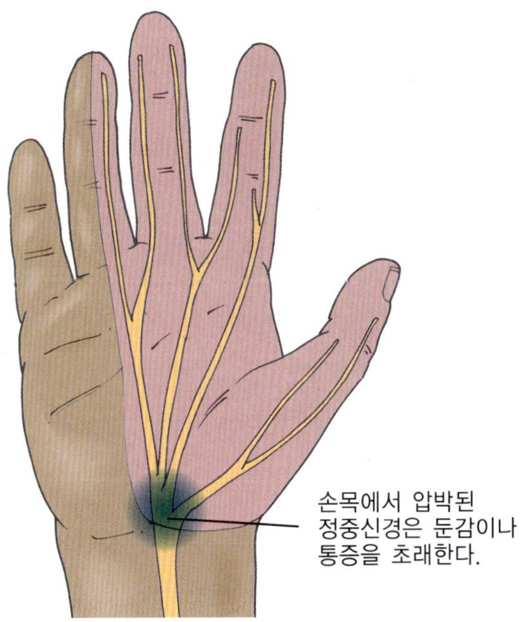

그림 6-19 정중신경의 감각 경로

손목굴 증후군과 원엎침근 증후군을 구별하는 방법은 수면이 손목굴 증후군을 악화시키는 동안 장시간 손목을 굽힘하는 것이다. 이런 굽힘 자세는 손목굴에서 정중신경을 압박한다. 그러나 원엎침근이 손목을 굴곡하

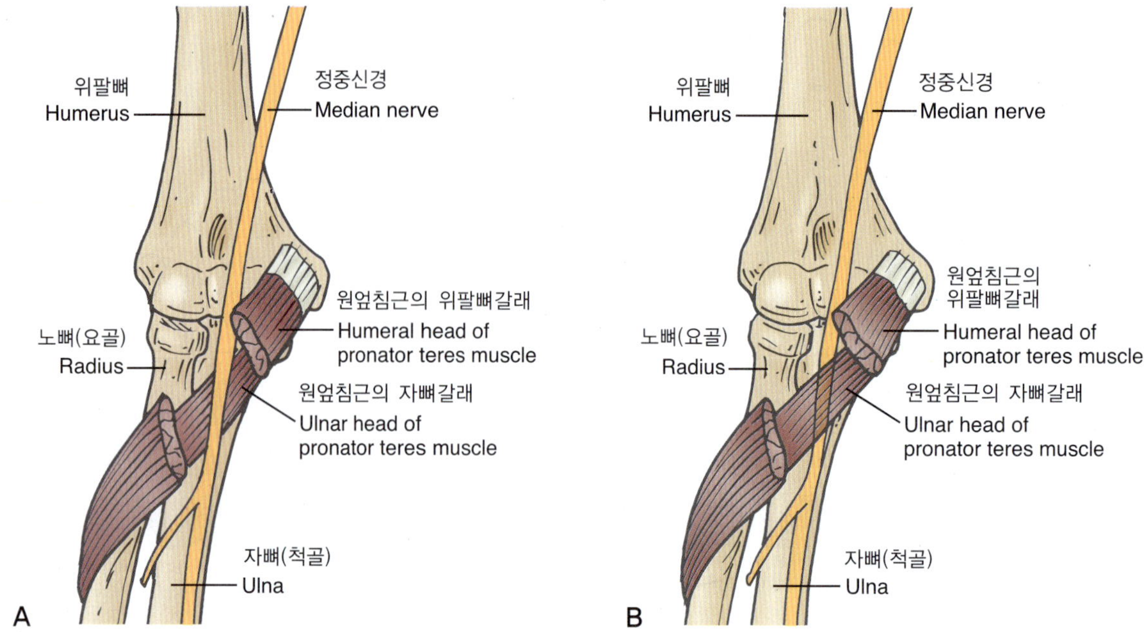

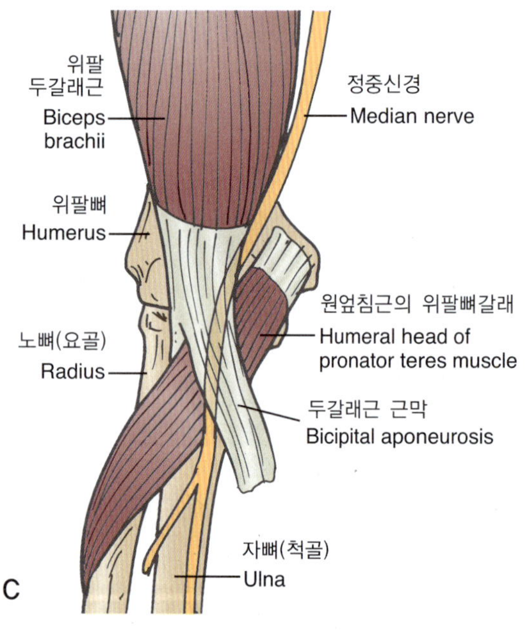

그림 6-20 (A) 원엎침근의 양쪽 갈래를 통과하는 정중신경, (B) 원엎침근의 양쪽 갈래 밑을 통과하는 정중신경. (C) 두갈래근 근막 밑을 통과하는 정중신경.

지 않기 때문에, 이 자세를 취하는 수면 동안에 정중신경의 압박이 증가되지 않는다.

치료: 증상을 악화시키는 활동을 줄인다; 부목이나 보조기를 사용한다; 압박을 이완하기 위해, 원엎침근이나 두갈래근 근막의 이완술을 수행한다; 통증유발점 치료와 같은 심부조직 기법을 받는다; 박리; 원엎침근, 위팔 두갈래근, 아래팔 굽힘근과 폄근에 대한 근막 스트레칭과 심부마찰 기법을 수행한다 (Lowe, 2009; Tortora와 Derrickson, 2009; Werner, 2009)

궁둥신경통 (Sciatica)

궁둥신경통은 궁둥신경을 형성하는 5개의 신경뿌리 중 하나의 신경뿌리가 압박되거나 과민해져서 일어나는 증상이거나 또는 궁둥신경 자체가 압박되거나 과민해져서 일어나는 증상이다.

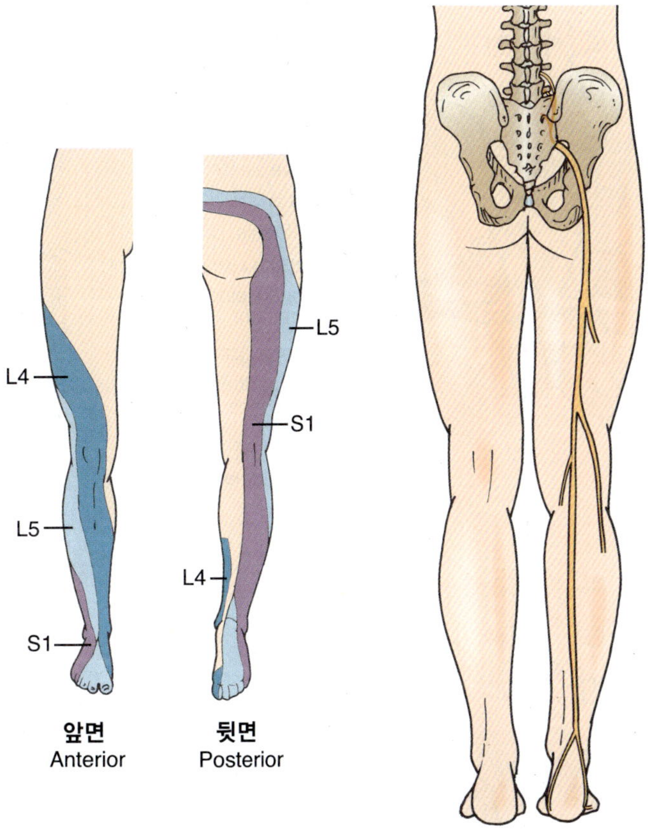

그림 6-21 궁둥신경의 증상 경로.

징후와 증상: 한쪽 다리에서 약증과 통증이 일어나고, 움직임 시 증상이 좋아지는 경향이 있다. 궁둥이 부위에 둔감이나 압통이 있다. 날카로운 방사통; 둔감; 바늘로 찌르는 듯한 감각이 궁둥신경을 따라 다리의 뒤쪽과 빌까지 발생한다(그림 6-21). 염증 증가가 있으면, 다리의 움직임이 나빠지고, 무릎이 불안정해진다. 궁둥신경통은 한쪽 다리나 양쪽 다리에서 발생할 수 있다.

원인: 궁둥신경의 압박에 의한 허리뼈신경 L4나 L5의 압박이나 흔하지 않지만 엉치뼈신경 S1, S2, S3의 압박. 궁둥신경의 압박은 척추사이원반 탈출, 엉덩관절 탈구, 척추관 협착증으로부터도 일어날 수 있다. 다른 원인으로는 염증, 자극, 허리엉치뼈의 퇴행성 관절염, 과사용(반복 부하), 과도한 감정 스트레스 등이 있다.

치료: 궁둥신경통이 진단명이기보다는 증상이기 때문에, 궁둥신경통이나 궁둥신경 증후군의 치료는 증상 원인에 따라 달라질 수 있다. 치료로는 항염증제, 진통제, 물리치료, 스트레칭, 비수술적인 척추감압술, 마사지, 척추교정, 초음파, 침술, 과도한 체중이 신경근을 압박할 때 체중 감소, 수술 등이 있다. 가끔 궁둥신경통은 아무런 치료를 하지 않아도 스스로 해결될 수 있다.

궁둥구멍근 증후군 (Piriformis Syndrome)

궁둥구멍근 증후군은 궁둥구멍근의 압박이거나 궁둥구멍근에 의한 위볼기신경의 압박이다. 궁둥신경은 엉치뼈 앞쪽에서 엉덩궁둥패임을 통과한다. 대부분 사람의 궁둥신경은 궁둥구멍근의 아래와 다른 심부 엉덩관절 가쪽돌림근의 위를 지나간다(그림 6-22A). 일부 사람의 궁둥신경은 궁둥구멍근을 통과하는 하나의 가지와 궁둥구멍근 밑을 지나가는 다른 가지로 가지거나(그림 6-22B), 한 가지는 궁둥구멍근의 위를 지나가고, 다른 가지는 궁둥구멍근의 밑을 지나가거나(6-22C), 양쪽 가지가 궁둥구멍근을 통과한다(그림 6-22D). 위볼기신경도 큰궁둥뼈패임을 통과해 나간 후, 궁둥구멍근을 위를 지나 둔근까지 간다(그림 6-22A 참고).

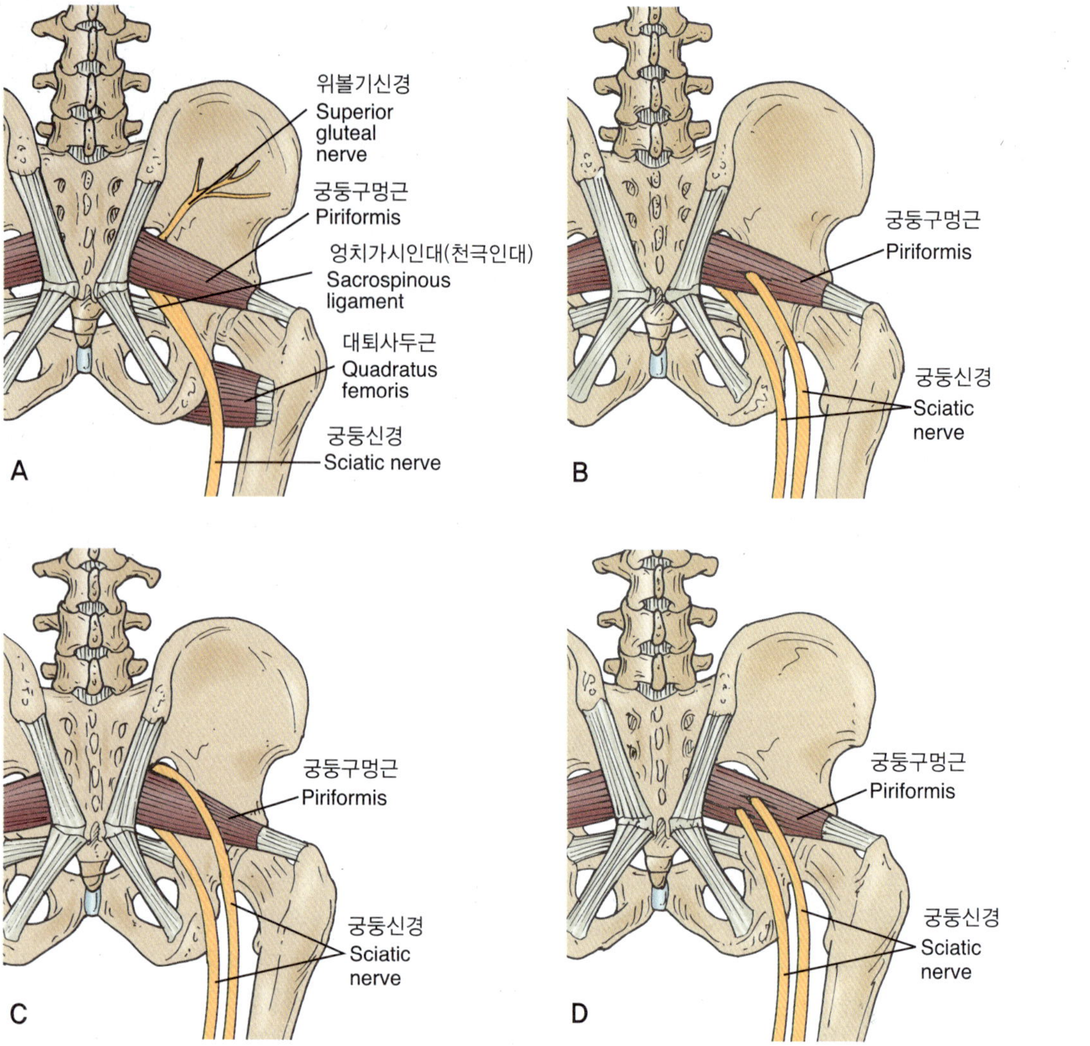

그림 6-22 (A) 궁둥구멍근의 아래와 엉덩관절의 다른 심부 가쪽돌림근의 위를 지나가는 궁둥신경. (B) 한 가지는 궁둥구멍근을 통과하고, 다른 가지는 궁둥구멍근의 밑을 통과하는 궁둥신경. (C) 궁둥구멍근의 아래를 지나가는 한 가지와 궁둥구멍근의 위를 지나가는 다른 가지를 가진 궁둥신경. (D) 양쪽 가지가 궁둥구멍근을 통과하는 궁둥신경.

징후와 증상: 궁둥신경통과 유사하다-볼기부위에 둔한 통증과 압통; 날카로운 방사통; 둔감; 저린 감각이나 찌르는 듯한 감각이 궁둥신경을 따라 발생하여 종아리 뒤쪽과 발까지 전달된다(그림 6-21 참고). 침대 밖으로 나오려고 할 때 통증이 발생하고, 움직임을 할 때 통증이 감소된다. 장시간 앉아 있을 때 증상이 악화되는데, 그 이유는 신경의 압박이 증가되기 때문이다.

원인: 궁둥구멍근의 타이트니스와 통증유발점은 궁둥신경의 일부나 전체를 포획할 수 있다. 걷거나 쭈그려 앉기를 할 때처럼, 뒷주머니에 지갑을 넣고 앉은 자세를 취할 때도 신경압박이 증가된다. 궁둥구멍근 증후군은 직접적인 타격에 의한 급성 손상이나 볼기부위로 넘어졌을 때도 나타날 수 있다.

치료: 지갑을 넣고 앉는 것과 같은 특정 습관으로 궁둥구멍근 증후군이 발생한다면, 습관을 변화시킴으로써 증상을 경감시킬 수 있다. 스트레칭; 엉덩관절 가동술; 통증유발점 치료, 근막 스트레칭, 볼기부위와 심부 가쪽돌림근에 대한 심부 마찰과 같은 심부조직 기법도 도움이 될 수 있다. 항염증제 처방이나 다른 치료로 증상이 호전되지 못하면, 수술

을 통해 신경 위치를 재조정을 할 수도 있다. 모음근과 뒤쪽 허벅지 근육의 강화와 마찬가지로, 온열과 같은, 수치료도 좋은 효과를 갖는다(Lowe, 2009; Tortora와 Derrickson, 2009; Werner, 2009).

당신은 어떻게 생각하나요?

만약 여러분의 동료가 우측 팔의 통증과 감각 이상, 근약화를 호소한다면, 여러분은 그녀가 어떤 상태를 가지고 있는지를 알 수 있는가?
이런한 증상을 야기시킬 수 있는 급성 손상과 만성 손상의 메카니즘의 예를 제시할 수 있는가?
바디워크를 통해 이런 징후와 증상을 어떻게 설명할 수 있는가? 여러분의 동료에게 제공할 수 있는 권장사항은 무엇인가?

연골 (Cartilage)

인체에는 여러 가지 종류의 연골이 있다. 유리연골은 긴뼈의 끝부분에 위치하고, *관절연골(articular cartilage)*로 알려져 있다. 유리연골은 관절의 움직임을 위해 부드럽고 표면을 제공하고, 관절의 유연성과 지지를 돕는다. 탄력연골은 강도와 탄성을 제공하고, 귓바퀴와 같은, 특정 구조물의 모양을 유지시킨다.

섬유연골은 연골 중에 가장 강한 연골이고, 강도, 강직 및 지지를 제공한다. 섬유연골은 척추사이원반과 무릎의 반월판과 같이, 뼈 사이에서 강한 압박력이 가해지는 부위에 위치한다. 섬유연골을 손상시키는 가장 흔한 손상 유형은 섬유연골을 파괴하는 높은 압박 스트레스이다.

이런 압박력은 장시간에 걸쳐 무거운 하중을 옮기는 데서부터 나온다. 다른 예로는 허리뼈의 척추사이원반에 압박력을 증가시키는 잘못된 자세이다.

척추사이원반은 척추 사이에 위치하고, C2부터 엉치뼈까지 존재한다. 각각 척추사이원반은 **섬유테(annulus fibrosus)**(테는 "반지모양" 의미)라 불리는 섬유연골의 바깥고리를 가지고 있다. 척추사이원반 안에는 부드럽고, 물이 많은 **속질핵(nucleus pulpose)**(속질은 "과육 같은" 의미)이라 불리는 높은 탄력 물질이 있다(그림 6-23A). 척추사이원반은 강력한 관절을 만들어, 척추의 특정 움직임을 허용하고 충격을 흡수한다.

척추사이원반탈출증 (Disk Herniation(Slipped Disk))

척추사이원반 탈출의 경우, 척추사이원반을 둘러싸는 섬유연골이 파열된 것으로서 속질핵이 스며나온다(그림 6-23B). 척추사이원반은 젤리가 들어있는 도넛과 비슷한 것으로 생각된다. 도넛은 섬유테이고, 젤리는속질핵이다. 도넛이 압박된다면, 젤리는 바깥으로 나오게 된다. 이런 상태는 종종 허리뼈 부위에서 발생하고, L4 또는 L5의 척추사이원반에 주로 나타난다.

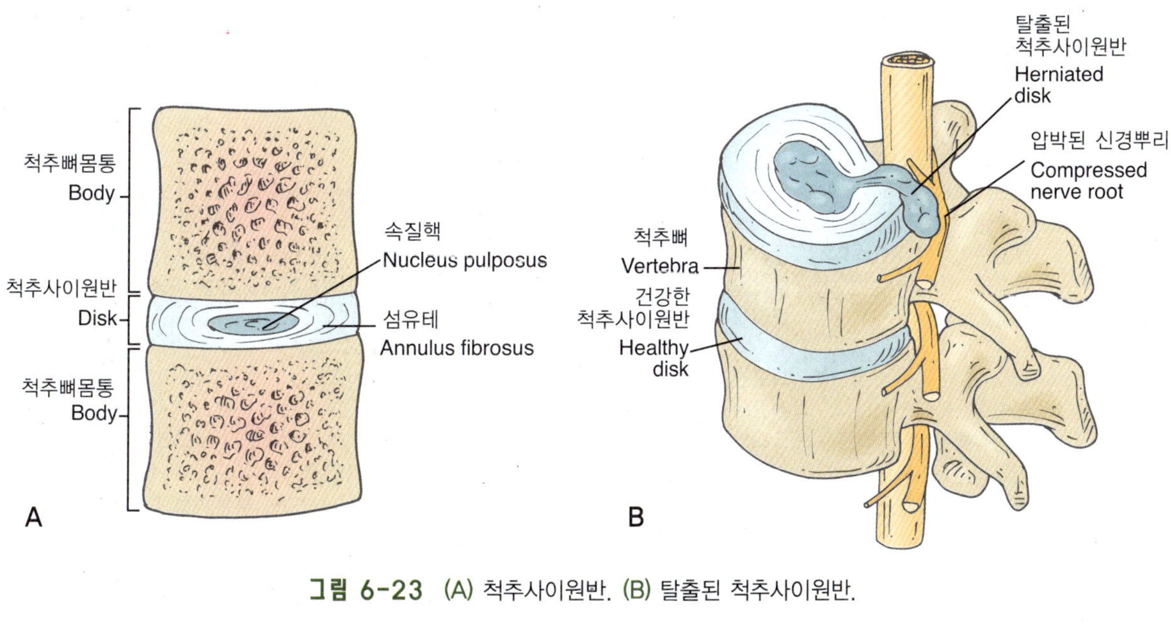

그림 6-23 (A) 척추사이원반. (B) 탈출된 척추사이원반.

증상: 척수신경뿌리의 압박 결과로 통증이 발생하고, 주변 신경이 손상될 수 있다. 한쪽 다리에 약증과 통증이 일어난다. 궁둥이에서부터 허벅지의 외측과 뒤쪽으로 통증이 내려오고, 가끔 종아리를 통해 발까지 내려간다. 종종 움직임으로 느낌이 좋아지기도 한다. 더 많은 정보를 원하면, "궁둥신경통" 단락을 참고하기 바란다.

원인: 척추사이원반이 충격흡수장치로 작용하기 때문에, 척추사이원반 탈출은 전신 마모로 발생할 수 있고, 장시간 앉은 자세를 요구하는 직업에서 주로 발생한다. 예를 들어, 책상에서 앉아있거나 트럭운전을 할 때이다. 허리 척추사이원반의 외상성 손상은 큰 다리 근육을 이용하지 않고, 머리에서 꼬리까지 척주를 따라 배열된 작은 허리 근육을 이용하여 물건을 들어올릴 때 일어난다. 미세한 허리 통증과 만성 허리 피로는 전신적인 마모를 의미한다. 얼굴 받침대(치료 테이블) 커버와 같은 가벼운 물건을 바닥에서 집어들 때나 치료 테이블이나 이불과 같은 무거운 물건을 들 때 외상성 척추사이원반 탈출이 쉽게 일어날 수 있다. 비효율적인 자세, 지속적인 근수축, 인대 유착 및 근불균형에 의해 누적 스트레스도 원인일 수 있다.

치료: 진통제, 얼음 마사지, 수술, 침상 휴식, 견인, 물리치료, 운동(특히, 몸통 운동) (Lowe, 2009; Tortora와 Derrickson, 2009; Werner, 2009).

RSI를 확인하기 (Identifying RSI)

특정 신체 부위가 반복 운동에 의해 흔하게 손상될 수 있다. 바디워커는 그 신체 부위가 어느 위치인지, 어떤 유형의 움직임과 기법이 RSI를 초래할 수 있는지, 그것이 어떻게 RSI를 초래할 수 있는지, 어떤 손상과 문제가 결과를 만들 수 있는지 알아야 한다. 표 6.2는 이 정보들의 모음이다.

신체 인식

불편이 있는 여러분의 신체 부위를 확인한다. 표 6.1과 표 6.2를 이용하여, 여러분이 느끼고 있는 상태가 무엇이고, 그것을 어떻게 치료하고 관리할 것인가? 이들 표의 정보가 손상을 예방하는 도움을 줄 수 있는가? 만약 그렇다면, 어떻게 도움을 주는가?

표 6.2 여러 신체 부위에서 발생할 수 있는 RSI

부위	흔한 손상과 문제	이들 손상과 문제를 일으키는 바디워크의 수행	이들 손상과 문제를 예방/관리하는 방법
목과 어깨	과긴장, 근육통, 뻣뻣함, 좌상, 통증유발점; 회선근개 열상; 오십견; 힘줄염; 힘줄병증; 윤활주머니염; 가슴문 증후군; 척추사이원반 탈출.	앞쪽으로 쏠린 머리; 옆으로 기울어진 목; 거상되거나 안쪽으로 돌아간 어깨; 미는 동작을 포함한 반복 기법; 클라이언트의 신체 일부를 들어올리는 동작이나 기구를 들어올리는 동작.	균형잡힌 자세를 이용하고, 머리와 척추의 정렬을 잘 유지한다; 타이트하고, 근육통이 있고 뻣뻣한 근육과 통증유발점을 이완하기 위해 정기적으로 바디워크 치료를 받는다; 목과 상부 체간의 갑작스런 비틀기를 하지 않는다; 적절한 들기 기법과 운반하기 기법을 이용한다.
팔과 아래팔	과긴장, 근육통, 뻣뻣함, 좌상, 통증유발점; 힘줄염; 힘줄병증; 손목굴 증후군; 원엎침근 증후군	과도한 엎침과 뒤침 또는 진동의 적용을 포함한 반복 동작; 과도한 폄; 팔뻗기; 장시간 동안 한 자세 유지; 클라이언트의 신체 일부를 들어올리는 동작이나 기구를 들어올리는 동작.	여러분이 사용하는 기법을 바꾼다; 타이트하고, 근육통이 있고 뻣뻣한 근육과 통증유발점을 이완하기 위해 정기적으로 바디워크 치료를 받는다; 수치료를 이용한다 (197–199쪽 "신체 인식" 글상자와 부록 A를 참고한다); 팔과 아래팔 근육의 이완을 유지한다; 적절한 들기 기법과 운반하기 기법을 이용한다.

표 6.2 신체의 다양한 부분에서 RSI는 발전할 수 있다 - 계속

부위	흔한 손상과 문제	이들 손상과 문제를 일으키는 바디워크의 수행	이들 손상과 문제를 예방/관리하는 방법
손목 과 손	과긴장, 근육통, 뻣뻣함, 좌상, 통증유발점; 힘줄염; 힘줄병증; 손목굴 증후군	척측편위나 요측편위를 포함한 반복 동작; 장시간 동안 한 자세 유지; 쥐기나 잡기와 같은 힘 유지나 하방 압박 적용.	여러분이 사용하는 기법을 바꾼다; 타이트하고, 근육통이 있고 뻣뻣한 근육과 통증유발점을 이완하기 위해 정기적으로 바디워크 치료를 받는다; 수치료를 이용한다 (197-199쪽 "신체 인식" 글상자와 부록 A를 참고한다); 손목과 손을 아래팔과 일직선 되게 유지한다; 적절한 들기 기법과 운반하기 기법을 이용한다.
손가락 과 엄지	힘줄염; 힘줄병증	굽힘, 과신전 및 벌림을 포함한 반복 동작; 장시간 동안 한 자세 유지; 쥐기나 잡기와 같은 힘 유지나 하방 압박 적용.	여러분이 사용하는 기법을 바꾼다; 손가락과 엄지의 정렬을 잘 유지한다; 손가락과 엄지를 이용하여 압박을 적용할 때, 그들을 잘 지지한다; 수치료를 이용한다(197-199쪽 "신체 인식" 글상자와 부록 A를 참고).
등	과긴장, 근육통, 뻣뻣함, 좌상, 통증유발점; 허리 염좌; 척추사이원반 퇴행; 척추사이원반 탈출; 궁둥신경통	구부리기, 비틀기, 뻗기, 과신전; 당김을 포함한 반복 기법; 클라이언트의 신체 일부를 들어올리는 동작이나 기구를 들어올리는 동작.	균형잡힌 자세를 이용하고, 척추의 정렬을 잘 유지한다; 등을 이용하여 들어올리기나 비틀기를 해서는 절대로 안 된다; 다리를 이용하여 들어올리기를 한다; 뻗기나 과신전 대신에, 여러분의 일을 할 때 잘 유지할 수 있도록 신체 전체를 움직인다. 타이트하고 근육통이 있고 뻣뻣한 근육과 통증유발점을 이완하기 위해 정기적으로 바디워크 치료를 받는다; 엉덩관절 근육의 이완을 유지한다; 적절한 들기 기법과 운반하기 기법을 이용한다.
엉덩이	과긴장, 근육통, 뻣뻣함, 좌상, 통증유발점; 천장관절 염좌; 궁둥구멍근 증후군	무릎을 잠김상태로 유지하는 경우; 엉덩관절 근육을 타이트하게 유지하는 경우; 구부리기, 비틀기, 뻗기, 과신전; 장시간 동안 한 자세 유지; 클라이언트의 신체 일부를 들어올리는 동작이나 기구를 들어올리는 동작.	균형잡힌 자세를 이용하고, 중력중심을 양쪽 엉덩관절 위에 유지한다; 뻗기나 과신전 대신에, 여러분의 일을 할 때나 일을 끝난 직후에도 유지가 잘 될 수 있도록 신체 전체를 움직인다. 움직임을 여러분의 일에 잘 병합되도록 한다; 타이트하고 근육통이 있고 뻣뻣한 근육과 통증유발점을 이완하기 위해 정기적으로 바디워크 치료를 받는다; 엉덩관절 근육의 이완을 유지한다; 적절한 들기 기법과 운반하기 기법을 이용한다.
허벅지, 종아리, 무릎 및 발목	과긴장, 근육통, 뻣뻣함, 좌상, 통증유발점; 힘줄염; 힘줄병증; 윤활주머니염; 염좌	무릎을 잠김상태로 유지하는 경우; 엉덩관절 근육을 타이트하게 유지하는 경우; 구부리기, 비틀기, 뻗기, 과신전; 장시간 동안 한 자세 유지; 어색한 자세로 무거운 물건 (치료 테이블과 같은)을 운반하는 경우.	균형잡힌 자세를 이용하고, 중력중심을 양쪽 엉덩관절 위에 유지한다; 다리 근육의 이완을 유지한다; 뻗기나 과신전 대신에, 여러분의 일을 할 때나 일을 끝난 직후에도 유지가 잘 될 수 있도록 신체 전체를 움직인다. 움직임을 여러분의 일에 잘 병합되도록 한다; 타이트하고 근육통이 있고 뻣뻣한 근육과 통증유발점을 이완하기 위해 정기적으로 바디워크 치료를 받는다; 엉덩관절 근육의 이완을 유지한다; 적절한 들기 기법과 운반하기 기법을 이용한다.
발	힘줄염; 힘줄병증; 발바닥근막염	엎침나 뒤침을 포함한 반복 동작; 장시간 동안 한 자세 유지; 적절한 신발을 신지 않는 경우.	지지용 신발을 신는다; 움직임을 여러분의 일에 잘 병합되도록 한다; 발바닥근막염을 이완하기 위해 정기적으로 바디워크 치료를 받는다.

경험담

바디워크는 매력적이고, 매우 보람이 있는 분야이다. 그러나 신체에 대한 요구도가 높은 편이다. 바디워크는 훈련을 통해 조심스럽게 신체 활동을 해야 한다. 결과적으로, 여러분의 신체를 관리하는 것은 여러분의 바디워크 직무에 있어서 꼭 필요한 것이다. 바디워크 직업을 그만 두는 사람의 가장 일반적인 이유 중의 하나는 극도의 피로와 바디워크 직무를 유지할 수 없는 경우이다. 수십 년 동안 그들의 일을 쉽게 유지해 오고 있는 운동선수들도 고도의 훈련을 받지 않고 있다. 무엇이 차이를 만드는가? 자신의 직무를 수행할 때 좋은 신체역학을 사용하는 것이 열쇠이고, 또 자신의 신체를 좋게 유지하기 위해 수많은 것에 주의를 기울이는 것도 열쇠이다. 여러분이 오랫동안 바디워크 수행을 유지할 수 없다면, 귀중한 여러분의 직업도 여러분께 장점이 될 수 없다. 여러분이 스스로 자신을 잘 관리를 하면, 오랫동안 바디워크 직무를 수행하는데 큰 도움이 될 것이다.

Whitney Lowe, Orthopedic Massage Education and Research Institute(OMERI) 소장이며, Orthopedic Massage, Theory and Technique and Orthopedic Assessment in Massage Therapy의 저자이고, Journal of bodywork and Movement Therapies and continuing education presenter의 편집위원이다. 20년 이상 마사지 치료를 해 왔다.

여러분은 여러분의 어느 신체 부위가 RSI의 위험이 있는지를 확인하기 위해 이 표를 이용할 수 있고, 손상(특히, 손상이 초기 단계일 때)을 예방하고 관리하기 위해 이들 정보를 이용할 수 있다.

예방 (Prevention)

앞선 장들에서 거론되었듯이, 바디워크 수행보다 선행되어야 하는 것은 손상의 예방이다. 손상을 예방하는 필수 요소는 웰니스를 유지하고, 신체 자각을 가지고, 신중한 움직임, 균형잡힌 자세, 효율적인 호흡과 신체 역학이다. 잠재적인 문제와 현존하는 문제의 확인을 확인하고, 본 장에서 언급되었듯이, 손상을 예방하고 치료하는 필수 단계를 택하면 바디워크 직무를 오랫동안 할 수 있게 될 것이다.

어떤 변화가 완벽한 웰니스와 바디워크 직무 정년을 보장할 수 있는지를 스스로에게 물어본다.

예를 들어, 아래와 같은 ADL을 위해 여러분의 신체를 어떻게 사용해야 할 것인가?

- 양치질
- 빗질하기
- 세탁하기
- 요리하기
- 청소하기
- 수면 습관
  (충분한 휴식과 적절한 베개 사용을 포함한)
- 운전하기
- 글쓰기
- 뻗기와 구부리기

위의 활동을 반복 운동 없이 더 좋은 자세로 할 수 있는 방법이 있는가? 신체에 스트레스나 스트레인을 주지 않고 이들 활동을 수행할 수 있는 방법이 있는가? 손상을 예방하기 위한 유용한 다른 제안은 다음과 같다:

- **정기적으로 바디워크 치료를 받는다.**
- **손을 매일 보호한다.** 손은 여러분의 사업 도구이다. 관리를 통해 손을 보호해야 한다. 가능하면, 병뚜껑을 열 때, 무거운 물건을 들 때, 망치질과 같은 활동을 할 때 여러분의 손이 손상을 입지 않도록 주의한다.
- **가급적, 다른 강력한 손 활동을 피한다;** 예를 들어, 바디워크 수행 이외에 악기 연주나 타이핑과 같이 여러분의 손에 손상을 일으킬 수 있는 것을 피한다.
- **항상 관절을 보호한다.** 관절을 포개서 수행하고, 효율적인 신체역학을 사용한다.
- **몸을 만들기.** 적어도 일주일에 세 번의 운동 계획을 세운다. 이것은 신체를 강화하는 것 이외에, 여러분의 혈액 순환도 향상시킬 것이다. 좋은 순환을 유지하는 것은 손상을 빠르게 치유하는데 도움이 될 것이고, 부가적인 손상을 예방하는데 도움이 될 것이다(스트레칭 운동은 7장에서 논의될 것이고, 근력강화 운동은 8장에서 논의될 것이다; 영양과 적절한 수분 섭취는 9장에서 논의될 것이다).

사례 분석

Chelsea는 3년 동안 마사지 치료사로 일했고, 최근에는 신경근 치료에서 자격증을 땄다. 그녀는 신경근 치료기법을 사용할 수 있다는 것에 흥분되어 있는데, 그 이유는 그녀가 항상 꿈꾸어 왔던 일이기 때문이다. 그녀가 할 수 있을 만큼 많은 클라이언트에게 신경근치료를 수행하기 위해, 그녀는 마사지해 왔던 주 2.5일의 치료 대신에 주 5일 신경근 치료를 하려고 결심했다. 또 그녀는 마사지 치료를 할 때 사용한 4가지 치료 대신에 하루에 6가지 치료를 하기로 결심했다.

지난 달, Chelsea는 오른쪽의 손과 손가락에 둔감과 저림 현상을 경험했다. 이로 인해 그녀는 치료기법을 적용할 때 손과 손가락을 어떻게 사용해야 할지에 대해 관심을 갖기 시작했다. 시각 평가와 조직 시진을 통해, Chelsea는 자신의 아래팔 근육이 매우 타이트하고 압통이 있고, 부종과 열감이 존재하지 않음을 알아냈다.

- *Chelsea가 가지고 있는 상태는 무엇인가?*
- *어떤 동작이 Chelsea의 징후와 증상을 일으키는가?*
- *Chelsea의 증상에 영향을 주는 요소는 무엇인가?*
- *Chelsea의 증상을 완화하는 효율적인 치료는 무엇인가? Chelsea가 바로 치료를 받았다면, 어떤 결과가 일어날 것이라고 생각하는가?*
- *부가적인 손상을 예방하기 위해 Chelsea에게 어떤 권고를 해줄 수 있는가?*

- 일상생활에 웰니스와 자기관리를 통합한다. 이것에 대해서는 10장에서 자세히 설명될 것이다. 여러분의 치료 스케줄과 하루 또는 일주일의 운동 횟수뿐만 아니라, 여러분의 신체에 스트레스를 덜 주는 바디워크 기법들도 10장에서 소개될 것이다.
- 지침으로서 여러분의 웰니스 프로필을 이용한다.
- 지침으로서 표 6.1과 표 6.2의 정보를 이용한다.

부가적으로, 아래와 같은 상황이 있을 때는 미세한 손상이 큰 손상으로 바뀔 수 있다:

- 여러분이 느끼는 증상을 무시할 때
- 무엇이 증상을 일으키는지를 찾는 시도하지 않을 때
- 치료를 미룰 때
- "통증이 있어도 계속 바디워크를 수행하려고 시도할 때"
- 증상을 일으키고 있는 같은 기법을 계속 사용하거나 같은 운동량을 운반할 때
- 회복 시간을 주지 않을 때
- 여러분의 증상을 악화시키는 ADL을 바꾸지 않을 때

웰니스 프로필 체크

1장의 끝에서 여러분이 완성했던 웰니스 프로필을 조사해 봄으로써, 손상의 예방과 관리에 대한 계획을 통해 치료할 수 있는 부위가 있는가? 있다면, 그것들은 무엇인가? 이들 부위를 어떻게 향상시킬까? 이들 부위를 향상시키기 위해 여러분이 할 수 있는 방법이나 활동은 무엇인가? 여러분이 사용할 수 있는 방법, 이들을 실행하는 시간표, 그리고 그 방법과 함께 여러분의 향상에 도움을 줄 수 있는 방법 등을 포함한, 향상을 위한 계획을 작성한다.

요약 (Summary)

바디워크의 수행은 반복 운동이다. 바디워커들이 적절한 신체역학을 사용하지 않거나 자기 관리를 강화하지 않으면, 손상이나 다른 문제가 초래될 수 있다. 최상의 치료 선택을 찾는데 시간과 노력, 돈이 필요할 것이고, 종종 여러분이 치료를 받는 시간만큼 여러분의 수입이 줄어들 것이다.

많은 바디워커들은 근육 타이트니스, 약증, 피로 및 근경련, 부종이나 염증, 감각이상, 염발음 및 비협응의 움직임 등과 같은 반복 스트레스의 징후와 증상을 경험하게 된다. 조기의 증상 확인은 손상과 문제를 관리하는데 필수적이다. 반면, 손상이나 문제가 만성화되면, 치료하는데 더 많은 시간이 걸리고, 치료되기가 어려울 것이다.

RSI에 영향을 주는 가장 중요한 4가지 요소는 불균형의 자세, 스트레스, 손상 및 움직임 습관이다.

다른 요소들의 예로는 바디워크 또는 ADL을 수행할 때의 신체 자각, 연령, 성별, 유전, 비만, 낮은 피트니스 수준, 바디워크 수행하기 전에 이용할 수 있는 워밍업 프로토콜 등이다. 통증은 RSI의 최초 증상이고 가장 흔한 증상이다. 통증은 바디워커들로 하여금 자신의 신체를 자각하도록 만든다. 바디워커는 비효율적인 신체 역학, 어색한 자세와 움직임, 불균형의 자세, 신체의 과사용 등을 발견하는데 통증을 이용할 수 있다.

외상성 손상의 조직치유 과정은 RSI의 치유 과정과 동일하다. RSI와 마찬가지로, 반복 스트레스가 여전히 남아 있다면 조직이 완전히 치유될 기회를 갖지 못할 수도 있다. 주요 이유 중의 하나는 RSI로부터 회복하는데 너무 오래 걸리고, RSI 영향을 주는 습관과 움직임을 수정하는 것이 필수적이기 때문이다. 일반적으로, 치유 단계는 3개의 생리적 단계를 가진다: 염증단계(급성기), 재생 단계(아급성기), 리모델링 단계(성숙기). 조직 수복에 영향을 주는 3가지 요소는 영양, 혈액 순환 및 연령이다.

흔한 손상과 문제는 과긴장, 급성 근육통과 지연성 근육통, 부종, 근육 뻣뻣함, 통증유발점 및 근좌상 등이다. 근막은 열상되거나, 만성적으로 단축되거나 늘어난 채로 유지된다. 근막에 문제가 있으면, 움직임이 제한되거나 통증이 발생하고, 통증유발점이 형성될 수 있다.

흔한 근막 질환은 발바닥근막염이다. 근막 질환 말고, 다른 질환들로는 힘줄말이집염, 가쪽위관절융기염과 안쪽위관절융기염, 윤활주머니염 등이 있다. 또 인대가 손상될 수 있고, 오십견과 유착성 관절낭염과 같은 관절 질환이 일어날 수 있다. 신경 손상으로는 가슴문증후군, 손목굴 증후군, 원엎침근 증후군, 궁둥신경통, 궁둥구멍근 증후군 등이 있다. 가장 흔한 연골 질환은 척추사이원반 탈출증이다.

바디워커들은 위의 모든 질환에 대한 징후, 증상, 원인, 치료, 예방 등에 대해 알아야 한다. 모든 손상 타입에 징후, 증상, 원인, 치료, 예방에 대해 알아야 한다. 그들은 RSI이 자주 일어나는 신체 부위가 어디인지를 알아야 하고, 손상(특히, 손상이 초기 단계라면)을 예방하고 관리하는데 이들 정보를 이용할 수 있어야 한다.

복습 문제 (Review Questions)

객관식

1. 다음 중 RSI의 증상은 어떤 것인가?
   a. 유연한 근육
   b. 조화로운 움직임
   c. 기능적인 관절
   d. 부종과 염증

2. RSI에 영향을 주는 요소는:
   a. 균형잡힌 자세
   b. 스트레스
   c. 이전 손상의 부족
   d. 효율적인 움직임 습관

3. 갑작스런 시작과 단기간의 상태는 무엇인가?
   a. 급성
   b. 만성
   c. 징후
   d. 증상

4. 가능한 많은 기능이 회복되는 조직 치유의 단계는?
   a. 아급성 염증 단계
   b. 급성 염증 단계
   c. 리모델링 단계
   d. 재생 단계

5. 과긴장의 의미는:
   a. 타이트한 근육
   b. 지연성 근육통
   c. 척추사이원반 탈출
   d. 신경 충돌

6. 힘줄과 관련된 가장 일반적인 질환은?
   a. 힘줄염
   b. 염좌
   c. 결출골절
   d. 힘줄병증

7. 오십견의 최종 결과는 대개 어떤 상태인가?
   a. 신경 충돌
   b. 유착성 관절낭염
   c. 원엎침근 증후군
   d. 가슴문 증후군

빈칸 채우기

1. 통증을 감지하는 신경종말은 ____________________이라 불린다.

2. 흉터조직은 주변 조직보다 ____________________ 이고, ____________________ 이다.

3. ____________________ 는 관찰되거나 객관적으로 측정되는 소견이다.

4. 근육힘줄 단위의 심한 열상이나 완전한 열상은 ____________________ 이다.

5. 안쪽위관절융기염은 반복된 손목 ____________________ 으로 초래되는 과사용 손상이다.

6. 목의 외측에 있는 신경혈관다발 구조물의 하나 또는 그 이상이 압박이나 포획되는 것은 ____________________ 의 원인이다.

7. 궁둥구멍근 증후군은 궁둥구멍근에 의한 ____________________ 의 압박이다.

단답형

1. 통증을 평가하는 지침을 적어도 5개 이상 기술하고 설명해 본다.

2. 불균형의 자세, 스트레스, 손상 및 움직임 습관 이외에, 적어도 7가지의 RSI 원인을 설명해 본다.

3. 조직손상에 영향을 끼치는 3가지 요소를 설명해 본다.

4. PRICE 프로토콜에서 PRICE가 의심하는 내용을 설명해 본다.

5. 힘줄병증 때 어떤 일이 발생하는지를 간단히 설명해 본다.

6. 징후와 증상, 원인, 치료를 포함시켜, 손목굴 증후군을 설명해 본다.

7. 바디워커로서 일할 때 손상을 예방할 수 있는 방법을 적어도 5가지 이상 기술해 본다.

활 동 (Activities)

1. 적어도 3명의 바디워커와 만나서, 그들에게 어떻게 손상 없이 바디워크를 수행할 수 있는지를 물어보고, 만약 손상을 입었다면 치료와 관리를 위해 어떤 일을 하는지를 물어본다.
2. 본 장에 제시된 문제나 질환을 선택한다. 문제나 질환을 가진 동료 바디워커와 어떻게 해야 할지와 여러분의 치료 접근법에 대해 대화해 보고, 문제나 질환을 예방하고 관리하는 방법을 작성한다. 문제나 질환을 가지고 있다면, 어떤 치료 선택이 좋을지 그리고 어떻게 관리할 것인지를 작성한다.
3. 동기 학생이나 동료를 만나서, 자신들의 손상 예방이나 관리 방법에 대해 의견을 교환한다.

참고문헌 (References)

Cleveland Clinic. Acute vs. Chronic Pain (2008). Retrieved November 2010 from http://my.clevelandclinic.org/services/Pain_Management/hic_Acute_vs_Chronic_Pain.aspx.

Fritz, Sandy. *Fundamentals of Therapeutic Massage*, 4th ed.St. Louis, MO: Mosby Elsevier, 2009.

Holland, Patricia M., and Sandra K. Anderson. *Chair Massage*. St. Louis, MO: Mosby Elsevier, 2011.

Jones, J.C. Muscle Stiffness Health Article (2007). Retrieved November 2010 from www.healthline.com/hlc/muscle-stiffness.

Let's Talk Pain. Pain Definitions (2010). Retrieved November 2010 from www.letstalkpain.org real_story/definitions.html.2567_Ch06_167-206 21/01/12 2:33 PM Page 205

Lowe, Whitney. *Orthopedic Massage*, 2nd ed. St. Louis, MO: Elsevier Mosby, 2009.

Quinn, Elizabeth. Muscle Pain and Soreness After Exercise—What Is Delayed Onset Muscle Soreness (2010). Retrieved November 2010 from http://sportsmedicine.about.com/cs/injuries/a/doms.htm.

Tortora, Gerard J., and Bryan Derrickson. *Principles of Anatomy and Physiology*, 12th ed. Hoboken, NJ: John Wiley & Sons, 2009.

Travell, Janet G., MD, and David G. Simons, MD. *Myofascial Pain and Dysfunction: The Trigger Point Manual*. Baltimore, MD: Lippincott, Williams & Wilkins, 1998.

Werner, Ruth. *A Massage Therapist's Guide to Pathology*, 4th ed. Baltimore, MD: Lippincott Williams & Wilkins, 2009.

제 7 장

스트레칭: 왜, 어떻게, 언제, 그리고 어디에?

Stretching: Why, How, When and Where?

핵심 용어(Key Terms)

능동 유연성
능동-분리 스트레칭(AIS)
탄도 스트레칭
동적(운동) 유연성
동적 스트레칭
근육속막
끝지점
근육바깥막
근육다발
유연성 결여
보유 유연성
운동사슬
근육원섬유
신경근 효능성
수동(이완) 스트레칭
수동 유연성
근육다발막
고유수용성 신경근 촉진법 (PNF)
가로무늬근형질막
근육원섬유마디
세이자(Seiza)
근잔섬유의 활주 기전
정적 스트레칭
표적 근육

학습 목표(Learning Objectives)

본 장을 공부하고 나면, 독자들은 다음 정보를 얻게 될 것이다:

1. 바디워크 수행에서 유연성의 중요성을 설명할 수 있다.
2. 비유연성과 손상 사이의 관계를 설명하고, 유연성에 영향을 미치는 요소와 스트레칭의 이점을 기술할 수 있다.
3. 관절, 근육조직 그리고 고유수용기에 영향을 주는 스트레칭의 생리적 영향을 설명할 수 있다.
4. 스트레칭의 특별한 유형들을 수행할 수 있다.
5. 성공적인 스트레칭의 여섯 가지 규칙을 설명할 수 있다.
6. 언제 스트레칭을 할지, 과도한 스트레칭이 무엇인지, 그리고 과도한 스트레칭을 예방하는 방법을 평가할 수 있다.
7. 스트레칭 프로토콜을 일상생활활동과 통합할 수 있다.
8. 어떤 스트레칭을 피해야 하고, 그 이유가 무엇인지를 설명할 수 있다.

> "위기에 대한 도전은 전혀 알지 못했던 자기 자신을 발견하게 해준다. 도전이란 우리를 비범하게 만들어주는 것이다."
>
> \- Cicely Tyson

유연성의 중요성
(The Importance of Flexibility)

모든 사람, 심지어 비활동적인 사람들 조차도 특정 수준의 가동성과 근력을 필요로 한다. 사람은 움직이도록 설계되어 있다. 앞의 장들에서 설명되었듯이, 관절은 움직임이 일어나는 곳이고, 근육은 움직임을 제공한다. 그러므로 근육은 원하는 움직임을 일으킬 수 있을 만큼 충분히 강해야 하고, 관절은 움직임에 직면할 만큼 충분한 가동성과 안정성을 필요로 한다.

근력과 함께 유연성도 필요하다. 건강한 근육은 유연하다. 근육에 혈액이 충분히 공급되면, 근육은 적절한 영양분과 산소를 받을 수 있을 뿐만 아니라, 노폐물을 효율적으로 제거시킬 수 있다. 근육이 만성적으로 단축된 상태에서는, 에너지를 충분히 소비할 수 없다. 유연한 관절은 타이트한 관절보다 더 효율적으로 작용할 수 있고, 또 더 큰 가동범위(ROM)를 가질 수 있다. 움직임이 덜 일어나면, 에너지가 덜 소모될 수 있다. 신체가 유연할 때 웰빙 감각이 전반적으로 더 좋아진다.

바디워크 분야에서 신체에 대한 강조는 지나치지 않다. 직업 성공과 직업 수명에 대한 주요 열쇠는 가장 중요한 바디워크 도구(바디워커의 신체)를 관리하는 것이다. 여러분의 몸은 대체할 수 없기 때문에, 가능하면 최상의 형태로 유지하는 것이 필수적이다. 이것은 균형잡힌 최적의 신체 피트니스를 가져야 한다는 것을 의미한다. 균형잡힌 신체 피트니스는 3가지 기본 구성의 결합을 요한다: 유연성, 유산소 활동, 근력 훈련. 이 모든 요소는 균형잡힌 피트니스를 갖는데 필수적이다.

근육을 신장된 자세로 만드는 것 이외에, 기능적 근력을 발달시키는 것도 중요하다. 주변 근육의 근력을 향상시키기 않고 관절의 가동범위만 증가시키면, 손상을 초래할 수 있다. 예를 들어, 특정 관절의 가동범위가 5° 증가되면, 환측 근육은 적은 노력으로도 동일한 근력을 발휘할 수 있다. 이런 이유는, 근력 강화와 유연성의 프로그램이 반드시 동시에 이루어져야 한다는 것이다.

본 장은 여러분의 유연성을 향상시키는데 도움을 주고, 8장은 근력강화에 초점을 맞추고 있다. 7장과 8장은 여러분의 근력, 스태미나와 움직임에 있어서 동등하게 중요하다. 스트레칭 프로그램과 근력강화 프로그램의 시작을 주저하는 바디워커에게는, 대개 유연성 향상 프로그램을 먼저 시작하는 것이 도움이 된다. 본 장에 제시된 방법들은 간단할 뿐만 아니라, 시간과 노력이 적게 들고, 특화된 장비를 요하지 않는다.

스트레칭과 근력강화 프로그램을 하기 전에, 여러분은 주치의와 상담하여 운동시 금기시 해야 할 것이 무엇인지를 알아 볼 필요가 있고, 또 운동을 시작할 최상의 활동 수준을 찾을 필요가 있다.

무엇이 유연성인가?
(What is Flexibility?)

"loose", *"lengthened"*, *"stretched"*, *"extended"*, *"elongated"* 등의 용어는 연부조직의 질을 기술하는데 이용된다. *유연성*은 관절 가동성에 대한 용어로서, 근육, 인대, 힘줄 및 기타 연부조직이 관절에 어떤 영향을 주는지에 대한 용어이다. 유연성을 조금 더 설명하자면, 완전 가동범위로 관절을 움직일 수 있는 능력을 의미한다.

많은 바디워커들이 가지는 질문은 "내가 얼마만큼의 유연성을 가져야 하는가?이다. 많은 사람들은 올림픽 체조선수의 유연성과 같은 극단적인 유연성이 필요할 것이라고 살못 믿고 있다. 사실, 대다수의 사람들은 적절한 유연성을 이미 가지고 있다. 그들은 일상생활활동을 충족시킬 만큼의 유연성을 가지고 있고, 응급상황을 대비할 수 있는 유연성을 가지고 있다. 예를 들어, 그들은 얼음판에서 약간 미끄러지거나 계단을 오를 때 넘어질 때, 심각하게 손상입지 않을 만큼의 충분한 유연성을 가지고 있다. 이것을 **보유 유연성**(flexibility reserve)이라 한다. 반대로 사람이 부적절한 유연성을 가지고 있다면, 그가 가지고 있는 유연성과 필요한 유연성 사이의 간격을 **유연성 결여**(flexibility deficit)라고 한다. 유연성 결여의 한 예는 간단한 요가 포즈를 취할 때 불편이나 어려움을 느낄 때이다.

유연성 훈련은 근불균형(예: 근육이 대항근보다 크게 강하거나, 신체의 한쪽이 다른 쪽보다 더 강할 때)

을 교정하고, 관절 가동범위를 증가하고, 근육의 기능적 정상 길이를 유지하고, 신경근 효능성을 향상시키는데 이용된다. **신경근 효능성**(neuromuscular efficiency)은 작용근, 대항근과 안정근이 서로 협력하여 전체 **운동사슬**(kinetic chain)을 형성하고, 줄이고, 안정화시킬 수 있도록 하는 신경근육계의 능력이다. 운동사슬은 통합된 기능적 단위로서, 근막계(근육, 인대, 힘줄, 근막), 관절계(뼈와 관절) 및 신경계로 구성된다. 이 계통들은 움직임의 구조적 효능과 기능적 효능을 위해 서로 협력작용한다.

비유연성과 잠재적 손상

(Inflexibility and Injury Potential)

장시간에 걸쳐 수행된 ROM 제한 활동의 반복은 근육 단축이나 근육의 과긴장(길어짐)을 초래할 수 있다. 예를 들어, 넙다리곧은근, 허리근 및 엉덩근과 같은 엉덩관절 굽힘근은 장기간의 앉은 자세나 허리 굽힘 자세로 인해 단축될 수 있다. 이들은 감소된 ROM으로 엉덩관절 굽힘근을 반복 수축시키는 활동들이다. 이와 같이, 척주세움근과 같은 몸통 폄근들은 장기간의 굽힘 자세로 인해 늘어나게 된다. 심지어 중량 훈련을 할 때도, 습관적으로 감소된 관절가동범위로 운동을 수행하면(예: 완전한 폄이나 굽힘, 돌림 없이), 근육이 단축되거나 길어질 수 있다.

만성적으로 단축(짧게 잠김된)되거나 길어진(길게 잠김된) 근육들은 손상을 초래할 수 있는 연속 과정의 첫 단계이다. 예를 들어, 장시간 단축된 엉덩관절 굽힘근은 허리뼈의 정상 만곡을 감소시킬 수 있고, 이것은 연이어 척추의 하중 부하 능력과 충격흡수 능력을 감소시킨다. 전반적으로 타이트한 뒤넙다리근도 똑같은 효과를 허리뼈에 제공할 수 있다. 척추가 정상으로 기능할 수 없을 때, 광범위한 손상(급성에서 만성에 이르기까지)이 초래할 수 있다.

또 다른 예는 단축된 넙다리네갈래근이다. 그 근육은 무릎뼈를 몸쪽으로 당길 수 있는데, 이것은 넙다리뼈고랑에서 무릎뼈를 비정상적으로 트래킹시킬 수 있다. 이런 상태는 무릎뼈의 아래면에 자극을 주어 적절한 런지 자세를 취할 수 없게 만드는데, 이것을 *"무릎뼈 연골연화증"*이라 하고, 이런 상태의 특징으로는, 통증, 염증과 움직임 제한(비효율적인 신체 역학에 의한) 등이 있다. 물론 비효율적인 신체 역학은 유연성을 감소시킨다. 여러분도 알고 있듯이, 악순환의 반복 주기가 형성된다. 이런 악순환 주기를 끊는 하나의 방법은 바디워크를 수행할 없을 만큼 심한 손상을 입는 것이다. 다른 최적의 방법은 스트레칭 프로그램에 참여하는 것이다.

유연성에 영향을 주는 요인

(Factors Affecting Flexibility)

다른 운동 능력과 마찬가지로, 관절 유연성을 증가시키는 잠재력은 어느 지점까지 유전적으로 타고나는 것이다. 부가적으로, 젊은 사람이 늙은 사람보다 더 유연하고, 여성이 남성 보다 더 유연하다. 유연성은 과거의 손상, 개별 뼈의 길이, 어린 시절의 영양상태, 근력 수준, 핵심 온도, 하루의 시간별, 심지어 기분 상태, 스트레스 수준 및 사람의 특성에 영향을 받는다. 사실, 유연하지 못한 사람과 신체적 비유연성 사이에 주관적 연상을 그릴 수도 있다.

구조적 수준에서, 유연성은 대개 관절의 구조와 형태, 인대/힘줄, 과거 손상이나 수술로 유착, 너무 큰 근육이나 지방, 단축된 근육과 높은 긴장도, 근막 결합과 그리고 비활동으로 인한 근육의 단축 등에 의해 제한될 수 있다. 일반적인 믿음과는 달리, 근육의 길이는 ROM을 증가시키는 1차 요소가 아니다. 사실, 정상적이고 건강한 근육은 안정 길이의 2배 정도 길이로 신장될 수 있다.

유연성의 부족은 아래 때문에 일어날 수 있다:

- 근육 불균형. 만약 협력근육군 중에서 한 근육이 다른 근육보다 훨씬 강하거나 특정 관절의 활동에서 작용근이 대항근보다 더 강한 경우, 유연성의 문제가 이런 결과를 초래할 수 있다.
- 마비, 신경계 질환, 손상 또는 관절 부동. 이 모든 것은 조직과 관절의 정상적인 기능에 영향을 준다.
- 완전 관절가동범위를 유지하지 않은 상태에서 근육을 과도하게 사용한 경우. 예를 들어, 하이힐을 장기간 사용한 사람은

만성적으로 발바닥굽힘근이 짧아지게 된다.

- 노화. 나이가 들어감에 따라, 연부조직의 탄성이 감소하고 근육이 위축된다.
- 일반적으로 사람의 몸이 빠르게 성장하는 성장기 동안에는 몸이 관절 가동범위의 변화를 조절할 수 없기 때문에, 유연성이 떨어질 수 있다. 즉, 사람의 연부조직은 빠른 성장에 적응할 수 있는 시간을 가지지 못한다. (Run the Planet, 2010)

스트레칭의 이점
(Benefits of Stretching)

스트레칭은 다음과 같은 이점들을 제공한다:

- 관절 염좌, 근육 좌상, 열상을 예방함으로써 손상의 위험을 감소시키고, 또 과거의 관절이나 근육 손상의 재손상을 방지한다.
- 관절가동범위를 향상시킨다.
- 윤활액의 점성(비후)을 줄여줌으로써, 관절 건강을 향상시킨다(관절의 윤활을 향상시킨다). 이것은 관절의 영양분 공급을 원활하게 만든다.
- 유연성을 향상시킨다. 유연한 관절은 움직이는데 필요한 에너지를 덜 소비한다; 늘어난 근육은 에너지를 덜 소비하는 반면, 단축된 근육은 더 많은 에너지를 이용한다.
- 가동성을 증가시킨다. 신체 수행력과 효율성을 증가시킨다.
- 근육, 관절 및 결합조직에 혈액공급과 영양을 증가시킨다. 이것은 더 좋은 탄성을 제공하고, 근육통증을 감소시킨다.
- 노화과정과 관련된 근육과 관절의 뻣뻣함을 완화시킨다.
- 근육 균형과 자세 지각을 향상시킨다.
- 신경근육의 협응력을 향상시킨다.
- 스트레스를 감소시키는 근육 완화를 증가시킨다(Andersen, 2005; MayoClinic, 2009).

속설: 나는 늙고 유연하지 못해서, 스트레칭 프로그램에 참여할 수 없다.

사실: 유연성은 사용의 부족으로 인해 감소된다. 노화와 비활동의 결합은 유연성을 향상시키는데 더 오랜 시간을 요하고 더 많은 주의를 필요로 하겠지만, 정규적인 유연성 프로그램을 시작하는데 결코 늦은 것은 아니다.

스트레칭의 생리적 기초
(Physiological Basis of Stretching)

유연성과 스트레칭하는 방법을 이해하기 위해서는, 관련된 모든 구조의 해부학과 생리학을 이해하는 것이 중요하다. 관련 구조물들로는, 관절, 근육 및 고유수용기 등이 있다.

관절 (Joints)

대부분의 움직임을 일으키는 관절이 윤활관절 즉, 가동관절임을 2장에서 공부했다. 윤활관절은 *윤활강*이라는 뼈와 뼈사이의 공간을 가지고 있다. 이 틈은 상당한 관절의 움직임을 허용한다; 이 틈이 없는 관절은 움직임이 전혀 없거나 매우 작은 움직임만 허용한다. 6장에서 윤활관절의 구조를 배웠다. 관절의 뼈들은 치밀한 결합조직으로 구성된 관절주머니에 의해 둘러싸여 있다. 그리고 관절은 지지를 제공하는 인대들을 가지고 있다(그림 6-16 참고). 그림 7-1A는 엉덩관절과 그의 인대들을 보여주고 있고, 그림 7-1B는 무릎관절과 인대와 근육 및 윤활주머니 등과 같은 관련 구조물을 보여주고 있다. 이들 그림에서 알 수 있듯이, 윤활관절은 매우 복잡한 관절이다. 그 이유는 가동성과 안정성을 모두 가져야 하기 때문이다.

인대들은 두껍고 강한 섬유조직이다. 인대에 있는 대부분의 콜라겐 섬유들은 나란하게 배열된 섬유 다발이어서, 세로 방향의 장력에 잘 저항한다. 하지만, 인대 내에는 다른 방향으로 배열된 섬유들도 있다. 관절이 다양한 방향으로 움직일 때, 이들 섬유는 유연성, 강도와 신장성을 제공한다. 스트레칭은 인대의 유연성과 건강을 향상시킨다. 인대는 많이 신장되지 않지만,

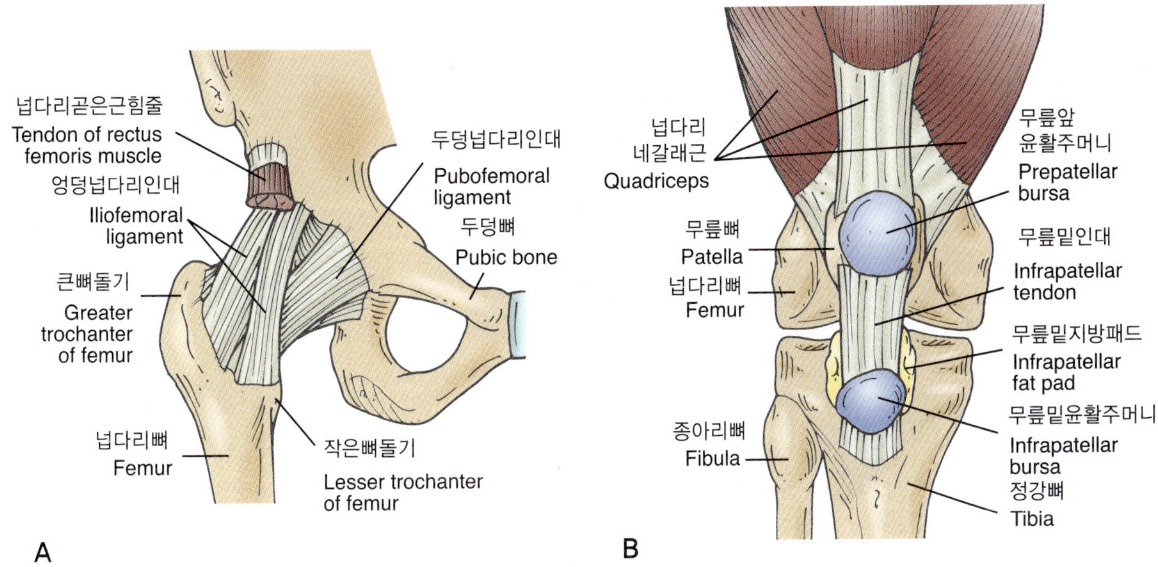

그림 7-1 **(A)** 엉덩관절. **(B)** 무릎관절.

주위 연부조직의 신장 때문에 관절의 유연성이 향상될 수 있다. 그러므로 관절의 가동범위는 규칙적인 스트레칭 프로그램을 통해 향상될 수 있고, 유지될 수 있다.

근육 (Muscle Tissue)

뼈대근은 수천 개의 세포로 구성된 개별 기관이다. 근육세포는 길다란 모양 때문에 "근섬유"라고도 불린다. 전형적인 근섬유 길이는 약 4인치 정도이다. 뼈대근은 개별 근섬유나 전체 근을 덮고 있는 근막을 가지고 있다. 근조직을 보호하고 강화하기 위해 근막의 결합조직은 3층으로 구성되어 있다. 가장 바깥층은 **근육바깥막**(epimysium)으로 불리고, 전체 근육을 둘러싸고 있다. 중간층에 있는 **근육다발막**(perimysium)은 10-100개의 근섬유로 구성된 근육다발을 둘러싸고 있다. 각 **근육다발**(fascicle) 내에는 근섬유를 둘러싸는 **근육속막**(endomysium)이 존재한다. 이들 3개 층의 결합조직은 근섬유뿐만 아니라, 힘줄(뼈에 부착되는)까지 뻗어 있다. 근조직은 풍부한 혈액과 신경분포를 가지고 있다. 그림 7-2는 뼈대근과 그의 결합조직을 보여주고 있다(Muscolino, 2011; Tortora와 Derrickson, 2009).

뼈대근 섬유의 형질막은 **근형질막**(sarcolemma)으로 불린다. 근형질막은 가로관으로 불리는 수천 개의 안쪽으로 함몰된 주름을 가진다. *가로관*은 각 근섬유의 중심 쪽으로 향한다. 가로관의 열린 부위는 섬유의 바깥쪽이고, 그 안에 간질액이 차 있다. 신경자극은 근형질막을 따라 주행하여 가로관을 통해 근섬유로 빠르게 전파된다. 이것을 통해 근섬유의 모든 부위를 한꺼번에 흥분시킬 수 있는 것이다.

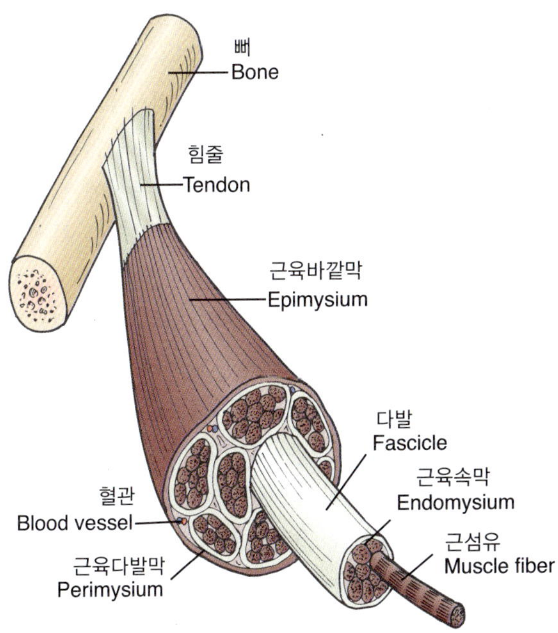

그림 7-2 뼈대근과 그것의 결합조직.

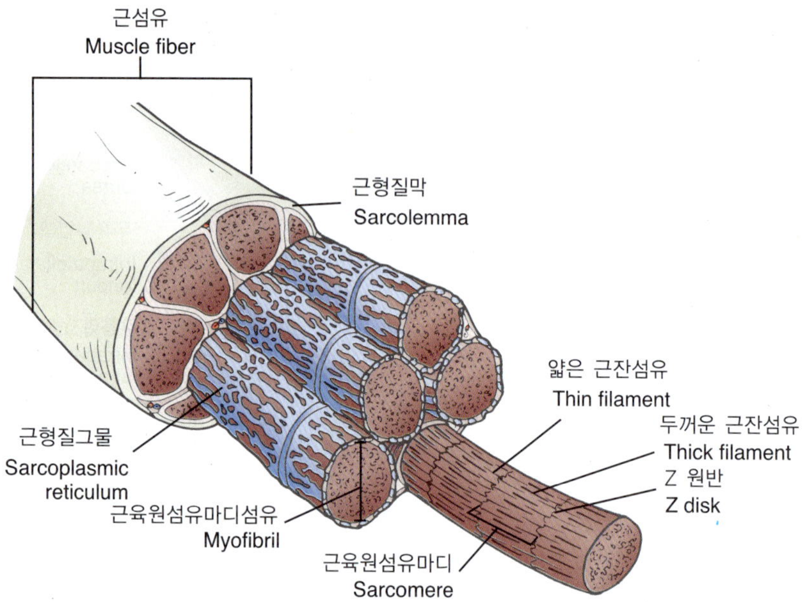

그림 7-3 뼈대근의 현미경 구조.

근섬유 안에는 얇은 실과 같은 **근육원섬유**(myofibrils)가 존재한다. 이것은 뼈대근의 수축성 구조물(세포 소기관)이다. 근육원섬유 내에는 더 작은 구조물인 *얇은 근잔섬유(액틴)*와 *두꺼운 근잔섬유(미오신)*가 존재한다. 그러나 이것은 전체 근섬유 길이까지 뻗어 있지 않고, 근육원섬유의 기능 단위인 **근육원섬유마디**(sarcomere)로 불리는 구획으로 배열되어 있다. 그림 7-3은 뼈대근의 현미경적 구조를 보여주고 있다.

근육은 얇은 근잔섬유와 두꺼운 근잔섬유의 중첩을 통해 길이를 변화시킬 수 있다. 근육원섬유마디의 경계 부위를 Z *원반*이라고 부르는데, 여기에 얇은 근잔섬유가 붙어 있다. 근육원섬유마디의 중심에는 두꺼운 띠가 있고, 수축 동안 *교차다리*로 불리는 특정의 연결을 통해 Z 원반들을 서로 근접시킨다. 이런 교차다리는 배의 노와 같은 기능을 한다. 왜냐하면 그들은 얇은 근잔섬유를 당겨 Z 원반을 근접시키기 때문이다. 그 다음, Z 원반은 이웃한 근육원섬유마디를 당겨, 전체 근육을 짧아지게 만든다. 그러므로 근육은 신경자극에 반응하여 전반적으로 길이 짧아지는 수축을 하게 하는데, 이것을 **근잔섬유의 활주기전**(sliding filament mechanism)이라 하고, 그림 7-4에 설명되어 있다. 신경자극이 멈추면, 근잔섬유는 그것들의 습관화된 안정 길이로 되돌아가는 활주를 한다(Muscolino 2011; Tortora와 Derrickson, 2009).

근육 스트레칭의 현미경적 효과 (Microscopic Effect of Stretching a Muscle)

스트레칭 동안, 각각의 근육원섬유마디는 두꺼운 근잔섬유와 얇은 근잔섬유가 서로 중첩되지 않는 지점까지 늘어나서, 전체 근섬유가 늘어나게 된다. 이 관점에서 볼 때, 스트레칭의 장력은 근형질막과 근육속막에 의해 형성된다(그림 7-5). 스트레칭 장력이 이 지점을 초과하면, 미세 열상이 결합조직과 근육원섬유마디 자체에서 일어날 수 있다. 이런 미세 손상도 결국에 치유되겠지만, 미세한 흉터와 유착을 일으켜 근섬유 수축과 늘어남에 지장을 줄 수 있다.

각 근육원섬유마디는 습관화된 안정 길이를 가진다. 올바른 스트레칭은 근육원섬유마디를 늘이는 얇은 근잔섬유와 두꺼운 근잔섬유의 새로운 습관화된 안정 길이를 형성하게 만들어 근육의 길이를 신장시킨다. 규칙적인 스트레칭은 근육원섬유를 더 길게 만들어 새로운 근육원섬유마디분절을 형성한다. 이들 새로운 근육원섬유마디분절은 근육의 가동범위를 증가시키고, 근육이 발생할 수 있는 파워를 증가시킨다.
그러므로 스트레칭은 근육의 유연성과 근력을 모두 증가시킨다(McAtee와 Charland, 2007).

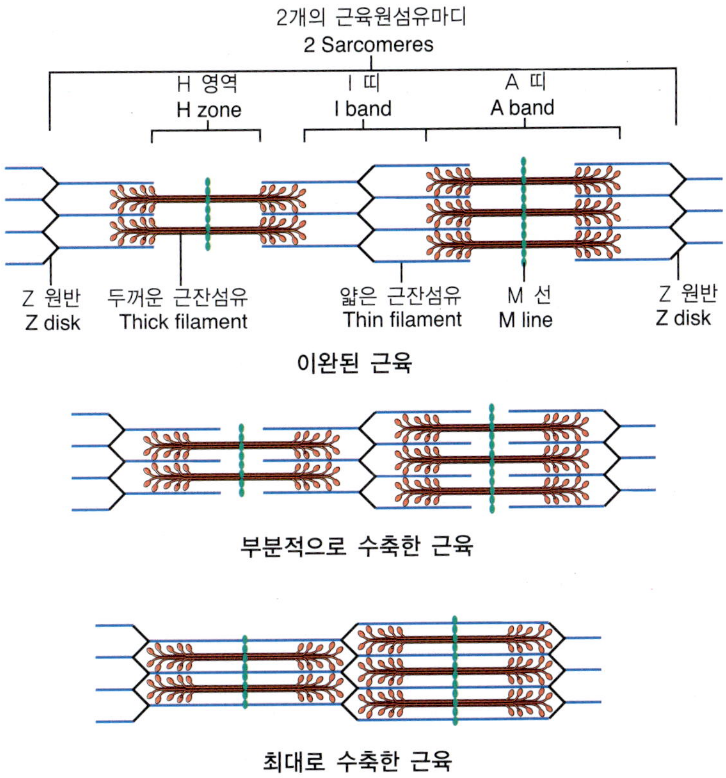

그림 7-4 근잔섬유 활주 기전.

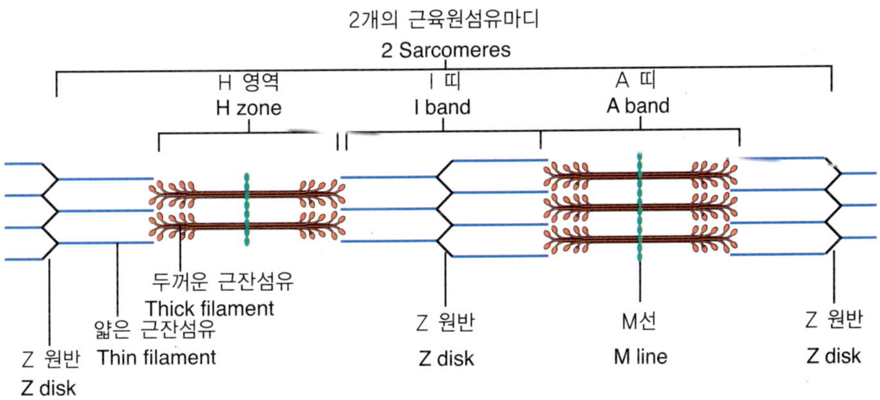

그림 7-5 신장된 근육원섬유마디.

고유수용기 (Proprioceptors)

신경근육계는 심한 근육 손상을 방지하는 안전 방어 능력을 가지고 있다. 이 안전 방어들은 근육의 장력과 길이 변화를 감지하는 고유수용기이다. 근육과 힘줄 안에 있는 고유수용기를 2장에서 배웠다. 고유수용기는 근육의 수축 정도, 힘줄에 대한 장력, 관절의 압박과 위치 및 관절의 가속과 감속에 대한 정보를 신경계에 제공한다.

신장반사에 관여하는 고유수용기는 근방추이다. 근방추는 근육의 힘살 안에 위치한다(그림 2.10 참고).

근방추는 뼈대근의 길이 변화를 감지한다. 근육이 특정 움직임 동안 신장될 때, 근육은 수축 자극을 받고 신장이 완화되는데, 이것이 신장반사이다. 신장반사는 과신장을 예방함으로서 근육 손상, 즉 열상을 방지한다(Muscolino, 2011; Tortora와 Derrickson, 2009). 근방추의 재설정을 이용한 기법으로는 "특별한 스트레칭 기법" 단락에서 설명되는 PNF와 수축-이완 스트레칭이 있다.

신장반사는 근육이 너무 늘어날 때 그리고 통증 지점까지 늘어날 때, 근육이 스트레칭을 감내할 수 없을 때 활성화되는 것으로 믿겨지고 있다. 그래서 근육은 손상을 예방하기 위해 리바운딩하는 수축을 한다. 이것을 예방하기 위해, 스트레칭을 할 때 항상 천천히 시작해야 하고 근조직의 내성 범위 내에서 스트레칭이 이루어져야 한다. 이것은 조직이 만나는 것으로 간주될 수 있고, 조금 더 신장할 수 있다. 과도한 스트레칭은 과신장을 초래할 수 있고, 이로 인해 손상이 발생될 수 있다(McAtee와 Charland, 2007; Muscolino, 2011)

힘줄반사에 관여하는 고유수용기는 근육-힘줄 이음부에 위치하는 골지힘줄기관이다(그림 2-10 참고). 힘줄기관은 근수축에 의해 힘줄에 가해지는 장력을 감지한다. 힘줄반사는 손상으로부터 힘줄과 근육을 보호한다. 즉, 이것은 근수축으로 힘줄에 가해지는 과도한 장력에 반응하여 근육을 이완시킨다.

관절의 근운동감각 수용기는 윤활관절의 안이나 주변에 위치한다. 그들은 관절 압박과 가속 및 감속에 반응한다. 인대는 힘줄기관과 비슷한 수용기를 가지고 있어, 관절에 과도한 좌상이 가해질 때, 이웃한 근육을 이완시킨다(Muscolino, 2011; Tortora와 Derrickson, 2009).

신체 인식

너무 빠르게 수행되거나 너무 많이 확장시키는 스트레칭을 주거나 받아 본 적 있는가? 당신이 그것에 생각한 적이 없는 데도 불구하고, 몸의 부분이 빠르게 수축된다는 것을 어떻게 알아차리는가? 왜냐하면 근방추가 활성화되고, 찢김을 예방하기 근육의 단축을 일으키기 때문이다.

스트레칭 기법 (Types of Stretches)

유연성은 적절한 훈련을 받으면 어느 연령대에서도 발달될 수 있다. 바디워커들은 고유수용기를 자극하는 짧고 강렬한 스트레칭 기법보다 긴장을 덜 일으키는 장시간의 빈번한 스트레칭 기법을 선택해야 한다. 스트레칭 기법이 원하는 결과를 가질 때 관절 유연성이 최적화된다.

다음의 원리들은 유연성을 증가시키는데 매우 중요하다:

- **관절 특이성.** 신체 한 부위의 스트레칭은 다른 부위의 유연성을 증가시키지 못한다. 예를 들어, 엉덩관절의 유연성 프로그램은 어깨 유연성을 향상시키지 못한다. 하지만, 특정 관절에 특화된 유연성 훈련은 모든 관절이 유연성 운동을 해야 한다는 것을 반드시 의미하지 않는다. 시간적 제약이 있을 때는 가장 필요한 관절과 근육에서만 유연성 운동을 수행할 수 있다. 이런 방법은 여러분의 유연성 훈련을 극대화할 수 있다.
- **위치와 속도의 특이성.** 최대 효율성을 위해, 스트레칭 운동은 여러분이 향상시키고자 하는 기법이나 기술과 매우 비슷한 형태와 속도로 이루어져야 한다. 예를 들어, 느린 정적 스트레칭은 마사지 치료 수행과 관련된 진동기법이나 타진법과 같은 빠른 움직임을 향상시키지 못할 것이고, 또 동적 스트레칭 움직임도 향상시키지 못할 것이다. 한편, 동적 스트레칭 기법은 느린 속도의 근막이완술과 통증유발점 치료와 같은 정적 기술을 향상시키는데 제한된 능력을 가질 것이다. 이것은 동양 바디워크 기법이나 기공과 관련된 부동(stillness)에서도 마찬가지다. 바디워크 기법을 완전하게 수행할 수 있으려면, 양쪽 모두(정적 스트레칭과 동적 스트레칭)가 이상적이다.
- **저항 훈련은 관절 유연성의 증가에 영향을 준다.** 효과적이고 능률적인 저항 훈련프로그램은 유연성 수준을 향상시킬 수 있다. 사실, 여러분의 유연성 수준이 어떠하던 간에, 주요 관심사는 관절의 완전 가동범위 내에서 적절한 근력을 갖는 것과 한쌍의 대항근을

동등하게 작용시키는 것이다. 이것은 8장에서 자세히 설명될 것이다.

특별한 스트레칭 기법
(Specific Types of Stretches)

스트레칭에서 명심해야 할 2개의 용어가 있다. 하나는 **표적 근육**(target muscle)인데, 이것은 스트레칭되는 근육을 의미한다. 두 번째 용어는 **끝지점**(end point)으로서, 편안하게 스트레칭되는 제한점이다. 스트레칭 동안에는 약간의 불편함이 있을 수 있고, 점진적인 저림 감각이 일어날 수도 있다. 하지만, 갑작스럽고 날카롭고 불편한 감각이 있다면, 끝지점을 초과해서까지 스트레칭을 한 경우이고, 근육이나 결합조직에서 열상이 일어날 수 있기 때문에 즉시 스트레칭을 중단해야 한다.

동적 스트레칭(dynamic stretches)은 팔과 다리를 통제된 방법으로 흔드는 것이다. 이것은 몸통 돌림과 같은 다른 움직임과 병합될 수도 있지만, 동적 스트레칭은 팔이나 다리만 스트레칭할 수 있다. 팔과 다리는 다양한 패턴(예: 뒤나 옆으로 움직이거나, 큰 원을 그린다)으로 스윙할 수 있다. 그러나 동적으로 움직일 때, 현재의 관절가동범위를 초과해서는 절대로 안된다. 동적 스트레칭은 준비 운동이나 마무리 운동에 있어 좋은 선택이다.

이런 운동의 안정성을 보장하기 위해, 이 방법들을 사용한다:

1. 현재 가동범위 내에서 초기의 스윙 운동을 할 때는 균등하고 통제된 리듬을 설정한다(그림 7-6A). 신장의 끝지점에서 편안한 수준의 장력에 도달할 때까지 움직임의 크기를 점진적으로 증가시킨다(그림 7-6B).
2. 표적관절이 가동범위의 끝지점에 도달하기 전에 팔의 움직임을 중단함으로서 신장반사를 방지한다. 예를 들어, 선 자세에서 뒤넙다리근의 동적 움직임을 할 때, 여러분은 엉덩관절 가동범위의 제한점에 도달하기 전에 다리의 스윙을 멈춘다(그림 7-6C). 여러분의 신경계는 이것을 예상할 것이고, 신장반사를 최소화하거나 없앨 수 있다.

정적 스트레칭(static stretches)은 가장 일반적으로 수행되는 스트레칭 형태이고, 오랜 치료 시간 이후, 운동 후, 또는 회복의 목적을 위해 적용될 수 있는 좋은 방법이다. 여러분의 몸이 충분히 워밍-업된 상태에서만 정적 스트레칭을 적용해야 한다. 정적 스트레칭은 저강도의 힘과 긴 시간(20초 이상 유지되는)으로 구성된다. 요가의 많은 운동이나 스트레칭은 정적 스트레칭이다. 편안함을 초과해서 계속 스트레칭을 하거나, 적어도 20초 이상 스트레칭을 유지할 수 없다면, 정적 스트레칭이 신장반사를 활성화시킬 수 있다.

20초가 되기 전에 리바운딩 수축이 일어날 수 있고, 원하는 스트레칭과 표적근육 사이에서 줄다리기 현상이 일어날 수 있다.

수동 스트레칭(passive stretches) 또는 **이완 스트레칭**(relaxed stretches)은 정적 스트레칭과 비슷하다. 자세를 취한 후, 파트너나 장비가 다른 신체 부위를 고정한다. 움직임은 느리고 지속적이고 부드럽게 연부조직을 늘려야 한다. 그림 7-7A의 예는 한 손으로 의자를 잡고, 다른 손으로 발을 잡고 무릎을 굽힘함으로서 넙다리네갈래근을 스트레칭하는 것을 보여주고 있다. 그림 7-7B는 파트너의 도움으로 엉덩관절의 깊은 가쪽돌림근을 스트레칭하는 것을 보여주고 있다. 스트레칭 파트너와의 의사소통은 스트레칭을 너무 빠르게 수행하지 않고 또 지나치게 수행하지 않도록 하는데 있어서 매우 중요하다. 그림 7-7C는 문틀을 이용하여 수행하는 큰가슴근의 수동 스트레칭을 보여주고 있다.

느린 수동 스트레칭은 손상 후 치유되고 있는 근육의 근경련을 완화하는데 매우 유용하다. 수동 스트레칭은 오랜 치료 시간 후 또는 운동 후에 마무리 운동으로서 좋은 방법이고, 이것은 치료 수행 이후의 근피로와 근육통을 줄이는데 큰 도움을 준다.

탄도 스트레칭(ballistic stretches)은 정상 범위를 넘어서기 위해, 가동 분절이나 신체 부위를 순간적으로 움직이는 것을 말한다. 탄도 스트레칭은 강한 힘과 짧은 기간으로 구성된다. 이런 형태의 스트레칭은 안전성을 고려하지 않으며, 근육이나 결합조직을 악화시켜 손상을 초래할 수 있다. 신장될 표적근육은 신체 분절을 당겨 신장 자세에서 벗어나도록 스프링처럼 작용한다. 탄도 스트레칭의 예는 발가락에 닿기 위해 허

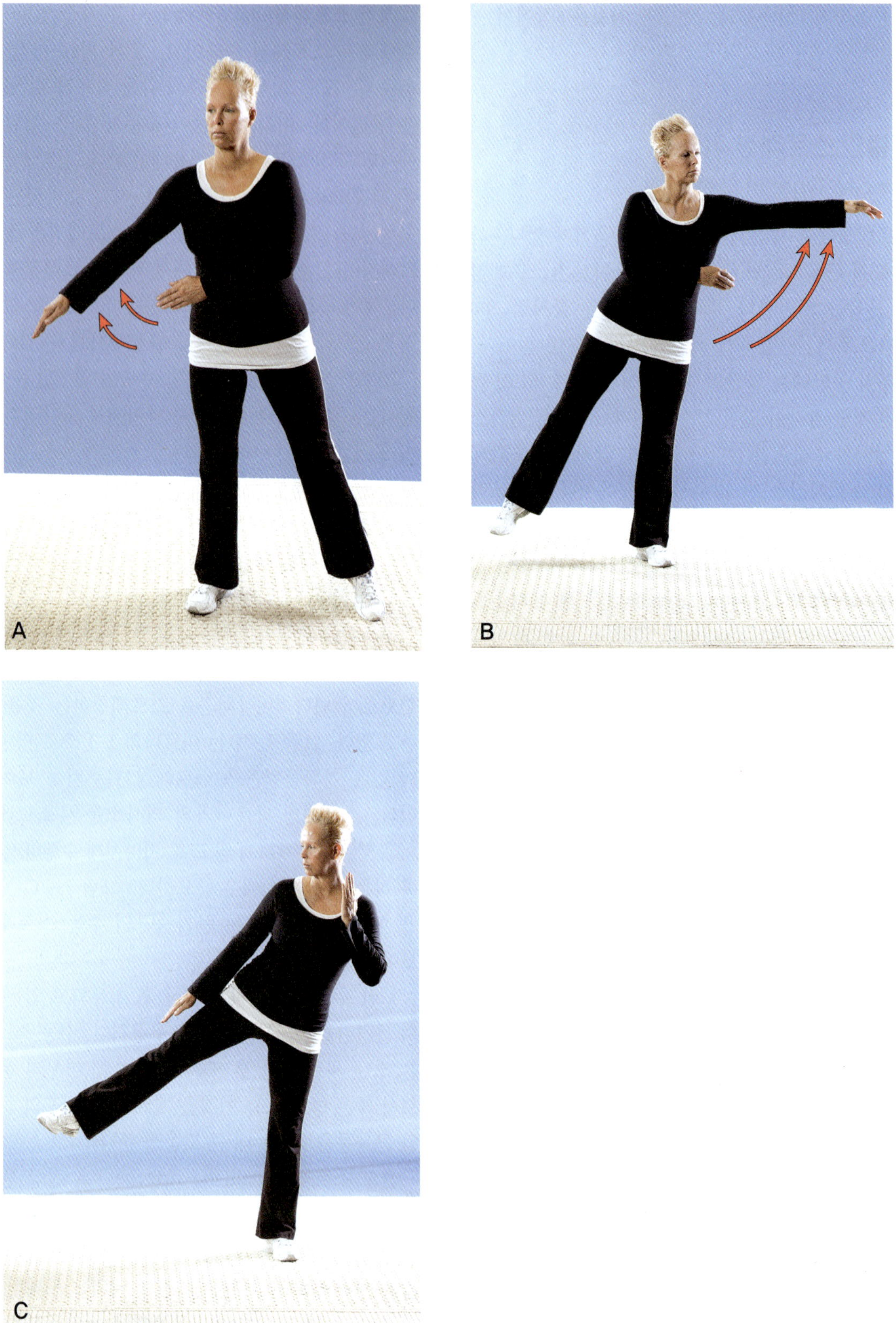

그림 7-6 (A) 균등하고 통제된 스윙 운동. (B) 운동 범위를 증가시킨 경우. (C) 선 자세에서 뒤넙다리근의 동적 스트레칭을 멈춘 경우.

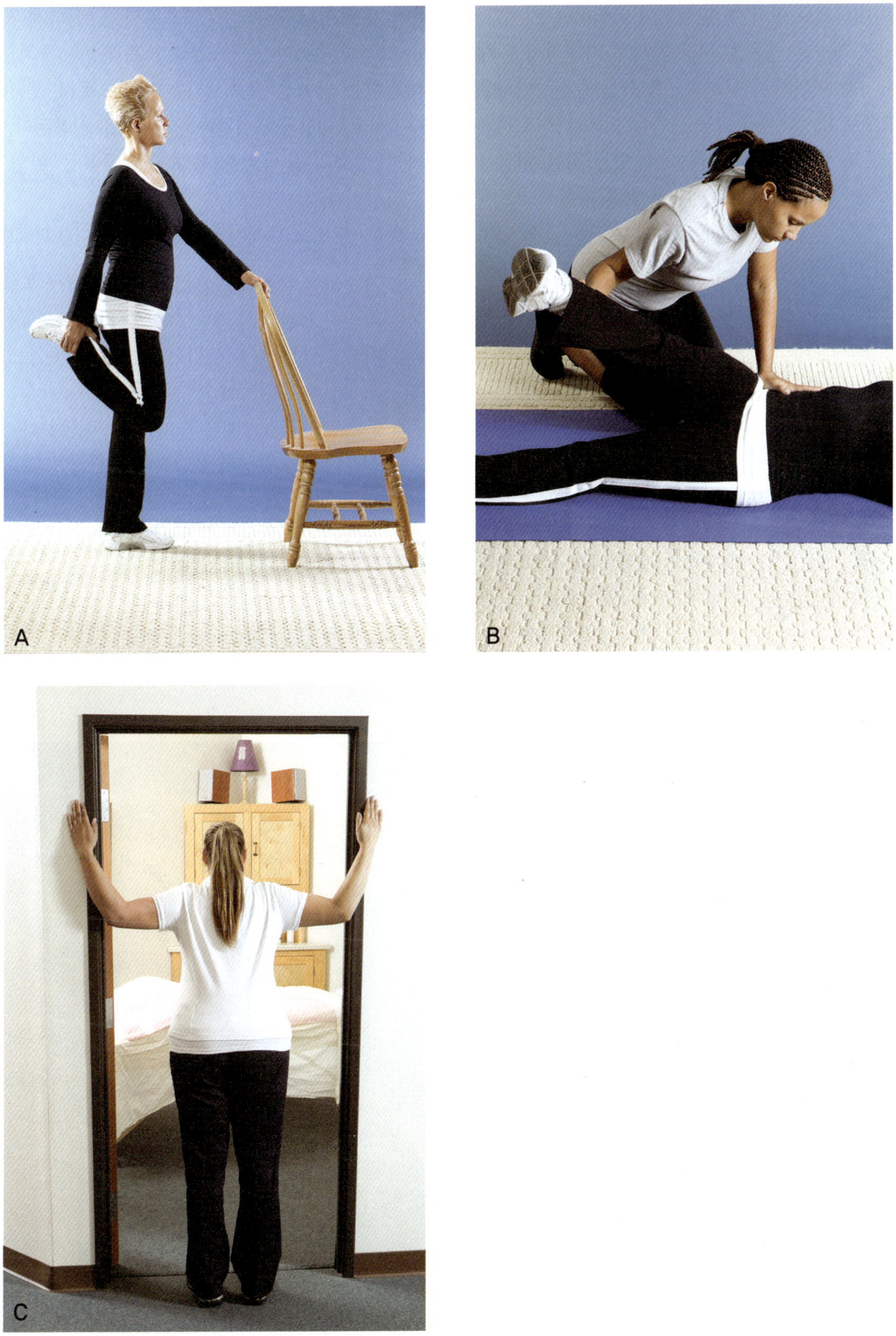

그림 7-7 **(A)** 손을 이용하여 넙다리네갈래근을 수동으로 스트레칭하는 방법. **(B)** 파트너의 도움으로 깊은 엉덩관절 가쪽돌림근을 스트레칭하는 방법. **(C)** 문틀을 이용하여 큰가슴근을 스트레칭하는 방법.

리를 아래쪽으로 여러 번 반복하여 굽힘하는 것이다. 이런 스트레칭은 근육을 신장 자세로 가져가기 위해 조절하거나 이완하지 못하고, 그 대신에 신장반사를 반복적으로 활성화시켜 그들 근육을 더욱 타이트하게 만들고, 또 흉터조직을 초래할 수 있는 작은 열상을 만들 수도 있다. 탄도 스트레칭은 빠른 파워 스타트를 필요로 하는 운동선수들에게 유용할 수 있는 것을 알려져 있다. 그러나 이들 운동선수들도 손상을 예방하기 위해 그들의 몸과 조화를 잘 이루는 탄도 스트레칭을 수행해야 한다(Mattes, 2006; McAtee와 Charland, 2007; Muscolino, 2011).

능동-분리 스트레칭(Active-isolated stretches: AIS)는 정적 스트레칭에 지루함을 느낀 사람들에게 매력적인 방법일 수 있다. Mattes 기법은 Aaron Mattes에 의해 개발되었다("경험담" 글상자 참고). 이 스트레칭들은 시간이 부족할 때나 고객 치료 사이에 적용할 수 있는 근육의 워밍-업 방법으로 유용할 것이다. 이것은 수행이나 재활을 위한 훈련으로서 또는 준비 운동이나 마무리 운동으로서, 안전하게 사용될 수 있는 방법이다. 능동-분리 스트레칭은 표적근육에 대항하는 근육을 수축시키는 방법으로서, 작용근을 수축하고, 대항근을 이완하는 방법으로 사용된다. 정교하고 국소의 움직임을 통해 표적근육을 확인하고, 분리시킨다.

능동-분리 스트레칭의 주요 요소는 다음과 같다:

- 정교하고 국소화된 움직임을 통해 표적근육을 확인하고 분리시킨다. 그림 7-8A는 가쪽 목 근육들을 분리시키는 국소화된 움직임을 보여준다.
- 2-5초간 스트레칭을 유지한 후, 이완한다. 신장반사의 활성화를 방지하기 위해 끝지점까지만 근육을 스트레칭해야 한다. 그림 7-8B는 스트레칭되는 가쪽 목 근육을 보여주고 있다.
- 다시 시작자세로 돌아간다.

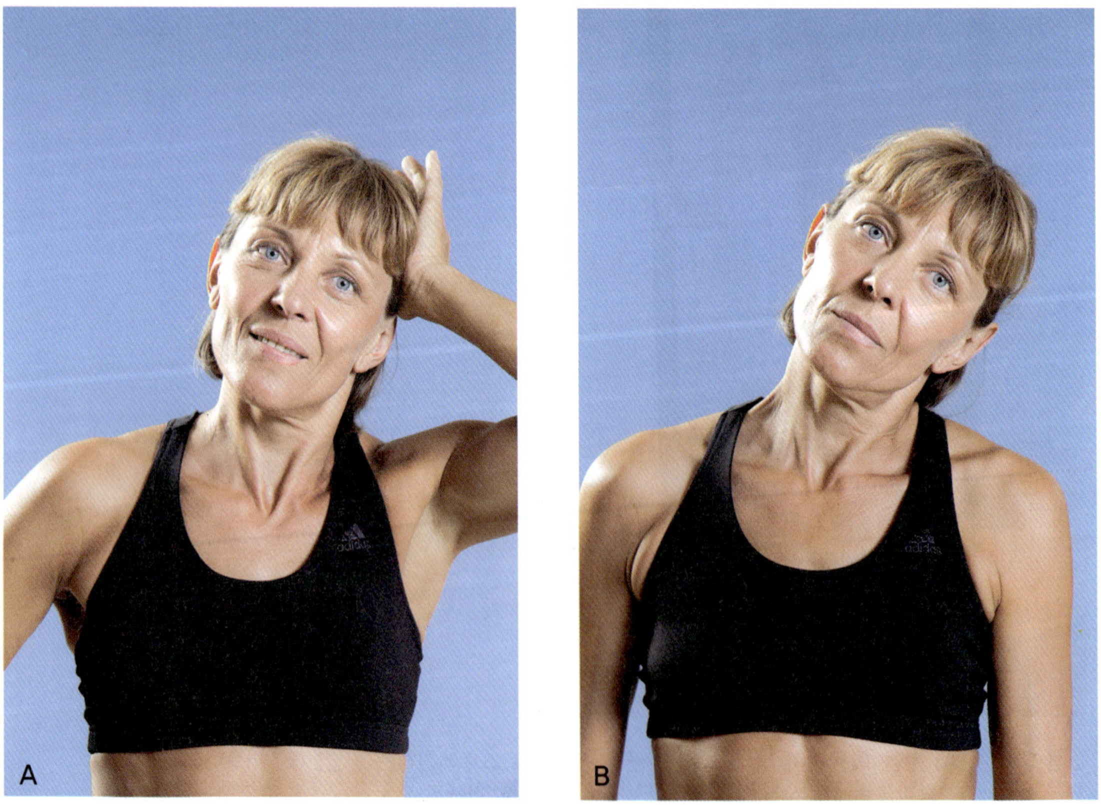

그림 7-8 **(A)** 가쪽 목 근육을 분리시키기 위한 국소화된 움직임. **(B)** 가쪽 목 근육을 스트레칭한다.

- 3-10회를 반복한다 (만약 시간이 허용되면).
- 스트레칭 하는 동안 날숨을 쉰다 (이것은 어떤 스트레칭에서도 마찬가지이다).
- 시작자세로 되돌아올 때는 들숨을 쉰다 (이것은 어떤 스트레칭에서도 마찬가지이다; Mattes, 2006).

경험담

Mattes 방법은 지난 40년에 걸쳐 개발되었고, 수천 개의 연부조직을 신장시키는 우수한 방법이다. 치료사는 능동-분리 스트레칭(AIS)을 통해 다른 부위를 자극하지 않고, 가장 깊은 조직만 따로 분리시킬 수 있다. 비밀은 상호적으로 이완된 근육과 근막을 움직일 수 있는 대항근의 수축이다. 이것은 바디워커로 하여금 더 나은 자세를 유지할 수 있도록 만들고, 또 파괴나 통증으로 고생할 수 있는 관절과 조직에 과도한 스트레스가 가해지지 않도록 도움을 줄 수 있다. 이것은 더 나은 삶을 원하는 바디워커나 대상자에게 매우 좋은 방법이다.

Asron L Mattes MS RKT, LMT: www.stretchingusa.com

고유수용성 신경근 촉진법(Proprioceptor neuromuscular facilitation; PNF)은 원래 Dr.Herman Kabat에 의해 개발되었고, 나중에 물리치료사인 Dorothy Voss와 Margaret Knott에 의해 정립되었다. PNF는 고유수용기의 자극을 통해 신경근육 기전의 반응을 촉진하거나 억제하는 방법으로 정의된다. PNF는 스트레칭의 결과를 촉진하고 강화하기 위해 신체의 신경근육 반응을 이용한다. PNF는 여러 종류의 수축-이완 스트레칭 기법을 가지고 있다.

PNF 스트레칭은 오늘날 유연성을 증가시키는 가장 빠르고 효과적인 방법으로 알려져 있다. PNF는 신체 정상 패턴 이용을 따르고, 재활과 근력강화에 매우 좋은 방법이며, 수동 스트레칭보다 더 효율적이다. PNF는 스포츠 마사지치료사를 포함한 많은 바디워커들이 선택하는 스트레칭 기법이다. 물리치료사들도 PNF를 많이 사용한다. 그러나 PNF(또는 유연성 프로그램)로부터 얻어진 유연성을 유지하기 위해서는, 규칙적인 훈련 관리가 필요하다. 성장기 이전의 아동이나 성장기 아동에게는 PNF 스트레칭을 추천하지 않는다(Voss, Ionta와 Myers, 1985).

전형적인 수축-이완 기법의 순서는 다음과 같다:

- 능동적으로 표적근육을 완전한 신장된 자세나 끝지점까지 움직인다.
- 문틀과 같은 장비나 파트너에게 저항하여 표적근육을 등척성 수축한다(그림 7-9A). 저항을 할 때 약간의 저항만 이용해야 한다. 스트레칭 파트너와의 의사소통은 스트레칭을 너무 빠르게 적용하지 않도록 하거나 지나치게 적용하지 않도록 할 때 매우 중요하게 작용한다. 이 수축을 7-10초 동안 유지한다.
- 2-3초 동안 저항된 수축을 천천히 이완한다(여러분은 근육이 이완되는 것을 느끼게 될 것이다). 만약 파트너가 있다면, 그에게 저항을 해제하도록 주문한다(그림 7-9B). 다른 스트레칭을 근육에 적용하기 전에, 그 근육을 먼저 이완시키는 것이 핵심이다.
- 그 다음 표적근육을 조금 더 스트레칭한다. 만약 문틀과 같은 장비를 사용한다면, 문틀 쪽으로 더 가깝게 접근한다. 만약 파트너와 함께 운동한다면, 표적근육을 새로운 끝지점까지 스트레칭하도록 주문한다(그림 7-9C).
- 수축-이완 스트레칭을 3~4회 반복하고, 마지막 수동 스트레칭의 경우는 적어도 20초간 유지한다 (정적 스트레칭과 같음).

당신은 어떻게 생각하나요?

어떤 기법의 스트레칭이 여러분께 가장 유용할 것으로 생각하는가?

여러분이 이들 스트레칭 기법이 왜 가장 효율적일 것이라고 생각하는가?

어떻게 하면 이들 스트레칭을 여러분의 일상생활 활동에 통합시킬 수 있는가?

스트레칭의 요소 (Elements of Stretching)

스트레칭 방법들은 아침에 일어날 때 스트레칭하는 것처럼 매우 간단할 수 있다(고양이나 개들이 잠에서 깨어날 때 어떻게 하는지를 살펴본다). 스트레칭은 비활동 기간에 발생한 유착과 조직의 미세 결합을 이완시키는데 도움을 줄 수 있다. 다른 스트레칭으로는 관절 ROM을 증가시키도록 고안된 동적 스트레칭이 있다.

전반적인 유연성 프로그램을 매일 할 수 있다면, 여러분의 몸은 균형과 대칭성을 갖게 될 것이다. 스트레칭은 다른 활동을 위한 운동 기법으로 간주되어야 한다; 스트레칭은 여러분의 노력을 준비하는데 큰 도움을 줄 것이다. 만약 시간적 제한이 있다면, 필요한 근육만을 스트레칭해도 충분할 것이다. 그러나 여러분이 행하는 모든 것이"국소(spot)"스트레칭이라면, 시간이 지난 후 다른 형태의 불균형을 초래할 수 있다. 본장의 나중 부분에서는 다양한 방법을 통해 여러 신체 부위에 초점을 맞추는 스트레칭을 다루고 있는데, 그것은 어떤 사람의 스케줄에도 적합할 수 있다.

다음은 스트레칭의 금기증과 주의사항이다. 만약 여러분이 이런 문제를 갖고 있다면, 스트레칭 운동을 시작하기 전에, 여러분의 주치의와 상담해 볼 필요가 있다.

- 관절의 온전성. 관절의 온전성은 스트레칭 내내 유지되어야만 한다. 관절은 그들의 움직임에 맞게 스트레칭되어야 하고, 어색한 자세에서 이루어져서는 안 된다는 것을 의미한다. 그렇지 않으면 손상의 위험이 증가한다.
- 통증. 스트레칭은 절대로 통증을 일으켜서는 안 된다. 사실 스트레칭은 원기회복과 중심화를 느껴야 한다. 스트레칭 이후의 근육통은 손상된 조직을 수복시키는데 도움을 주는 하이드록시프롤린과 다른 생화학적 물질이 근육 내에 유리되는 징후이다. 또 스트레칭이 너무 과도하게 이루어졌다는 징후이기도 한다.
- 관절 염증. 급성 단계의 류마티스성 관절염을 포함한 관절 염증은 금기증이다. 스트레칭과 관절가동범위 기법은 염증을 증가시킬 수 있고, 통증을 일으킬 수 있고, 또 손상된 관절을 더욱 악화시킬 수도 있다.
- 신경병리. 신경 병리는 스트레칭과 관절가동범위기법의 금기증이다. 신경 병리는 감각을 감지하는 신체 능력을 방해한다. 즉, 스트레칭의 길이와 강도에 대한 정확한 피드백을 수용할 수 없다. 신경 병리는 손상의 위험을 증가시킨다.
- 뼈 질환. 심화된 골다공증과 같은 질환들도 스트레칭과 관절가동범위기법의 금기증이다. 이 질환들도 손상의 위험을 증가시킨다. 그러나 질환의 초기 단계에는 스트레칭이 효율적일 수도 있다.
- 관절 과가동성. 스트레칭과 관절가동범위 기법이 관절을 탈구시킬 수 있음으로 주의가 필요하다.
- 장기간의 스테로이드제 사용. 이것은 피부의 약화를 초래할 수 있어, 스트레칭을 적용할 때 주의가 필요하다.
- 치료되지 않는 고혈압. 치료되지 않은 고혈압은 스트레칭의 금기증이다. 스트레칭 동안 혈관에 대한 요구 때문에, 혈압이 증가할 위험이 있다.
- 신경뿌리손상이나 방사통. 이것들도 스트레칭의 금기증이다. 스트레칭은 신경경로를 따라 추가적인 손상과 통증을 유발시킬 수 있다.
- 임신. 임신은 스트레칭의 주의사항이다. 호르몬 relaxin(릴랙신)이 임신 동안에 분비되어, 힘줄과 인대의 이완을 유발시킨다. 힘줄과 인대의 이완은 출산을 위한 준비사항이다.

신체 인식

통증 지점까지 스트레칭을 한 적이 있는가? 스트레칭 직후 어떤 느낌을 느꼈는가? 그 다음날의 느낌은 어떠했는가? 스트레칭 후 1일-2일 동안 근육통을 느꼈다면, 여러분은 스트레칭을 다르게 수행해야 한다고 생각하는가?

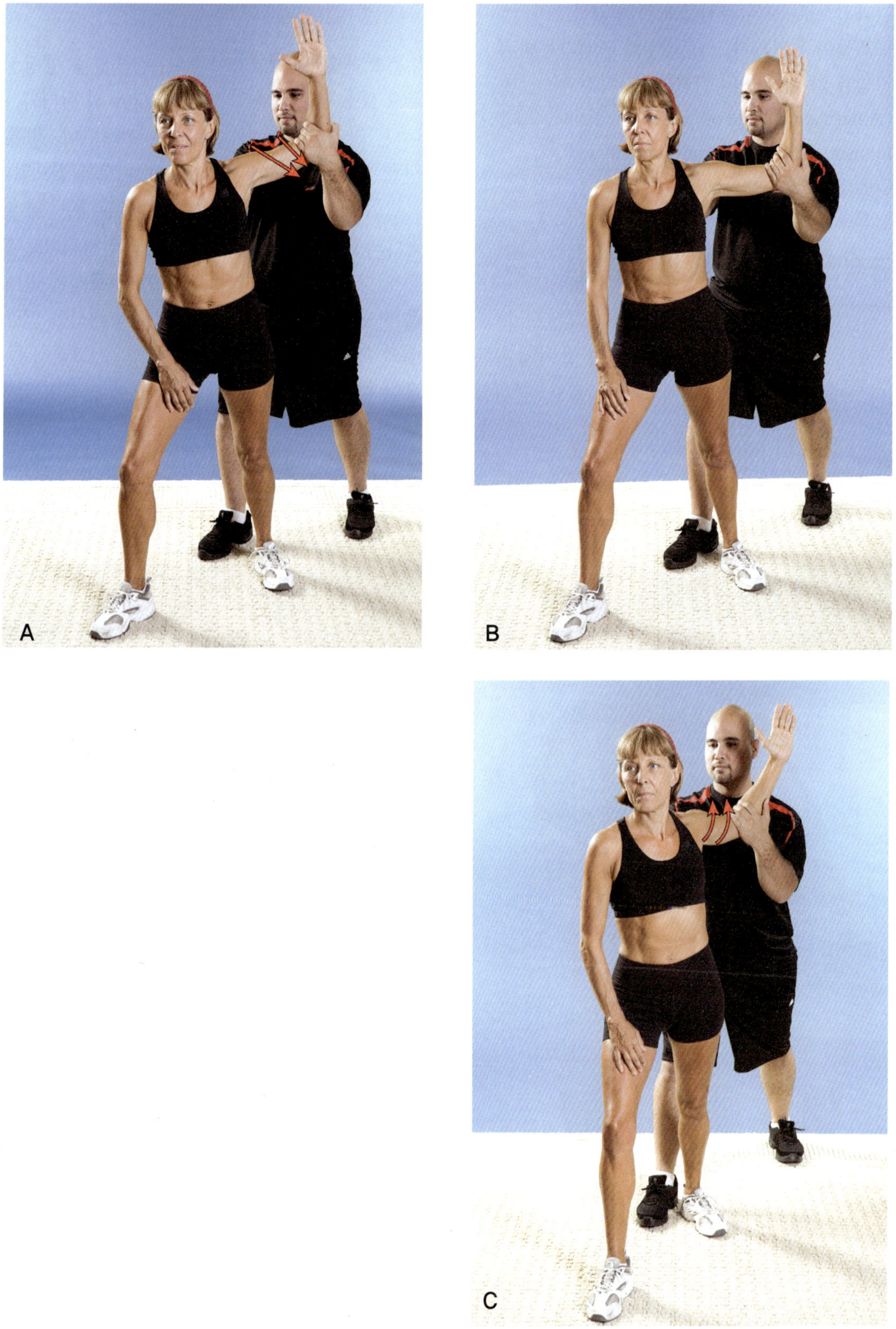

그림 7-9 (A) 파트너가 큰가슴근(표적근육)에 저항을 가한다. **(B)** 수축을 이완한다. **(C)** 파트너가 큰가슴근을 조금 더 스트레칭한다.

결과적으로, 모든 관절들과 관련 결합조직 구조물이 유연해져, 스트레칭과 관절가동범위 기법을 할 때 탈구의 위험을증가시킨다 (American College of Sports Medicine, 2009; Johnson, 2007; National Strength and Conditioning Association, 2008).

성공적인 스트레칭을 위한 규칙
(Rules for Successful Stretching)

성공적인 스트레칭을 위해, 명심해야 할 몇 가지 규칙이 있다. 이들 규칙은 스트레칭 과정을 돕고, 결과를 향상시킨다. 이들 규칙으로는 이완, 온감, 최소의 힘, 기간과 인대 등이 있다.

이완 (Relaxation)

스트레칭 이외에, 이완도 유연성을 향상시키는 주요 요소이다. 이완은 장력(tension)과 반대되는 개념이다. 장력은 근육의 수축으로 초래되며, 비유연성, 산소 부족(순환 감소 때문에) 및 피로를 일으킨다.

만약 스트레칭 동안 근육이 수축된다면, 얇은 근잔섬유와 두꺼운 근잔섬유가 길어진 안정길이로 활주할 수 없다. 이것은 근잔섬유로 하여금 동시에 반대 작용을 하도록 요구하는 것이다. 힘줄이 좌상을 받았을 때 위의 모든 현상이 일어날 수 있다. 스트레칭 동안 근육이 이완될 때만, 스트레칭 이후에 근육이 길어지게 될 것이다.

뒤넙다리근이 좋은 예이다. 선 자세의 뒤넙다리근

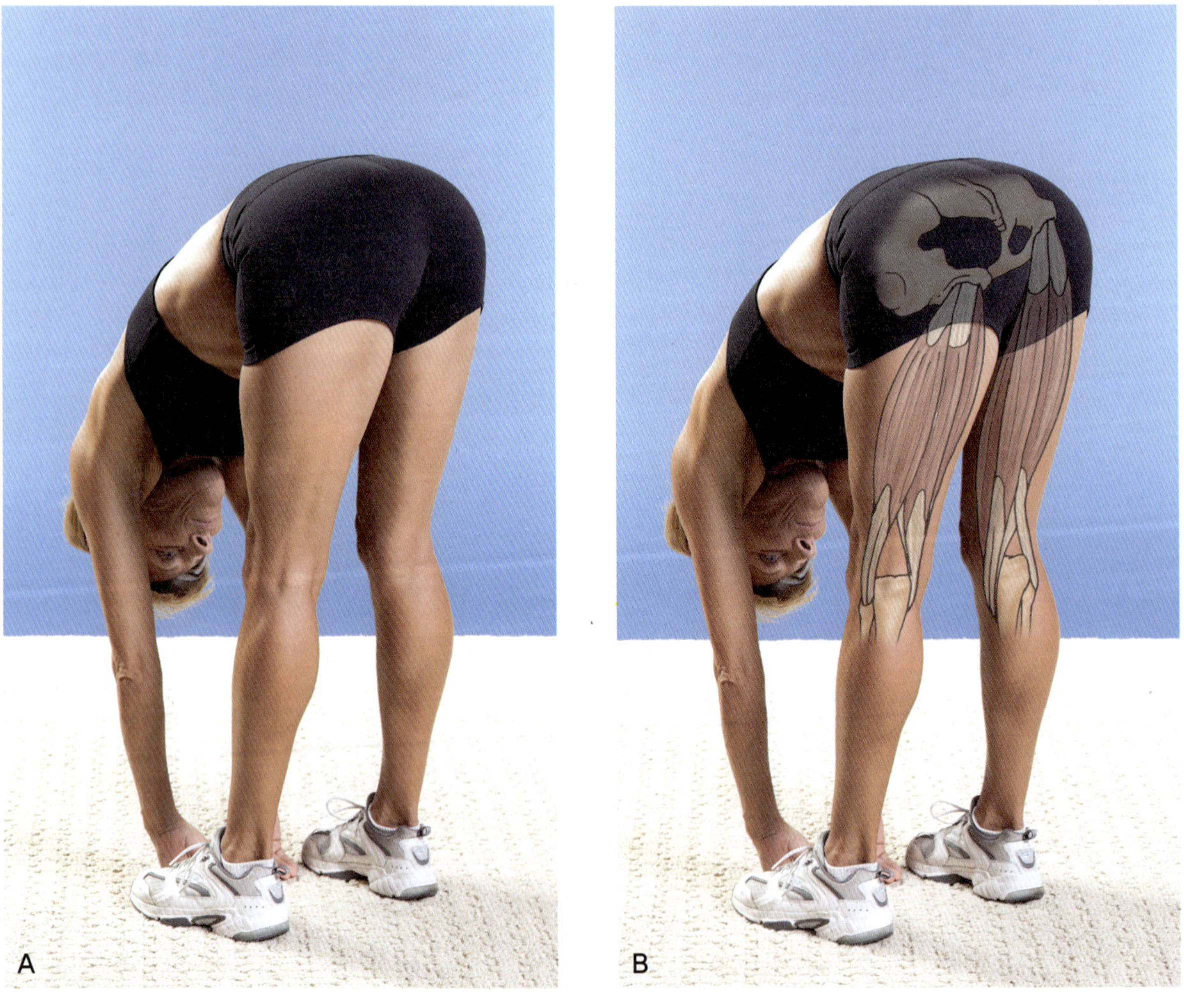

그림 7-10 (A) 선 자세에서 발가락 닿기. (B) 선 자세에서 몸통을 앞으로 숙일 때, 골반을 안정화시키기 위해 뒤넙다리근이 수축한다.

스트레칭은 단순한 발가락 닿기처럼 보인다(그림 7-10A). 그러나 사람이 뒤넙다리근을 이완하기 위해 요가나 발렛 훈련을 받지 않는 한, 이들 스트레칭으로 뒤넙다리근을 신장시킬 수 없다. 선 자세에서 몸통을 아래로 숙일 때, 뒤넙다리근은 골반을 안정화시키기 위해 자동적으로 수축하여 골반을 당긴다(그림 7-10B). 즉, 뒤넙다리근이 이완되지 않기 때문에, 뒤넙다리근을 신장시킬 수 없다. 여러분이 수행하는 스트레칭이 뒤넙다리근의 힘줄을 손상시킬 수 있고, 또 허리 인대를 과신장시킬 수 있다. 뒤넙다리근을 효율적으로 신장방법은 기댄 자세에서 이루어지는 스트레칭이다. 이 자세에서는 골반이 중립위를 취하기 때문에, 뒤넙다리근이 이완될 수 있다(그림 7-10C와 그림 7-10D). 여러분의 유연성에 따라, 벽으로부터 1-2피트 정도 떨어진 위치에서 볼기근부터 스트레칭을 시작하고, 그 다음 벽에 조금 더 가까이 위치하여 뒤넙다리근을 신장시킨다.

온감 (Warmth)

관절의 유연성을 증가시키고자 할 때 온도는 중요한 고려사항이다. 근육을 따뜻하게 하는 것은 ROM을 증가시키는데 도움을 주고, 근육의 냉각은 단축을 초래시킨다. 스트레칭을 하기 전에, 신체를 따뜻하게 할 필요가 있다. 수동적인 방법인 목욕이나 샤워를 통해 몸을 따뜻하게 할 수도 있고, 능동적인 방법인 근육의 활동을 통해서도 몸을 따뜻하게 할 수도 있다. 근육 활동을 통한 방법은 핵심 온도를 높이기 때문에 더욱 효율적인 반면, 샤워나 목욕을 통한 방법은 표층 온도만을 상승시킬 것이다.

준비운동(워밍업)은 본 장의 후반부에 있는 "스트레칭 프로토콜"에서 자세히 다룰 것이다.

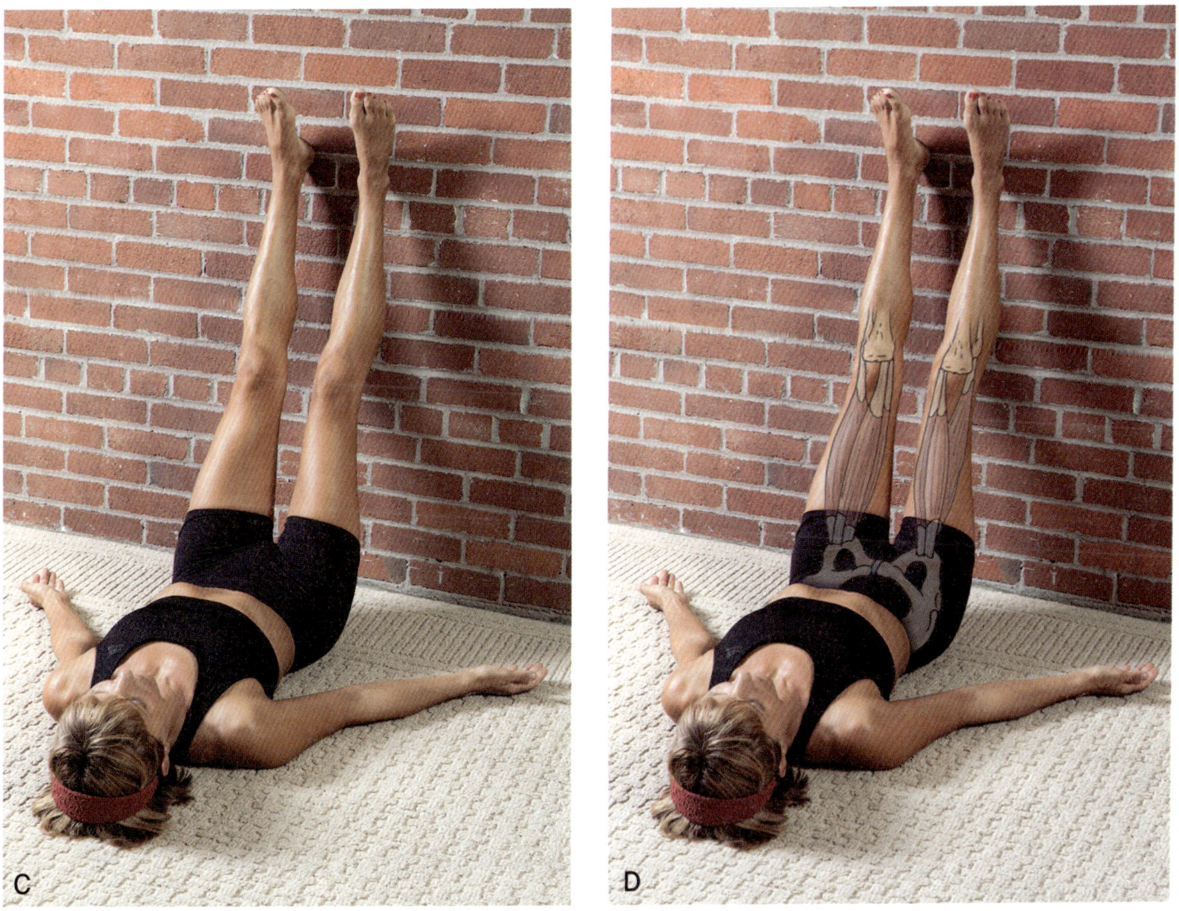

그림 7-10 계속 **(C)** 기댄 자세에서 뒤넙다리근 신장하기. **(D)** 기댄 자세에서 뒤넙다리근 이완하기.

최소의 힘 (Minimum Force)

불편과 통증은 주관적 경험이고, 사람에 따라 다른 내성을 가진다. 목표가 ROM 향상이라면, 약간의 불편에서 중등도의 불편 지점까지만 스트레칭하는 것을 권장한다. 근육이 이완되는 지점까지만 스트레칭을 적용하고, 이완된 이후 다시 스트레칭을 적용한다. 만약 주 목적이 바디워크 도중이나 이후에 노폐물을 빠르게 제거하는 것이라면, 끝지점에 도달하기 전에 스트레칭을 멈추어야 한다. 너무 강한 스트레칭은 끝지점에서 손상을 일으킬 수 있다. 강한 스트레칭의 반응으로서, 손상된 근육은 수축하게 되고, 노폐물의 제거가 억제될 것이다. 최소의 힘으로 스트레칭을 하면, 역학적 펌프와 같은 근육 작용을 일으켜 정맥 순환을 향상시킬 수 있고, 노폐물을 배출하고 영양분을 공급하는데 도움을 줄 것이다.

호흡 (Breathing)

적절한 호흡 조절은 성공적인 스트레칭에서 중요한 역할을 한다. 효율적인 호흡은 전반적인 이완을 돕고, 혈액 순환을 증가시키고, 근육에서 혈액으로 젖산과 다른 노폐물의 제거를 촉진하는데 도움을 준다.

스트레칭 동안의 적절한 호흡 패턴에 대해서는 바디워크 학교마다 약간씩 다르게 설명하고 있다. 그러나 가장 효율적인 방법은 정상적으로 호흡을 하고, 스트레칭하는 동안 근육, 힘줄 및 인대가 늘어나는 것을 보이는 것이다. 호흡 중단은 혈압과 근 긴장을 향상시키기 때문에, 운동 동안 호흡을 중단하지 않아야 한다. 효율적인 호흡은 스트레칭 동안 여러분의 이완을 강화시킬 것이다.

호흡에 관한 첫 번째 원칙은 힘든 활동 동안에는 날숨을 쉬고, 쉬운 활동을 할 때는 들숨을 쉬는 것이다. 그러므로:

- 스트레칭 하기 전에 들숨을 쉰다.
- 날숨을 쉬면서 스트레칭한다.
- 스트레칭 동안에는 정상적으로 호흡을 한다.
- 시작 자세로 돌아올 때는 들숨을 쉰다.

기간 (Duration)

스트레칭의 기간은 매우 다양하고, 여러 요소에 좌우된다. 첫 번째는 스트레칭 기법이다. 예를 들어, 동적 스트레칭은 2-3초 동안 팔다리를 여러 번 스윙을 한다. 정적 스트레칭과 수축-이완 기법들은 7초-1분까지 스트레칭을 유지한다. 스트레칭 치료는 20분 이상 지속되지 않는 것이 이상적이고, 각 근육의 스트레칭은 정상적으로 1-3분 소요된다.

짧고 강한 스트레칭은 길고 적은 강도의 스트레칭보다 덜 효율적일 수 있다(그리고 실제로 흉터를 형성 할 수 있다). 만약 인내를 하면, 주요 근육들은 이완 상태에서 원래의 안정길이보다 50% 이상 신장될 수 있다. 이것은 근막에게 이완할 시간을 제공한다. 일반적으로 근막은 신체에 가해진 자세 스트레스인자 때문에 이완되지 않을 수 있다. 스트레스 인자가 한 밤중에 근막을 단축된 상태로 만드는 것이 아니라, 근막이 이완되지 않고 순간적으로 탄성을 갖게 되는 것이다.

인내 (Patience)

여러분의 유연성 수준에 따라, 여러분의 몸은 처음 스트레칭 프로그램을 시작할 때 타이트해질 수 있다. 여러분은 인내를 필요로 한다. 여러분이 강하게 스트레칭을 하면, 효과가 일어나지 않게 되고 결국에는 낙담하게 될 것이다. 그러나 만성 긴장이 하루에 발생하지 않는 것같이, 유연성은 하루 만에 얻을 수 없다. 여러분이 규칙적으로 스트레칭을 수행한다면, 놀라운 결과를 얻을 것이다.

스트레칭 시기 (When to Stretch)

스트레칭을 하는 가장 시기는 여러분의 근육이 준비되어 있을 때이다. 스트레칭하기 전에 몸이 따뜻하게 유지되지 않았다면, 더운 물로 샤워를 하거나 간단한 유산소 운동을 한다. 날씨가 춥다면, 또는 근육이 평소보다 뻣뻣하다면, 손상의 위험을 줄이기 위해 스트레칭하기 전에 추가적인 몸을 따뜻하게 하는 것이 중요하다.

사람은 신체 시계 또는 24 시간 *주기 리듬*을 가지고 있다. 24 시간 주기는 24시간 동안 잠자고 깨는 주기와 같은 생리적 활동을 의미한다. 어떤 사람들은 일찍 일어나고, 다른 사람은 늦게 잠을 잔다. 여러분의 24 시간 주기를 아는 것은 최상의 스트레칭 시기나 활동 시기를 결정하는데 큰 도움을 줄 것이다. 흥미롭게도, 대부분의 사람들은 아침보다 오후 때 더 좋은 유연성과 근력이 생기고, 2:30~4:00 가 최대 정점에 도달하는 시기이다. 경우에 따라, 여러분은 여러분의 스케줄에 맞춰 이 시간대에서 스트레칭과 근력강화 훈련을 하는 것이 좋다.

여러분이 워밍업 없이 상당한 유연성을 필요로 하는 운동을 수행하고자 한다면, 이른 아침에 스트레칭 하는 것을 고려해 본다. 이런 스트레칭을 적절하게 수행하려면, "스트레칭 프로토콜"에서 설명된 준비운동을 제대로 해야 한다. 준비운동은 동적 스트레칭(동적 운동)을 먼저 하고, 그 다음 정적 스트레칭, 수동 스트레칭, 능동-분리 스트레칭을 수행한다. 기본적으로 이른 아침의 스트레칭은 워밍업을 하는 스트레칭이다.

당신은 어떻게 생각하나요?

아침보다 오후 때 더 유연하다는 것에 대하여 여러분은 어떻게 생각하나요? 하루 중 이 시기 동안 더 많이 움직여야 한다고 생각하나요?
내일, 오후 2:30과 4:00 사이에 여러분의 몸이 어떻게 느껴지는지를 집중해 본다.

파트너와 함께 하는 스트레칭
(Stretching with a Partner)

파트너와 함께 하는 스트레칭을 적절하게 수행하면, 혼자서 스트레칭할 때보다 더 좋은 효과를 얻을 수 있다. 이런 형태의 대표적인 스트레칭이 PNF 스트레칭이다. 그러나 여러분이 느끼는 것을 파트너가 못 느낄 수 있음을 명심한다. 그러므로 파트너가 스트레칭의 강도, 길이 및 위치를 즉시 줄여야 할 때 빠르게 반응하지 못할 수도 있다. 이런 느린 반응은 특정 운동을 수행할 때 손상 위험을 크게 증가시킬 수 있다.

여러분이 파트너와 함께 스트레칭을 할 때, 스트레칭 동안 긴밀한 주의를 줄 수 있는 사람을 선택하고, 파트너와의 의사소통을 확실하게 해야 한다. 여러분이 통증이나 불편을 느낀다고 파트너에게 신호를 보낼 때, 파트너는 적절하게 반응해야 할 것이고, 또 그런 의지를 가져야 한다.

유연성을 증가시키는 스트레칭
(Stretching to Increase Flexibility)

전반적인 유연성을 증가시키는 스트레칭은 적어도 두 가지의 목표를 달성해야 한다:

- 늘어난 근육길이에 잘 적응할 수 있도록 신장 수용기를 훈련시킨다.
- 근육을 신장시킬 때 결합조직의 저항을 감소시킨다.

특정 스트레칭을 설계하기 전에, 먼저 여러분이 증가시키고자 하는 유연성의 종류를 결정하고, 그들을 달성하는데 가장 좋은 스트레칭 기법이 무엇인지를 결정하는 것이 중요하다:

- **동적 유연성**(dynamic flexibility)(또는 **운동 유연성**)은 완전 가동범위 내에서 팔다리를 움직일 수 있는 근육의 동적 움직임을 수행하는 능력이다. 동적 유연성을 증가시키는 최상의 방법은 동적 움직임을 수행하고, 정적 스트레칭도 함께 수행하는 것이다.
- **능동 유연성**(Active flexibility)은 대항근을 신장하는 동안 작용근과 협력근의 작용만을 이용하여 신장된 자세를 취하거나 유지할 수 있는 능력이다. 한 가지 예로는, 다리를 들어 올린 후, 다리 근육 이외에 어떤 지지도 없이 뻗은 다리의 자세를 유지하는 경우이다. 능동 유연성을 증가시키는 최상의 방법은 능동-분리 운동을 수행하고, 정적 스트레칭도 함께 수행하는 것이다.
- **수동 유연성**(passive flexibility)은 체중, 다리의 지지, 의자나 벽과 같은 도구만을 이용하여 신장된 자세를 취하거나 유지할 수 있는 능력이다. 수동 유연성을 증가시키는 가장 빠르고 효율적인 방법은 PNF 스트레칭이다.

전반적인 유연성은 아래와 같은 가이드라인에 의해 증가될 수 있다:

- 매일 스트레칭을 수행한다.
- 바디워크 수행을 포함한 운동 활동을 하기 전에, 적절한 준비운동을 한다. 전신 준비운동 방법은 본 장의 "스트레칭 프로토콜"에서 다루어질 것이다.
- 완전한 준비운동을 수행하기 위해 충분한 시간을 할애한다. 스트레칭을 하기 전에 근육을 따뜻하게 할 필요가 있다.
- 모든 강력 운동이나 특정 강력 운동 이후에 적절한 마무리운동을 한다.
- PNF 스트레칭을 격일로 수행하고, PNF 스트레칭을 안 하는 날에 능동-분리 스트레칭을 실시한다. 만약 유연성을 증가시키고자 한다면, PNF 스트레칭을 격일로 하고, 또 능동-분리 스트레칭을 매일 수행할 수 있다.
- 유연성을 증가시킬 때, 팔다리를 신장된 자세에서 유지할 수 있을 만큼 근력 강화하는 것도 중요하다. 근력 강화 운동은 8장에서 다루어질 것이다.

전반적으로, 유연성은 점진적으로 증가될 것이다. 그러나 제시된 가이드라인을 따르면, 한 달 이내에 팔의 유연성을 최대로 증가시킬 수 있고, 다리의 경우는 두 달 이내에 유연성을 최대로 증가시킬 수 있다. 평균보다 유연성이 떨어지거나 연령이 높은 사람의 경우는 최대 유연성을 얻는데 조금 더 시간이 소요될 것이다. 스트레칭을 과도하게 해서 유연성을 빨리 증가시키려는 시도를 해서는 안 된다. 여러분의 편안한 끝지점을 초과해서까지 스트레칭을 수행해서는 안 된다.

과도한 스트레칭 (Overstretching)

스트레칭을 적절하게 수행하면, 스트레칭 이후에 근육통을 거의 느끼지 못할 것이다. 사실, 반대로 몸이 좋아지는 것을 느껴야 한다. 과도한 통증이 있으면, 스트레칭을 과도하게 수행한 것일 수도 있기 때문에, 수행해야 할 스트레칭의 강도와 기간을 줄여야 한다.

과도한 스트레칭은 더 큰 유연성을 얻는데 걸리는 시간을 증가시킨다. 그 이유는 과도한 스트레칭이 실제로 근육을 손상시키고, 근육들이 손상받기 이전 상태의 신장성을 갖도록 돌려놓아야 할 필요가 있기 때문이다. 과도한 스트레칭을 일으키는 가장 쉬운 방법 중의 하나는 조직을 차갑게 하고 스트레칭하거나 워밍-업하지 않고 스트레칭하는 것이다. 조직을 차갑게 하는 스트레칭은 바람직하지 않다. 근육은 워밍-업하지 않고도 한계점까지 움직일 수 있기 때문에 좌상을 당할 수 있다.

신장이 끝범위까지 도달되면, 신장된 근육에서 온감이 일어나고, 그 나음 화끈거리고, 경련이 일어나고, 나중에는 날카로운 통증이 발생한다. 국소의 온감은 신장된 근육의 부착점에서 주로 일어난다. 이런 감각이 일어나면, 스트레칭의 강도를 감소시킬 필요가 있다.

온감을 여러분이 무시하거나 그것을 느끼지 못하면 계속 스트레칭을 실시하고, 신장된 근육에서 화끈거림이 일어나면 스트레칭을 즉각 중단해야 한다. 여러분이 통증을 느끼는 지점까지 스트레칭을 계속 하면, 스트레칭이 이미 조직을 손상시켜 며칠 동안 지속되는 근육통과 즉각적인 통증을 일으킨다.

몇몇 경우, 여러분이 스트레칭 가이드라인을 준수할지라도, 그 다음날에도 근육통을 어느 정도 느끼게 될 것이다. 이런 경우라면, 스트레칭 수행 자체의 문제일 수 있다. 여러분이 더 큰 유연성을 얻게 되면, 근육통이 점차 감소될 것이다.

현장 기록

나는 매일 30-40분 동안 스트레칭을 하고, 유산소 운동을 하고, 신체역학을 의식하고, 1주일에 한 번씩 바디워크 치료를 받는다. 신경근육 치료를 수행할 때 엄지 문제가 발생했다. 그래서 나는 엄지 과사용을 관리하기 위해 태국 마사지치료를 배웠다.

바디워커들이 손상으로부터 자유로워지기 위해, 나는 바디워커들이 말한 것을 실천하도록, 좋은 롤 모델이 되도록, 건강한 행동을 하도록, 정규적인 스트레칭 프로그램을 개발하도록, 일을 수행하는 동안 편안한 정도를 지속적으로 평가하도록 권장한다. 만약 바디워커들이 불편함을 느낀다면, 바디워커의 자세를 변화시키도록 권장한다.

Jerry Weinert, RN ,LMT, NCTMB, 태국 마사지 자격과 지도자, 신경근육치료사, 바디워커(1998~2006)

스트레칭 프로토콜 (Stretching Protocols)

신체가 최상으로 일할 수 있도록 하기 위해, 신체 활동은 4 단계로 구성되어야 한다:

1. 전신 준비운동
2. 스트레칭
3. 활동(운동이나 바디워크 수행)
4. 마무리 운동

이미 알고 있듯이, 스트레칭하기 전의 워밍-업(준비운동)은 손상을 막는데 도움을 주고, 뻣뻣한 근육을 느슨하게 만든다. 준비운동을 적절하게 했을 때, 수행력을 잠재적으로 증가시킬 수 있다. 한편, 부적절한 준비운동이나 준비운동을 하지 않은 경우는 활동시 손상의 위험을 크게 증가시킨다. 준비운동은 체온을 1.4°F에서 2.8°F 까지 상승시킨다. 체온이 이런 온도까지 도달했다는 신호는 피부혈관이 확장되어 피부가 따뜻해지고, 홍조를 띤다. 2.8°F에 가까운 온도 상승은 땀샘을 자극하여, 땀을 유발시킨다. 다른 신호로는 심박수 증가가 있다.

준비운동의 목표는 자각을 증가하고, 협응을 향상하고, 근육의 탄성과 수축성을 향상하고, 호흡계와 심혈관계의 효율성을 달성하는 것이다. 능동 스트레칭과 등척성 운동이 준비운동의 일부가 아님을 알아야 하는데, 그 이유는 신장된 근육이 적절히 활동을 수행하기에 너무 피로하기 때문이다. 전신 준비운동은 관절가동범위 운동과 그 다음의 몇 가지 유산소 운동으로 구성된다(Kurz, 2003).

전신 준비운동 (General warm-up)

전신 준비운동은 관절가동범위 운동부터 먼저 시작하고, 발가락에서 시작해 위쪽으로 올라가거나, 손가락에서 시작해 아래로 내려간다. 가동범위운동은 전체 관절을 윤활시켜 관절운동을 촉진한다. 윤활액의 점성이 떨어지고, 잘 미끄러져 관절 구조물에 영양분을 제공한다. 이런 윤활 작용은 바디워크를 수행할 때 관절의 기능을 더 좋게 만든다.

관절가동범위운동 (Joint ROM Exercises)

가동범위운동은 관절이 부드럽게 움직일 때까지 이루어지며, 시계방향이나 반시계방향, 그리고 굽힘과 폄과 같은 느린 회전 운동을 포함한다. 프로토콜은 다음과 같다. 제시된 순서로 운동을 수행하거나 반대 순서로 운동을 수행할 수도 있다:

1. 손가락의 돌림운동(그림 7-11)
2. 손목의 돌림운동(그림 7-12)
3. 팔꿉관절 굽힘(그림 7-13A)과 폄(그림 7-13B)
4. 어깨관절의 돌림운동(그림 7-14A와 그림 7-14B)
5. 목의 옆굽힘(그림 7-15)
6. 몸통(허리)의 돌림운동(그림 7-16A과 그림 7-16B)

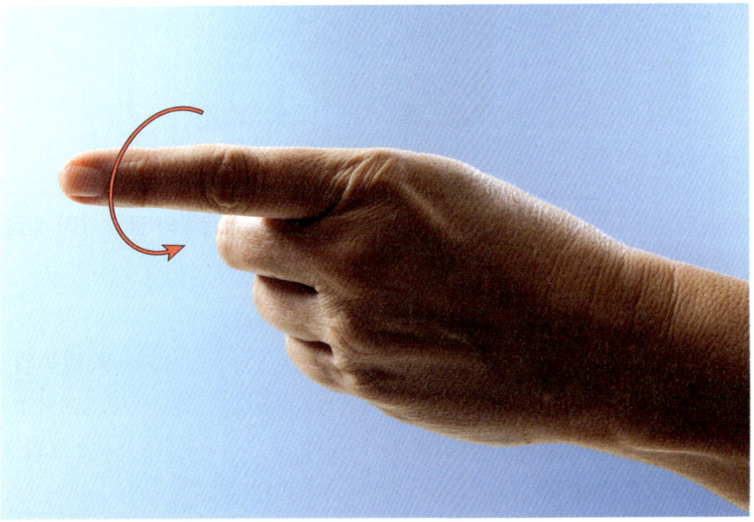

그림 7-11 손가락 회전.

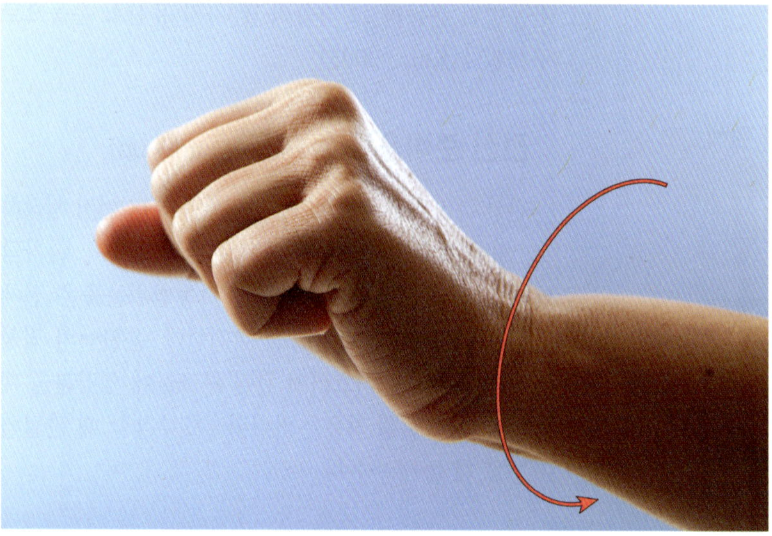

그림 7-12 손가락의 돌림운동.

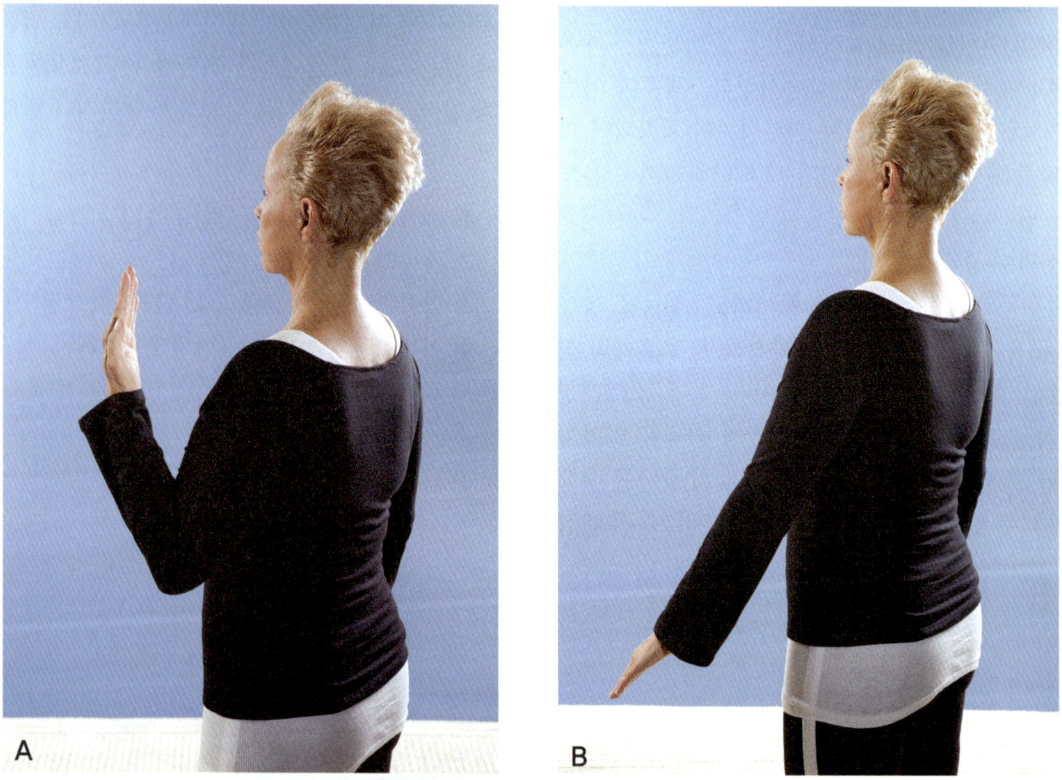

그림 7-13 (A) 팔꿉관절의 굽힘. (B) 팔꿉관절의 폄.

7. 엉덩관절의 돌림운동(그림 7-17A과 그림 7-17B)

8. 무릎관절의 굽힘과 폄(그림 7-18A과 그림 7-18B)

9. 발목의 발등굽힘과 발바닥굽힘(그림 7-19A과 그림 7-19B). 안쪽번짐과 가쪽번짐(그림 7-20A과 그림 7-20B)

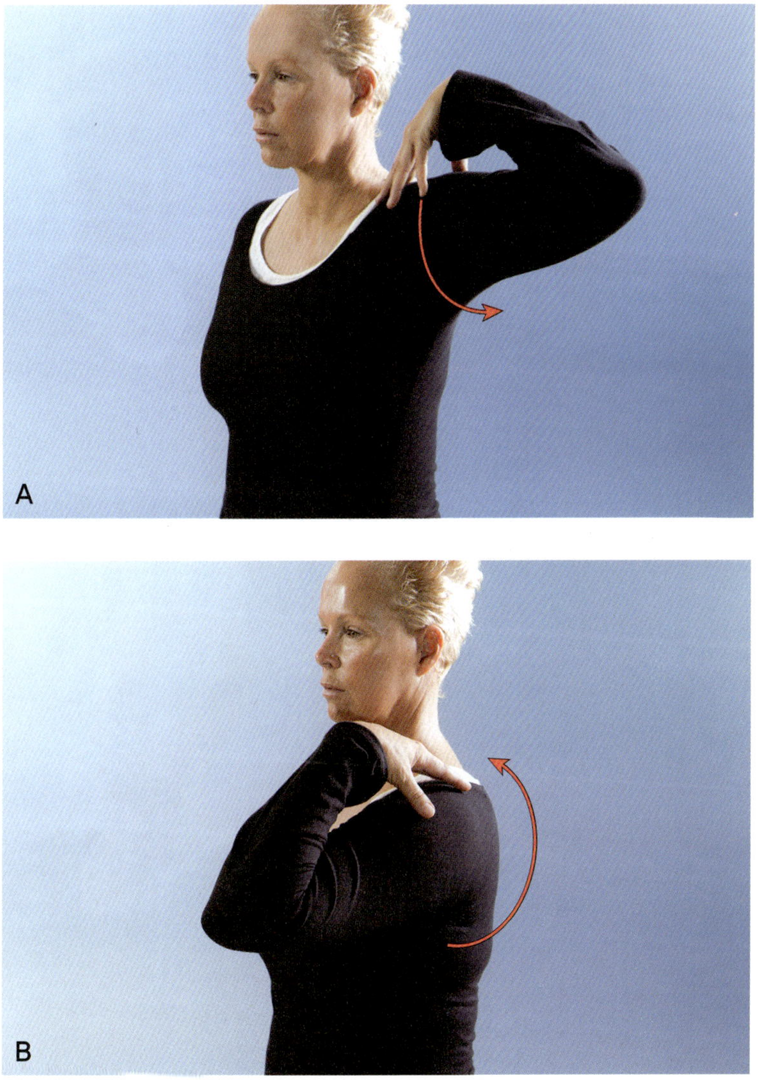

그림 7-14 (A, B) 어깨관절의 돌림운동.

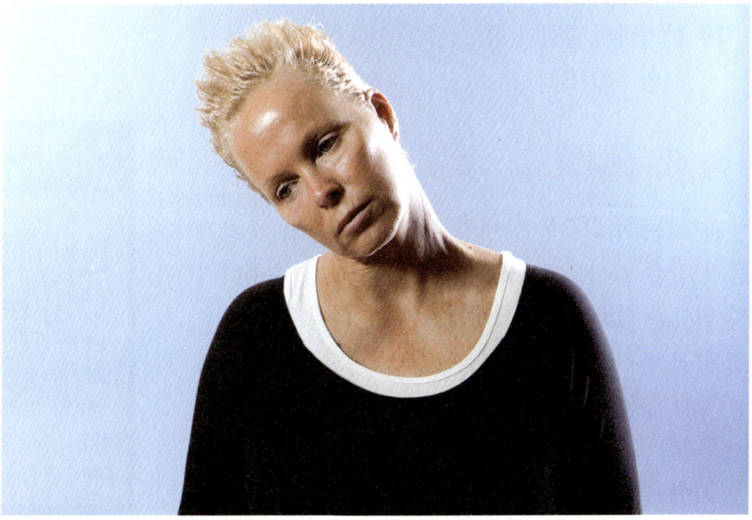

그림 7-15 목의 옆굽힘.

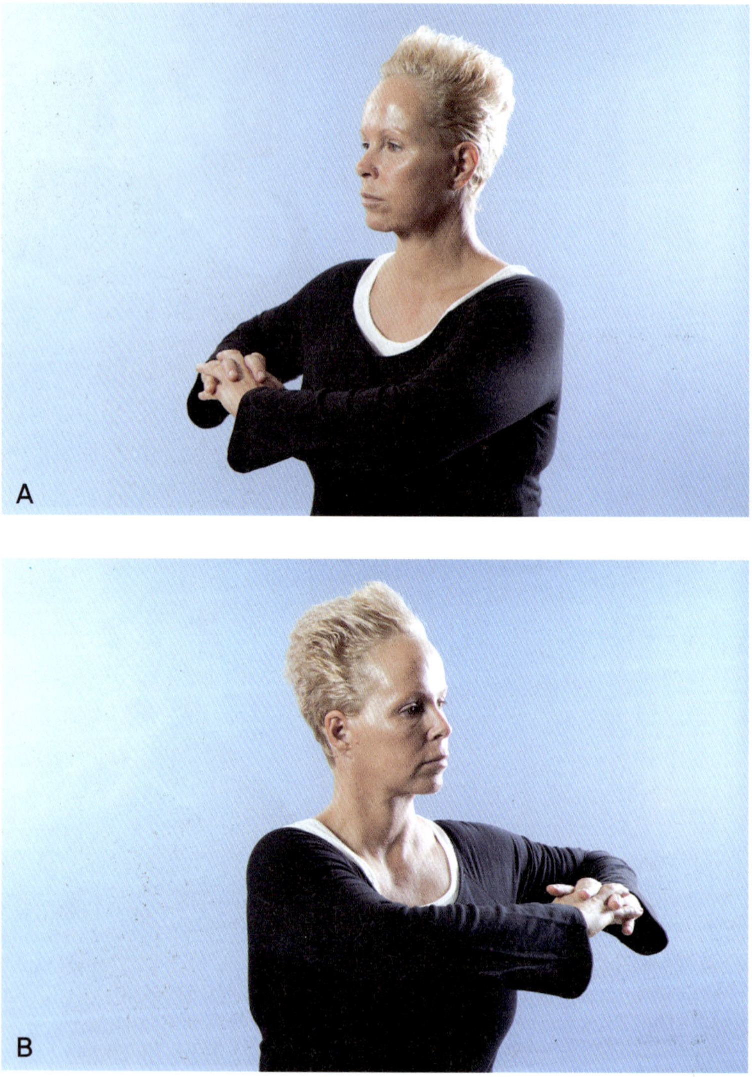

그림 7-16 (A, B) 몸통(허리)의 돌림운동.

10. 발가락의 굽힘과 폄(그림 7-21A과 그림 7-21B)

유산소 활동 (Aerobic activity)

관절가동범위운동을 마친 이후에는 조깅, 줄넘기 등과 같은 가벼운 유산소 활동을 5분 이상 수행하거나 비슷한 심박수를 증가시킬 수 있는 다른 활동을 수행한다. 유산소 운동의 목표는 핵심 온도를 상승시키는 것과 활동조직으로 혈류를 증가시키는 것이다.

근육으로의 혈류 증가는 근육을 따뜻하게 만들고, 근수행력을 향상하고, 손상의 가능성을 감소시킨다.

신체 인식

바디워크를 수행하기 전에, 준비운동을 하는가? 그렇게 하는 이유는? 또는 그렇게 하지 않는 이유는? 만약 여러분이 바디워크를 수행하기 전에 준비운동을 하고 있다면, 준비운동이 여러분께 얼마나 도움을 주는가?

만약 여러분이 바디워크를 수행하기 전에 준비운동을 하고 있지 않다면, 이것이 여러분의 바디워크 수행에 어떤 영향을 주었는가?

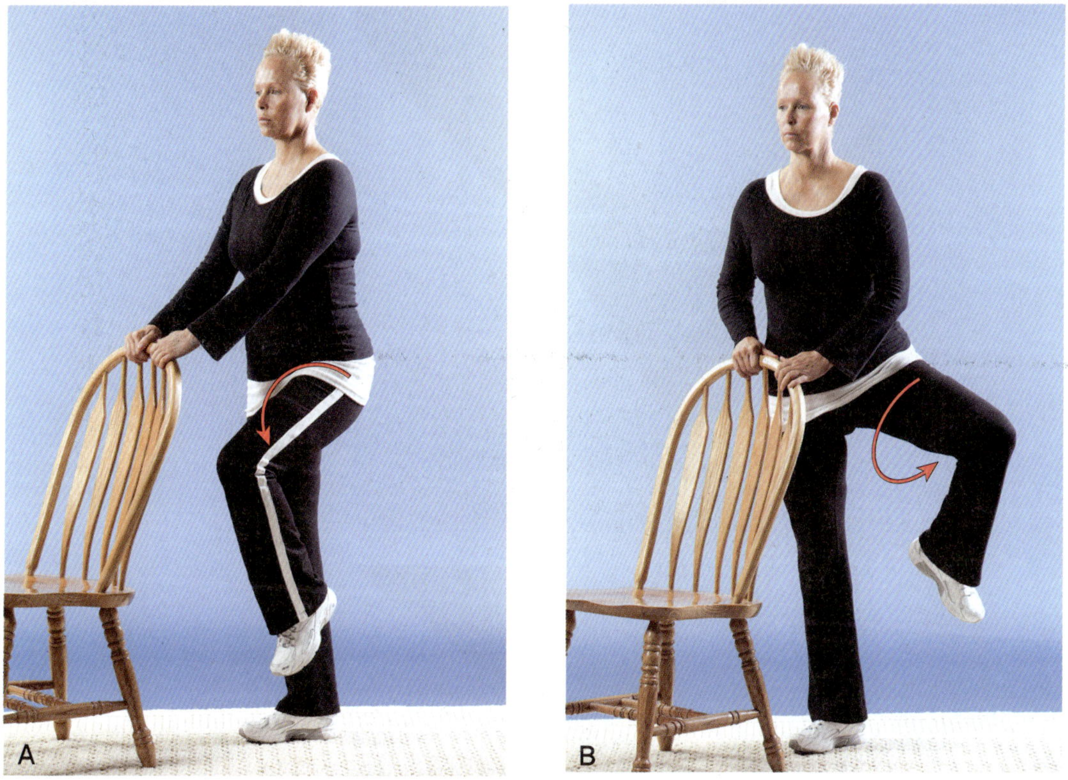

그림 7-17 (A, B) 엉덩관절의 돌림운동.

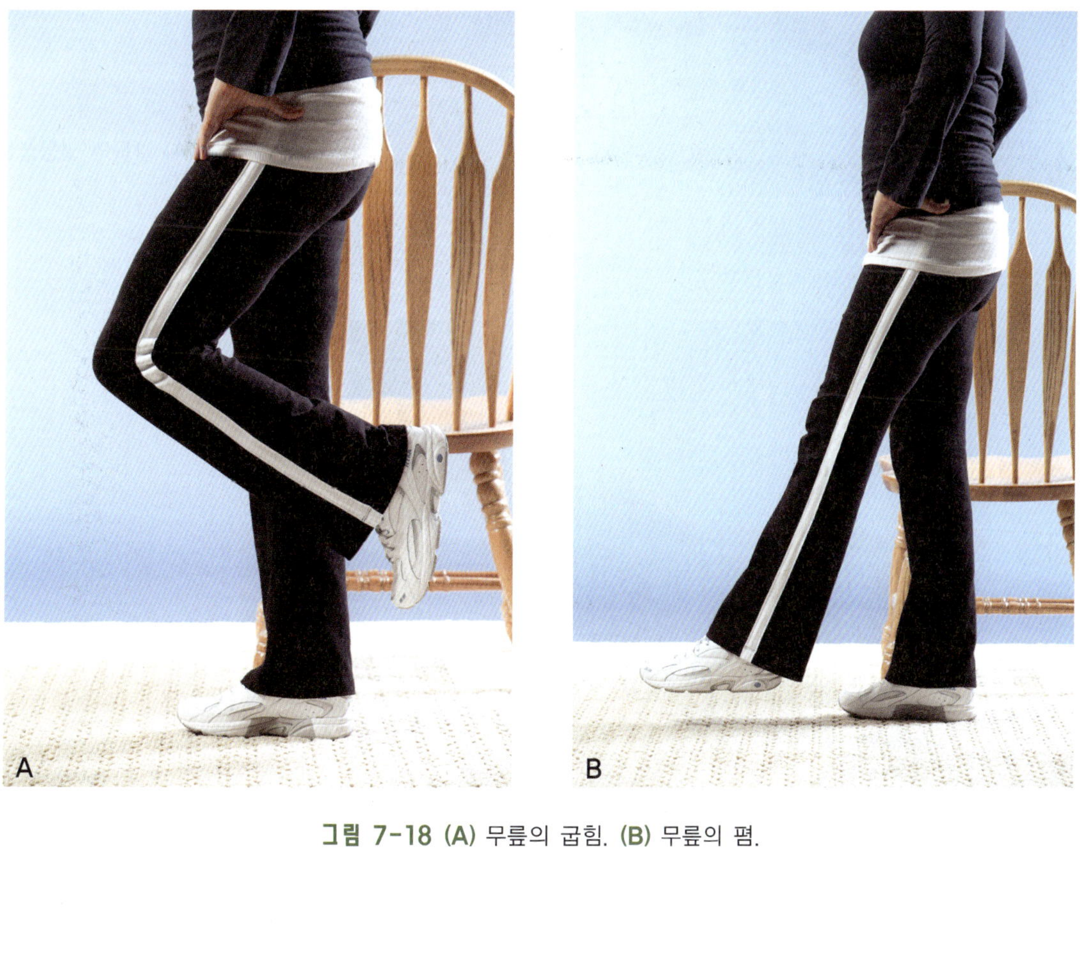

그림 7-18 (A) 무릎의 굽힘. **(B)** 무릎의 폄.

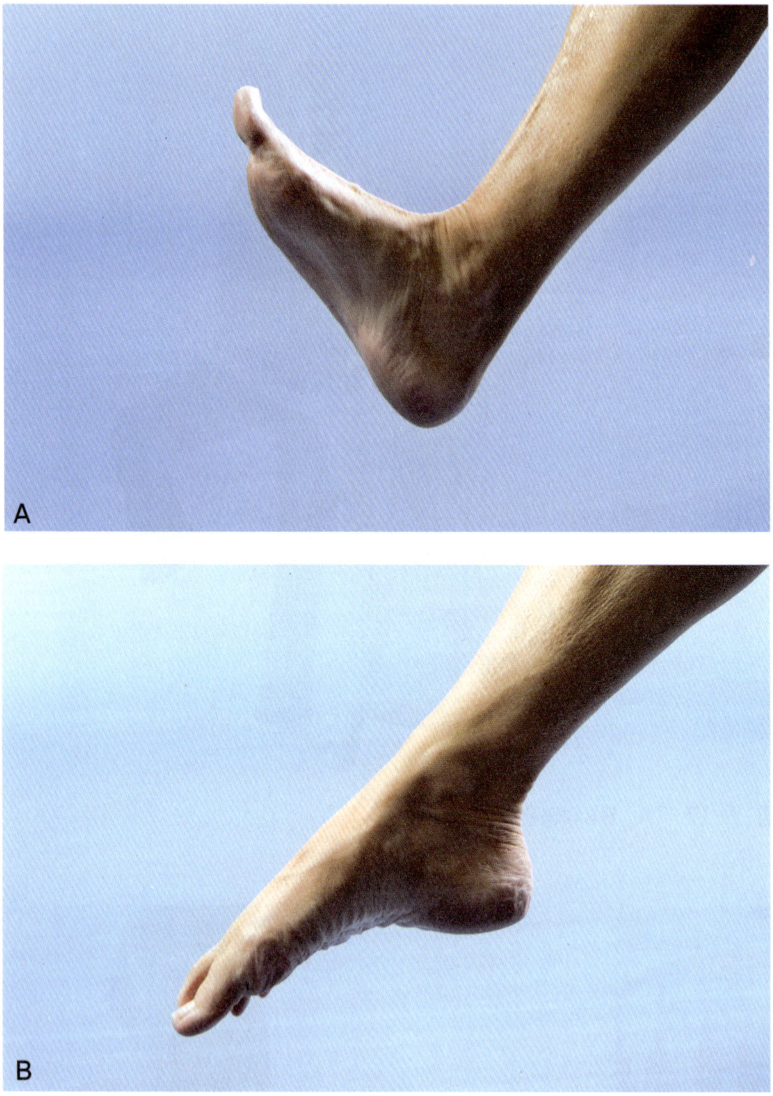

그림 7-19 (A) 발목의 발등굽힘과 (B) 발바닥굽힘

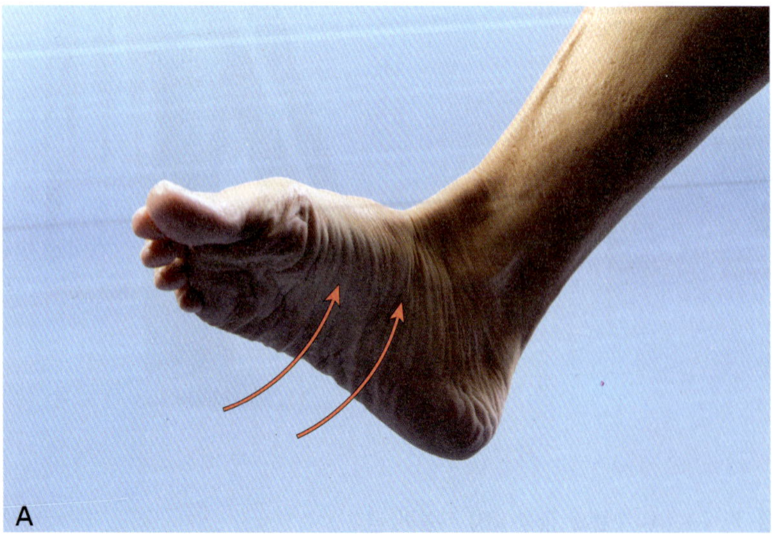

그림 7-20 (A) 발목의 안쪽번짐,

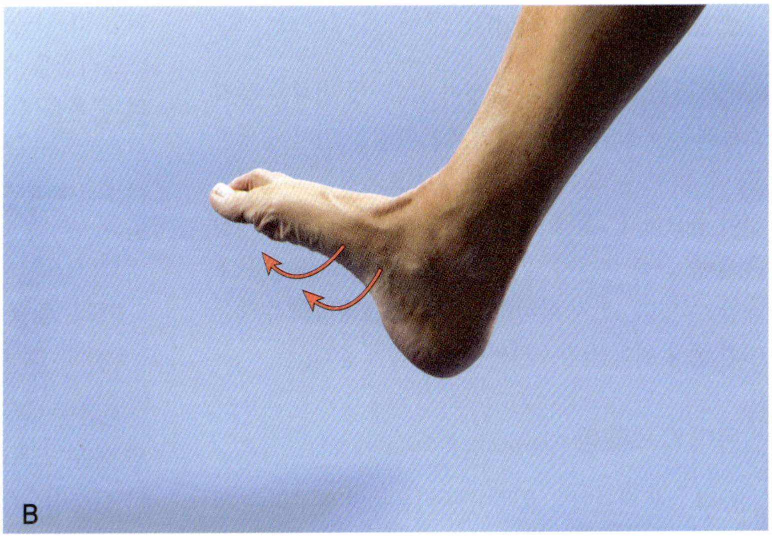

그림 7-20 계속 (B) 발목의 가쪽번짐

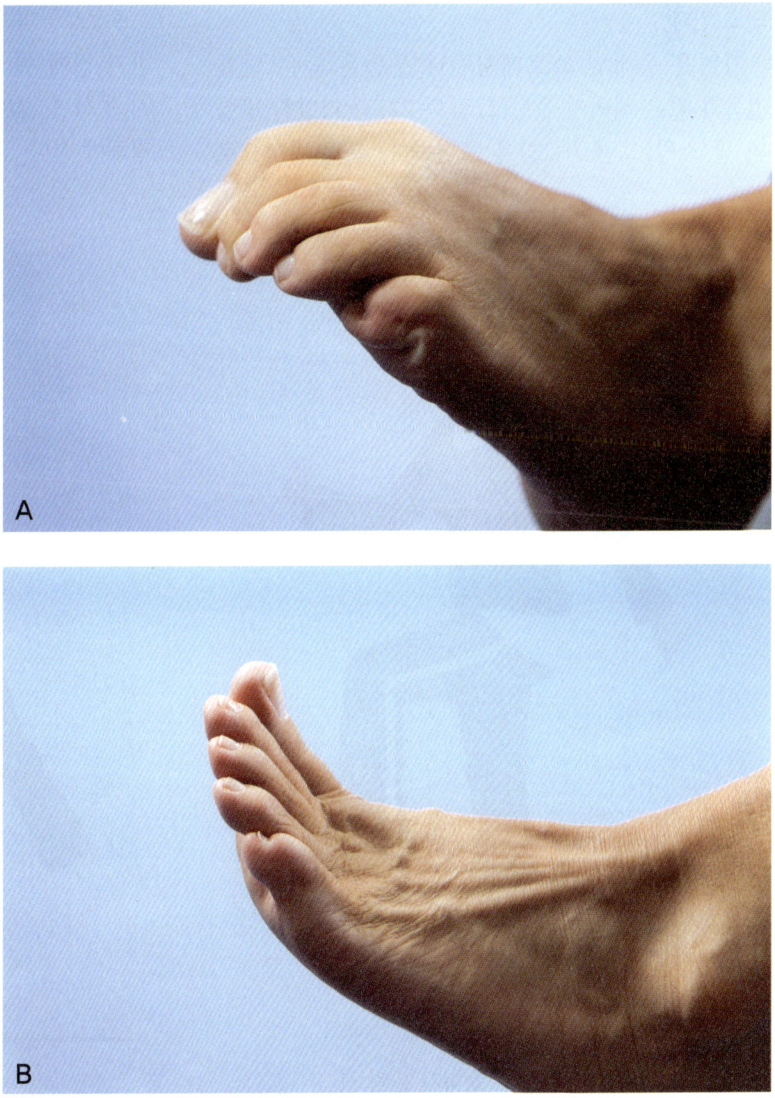

그림 7-21 (A) 발가락의 굽힘. (B) 발가락의 폄

스트레칭 (Stretching)

스트레칭에는 두 가지 유형이 있다. 첫 번째는 동적 스트레칭(움직임)이다. 동적 스트레칭을 먼저 수행한 후, 정적, 수동 또는 능동-분리 스트레칭을 수행하는 것이 중요하다. 정적, 수동 또는 능동-분리 스트레칭은 종종 근육 손상을 일으키는 과도한 스트레칭을 초래할 수 있다. 먼저 실시하는 동적 스트레칭의 수행은 이런 손상 위험을 감소시키는데 도움을 준다.

동적 스트레칭 (Dynamic Stretching)

동적 스트레칭이나 운동이 준비운동의 일부라는 것은 놀라운 일이다. 그러나 이런 준비운동은 상당한 동적 활동과 관련된 바디워크나 일을 위한 것이다. 그러므로 동적 스트레칭은 동적 유연성을 증가시키기 위해 수행되고 있다.

가벼운 동적인 스트레칭이나 운동은 높은 단계 걸음과 같은 허벅지 올림(그림 7-22)과 다양한 방향의 팔 스윙(그림 7-23)을 포함한다. 특정 방향으로 최대 ROM을 달성할 수 있을 만큼 많은 횟수로 동적 스트레칭을 수행해야 하지만, 피로 지점까지 여러분의 근육을 수축시켜서는 안 된다. 명심할 것은 동적 스트레칭이 준비운동이라는 것이다. 진짜 운동은 여러분이 운동을 하거나 바디워크를 수행할 때 이루어진다.

정적, 수동 또는 능동-분리 스트레칭 (Static, Passive, or AIS Stretches)

전신 준비운동과 동적 스트레칭을 수행하면, 여러분의 몸은 스트레칭을 시작하기 전보다 더 따뜻해지고 더 탄력적으로 될 것이다. 느리고 이완적인 정적, 수동 또는 능동-분리 스트레칭은 동적 스트레칭 이후에 이루어진다. 먼저 등을 스트레칭한 후, 팔을 스트레칭하고, 그 다음에 다리를 스트레칭한다.

프로토콜의 예는 다음과 같다. 운동이나 바디워크를 하기 전에 여러분의 모든 근육을 충분히 스트레칭하지 못하면, 적어도 활동에 필요한 근육이라도 스트레칭해야 한다.

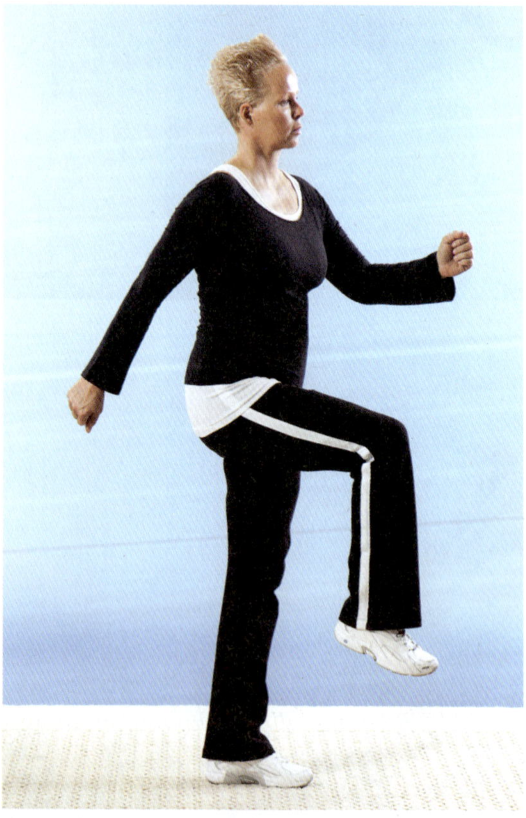

그림 7-22 허벅지 올림.

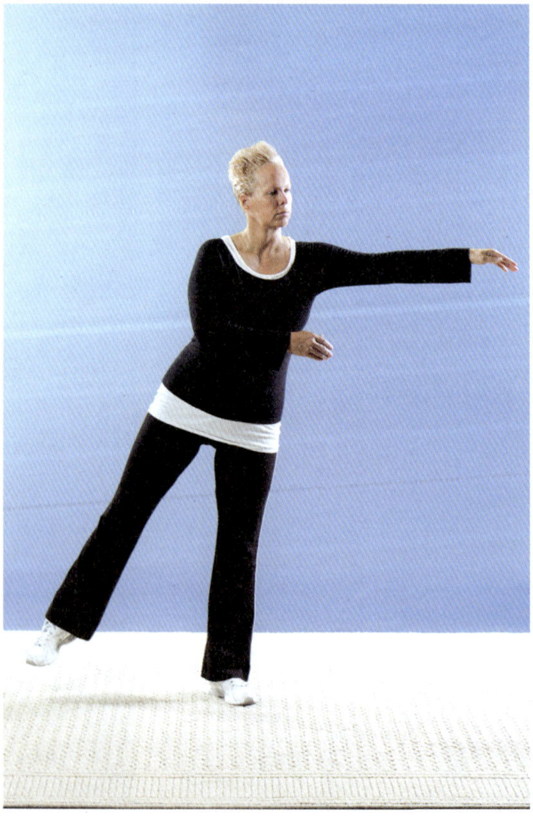

그림 7-23 팔 스윙.

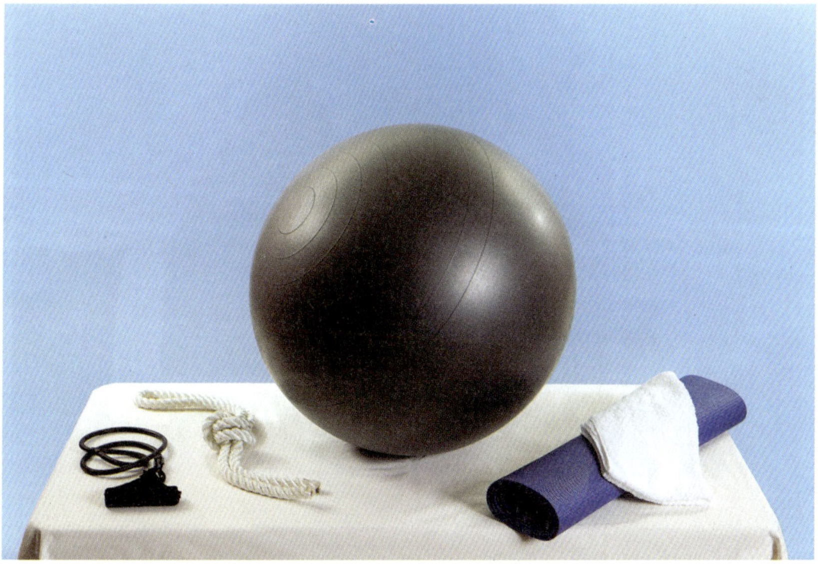

그림 7-24 매트, 타월, 줄, 요가 스트랩 및 짐볼.

스트레칭은:

- 호흡을 한다.
- 스트레칭 하기 전에 먼저 근육을 이완시킨다.
- 끝지점까지만 스트레칭을 한다.
- 균형된 자세를 유지한다.
- 능동-분리 스트레칭이나 정적 스트레칭을 한다면, 각 스트레칭에 맞는 시간 동안 스트레칭을 유지한다. 능동-분리 스트레칭(AIS)의 경우에는 2-5초 동안 유지하고, 정적 스트레칭의 경우에는 20-60초 동안 유지한다.

몇몇 스트레칭을 위해, 여러분은 매트, 수건, 줄, 요가 스트랩, 짐볼 등을 필요로 할 것이다. 그림 7-24에서 이 도구들을 볼 수 있다.

허리 (Low Back)

매트에 누워서, 한쪽 무릎을 굽힘하고 들숨을 쉰다(그림 7-25A). 날숨을 쉬면서 엉덩이를 매트로부터 들어올리고 그쪽 무릎을 반대쪽 다리 위에 올려놓는다. 이때 양쪽 어깨와 위쪽 몸통을 매트 위에 붙인다(그림 7-25B). 여러분은 허리 근육을 통해 이런 스트레칭을 느껴야 한다. 깊은 호흡을 하고 이완하면서 스트레칭한다.

앉은 자세에서, 양쪽 무릎을 굽힘하고, 양손으로 무릎을 잡고 들숨을 쉰다(그림 7-26A). 날숨을 쉬면서 양쪽 무릎을 가슴 쪽으로 당기고, 뒤쪽으로 구른다(그림 7-26B). 턱을 가슴 쪽으로 당긴 상태로 한 후, 호흡을 하면서 여러분의 척추를 위쪽과 아래쪽으로 구른다(그림 7-26C).

배와 등 (Abdomen and Back)

짐볼 위에 눕고, 정상 호흡을 한다(그림 7-27A). 스트레칭을 증가시키기 위해 양 팔을 머리 위로 뻗는다(그림 7-27B). 스트레칭의 강도를 증가시키기 위해, 들숨을 쉬면서 몸통을 돌림한다. 그 다음 날숨을 쉬면서 몸통을 한쪽으로 기울인다(그림 7-27C). 반대쪽도 반복한다.

몸통 옆면 (Lateral Torso)

척추를 곧게 세우고 바닥에 앉는다. 여러분이 할 수 있을 만큼 다리를 벌림한다(그림 7-28A). 들숨을 쉬면서 한 손을 머리 위로 뻗는다(그림 7-28B). 다른 쪽도 반복한다. 스트레칭의 강도를 증가시키기 위해, 날숨을 쉬면서 여러분이 부드럽게 몸을 한쪽으로 돌림한다(그림 7-28C). 다른 쪽도 반복한다.

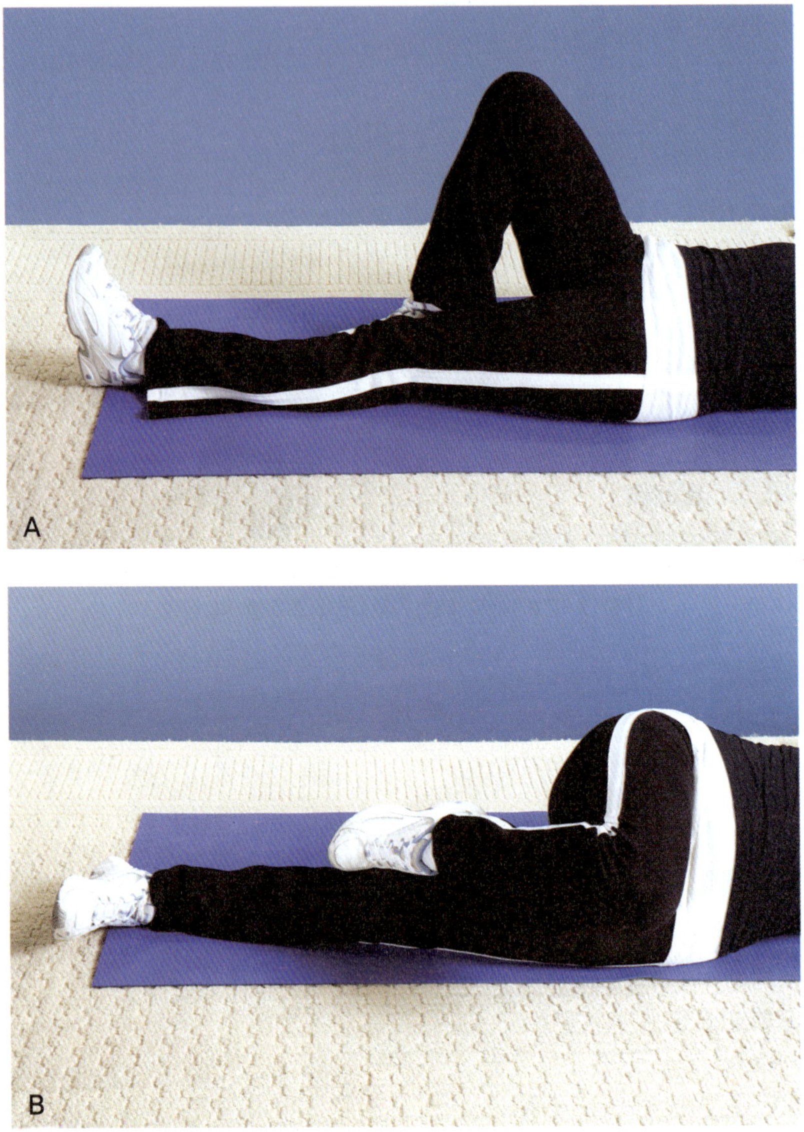

그림 7-25 (A) 한쪽 무릎을 굽힘하고 들숨을 쉰다. (B) 엉덩이를 매트로부터 들어올리면서 그 무릎을 반대쪽 다리 위에 올려놓는다.

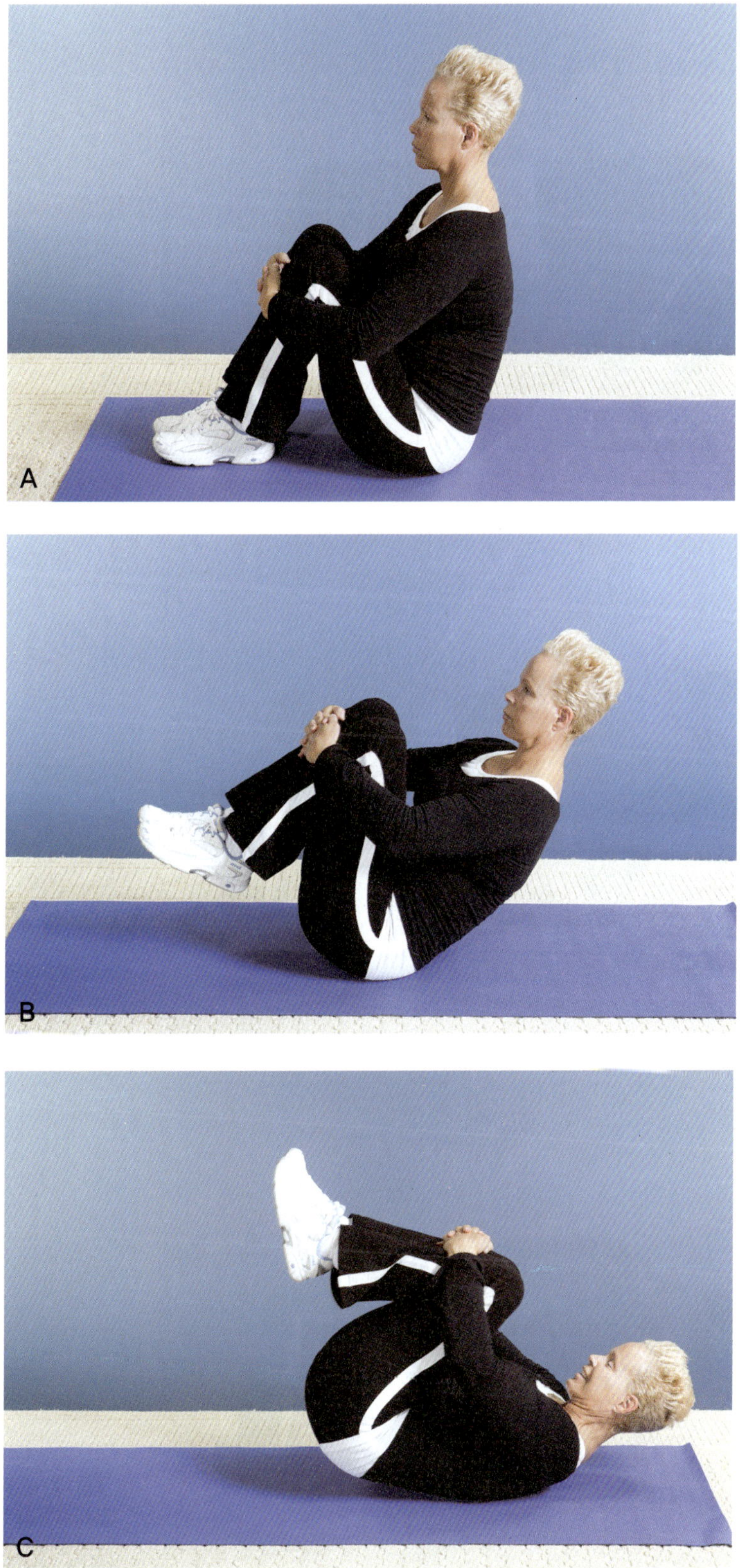

그림 7-26 (A) 들숨을 쉬면서 양쪽 무릎을 굽힘하고, 양손으로 무릎을 잡는다. (B) 날숨을 쉬면서 양쪽 무릎을 가슴 쪽으로 당기고 뒤쪽으로 구른다. (C) 턱을 가슴쪽으로 당긴 상태로 유지하고, 여러분의 척추를 위쪽과 아래쪽으로 감는다.

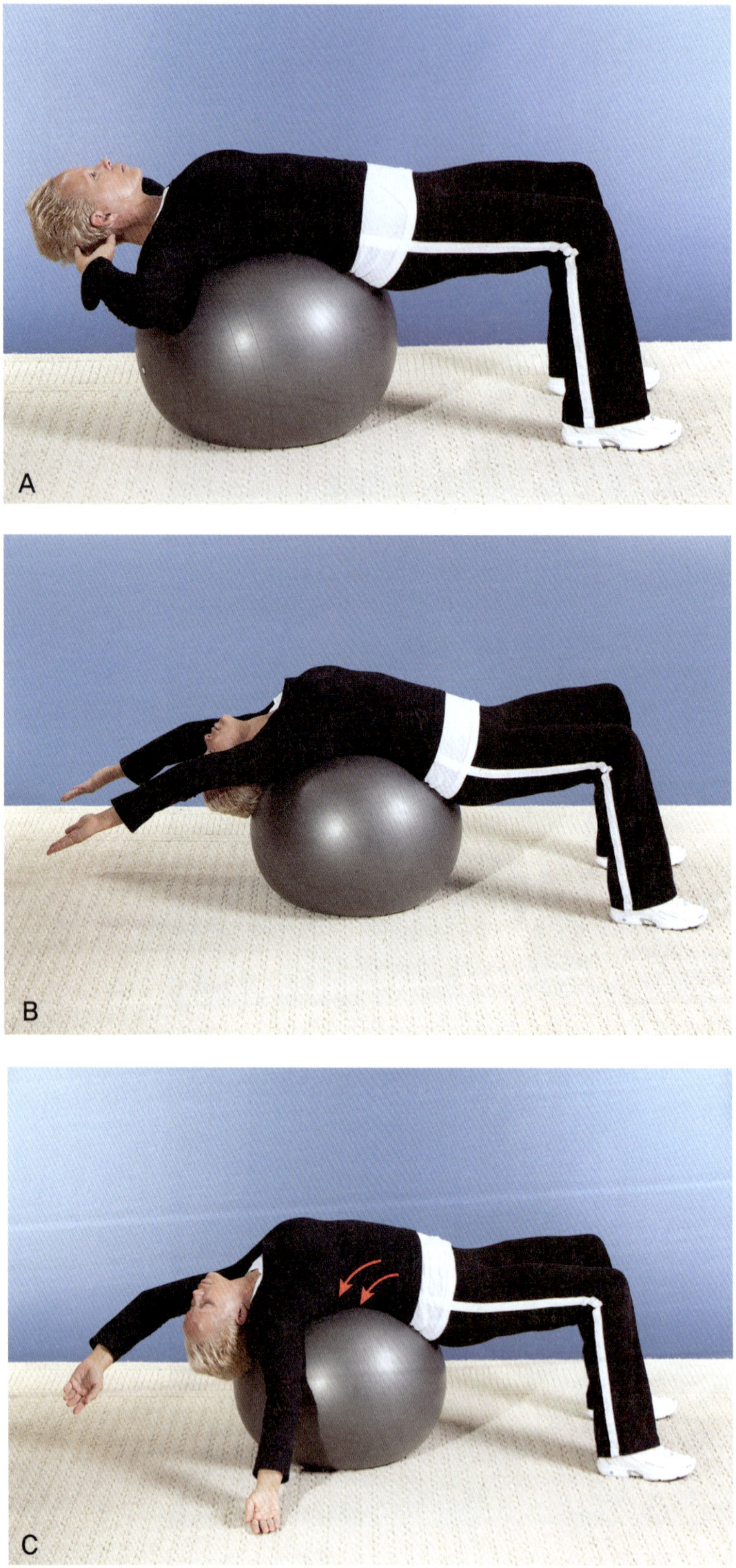

그림 7-27 **(A)** 짐볼 위에 눕는다. **(B)** 스트레칭을 증가하기 위해 양 팔을 머리 위로 뻗는다. **(C)** 몸통을 돌림한 후, 한쪽으로 몸통을 기울인다.

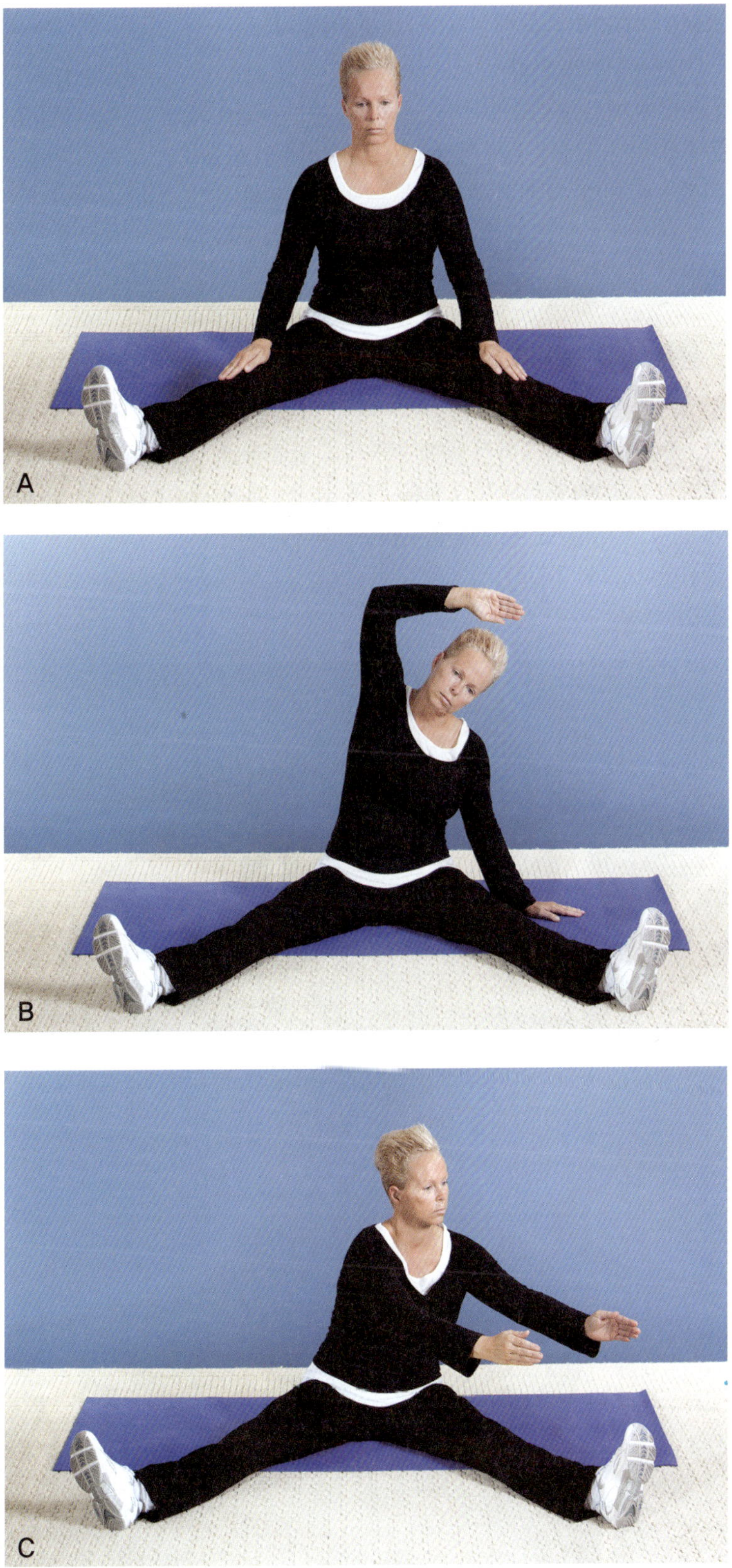

그림 7-28 **(A)** 여러분이 할 수 있을 만큼 양쪽 다리를 벌림한다.
(B) 한 팔을 머리 위로 올린다.
(C) 부드럽게 여러분의 몸통을 돌림한다.

Mckenzie 스트레칭 (Mckenzie Stretch) (Upward facing dog)

바닥에 매트를 깔고 눕는다. 엉덩이를 매트에 붙이고, 들숨을 쉰다; 날숨을 쉬면서, 한 손으로 여러분의 몸통을 위쪽으로 민다. 이완한 후, 반대 손으로 반복해 본다. 스트레칭의 강도를 증가시키기 위해, 손으로 원을 그리면서 몸통을 돌림한다(그림 7-29).

몸통 앞쪽 숙이기 (Forward Torso)

양손을 어깨너비 만큼 벌림하고 의자 등받이를 잡는다. 충분히 스트레칭하기 위해 뒤쪽으로 몸통을 뺀다. 스트레칭할 때 여러분의 초점을 위쪽 등, 어깨 및 팔에 둔다. 들숨을 한 후, 날숨을 쉬면서 허리를 90°까지 굽힘한다(그림 7-30).

목 (Neck)

들숨을 쉬면서, 손가락을 깍지끼고, 머리 뒤에 배치한다(그림 7-31A). 날숨을 쉬면서 목 뒤쪽을 스트레칭하기 위해 머리를 아래쪽으로 당긴다(그림 7-31B).

머리 뒤에 손을 붙인 상태로 목을 뒤쪽으로 폄하여 천장을 바라본다. 들숨을 쉰 후 날숨을 쉬면서, 목 앞쪽을 부드럽게 스트레칭한다(그림 7-31C).

목을 옆굽힘한다. 들숨을 쉬면서 손을 동측 머리 위에 배치하고, 목의 옆쪽을 스트레칭하기 위해 날숨을 쉬면서 머리를 아래쪽으로 부드럽게 당긴다. 머리를 중앙으로 가져간 후, 반대편으로 목을 옆굽힘한다. 이를 반복한다.

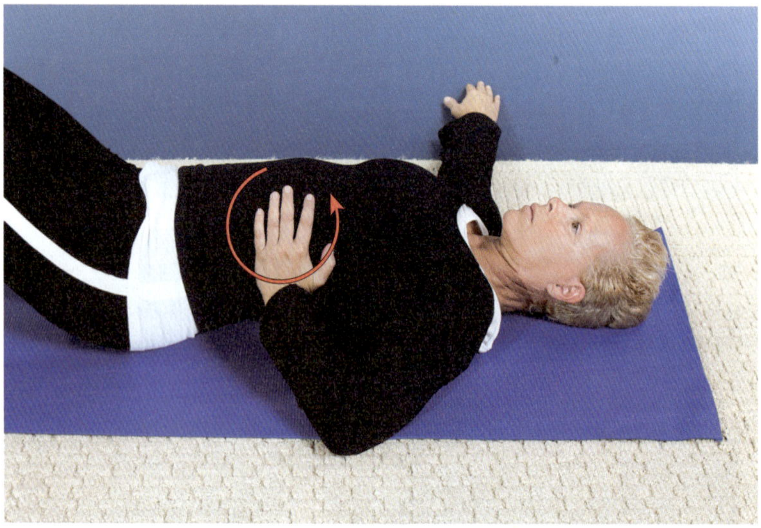

그림 7-29 손으로 원을 그리면서 몸통을 돌림한다.

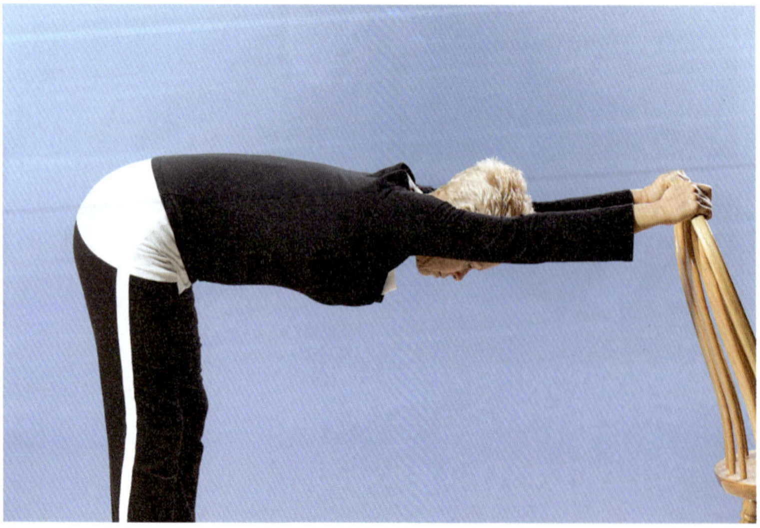

그림 7-30 의자 등받이를 잡고, 허리를 굽힘한다.

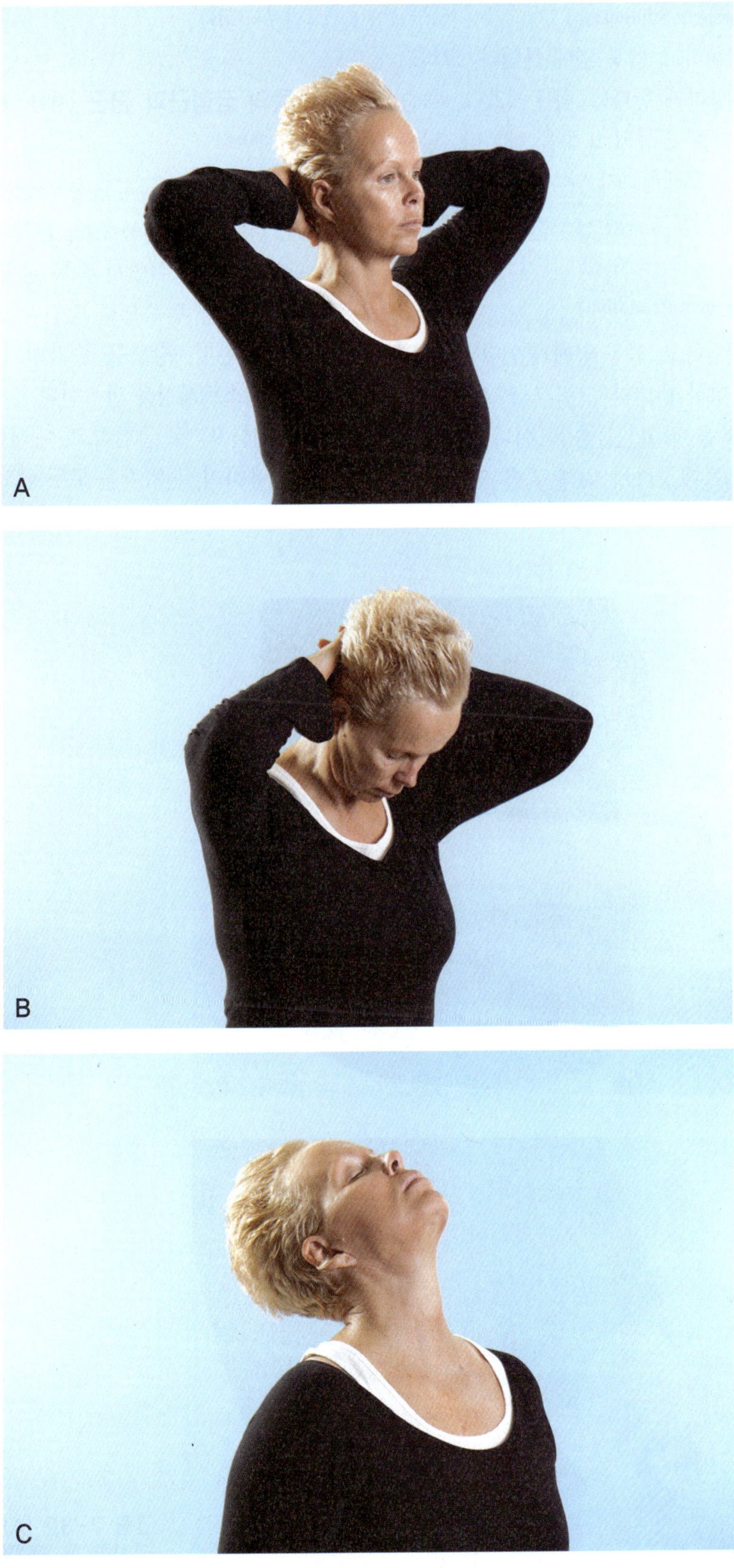

그림 7-31 (A) 들숨을 쉬면서 손가락을 깍지 끼고 머리 뒤에 배치한다. **(B)** 목 뒤쪽을 스트레칭하기 위해 머리를 부드럽게 아래쪽으로 당긴다. **(C)** 목 앞쪽을 부드럽게 스트레칭한다.

아래팔 뒤침 (Forearm Supination)

팔꿈치를 90°로 굽힘하고, 몸통 옆에 붙인다. 그리고 손바닥을 안쪽으로 향하게 한다(그림 7-32A). 들숨을 쉬면서, 반대 손으로 손등의 노쪽을 잡는다. 날숨을 쉬면서 아래팔을 스트레칭하기 위해 손을 뒤침한다(그림 7-32B). 반대 팔도 반복한다.

아래팔 엎침 (Forearm Pronation)

팔꿈치를 90°로 굽힘하고, 몸통 옆에 붙인다. 그리고 손바닥을 안쪽으로 향하게 한다(그림 7-33A). 반대 손으로 손등의 자쪽을 잡고, 들숨을 쉰다. 날숨을 쉬면서 아래팔을 스트레칭하기 위해 손을 엎침한다(그림 7-33B).

손목의 굽힘근과 폄근 (Wrist Flexors and Extensions)

팔꿈치를 90°로 굽히고, 아래팔을 엎침한다(그림 7-34A). 다른 손을 이용하여, 손가락을 모두 잡고 들숨을 쉰다. 날숨을 쉬면서 손목 굽힘근을 스트레칭하기 위해 손가락을 뒤쪽으로 당긴다(그림 7-34B). 다른 팔도 반복한다. 강도를 증가시키기 위해, 아래팔을 뒤침하고 스트레칭을 반복한다.

팔꿈치를 90°로 굽힘하고, 아래팔을 엎침한다. 다른 손을 이용하여, 손가락을 모두 잡고 들숨을 쉰다. 그런

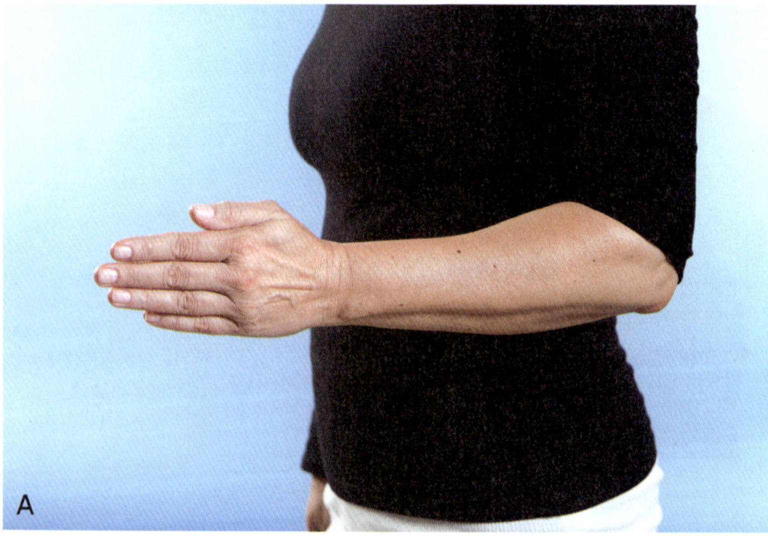

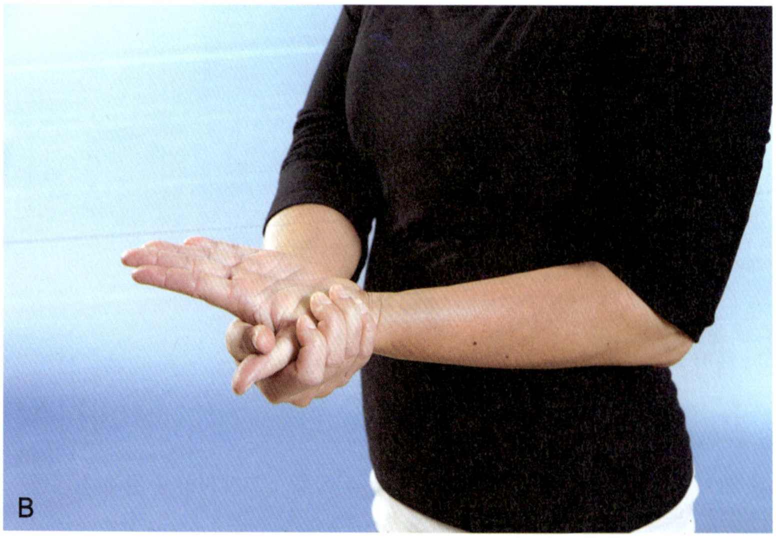

그림 7-32 (A) 팔꿈치를 90°로 굽힘한 후, 몸통 옆에 붙이고, 손바닥을 안쪽으로 향하게 한다. **(B)** 아래팔을 스트레칭하기 위해 손을 뒤침한다.

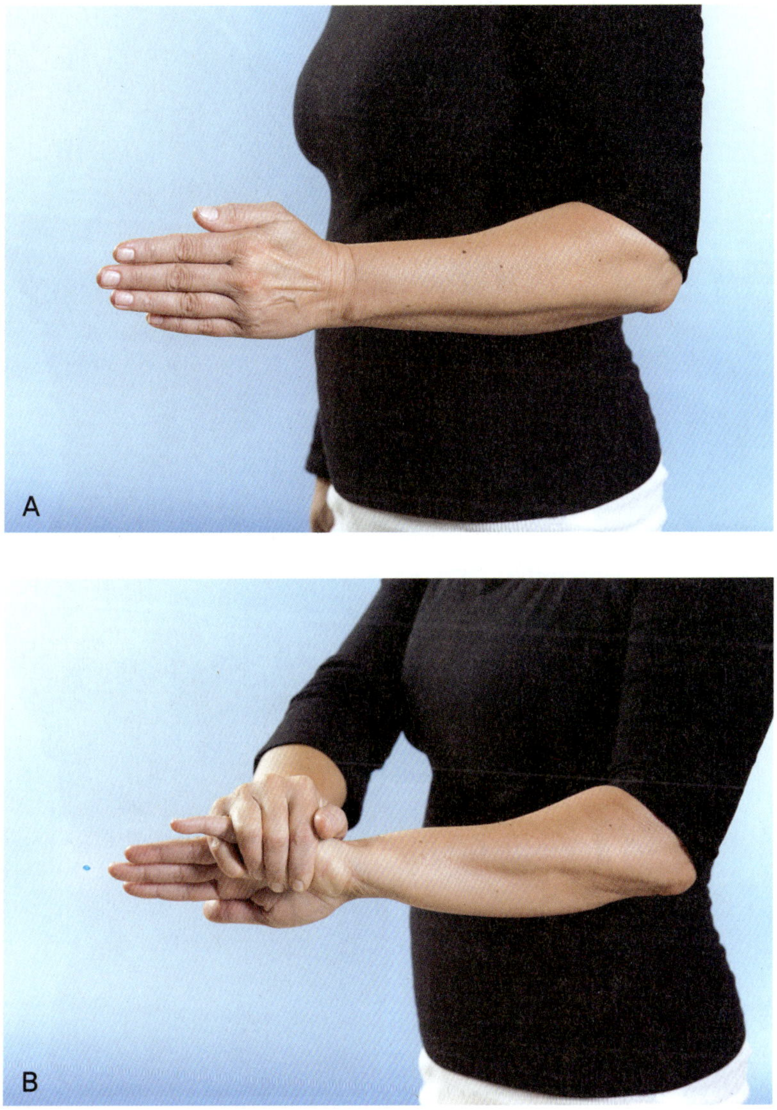

그림 7-33 (A) 팔꿈치를 90°로 굽힌한 후, 몸통 옆에 붙이고 손바닥을 안쪽으로 향하게 한다.
(B) 아래팔을 스트레칭하기 위해 손을 엎침한다.

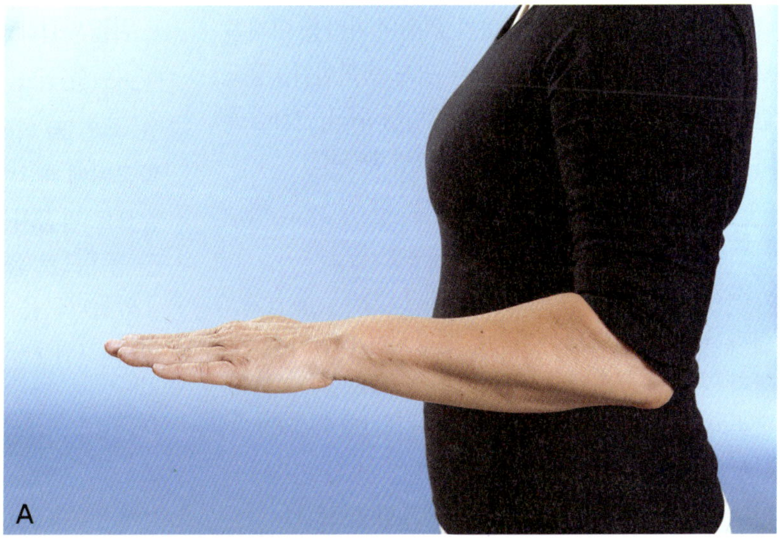

그림 7-34 (A) 팔꿈치를 90°로 굽힌한 후, 아래팔을 엎침한다.

계속

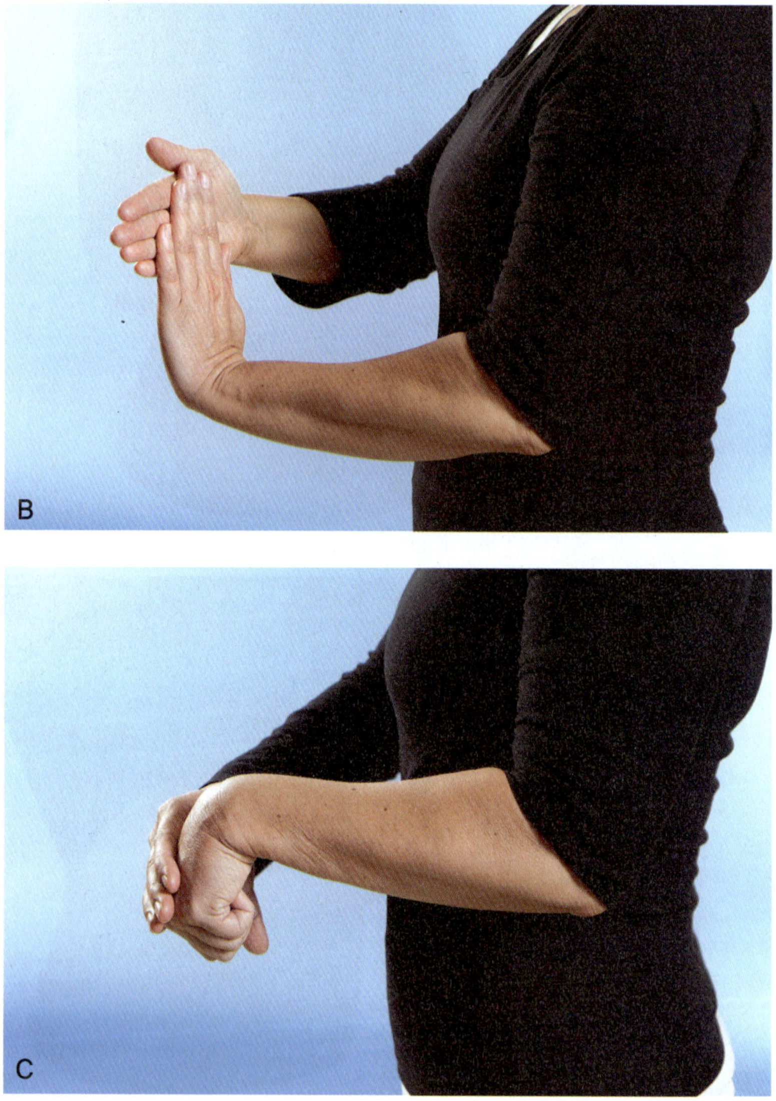

그림 7-34 계속
(B) 손목 굽힘근을 스트레칭하기 위해 손가락을 뒤쪽으로 당긴다. (C) 손가락을 굽힘하여 주먹을 가볍게 쥠으로써 손목의 폄근을 스트레칭한다.

다음 손목 폄근을 스트레칭하기 위해 손가락을 아래쪽으로 밀면서 날숨을 쉰다. 다른 팔도 반복한다. 강도를 증가시키기 위해, 주먹을 부드럽게 쥐고 손가락을 굽힘한다. 스트레칭을 반복한다(그림 7-34C).

손가락 (Finger)

손가락을 텐트처럼 만든다(그림 7-35A). 들숨을 쉰 후 날숨을 쉬면서 손가락이 신장되는 느낌이 들 때까지 양 손을 부드럽게 민다(그림 7-35B).

손가락을 깍지끼고 배쪽에 배치한다(그림 7-35C).

들숨을 쉰 후 날숨을 쉬면서 팔꿈치를 편다. 손가락을 아래쪽으로 밀면서 스트레칭한다(그림 7-35D).

위팔세갈래근 (Triceps Brachii)

팔꿈치를 굽힘하여 위팔을 어깨높이까지 들어올리고, 그 손을 목 뒤에 배치한다(그림 7-36A). 반대 손을 팔꿈치에 배치하고 들숨을 쉰다. 날숨을 쉬면서 반대 손으로 팔꿈치를 위쪽으로 당긴다. 목 뒤에 배치된 손을 등쪽으로 움직인다(그림 7-36B).

앞톱니근을 스트레칭하기 위해 몸통을 약간 옆굽힘한다(그림 7-36C). 반대 팔도 반복한다.

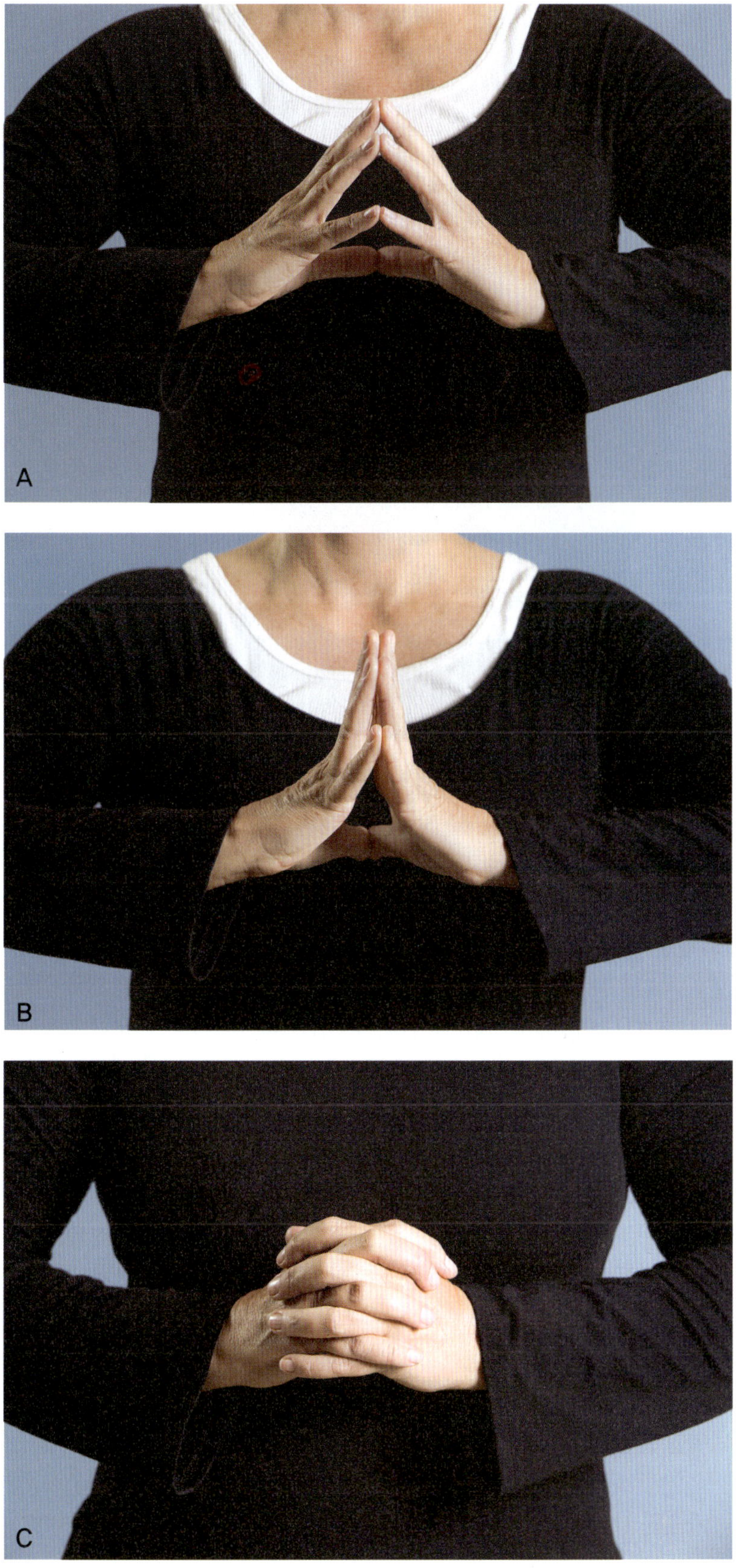

그림 7-35 (A) 손가락을 텐트처럼 만든다. (B) 손가락을 스트레칭하기 위해 양손을 함께 민다. (C) 손가락을 깍지 낀다.

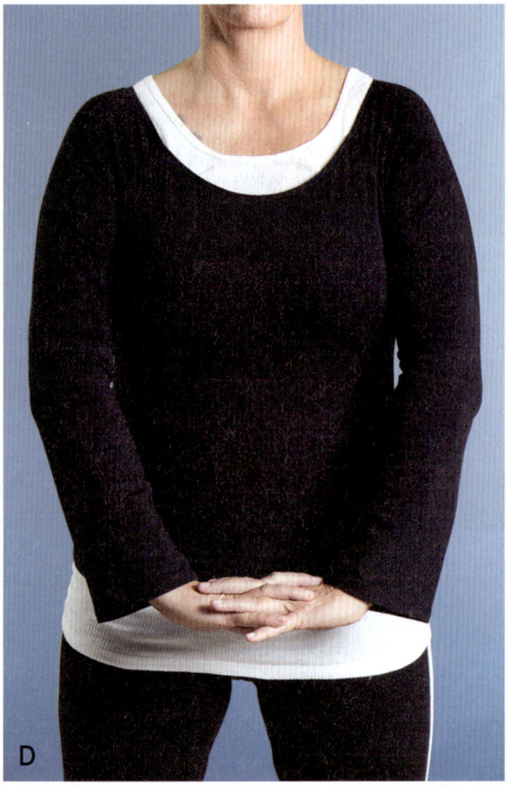

그림 7-35 *계속* **(D)** 손바닥이 아래쪽을 향하도록 아래팔을 엎침한다. 손가락을 스트레칭하기 위해 깍지낀 손가락을 아래쪽으로 민다.

앞어깨세모근 (Anterior Deltoid)

선 자세에서 아래팔을 엎침하고 몸통 옆에 배치한다(그림 7-37A). 들숨 쉰 후 날숨을 쉬면서 앞어깨세모근에서 신장되는 느낌이 날 때까지 여러분의 팔을 뒤쪽으로 천천히 움직인다(그림 7-37B). 움직임을 멈추고, 정상 호흡을 하면서 몇 초 동안 그 자세를 유지한다.

가슴근과 앞어깨세모근 (Pectorals and Anterior Deltoid)

양손을 등 뒤로 잡는다(그림 7-38A). 들숨 쉰 후 어깨를 뒤쪽으로 부드럽게 돌림한다(그림 7-38B). 그 다음 가슴과 어깨 부위에 신장되는 느낌이 날 때까지 양팔을 뻗는다. 편안하게 팔을 들어올릴 수 있는 범위를 관찰한다(그림 7-38C).

가슴근 (Pectorals)

3장에서 설명된 안쪽돌림된 어깨, 움푹 들어간 가슴, 뒤굽음증, 날개 어깨를 위한 스트레칭 방법이다.

문틀 앞에 서서, 팔꿈치를 굽힘하여 바닥과 평행하게 배치한다(그림 7-39A). 가슴근이 신장되는 느낌을 가질 때까지 문틀 안쪽으로 천천히 몸을 기울인다. 그런 다음 이완한다.

수정 방법: 여러 근섬유를 스트레칭하기 위해, 팔의 자세를 다양하게 배치하고 스트레칭을 실시한다(그림 7-39B, 그림 7-39C, 그림 7-39D).

어깨 (Shoulder)

양팔을 들어올리고 양손을 어깨너비 만큼 벌림하여 밧줄을 잡는다. 들숨을 쉰 후 날숨을 쉬면서 양팔을 머리 위로 들어올린다(그림 7-40A).

어깨의 유연성이 향상되면, 밧줄을 등 뒤로 수직되게 잡고 운동을 수행한다. 위쪽 손을 그대로 유지하고, 아래쪽 손을 돌림한다(그림 7-40B).

여러분이 할 수 있을 만큼 양손을 가깝게 잡는다(그림 7-40C). 손의 위치를 바꾸어 이런 운동을 반복한다.

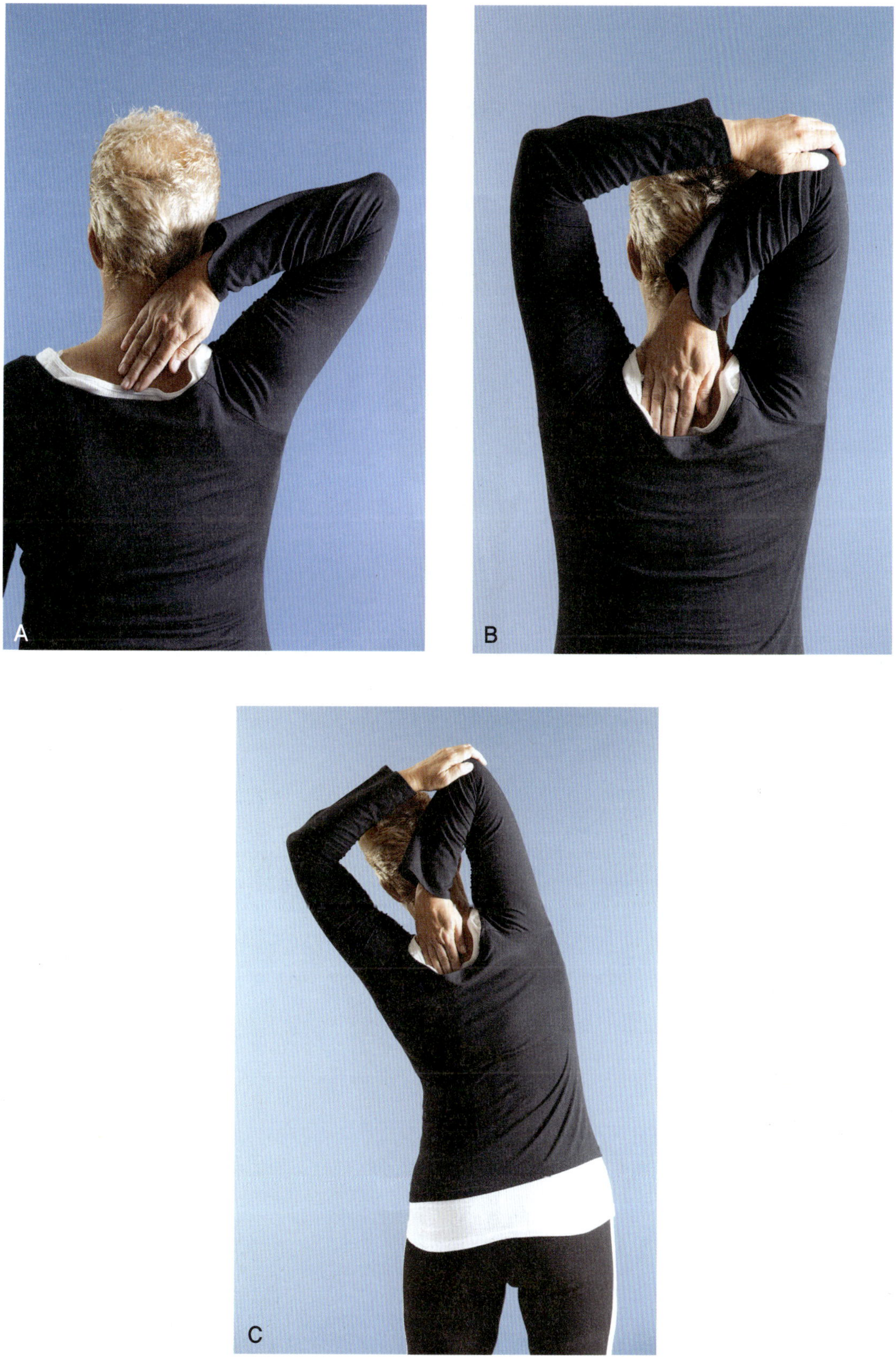

그림 7-36 (A) 팔꿈치를 굽힘하여 위팔이 어깨높이까지 들어올리고, 그 손을 목 뒤에 배치한다. **(B)** 다른 손으로여러분의 팔꿈치를 위쪽으로 당긴다. **(C)** 앞톱니근을 스트레칭하기 위해 몸통을 약간 옆굽힘한다.

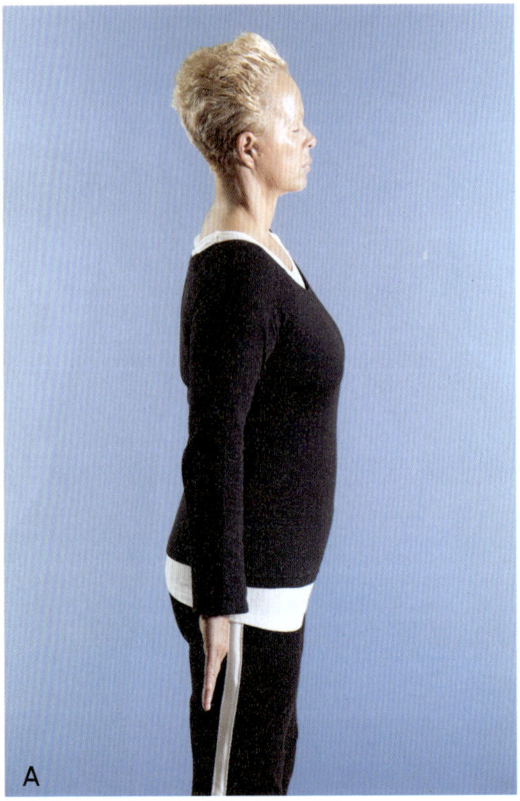

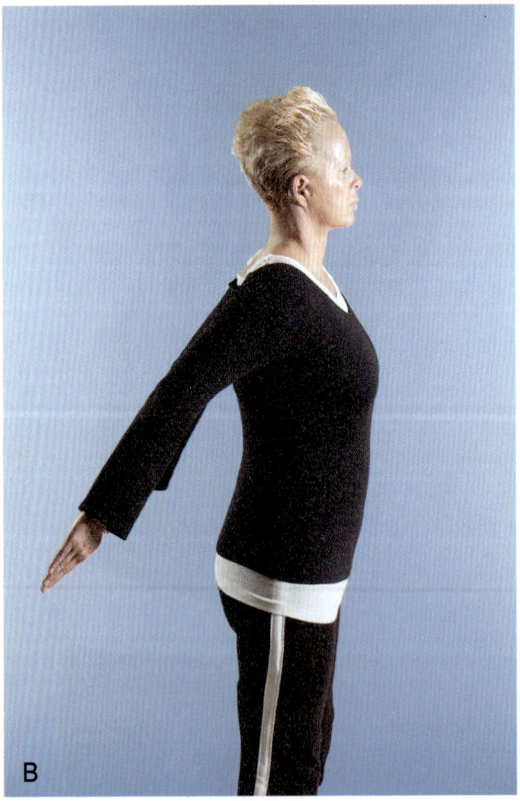

그림 7-37 **(A)** 선 자세에서 아래팔을 엎침하고 몸통 옆에 배치한다.
(B) 앞어깨세모근이 스트레칭되는 것을 느낄 때까지 여러분의 팔을 뒤쪽으로 천천히 움직인다.

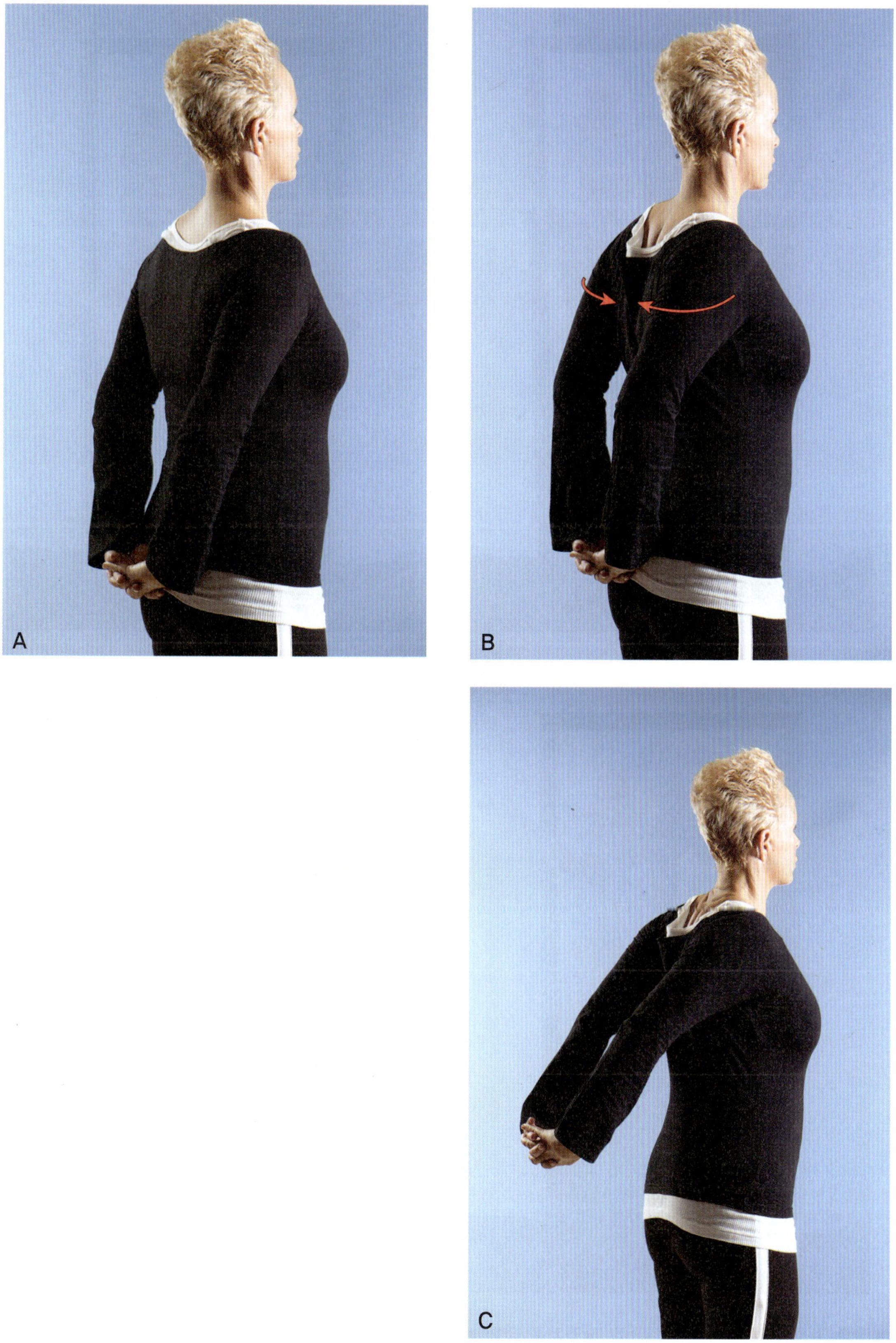

그림 7-38 (A) 등 뒤로 양손을 잡는다. (B) 어깨를 뒤쪽으로 부드럽게 돌림한다. (C) 가슴과 어깨 부위에 신장되는 느낌이 날 때까지 양팔을 뻗는다. 여러분이 편안하게 팔을 들어올릴 수 있는 범위를 관찰한다.

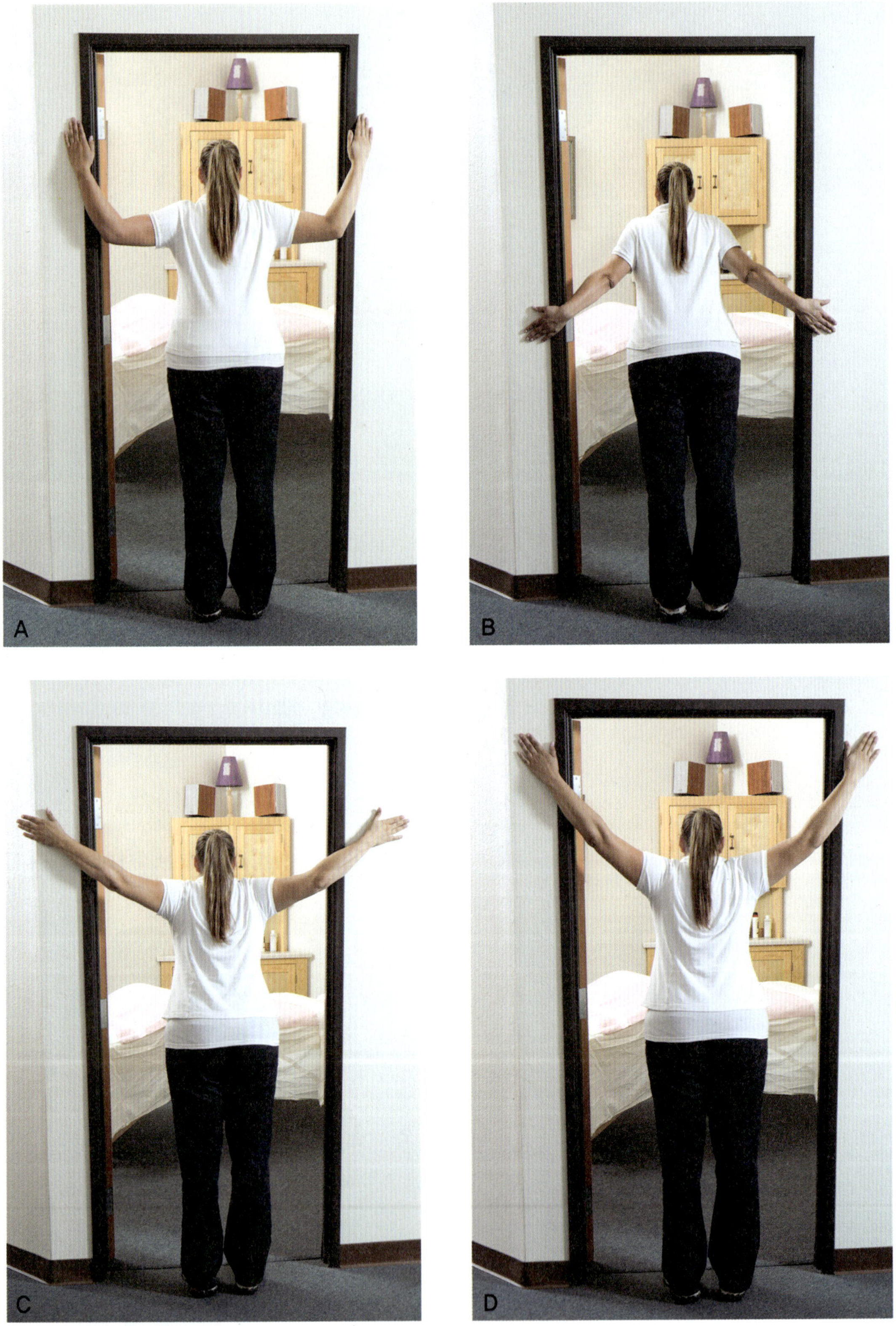

그림 7-39 (A) 문틀 안에 서서, 팔꿈치를 굽힘한 후 바닥과 평행하게 배치한다. 문틀 안으로 천천히 몸을 기울인다. (B, C, D) 팔의 위치를 다양하게 한다.

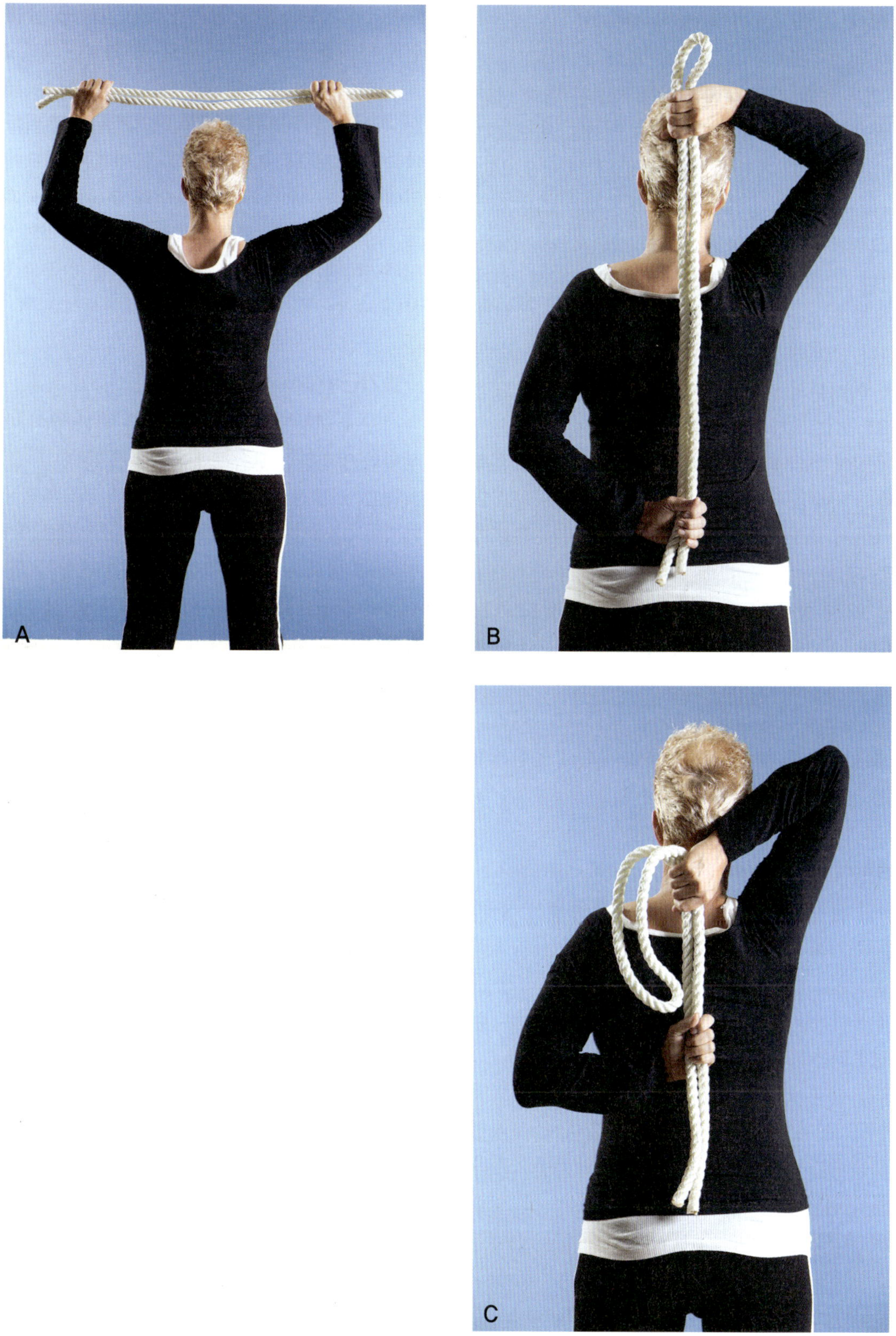

그림 7-40 (A) 양팔을 머리 위로 올리고 양손을 어깨너비만큼 벌린 후, 타월이나 막대봉을 잡는다.
(B) 위쪽 손을 그대로 유지하고, 아래쪽 손을 돌림하여 타월이나 막대봉을 등 뒤로 잡는다.
(C) 여러분이 할 수 있을 만큼 양손을 가깝게 잡는다.

벽 시계(어깨) [Wall Clock (Shoulders)]

벽 시계 스트레칭을 하기 위해, 팔의 움직임을 방해할 수 있는 벽과 같은 아이템이 필요하다. 벽과 나란하게 런지 자세를 취하는데, 약 1피트 정도 벽으로부터 떨어진다. 벽과 가깝게 팔을 수직으로 들어올리고, 손바닥을 벽 쪽으로 향하게 한다. 이 자세가 12시 자세이다(그림 7-41A). 정상 호흡을 하면서 이 자세를 유지한다. 스트레칭의 강도를 증가시키기 위해, 손가락을 움직여 조금 더 팔을 뻗는다. 그리고 그 자세를 유지한다. 스트레칭을 이완한다. 들숨을 쉰 후 날숨을 쉬면서 여러분의 손을 1시 방향으로 움직인다(그림 7-41B). 스트레칭의 강도를 증가시키기 위해, 손가락을 움직여 조금 더 팔을 뻗는다. 그리고 정상 호흡을 하면서 그 자세를 유지한다. 손을 2시와 3시 방향으로 움직이면서 스트레칭을 반복한다(그림 7-41C과 그림 7-41D).

다시 12시 방향으로 돌아온 후, 반대쪽 팔도 스트레칭한다. 이번에는 11시 방향, 10시 방향, 9시 방향으로 팔을 스트레칭한다.

스트레칭으로부터 최상의 효과를 얻으려면, 여러분의 몸을 앞쪽으로 유지하고, 몸을 벽쪽으로 돌림하지 않는다.

엉덩허리근 (Iliopsoas)

마사지 테이블이나 벤치의 한쪽 끝에 누워서, 한쪽 다리를 편안하게 떨어뜨린다. 여러분은 다른 쪽다리를 잡고 가슴 쪽으로 당겨서 안는데, 이때 허리가 테이블에 붙어 있어야 한다(그림 7-42A). 매달린 다리의 엉덩허리근이 이완될 때까지 몇 초간 기다린다.

들숨을 쉰 후 날숨을 쉬면서, 매달린 다리를 허벅지를 한 손으로 부드럽게 민다(그림 7-42B). 스트레칭의 강도를 증가시키기 위해, 매달린 다리의 무릎으로 작은 원을 그리면서 허벅지를 돌림시킨다
(그림 7-42C).

궁둥구멍근과 볼기근 (Piriformis and Gluteals)

이 스트레칭은 엉덩이와 허리 부위에도 작용하지만, 배빗근을 포함한 배근육에도 영향을 준다.

바닥에 매트를 깔고 눕는다. 양쪽 무릎을 굽힘한 후, 왼쪽 다리를 오른쪽 다리 위로 교차한다. 그리고 오른쪽 다리의 발을 바닥에 붙인다(그림 7-43A). 들숨을 쉰 후 날숨을 쉬면서, 오른쪽 다리의 뒤쪽 부위를 잡고, 가슴 쪽으로 당긴다; 이때 양쪽 어깨는 매트에 붙어 있어야 한다. 오른쪽 다리의 아래 부분은 바닥과 평행을 이루어야 하고, 왼쪽 다리는 오른쪽 다리와 수직을 이루어야 한다(그림 7-43B). 다리를 바꾸고 반복해 본다.

볼기근 (Gluteals)

이 스트레칭들은 주로 볼기근을 위한 것이지만, 샅부위와 엉덩관절 모음근에도 영향을 준다.

경고: 스트레칭을 수행할 때 양쪽 무릎관절에 스트레스가 가해지지 않도록 주의한다. 스트레스가 가해지면, 연골 열상과 같은 심각한 문제를 초래할 수 있다.

바닥에 매트를 깔고 누워 양쪽 무릎을 세운다(그림 7-44A). 왼손으로 오른쪽 발을 잡는다. 이때 손가락이 발의 가쪽면에 위치하도록 손으로 발을 감싸듯이 잡는다(그림 7-44B). 오른쪽 가슴으로부터 1-3 피트 정도 떨어진 지점에서 다리 자세를 유지한다(그림 7-44C). 들숨을 쉰 후 날숨을 쉬면서, 마치 발을 왼쪽 어깨 밖으로 12인치 떨어지게 하듯이, 발을 천천히 측면과 머리쪽으로 당긴다(그림 7-44D). 여러분은 볼기근에서 좋은 신장이 일어나는 것을 느껴야 한다. 만약 무릎에 스트레스가 가해지는 느낌이 들면, 즉각 스트레칭을 멈추어야 한다. 무릎에 스트레스가 가해지는 이유는 발을 옆으로 충분히 당기지 않고, 위쪽으로 너무 당겼기 때문이다. 다른 손으로 무릎을 지지해 준다. 다리를 바꾸고, 스트레칭을 반복한다.

이것을 등척성 스트레칭처럼 수행하려면, 볼기근의 스트레칭이 느껴질 때, 발을 어깨 밖으로 계속 당길 때, 동일한 크기의 저항을 무릎에 가한다(그림 7-44E). 실제로 다리 움직임이 일어나서는 안 되고, 단지 저항을 제공했을 뿐이다. 무릎에 스트레스가 가해지는 느낌이 들면, 즉각 스트레칭을 중단한다.

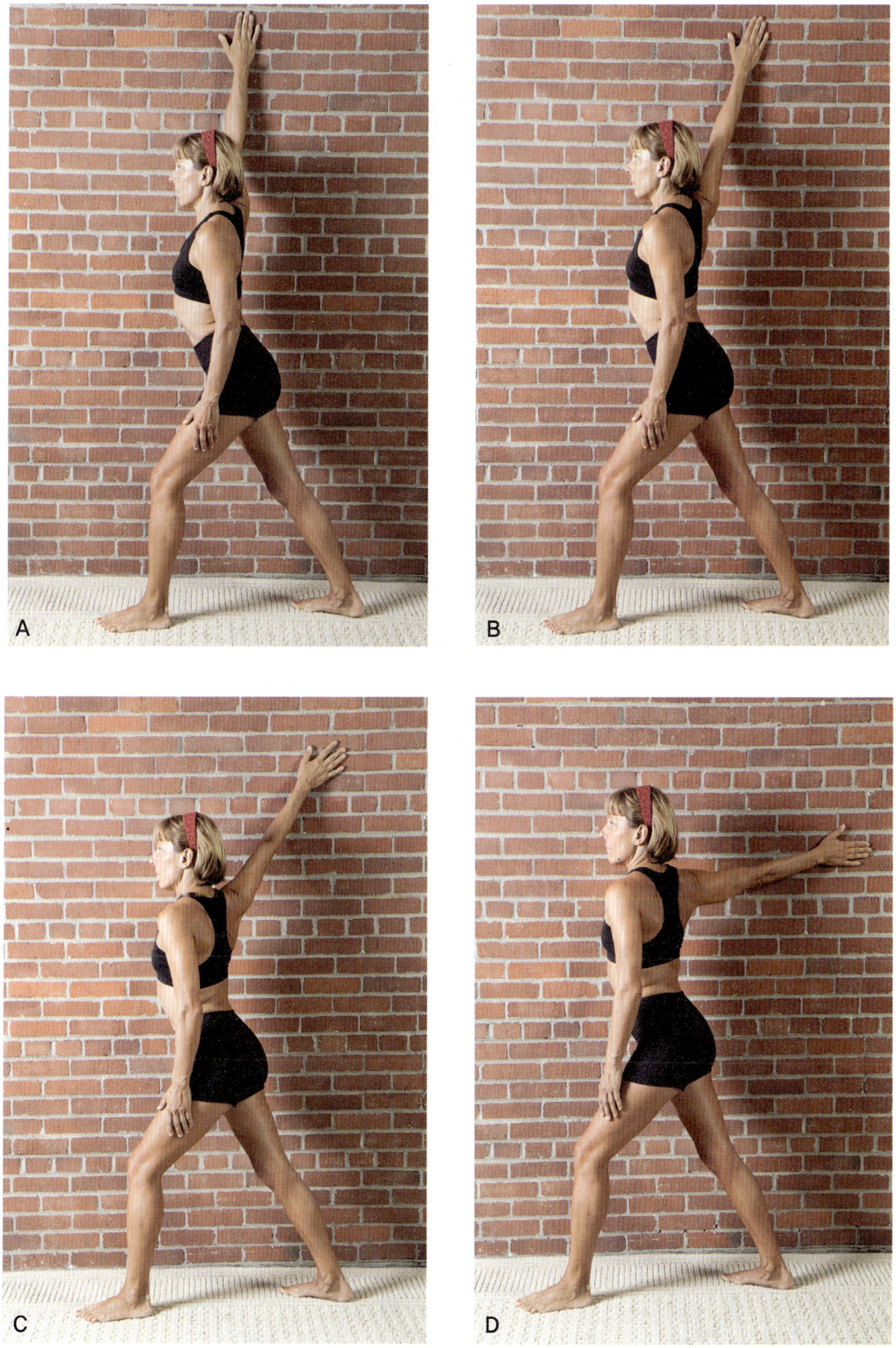

그림 7-41 (A) 팔을 12시 방향으로 뻗는다. (B) 팔을 1시 방향으로 뻗는다. (C) 팔을 2시 방향으로 뻗는다. (D) 팔을 3시 방향으로 뻗는다.

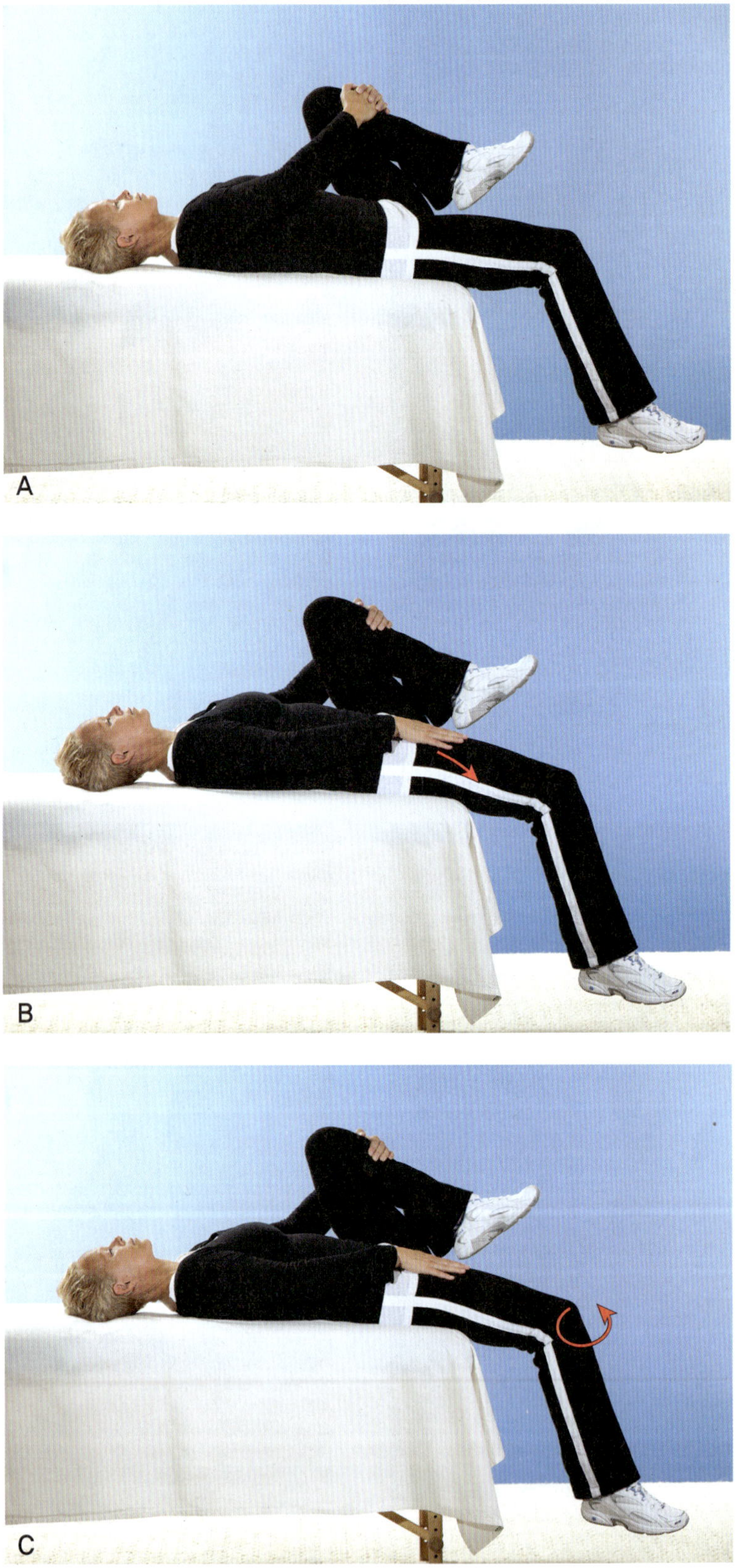

그림 7-42 (A) 마사지 테이블이나 벤치의 한쪽 끝에 누워서, 한쪽 다리를 편안하게 떨어뜨린다. 여러분은 다른 쪽 다리를 잡고 가슴쪽으로 당겨 안는데, 이때 허리가 테이블에 붙어 있어야 한다. **(B)** 매달린 다리를 허벅지를 한 손으로 부드럽게 민다. **(C)** 매달린 다리의 무릎으로 작은 원을 그리면서 허벅지를 돌림시킨다.

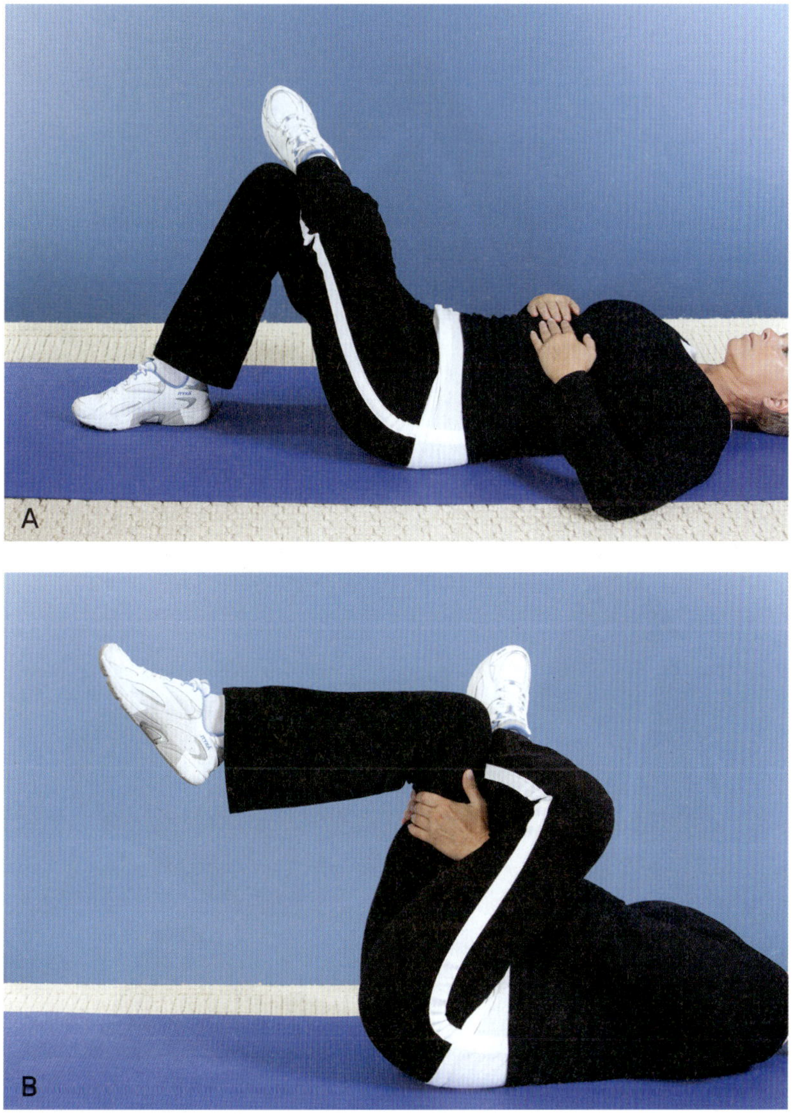

그림 7-43 (A) 왼쪽 다리를 오른쪽 다리 위로 교차한다. 그리고 오른쪽 다리의 발을 바닥에 붙인다. **(B)** 오른쪽 다리의 뒤쪽을 잡고, 가슴 쪽으로 당긴다; 이때 양쪽 어깨는 매트에 붙어 있어야 한다.

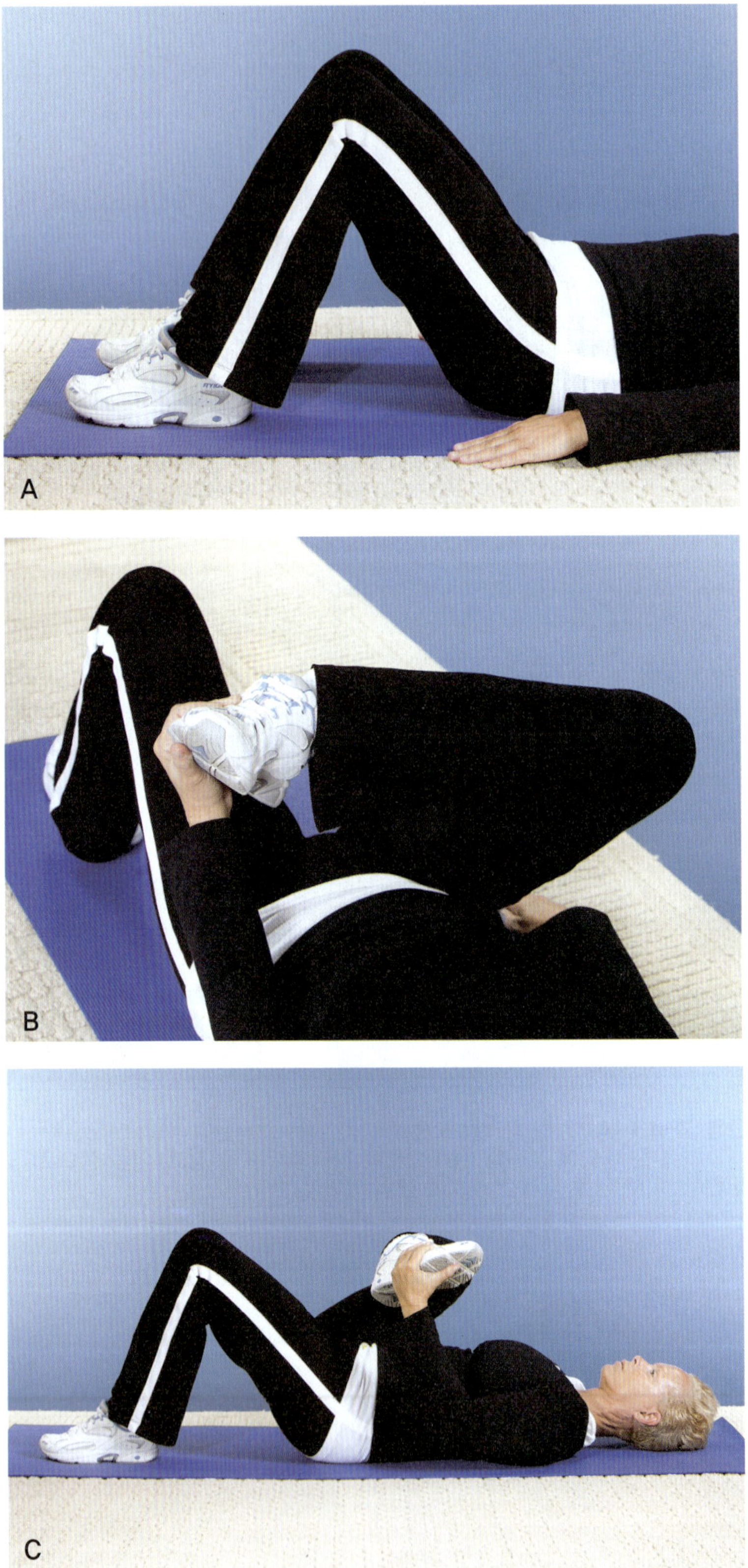

그림 7-44 **(A)** 바닥에 매트를 깔고 누워서 양쪽 무릎을 세운다. **(B)** 왼손으로 오른쪽 발을 잡는다. 이때 손가락이 발의 가쪽면에 위치하도록 손으로 발을 감싸듯이 잡는다. **(C)** 오른쪽 가슴으로부터 1-3 피트 정도 떨어진 지점에서 다리 자세를 유지한다.

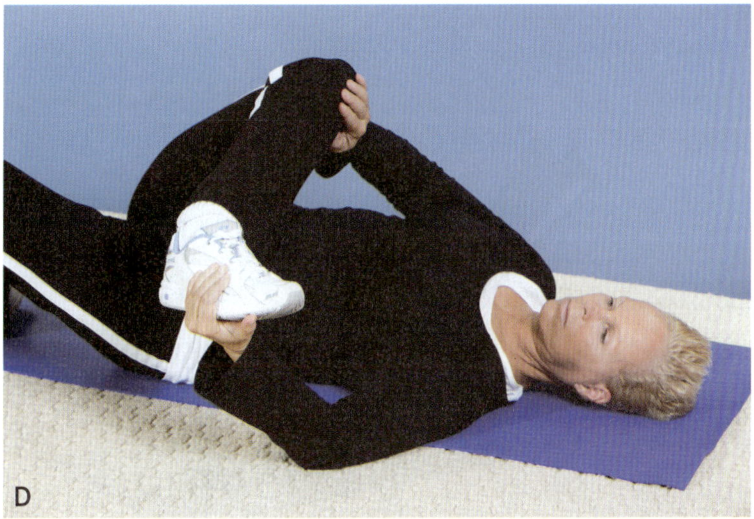

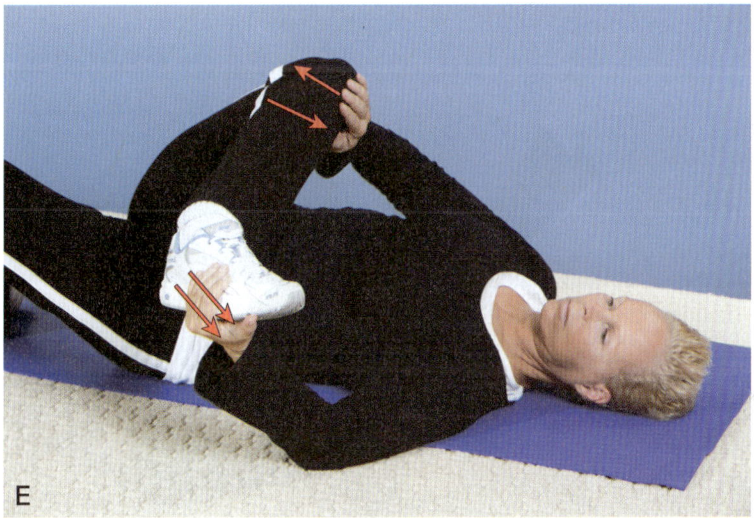

그림 7-44-계속 (D) 발을 왼쪽 어깨 밖으로 12인치 떨어지게 하듯이, 발을 천천히 측면과 머리쪽으로 당긴다. **(E)** 손으로 밀면서 저항을 준다.

엉덩모음근 (Hip Adductor Muscles)

매트 위에 눕는다. 엉덩관절을 굽힘하고 허벅지를 벌림한디(그림 7-45A). 근육을 이완한 후, 들숨을 쉬고 양 손을 허벅지 안쪽에 배치한다. 날숨을 쉬면서, 스트레칭을 증가시키기 위해 최소한의 힘을 적용한다(그림 7-45B). 이때 여러분은 무릎 안쪽이나 샅 부위의 긴장을 느끼지 않아야 한다. 스트레칭 강도를 높이기 위해, 양쪽 발로 양 방향의 원을 그리면서 허벅지를 돌림한다(그림 7-45C).

엉덩관절 벌림근 (Hip abductor Muscles)

벤치나 마사지 테이블 위에서 옆으로 누운 후, 아래쪽 무릎을 굽힌한다. 위쪽 다리가 편안하게 매달릴 수 있도록 테이블 가장자리에 눕는다(그림 7-46A).

들숨을 쉰 후 날숨을 쉬면서, 위쪽 다리를 뒤로 움직여, 테이블 밖으로 천천히 내린다(그림 7-46B). 스트레칭의 강도를 증가시키기 위해, 발로 작은 원을 그리면서 허벅지를 돌림한다(그림 7-46C). 반대쪽으로 돌아누워, 스트레칭을 반복한다.

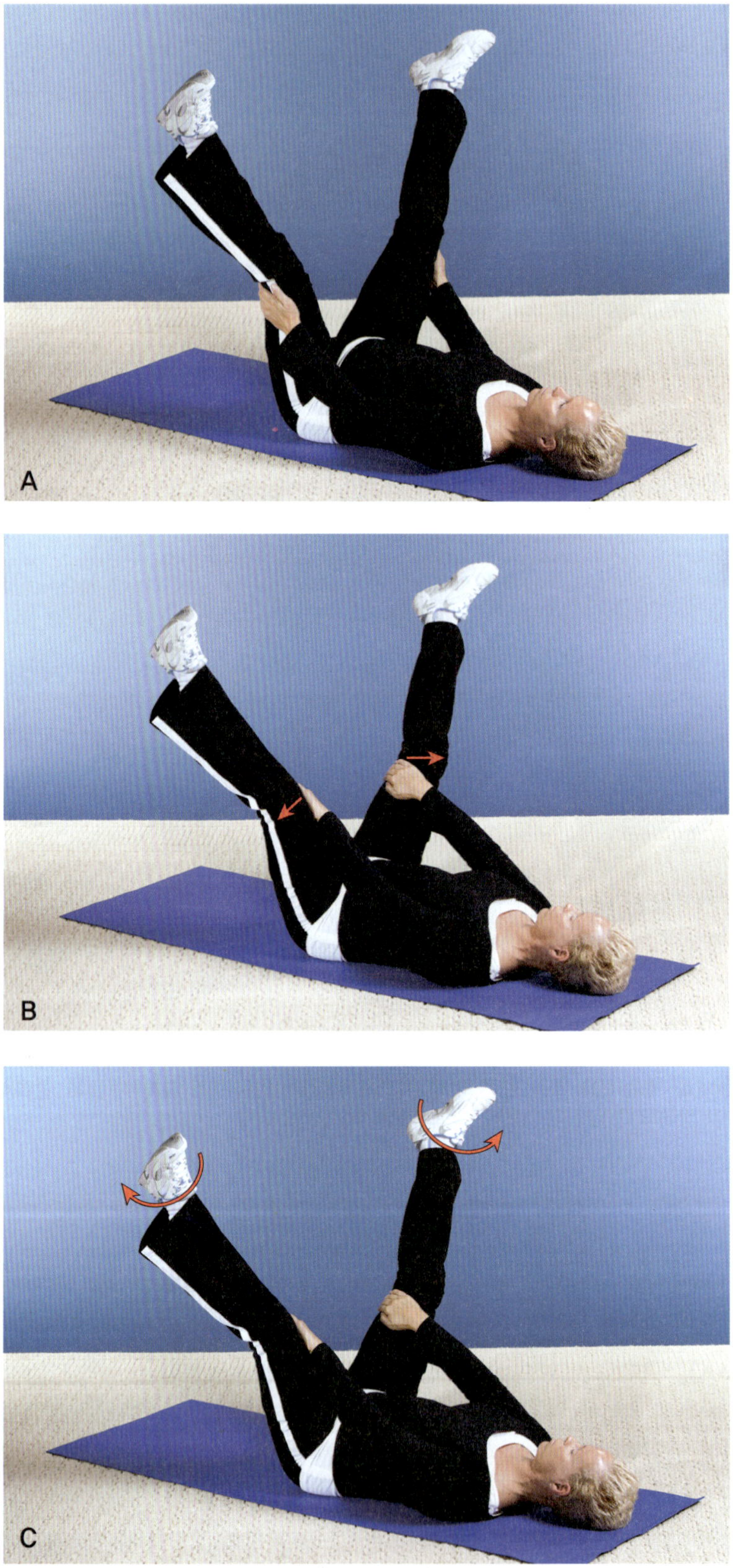

그림 7-45 (A) 매트 위에 눕는다. 엉덩관절을 굽힘하고 허벅지를 벌림한다. **(B)** 스트레칭을 증가시키기 위해 최소한의 힘을 적용한다. **(C)** 양쪽 발로 양 방향의 원을 그리면서, 허벅지를 돌림한다.

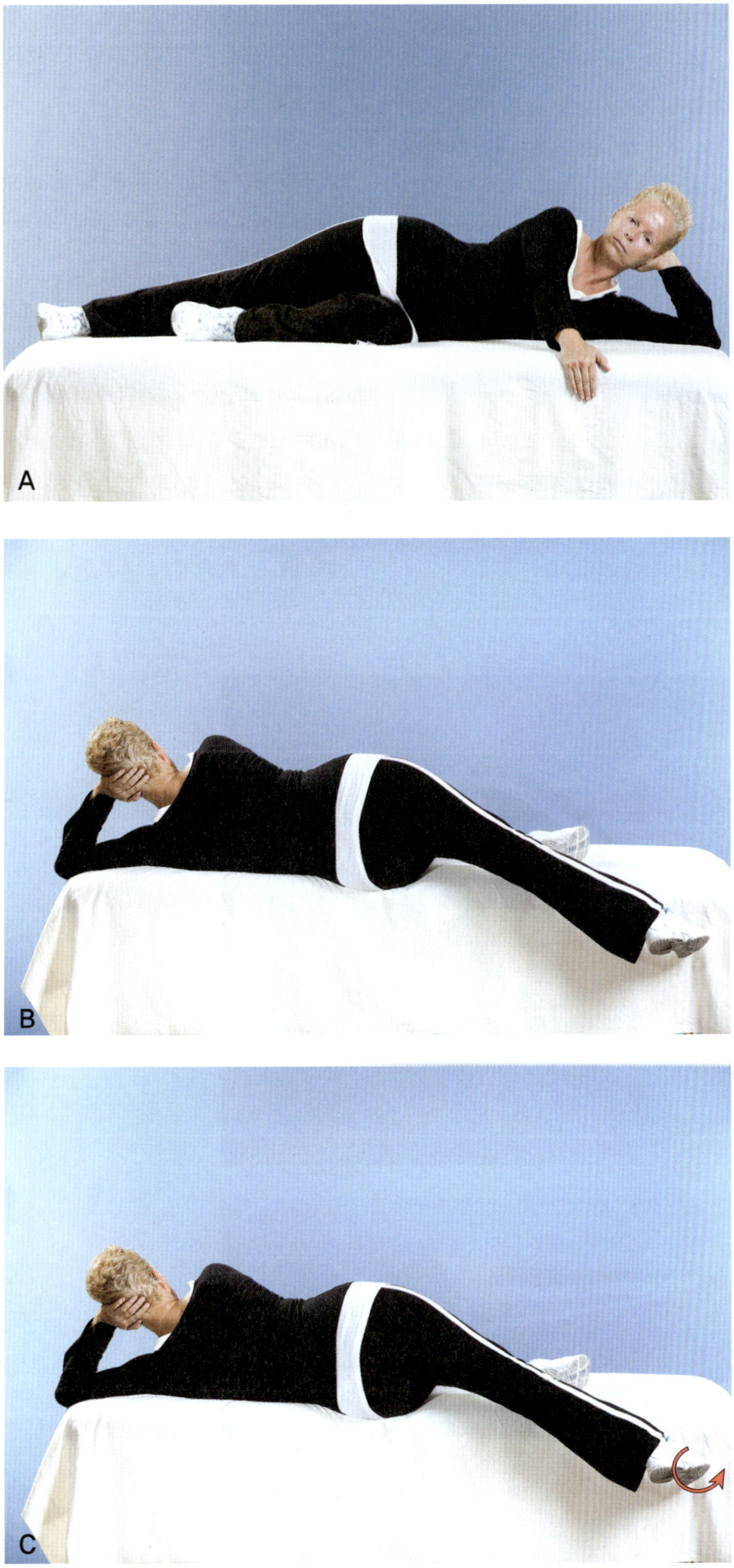

그림 7-46 (A) 테이블 위에서 옆으로 눕는다. **(B)** 위쪽 다리를 아래쪽 다리 위로 교차한 후, 위쪽 다리가 테이블 끝에 매달릴 수 있도록 하고, 이완한다. **(C)** 발로 작은 원을 그리면서 허벅지를 돌림한다.

넙다리네갈래근 (Quadriceps)

바닥에 매트를 깔고 옆으로 눕는다. 옆으로 누운 쪽 손으로 머리를 지지하고 양쪽 무릎을 굽힘한다(그림 7-47A). 들숨을 쉬면서 다른 손으로 위쪽 다리의 발목을 잡고, 날숨을 쉬면서 넙다리네갈래근이 신장되도록 위쪽 다리를 뒤쪽으로 당긴다(그림 7-47B). 엉덩관절과 무릎관절이 일직선되도록 유지한다. 반대쪽으로 돌아누워, 스트레칭을 반복한다.

뒤넙다리근 (Hamstrings)

바닥에 매트를 깔고 누운 후, 왼쪽 무릎만 세운다(그림 7-48A). 들숨을 쉬면서 반대쪽 다리를 수직으로 들어올린다. 다리의 뒤쪽을 잡고 천천히 가슴 쪽으로 당긴다. 다리를 쭉 편 자세를 유지하지만, 무릎이 완전히 잠김되지 않도록 한다. 날숨을 쉬면서 다리를 가슴 쪽으로 당긴다(그림 7-48B). 반대쪽 다리도 반복한다.

장딴지 근육 스트레칭 (Calf Stretch)

선 자세에서 한쪽 다리를 다른 쪽 다리보다 약 2 피트 정도 앞쪽에 위치시킨다(그림 7-49A). 들숨을 쉬면서 앞쪽 무릎을 굽힘하고, 날숨을 쉬면서 천천히 런지 자세를 취한다. 이때 뒤쪽 다리를 펌 자세(약간 무릎이 굽힘될 수도 있다)로 유지해야 한다(그림 7-49B). 척추를 곧게 유지하고 발가락이 전방을 향하도록 하거나, 약간 안쪽으로 향하도록 한다. 그리고 앞쪽 다리의 무릎이 발가락을 넘어가서는 안 된다. 다른 쪽 다리도 스트레칭을 반복한다.

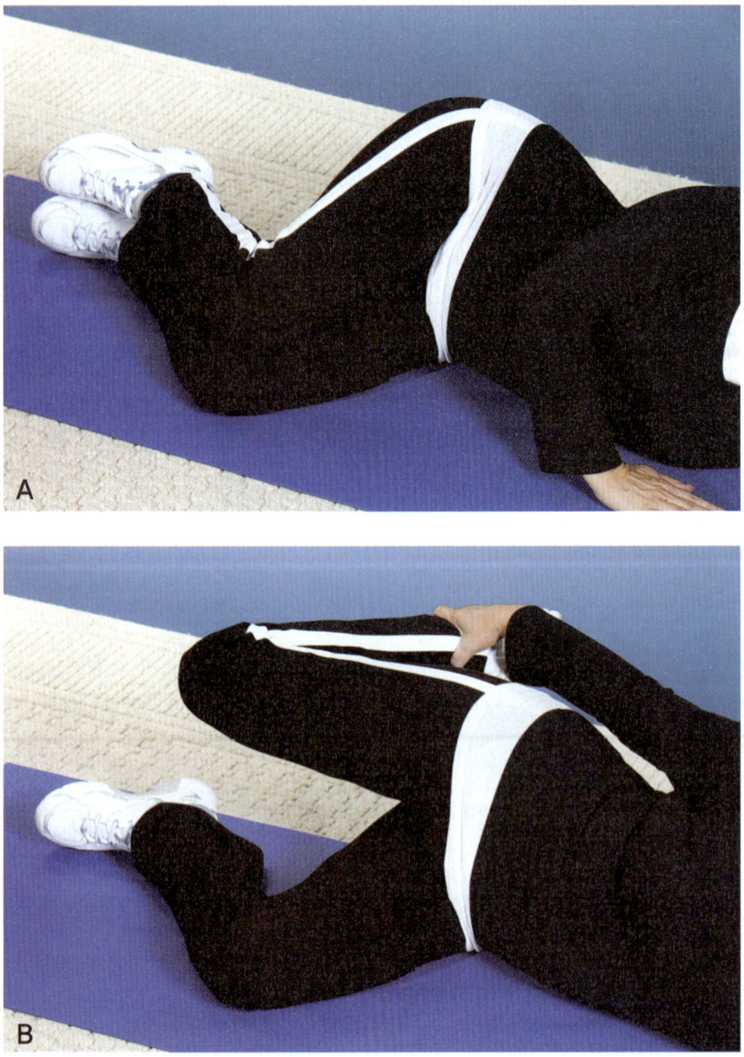

그림 7-47 (A) 바닥에 매트를 깔고 옆으로 눕는다. 옆으로 누운 쪽 손으로 머리를 지지한다. **(B)** 위쪽 무릎을 굽힘한 후 발목을 잡고, 날숨을 쉬면서 뒤쪽으로 당긴다.

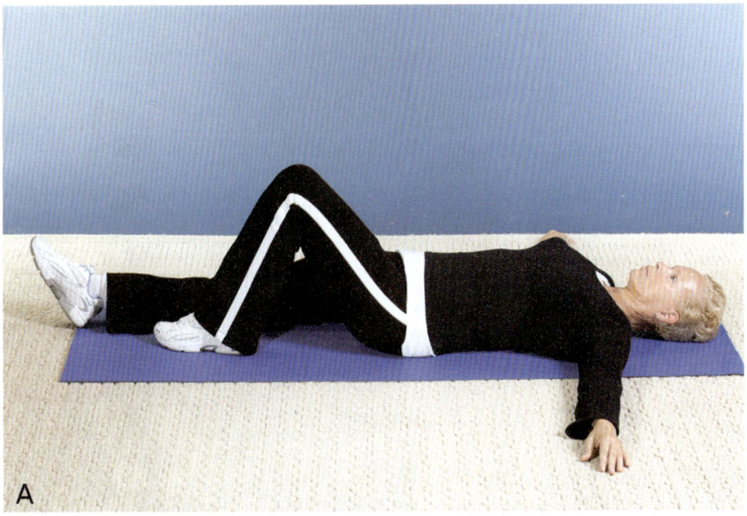

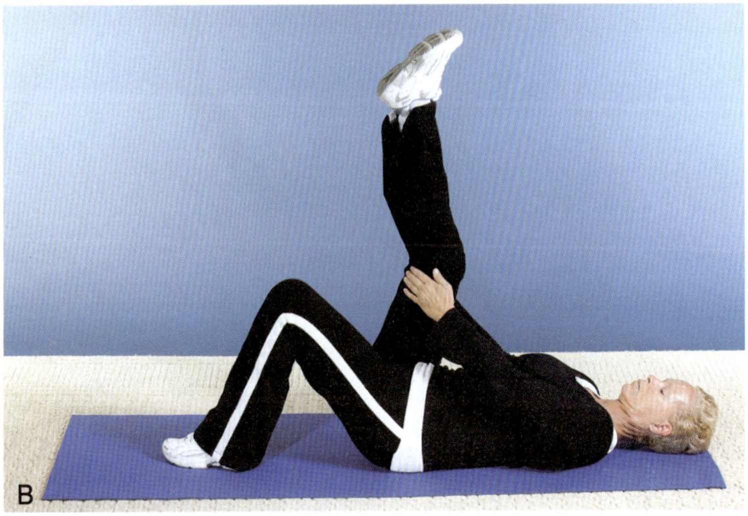

그림 7-48 (A) 바닥에 매트를 깔고 누운 후, 왼쪽 무릎만 세운다. **(B)** 반대쪽 다리를 수직으로 들어올린다. 다리(종아리)의 뒤쪽을 잡고 천천히 가슴 쪽으로 당긴다.

앞정강근 (Tibialis Anterior)

선 자세에서 한쪽 다리를 다른 쪽 다리보다 약 2 피트 정도 앞쪽에 위치시킨다(그림 7-50A). 들숨을 쉬면서 한쪽 다리를 뒤쪽으로 뻗는다. 이때 발목을 발바닥굽힘하고 발가락만 바닥에 닿는다(그림 7-50B). 날숨을 쉬면서 앞쪽 다리의 무릎을 굽힘하고, 앞정강근을 스트레칭하기 위해 뒤쪽 다리의 폄을 증가시킨다(그림 7-50C). 이때 척추를 곧게 정렬한다. 반대쪽 다리도 스트레칭해 본다.

웰니스에 집중하기

이상적인 방법은 전신 준비운동을 완료한 후 동적 스트레칭으로 준비운동하고, 그 후 여러분의 시간적 여유에 따라 능동-분리 스트레칭(AIS)이나 정적 스트레칭을 수행하는 것이다. 바디워크를 수행하기 전에 시간적 여유가 제한적이거나 바디워크 수행을 하고 쉬는 시간에서는 능동-분리 스트레칭을 하는 것이 더 바람직하다.

여러분이 바디워크 수행이 아닌 다른 활동을 하고자 할 때는, 전신 준비운동을 완료 후 동적 스트레칭을 한 다음, 정적 스트레칭을 할 수도 있다.

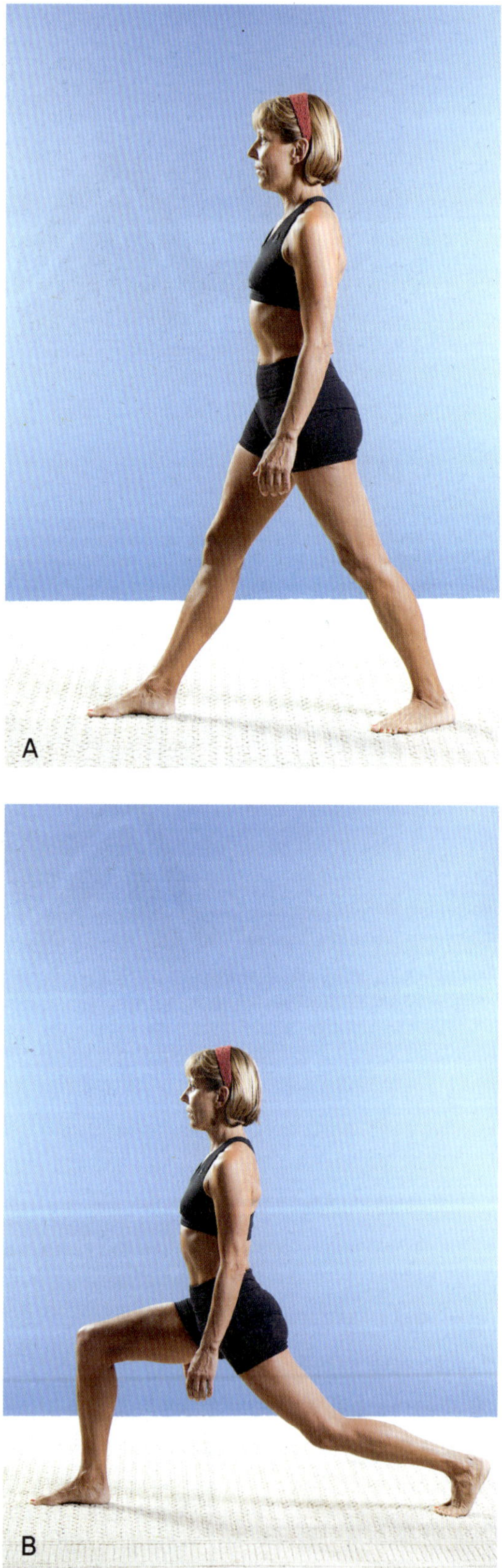

그림 7-49 (A) 선 자세에서 한쪽 다리를 다른 쪽 다리보다 약 2 피트 정도 앞쪽에 위치시킨다. **(B)** 앞쪽 무릎을 굽힘하고, 천천히 앞쪽 런지 자세를 취한다. 이때 뒤쪽 다리를 펌 자세(약간 무릎이 굽힘될 수도 있다)로 유지해야 한다.

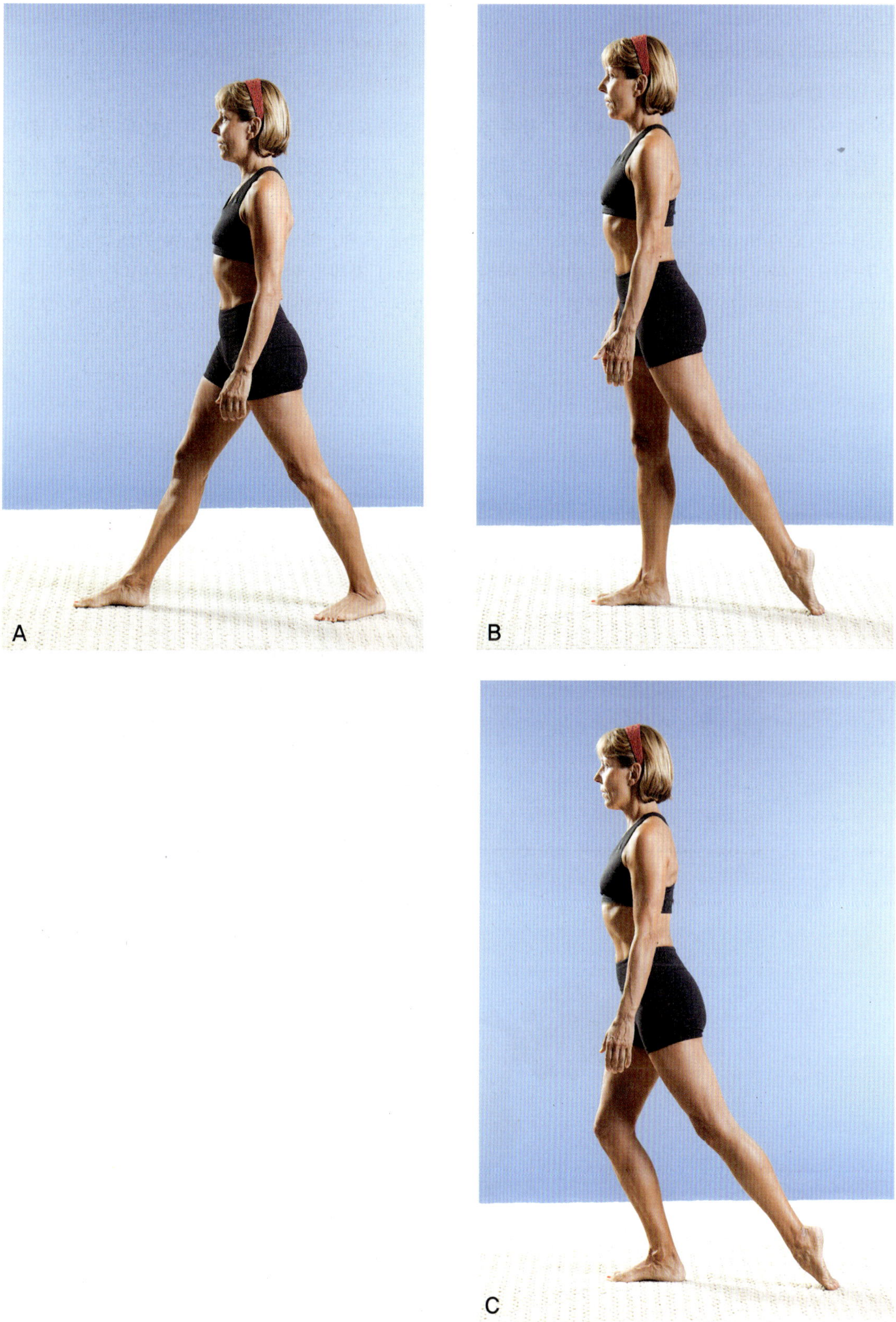

그림 7-50 **(A)** 선 자세에서 한쪽 다리를 다른 쪽 다리보다 약 2 피트 정도 앞쪽에 위치시킨다. **(B)** 한쪽 다리를 뒤쪽으로 뻗는다. 이때 발목을 발바닥굽힘하고 발가락만 바닥에 닿는다. **(C)** 앞쪽 다리의 무릎을 굽힘하고, 스트레칭을 위해 뒤쪽 다리의 폄을 증가시킨다.

장딴지근과 가자미근 (Gastrocnemius and Soleus)

한쪽 발의 발바닥은 매트에 붙이고, 반대쪽 다리의 무릎을 매트에 대는 앉는다(그림 7-51A). 들숨을 쉰 후 날숨을 쉬면서, 장딴지근과 가자미근을 스트레칭하기 위해 엉덩이를 들어올리거나, 바닥에 놓인 손이나 주먹으로 밀어서, 앞쪽으로 몸을 기울인다(그림 7-51B). 다리의 위치를 바꾸어, 반대쪽 다리의 장딴지근과 가자미근을 스트레칭해 본다.

매트리스에서 바디워크를 수행하는 바디워커를 위한 스트레칭 (Stretches for Those Performing Bodywork on a Futon)

Shiats(시아츠)와 태국 마사지와 같이 매트리스에서 고객을 치료하는 바디워커들은 낮은 무게중심을 필요로 하는데, 그 이유는 그들이 주로 무릎 꿇기, 반무릎 자세, 세이자(seiza) 및 와이드 세이자(wide seiza) 자세를 많이 취하기 때문이다. 세이자는 일본용어로서 엉덩이를 발꿈치 위에 올려놓은 무릎 꿇기

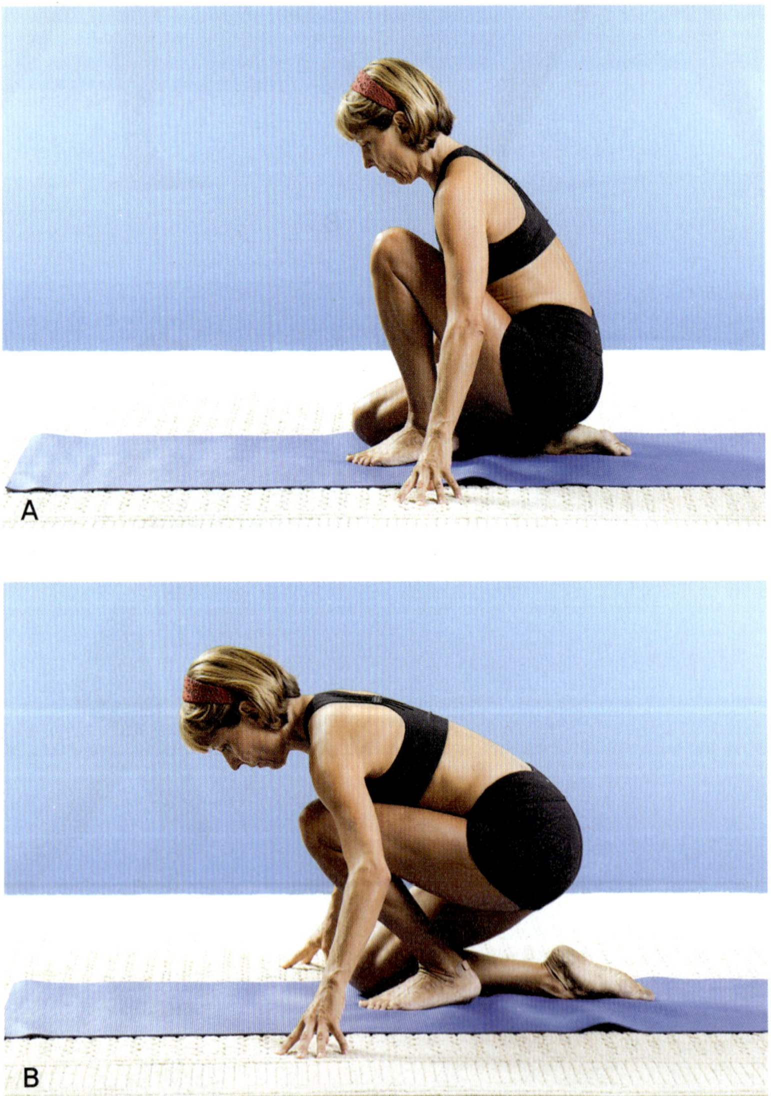

그림 7-51 (A) 한쪽 발의 발바닥은 매트에 붙이고, 반대쪽 다리의 무릎을 매트에 대는 앉기 자세를 취한다. (B) 장딴지근과 가자미근을 스트레칭하기 위해 몸을 들어올려 앞쪽으로 기울인다.

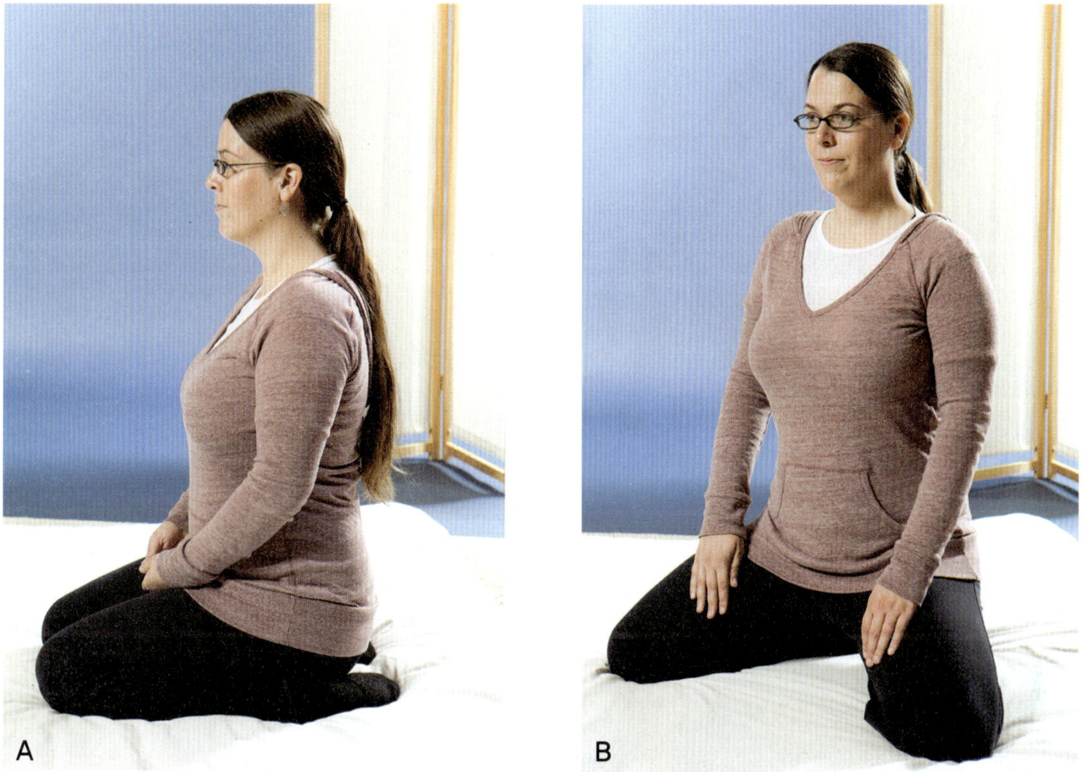

그림 7-52 **(A)** 세이자. **(B)** 와이드 세이자.

자세이다(그림 7-52A). 와이드 세이자는 다리를 벌림한 세이자이다(그림 7-52B). 이들 자세 때문에, 바디워커는 더 강한 코어 근력과 다리 근력을 필요로 한다. 이 근육들은 바디워커가 유연하게 치료할 수 있도록 유연성도 필요로 한다.

다음은 다리 근육과 코어 근육을 스트레칭하는 방법이다. 여기에는 몇 가지 전반적인 스트레칭이 포함되어 있다.

가쪽 런지한 스쿼트 자세 (Squat with Lateral Lunge)

척추를 곧게 유지하고, 완전한 스쿼터 자세를 취한다. 그리고 양 손을 바닥에 짚는다(그림 7-53A). 들숨을 쉰 후 날숨을 쉬면서, 한쪽 옆으로 런지한다(그림 7-53B). 다시 중앙으로 돌아온다. 들숨을 쉰 후 날숨을 쉬면서, 반대쪽으로 런지한다.

앞쪽 런지 (Forward Lunge)

스쿼트한 자세에서, 한쪽으로 몸을 돌린다. 한쪽 다리를 앞쪽으로 가져 가고, 반대쪽 다리를 뒤쪽으로 뻗는다. 이때 무릎을 약간만 굽힌다. 양손을 앞쪽 다리의 안쪽 바닥에 배치한다. 척추를 곧게 유지하는 동안 들숨을 쉬고, 날숨을 쉬면서 앞쪽으로 런지한다(그림 7-54). 반대쪽으로 몸을 돌려서, 스트레칭을 반복한다.

모음근 스트레칭 (Adductors Stretch)

엎드린 자세에서, 상체를 들어올리고, 양손을 바닥에 대고 지지한다. 다리를 벌림하고 무릎을 굽힌 후, 양쪽 발바닥을 서로 붙인다(그림 7-55A). 들숨을 쉰 후 날숨을 쉬면서, 배와 발로 바닥을 압박하고, 양팔을 앞쪽으로 쭉 뻗는다(그림 7-55B). 여러분의 유연성에 따라, 배만 바닥을 붙일 수도 있고, 배와 발을 모두 바닥에 붙일 수도 있고, 아니면 배와 발 모두를 바닥에 붙이지 못할 수도 있다. 여러분이 할 수 있을 만큼 최선을 다 하지만, 강하게 스트레칭을 해서는 안 된다. 시간이 경과하면, 배와 발을 바닥에 모두 붙일 수 있게 될 것이다.

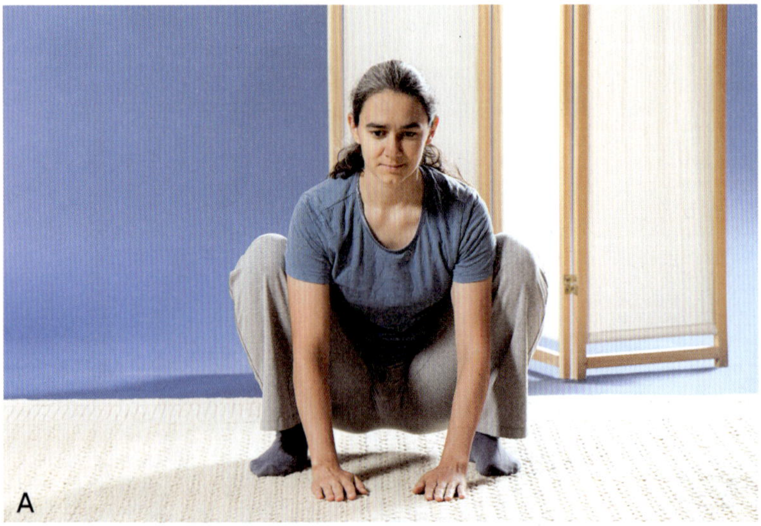

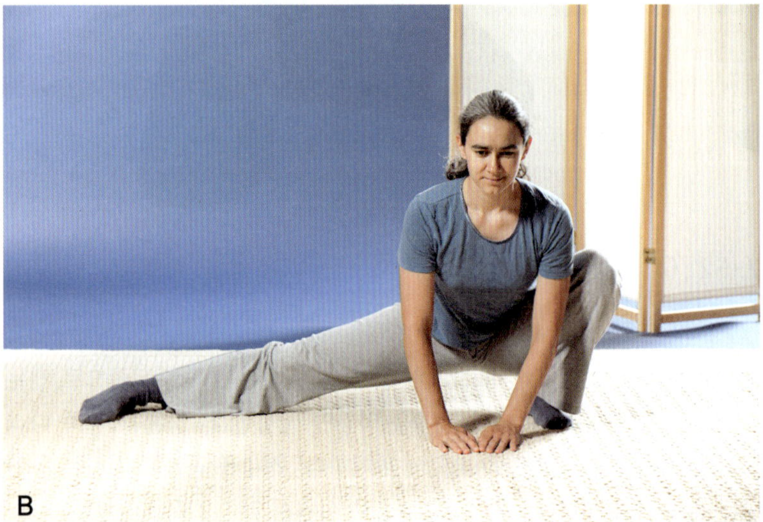

그림 7-53 (A) 완전한 스쿼트 자세를 취하고, 양손을 바닥에 짚는다.
(B) 한쪽으로 런지한다.

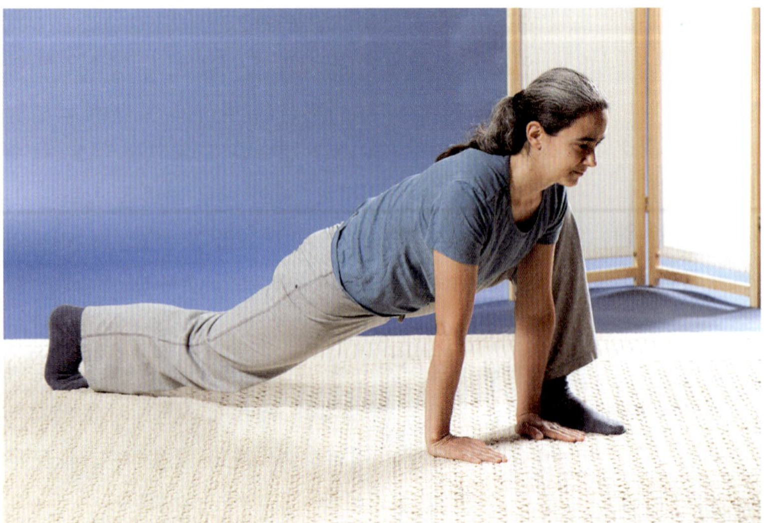

그림 7-54 한쪽 다리를 앞쪽으로 가져 가고, 반대쪽 다리를 뒤쪽으로 뻗는다. 이때 무릎을 약간만 굽힌다.
양손을 앞쪽 다리의 안쪽 바닥에 배치한다. 척추를 곧게 유지하는 동안 들숨을 쉬고, 날숨을 쉬면서 앞쪽으로 런지한다.

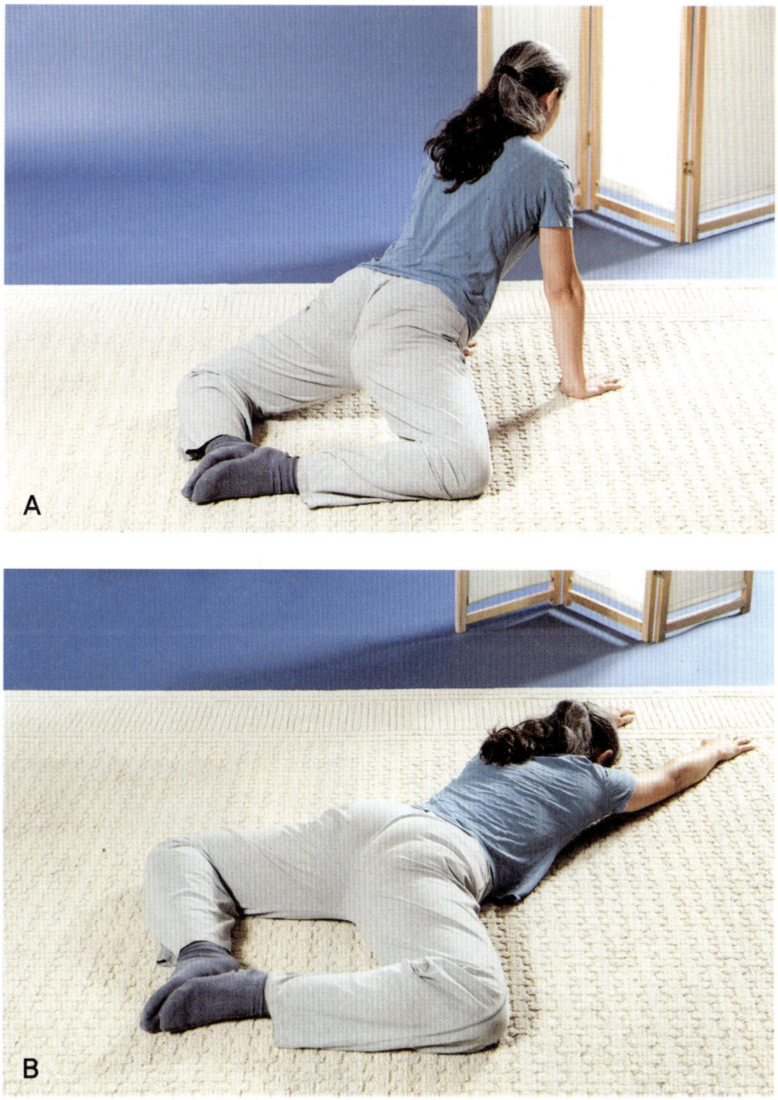

그림 7-55 **(A)** 다리를 벌림하고 무릎을 굽힘하고, 양쪽 발바닥으로 서로 붙인다. **(B)** 배와 발로 바닥을 압박하고, 양팔을 앞쪽으로 쭉 뻗는다.

Makka-Ho(마카-호)

1970년대, Makka 라는 이름을 가진 일본 남자가 5가지 요소의 장기 경락을 근거로 일련의 스트레칭 방법을 만들었다. 이 방법은 Makka 방법 또는 Makka 운동을 의미하는 Makka-Ho로 알려져 있다. 5가지 요소의 경락으로는 金, 土, 水, 火, 木 이고, 각각의 경락에 맞게 고안된 스트레칭 방법을 가지고 있다.

Makka-Ho를 수행하면 다음과 같은 몇 가지 이점을 가진다:

- 경락 위치를 잘 기억할 수 있도록 만들어졌다.
- 모든 신체 부위를 다루기 때문에, 전신 스트레칭을 제공한다.
- 바디워커들로 하여금 자신의 불균형을 자각할 수 있도록 만든다. 특정 경락의 Makka-Ho를 수행할 때 긴장, 타이니스 또는 통증이 느껴지면, 그 경락이 차단되었거나 문제가 있는 것을 의미한다.

모든 운동이나 스트레칭과 마찬가지로, Makka-Ho를 수행하는 동안 이완하고 호흡을 유지하는 것이 중요하다.

Metal Makka-Ho(金 마카-호) (폐와 대장의 경락) 〔Metal Makka-Ho(Lunge and Large Intestine Channels)〕

어깨너비로 다리를 벌리고 선 자세를 취한다. 등 뒤에 양손을 배치하고 양손의 엄지와 가운데손가락으로 고리를 만든 후 서로 끼우고, 집게손가락을 곧게 편한다(그림 7-56A과 그림 7-56B). 들숨을 쉬면서 몸을

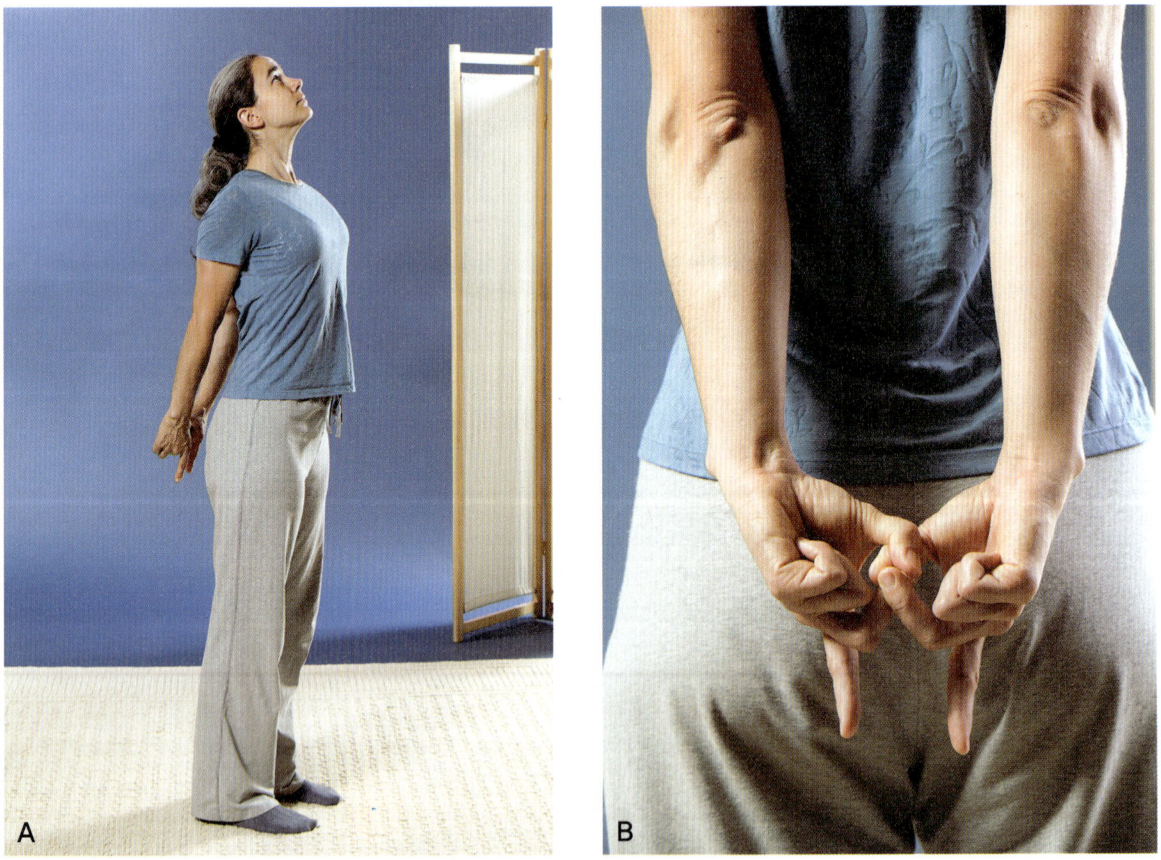

그림 7-56 (A) 등 뒤에 손을 배치하고 양손의 엄지와 가운데손가락으로 고리를 만든 후 서로 끼운다. (B) 집게손가락을 곧게 편한다. (C) 몸을 굽힘하여 바닥과 몸통을 평행하게 한다.

약간 뒤로 기울인다. 정상 호흡을 하면서 몇 초간 자세를 유지한다. 들숨을 쉰 후 날숨을 쉬면서, 여러분이 편안하게 할 수 있을 만큼 앞으로 숙이고, 집게손가락의 뻗음을 유지한다(그림 7-56C). 몇 초간 이 자세를 유지한 후 자세를 해제하고, 다시 선 자세로 돌아온다. 손을 등 뒤로 하고, 다른 손의 엄지와 가운데 손가락을 깍지 낀 후, Makka-Ho를 반복한다.

Earth Makka-Ho(土 마카호)(위장과 비장의 경락) [Earth Makka-Ho(Stomach and Spleen Channels)]

비록 이 스트레칭들이 유익하다 할지라도, 손상을 일으킬 위험이 있다. 몇몇 바디워커들의 경우에서는, 이 스트레칭이 무릎과 엉덩관절에 많은 스트레스를 가할 수 있다. 이런 스트레칭을 수행할 때 조심스런 관리가 필요하다. 두 번째와 세 번째의 Earth Makka-Ho 스트레칭은 전통적인 허들 선수 스트레칭(피해야 할 스트레칭에서 설명될)과 비슷하다. 이 스트레칭을 바르지 않게 수행하거나 적절한 훈련 없이 수행할 때는 위험성이 높은 스트레칭 방법으로 간주될 수 있다.

Earth Makka-Ho는 여러 가지 방법으로 수행될 수 있다. 양발을 어깨넓이만큼 벌리고 선 자세를 취한다. 그 다음 한쪽 무릎을 굽힘하여 발바닥이 뒤넙다리근 쪽을 향하도록 한다. 다른 다리로 균형을 잡는 동안, 굽힘된 다리를 한 손으로 잡고, 여러분이 할 수 있을 만큼 그 다리를 뒤넙다리근 쪽으로 당긴다. 그 다음 반대쪽 팔을 머리 위로 뻗는다(그림 7-57A). 몸이 안정된 균형을 유지한다고 느낌이 들 때 그 자세를 몇 초간 유지한다. 반대쪽 발로도 반복한다.

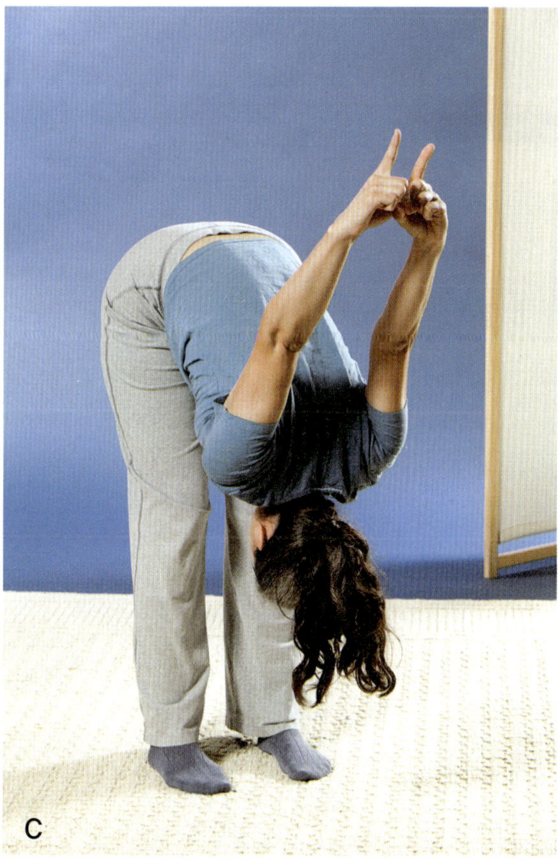

그림 7-56 계속 (C) 몸을 굽힘하여 바닥과 몸통을 평행하게 한다.

다른 방법은 세이자 자세이다. 즉, 볼기부위가 발꿈치 위에 놓이는 무릎꿇기 자세이다. 양쪽 발을 가쪽으로 움직여 볼기근 옆에 배치한다. 등이 바닥에 닿을 때까지 눕고, 양 팔을 머리 위로 들어 올려 바닥에 붙인다 (그림 7-57B). 몇 초간 이 자세를 유지한 후, 자세를 풀어 준다.

세 번째 방법은 두 번째 방법의 수정 버전이다. 한쪽 다리는 쭉 뻗고, 다른 쪽다리는 볼기근 옆에 배치하고 눕는다. 그 다음 양팔을 머리 위로 들어올려 바닥에 붙인다(그림 7-57C). 몇 초간 이 자세를 유지한 후, 자세를 풀어 준다. 뻗은 다리는 볼기근 옆에 배치하고, 굽힘된 다리를 뻗어서 위의 스트레칭을 반복한다.

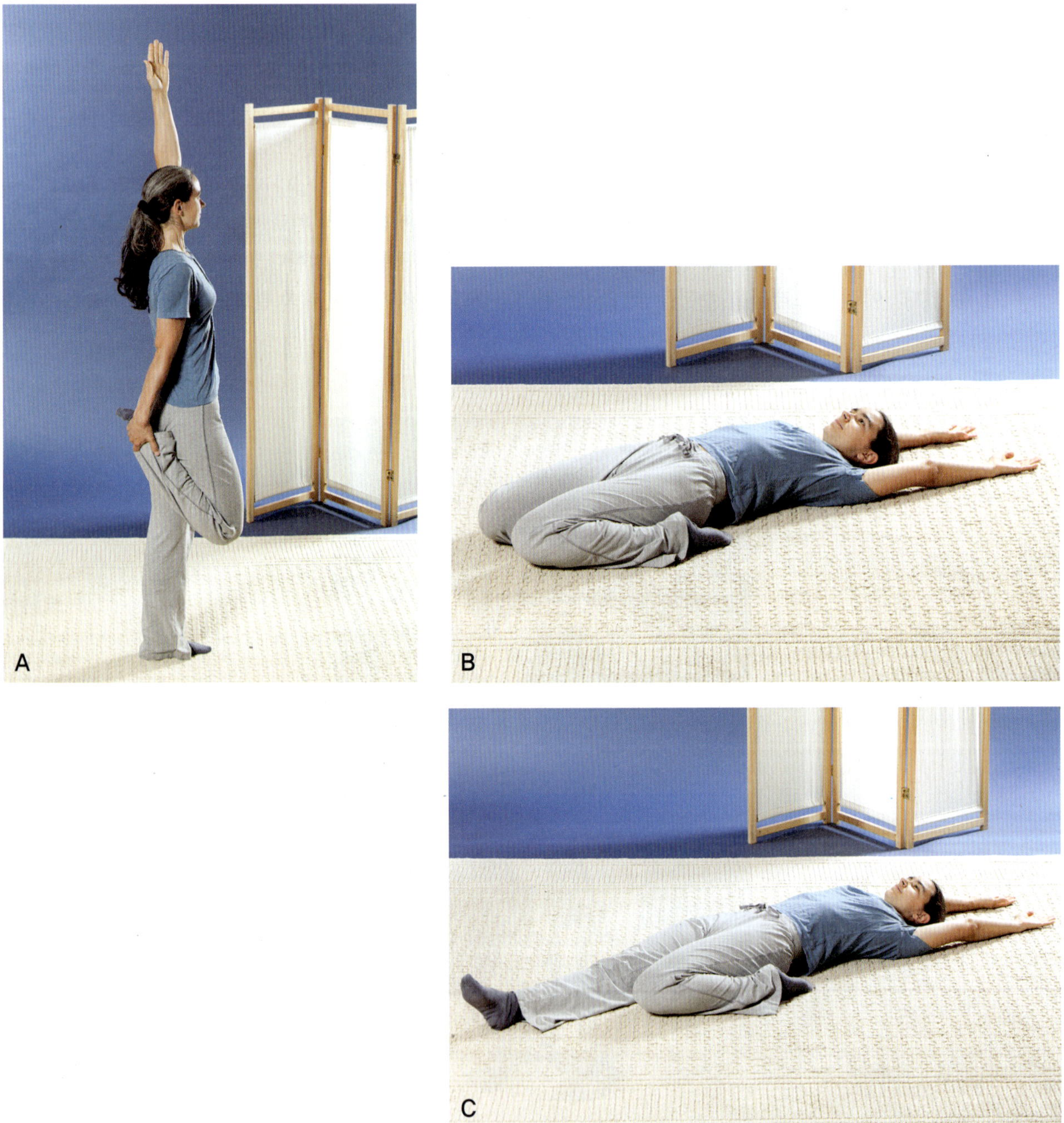

그림 7-57 **(A)** 한쪽 무릎을 굽힘하여 발바닥이 뒤넙다리근 쪽으로 향하도록 한다. 다른 다리로 균형을 잡는 동안, 굽힘된 다리를 한 손으로 잡고, 여러분이 할 수 있을 만큼 그 다리를 뒤넙다리근 쪽으로 당긴다. 반대쪽 팔을 머리 위로 뻗는다. **(B)** 세이자 자세로 바닥에 앉는다. 양쪽 발을 가쪽으로 움직여 볼기근 옆에 배치한다. 그리고 그대로 등을 대고 눕는다. 그 다음, 양 팔을 머리 위로 들어올려 바닥에 붙인다. **(C)** 한쪽 다리는 쭉 뻗고, 다른 쪽 다리는 볼기근 옆에 배치하고 눕는다. 그 다음 양팔을 머리 위로 들어올려 바닥에 붙인다.

Water Makka-Ho(水 마카-호)(신장과 방광의 경락)〔Water Makka-Ho(Kidney and Urinary Bladder Channels)〕

앉은 자세에서 양쪽 다리를 앞쪽으로 쭉 뻗고, 양손을 머리 위로 들어올린다(그림 7-58A).

곧은 척추와 양팔을 그대로 유지한 채, 몸통을 굽힘하여 손을 발 쪽으로 뻗는다(그림 7-58B).

손가락으로 발바닥을 잡는다. 이 자세를 몇 초간 유지한 후, 자세를 풀어준다.

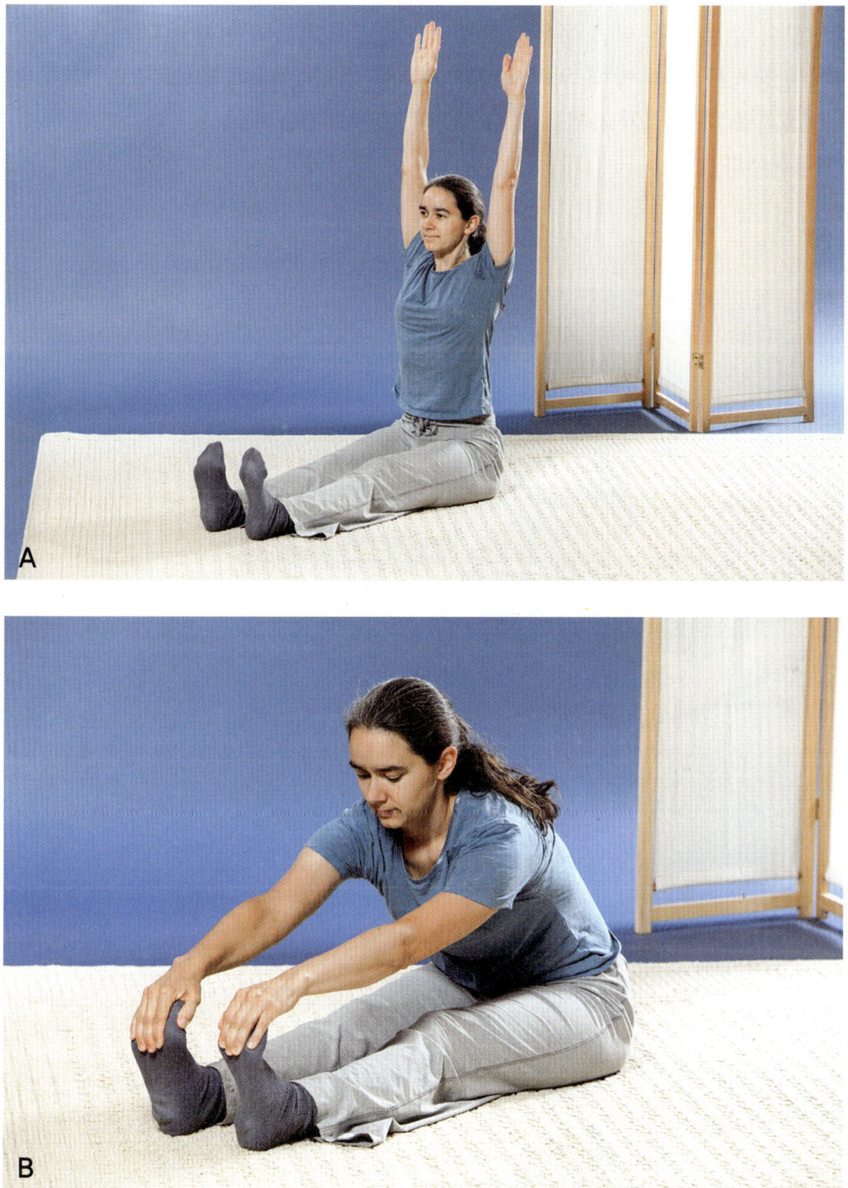

그림 7-58 **(A)** 앉은 자세에서 양쪽 다리를 앞쪽으로 쭉 뻗는다. 그리고 양손을 머리 위로 들어올린다.
(B) 척추를 곧게 유지하고 몸통을 굽힘하여 손을 발쪽으로 향하게 한다.

Fire Makka-Ho(火 마카-호)(심장과 소장의 경락) [Fire Makka-Ho(Heart and Small Intestine Channels)]

바닥에 앉아서 양쪽 무릎을 굽힘하고 양쪽 발바닥을 서로 붙인다. 손가락을 깍지끼고, 발을 잡는다. 편안하게 할 수 있을 만큼 발을 몸쪽으로 당긴다. 그리고 무릎을 이완한다. 들숨을 쉬면서 척추를 곧게 한 후, 날숨을 쉬면서 여러분이 할 수 있을 만큼 몸을 앞쪽으로 굽힘한다. 이때 팔꿈치를 다리 앞에 위치시킨다(그림 7-59). 정상 호흡을 하면서 이 자세를 몇 초간 유지한 후, 자세를 풀어준다.

Lesser Fire Makka-Ho (3중 가열과 심장 보호 경락) [Lesser Fire Makka-Ho(Triple Heater and Heart Protector Channels)]

양반다리로 앉아서 발 안쪽면을 몸 가까이로 가져간 후, 양팔을 교차하여 무릎 앞쪽에 손을 배치한다. 들숨을 쉰 후 날숨을 쉬면서, 할 수 있을 만큼 몸통을 더 앞쪽으로 굽힘하고, 팔을 더욱 신장한다(그림 7-60). 정상 호흡을 하면서 이 자세를 몇 초간 유지한 후, 자세를 풀어 준다. 다리와 팔을 다른 방법으로 교차시켜 스트레칭을 반복해 본다.

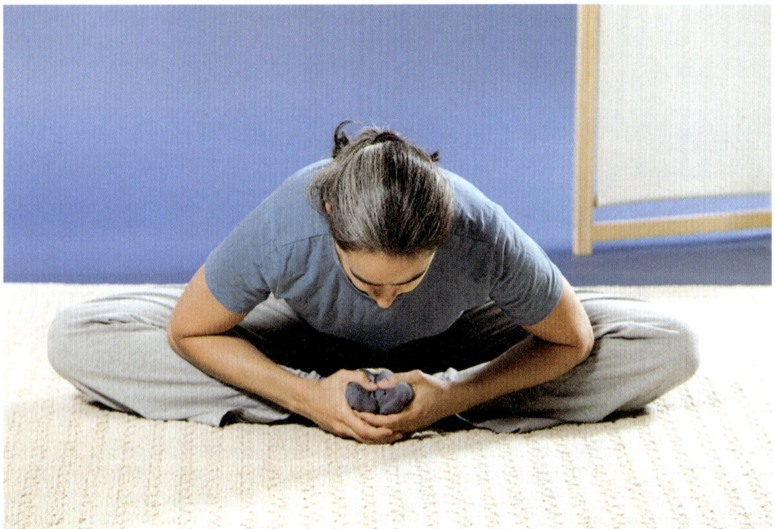

그림 7-59 바닥에 앉아서 양쪽 무릎을 굽힘하고 양쪽 발바닥을 서로 붙인다. 손가락을 깍지 끼고, 발을 잡는다. 날숨을 쉬면서 여러분이 할 수 있을 만큼 몸을 앞쪽으로 굽힘한다. 그리고 팔꿈치를 다리 앞에 위치시켜 유지한다.

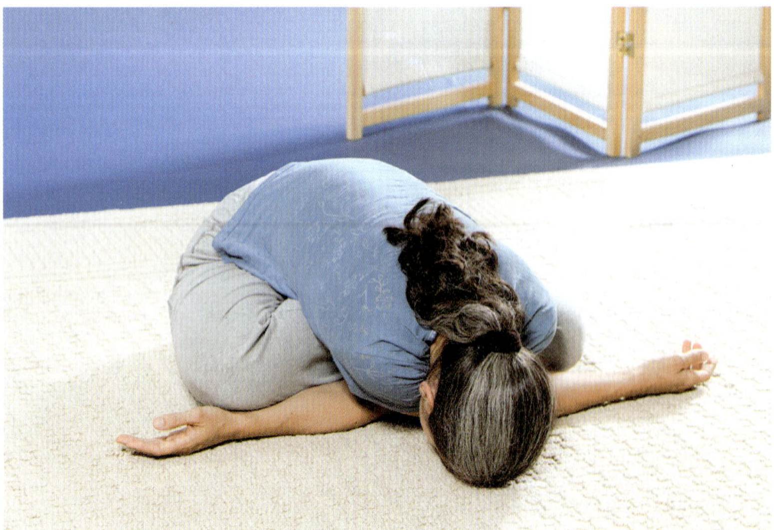

그림 7-60 양반다리로 앉아서, 발 안쪽면을 몸 가까이로 가져간 후 양팔을 교차하여 무릎 앞쪽에 손을 배치한다.

Wood Makka-Ho(木 마카-호) (간장과 쓸개의 경락) 〔Wood Makka-Ho(Liver and Gall Bladder Channels)〕

양쪽 다리를 쭉 뻗은 후 약 45° 정도 벌림을 하고 앉는다. 한 팔을 머리 위로 올려 뻗는다. 척추를 곧게 유지한 채, 반대쪽으로 몸을 옆굽힘하여 발쪽으로 손을 뻗는다(그림 7-61A). 몇 초간 이 자세를 유지한 후, 자세를 해제한다. 이번에는 반대 손을 머리 위로 들어 올리고 반대쪽으로 옆굽힘한다. 몇 초간 이 자세를 유지한 후 그 자세를 해제한다. 그리고 똑바른 앉은 자세로 돌아온다. 척추를 곧게 유지하고 여러분이 할 수 있을 만큼 앞쪽으로 몸통을 숙이고 양팔을 앞으로 쭉 뻗는다(그림 7-61B). 몇 초간 이 자세를 유지한 후, 자세를 해제한다.

속설: 스트레칭할 때 아무런 느낌이 없었다면, 더 강하게 스트레칭해야 한다.

사실: 강한 스트레칭은 손상을 일으킬 수 있다. 만약 스트레칭할 때 아무런 느낌이 없었다면, 스트레칭하는 각도를 바꾼다. 스트레칭하는 부위를 확인하고 분리시키는 시도이다. 그것은 특정 근육이 이미 유연하거나 신장될 필요가 없다는 것을 의미할 수도 있다.

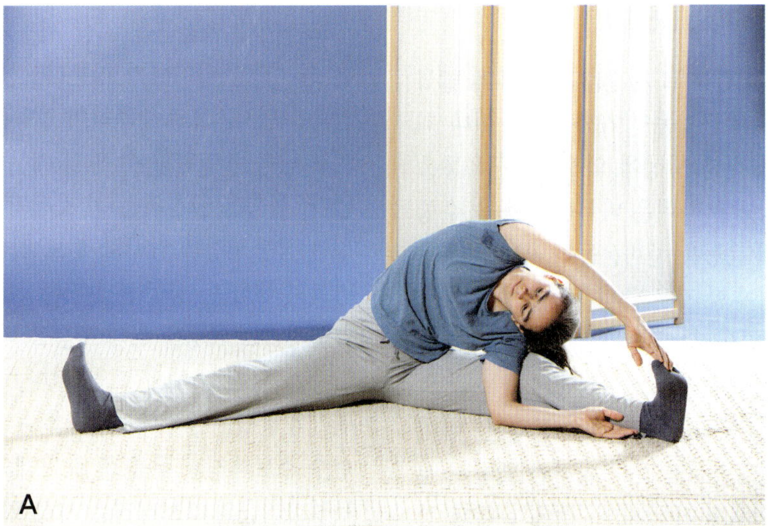

A

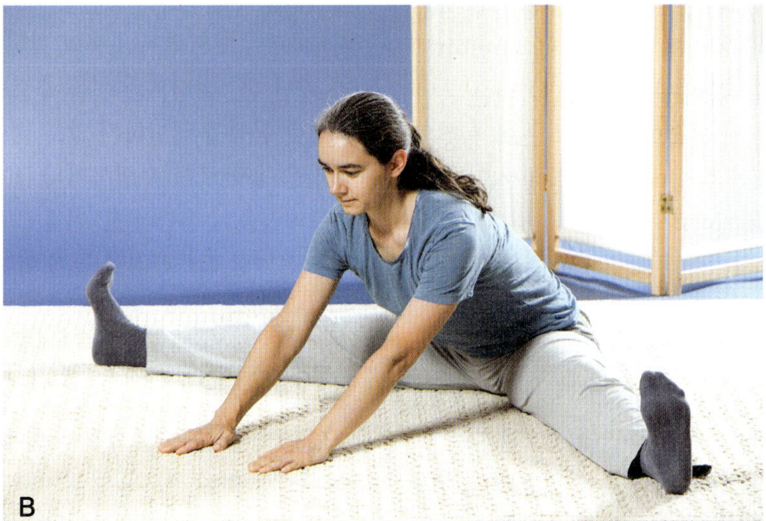

B

그림 7-61 (A) 양쪽 다리를 쭉 뻗은 후 약 45° 정도 벌림을 하고 앉는다. 한 팔을 머리 위로 올리고 뻗는다. 척추를 곧게 유지한 채, 반대쪽으로 몸을 옆굽힘하여 발쪽으로 손을 뻗는다.
(B) 척추를 곧게 유지하고 여러분이 할 수 있을 만큼 앞쪽으로 몸통을 숙이고 양팔을 앞으로 쭉 뻗는다.

활동 (Activity)

준비운동의 마지막 부분은 여러분이 수행할 운동이나 바디워크의 동작과 비슷한 동작을 수행하는 것이지만, 운동의 강도는 감소되어야 한다. 예를 들어, 마사지 치료사들은 런지 동작을 하는 동안, 활주 마사지기법과 관련된 동작에 시간을 투자해야 한다. Shiats 전문가들은 와이드 세이자 자세(발꿈치 위에 앉는)를 취한다. 그런 활동들은 효율적인데, 그 이유는 협응, 균형, 근력 및 반응시간을 향상시키고 손상의 위험을 감소시키기 때문이다. 여러분이 이런 운동을 수행했다면, 그날 바디워크 수행을 준비할 상태가 된 상태이다.

마무리 운동 (Cooling Down)

운동을 완료한 후나 긴 치료 시간을 보낸 후에 발생하는 근피로(거의 최대 근활동이 가까운 활동이나 최대 근활동으로 인한 젖산 생성에 의해)와 근육통을 줄이는 가장 좋은 방법은 가벼운 마무리 운동을 수행하는 것이다. 마무리 운동은 준비운동의 후반부 운동과 비슷하다. 기억해야 할 것은 준비운동이 동적 스트레칭과 후속으로 이루어지는 능동-분리 스트레칭과 정적 스트레칭으로 구성된다는 점이다.

동적 스트레칭과 후속의 스트레칭은 근경련, 타이트니스 및 근육통을 감소시키고, 전반적인 웰빙 느낌을 제공한다. 활동 이후에 이루어지는 동적 운동과 가벼운 마무리 운동과 같은 스트레칭의 수행은 휴식을 취하는 것보다 젖산을 해소하기에 더 좋은 방법이다. 게다가 그 다음 날 근육통이 발생했다면, 가벼운 준비운동이나 마무리 운동이 근육의 타이트니스와 통증을 감소시키는데 효과적일 수 있다. 또 다른 방법은 바디워크 치료를 받는 것이다.

피해야 할 스트레칭 (Stretches to Avoid)

비록 특정 스트레칭이 몇몇 측면에서 효율적일 수 있지만, 스트레칭 수행으로 인한 손상 위험을 고려해야 한다. 몇몇 스트레칭은 관절에 많은 스트레스를 가할 수 있다. 이들 스트레칭은 힘줄이나 인대를 손상시킬 수 있는 돌림, 척추사이원반의 압박, 그리고 관련 없는 신체 부위를 손상시킬 수 있는 비틀림 등을 포함하고 있다.

여기에서 거론되는 스트레칭들은 매우 위험성이 높은 스트레칭이지만, 절대로 이런 스트레칭을 수행하지 않아야 한다는 의미는 아니고, 수행을 할 때 조심해야 한다는 의미이다.

일반적으로, 발가락 닿기와 같이 몸통을 굽힘하는 선 자세의 스트레칭은 올바르게 수행하는 많은 훈련을 필요로 한다. 예를 들어, 적절한 훈련을 받지 않는 한, 뒤넙다리근은 골반을 안정화시키기 위해 반사적으로 수축을 하여, 허리인대들에 스트레스를 전이한다. "성공적인 스트레칭의 규칙"에 있는 뒤넙다리근을 참고하길 바란다.

모음근과 벌림근을 위한 선 자세의 가쪽 스트레칭은 둘 다 잘 일어나지 않는다. 선 자세에서, 이들 두 근육은 반사적으로 수축하여 엉덩관절을 안정화시킨다. 이들 근육은 이완할 수 없기 때문에 스트레칭도 할 수 없다. 몸통을 굽힘하는 선 자세와 앉은 자세의 스트레칭은 궁둥신경을 압박할 수도 있다. 이런 스트레칭을 반복 수행하면, 궁둥신경이 손상될 수도 있다.

특정 스트레칭을 위해 무릎을 바닥에 대는 체중부하 자세를 절대로 해서는 안 된다. 이것은 인대나 관절연골을 손상시킬 수 있다. 다음 단락에서 설명되는 허들 선수 스트레칭과 무릎 꿇은 자세의 넙다리네갈래근과 뒤넙다리근의 스트레칭은 가장 위험한 스트레칭이다.

여러분이 엘리트 운동선수나 요가 지도자, 물리치료사, 피트니스 트레이너 등과 같이 자격을 갖춘 전문가가 아닌 한, 여러분은 이들 스트레칭을 피해야 한다. 그러나 몸통을 굽힘하지 않고 척추를 곧게 세워 스트레칭을 올바르게 수행하거나 전문가의 도움을 받고 스트레칭을 수행한다면, 이들 스트레칭 중 몇 가지는 매우 유익할 스트레칭이 될 것이다.

Yoga Plow (요가 쟁기 자세)

이 스트레칭은 바로 누운 자세에서, 무릎이 귀에 닿도록 다리를 머리 쪽으로 움직이는 것이다(그림 7-62). 이 자세는 허리와 척추사이원반에 과도한 스트레스를 가한다. 또 이 스트레칭은 폐와 심장에도 압박을 주어, 호흡을 어렵게 만든다.

이 스트레칭은 잘못 수행하기 쉬운 대표적인 스트레칭 방법이다. 그러나 적절한 교육과 신체 정렬과 신체 위치에 집중하면, 위험을 최소화하고 성공적으로 수행할 수 있을 뿐만 아니라, 척추 건강과 가동성을 실제로 향상시킬 수도 있다.

Traditional BackBend (전통적인 뒤쪽 굽힘)

이 스트레칭은 목을 펴고 발바닥과 손바닥을 바닥에 대고, 등을 최대로 휘게 하는 방법이다(그림 7-63). 이 자세는 척추사이원반을 압박하고, 등의 신경을 압박할 수 있다.

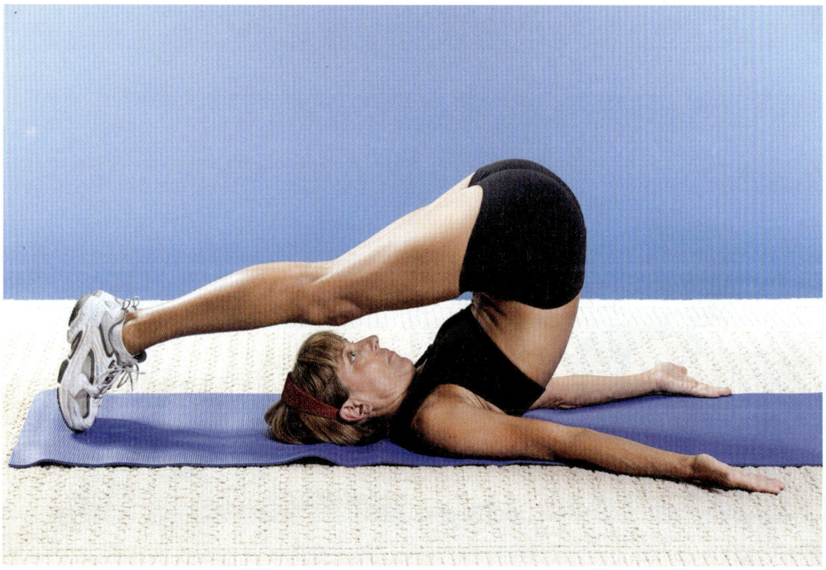

그림 7-62 Yoga Plow

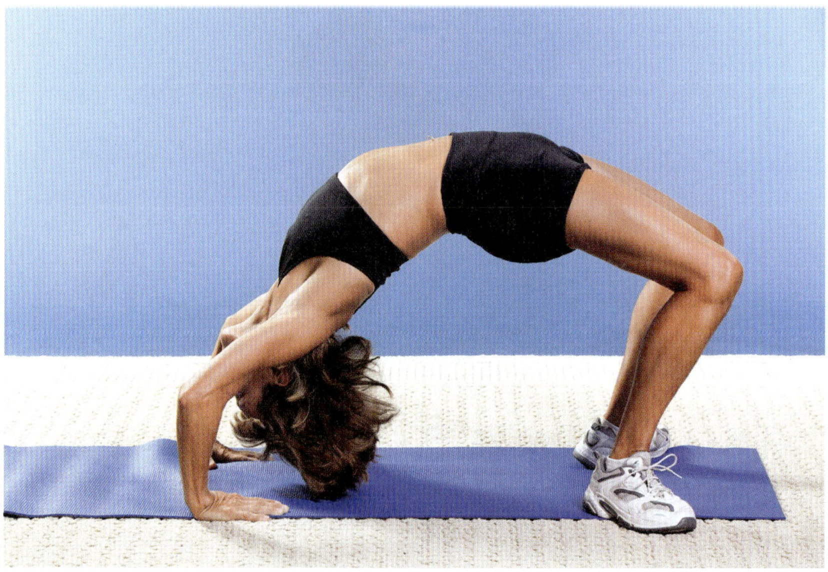

그림 7-63 Traditional BackBend

Traditional Hurder' s Strech (전통 허들 선수 스트레칭)

이것은 한쪽 허벅지의 넙다리네갈래근을 스트레칭 한다, 이 자세는 한쪽 다리를 앞쪽으로 쭉 뻗고, 반대쪽 다리의 무릎을 굽힘하여 뒤쪽으로 배치한다. 여러분은 굽힘된 다리의 넙다리네갈래근을 신장하기 위해 뒤쪽으로 몸을 기울인다(그림 7-64A). 이 스트레칭은 뒤넙다리근을 스트레칭 하기 위해 몸을 앞쪽으로 굽힘할 수 있다. 수정된 버전으로는, 허벅지를 벌림하여 무릎을 굽힘한 자세로 취하고, 뻗은 다리의 뒤넙다리근을 신장하기 위해 몸을 앞쪽으로 굽힘하는 것이다(그림 7-64B).

이 스트레칭은 무릎의 안쪽 인대를 신장하고 반달판을 압박하기 때문에 해로운 동작일 수 있다. 그리고 또 비틀림과 압박 때문에 무릎뼈의 탈구를 초래할 수 있다.

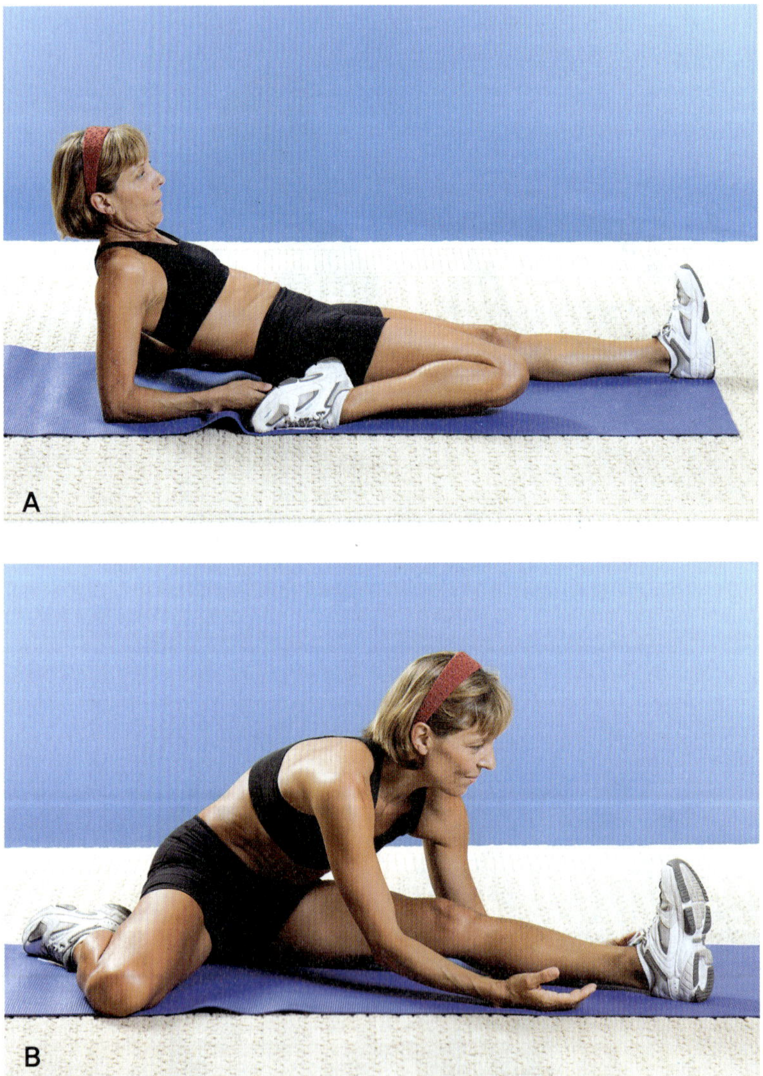

그림 7-64 (A) Traditional Hurder' s Strech. (B) 수정된 Traditional Hurder' s Strech

선 자세 발가락 닿기 (Straight-legged Toe Touches)

이 스트레칭은 양발을 엉덩관절 너비만큼 벌림하고, 선 자세에서 발가락 닿기를 하기 위해 몸통을 앞쪽으로 굽힘하는 것이다(그림 7-65). 이 운동을 수행할 때 손으로 체중을 지탱할 수 없으면, 무릎이 과도하게 젖힘될 것이다. 또한 골반을 안정화하기 위해 뒤넙다리근이 반사적으로 수축할 수 있기 때문에, 이 자세에서 뒤넙다리근은 신장되지 않을 것이다.

이 자세는 아래쪽 허리뼈에 엄청난 압박을 가할 수 있다. 그리고 다리를 엉덩관절 폭만큼 벌리면, 무릎에 더 심한 압박이 가해져 구조적 문제를 초래할 수 있다.

몸통 비틀기(돌림) [Sudden Torso Twists (Rotations)]

선 자세의 강하고 갑작스런 몸통 비틀기(특히, 무게를 들었을 때)(그림 7-66)가 신장된 조직의 순간 흡수 능력을 초과했을 때 손상이 일어날 수 있고, 무릎과 허리뼈의 인대 염좌를 초래할 수 있다.

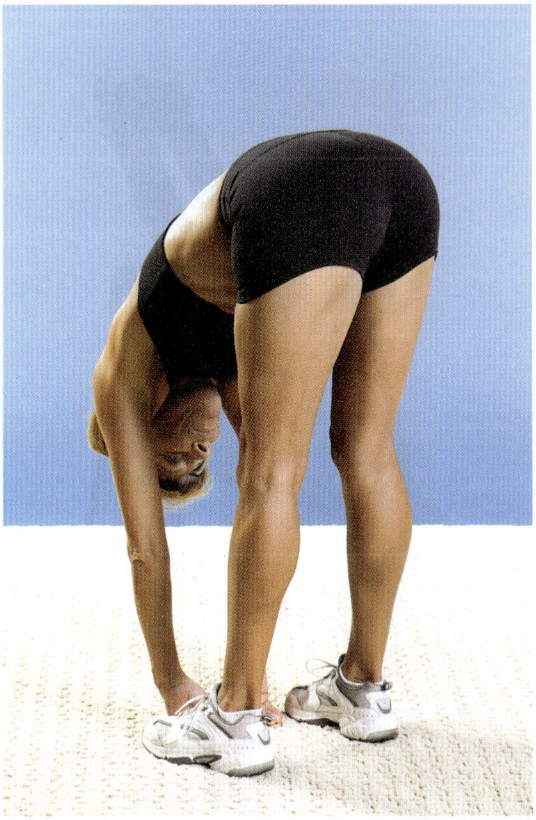

그림 7-65 선 자세 발가락 닿기

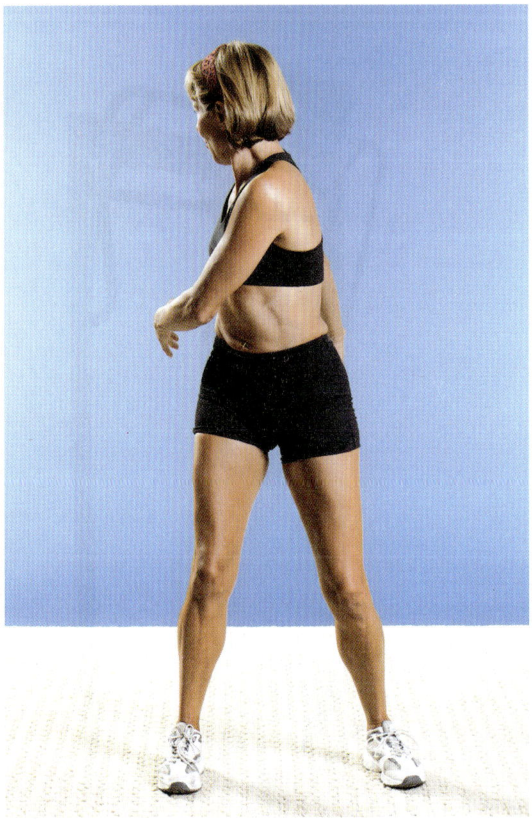

그림 7-66 돌발 몸통 비틀기

Inverted Strech (거꾸로 매달린 스트레칭)

이것은 거꾸로 매달린 형태의 스트레칭이다. 이것은 인버선 부츠(그림 7-67A)나 인버선 테이블(그림 7-67B)을 이용함으로써 이루어질 수 있다. 인버선 부츠(inversion boots)의 이용은 혈압을 상승시킬 뿐만 아니라, 심한 경우에는 혈관(특히, 눈의 혈관)을 파괴할 수 있다. 척추 문제를 가진 사람이나 의사의 허락을 받지 않는 사람에게는 물구나무 서기 자세(inversion position)가 적용되지 않아야 한다. 이런 형태의 스트레칭을 선호하는 방법은 인버선 테이블을 사용하는 것이고, 관절에 가해지는 스트레스를 최소화할 수 있다.

웰니스 프로필 체크

1장의 끝부분에서 작성한 여러분의 웰니스 프로필을 살펴보고, 스트레칭 계획을 통해 여러분이 치료하고자 하는 부위가 있는가? 만약 그렇다면, 그 부위는 어디인가? 여러분은 이 부위를 어떻게 향상시키고 싶은가? 이 부위를 향상시키기 위해 여러분이 사용할 방법과 활동은 무엇인가? 여러분이 사용할 방법과 시간표, 그리고 향상을 평가하는 방법 등을 포함한 계획을 작성한다.

본 장에서 제시된 스트레칭의 금기증을 가지고 있는지를 알아 보고, 또 시작할 최상의 활동 수준을 찾기 위해 주치의와 상담한다.

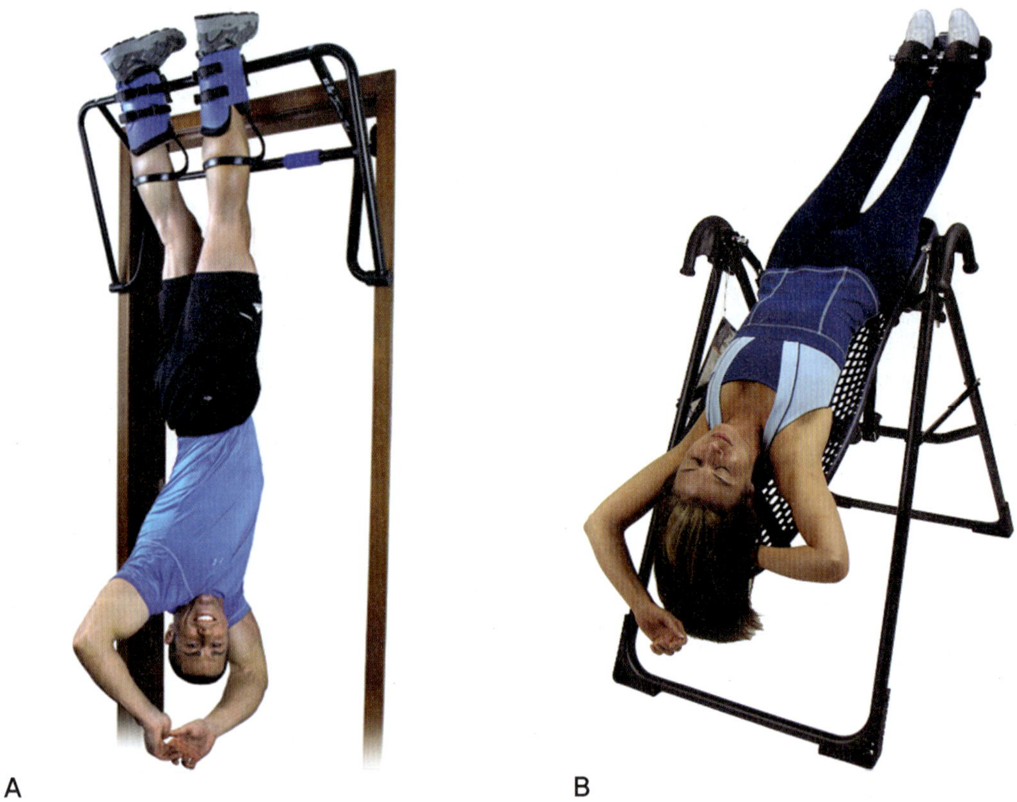

그림 7-67 (A) Inversion Boots(인버선 부츠). (B) Teeter Hang Ups EZ-Up Invesion system (출처: Teeter, www.teeter-inversion.com.)

사례 분석

Marvin은 8년 동안 바디워크 전문가로 활동해 왔고, 그 전에는 건설 일을 했다. 그는 웰니스 수업을 포함된 바디워크 프로그램은 시간 낭비라고 생각했었다. 그 후, 그는 육체적 노동일을 해 왔고, 적절한 몸 상태를 만드는데 어떤 지도자도 필요로 하지 않았다. 그는 자신의 몸을 어떻게 사용하는지를 알지 못했고, 어리석게도 직업 수명에 도움이 되지 않는 스트레칭을 수행했다. 그러나 작년 이후, Marvin은 오른쪽 어깨관절을 움직일 때 소리가 나는 것을 알게 되었고, 심부조직 치료의 수행을 스스로 자랑스러워 했지만, 오른쪽 팔과 손의 근력이 상실되었음을 알게 되었다. 그는 치료를 할 수 없게 된 것뿐만 아니라, 단골을 잃어버릴 수 있다는 것을 염려하기 시작했다.

- *Marvin의 오른쪽 어깨에서 소리가 나는 원인은 무엇이라고 생각하는가?*
- *손상될 수 있는 구조물은 무엇인가?*
- *이런 문제가 바디워크의 수행과 관련되었다고 여러분은 생각하는가?*
- *여러분이 Marvin에게 제공할 수 있는 특별한 권장사항은 무엇인가?*

요약 (Summary)

바디워커는 자신의 몸을 최상으로 유지해야 한다. 최상의 신체 피트니스는 유연성, 유산소 활동 및 근력 강화 운동을 필요로 한다. 유연성 훈련은 근불균형을 교정하고, 관절가동범위를 증가하고, 비정상의 관절 스트레스를 완화하고, 근육의 정상 길이를 유지하고, 또 신경근 효능성을 향상시킨다. 반성적으로 짧아진 근육은 손상을 초래할 수 있다.

관절의 구조물과 형태, 관절 인대 및 힘줄, 그리고 과거 손상이나 수술의 유착 부위, 관절 주위의 너무 큰 근육, 단축된 근육, 근 불균형, 마비, 신경계 질환, 관절 부동, 노화, 급속 성장기 등과 같은 많은 요소들이 유연성에 영향을 준다. 스트레칭의 이점으로는 손상 위험 감소, 가동범위 증가, 유연성 증가, 가동성 증가 및 협응 증가 등이 있다.

근잔섬유의 활주기전은 어떻게 근육이 수축하는지를 설명하고 있다. 각 근육원섬유마디는 습관화된 안정 길이를 가진다. 정기적인 스트레칭은 새로운 근육원섬유마디분절을 길게 만듦으로서 근원섬유의 길이를 증가시킨다. 이런 새로운 근육원섬유마디분절들은 근육의 가동범위와 근육의 파워를 증가시킨다. 즉, 스트레칭은 근육의 유연성과 근력을 증가시킨다.

신경근육계는 심한 근육 손상에 대한 안전 방어 장치를 가지고 있는데, 이 장치는 근육 장력과 근육의 길이의 변화를 감지하는 고유수용기 안에 위치한다. 만약 근육이 특정 움직임 동안 너무 심하게 스트레칭되면, 스트레칭을 완화하기 위해 근육의 수축을 자극한다. 힘줄반사는 근수축이 힘줄에 과도한 장력을 가할 때 근육을 이완시킴으로서 손상으로부터 힘줄과 관련 근육을 보호한다. 관절 근운동감각 수용기는 관절의 압박, 가속 및 감속에 반응한다. 과도한 하중이 관절에 가해질 때 이웃한 근육의 반사 억제를 조절하는 힘줄기관과 비슷한 수용기가 관절 인대에도 존재한다.

동적 스트레칭은 통제된 방법으로 팔과 다리를 스윙하는 것이다. 정적 스트레칭은 20초 이상의 긴 시간과 적은 힘으로 구성된다. 수동 또는 이완 스트레칭은 정적 스트레칭과 비슷하며, 자세는 다른 신체 부위, 파트너나 장비의 도움으로 취해지고 유지될 수 있다. 움직임은 느리고 지속적이고 부드럽게 연부조직을 효율적으로 신장한다. 탄도 스트레칭은 정상 끝지점을 넘어서기 위해 가동분절의 모멘텀을 이용한다. 능동-분리 스트레칭(AIS)은 작용근이 수축할 때, 대항근이 이완된다는 원리를 이용하는 것이고, 표적근육의 반대쪽 근육을 수축한다. PNF는 여러 종류의 수축-이완 스트레칭을 가지고 있다.

성공적인 스트레칭의 규칙은 이완, 온감, 최소 힘, 호흡, 기간 및 인내를 포함한다. 전반적인 유연성을 증가시키는 목적으로 스트레칭 할 때, 스트레칭은 늘어난 근육 길이에 익숙해지도록 신장수용기를 훈련시켜야 하고, 또 근육 길이에 대한 결합조직의 저항을 감소시켜야 한다.

신체가 최상의 상태로 일하기 위해서는, 신체 활동은 전신 준비운동, 스트레칭, 활동 및 마무리 운동 등을 포함해야 한다. 전신 준비운동으로는, 관절가동범위 운동과 유산소 운동이 있다. 스트레칭할 때, 동적 스트레칭을 먼저 수행하고, 그 다음으로 정적 스트레칭, 수동 스트레칭, 능동-분리 스트레칭을 수행해야 한다. 운동 이후나 긴 치료 시간 이후의 근피로나 통증을 줄이는 가장 좋은 방법은 가벼운 마무리 운동을 수행하는 것이다.

복습 문제(Review Questions)

객관식

1. 근막계, 관절계와 신경계 등으로 구성되는 기능적 단위의 용어는?
   a. 보유 유연성
   b. 운동사슬
   c. 유연성 결여
   d. 신경근 효능성

2. 비유연성의 원인은?
   a. 근불균형
   b. 노화
   c. 관절 부동
   d. 위의 모두

3. 근섬유 내에 있는 실 모양의 같은 구조물은?
   a. 근원섬유
   b. 근육바깥막
   c. 콜라겐섬유
   d. 근다발

4. 만약 통증 지점까지 근육이 너무 길게 신장되거나, 또는 스트레칭을 인내할 수 없다면, 어떤 유형의 수축이 일어나는가?
   a. 최소 수축
   b. 등장성 수축
   c. 리바운딩 수축
   d. 늘어나는 수축

5. 다음 중에서 가장 일반적으로 수행되는 스트레칭의 유형은?
   a. 정적 스트레칭
   b. 탄도 스트레칭
   c. 동적 스트레칭
   d. PNF 스트레칭

6. 다음 중에서 스트레칭의 금기증은?
   a. 다음날 통증의 부족
   b. 신경병리
   c. 튼튼한 뼈
   d. 약으로 조절되는 고혈압

7. 다음 중에서 스트레칭의 성공을 증가시키는 것은?
   a. 호흡 중단
   b. 가능한 많은 힘을 사용하는 것
   c. 근육을 이완하는 것
   d. 먼저 근육을 냉각시키는 것

5. 주로 수행되는 스트레칭의 유형은?
   a. 정적인
   b. 탄도의
   c. 역동적인
   d. PNF

6. 스트레칭을 수행하는데 금기증은 어떤 것인가?
   a. 다음날 통증이 사라짐
   b. 신경증
   c. 강한 뼈
   d. 약으로 조절되는 고혈압

7. 스트레칭의 성공을 증가시키는 것은 어떤 것인가?
   a. 숨을 참는 것
   b. 가능한 많은 힘을 사용하는 것
   c. 근육을 이완하는 것
   d. 근육을 첫 번째로 식히는 것

빈칸 채우기

1. 스트레칭의 이점은 가동범위의 __________ 이다.
2. 근육다발막은 10~100개 이상의 __________ 으로 불리는 것을 둘러싸고 있다.
3. 근수축과 관련된 이벤트는 ______________ 기전이다.
4. 스트레칭 되는 근육은 __________ 근육으로 간주된다.
5. 하루(24시간) 동안 일어나는 수면-일어남 주기와 같은 생물학적 활동의 패턴은 __________ 라고 불린다.
6. 수동 유연성을 증가시킬 수 있는 가장 빠르고 효율적인 방법은 __________ 스트레칭이다.
7. 신체 활동의 4 단계는
   ______________________________,
   ______________________________,
   ______________________________,
   ______________________________ 이다.

단답형

1. 비유연성이 손상을 어떻게 일으키는지를 적어도 3가지 예를 들어 제시한다.
2. 현미경적 수준에서 스트레칭이 어떻게 근육을 신장하는지를 설명해 본다.
3. 동적 스트레칭, 정적 스트레칭, 수동 스트레칭, 탄도 스트레칭, 능동-분리 스트레칭 및 PNF 스트레칭을 간단하게 설명해 본다.
4. 성공적인 스트레칭의 6가지 규칙을 간결하게 설명한다.
5. 과도한 스트레칭의 예방 방법을 설명한다.
6. 전신 준비운동 동안 수행될 수 있는 2가지 유산소 활동과 2가지 관절가동범위를 제시한다.
7. 가벼운 마무리운동을 설명하라.

활동(Activities)

1. 적어도 3명의 바디워커와 접촉한다. 그들이 수행하는 스트레칭이 무엇인지, 스트레칭을 통해 어떤 이점을 갖는지, 스트레칭이 그들의 직업 수명에 어떤 영향을 주는지, 그리고 스트레칭을 어떻게 시작하는지를 그들 바디워커에게 물어본다.
2. 본 장에 제시된 스트레칭을 여러분 스스로 이용하려면, 어떻게 스트레칭 프로그램을 설계하는지에 대해 개인 트레이너나 요가 선생님과 상담한다.
3. 여러분이 스트레칭 프로그램을 시작할 때는, 적어도 2주 동안 일시를 쓴다. 스트레칭을 시작하기 전에 어떻게 느꼈는지, 스트레칭할 때 어떻게 느꼈는지, 그리고 스트레칭 이후에 어떻게 느꼈는지를 작성해 본다. 2주가 끝났을 때, 진전을 보기 위해 여러분의 일지를 다시 읽어본다.

참고문헌 (References)

American College of Sports Medicine. ACSM's *Resource Manual for Guidelines for Exercise Testing and Prescription,* 6th ed. Baltimore, MD: Lippincott Williams & Wilkins, 2009.

Andersen, J. C. Stretching before and after exercise: Effect on muscle soreness and injury risk. *Journal of Athletic Training,* 40;2005: 218–220.

Johnson, April. Indications, Contraindications, and Instructions on PNF Stretches (2007). Retrieved November 2010 from www.associatedcontent.com/ article/340274/indications_contraindications_and_ instructions.html

Kurz, Thomas. *Stretching Scientifically: A Guide to Flexibility Training,* 4th ed. Island Pond, VT: Stadion Publishing Company, 2003.

Mattes, Aaron L. *Active Isolated Stretching: The Mattes Method.* Sarasota, FL: Aaron L. Mattes, 2006.

Mayo Clinic. Stretching: Focus on Flexibility (2009). Retrieved November 2010 from www.mayoclinic.com/ health/stretching/HQ01447.

McAtee, Robert, and Jeff Charland. *Facilitated Stretching,* 3rd ed. Champaign, IL: Human Kinetics, 2007.

Muscolino, Joseph E. Kinesiology: *The Skeletal System and Muscle Function,* 2nd ed. St. Louis, MO: Elsevier Mosby, 2011.

National Strength and Conditioning Association. *Essentials of Strength Training and Conditioning,* 3rd ed. Champaign, IL: Human Kinetics, 2008.

Run the Planet. Factors Limiting Flexibility (2010). Retrieved November 2010 from www.runtheplanet .com/trainingracing/stretching/chap2-limitingfactors.asp.

Tortora, Gerard J., and Bryan Derrickson. *Principles of Anatomy and Physiology,* 12th ed. Hoboken, NJ: John Wiley & Sons, 2009.

Voss, Dorothy E., Marjorie K. Ionta, and Beverly J. Myers. *Proprioceptive Neuromuscular Facilitation.* Baltimore, MD: Lippincott Williams & Wilkins, 1985.

근력강화: 왜, 어떻게, 언제, 그리고 어디에?

제 8 장

Strengthening: Why, How, When, and Where?

핵심 용어(Key Terms)

유산소
실무율반응
교차훈련
빠른 수축섬유
심박율
과훈련
운동자각도(RPE)
동원
느린 수축섬유
목표심박수(THR)
체중부하

학습 목표(Learning Objectives)

본 장을 공부하고 나면, 독자들은 다음 정보를 얻게 될 것이다:

1. 바디워커들의 건강과 그들의 오랜 직업 생활을 위한 근력강화 훈련의 중요성을 설명할 수 있다.
2. 통합운동 접근법을 말할 수 있고, 교차운동이 무엇인지 설명할 수 있고, 과훈련을 어떻게 예방하는지를 알 수 있다.
3. 유산소 운동이 무엇인지를 설명할 수 있고, 그것을 수행하는 이점을 나열할 수 있다.
4. 유산소 운동을 시작하기 위한 중요한 요소를 말할 수 있다.
5. 목표심박수를 어떻게 계산하고 운동 동안 심박수를 어떻게 결정할지를 설명할 수 있다.
6. 신체강화의 생리적인 기초를 설명할 수 있다.
7. 심근, 평활근과 뼈대근 섬유의 차이점을 설명할 수 있다.
8. 언제 근력강화 훈련 프로그램을 시작할 것인지에 따른 지침을 나열할 수 있다.
9. 근력강화 훈련 때 이용될 수 있는 여러 종류의 장비와 도구들을 평가할 수 있다.
10. 근력강화훈련 프로토콜을 일상생활 안에 통합할 수 있다.

> "몸(건강)에 신경써라.
> 몸은 네가 살 유일한 장소이다."
>
> \- Jim Rohn

서론 (Introduction)

Surgeon General's Report에 따르면, 신체 비활동이 흡연, 고혈압, 혈청 콜레스테롤 만큼이나 관상동맥성 심장병의 주 원인이 될 수 있다고 한다(surgeongeneral.gov, 2009). 심혈관 관심 이외에, 적절한 근력 부족과 노화에 따른 골밀도 저하도 일반인이 갖는 건강 염려 중이 하나이다. 바디워커가 자신의 몸을 이용하여 치료를 제공하는 사람들이기 때문에, 근력을 향상하고 유지하는 것이 무엇보다 중요하다. 바디워커들은 치료를 수행하는데 필요한 스태미나를 가짐으로서, 자신들의 손상 위험을 감소시키고, 전반적인 건강과 웰빙을 얻는다. 이들 모든 요소는 바디워커로서 성공할 수 있도록 하고, 오랫동안 바디워크의 일을 할 수 있도록 하고, 또 직업 외적인 삶을 풍요롭게 만들 것이다.

균형잡힌 신체 피트니스의 중요성을 위해 7장을 다시 한 번 보길 바라고, 그것이 바디워커로서의 직업 수명에 어떤 영향을 줄 수 있는지를 생각해 본다. 아래의 3 요소는 균형잡힌 신체 피트니스를 이루는데 필수적이고, 동등하게 중요하다:

- 유연성
- 유산소 운동
- 근력강화훈련

통합운동 접근법
(An Integrated Approach To Exercise)

운동의 행위는 본질적으로 훈련이 아니다. 운동이 훈련의 필수 요소이기는 확실히 맞지만, 운동은 앞의 장들에서 설명된 모든 핵심 요소를 포함하고 있으며, 직업 수명을 연장할 수 있는 웰니스 과정의 한 부분이다. 운동을 여러분의 삶 속에 통합할 수 있는 방법이 몇 가지 있고, 또 여러분의 운동 노력을 강화시킬 몇 가지 방법이 있다:

- 무거운 저항 훈련(Heavy Resistance Training). 이것은 여러분의 근골격계에 무거운 외적 저항을 제공하기 위해 덤벨, 바벨, 탄력 튜브 등을 이용하는 방법이다. 덤벨와 바벨을 이용하거나, 전통적인 덤벨이나 바벨 운동처럼 탄력밴드나 운동 튜빙과 같은 소구를 이용한 운동들을 '중량 훈련(웨이트 트레이닝)' 이라 한다.
- 가벼운 저항 훈련(Light Resistance Training). 달리기, 수영, 싸이클, 로잉, 계단 오르기, 미용 체조 및 에어로빅 댄스 등은 가벼운 저항 훈련의 예이다. 이런 운동들은 저항으로 여러분의 체중을 이용하는 운동이다.
- 심리 기법(Psychological Techniques). 자기 최면, 이미지 트레이닝, 명상 및 기타 집중 훈련 방법들이 여러분의 근력을 향상하는데(특히, 바디워크를 수행할 때 육체적으로 요구되는 운동의 양), 도움을 줄 수 있다. 강한 집중력이 항상 필요한 것은 아니다. 강한 집중력은 육체적 번아웃(burnout) 만큼 쉽게 정신적 번아웃을 초래할 수 있다. 예를 들어, 올림픽 육상선수들은 훈련할 때마다 형태와 스피드에 집중하지 않고, 가끔 달리기 자체를 즐기면서 달리기도 한다. 운동에서와 같이, 근력강화 운동의 모든 운동을 보여줄 필요는 없다. 강한 집중력을 유지하기 위해, 매 훈련 때마다 강한 집중력을 보일 필요는 없고, 선택된 시간에서만 강한 집중력을 보이는 것이 좋다.
- 치료적 모달리티(Therapeutic modalities). 월풀 욕조, 마사지와 다른 바디워크 모달리티, 초음파, 음악 등은 여러분의 훈련 효과를 직간접적으로 강화할 수 있는 좋은 치료적 모달리티의 예이다.
- 의료 지원(Medical Support). 의학적 문제가 운동 프로그램 동안에 일어날 때, 주기적인 건강 체크, 예방 관리, 척추교정요법, 그리고 전문가에 의한 약물요법 등이 필요할 수 있다.
- 생체역학(숙련 훈련)(Biomechanics). 기법이나 기술을 적절하게 수행하면, 커다란 힘(의미있는 근력 증가)을 일으킬 수 있다. 그리고 여러분은 이 힘을 기구, 클라이언트, 스포츠에서의 상대방이나 중력에 적용하고 있다. 숙련된 수행은 작용근, 고정근 및 협력근을 효율적이고 효과적인 방법으로 사용한다.
- 건강한 식이요법(Healthy Diet). 건강한 음식 섭취는 근력을 키우는데 큰 도움이 된다. 운동 프로그램에 종사하는 사람들은 건강하고 균형 잡힌 식이요법을 설계하기 위해 영양 전문가의 조언을 구해야 한다. 식이요법에 대한 더 많은 내용은 9장에 제시되어 있다.
- 영양 보충(Nutritional supplements). 평균 미국인의 식이요법은 종종 근력을 키우는데 요구되는 일부 영양분이 부족한 편이다. 운동 프로그램에 종사하는 사람들은 그의 식이요법에서 무엇이 부족한지를 알기 위해 영양 상담가의 조언을 구해야 한다. 영양 보충에 대한 더 많은 내용은 9장에 제시되어 있다.

교차훈련 (Cross-Training)

교차훈련(cross-training)은 피트니스의 특별한 구성요소를 발달시킬 수 있는 몇 가지 훈련 모드를 이용하고 있다. 교차훈련은 손상의 위험을 최소화하면서,

피트니스 수준을 최대화할 수 있는 효과적인 접근법이다. 여러 운동 모드를 결합함으로써, 동일 근육과 뼈에 스트레스가 중첩되지 않도록 한다. 장시간 동안 이루어지는 활동의 반복은 근골격계에 크고 작은 문제를 일으킬 수 있다. 즉, 교차훈련은 뼈나 근육에 과훈련이나 과도한 스트레스의 부하를 감소시킴으로써 손상을 일으킬 가능성을 감소시킨다.

교차훈련은 운동을 보다 더 재미있게 만들 수도 있다. 다른 종류의 운동을 수행한다는 것은 통상의 운동으로 발생할 수 있는 지루함을 줄인다는 의미이다. 다양한 운동 프로그램을 가짐으로써, 교차훈련과 어울릴 수 있는 기회를 증가시킨다.

속설: 운동 프로그램을 꾸준히 유지한다면, 결국에는 성공을 할 것이다.

사실: 효과를 얻지 못하는 운동 프로그램에 사람들이 많은 시간을 보내는 것은 막연하게 효과를 보게 되는 희망을 가지는 것이다. 만약 여러분이 매달 지속적으로 효과를 보지 못한다면, 여러분은 운동 프로그램을 재평가 해 볼 필요가 있다.

유산소 운동 (Aerobic Acitivity)

모든 상황 아래에서, 신체는 신체에 가해지는 에너지 요구를 가장 효율적인 방법으로 충족시키려고 노력한다. 근육이 산소를 필요로 할 때, 심혈관계가 체내에 산소를 효율적으로 운반할 수 있어야 한다. 근 활동 증가로부터 노폐물(이산화탄소와 기타 대사 부산물과 같은)의 증가가 있으면, 호흡계와 심혈관계가 그 과제를 향상시켜야 한다. 이것은 **유산소**(aerobic) 피트니스의 기본 기능이다. 여기에서 *'유산소'*란 용어는 "산소를 가지고 있음"을 의미한다.

유산소 피트니스, 유산소 활동, 또는 유산소 운동은 일반적으로 장시간 동안 중등도의 강도로 수행되는 운동을 의미한다. 유산소 운동은 영양분과 산소를 조직으로 분배하고 노폐물을 조직으로부터 제거하면서, 심장과 폐를 강화시킬 수 있는 방법이다. 규칙적인 유산소 운동의 수행은 건강의 많은 다른 이점을 가진다. 다음은 피트니스, 웰니스 및 오랜 직업 활동 사이의 고리를 보여주고 있다:

경험담

바디워커의 경우, 비즈니스는 일년 내내 좀처럼 거의 동일한 수준을 유지하지 않는다. 매우 바쁜 시기와 바쁘지 않는 시기가 있다. 특히 여러분이 스파(spa)나 리조트 시설에서 일할 때 더욱 그러하다. 여러분은 자신을 망가뜨리지 않고 바쁜 시즌을 조정할 필요가 있다. 우리는 모든 근육통을 가진 사람을 치료한다: 나쁜 허리, 목과 어깨, 수근관 증후군, 외측상과염, 내측상과염, 흉곽탈출 증후군 및 기타 정형외과적 문제 등. 만약 바디워커가 자기관리 계획을 실행하지 못하면, 그 바디워커들은 그들 클라이언트의 상태와 동일한 몇몇 질환을 가질 수 있다. 나는 바디워커들의 몸이 따라 주지 못해 바디워크 일을 그만둔 많은 바디워커들을 알고 있다.

여러분이 손상 없이 장기간 바디워크 활동을 하길 원한다면, 운동선수처럼 훈련을 해야 할 것이다. 사실, 바디워커로서 여러분은 육체노동과 비슷한 산업 운동선수처럼 일하고 있다. 최후를 위해, 여러분은 근력, 스태미나, 지구력 및 유연성을 향상시킬 필요가 있다. 나의 수많은 클라이언트들도 스포츠 마사지 치료사와 트레이너로서, 전문가의 신체 요구를 가질 수 있는 방법을 유지하고, 더 강한 사람이 되길 원했다. 우리는 무게, 저항 밴드 및 플라이오메트릭 운동을 이용해 기능적 근력 향상에 초점을 맞추고 있고, 달리기, 자전거 타기, 수영을 통해 스태미나와 지구력을 향상시키는데 초점을 맞추고, 또 자가 신장과 자가 보조 신장을 통해 유연성 증가에 초점을 맞추고 있다.

자기관리는 우리가 하고 있는 일 중에서 매우 중요한 부분이다. 여러분 자신의 자기관리를 위해, 근력과 지구력을 증가시키고, 유연성을 향상시키는 운동 방법을 개발하고 유지한다. 운동이 중요한 다른 장점 이외에, 여러분은 수 일이나 수 주 동안 훨씬 덜 위협적인 전망을 찾기 시작할 것이다.

Eric Mackey, BA, CSCS, NCTMB, LMT. 퍼스널 트레이너, 크로스피트 트레이너, Wildcat CrossFit. Tucson, AZ의 공동 소유자이며, Sonoran Athletic Therapies의 소유자이다. 그리고 2004년 이후로 마사지 치료사 자격을 가졌다.

- 유산소 운동은 체지방을 태운다. 유산소 운동은 활동의 종류와 강도에 따라, 1 시간에 1,000 칼로리를 연소시킬 수 있다. 체지방을 줄이기 원하는 바디워커들은 굶으면서 체중을 빼는 것(위험하고 건강에 좋지 못한 방법) 대신에 긍정적이고 사용하기 쉽고 선택할 수 있는 유산소 운동을 사용할 수 있다. 체지방이 줄고

체력이 강해지면 바디워커의 가동성과 스태미나를 증가시킬 수 있고, 바디워크 기법을 더 쉽게 수행할 수 있게 될 것이다. 유산소 운동을 수행하면서 건전한 영양의 원리와 직무 (9장에서 설명된)를 고수하는 것도 지방을 태우는 신체의 능력을 증가시킨다. 영양의 원리와 직무도 건강을 유지하는 더 좋은 방법이다.

- 유산소 운동은 수명을 연장한다. 연구에 따르면 1시간 동안의 유산소 운동은 2시간 정도의 수명 연장을 할 수 있다고 한다. 그것은 좋은 투자 수익률이다. 유산소 운동은 삶의 질과 양을 높일 수 있다. 이것은 바디워커에게 있어, 손상의 위험 없이 오랫동안 바디워크의 수행을 잘 할 수 있다는 것을 의미한다.
- 유산소 운동은 에너지 수준을 증가시킨다. 다음과 같은 오래된 격언이 있다: "운동이 여러분의 몇 년에 활기를 불어 넣고, 여러분의 수명을 몇 년 더 연장시킬 수 있다." 적절하게 설계된 유산소 운동 프로그램은 바디워커에게 그들이 즐기는 활동(바디워크 수행을 포함한)을 할 때 더 많은 에너지를 제공해 준다.
- 유산소 운동은 우울증 완화를 돕는다. Dorothy V. Harris 박사는 그녀의 저서 'Mental Skills for Physical People' 에서 운동은 "자연이 준 최고의 진정제" 라고 표현하였다. 연구에 따르면, 초중기의 우울증 환자에게 적어도 이틀에 한 번 20~30분 동안 유산소 운동하게 했을 때, 우울증이 크게 완화되는 것을 발견했다고 한다.
- 유산소 운동은 자아상을 강화한다. 연구에 따르면, 규칙적인 운동을 하는 사람들이 그렇지 않은 사람들보다 자기 자신에 대해 좋은 이미지를 가지고 있다고 한다. 이것은 직업적 성공의 기회를 증가시킬 수 있다는 자신감을 바디워커에게 제공할 수 있다.
- 유산소 운동은 스트레스와 불안감을 해소한다. 운동은 높은 스트레스 기간 동안 증가될 수 있는 스트레스 호르몬(아드레날린과 코티코스테로이드 등과 같은)과 다른 화학물질을 분해한다. 유산소 운동은 약 1시간 반의 강렬한 활동 이후에 정서적 이완과 육체적 이완의 기간을 발생시킨다. 그러므로 유산소 운동은 긴 근무일을 준비하거나 근무한 후 느긋이 휴식을 취할 수 있는 좋은 방법이다. 유산소 운동은 바디워커에게 좋은 분위기를 제공하고, 바디워크 직무를 유지하는 것과 관련된 하루하루의 이슈를 처리할 때 마음을 다잡도록 도와준다. 유산소 운동은 바디워커들이 그들의 직무를 어떻게 확장해 나갈 것인지, 어떤 방법을 선택할 것인지 등과 같은 더 크고 더 복잡한 일에 더 잘 집중할 수 있도록 도움을 준다.
- 유산소 운동은 노화를 늦춘다. 유산소 운동은 신체를 강화하고, 노화로 인한 근력 소실과 심혈관 문제를 감소시킨다. 유산소 운동은 바디워크 수행의 능력을 유지하고 지속시켜 준다. 유산소 운동은 성공적인 바디워크 직무와 오랜 직업 수명을 향상시키는데 필수적이다.
- 유산소 운동은 수면의 질을 높여준다. 연구에 따르면, 운동을 한 사람은 운동을 하지 않은 사람보다 더 빨리 잠에 들게 되고, 더 깊은 잠을 자며, 상쾌한 아침을 맞는다. 수면은 삶과 노동의 스트레스로부터 몸과 마음을 회복하는데 필수적이다. 바디워커가 충분한 수면을 취하는 것만으로도 바디워크의 수행을 더 잘할 수 있게 된다.
- 유산소 운동은 정신적 기민성(mental sharpness)을 향상시킨다. 많은 연구결과에서 볼 수 있듯이, 규칙적으로 운동하는 사람들은 그렇지 않은 사람들보다 더 좋은 기억력, 반응속도, 좋은 집중력을 보였다. 정신적 기민성은 클라이언트와의 교감을 형성하고, 클라이언트 중심 치료를 수행하고, 성공적인 바디워크 직무를 유지하고, 직업 수명을 위한 현명한 결정을 내리는데 중요한 역할을 한다.

신체 인식

여러분은 유산소 운동에 참여하고 있는가? 어떤 유산소 운동이고 얼마나 오랫동안 운동을 하고 있는가? 여러분이 유산소 운동을 하고 있었을 때, 무엇을 느꼈는가? 어떤 장점을 찾았는가? 그렇다면 또는 그렇지 않다면 이유는 무엇인가?

유산소 운동이 정말 필요한가?
(Is Aerpboc Exercose Really Necessary?)

유산소 훈련의 장점과 필요성에 대해 의구심을 가지는 몇몇 바디워커들도 있을 수 있다. 아마 그들은 근육을 잘 발달시키는 운동에서만 관심을 가질 것이다. 몇몇 바디워커들은 선천적으로 마른 체형을 가지고 있고, 그들의 피트니스 수준이 가장 적합하다고 생각할 것이다. 또는 그들은 완벽하게 기능하는 신체를 가진 젊은 사람일 수 있고, 그들의 신체가 항상 이런 방법을 유지할 것이라고 생각한다. 그러나 다른 바디워커들은 바디워크 치료를 수행하는 동안 너무 많은 시간과 노력, 돈을 소모한다고 생각할 것이다.

유산소 운동의 사용 방법과 그 이유에 대한 많은 속설과 잘못된 개념이 있다. 그러므로 중요한 것은 유산소 피트니스에 관한 사실과 속설을 분리할 수 있는 것이 중요하다. 아래 목록들은 유산소 피트니스에 대한 가장 일반적인 속설을 다루고 있다:

속설: 유산소 피트니스는 모든 사람에게 중요한 것은 아니다.

사실: 모든 사람은 자신의 폐와 혈액으로 산소를 효율적으로 보낼 수 있어야 하고, 또 심장을 펌핑하여 작용하는 근육에 산소와 혈액을 보내야 한다. 근육은 에너지를 생산하기 위해 탄수화물과 지방을 대사해야 한다.

속설: 유산소 운동을 하는 시간을 근력강화운동 시간으로 바꾸는 것이 더 나을 수도 있다.

사실: 유산소 운동은 대부분의 예방의학에서 이용될 수 있다. 몸이 심각하게 아프면, 강해지고, 좋은 몸을 가지고, 자신에 대해 좋은 느낌을 갖는 것도 소용없는 일이다. 근육 피트니스가 특별히 중요하지만, 유연성과 근력 훈련 등과 같은 다른 피트니스 구성요소 만큼 유산소 피트니스도 중요하다.

속설: 유산소 운동은 심혈관계와 호흡계만 향상시키는 것이지, 근육계를 향상시키지 못한다.

사실: 근육은 에너지원으로서 지방을 사용하는 근육의 능력을 증가시키는 유산소 훈련의 1차 표적이다. 유산소 운동은 근섬유 안에 들어 있는 미토콘드리아(세포가 사용하게 될 에너지를 만드는 세포소기관)의 크기와 숫자를 증가시키고, 글루코스(탄수화물)를 에너지로 바꾸는 근효소의 수준을 높일 수도 있다. 유산소 훈련은 호흡근과 심장근(인체에서 가장 중요한 근육)의 상태와 효율성을 향상시킨다. 그러므로 유산소 피트니스가 근육의 기능을 향상시킨다.

속설: 최상의 유산소 운동은 달리기이다.

사실: 사람에 있어 가장 좋은 유산소 운동은 즐기면서 하는 운동이고, 안전한 운동이고, 규칙적으로 수행할 수 있는 운동이다. 바디워커가 유산소 운동으로 택하는 좋은 운동은 계단 오르기, 트레드밀 운동, 수영, 자전거타기 등이고, 이들 운동을 규칙적으로 수행해야 한다.

속설: 유산소 운동은 돈이 많이 드는 운동이다.

사실: 유산소 훈련의 가격은 선택된 활동에 따라 저렴한 것에서부터 비싼 것까지 천차만별이다. 걷기나 달리기와 같은 운동들은 장비를 거의 사용하지 않는다. 그러나 만약 여러분이 달리기를 선택한다면, 좋은 러닝화를 구입하는데 대략 $ 50-150 정도의 경비가 소요될 것이다. 자전거 타기를 선택한 사람들의 비용은 사용할 자전거의 유형과 질에 따라 달라질 수 있다. 수백 달러의 경비가 드는 유산소 운동 만큼 저가용 자전거를 이용하여 좋은 유산소 운동을 할 수도 있다.

속설: 유산소 운동은 시간을 많이 투자하는 운동이다.

사실: 대부분의 운동과학자들은 운동을 할 때마다 약 20-30분의 유산소 운동을 할 것을 권장하고 있다. 어떤 운동과학자들은 더 장시간의 운동을 권장하겠지만, 반드시 그럴 필요는 없다는 것 같다.

속설: 유산소 피트니스는 **심박률(heart rate)**(분당 심장이 박동하는 횟수)을 올림으로서 달성된다.

사실: 유산소 피트니슨는 근육의 대사율과 산소 소비율을 증가시킨다. 이들 증가는 근육에서 글루코스의 공급을 통해 연소시키기 위해 유산소 효소를 충분히 길게 유지하는데 필요하다.

속설: 운동 강도를 높이면 높일수록, 유산소 피트니스의 수준이 빠르게 향상할 것이다.

사실: 운동과학자들은 유산소 컨디셔닝에 이르는 가장 좋은 방법은 "마음을 느긋하게 하는 것이다"라고 말한다. 너무 많은 양의 운동을 한꺼번에 하면, 대개 부상이나 의욕저하가 초래된다. 우리의 몸이 최적의 유산소 피트니스에 요구되는 생리적 변화에 적응하는데 시간이 걸린다. 일반적으로 최대 심박동률의 55-85%로 유산소 운동할 것을 권장하고 있다. 잘 적응한 사람은 위의 범위 중 높은 범위로 유산소 운동을 해야 하고, 초보자는 낮은 범위에서 운동을 해야 한다. 이것은 "운동 강도" 단락에서 자세히 설명되어 있다.

속설: 관절은 심장을 위해 희생할 필요가 있다.

사실: 유산소 운동은 정형외과적 외상, 특히 "고강도 운동"으로 알려진 운동을 전혀 포함하지 않는다. 3가지 인기있는 유산소 운동은 자전거 타기, 노 젓기, 계단오르기 등이며, 신체에 큰 충격을 주지 않는 운동들이다. 계단오르기 기구의 경우, 각 발을 기구의 각 발판 위에 올려놓는다(양 발을 한 발판 위에 동시에 올려놓지 않는다). 이런 기구는 사람의 정상적인 움직임 패턴을 일으키는데 도움을 준다. 자전거 타기와 노젓기와 비교해, 계단오르기 기구의 운동(정상 움직임 패턴을 만들어 주기 때문에, 사람은 자기가 원하는 높이에서 계단 오르기를 할 수 있다)은 관절에 가해지는 스트레스를 줄여줄 뿐만 아니라, **체중부하** 활동의 중요한 장점도 제공해 준다. 체중부하 운동은 근육이 중력에 대항해 작용하고 뼈가 근육에 붙어 있기 때문에, 뼈의 강도를 증가시킨다.

속설: 유산소 훈련 프로그램을 시작하기에 너무 늦은 것일 수도 있다.

사실: 유산소 피트니스의 장점은 과거에 운동을 많이 하지 않았던 사람에게도 좋은 영향을 줄 수 있다. 피트니스의 초기 수준은 유산소 운동의 향상에 영향을 준다. 사실, 비활동적인 사람들이 유산소 운동의 효과를 더 빨리 볼 수 있다. 건강의 이득이 즉시 나타난다. 예를 들어, 심지어 75세의 사람도 규칙적인 운동으로 약 10%의 유산소 피트니스 향상을 기대할 수 있다. 간단히 말해, 유산소 운동을 시작하기에 너무 늦은 것은 없다.

유산소 활동 선택하기 (Choosing and Aerobic Activity)

활동이 "유산소 활동"으로 간주되기 위해, 최소 20분간 율동적이고 지속적인 운동이 일어나야 한다. 유산소 운동은 신체 근질량의 많은 비율을 이용한다. 유산소 운동의 예로는 걷기, 조깅, 수영, 싸이클, 조정, 순환 훈련 및 크로스컨트리 스키 등이 있다. 골프나 축구와 같은 활동은 유산소 활동에 포함되지 않는데, 그 이유는 그들의 시작-멈춤 특성 때문이다. 단식 테니스 경기가 많은 시작과 멈춤을 가지고 있지 않다면 유산소 활동으로 간주될 수 있다. 만약 강아지가 멈춤없이 계속 걷는다면, 강아지와 산보도 유산소 활동이 될 수 있다. 그러나 강아지가 주변을 관찰하기 위해 자주 멈춤한다면 유산소 활동으로 간주될 수 없다.

어떤 운동이 여러분께 잘 맞는지를 결정하는 것은 그것을 행하는 것보다 더 쉬울 수 있다. 실제로, 모든 유산소 운동이 모든 사람에게 동일한 효과와 특성을 제공하는 것은 아니다. 어떤 유산소 운동은 다른 유산소 운동보다 특정 사람이 수행하는데 더 안전하다. 예를 들어, 관절 문제를 가진 사람은 달리기 보다 수영이 더 안전한 방법이다. 어떤 사람에게 흥미있는 유산소 활동이 다른 사람에게는 지루한 운동이 될 수 있다. 어떤 유산소 활동은 동시에 여러 가지 피트니스의 효과를 줄 수 있다. 예를 들어, 노젓기는 심혈관계와 호흡계의 기능을 향상시킬 뿐만 아니라, 근력도 향상시킬 수 있다. 비용도 중요한 이슈다. 어떤 사람들은 피트니스 클럽에 가입하여 다양한 유산소 운동 기구를 사용하기 원하지만, 다른 사람들은 예산 때문에 좋은 런닝화만 사서 조깅하고 걷기 운동을 즐긴다.

어떤 유산소 활동은 다른 활동보다 약간 더 긴 학습 곡선을 그린다. 예를 들어, 조정이나 크로스컨트리 스키와 관련된 기술을 마스터하는데 더 많은 시간이 걸릴 수 있다. 유산소 운동 장비는 가정용 기구나 자전거와 같이 유지비를 필요로 한다. 노젓기 기구와

당신은 어떻게 생각하나요?

여러분은 어떤 유산소 운동이 가장 마음에 드는가? 여러분이 이 활동을 할 수 있는 것을 같은가? 그렇다면 또는 그렇지 않다면 그 이유는 무엇인가?

같은 어떤 장비들은 오랫동안 사용될 것이고, 반면 런닝화와 같은 장비는 주기적으로 교환해 줄 필요가 있다.

최상의 운동 결과를 위해, 핵심은 어떤 유산소 운동이 여러분께 가장 적합한 것인가를 결정하는 것이다. 각 운동 선택의 장점과 단점을 평가하는데 시간이 소요될 것이고, 여러분의 흥미와 요구에 대한 효과를 결정하는데도 일정의 시간이 소요될 것이다. 다른 말로 표현하자면, 여러분께 맞는 가장 흥미롭고 비용-효율적인 유산소 운동이 무엇인지를 찾는 숙제를 해 본다.

어떻게 시작할 것인가? (How to Get Started)

피트니스 프로그램을 시작하기 전에, 여러분은 운동에 대한 금기증이 있는지를 알아보고, 또 운동 시작하기 적합한 활동 수준이 어떻게 되는지를 알아보기 위해 의사와 상담을 해야 한다. 유산소 프로그램을 시작할 때 도움이 되는 지침을 아래에 제시하고 있다:

- 여러분이 걷기나 달리기를 선택하다면, 워킹화나 런닝화를 구입하여 유산소 운동을 할 때만 신는다. 이들 신발은 여러분의 발목관절, 무릎관절 및 엉덩관절을 보호하는데 도움을 줄 것이다.
- 여러분이 걷거나 달리기를 하고 있다면, 여러분의 걸음 횟수를 측정할 수 있는 만보계를 구입하는 것도 좋다. 최소한 10,000보를 걷도록 한다 (1 마일당 2,000-2,500보). 이것은 150 파운드 사람일 때 100 칼로리를 소모시킬 것이다.
- 여러분이 걷거나 달리기를 하고 있다면, 첫 달 동안은 상대적으로 편평한 지면에서 걷는 것이 좋다. 언덕은 여러분의 심장과 관절에 큰 부담을 줄 수 있다.
- 하루 중에 너무 가장 덥거나 추운 시간 때는 걷는 것을 피한다.
  - 너무 더운 날씨에는, 수분 유지가 더 어려울 수 있고, 열사병을 초래할 수 있다. 여러분의 심장은 77°F 이상의 날씨에서는 분당 1 비트씩 올라가는 것이 자연스럽다. 그러므로 심박동이 빠르게 뛰면, 여러분의 몸이 힘들어질 것이다.
  - 추운 날씨의 경우에는, 근육이 손상 당하기 더 쉽다. 차가운 공기로 숨을 쉬면, 몸이 탈수되는 경향을 띤다. 그래서 갈증이 없다하더라도 수분을 보충해 주는 것이 중요하다. 눈이 오는 지역에서는 미끄러지기 쉽고, 코, 뺨, 귀 등에 동상이 발생하기 쉽다.
- 여러분이 걷거나 달리기를 하고 있다면, 준비운동을 위해 5분 동안 천천히 걷거나 달리기를 해야 한다. 준비운동을 다른 방법은 7장에서 설명된 동적 운동을 수행하는 것이다.
- 그 다음 20분 동안에 활동량을 증가시킨다. 주먹구구식으로 알 수 있다. 여러분이 얼마나 어렵게 활동하는지를 알 수 있다. 즉, 여러분이 유산소 운동을 하면서 노래를 부를 수 있다면, 더 힘들고 빠르게 운동할 필요가 있고, 유산소 운동을 하는 동안 대화를 할 수 없을 만큼 힘든다면, 유산소 운동을 더 느리고 덜 힘들게 해야 한다.
- 유산소 운동을 한 다음에는 스트레칭을 한다. 스트레칭은 7장에서 다루어졌다.
- 유산소 운동을 한 다음에, 7장에서 설명된 마무리 운동을 실시한다.
- 여러분은 1주에 3-5번 유산소 운동을 하는가? 2-3개월이 지나면 걷거나 달리기 하는 거리나 속도를 증가시킨다.
- 여러분이 아프거나 몸이 좋지 못하면, 10분 정도만 유산소 운동을 한다. 매주 5분씩 유산소 운동을 늘이면, 위에서 제안된 운동을 따른다. 운동량의 증가를 잘 모니터링해서 손상의 위험을 줄인다. 여러분의 진전을 측정하기 위해 일기를 쓰거나 웰니스 계획을 이용한다.

여러분이 한 번 운동할 때 20-30분의 운동을 하지 못해도, 여전히 유산소 운동의 효과를 얻을 수 있다. 예를 들어, 10분씩 하루에 3-4번 정도 걸을 수 있다면, 운동을 30분 동안 지속적으로 하는 것과 동일한 효과를 얻을 수 있다. 그러나 이런 방법은 유산소 능력을 뚜렷하게 증가시키기 보다는 지방을 연소시키는데 더 큰 효과가 있을 것이다.

웰니스에 집중하기

스포츠 장비 가게의 진열대를 스캔해 보면, 신발을 신고 하는 스포츠보다 더 많은 종류의 운동 신발이 있을 것이다. 여러분이 더 좋은 신발을 신을 필요가 있기 때문에, 여러분이 선택한 활동 뿐만 아니라, 여러분을 위한 활동을 위한 특화된 신발이 존재한다. 이것은 여러분의 발 크기와 형태를 고려해야 하고, 또 여러분이 습관적으로 어떻게 달리고, 걷고, 점프하고 착지하는지를 고려해야 한다. 여러분이 필요로 하는 것이 무엇이든지 간에, 여러분을 위한 그 신발이 있고, 여러분은 그것을 어떻게 찾는지를 배울 수 있다.

하루 중 저녁때쯤 신발을 구입한다. 만약 아침에 신발을 사려고 가게에 가면, 많이 걸은 오후 때보다 여러분의 발이 작고 더 타이트할 것이다. 여러분은 가게에서 딱 맞는 신발을 원하지 않을 것이고, 하루 종일 신은 후에 그 신발이 너무 작아지는 것을 원하지 않을 것이다. 또 신발을 살 때, 운동할 때 신발 안에 신을 양말을 착용한 채 신발을 신어보고 구입한다. 올바른 신발 구입 방법은 양말의 크기와 두께를 고려해야 한다.

신발을 쇼핑하기 전에, 몇 가지 용어를 아는 것이 도움된다. *중립위 발 닿기(neutral foot strike)*는 발목의 돌림 없이, 발꿈치와 발의 언덕 부위(foot ball)가 평균하게 지면에 닿은 것을 의미한다. *과도하게 회내되거나 외반된 발을 가진 사람*(평발 또는 발활이 내려간 사람)은 발목을 너무 안쪽으로 굴리는 경향이 있다. *덜 회내되거나 덜 외반된 발을 가진 사람*(발활이 올라간 사람이나 뻣뻣한 발을 가진 사람)은 보행시 충분한 발의 유연성을 가지지 못한다.

발목과 발활의 지지는 모든 활동에서 중요하다. 그래서 만약 가능하다면, 발이 과도하게 회내되었는지 아니면 회외되었는지를 결정하기 위해 여러분의 걷는 보폭과 달리는 보폭에 대한 전문적인 식견을 가지고 있어야 한다. 발활의 유형을 결정하는 방법은 10장에서 자세히 설명될 것이다.

아마 런닝화의 종류가 가장 다양할 것이다. 좋은 발의 움직임이 달리기하는 사람의 손상을 예방하는데 매우 중요하기 때문에, 여러분이 필요로 하는 것을 정확하게 제공하는 신발을 찾도록 노력해야 한다. 운동조절 런닝화가 시중에 판매되는 런닝화 중에서 가장 튼튼하고 무거운 신발이다. 이런 런닝화는 평발을 가진 사람에게 견고한 아치를 제공하고, 발꿈치 닿기를 할 때 발목이 너무 구르지 않도록 발목을 유지하는데 도움을 준다. 만약 여러분의 발이 너무 회내되거나 발활이 무너졌다면, 강한 운동조절을 하는 신발을 찾는다.

만약 여러분의 발활이 너무 높다면, 여러분은 쿠션이 있는 신발을 구입해야 한다. 이들 신발은 만곡된 구둣골 토대로 만들어질 것이다. 구둣골은 신발 제작소에서 이용되는 사람 발 모양의 본(형태)이다. 만곡된 구둣골은 신발안창에서 안쪽으로 휘어져 있다. 신발들은 발꿈치나 발 언덕 밑에 패딩을 가지고 있다. 이런 특징은 발꿈치 닿기에서 발끝 떼기 사이에 일어나는 발의 구르기 동작을 좋게 만든다.

여러분이 중립적인 걸음을 하는 사람이라면, 중간 수준의 쿠션과 운동조절을 제공하고, 또 과도한 외적 지지 없이 효율적인 달리기 동작을 일으킬 정도의 안정성을 제공하는 신발을 구입하면 된다. 안정성 신발은 운동조절 신발보다 가벼운 편이지만, 쿠션 런닝화보다는 약간 무거운 편이다.

일반 사람들은 편안함을 위해 안정성 신발을 찾는데, 그 이유는 그런 신발이 특정한 걸음 동작을 만들지 않기 때문이다. 그러나 만약 여러분이 엘리트 선수 수준의 달리기를 하는 사람이라면, 아마도 신발의 무게에 관심이 가장 많을 것이고, 가벼운 신발에 관심이 갈 것이다. 신발의 일부는 운동조절 측면이나 쿠션 측면에 맞춰 제작되고 있지만, 대부분의 신발은 치료적 제어가 목적이 아닌, 가벼운 신발에 초점을 맞추어 제작되고 있다. 심하게 회내된 발이나 회외된 발을 가진 사람은 가벼운 신발을 구입해서는 안 되지만, 일반 사람들은 가장 편안한 신발을 구입해야 한다.

워킹화에 대한 관심도 런닝화와 동일하지만, 여러분은 걸음의 해부학적 차이를 고려할 필요가 있다. 달리기 할 때보다 걸을 때가 발이 지면에 닿아 있는 시간이 더 길고, 또 걸음이 달리기와는 다른 형태의 충격을 일으키기 때문에, 워커(walker)는 무릎보다 허리 부위의 통증을 종종 경험한다. 발의 회내가 여전히 올바른 신발을 구입하는 중요한 요소가 된다. 시중에 판매되는 워킹화의 종류가 런닝화의 종류보다 다양하다. 워킹화는 런닝화보다 전반적으로 뻣뻣한 편이고, 발 언덕 밑에 더 큰 쿠션을 가진다. 여러분은 어느 정도의 유연성을 가진 신발을 찾을 필요가 있는데, 그 이유는 달리기 하는 사람보다 걷기를 하는 사람이 발꿈치에서 발가락까지 이루어지는 구르기 동작이 더 많기 때문이다. 걷기를 즐기는 많은 사람들은 발 언덕보다 발꿈치가 상대적으로 더 편평한 신발을 찾는데, 그 이유는 이런 신발이 발의 구르기 동작을 더 촉진하고, 허리 손상을 예방하고 허리 손상 부위를 편안하게 만들기 때문이다.

교차훈련용 신발은 완전히 다른 동작을 고려해야 한다. 여러분이 충격 이외에 스텝이나 킥복싱과 같은 측면 동작을 주로 하는 에어로빅 수업을 들을 때는 교차훈련용 신발을 구입하길 원한다. 런닝화나 워킹화는 앞쪽 동작을 위해 제조되어, 측면 동작을 위한 발목 안정성을 제공하지 못한다. 오직 교차훈련용 신발만이 측면 동작의 손상을 예방하고 측면 동작을 지지하도록 설계되어 있다. 여러분은 역기를 들 때는 교차훈련용 신발을 신어야 하는데, 그 이유는 이 신발이 가장 여러 방향으로 지지를 해 주기 때문이다. 대부분의 교차훈련용 신발은 런닝화나 워킹화보다 넓은 신발창(outsole)을 가지고 있고, 이것은 측면 동작에 훌륭한 안정성을 제공해 준다. 바디워커들은 이런 유형의 신발을 가장 많이 선택하고 있다(자세한 내용은 10장에서 다루어질 것이다).

여러분이 구입할지도 모르는 마지막 특수 신발은 농구화이다. 농구화는 런닝화, 워킹화, 교차훈련용 신발 등이 복합된 신발이다. 농구 동작은 달리기, 멈춤, 점핑, 슬라이딩을 포함하기 때문에, 농구화는 유연성, 지지, 안정성, 가쪽 조절 등을 제공한다. 만약 여러분이 농구선수라면, 지지와 안정성을 필요로 하는 여가 활동을 하는 사람들보다 충격 흡수에 더 많은 관심을 가질 것이다. 여러분이 신발을 구입할 때, 회내를 제어하는 신발을 먼저 찾고, 그 다음 다른 특징을 고려해 보는 것이 좋다.

물론, 자신의 발 크기에 맞는 신발을 구입하는 것이 신발 구입의 핵심 요소이다. 전문가로부터 여러분의 발 치수를 측정 받고, 만약 여러분의 발이 평균 넓이가 아니라면, 좁은 구둣골을 가진 신발이나 넓은 구둣골을 가진 신발을 구입한다. 그리고 다음과 같이 테스트를 해 본다: 여러분이 달리기를 하는 사람이면, 신발을 신고 가게 매장에서 간단하게 조깅을 해 본다. 기존 신발을 신고 조깅할 때와 새 신발을 신고 조깅할 때 보여줌으로써 신발 판매자나 신발 전문가의 조언을 얻는다. 신발은 편안해야 하고, 움직일 때 좋은 지지를 보여야 한다. 새 신발을 구입한 후, 그 신발을 잘 관리해야 한다. 킥복싱 수업 때 런닝화를 신지 않아야 하고, 또 친구들과 농구를 할 때 워킹화를 신지 않아야 한다.

대부분의 사람들은 좀처럼 운동화를 사지 않는다. 낡은 신발을 신는 것은 주요 운동 손상 원인 중의 하나이다. 만약 여러분이 몇 켤레의 운동화를 구입해서 교대로 신으면, 그 신발을 보다 오랫동안 신을 수 있을 것이다. 만약 여러분이 1주에 5-6일 정도 운동하거나 300-400 마일을 걷거나 뛴다면, 신발의 수명은 7개월 정도이다. 만약 한 신발만 신고 1주에 5-6일 운동한다면, 그 신발의 효율성은 3-4개월이 지나면 사라지게 될 것이다. 여러분이 1주에 3일만 운동한다면, 그 신발을 조금 더 오래 신을 수 있을 것이다.

운동화를 구입한 영수증을 잘 보관해 둔다: 신발을 반품하거나, 신발을 산 날짜를 알아야 할 때가 있을 수 있다. 여러분은 신발을 산 날짜를 달력에다 체크할 수도 있다. 신발을 언제 사고, 언제 신기 시작했는지를 기록하는 방법을 찾아 보고, 그 기록을 통해 새 신발을 언제 살지를 시기를 알아본다.

운동 강도 (EXERCISE INTENSITY)

피트니스에서 가장 중요한 요소는 아마도 운동 강도일 것이다. 가장 좋은 운동 강도 수준은 심혈관계에 과부하를 주기에 충분하지만, 다른 신체 계통에 큰 문제를 일으키지 않는 수준이다. 앞에서 설명되었듯이, 최적의 강도를 찾는 방법 중의 하나는 여러분의 심박수를 최대 심박수의 55-85% 수준에 맞추는 것인데, 이것을 **목표 심박수**(target heart rate, THR)이라고 한다. 이 수준은 활동 동안 근육으로 최적의 산소량을 운송할 수 있다는 것을 의미한다. 상대적으로 활동이 적은 사람들은 위의 목표 심박수 범위 중에서 낮은 범위의 목표 심박수를 유지해야 하고, 유산소 컨디셔닝이 좋은 사람들은 높은 심박수를 유지해야 한다.

운동을 할 때는, 더 많은 산소와 혈액에 대한 근육의 요구도를 충족시키기 위해 심박수가 빨라진다. 운동을 강하게 할수록, 심박수가 빨라진다. 그러므로, 운동 동안 심박수를 정확하게 모니터링하는 것은 여러분이 얼마나 효율적으로 운동하고 있는지를 반영하는 것이다.

목표 심박수를 계산하기 위해, 먼저 여러분의 최대 심박수를 계산해야 한다. 공식은 다음과 같다.

낮은 추정을 하고자 할 때는:

최대 심박수(HR) = 220 - 연령이고,

높은 추정을 하고자 할 때의 공식은:

최대 심박수(HR) = 210 - (0.5 × 연령)

위의 공식에서 220은 사람이 낼 수 있는 최대 수치이다. 그러므로 낮게 추정되는 심박수를 위해, 220에서 여러분의 연령을 빼면, 안전한 최대 심박수를 구할 수 있다. 만약 여러분이 잘 훈련된 선수라면, 높은 최대 심박수를 가져도 안전할 것이다. 이것은 210에서 연령의 절반을 뺀 값이다.

예를 들어, Helen은 35세의 시아추 전문가로, 처음 유산소 피트니스 프로그램에 참여하고 있다. 그래서 그녀의 최대 심박수는 낮게 측정해야 한다.

Helen의 최대 HR = 220 − 35(Helen의 연령)
Helen의 최대 HR은 185이다.

Gordon은 24세의 두개천골치료사이며, 철인 3종 경기 선수이기도 하다. 그의 최대 심박수는 높게 추정되어야 한다.

Gordon의 최대 HR = 210 − (0.5 × 24)
Gordon의 최대 HR = 210 − 12
Gordon의 최대 HR = 198

최대 심박수를 계산한 후, 여러분은 다음 공식을 이용하여 목표 심박수를 계산할 수 있다.

THR 범위 = 최대 HR × 0.55(범위의 하단)−0.85(범위의 상단)

Helen은 유산소 피트니스 프로그램을 막 시작했기 때문에, 그녀의 목표 심박수 계산은 다음과 같이 이루어진다:

THR = 최대 HR × 0.55 (범위 하단값)
Helen의 THR = 185 × .55
Helen의 THR = 101.8이며, 반올림해서 102가 된다.

반대로 Gordon은 이미 유산소 운동을 많이 했기 때문에, 그의 목표 심박수 계산은 다음과 같이 이루어진다:

THR = 최대 HR × 0.85 (범위의 상단값)
Gordon의 THR = 198 × .85
Gordon의 THR = 168.3이며, 반올림해서 168이 된다.

운동 강도를 측정하는 다른 방법은 **운동자각도(rating of perceived exertion; RPE)**를 사용하는 것이다. *운동 자각*은 운동 동안 경험하게 되는 신체 긴장을 의미한다. 운동자각 피드백은 유용한데, 그 이유는 여러분의 운동 강도가 얼마나 되어야 하는지를 여러분 스스로 깨닫게 하는 실질적인 방법이기 때문이다.

신체 인식

미국 심장 협회(American Heart Association, AHA)에 따르면, 다음 표는 여러 연령대의 목표 심박수(Heart Rate, HR)를 보여 주고 있다. 연령대 범주에 맞춰, 여러분의 목표 심박수를 찾아보도록 한다.

연령 (나이)	목표 심박수 영역 50-85% (분당 심박수)	평균 최대 심박수 100% (분당 심박수)
20	100-170	200
25	98-166	195
30	95-162	190
35	93-157	185
40	90-153	180
45	88-149	175
50	85-145	170
55	83-140	165
60	80-136	160
65	78-132	155
70	75-128	150

(미국 심장 학회, 2010)

여러분의 최대 심박수는 220에서 여러분의 연령을 뺀 것임을 명심한다. 이 도표는 평균을 나타내고 있어, 위의 수치를 일반 가이드라인으로서 사용하고 있다.

노트: 일부 고혈압 약물들이 최대심박수(target heart rate)와 목표 영역 수치(target zone rate)를 낮춘다. 만약 여러분이 고혈압 약물을 복용하고 있다면, 더 낮은 목표심박수를 사용해야 되는지를 알아보기 위해 의사의 진료를 받아야 한다.

운동을 하는 동안, 여러분의 노력에 대한 자각은 호흡률, 심박수, 근육 통증이나 근육 손상 등의 다양한 실마리에 의해 영향을 받는다.

그림 8-1은 Borg 운동자각도이다. 이것은 개발자인 스웨덴 심리학자인 Gunnar Borg의 이름에서 명명되었다. 그의 수치 체계는 심박수와 밀접하게 관련되어 있다. 각 범위내의 숫자에 "0"이 추가될 때, 그 결과는 목표 심박수의 범위와 비교될 수 있는 숫자 범위가 된다. 운동 강도를 모니터링하기 위해 운동자각도를

BORG 운동자각도	
등급	**운동하는 동안 운동 자각**
6	매우, 매우 쉬운 (Very, very light)
7	
8	
9	매우 쉬운 (Very light)
10	
11	상당히 쉬운 (Fairly light)
12	
13	약간 어려운 (Somewhat hard)
14	
15	어려운 (Hard)
16	
17	매우 어려운 (Very hard)
18	
19	매우, 매우 어려운 (Very, very hard)
20	

그림 8-1 Borg 운동자각도

사용하는 전문가들은 *운동자각도*의 언어적 설명과 자신이 경험하는 것과 일치하는지를 결정하고, 그 비율이 그들의 목표 심박수와 일치하는지를 확인할 수 있다.

운동하는 동안의 목표 심박수 체크
(Checking Target Heart Rate Measurement)

운동을 할 때 여러분의 목표심박수가 일정하게 유지되고 있는지를 알기 위해 심장박동 측정기(heart rate monitor)를 구입할 수 있다(그림 8-2). 다른 방법은 운동을 하는 동안 주기적으로 맥박을 측정함으로써 심박수를 측정한다.

맥박은 심장에서 나오는 혈액 파동을 신체 표층의 동맥을 촉진함으로써 확인될 수 있다. 그림 8-3A는 신체의 맥박을 확인할 수 있는 지점을 보여준다. 맥박을 측정할 때 엄지를 사용하지 않는데, 그 이유는 엄지 끝에서 맥박이 뛰기 때문이다. 그 대신, 검지와 중지를 맥박이 뛰는 부위에 배치하여 맥박을 측정한다(그림 8-3B은 온목동맥의 맥박을 측정하는 방법을 보여준다). 맥박이 느껴지면, 10, 20, 30초 또는 60초 동안 맥박을 체크해야 한다. 10초 동안 체크했다면, 느껴진 맥박수에다 6를 곱하면 60초간 맥박을 체크한 것으로 계산할 수 있다. 20초간 맥박을 체크했다면, 그 수에다 3을 곱하면 되고, 30초간의 맥박수를 체크했다면, 그 수에다 2를 곱하여 계산하면 된다.
맥박수를 세는 방법은 다음과 같다:

- 맥박이 뛰는 첫 느낌을 찾아냈을 때,
  첫 번째 맥박은 계산하지 않고, 두 번째 맥박을 "1"로 하고, 세 번째 맥박을 "2"로 하여 체크한다. 이렇게 하지 않으면, 맥박수가 실제 측정한 것보다 1이 많게 된다.

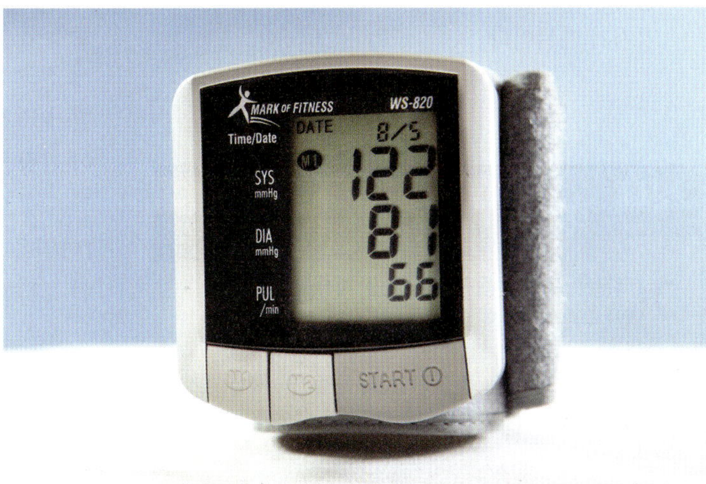

그림 8-2 심박동 측정기.

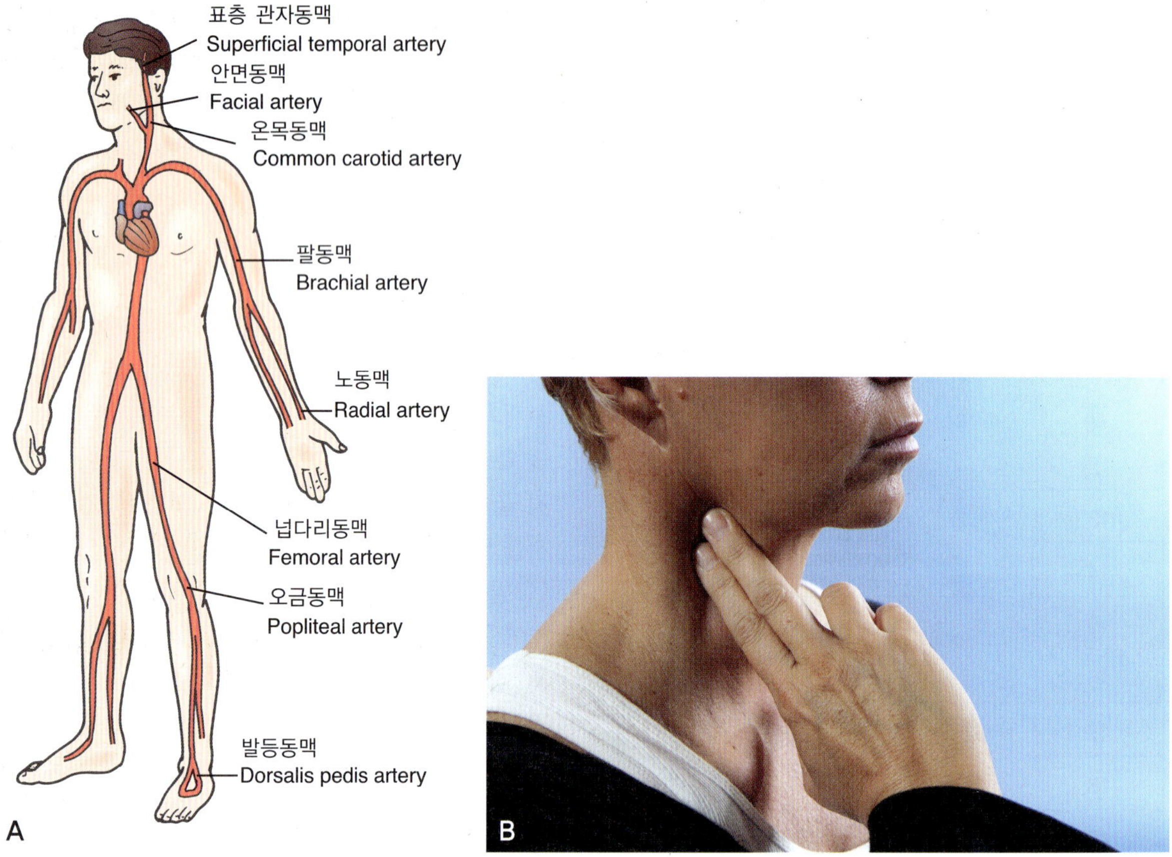

그림 8-3 (A) 몸의 맥박측정지점. (B) 온목동맥의 맥박 촉진.

- 운동을 할 때는 노동맥의 맥박을 측정하지 않는다. 운동이 팔을 통해 양 손과 모든 손가락에서 느껴지는 맥박과 동일한 혈액 파동을 일으키기 때문에 노동맥 맥박의 촉진이 불가능하다. 운동을 할 때는 온목동맥을 촉진하는 것이 가장 좋은데, 그 이유는 온목동맥이 심장과 가까이 있어 강한 맥동을 가지기 때문이다.

신체 인식

여러분은 자신의 목표 심박수를 계산해 본 적이 있는가? 만약 해 본 적이 없다면, 지금 바로 측정해 본다. 아침에 일어나서 맥박을 측정해 보고, 잠들기 직전에 맥박을 측정해 본다. 이들 두 맥박 측정 사이에 어떤 차이점이 있는가? 왜 그런 차이가 난다고 생각하는가?

손상 예방 (Injury Prevention)

20–45분(목표 심박수 내에서 1주에 3–5회)간 이루어지는 유산소 운동이 가장 적합하다. 대부분의 운동 손상은 강도나 기간의 증가로 발생함을 명심한다. 예를 들어, 매일 20분 동안 1마일을 걷는 사람이 기분이 좋아 15분 만에 1마일을 걸었다면, 그 사람은 더 높은 손상의 위험을 가질 것이다. 또 그 사람이 빠르게 걷고 2배 정도 더 걸었을 때(40분간)도 손상의 위험이 커진다. 점진적으로 운동의 양을 증가시키는 것이 가장 좋은 방법이다. 예를 들어, 여러분이 1마일을 걷는데 20분이 걸린다면, 다음 운동 때는 2분을 줄여 1마일을 18분 만에 걸어 보는 것이다. 이것이 힘들다면, 1분 단위로 시간을 줄여 나가는 것도 좋다.

다른 주의사항은 아프거나 다른 여러 이유로 운동을 중단한 이후, 다시 운동을 시작할 때이다. 유산소 운동을 다시 시작할 때는 몇 주에 걸쳐 스태미나와 지구력을 다시 증가시키기 위해 매우 낮은 강도로 운동을 시작하는 것이 좋다. 이런 방법이 잠깐 동안 운동하지 않고 지낸 후에 일어날 수 있는 손상의 위험을 크게 줄일 수 있다.

과훈련(overtraining)은 과사용이나 너무 빠른 활동을 초래할 수 있다. 신체가 새로운 활동에 직면하면, 새로운 도전을 받아들이려고 최선을 다하지만, 새로운 활동이 운동이든, 새로운 바디워크 기술의 학습이든 간에 관계없이 적응하는데 시간이 걸리게 된다. 과훈련은 만성 손상을 초래할 수 있다. 뼈, 인대, 근육이 운동의 스트레스에 적용하는데 시간이 소요된다. 실제로 얼마나 많은 운동을 해야 여러분이 자신의 몸에 신경을 기울이게 될 것이고, 여러분의 운동에 적용하게 될 것인가? 이것을 통해 여러분은 신체 손상 없이 직무를 오랫동안 수행할 수 있게 될 것이다. 이것은 "과훈련" 단락에서 자세히 설명된다.

유산소 활동을 하는 동안 경고 징후를 확인하는 것이 중요하다.

경고 징후는 다음과 같다:

- 협심증은 복장뼈 밑에 발생하는 쥐어짜는 듯한 느낌, 화끈거림, 압박, 무기력, 타이트니스가 발생하고, 이것은 왼쪽 팔이나 어깨, 등, 목, 턱 등으로 확산된다.
  협심증은 여러분 스스로 운동을 멈추면 사라질 수 있다. 그러나 운동을 멈춘 후에도 느낌이 계속 된다면, 심각한 심장 문제일 수도 있다.
- 현기증, 어지러움, 혼동이 발생할 수 있다.
- 신체 활동 후 극심한 피로감
- 불규칙한 호흡이나 매우 짧은 호흡
- 빠르거나 불규칙한 심박동
- 위의 어느 것과 함께, 메스꺼움이나 발한 발생

여러분이 운동 도중이나 신체 활동 이후에 이런 징후를 경험했다면, 즉시 의사의 진료를 받아야 할 것이다. 의사의 진료를 즉시 받을 수 없다면, 119나 근처 응급실에 데려갈 수 있는 사람에게 전화를 해야 한다.

근력 컨디셔닝 (Strength Conditioning)

앞의 장들에서 설명되었듯이, 바디워커들은 기술 수행 시 코어 근육(core muscle)과 다리 근육을 이용해야 한다. 이들 근육은 긴 치료 시간과 모든 ADL을 견뎌낼 만큼 강한 근육들이다. 전신을 위한 근력 컨디셔닝은 피로를 줄이고, 스태미나를 증가시키고, 손상 없는 상태를 그대로 유지하고, 또 치료를 할 때 근력을 이용하지 않고 체중을 이용하는데 도움을 줄 수 있는 다른 방법이다.

본 단락의 초점은 다리 근육과 코어 근육이다. 그리고 근육 균형을 위한 몇 가지 상체의 근력강화운동을 포함한다. 제시된 방법으로는 도구를 사용하지 않는 근력 컨디셔닝 운동과 도구(웨이트, 공, 탄력튜빙 등)를 이용하는 운동이 있다. 항상 그렇듯이, 어떤 운동 프로그램을 시작하기 전에 의사와 상의를 해야 한다.

근력이란 무엇인가? (What is Strength?)

근력(*strength*)은 바벨, 지면 또는 상대방(스포츠나 시합 시) 등과 같은 외적 물체를 이겨낼 수 있는 뼈대근의 힘을 만드는 능력이다. 근력은 4개의 주요 근원으로부터 발생한다:

1. 신체의 구조와 생리학
2. 에너지를 생산하고, 훈련 반응에 따른 복구, 리모델링 및 성장에 함께 작용하는 신체 내적 체계
3. 신체 기능의 최대 효율성을 확보하는데 서로 연결작용하는 기술, 태도, 신념 체계 및 통증 내성.
4. 큰 힘 출력을 만들어내는데 이용될 수 있는 날씨, 중력 및 도구 등과 같이 외적으로 신체에 작용하는 요소들

당신은 어떻게 생각하나요?

근력이 무엇이라고 생각하는가? 왜 그렇게 생각하는가? 여러분의 신체 근력이 무엇이라고 생각하는가?

근력의 생리학적 기초 (Physiological Basis of Strength)

인체는 매우 효율적인 기계이다. 걷기와 달리기, 혈액 순환 등 모든 신체 움직임은 근육의 작용에 의존한다. 600개 이상의 근육이 골격계 지지와 함께 움직임을 일으키기 위해 함께 작용한다. 소화계를 통한 음식물의 통로를 확보하고, 혈액을 순환시키고, 소변을 배출하는 방광 수축과 같은 특별한 내부장기를 작동시키는데, 부가적으로 30개 이상의 근육이 필요하다.

근 조직의 유형 (Type of Muscle Tissue)

근육 밑에 있는 세포 구조물 때문에, 그 근육을 현미경으로 관찰했을 때 다른 모습을 띤다. 크게 2가지 모양을 띤다: 횡문근(줄무늬가 있는)과 평활근(줄무늬가 없는). 기능적 차이와 구조적 차이를 토대로, 근조직을 3 유형으로 나눌 수 있다(심장근, 평활근, 뼈대근):

- 심장근(cardiac muscle tissue). 심벽은 주로 심장근 조직으로 이루어져 있다. 심장근은 수축을 통해 심장 바깥으로 혈액을 내보고, 혈액은 혈관을 통해 신체 부위로 운반된다. 심장근은 불수의적으로 수축하며, 뼈대근처럼 줄무늬를 띠는데, 그 이유는 뼈대근과 동일한 근절을 가지고 있기 때문이다(그림 8-4A). 그러나 심근 섬유들은 한쪽 섬유에서 다른 쪽 섬유로 전기 자극이 잘 전달될 수 있도록 연결되어 있는데, 이것 때문에 심장이 동시에 수축할 수 있다. 부가적으로 심근은 뼈대근 보다 10-15회 더 수축하지만, 쉽게 피로하지 않는다. 그리고 수축과 수축사이의 짧은 휴식만을 필요로 한다. 강한 운동을 할 때도 뼈대근은 쉽게 피로해지지만, 심장근은 쉽게 피로해지지 않는다. 사실, 심박동은 하루에 약 100,000회쯤 박동하고, 1년이면 3천 5백만 번 뛰는 것이고, 70년을 산다면 평생 동안 대략 25억 번을 박동하게 되는 것이다. 심장근은 100년 이상 중단없이 지속적으로 수축할 수 있는 능력을 가진다.
- 평활근조직(smooth muscle tissue). 소화기, 호흡기, 비뇨생식기 등은 모두 평활근에 속한다. 혈관벽이나 림프관, 선, 눈(홍채, 섬모체), 머리카락 등에서도 평활근이 발견된다. 평활근의 기능은 소화기관을 따라 물질을 이동시키고, 혈관벽의 주름을 변화시키고, 동공의 직경과 렌즈의 모양에도 영향을 준다. 심근의 조직처럼, 평활근 조직 세포도 길고, 세포의 끝이 뾰족한 편이다(그림 8-4B). 평활근 조직도 얇은 필라멘트와 두꺼운 필라멘트를 가지고 있지만, 뼈대근에 있는 근절이 없어, 부드러운 모습을 띤다. 평활근은 불수의적인 수축을 하고, 횡문근보다 더 느리게 수축하여, 쉽게 피로해지지 않는다.
- 뼈대근 조직(skeletal muscle tissue). 뼈대근은 뼈에 부착되어 있다. 뼈대근은 눈의 움직임을 조절하고, 식도의 위쪽 1/3에서 첫 번째 연하작용 동안 음식물을 이동시키기도 한다. 뼈대근조직은 수의적인 수축이고, 줄무늬를 띤 긴 모양을 근육을 형성한다(그림 8-4C). 뼈대근 조직은 쉽게 피로해지기 때문에, 지속적으로 수축할 수 없다. 본 장의 초점은 뼈대근이다(Tortora와 Derrickson, 2009).

수축의 종류 (Type of Contraction)

7장에서 뼈대근에 대한 세포의 해부학과 생리학을 배웠다. 뼈대근의 기본 단위는 근절이고, 관련된 고유수용기들로는 골지건기관과 근방추 등이 있다. 필라멘트의 활주기전은 근원섬유들이 어떻게 수축하고, 얇은 필라멘트가 굵은 필라멘트 위에서 어떻게 활주하는지를 설명하고 있다. 얇은 필라멘트와 굵은 필라멘트에 있는 화학결합과 수용기 지점들이 그들 사이의 결합을 형성하고 있고, 근피로가 일어날 때까지 근수축을 유지한다. 근수축력은 수축하는 근섬유의 숫자에 크게 좌우된다. 즉, 근섬유가 많을수록, 더 강한 수축을 한다.

신경은 지배하고 있는 근육까지 충분한 크기의 전기 자극을 전달할 때, 근원섬유들이 수축할 것이다. 각각의 근원섬유는 부분적으로 수축하지 않고, 전체적으로 수축한다. 이것을 **실무율 반응(all-or-none response)**이라 한다. 다른 말로 표현하자면, 근섬유는 완전히 이완되거나 완전히 수축하고, 부분적으로 수축하지는 않

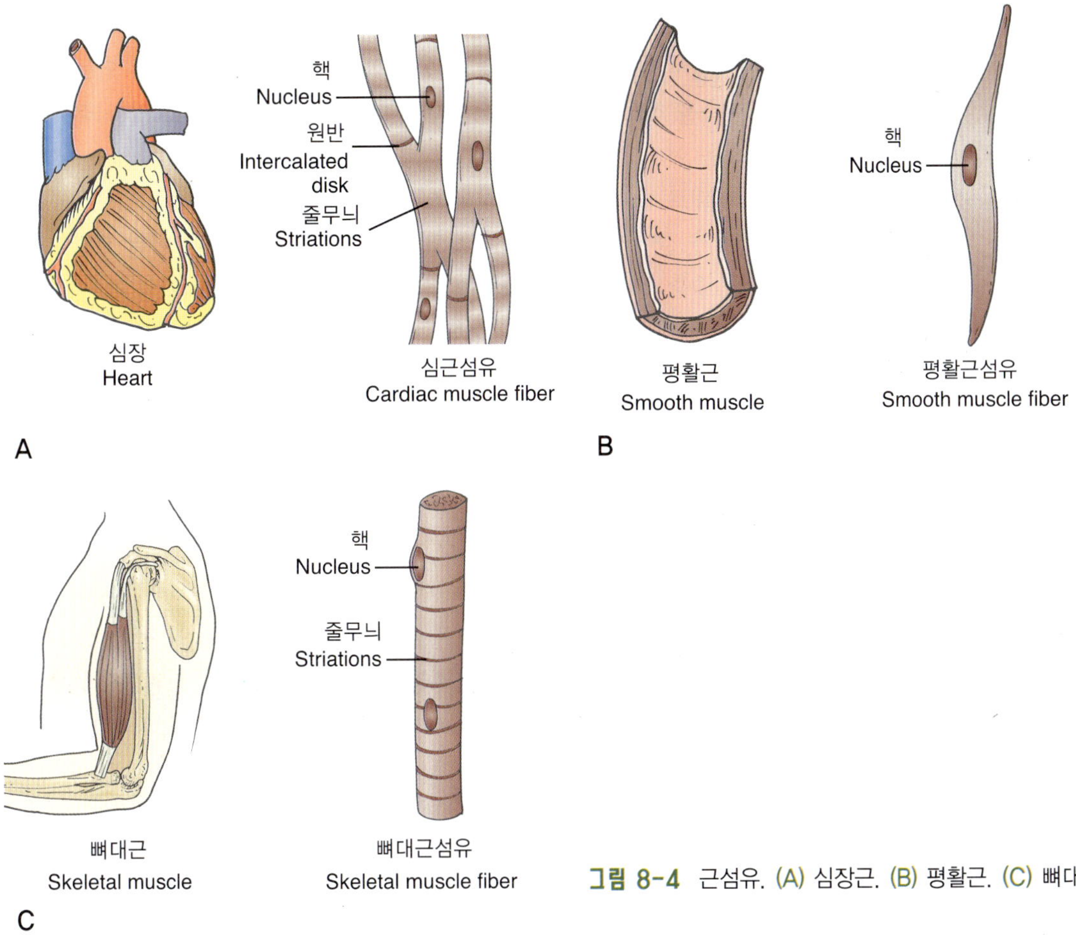

그림 8-4 근섬유. (A) 심장근. (B) 평활근. (C) 뼈대근.

는다.

그러나, 근육에 있는 근세포들이 주어진 움직임 동안에 모두 활성화되는 것은 아니다. 이불이나 치료 테이블처럼 무거운 물체를 들 때와 같이, 더 많은 근세포가 수축에 요구된다면, 그 세포들도 자극을 받게 되는데, 이것을 동원이라 한다. 만약 로션이 들어 있는 병을 들어올리는 것과 같이 적은 하중을 들어올리는 활동을 할 때는 적은 수의 근육들이 **동원**(recruitment)될 것이다. 근육 동원이 거의 100%까지 이루어질 수 있다; 즉, 강한 활동을 하거나 도전-도피 반응과 같이 절대적인 노력을 해야 할 때 거의 100% 동원이 일어난다.

2장-7장에서, 고유수용기가 다른 하중과 길이 조건에서 근육이 자동적으로 조절할 수 있도록 하는 조절기전의 일부임을 배웠다. 이런 센서(고유수용기)는 신체 움직임과 위치, 관절운동속도, 근육의 길이와 긴장도에 대한 정보를 지속적으로 신경계로 보낸다.

3장에서 수축이란 용어가 근육이 항상 짧아지는 것이 아님을 배웠다. 기술적으로, 근수축은 근육내에서 장력(근긴장)을 발생시키는 것을 의미한다. 근수축에는 2가지 종류가 있다. 근육내 수축이 근긴장을 발생하지만, 근육의 길이 변화가 없는 것을 *등척성 수축(isometric)*이라 한다. 수축으로 근육의 길이가 짧아지지만, 일정한 장력(근긴장)을 유지하는 수축을 *등장성 수축(isotonic)*이라 한다.

예를 들어, 바디워커가 큰 체구를 가진 클라이언트의 다리를 들어올리고 시도하지만 그 무게를 이겨나지 못할 때이다. 바디워커의 팔 근육에서 장력이 발생하지만, 근육의 짧아지지 않는데, 그 이유는 클라이언트 다리의 무게가 바디워커의 힘보다 더 크기 때문이다. 이때 바디워커의 팔 근육은 등척성으로 수축하고 있는 것이다.

그러나 만약 클라이언트의 체구가 작다면, 그의 팔 무게는 무겁지 않을 것이다. 바디워커의 근육에 대한 하중이 가벼워서, 그들의 근육이 짧아지면서 수축을 하게 될 것이다. 이때 그들은 등장성 수축을 하고 있는 것이다. 우리는 3장에서 근육이 하중을 이기고 짧아질 때를 구심성 수축이라고 배웠다. 반대로 클라이언트의 다리를 내려놓을 때는 근육 길이가 길어지면 일정한 장력을 유지하는데, 이런 등장성 수축의 종류를 원심성 수축이라고 한다(Tortora와 Derrickson, 2009).

근수축을 위한 에너지

(Energy for Muscle Contraction)

근수축을 위한 에너지는 음식물과 산소의 화학반응으로 생성된다. 몸이 선호하는 에너지원은 당분의 한 종류인 글루코겐과 탄수화물이다. 인체가 섭취한 모든 탄수화물은 포도당(글루코스)으로 전환된다. 글루코스는 소화된 단백질과 지방이나 신체의 단백질과 지방으로도 만들어 질 수 있다. 인체는 제한된 글루코스(*글루코겐*으로 불리는 형태의)만 저장하고, 이것은 단백질과 지질로 전환될 수도 있다. 이것은 매일 소량의 글루코스에서 일어난다. 대개 과도한 글루코스는 지질로 전환되고, 인체가 그것을 필요로 할 때까지만 저장된다.

인체가 에너지를 위해 글루코스를 사용할 때, 이산화탄소와 물로 분해된다. 이런 화학적 분해를 할 때, 에너지가 방출되고, 수축을 위한 근육 단백질에 의해 저장된다. 이런 화학적 반응은 혈액에 의해 운반되는 산소 공급을 필요로 한다. 강한 운동을 할 때, 종종 혈액 공급이 불충분하여, 근육으로 산소를 제대로 보낼 수 없게 된다.

근육은 많은 에너지를 방출하는 무산소 해당작용으로 이런 문제를 해결한다. 그러나 무산소 해당작용 부산물 중의 하나가 젖산이다. 젖산의 일부는 피부르산으로 전환되고, 에너지를 완전히 분해하기 위해 미토콘드리아로 들어간다. 그러나 젖산은 여전히 축적되고 있다. 이런 젖산 축적은 운동 강도를 제한하여, 궁극적으로 같은 강도로 운동할 수 없게 만드는 피로를 발생시킨다.

결국 젖산은 45분~1시간 이내에 혈류 안으로 들어간다. 젖산은 다시 글루코스를 만드는 간(liver)으로 들어간 후 다시 간에서 나와 혈류로 되돌아가거나, 간과 뼈대근에서 다시 글루코스로 전환되어 그 곳에 저장된다.

뼈대근은 역도와 같은 단기간의 고강도 활동을 할 때 글루코겐의 저장소로 불린다. 이런 고강도 활동에서의 에너지 사용은 장거리 달리기와 같은 장시간 낮은 강도의 활동 때와는 다르다. 낮은 강도의 장시간 활동은 글루코겐에서 나온 글루코스와 지질에서 나온 지방산을 혼용해서 사용한다(Tortora and Derrickson, 2009)

느린연축섬유와 빠른연축섬유

(Slow-Twitch and Fast-Twitch Muscle Fibers)

뼈대근 조직은 두 가지 종류의 섬유로 구성된다: **빠른연축섬유(fast-twitch)**와 **느린연축섬유(slow-twitch)**이다. 이들 섬유의 비율은 사람마다 다르고, 근육마다 다르다.

빠른연축섬유는 무거운 하중을 들어올리거나 강한 근력과 파워가 필요할 때 선택적으로 동원된다. 이들 섬유는 빠르게 수축하고 단기간에 큰 에너지를 발산한다. 그리고 단거리 달리기, 역도, 타진법과 진동법의 마사지를 수행할 때 많은 수의 섬유가 동원된다. 그러나 이들 섬유는 빠르게 소모되고 손상에 약한 편이다. 젖산이 쌓인 이들 섬유에서 통증과 근경련이 일어날 수 있다.

느린연축섬유는 일정하고, 낮은 강도와 반복 수축의 특성을 가진 지구력 활동을 하다. 이들 섬유는 대부분의 바디워크 기법과 장거리 달리기와 같은 낮은 강도의 장시간 활동을 할 수 있다. 느린연축섬유는 피로와 손상에 강하지만, 힘의 출력이 낮은 편이다.

역도, 레슬링, 단거리 달리기 등과 같은 고강도 활동을 하는 사람들은 빠른연축섬유의 비율이 높은 편이고, 장거리 달리기와 같은 저강도 활동을 하는 사람들은 느린연축섬유의 비율이 높은 경향을 띤다.
(Tortora와 Derrickson, 2009; University of california, San Diego, 2000)

근력강화 운동 시작
(Getting Started)

신체는 조화롭게 작용한다; 모든 신체 계통은 성장과 발달에 필수적이다. 신경과 관절 및 근육을 포함하고 있는 신경근 계통은 움직임을 일으키기 위해 함께 작용한다. 뇌는 모든 것을 감독하고, 중추신경과 말초신경은 근육으로 신경자극을 전달한다. 근육들은 움직임을 일으키는데 필요한 힘을 생산하고, 결합조직(특히, 힘줄)은 근육의 조절을 돕는다.

더 많은 것을 요구하기 위해 뇌를 가르치면, 뇌는 더 많은 것을 가르칠 것이다. 나머지 신경계가 더 많은 것을 전달하도록 허용하면, 그 신경들은 더 많은 것을 허용할 것이다. 더 많은 것을 생산하도록 근육에게 요구하면, 그 근육은 더 많은 것을 요구할 것이다. 끝으로 더 많은 것을 허용하도록 힘줄과 인대에게 요구하면, 그것들은 더 많은 것을 요구할 것이다.

근력강화 프로그램을 시작하기 전에, 다음 지침을 따라야 한다:

- 의사에게 신체 검사를 받아야 한다. 특히, 여러분이 과체중이거나 잠깐 동안 운동을 하지 않다면, 더욱 그러하다. 더욱이 여러분이 35세 이상이라면, 운동부하검사를 받아야 한다. 운동부하검사는 운동이 여러분의 심장에 어떤 영향을 주는지를 검사하는 선별도구이다. 운동부하검사는 트레드밀 보행과 고정용 자전거 타기를 할 때, 심장의 전기적 활동을 ECG로 측정하고 혈압을 기록한다. 부하검사는 여러분이 운동할 때 산소에 대한 신체의 요구도로서 여러분의 심장 반응을 측정한다. 부하검사는 여러분의 심장 건강에 대한 전반적인 모습을 제공한다.
- 다음 단계로 자격을 갖춘 피트니스 전문가로부터 피트니스 평가를 받아야 한다. 이것은 여러분의 현재 피트니스 기준선을 설정하고, 여러분이 안전하게 수행할 수 있는 운동의 종류를 결정한다. 피트니스 평가는 혈압과 심박수의 측정, 근력, 유연성, 체성분(체지방이 얼마나 있고, 근육량이 얼마나 되는지), 심혈관 지구력, 운동 병력과 목표와 흥미에 대한 평가 등을 포함한다. 다양한 평가 프로토콜(예: 다양한 기구로 운동하는 것)이 사용되고, 여러분의 진전을 측정하기 위해 일정 간격으로 평가를 반복해야 한다. 이 평가로부터 모여진 정보가 여러분의 피트니스 수준을 결정할 것이다. 만약 여러분이 fair나 poor로 측정되면, 피트니스 전문가들은 운동 프로그램을 시작하기 전에 의사를 만날 것을 여러분께 지시할 것이다.

운동의 시작은 강제적일 수 있고 큰 노력이 요구될 수 있다. 좋은 운동 결과를 얻으려면 여러분이 건강을 잘 유지해야 한다.

다음은 지침이다:

1. **운동을 시작할 때 하나의 프로그램을 고수한다.** 여러분이 읽은 것이나 여러분의 친구가 말한 것에 의해 영향을 받아서는 안 된다. 결과가 혼동된 정보일 수 있다. 게다가, 모든 사람에게 좋은 방법은 존재하지 않는데, 그 이유는 모든 사람이 다르기 때문이다.
2. **운동 일지와 같은, 기록을 한다.** 매주 시작할 때쯤 여러분의 운동 활동을 계획하고, 매일 마무리할 때 기록한다. 각 운동을 끝난 후, 운동 세트수나 반복수와 같은 정보와 각 운동에서 이용된 무게를 기록한다("운동 세트수와 반복수" 단락에서 논의됨). 그리고 웨이트는 각각의 운동을 위해(만약 있다면) 사용했다. 이것은 추측을 배제하고, 여러분의 진전을 보여준다. 기록은 여러분이 공들일 필요가 있는 부분을 확인하는데 도움을 줄 수 있다. 그림 8.5는 운동 일지의 예이다.
3. **여러분이 도달할 수 있는 목표를 세운다.** 만약 여러분의 목표들이 너무 높으면, 여러분을 좌절시키거나 악화하고 손상을 입힐 수 있다. 반면 목표가 너무 낮게 설정하면, 여러분은 진전을 덜 보게 되거나 진전이 지체되어 여러분을 포기하게 만들 수도 있다.
4. **장기 목표를 세운다.** 일 년 동안 성취할 수 있는 목표를 세운다. 그런 다음 몇 가지 단기 목표를 세운다. 각각의 단기 목표 성공은 여러분을 다음의 단기 목표에 도달할 수 있도록 자극한다. 이렇게 되면 여러분도 모르는 사이에 장기 목표에 도달하게 될 것이다.
5. **목표에 시간 제한을 둔다.** "언젠가는…"이라고 말하지 말고, 특정한 날을 지정하면, 여러분은

운동 일지 (Exercise Journal)

날짜: ___/___/___ 주: ____________ 일: ____________

심혈관	단계/프로그램	강도	지속/분
하나만 체크	하나만 동그라미	하나만 동그라미	하나만 체크
☐ TREADMILL	1 2 3	BEATS/10 SEC	☐ 0–15
☐ STAIRCLIMBER	4 5 6	15 16 17	☐ 16–30
☐ STATIONARY BIKE	7 8 9	18 19 20	☐ 31–45
☐ STATIONARY ROWER	10 11 12	21 22 23	☐ 46–60
☐ AEROBIC/STEP CLASS	13 14 15	24 25 26	☐ 61–75
☐ ELLIPTICAL TRAINER	기타 ______	27 28 29	☐ 76–90
☐ OTHER __________			

세트 사이의 휴식 초: __________	SET #1		SET #2		SET #3		SET #4		SET #5	
운동	반복	웨이트	반복	웨이트	반복	웨이트	반복	웨이트	반복	웨이트

그림 8-5 운동 일지의 예

목표를 더 잘 성취할 수 있을 것이다. 만약 여러분이 기한 안에 목표를 달성하지 못하면, 여러분을 위해 무엇을 할 것인지와 무엇을 하지 않을 것인지를 결정하여 특정 목표를 재설정할 수 있도록 한다.

실행을 시작할 때의 제안이다:

1. **준비 운동을 확실히 한다.** 7장에서 배운 준비운동의 중요성을 상기한다. 7장에서 제시한 준비운동을 지침으로 사용한다.
2. **편안하게 생각한다.** 만약 여러분이 체육관에 간다면, 다른 사람이 어떻게 운동하고 있는지를 쳐다보지 않는다. 예를 들어, 무거운 하중을 들고 있는 다른 사람의 운동을 쳐다보면, 여러분도 그 사람과 같은 무게를 들어 올려야 한다고 생각하게 될 것이다. 이것은 초보자들에게 좌절을 일으킬 수도 있고, 만약 초보자가 그 사람을 따라 한다면, 손상의 위험이 증가할 것이다. 여러분은 여러분의 속도와 강도로 운동을 해야 하고, 다른 사람과 여러분 자신을 비교하지 않는다.
3. **이전의 손상에 집중한다.** 여러분이 다쳤다면, "통증을 무시하고 운동을 해서는 안 된다." 같은 부위이지만 통증이 일어나지 않는 운동으로 바꾼다(교차훈련이 유용할 수 있다). 손상된 부위의 가볍고 통증이 없는 운동은 혈액 순환을 촉진하여 노폐물 제거를 돕고, 빠른 치유를 일으킨다.
4. **시작할 때 여러분의 체중을 걱정하지 않는다.** 처음에는 실제로 지방보다 근육 무게 때문에, 여러분의 체중이 늘어날 수 있다. 지방 1 파운드를 태우는데 3,500 칼로리 소비가 일어난다. 시간이 지나면, 지방을 태우고 근육을 만듦으로써 여러분의 체중과 인치가 감소할 것이다.

5. 운동을 처음 시작할 때 다이어트를 걱정하지 않는다. 동시에 모든 것을 변화시킨다는 것은 좋은 생각이 아니다. 만약 여러분이 한꺼번에 너무 많은 생활양식을 바꾸려고 시도한다면, 그것 자체가 스트레스일 수도 있고 여러분이 포기하게 될 수 있다. 여러분이 고무적인 결과를 얻었다면, 다른 것들도 제자리를 찾아갈 것이다. 인내하고, 집중하고, 무엇보다 중요한 것은 절대로 포기하지 않아야 한다.

웰니스에 집중하기

성공의 열쇠는 실패를 연습하기 보다는 성공을 연습하는 것이다. 대부분의 우리들은 지나친 스케줄을 소화하고 있지만, 우리들 자신을 위한 시간을 가질 필요가 있다. 여기에 열거된 전략과 기술들은 여러분의 사고를 긍정적이고 건설적인 것으로 만드는데 도움을 줄 것이고, 불필요한 긴장을 이완시키고, 여러분이 좌절을 할 때 여러분의 주의를 환기시키는데 도움을 줄 것이다.

긍정적인 것을 강조하는 간단한 실행 방법은 여러분의 운동을 즐겁게 유지하고, 여러분의 클라이언트를 치료할 때와 똑같은 긍정적 사고를 가지고 운동을 한다.

다음과 같은 생각을 하지 않아야 한다: "나는 할 일이 많아 쌓여 있기 때문에, 오늘 하루 운동을 건너 뛰어야 할 것 같다." 또는 "운동을 제대로 할 수 없을 것이다. 그래서 차라리 운동할 시간을 갖지 않는 것이 더 나을 수 있다." 만약 운동을 할 시간이 하루중에서 이 시간뿐이라면, 건강을 위해 여러분의 약속을 지키는 것이 중요하다.

부정적 사고를 개조할 수 있도록 도와주는 몇 가지 정신적 기술이 여기에 있다. 부정적 사고의 개조는 바디워커로서 성공과 직업 정년에 필요한 중요한 웰니스 변화를 이끌어낸다.

부정적 사고	사고의 개조
나는 할 수 없다.	나는 할 수 있다. 나는 이전에도 그것을 여러 번 해 본 적이 있다.
피곤해서 계속 할 수 없다.	거의 끝났다; 나는 끝낼 수 있다. 힘든 부분을 끝냈다.
좋아지지 않고, 점점 더 나빠진다.	나는 매일의 목표를 세우고, 정기적으로 나의 진전을 측정할 필요가 있다.
짜증나고 불안하다.	운동을 시작하는 순간, 짜증과 불안이 감소할 것이다.
내 자신이 바보되는 것 같아 두렵다.	난관을 이겨내면, 나는 많은 것을 성취할 수 있을 것이다. 누구나 어느 지점에서 시작해야 한다.
실패를 원하지 않는다.	나에게 일어날 수 있는 최악의 일은 무엇일까? 실패할 수도 있고, 그것을 끝내지 못할 수도 있다. 만약 그렇다면, 다음에는 더 열심히 운동해야 할 것이다.
내가 준비되어 있다고 생각되지 않는다.	실습과 연습을 해 본 적이 있기 때문에, 나는 더 잘 준비가 되었는 것이다.
다시 실패했다. 나는 절대로 승자가 될 수 없을 것이다.	나는 실패로부터 배운다. 향상이 필요한 부위에 대해 몇 가지 조언을 얻기 위해 개인 트레이너와 상담할 필요가 있다.
공평하지 않다. 나는 다른 사람들보다 더 열심히 했지만, 잘 할 수 없었다.	성공하기 위해, 나는 다른 사람보다 더 열심히 운동해야 할 것이다. 내가 성공을 바라기 때문에, 더 열심히 운동할 의향이 있다.
이것을 절대로 할 수 없을 것 같다.	나는 그것을 충분히 생각할 것이고, 그것을 하기 위해 정신적으로 준비도 되어 있다.

여러분이 목표에 초점을 맞춰 주위 산만을 이겨낸다면, 성취를 이룰 수 있다. 바디워커로서 여러분은 바디워크 테크닉을 완벽하게 익히려는 노력을 해야 하고, 클라이언트를 위한 효율적인 치료계획을 세우려고, 노력해야 한다.
그러면 여러분들은 이것을 운동 프로그램 안에 잘 적용할 수 있을 것이다.

당신은 어떻게 생각하나요?

여러분은 여러분이 긍정적인 정신 세계를 갖고 있다고 생각하는가? 그런가? 아니면 그렇지 않은가? "웰니스에 대한 초점" 단락에서 제시한 방법들 중에 몇몇을 해 본 적이 있는가? 만약 해 본 적이 없다면, 그들 중 몇몇을 해 볼 의향은 있는가? 그런가? 아니면 그렇지 않은가? 여러분이 사용하는 다른 방법을 가지고 있는가? 만약 그렇다면, 그들이 얼마나 성공적인가?

6. 근력의 발달에 주목한다. 근력의 발달은 새로운 운동 프로그램의 첫 번째 긍정적이고 흥미로운 효과 중의 하나가 될 수 있다.

장비선택 시의 고려사항
(Equipment Considerations)

근력강화 훈련 프로그램을 결정할 때, 운동 시 저항 도구들의 사용을 고려해 본다. 이런 도구들과 장비들은 훈련을 보다 효율적으로 만들 수 있다:

- 체중. 코어 운동, 월스쿼트(Wall squat), 푸쉬업("근력강화 프로토콜" 단락에서 제시된) 등과 같은 많은 근력강화운동은 저항으로서 중력을 사용하고 있다. 만약 체중이 충분하다면, 근력을 강화하는데 충분한 하중을 제공할 수 있다.
- 운동 밴드와 운동 튜빙(그림 8.6). 이 도구들을 적절히 사용하면, 운동 강도를 증가시킬 수 있다. 이들 도구는 백화점, 운동용품 상점, 그리고 인터넷을 통해 쉽게 구할 수 있다. 이들 도구는 가격이 저렴하고, 쉽게 사용할 수 있다.
- 덤벨(그림 8.7). 덤벨을 사용하여 운동을 할 때 몇 가지 장점이 있다. 몇몇 덤벨은 무게를 조절하도록 구성되어 있다. 대개 이 덤벨들은 전통적인 덤벨보다 덜 비싸고 공간을 덜 차지한다. 덤벨의 사용은 운동 자세의 지속적인 조정과 재조정을 필요로 한다. 그러므로 협력근이나 안정근이 더 뚜렷하게 수축하게 되어, 전반적인 근력을 향상시키고 잠재적인 손상으로부터 보호해 준다. 덤벨은 관절을 완전 가동범위로 움직일 수 있게 만든다.
- 짐볼(그림 7.24 참고). 짐볼은 원래는 물리치료 분야에서 사용하였으나, 피트니스 분야와 바디워크 분야에서도 많이 사용하고 있다. 프리 웨이트 제외하고는, 다양한 기능을 위해 사용될 수 있는 훈련 도구들이 없다. 짐볼은 마루바닥의 운동으로 달성될 수 없는 완전 가동범위의 복부 운동을 가능하게 한다. 중량 훈련 벤치에서 수행되는 모든 중량 훈련은 짐볼 위에서도 수행될 수 있는데, 이것은 오히려 코어근육의 수축과 고유수용성 감각의 자극을 부가적으로 얻을 수 있다. 공을 선택할 때, 사용자의 신장과 체중을 고려하여 고르는 것이 좋다. 적절한 공의 크기는 허리와 무릎의 손상을 줄일 수 있다. 적절한 짐볼 선택에 대한 정보는 짐볼을 싸고 있는 포장지에서 얻을 수 있다. 짐볼은 터지는 것과 터지지 않는 것이 있다. 무게를 이용해 짐볼을 사용할 때는, 터지지 않는 공을 권장한다. 제조사의 지시사항에 따라 공기로 짐볼을 채울 필요도 있다. 공을 세워 놓은 스탠드를 구입하여 특정 운동을 할 때 공이 굴러가지 않도록 할 뿐만 아니라, 손상을 예방한다.

운동세트 횟수와 반복 횟수
(Exercise Sets and Repetitions)

- 운동세트 횟수를 얼마나 해야 하는가?

한 세트는 고정된 반복 횟수 또는 운동의 움직임의 반복을 말한다. 세트와 세트 사이에는 반드시 휴식을 취해야 한다. 목적이 근육을 키우는 것이면, 세트 사이에 30-60초의 휴식을 주는 것이 좋다. 그러나 유산소 운동을 하려면, 세트와 세트 사이에 휴식을 주지 않는다. 그 대신, 근력강화와 유산소 운동을 모두 포함하는 순환 훈련을 하는 경우에는, 한 활동에서 다른 활동으로 이동한다. 이것은 시간을 절약하는 방법이다. 가장 좋은 근력 향상 운동은 3-5 운동세트로 이루어지는 운동이다. 표 8.1을 반복 횟수와 운동세트 횟수에 대한 지침으로서 사용한다.

- 무게를 얼마나 해야 하는가?

만약 무게를 사용한다면, 12회 반복할 수 있는 무게를 선택하는 것이 좋다. 마지막 반복은 상당히 힘들

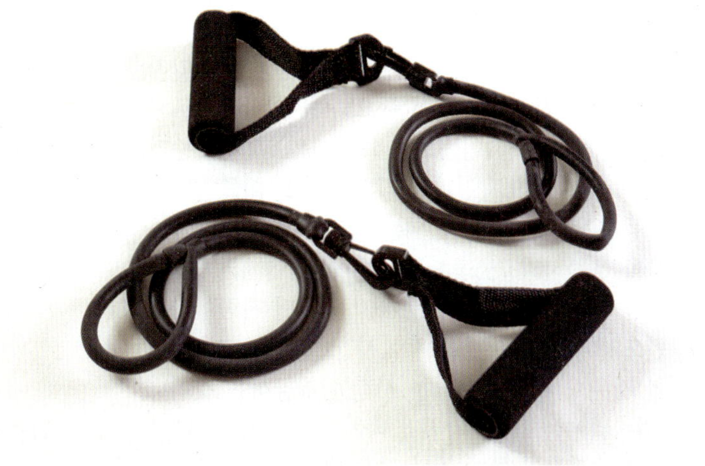

그림 8-6 운동 튜빙.

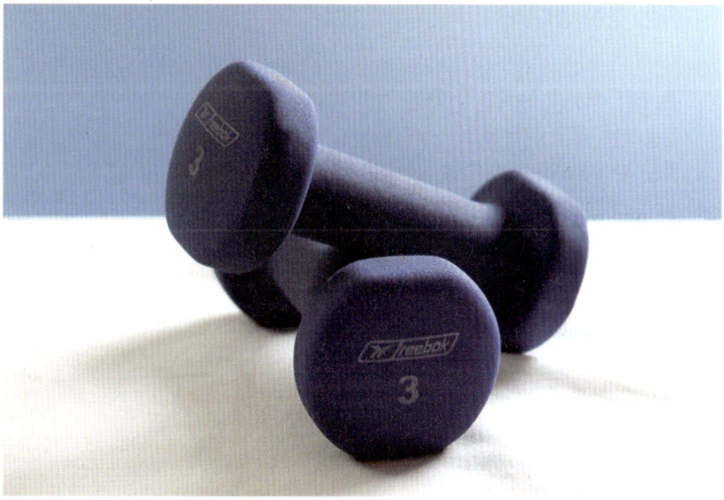

그림 8-7 덤벨.

표 8.1 운동세트 횟수와 반복횟수

훈련목표	반복횟수 지침	운동세트 횟수
지구력	12 또는 이상	2 - 3
비대	6 - 12	3 - 6
근력	6 또는 미만	2 - 6
파워	1 - 2	3 - 5

어야 한다. 첫 2–3회의 운동 회기는 여러분께 가장 편안한 무게가 얼마인지를 알아보는 회기로서 운동을 검사하는 회기라고 생각하는 것이 좋다. 무게를 사용할 때 1차 초점은 원심성 수축에 맞추어야 한다. 초점을 맞추고 있다. 원심성 수축이 근육의 장력을 잘 발달시킬 수 있다.

– 언제 무게를 증가할 것인가?

12회 이상의 반복을 편안하게 할 수 있으면, 무게를 증가시킨다.

– 얼마나 자주 무게를 들어야 하는가?

일반적인 권장사항은 1주에 2–3회 운동하는 것이고, 한 번 운동할 때 30–45분 정도 운동하는 것이 좋다. 힘든 운동을 하는 날과 쉬운 운도을 하는 날을 교대로 했을 때 일반적으로 가장 좋은 결과는 일어난다. 이것은 여러분의 근섬유가 운동의 스트레스로부터 회복되고 또 더 강하게 작용할 수 있도록 세포 변화가 휴식날에 일어날 수 있도록 한다.

– 쉬는 날이 왜 중요한가?

여러분 자신을 자원으로 남겨 두어야 한다. 몸은 대

부분의 운동 회기로부터 충분히 회복될 것이지만, 너무 서두르지 않아야 한다. 핵심은 이 과정의 속도를 높이는 것이다. 운동의 난이도가 증가함에 따라, 회복에 더 집중하는 것이 중요하다. 일반적으로 작용하는 근육군 사이에 23-48시간의 휴식을 준다. 예를 들어, 엉덩관절과 다리의 근육을 이틀 연달아 운동시키지 않는다. 하루는 엉덩관절과 다리의 근육을 운동시키고, 그 다음에는 팔과 어깨의 근육을 운동시킨다. 평상 시 운동하지 않았던 사람이라면, 반드시 하루나 이틀을 휴식시간으로 갖는다. 중요한 것은 신체가 회복되는 시간을 제공하는 것이다. 쉬는 날에는 걷기, 자전거 타기, 수영 또는 아이들과의 술래잡기 놀이 등과 같은 낮은 강도의 운동을 하는 것이 좋다.

속설: 무거운 무게를 가지고 적은 반복횟수로 운동하는 것은 근육을 더 크게 만들고, 가벼운 무게로 많은 반복횟수로 운동하면, 근육을 세밀하게 만든다.

사실: 많은 반복횟수(>15)는 근지구력에 도움이 되지만, 근육질량을 얻는 것과는 상관이 없다. 저중량이 많은 횟수의 운동은 비교적 적은 양의 근섬유를 동원하고, 고중량이 적은 횟수의 운동은 많은 수의 근섬유를 동원한다. 운동 동안 많은 섬유가 동원되면 될수록, 전체 근육의 리모델링하는 부위가 더 커진다.

과훈련 (Overtraining)

과훈련(overtraining)이라 함은 손상, 불면증, 우울증과 만성 근육통을 유발할 수 있는 과도한 훈련을 말한다. 과훈련은 운동 목표 달성을 지연시킬 수 있는 회복을 더디게 만든다. 과훈련은 치료를 수행하는 바디워커의 능력에도 영향을 주어, 여러분의 수입과 직업 수명에도 직접적인 관련이 있다.

과훈련의 증상은 다음과 같다:

- 경기력/능력 저하
- 지연성 근육통(6장 참고)
- 심박수 증가
- 체중 소실
- 만성 피로
- 능력 저하

신체 인식

현재 여러분은 근력강화 프로그램에 참여하고 있는가? 만약 그렇다면, 운동을 할 때 느낌이 어떤 느낌이 들었는가? 여러분이 근력강화 프로그램에 참여하지 않고 있다면, 그 이유는 무엇인가? 참여하고 싶은 프로그램은 무엇인가?

- 운동의 지루함

과훈련을 예방하는 방법은 다음과 같다:

- 훈련 방법의 변화
- 건전한 식이요법과 영양 보충 (이것은 9장에서 자세히 설명되어 있음)
- 운동 시 적절한 신체역학 사용
- 휴식과 수면의 적절한 양
- 회복을 촉진하기 위해 명상, 월풀, 마사지 및 바디워크와 같은 모달리티 사용
- 훈련 효과를 방해할 수 있는 요소를 피함
- 얼마나 많은 효과가 하루에 소비되었는지를 알아보기 위해, 운동을 포함한 일상 활동들을 기록한다.

중량훈련(웨이트 트레이닝)과 유연성 (Weight Training and Flexibility)

7장에서, 저항훈련이 관절의 유연성 증가에 도움이 된다는 것을 공부했다. 사실, 여러분의 유연성 수준에 관계없이, 주요 관심사는 완전 가동범위 내내 적절한 근력이 있는가이다. 그러므로 근력을 강화할 때, 각 관절의 완전 ROM에서 저항훈련을 수행하고, 서로 길항작용하는 근육들을 동등하게 운동시키는 것이 핵심이다.

중량훈련이 올바르게 수행되면, 관절 유연성을 증가시킬 것이다. 올바르게 수행되지 않으면, 실제로 유연성이 감소할 수도 있다. 중량훈련의 성패여부는 어떻게 운동을 하는가, 얼마나 무거운 중량을 상용하는지, 그리고 완전 ROM으로 운동을 했는지에 좌우된다. 또 중요한 것은 초보자의 중량훈련이 더 무거운 무게

를 사용하는 숙련된 사람의 중량훈련과 다르다는 것을 기억하는 것이다.

완전 가동범위가 수행될 수 있도록 비교적 가벼운 하중을 사용하면, 유연성이 증가할 것이다. 예를 들어, 팔을 옆으로 들어올리기와 같은 운동을 할 때, 만약 팔을 머리 위로 들어올릴 수 있는 완전 가동범위가 이루어진다면, 어깨 유연성이 증가할 것이다. 이것은 팔을 앞으로 들어올리는 동작, 엎드린 자세에서 팔을 옆으로 들어올리는 동작, 뒤쪽으로 들어올리는 동작에서도 마찬가지다. 허리를 반대로 비트는 것과 같은 운동은 척추의 회전 유연성을 증가시키고, 배바깥빗근과 배속빗근의 근력을 강화시키는데 매우 좋은 방법이 될 수 있다.

반복횟수와 운동세트 횟수가 증가되고, 더 큰 저항이 사용되면, 중량훈련이 유연성의 소실을 초래할 수도 있다. 이렇게 되는 2가지 이유가 있다:

1. 매우 무거운 중량을 사용할 때, 팔을 완전히 펴지 못해 근육의 역학적 이점이 감소할 것이다.
2. 무거운 중량 사용은 근육의 잠재 근긴장을 일으킨다. 근육이 충분히 강하면, 운동 후 그 근육은 단축된 자세를 그대로 유지한다.

많은 반복횟수와 운동세트 횟수를 사용하면, 마지막 반복이나 운동세트를 수행할 때, ROM이 감소한다. 이런 현상은 피로가 시작되거나 근육이 수행된 일의 양으로부터 타이트해지기 시작할 때 일반적으로 일어난다. 근육이 더 많이 일을 할수록, 침범된 관절의 유연성이 감소될 가능성이 커진다.

이런 이유 때문에 강한 중량훈련에 스트레칭기법(운동 후에 적용되는)을 첨가해야 한다. 이것은 척추를 대상으로 중량훈련을 했을 때 더욱 그러하다. 무거운 무게를 어깨로 유지하거나 머리 위로 무거운 무게를 들어올릴 때, 척추가 영향을 받게 된다. 침범된 관절의 정상 ROM을 다시 얻기 위해 이 시기에 능동적인 스트레칭 기법을 적용할 수 있다. 7장에서 소개된 다음의 프로토콜을 권장한다.

근력강화 프로토콜 (Strengthening Protocols)

운동이나 활동을 하기 전에 다음의 내용을 7장에서 배웠다:

- 동적 움직임을 이용하여 준비운동한다.
- 근육을 풀어 주고, 본 운동을 준비하기 위해, 가벼운 무게를 이용하여 많은 반복운동을 수행하여 추가적인 준비운동을 한다(7장의 "일반적인 준비운동" 단락의 "활동" 참고): 준비운동의 마지막 부분에서는, 여러분이 하게 될 운동을 저강도로 수행해 본다. 이것은 유익한데, 그 이유는 협응, 균형, 근력 및 반응시간을 향상시키고, 손상 위험을 감소시키기 때문이다.

다른 핵심 요점을 기억한다:

- 호흡을 기억한다. 힘든 운동을 할 때는 거의 대부분 날숨을 쉬고, 쉬운 운동을 할 때는 들숨을 쉰다.
- 운동을 하는 내내 균형 잡힌 자세를 유지한다. 이것은 손상을 예방하는데 매우 중요하다.
- 움직임을 유지한다. 이것은 회복시간을 감소시킬 것이다.
- 동적 움직임과 정적 신장을 이용하여 5 15분간 마무리 운동을 한다.

안전과 손상 예방 (Safety and Injury Prevention)

아래 지침은 운동 시 발생할 수 있는 손상을 방지하는데 큰 도움이 된다:

- 무게를 들어 올리는 운동을 한다면, 혼자서 운동하지 않도록 한다. 심지어 집에서 운동을 할 때도 도움을 줄 수 있는 사람과 함께 운동한다(대개 도움을 주는 사람을 "스포터"라 한다). 무게를 드는 운동을 할 때 발생하는 대부분의 손상은 혼자서 운동할 때 일어난다. 몇몇 이유 때문에, 여러분이 체중을 적절하게 사용할 수 없거나 장비를 잘못 사용한다면, 스포터가 안전성을 제공해야 한다.

- 모든 운동을 할 때는 정확한 자세로 운동해야 한다.
- 들기 동작을 할 때 갑자기 움직이거나 몸을 비틀어서는 안 된다. 이런 동작은 여러분의 몸에 스트레스를 가해 손상을 일으킬 수 있다.
- 손상을 당했다면, 운동을 중단한다. 운동의 강도, 세트 횟수, 무게 등을 줄인다. 과훈련이나 손상을 방지하기 위해 교차훈련을 실시한다.
- 다음 운동을 조심스럽게 수행한다:
  - 완전한 쭈그려 앉기: 이 운동은 허리와 무릎의 인대와 힘줄에 커다란 스트레스를 가한다.
  - 무릎을 발가락 앞쪽으로 움직이는 운동들.
- 항상 적절한 관절 정렬을 유지해야 한다.

본 장의 프로토콜들은 기본적인 지침들이다. 운동하기 전에 자격을 갖춘 피트니스 트레이너와 같이 건강 전문가나 피트니스 전문가의 조언을 먼저 구하도록 한다. 아래 사이트는 바디워크 분야의 건강과 피트니스 전문가를 찾을 수 있는 웹사이트이다:

American Council on Exercise(ACE): www.acefitness.com
American Collage of Sports Medicine(ACSM): www.acsm.com
American Fitness Professional and Associates(AFPA): www.acpafitness.com

근육군 (Muscle Groups)

운동 계획을 설계할 때, 작은 근육군보다 큰 근육군을 먼저 이용할 것을 고려한다. 그 이유는 무엇인가? 작은 근육군이 먼저 피로해지면, 큰 근육군을 제대로 이용할 수 없기 때문이다. 전형적인 운동순서는 다음과 같다:

1. 복부. 복근 운동은 몸 전체를 준비운동하는데 매우 효과적이다.
2. 엉덩이와 다리. 다리 움직임이 자동적으로 허리 근육을 수축시키기 때문에, 다리 특히, 허벅지를 움직일 때 철저하게 준비운동을 해야 한다. 허벅지는 몸 전체에서 가장 큰 근육군을 갖고 있다.
3. 가슴
4. 등. 대부분의 근골격계 손상이 등과 관련되어 있기 때문에, 등 근육을 수축하기 전에, 철저하게 준비운동을 해야 한다.
5. 어깨
6. 팔과 아래팔
7. 손과 손가락

속설: 적절한 운동을 하면, 각 근육의 모양을 조절할 수 있을 것이다.

사실: 유전자가 근육의 모양을 결정한다. 운동은 근육을 더 크고 강하게 만들 뿐이다. 그러나 여러분은 몇몇 근육으로 구성된 신체 부위를 운동을 통해 만들 수 있다.

"근력강화 프로토콜"을 실시하기 전에, 코어 근육을 먼저 공부하는 것이 필요하다. 앞의 장들에서 코어가 바디워커에게 매우 중요함을 배웠다. 코어 근육은 치료를 수행하는데 필요한 균형 잡힌 자세와 근력의 근원이다.

코어 근육 (The Core)

신체 코어(중심)는 몸통, 골반, 엉덩이, 복근 및 척추의 작은 근육 등을 의미한다. 코어 근육은 배가로근, 배바깥빗근, 뭇갈래근과 척주세움근을 말한다(그림 8-8A 참고). 코어 안정화와 관련된 다른 근육으로는 중간볼기근, 배곧은근과 배속빗근 등이 있다(그림 8-8B 참고).

등허리근막(TLF, 그림 8-8C 참고)은 몸통의 깊은 근육이 수축할 때 허리뼈에 장력성 지지를 제공한다. 배가로근과 배속빗근이 등허리근막에 붙어 있다. 등허리근막은 몸통을 둘러싸고 있고, 깊은 몸통 근육과 연결되어 있다. 코어 훈련의 기초는 골반과 엉덩이 주위의 깊고 작은 안정화 근육의 동원 효율성을 증가시키는 것이다.

코어 근육들은 모든 신체 움직임의 토대이다. 몸통 근육들은 척추를 안정화시키고, 팔다리 움직임의 견고한 토대를 제공한다. 이 근육들이 수축할 때, 그들은

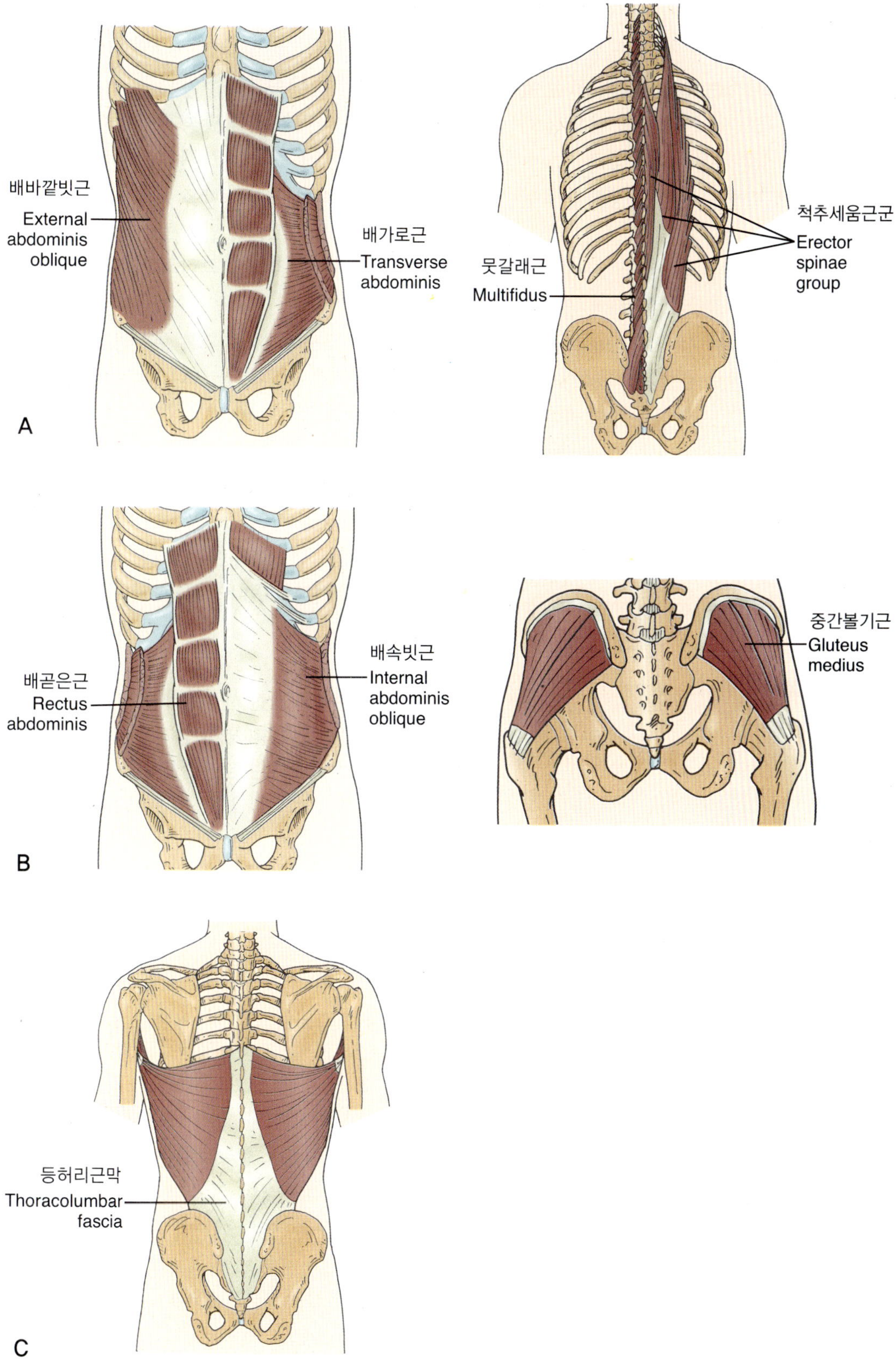

그림 8-8 (A) 배가로근, 배바깥빗근, 뭇갈래근, 척주세움근군, (B) 중간볼기근, 배곧은근, 배속빗근, (C) 등허리근막

척추, 골반과 어깨를 안정화시켜, 견고한 기저면을 형성한다. 코어 근력 강화 훈련의 가장 큰 장점은 기능적 피트니스이다; 피트니스는 일상활동과 조절 활동에 필수적이다. 예를 들어, 모든 복부 근육의 강화는 허리 통증을 예방할 수 있는 유용한 예방적 접근법이다.

코어 근력강화 프로토콜은 깊은 안정화 근육만을 동원하는 운동이어서는 안 된다. 코어 근력강화 프로토콜은 척추와 골반의 정렬을 유지하는 식으로 코어 근육을 강화하면서 동시에 팔다리를 함께 움직이는 방법으로 이루어져야 한다. 물리치료와 피트니스 훈련에 대한 오늘날의 개념은 작고 깊은 허리뼈와 몸통의 근육을 표적으로 하는 코어 안정화 훈련에 중점을 두고 있다. '코어 안정화 훈련'의 목적은 몸통 근육을 효율적으로 동원한 후, 동적 운동 동안 허리뼈 자세의 조절을 배우는 것이다.

코어 근력 검사 (Testing for Core Strength)

다음의 코어 근력과 안정성 검사는 복부 근육과 허리 근육의 발달을 모니터링하는 검사이다. 만약 코어 근력이 나쁜 편이라면, 운동을 하는 동안, 몸통을 불필요하게 계속 움직이게 되어, 에너지 소모가 일어날 것이다. 코어 근육의 근력이 좋다는 의미는 사람이 매우 효율적으로 움직일 수 있다는 것이다. 코어근력검사를 수행하기 위해서는, 편평한 지면, 매트, 그리고 시계 등이 필요할 것이다.

1. 시계를 쉽게 볼 수 있는 바닥의 위치에 시계를 배치한다.
2. 기본적인 푸쉬업 자세를 취한다. 바닥에 무릎과 팔꿈치를 대는 것을 제외하고는 푸쉬업 자세와 비슷하다(그림 8-9A 참고).
3. 이 자세를 60초간 유지한다.
4. 오른쪽 팔을 들어 올린다(그림 8-9B 참고). 이 자세를 15초간 유지한다.
5. 오른쪽 팔을 다시 원래 위치로 내린 뒤, 왼팔을 들어 올린다(그림 8-9C 참고). 이 자세를 15초간 유지한다.
6. 왼팔을 원래 위치로 내린 뒤, 오른쪽 다리를 들어올린다(그림 8-9D 참고). 이 자세를 15초간 유지한다.
7. 오른쪽 다리를 원래 위치로 내린 뒤, 왼쪽 다리를 들어 올린다(그림 8-9E 참고). 이 자세를 15초간 유지한다.
8. 오른쪽 다리와 왼쪽 팔을 같이 들어 올린다(그림 8-9F 참고). 이 자세를 15초간 유지한다.
9. 오른쪽 다리와 왼쪽 팔을 원래 위치로 내린 뒤, 왼쪽 다리와 오른쪽 팔을 들어올린다(그림 8-9G 참고). 그리고 이 자세를 15초간 유지한다.
10. '그림 8-9A' 처럼 기본 푸쉬업 자세로 되돌아온다(그림 8-9A). 그리고 이 자세를 30초간 유지한 후, 이완한다.

근력을 강화시키기 위해, 기본적인 팔굽혀 펴기 자세에서 운동을 시작하여 운동을 끝낸다. 무릎이 마루바닥에 닿지 않으면, 여러분의 체중이 발가락과 아래팔에 가해질 것이다(그림 8-9H).

주의:

- 허리 문제를 가진 사람이라면, 양 무릎을 바닥에 붙인 후, 푸쉬업하면서 상체를 들어올린다; 이때 코어 근육의 참여가 있어야 한다. 이런 동작을 쉽게 할 수 있으면, 한쪽 무릎을 바닥에 그대로 두고, 다른 쪽 다리로 푸쉬업하면서 상체를 들어올린다.
- 아래쪽으로 움직이는 운동 단계(원심성 수축) 동안에는 들숨을 쉬고, 위쪽으로 움직이는 운동 단계(구심성 수축) 동안 날숨을 쉰다.
- 자세를 유지하는 동안, 정상적인 호흡을 한다.

여러분이 위의 검사(코어 근력 검사)를 완전히 수행할 수 있으면, 여러분은 좋은 코어 근력을 가지고 있는 것이다. 여러분이 위의 검사를 완전하게 수행할 수 없다면, 할 수 있을 때까지 1주에 3회나 4회를 반복 수행한다. 이전의 검사 결과와 새로운 수행한 검사의 결과를 비교해 본다. 시간이 경과하면, 각 검사 사이에 적절한 훈련을 함으로서, 여러분은 향상을 볼 수 있어야 한다.

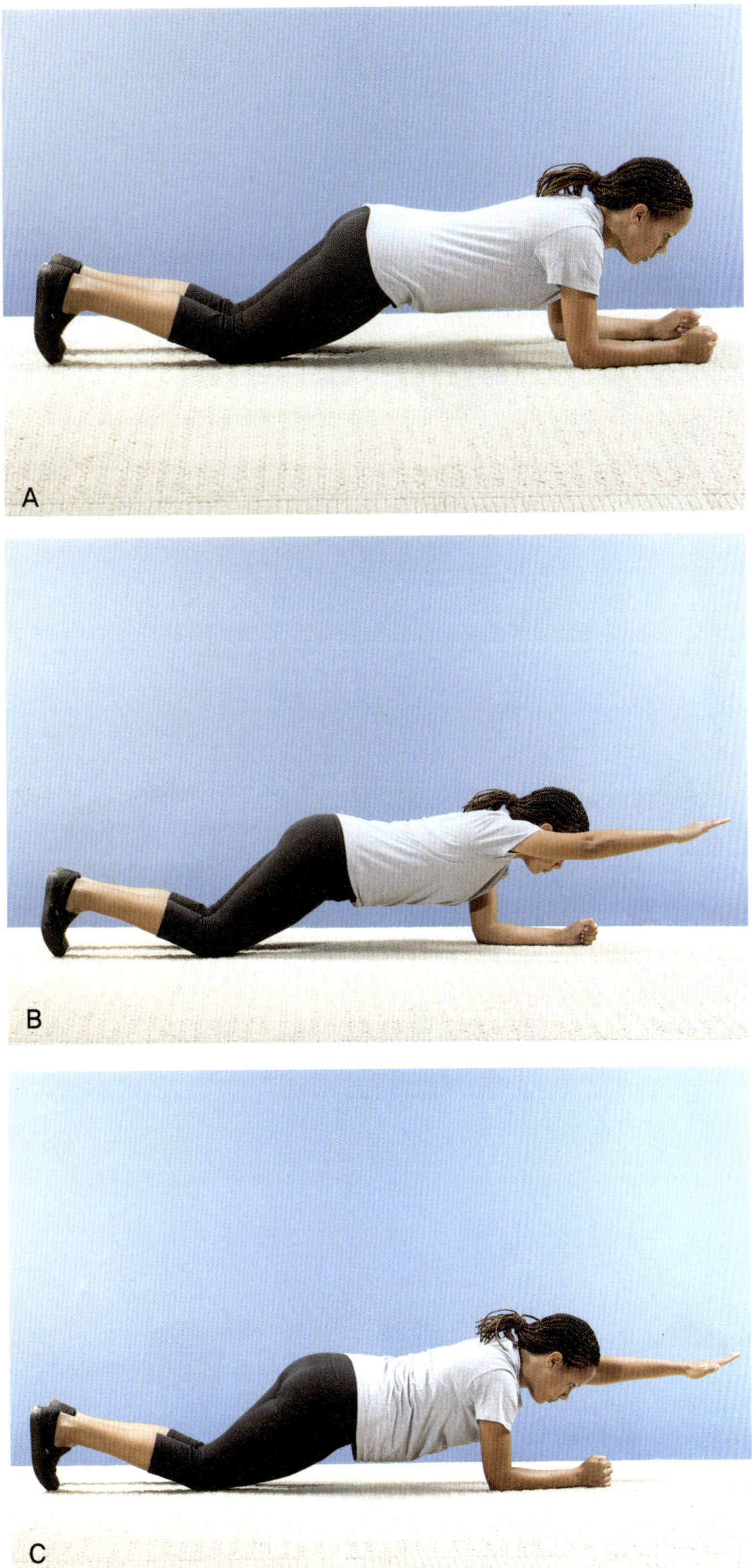

그림 8-9 (A) 기본 자세; (B) 오른팔을 바닥으로부터 들기; (C) 오른팔을 다시 바닥으로 가져가고, 왼팔을 바닥으로부터 들기

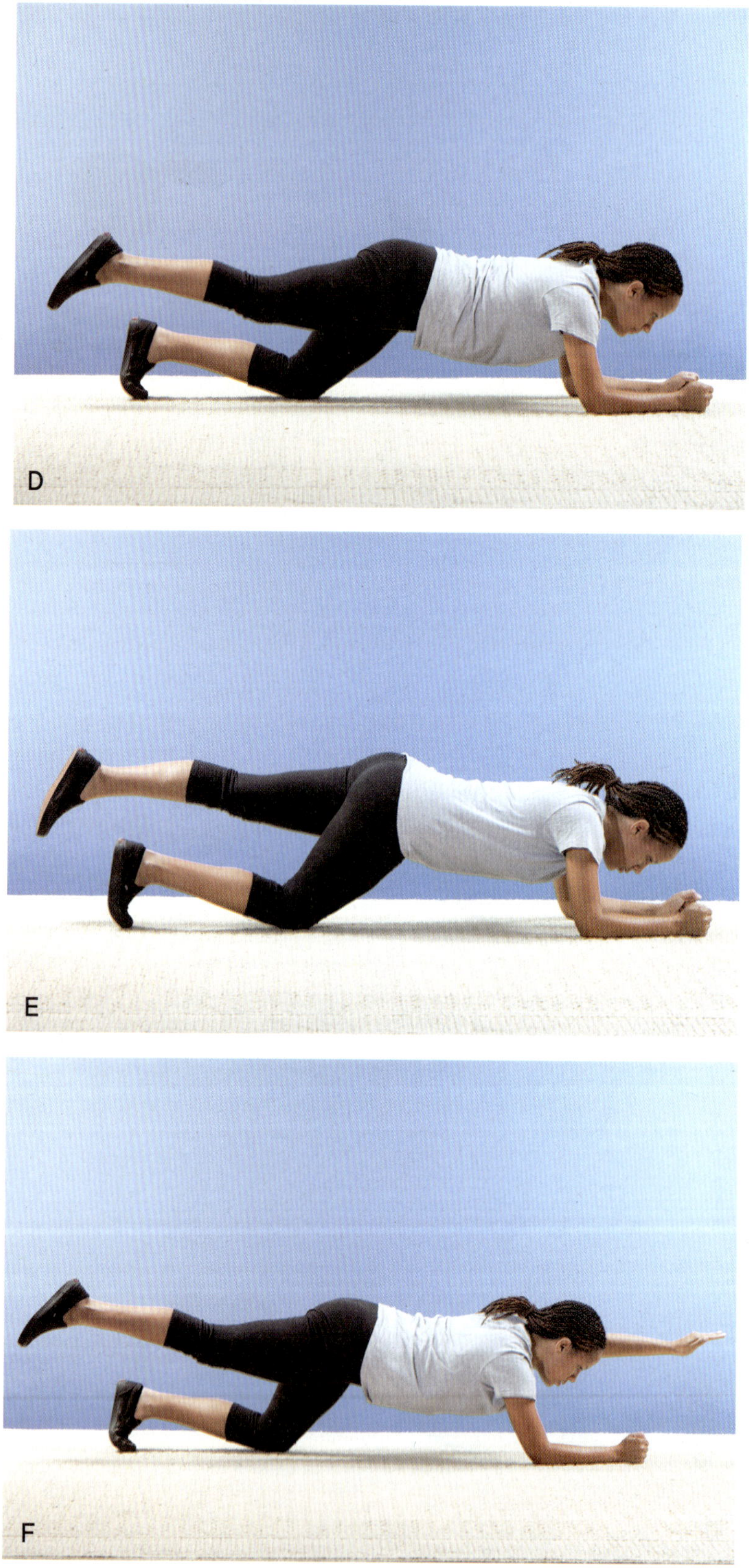

그림 8-9 계속 (D) 왼팔을 제자리로 가져가고 오른쪽 다리 들기; (E) 오른쪽 다리를 바닥으로 가져가고 왼쪽 다리 들기; (F) 오른쪽 다리와 왼쪽 팔의 들기

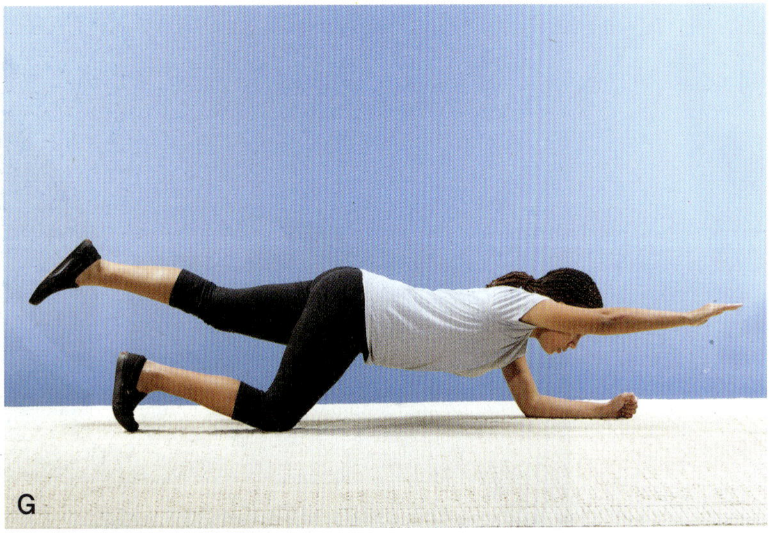

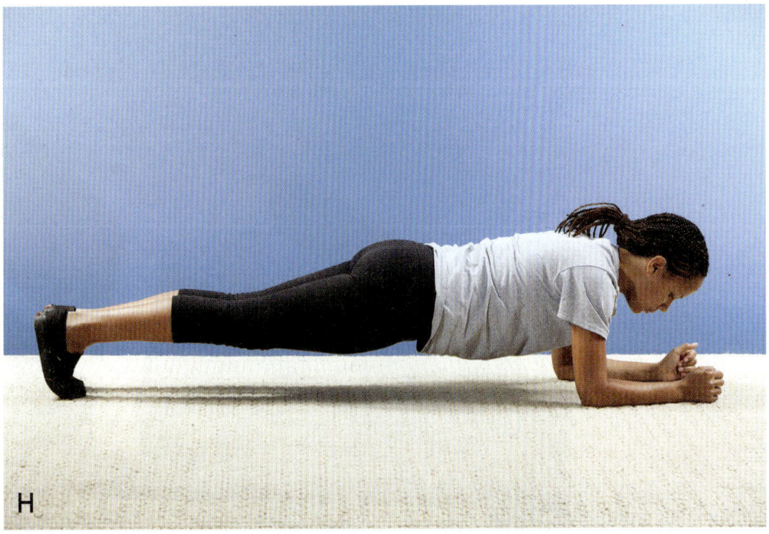

그림 8-9 계속 (G) 왼쪽 다리와 오른쪽 팔의 들기; (H) 무릎을 지면에서 떼고 기본 자세. 이때 체중은 팔꿈치와 발가락에만 가해진다.

코어 근력과 안정성을 위한 운동
(Exercises for Core Strength and Stability)

코어 안정화 훈련은 배가로근과 뭇갈래근의 공동 수축을 효율적으로 함으로써 시작한다. 배가로근과 뭇갈래근의 공동수축은 허리뼈를 안정화시키는 열쇠이다. 배가로근과 뭇갈래근의 공동수축을 위해, 척추를 정렬시킨 후, 아래의 "배를 홀쭉하게 하는 운동"을 수행한다.

1. 무릎을 세우고 반듯이 매트 위에 눕는다. 허리뼈가 휘어지거나 편평해져서는 안 되고, 허리뼈와 바닥 사이에 약간의 틈이 있어야 허리뼈가 제대로 잘 정렬된 것이다. 이런 자세가 최적의 허리뼈 중립위이다 (그림 8.10A 참고).
2. 숨을 크게 들이 마시고, 복부 근육을 이완한다. 숨 내쉬고, 여러분이 그렇게 할 때 마치 배꼽을 바닥쪽에 붙인다는 느낌으로 아래쪽 복부를 안쪽으로 당긴다(그림 8.10B 참고).
3. 이완을 유지하면서 이 자세를 10초간 유지한다. 정상적인 호흡을 하면서, 아래 복부에 긴장을 유지한다. 여러분의 복부 근육을 이완한다 (그림 8.10C 참고).
4. 5-10회 반복한다.

여러분이 누운 자세에서 배를 홀쭉하게 하는 운동을 완벽하게 할 수 있으면, 엎드린 자세에서 이런 동작을 완벽하게 수행하고, 네발기기 자세에서 이 동작을 수행하고, 앉은 자세에서 이 동작을 수행하고,

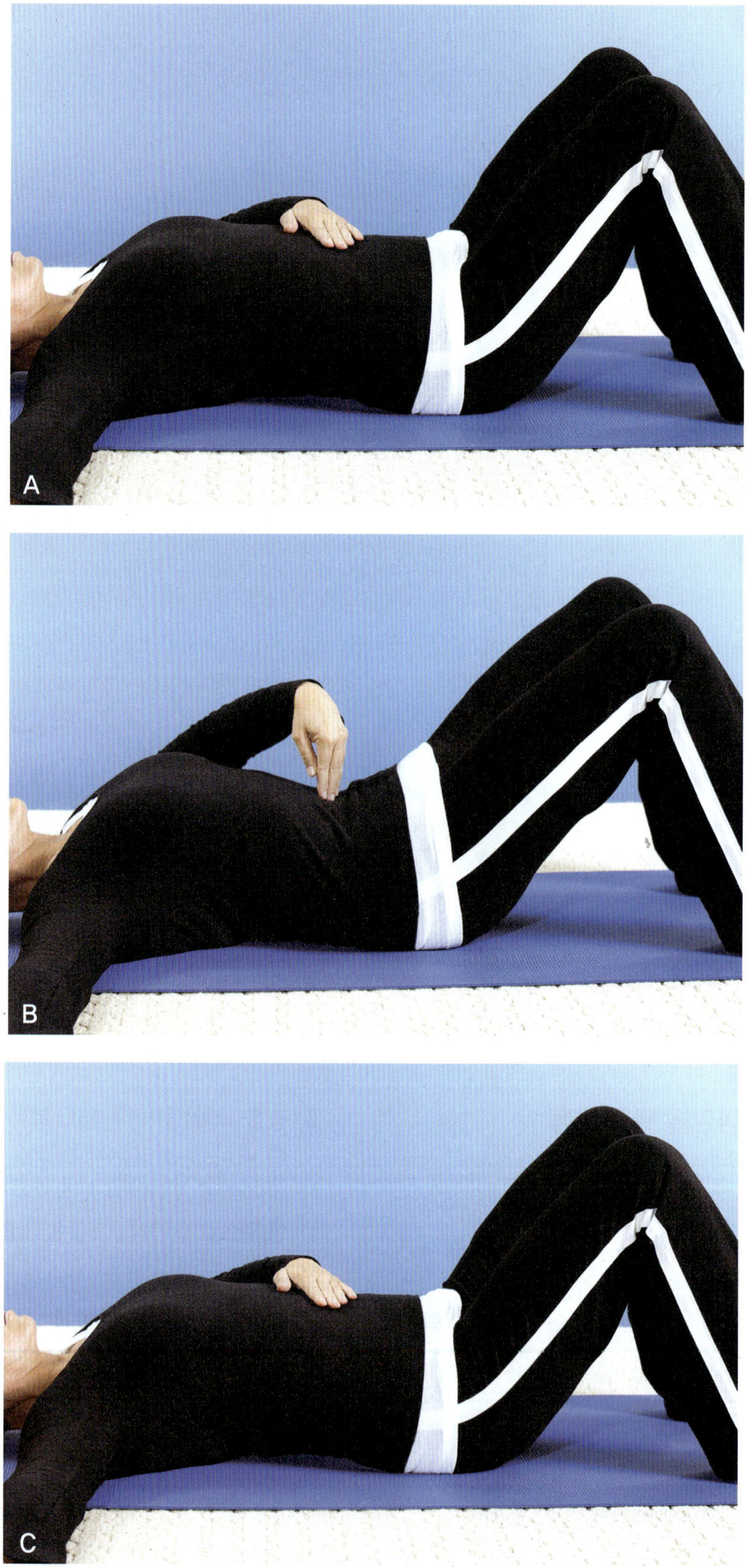

그림 8-10 (A) 매트 위에 무릎 세운 누운 자세를 취하고, 허리뼈가 최적의 중립위가 되도록 한다; (B) 마치 배꼽을 매트 쪽으로 당기듯이, 아래 복부를 안으로 당긴다; (C) 복부 근육을 이완한다.

끝으로 선 자세에서 이 동작을 완벽하게 수행한다. 위의 각 자세에서 "배를 홀쭉하게 하는 운동"을 수행하기 전에, 최적의 허리뼈 중립위를 취해야 한다.

안정화 운동 (Stabilizing Exercises)

Prone Superman. 여러분의 허리가 짐볼 중심에 오도록 배치한 뒤, 짐볼 위에 엎드린다; 손목에 무리 없이 주먹을 가볍게 쥐고 바닥에 댄다(그림 8.11A 참고). 들숨을 한 후, 날숨을 하면서 가슴을 들어올리고, 양팔을 앞쪽으로 뻗고 양 다리를 뒤쪽으로 뻗기 위해 복부 근육과 등 근육을 수축한다(그림 8.11B). 이 운동 목표는 슈퍼맨이 하늘을 나는 자세이다. 만약 여러분이 처음에 이 자세를 취할 수 없다면, 양발을 바닥에 대고 양팔만 앞으로 뻗는다. 머리를 척추와 일직선 되게 유지해야지, 머리를 들어올려서는 안 된다. 정상적인 호흡을 하면서 이 자세를 10초간 유지하고, 그 다음 이완한다.

팁: 만약 여러분이 양쪽 팔과 다리를 들어 올릴 때 공을 유지하지 못해 공이 굴러가게 되면, 공을 제대로 잘 지지하기 위해 짐볼 스탠드 안에 공을 배치하는 것이다.

Prone Arm/Leg Superman. Prone Superman와 같은 자세로 시작한다. 들숨을 쉰 후 날숨을 하면서, 가슴을 들어올리고, 오른팔을 앞쪽으로 뻗고 오른다리를 뒤쪽으로 뻗기 위해 복부 근육과 등 근육을 수축한다. 정상 호흡을 하면서 이 자세를 10초간 유지하고, 그 다음 이완한다. 이번에는 왼쪽 팔과 다리로 위의 운동을 반복해 본다.

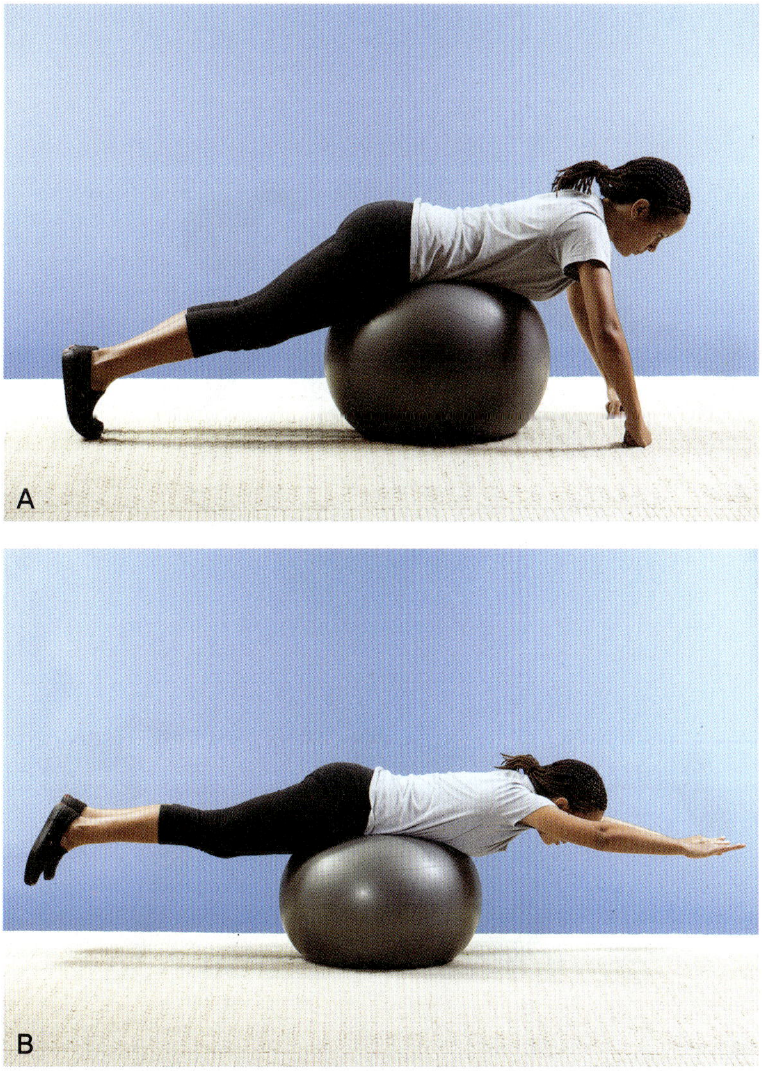

그림 8-11 (A) 허리가 운동볼 중앙에 오도록 한 뒤에 볼 위에 엎드린다. (B) 숨을 들이마시고 내쉬면서 복근과 등근육이 당겨지도록 가슴과 두 팔다리를 들어올린다.

운동 변화와 난이도를 높이기 위해, 들숨을 쉰 후 날숨을 하면서, 가슴을 들어올리고, 오른팔을 앞쪽으로 뻗고 왼쪽 다리를 뒤쪽으로 뻗기 위해 복부 근육과 등 근육을 수축한다. 정상적인 호흡을 하면서 이 자세를 10초간 유지한 다음 이완한다. 이번에는 왼쪽 팔과 오른쪽 다리로 위의 운동을 반복해 본다.

Prone Arm Walk. 여러분의 허리가 짐볼의 중심에 오도록 배치한 뒤, 짐볼 위에 엎드린다(그림 8.12A). 정상적으로 호흡하며 손을 이용해 앞으로 걸어가고, 공을 발쪽으로 굴린다(그림 8.12B 참고). 공을 다시 시작 자세로 굴린다. 여러분이 좋아하는 만큼 이 동작을 반복한다.

Supine Bridging. 양쪽 어깨뼈 사이의 중앙을 짐볼에 배치하고 누운 자세를 취한다(그림 8.13A 참고). 들숨을 쉰 후 날숨을 하면서, 목, 허리 및 허벅지가 수평을 이룰 때까지 엉덩이를 들어올린다(그림 8.13B). 여러분의 오른쪽 허벅지와 평행해질 때까지 왼쪽 무릎을 천천히 뻗고, 다리를 들어올린다(그림 8.13C). 정상적인 호흡을 하면서 이 자세를 10초간 유지한다. 복부 근육의 수축을 암시하기 위해, 양손을 복부에 배치한다. 반대쪽로도 위의 동작을 반복해 본다.

팁: 만약 다리를 들어 올릴 때 공을 유지하지 못해 공이 굴러가게 되면, 공을 제대로 잘 지지하기 위해 짐볼 스탠드 안에 공을 배치하는 것이다.

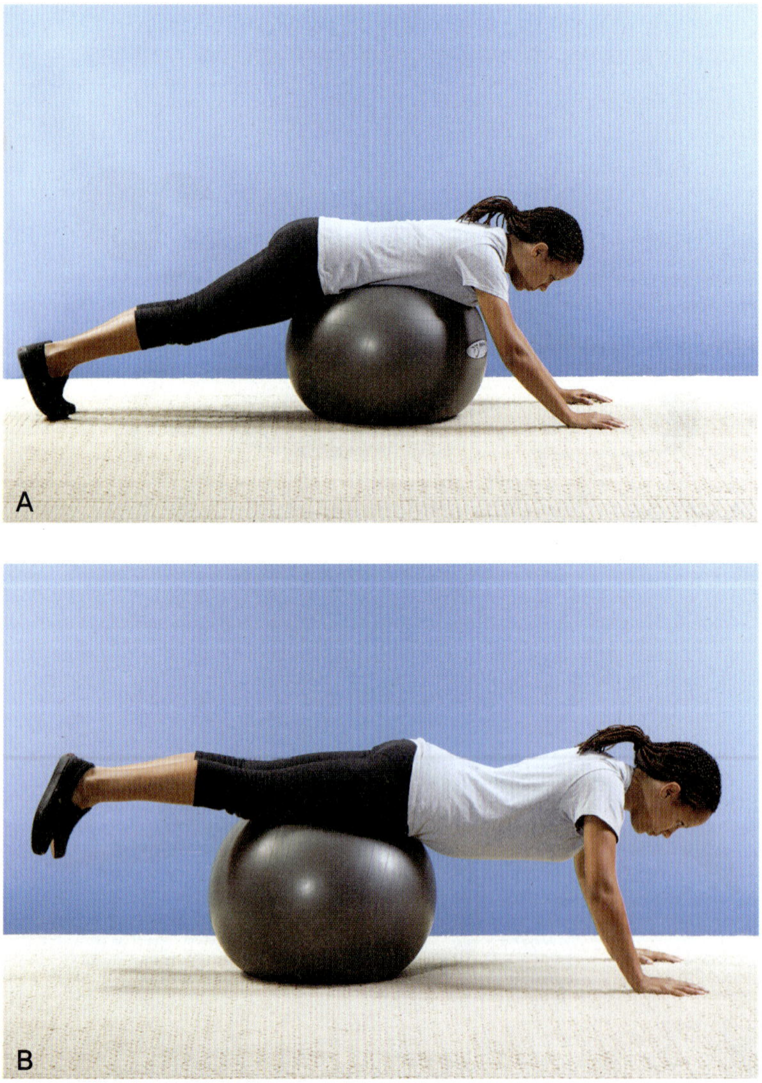

그림 8-12 (A) 여러분의 가슴을 짐볼 위에 배치하고 엎드린 자세를 취한다; (B) 손을 앞쪽으로 걸어가듯이 움직여서 공을 발쪽으로 굴린다.

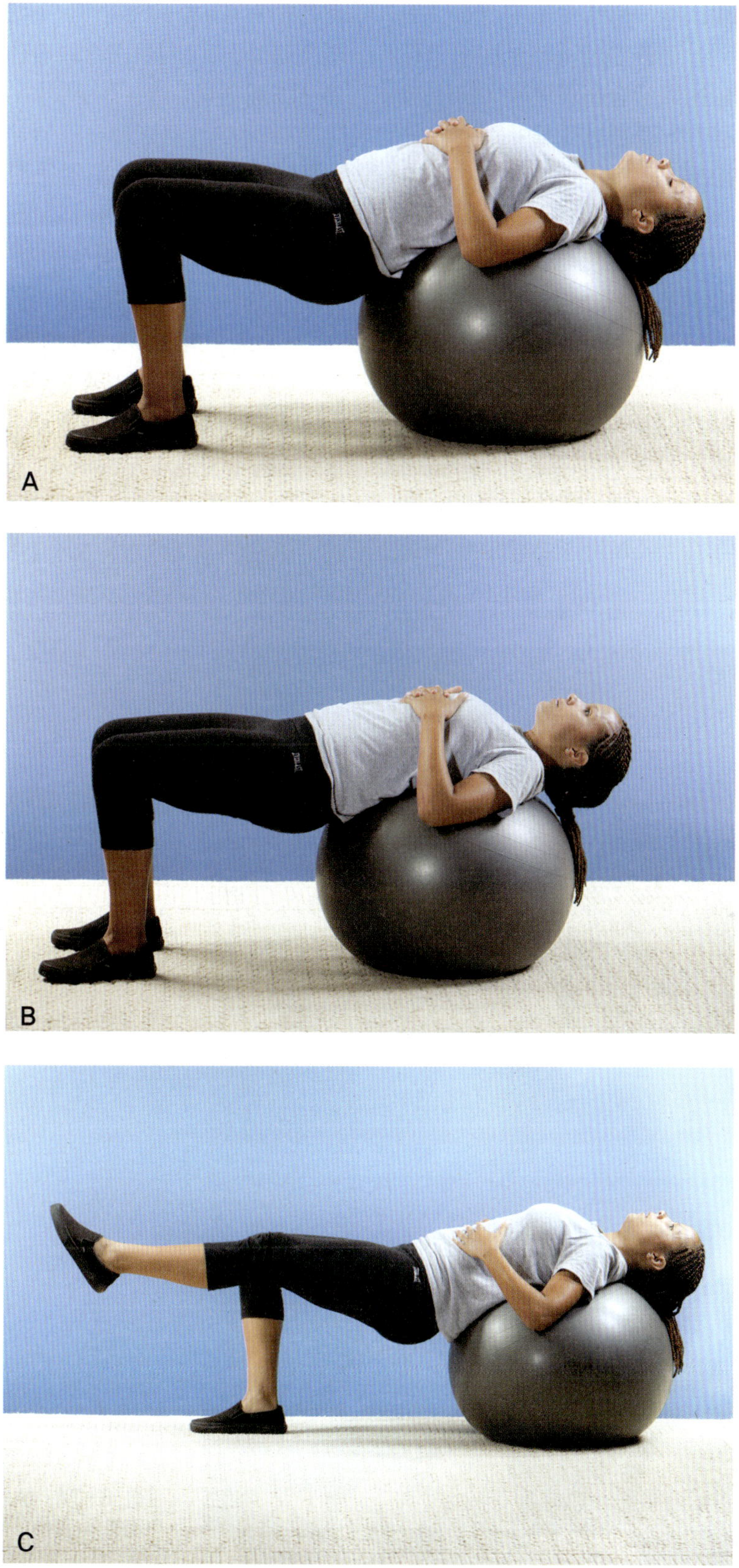

그림 8-13 (A) 양쪽 어깨뼈 사이의 중심을 짐볼 위에 배치하고 누운 자세를 취한다; (B) 목, 허리 및 허벅지가 수평을 이룰 때까지, 여러분의 엉덩이를 들어올린다; (C) 여러분의 오른쪽 허벅지와 평행해질 때까지 왼쪽 무릎을 뻗고, 왼쪽 다리를 들어올린다.

Supine Torso Lift. 매트 위에 누운 자세에서 무릎을 굽혀 종아리를 짐볼 위에 올려놓는다(그림 8.14A). 들숨을 쉰 후 날숨을 하면서, 여러분의 몸통이 편안한 높이가 될 때까지 들어올린다. 균형을 잡을 수 있도록 양 팔을 매트 위에 그대로 배치한다(그림 8.14B). 정상적인 호흡을 하면서 이 자세를 10초간 유지한다. 여러분의 균형이 향상되면, 양손을 복부 위에 올려놓는다.

코어 안정화 훈련의 목적은 치료 동안 클라이언트의 무거운 다리를 들 때와 달리기와 같은, 동적 운동 동안 허리뼈를 조절하는 깊은 몸통 근육이 올바르게 작용하도록 하는 것이다. 그러므로 중요한 것은 여러분이 기본적인 코어 운동을 능숙하게 성공했다면, 여러분은 바디워크를 수행할 때 여러분이 하게 될 운동 동안 안정성을 달성하는 쪽으로 진전해야 한다. 이 운동들을 시도해 본다:

런지(Lunge). 이것은 전통적인 운동으로서, 천천히 그리고 신중하게 수행될 때 여러분께 신체자각과 코어 안정성을 잘 가르쳐 줄 수 있다. 그러나 많은 사람들은 머리와 어깨를 먼저 뒤쪽으로 당김으로써 운동을 잘못 시작한다. 이 자세는 허리뼈를 폄시켜 중립위를 잃어버리게 된다. 다른 사람들은 런지를 수행할 때 골반을 수평으로 유지하지 못한다. 더 많은 정보를 원하거나 어떻게 하는지를 알고 싶으면, "저항훈련 전신운동" 단락에 있는 고정 런지를 참고하기 바란다.

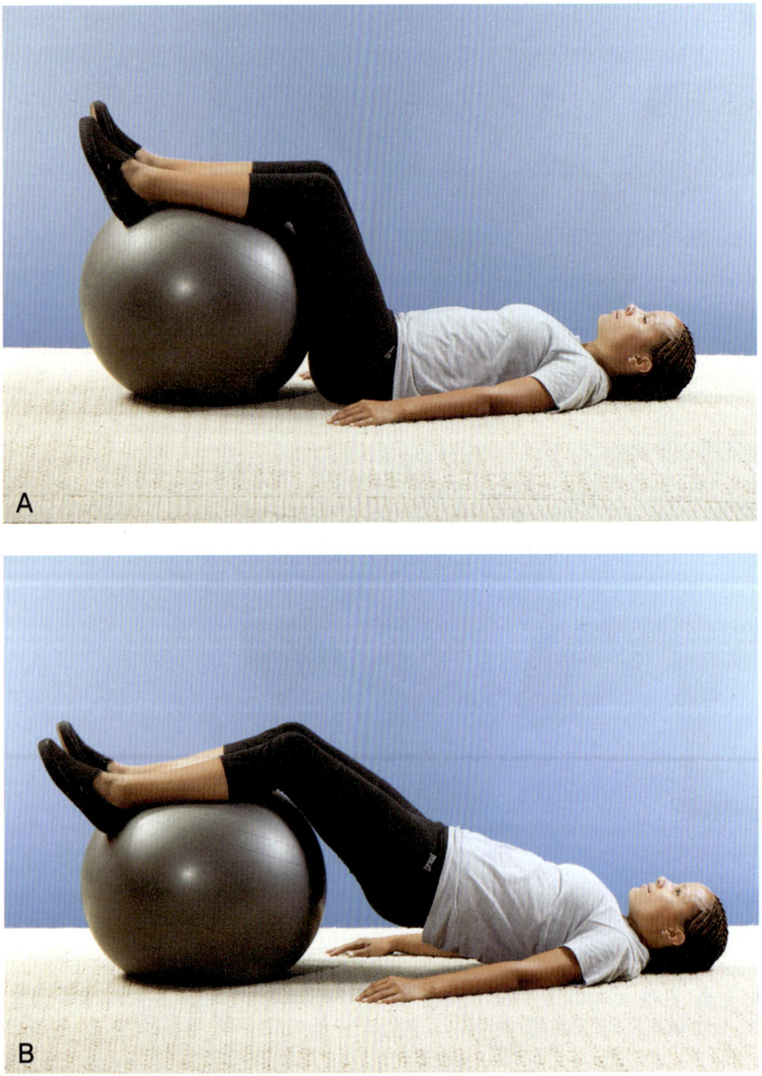

그림 8-14 (A) 매트 위에 누운 후, 여러분의 양쪽 무릎을 굽혀 종아리를 짐볼 위에 올려놓는다; (B) 편안한 높이가 될 때까지 여러분의 허리를 천천히 들어올린다. 이때 균형을 잡기 위해 양 팔을 바닥 위에 그대로 배치한다.

균형 원반(Balancing Disks). 균형 원반이란 공기가 차 있는 플라스틱 원반이다(그림 8.15). 공기량을 조절하면서, 원반의 안정성을 증가하거나 감소할 수 있다. 사용자는 원반 위에 발을 대고 앉거나 선 자세를 취한다. 공기가 원반 내에서 움직이기 때문에, 사용자는 앉거나 서 있던지 간에 안정화 근육을 동원한다. 약간 변화하고 불안정한 표면의 원반들도 있다. 바디워커가 불안정한 표면 위에 서서 치료하는 것은 않지만, 균형 원반의 사용은 전반적인 안정성과 균형을 증가시키는데 유용할 수 있다.

속설: 여러분은 특정 신체부위를 운동함으로써 그 부위의 지방을 태울 수 있다.

사실: 일명 '특정 부위별 살빼기"는 사실 근거가 없는 것이다. 운동을 할 때, 여러분은 신체의 모든 부위(운동과 관련된 특정 부위가 아니라)로부터 지방을 대사함으로서 생산된 에너지를 사용한다. 예를 들어, 윗몸일으키기(sit-up)는 복부 부위의 지방이 궁둥이나 허벅지 부위의 지방보다 더 빨리 연소되는 것은 아니다. 특정 운동이 특정 부위의 근육 형태를 만드는데 도움이 될 수 있지만, 특정 부위의 지방을 없애지는 못한다.

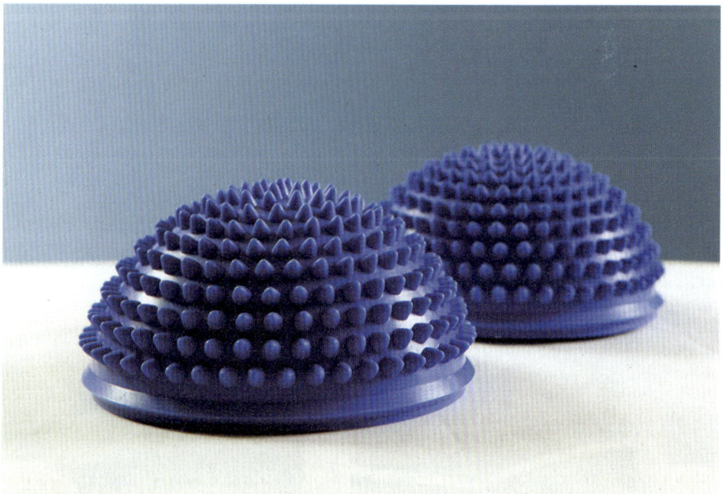

그림 8-15 균형 원반

현장 기록

나의 상황은 실제로 특별한 손상을 입지 않은 상태이다. 나는 측만증과 가끔 발생하는 만성 허리통증을 가지고 있다. 나는 탈출된 추간판이 척수를 압박하여 약 1년 동안 좌골신경통을 앓았다. 또 가끔 애를 먹이는 과기 병력을 갖고 있다. 나는 스키 사고로 오른쪽 무릎의 탈골로 ACL 손상을 당했고, 대학 때 교내 소프트볼 경기 도중에 오른쪽 쇄골 골절을 당한 경우도 있다.

나는 좌골신경통 문제를 치료하기 위해 매우 효과적인 것으로 판명된 VAX-D를 사용했다. VAX-D는 척추를 늘이는 감압 신장술의 형태이고, 척주 안에 진공을 일으켜 체액을 끌어오고 건강한 영양분을 척수로 보내 치유를 도와주는 치료법이다. 쇄골은 더 이상 문제가 되지 않지만, 무릎은 관절염을 가지고 있고, 날씨 변화(특히 추운 날씨)에 따라 통증이 발생한다. 나는 유연성을 유지하기 위해 매일 걷고 부드러운 신장운동을 한다.

나의 조인은 좋은 신체역학과 나쁜 신체역학을 이해하고 그것을 의식해야 한다는 것이다. 좋은 방법은 정기적인 운동(낮은 효과이라도 없는 것보다는 더 낫다)과 신장 운동에 참여하는 것이다. 다른 방법으로는 휴식, 낮은 스트레스와 건강한 식이요법 등이 있다.

———

Kothy Lee, BS, LMT, Director of Career Services, Cortiva-Tucson, Massage therapist since 1997.

체중부하 전신 운동
(Weight-Bearing Total-Body Workout)

전신 운동을 위해 여기에서 그 운동을 완성해 본다. 시간 제한, 반복횟수, 운동세트 횟수와 휴식을 고려하여, 개인 요구에 맞게 운동 세트를 맞출 수 있다.

플랭크 (The Plank)

플랭크는 "코어 근력 검사" 단락에서 제시된 푸쉬업 자세와 비슷하며, 코어 근력을 강화하는 훌륭한 방법이다. 아래팔, 무릎 및 발가락으로 체중을 지탱한 채 매트 위에 엎드린 자세를 취한다(그림 8.16A). 추가적인 패딩을 위해, 여러분의 아래팔 밑에 타월을 배치할 수 있다. 양쪽 무릎이 지면으로부터 떨어지도록 몸을 들어올린다(그림 8.16B). 이 자세를 몇 초간 유지한 후, 천천히 원래 자세로 되돌아온다(그림 8.16C).

이런 동작을 여러 번 반복한다. 여러분의 스태미나가 증가하면 유지 시간도 증가시킨다.

여러분이 스스로 무릎을 들어 올릴 수 없다면, 한쪽 무릎을 바닥에 대고 반대쪽 무릎을 들어 올리는 것도 가능하다(그림 8-16D). 이 자세를 몇 초간 유지한 후, 천천히 원래 자세로 되돌아온다(그림 8-16C). 반대쪽 무릎도 반복한다.

다른 변형 방법은 옆으로 누운 자세에서 이루어지는 플랭크이다(그림 8-17A). 여러분이 위쪽으로 몸을 들어 올릴 때, 척추 정렬을 올바르게 유지해야 한다(그림 8-17B). 그 다음, 천천히 시작 자세로 되돌아간다(그림 8-17C). 또 운동 강도를 증가시키기 위해, 한쪽 손을 머리 뒤에 배치하고(그림 8-17D), 팔꿈치가 바닥에 닿도록 몸통을 회전시킨다(그림 8-17E).

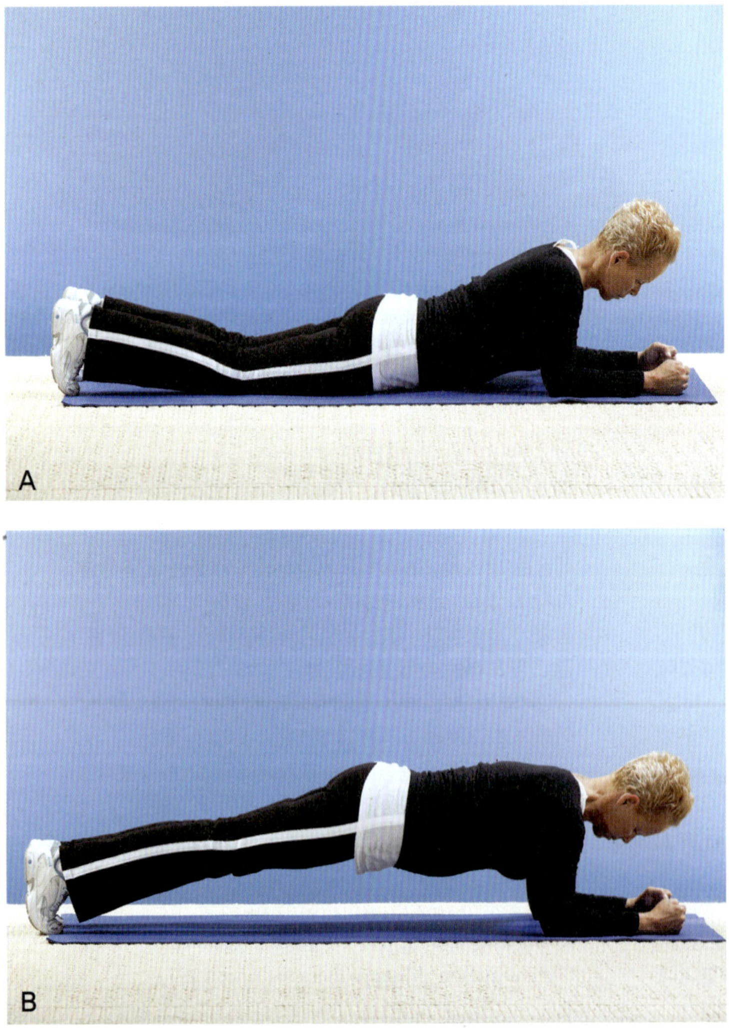

그림 8-16 (A) 플랭크 시작 자세; (B) 양쪽 무릎이 바닥으로부터 떨어지도록 여러분의 몸을 들어올린다;

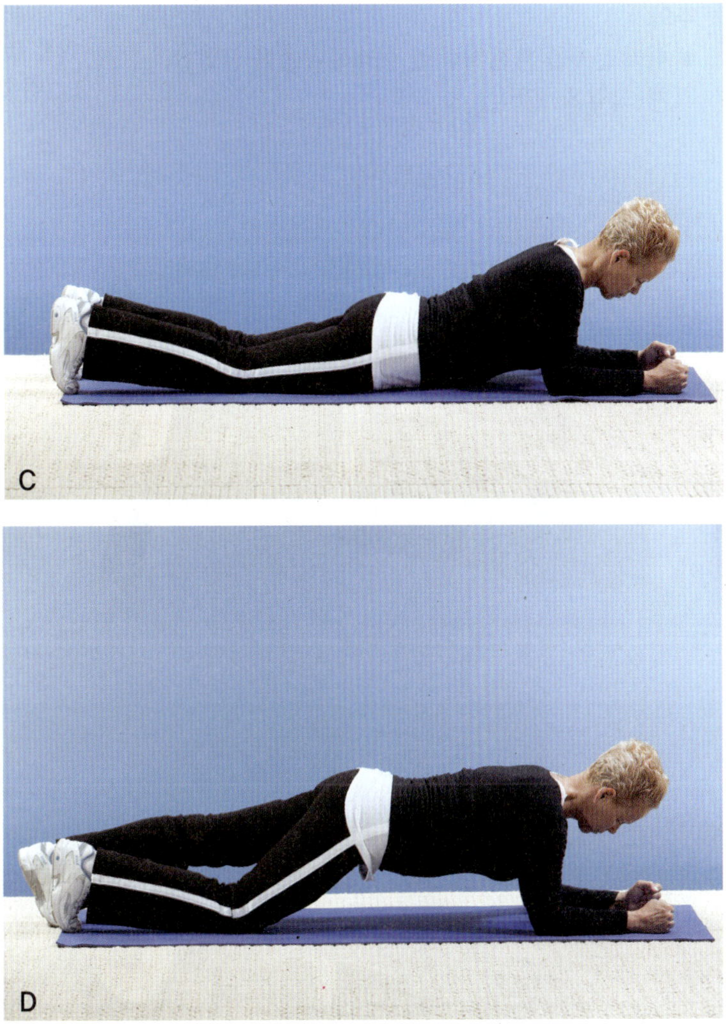

그림 8-16 계속 (C) 천천히 시작자세로 되돌아온다. (D) 한쪽 무릎을 그대로 바닥 위에 배치하고, 다른 쪽 무릎을 들어올린다.

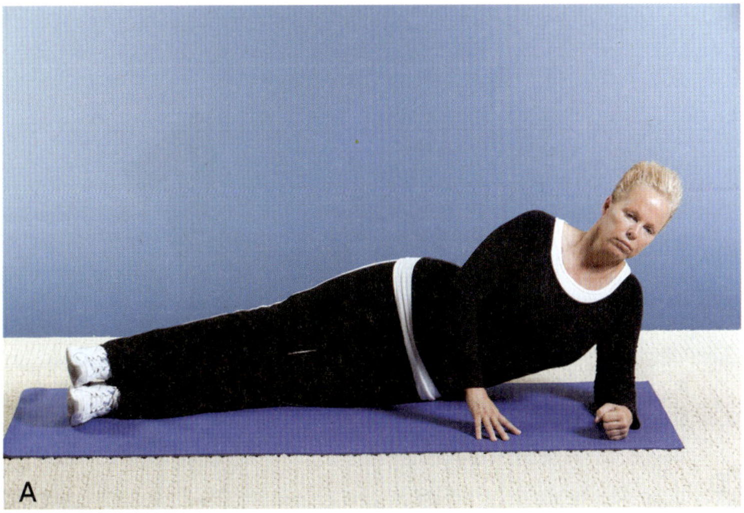

그림 8-17 (A) 옆으로 누운 자세에서의 플랭크;

주의:

- 허리 문제를 가진 사람은, 아래쪽 무릎을 굽힌 채(그림 8-17F), 위쪽 무릎으로 푸쉬업 한다(그림 8-17G).

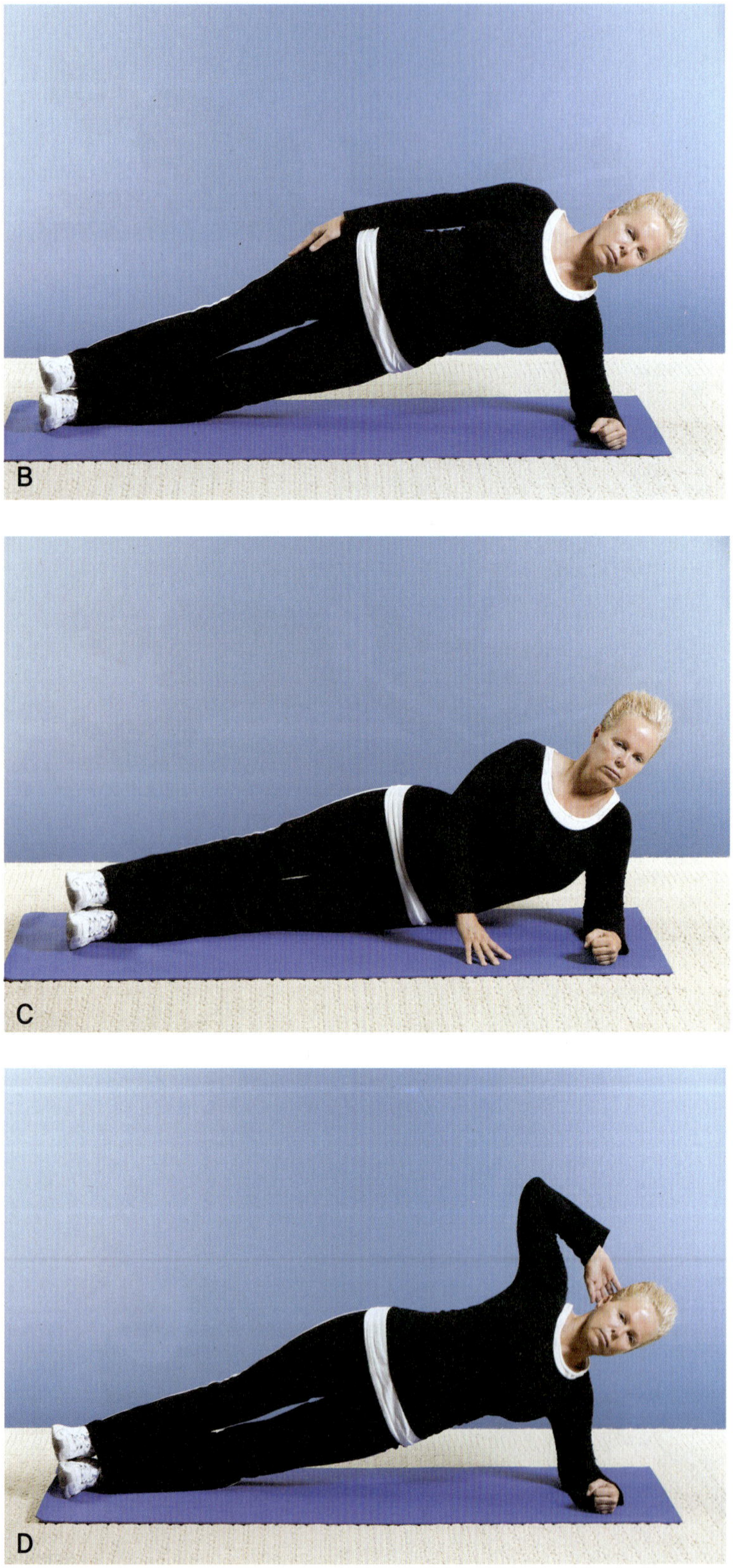

그림 8-17 계속 (B) 몸을 들어올릴 때, 척추의 정렬을 유지한다; (C) 시작 자세로 되돌아온다; (D) 한 손을 머리 뒤쪽에 배치한다;

- 아래쪽으로 움직이는 운동 단계(원심성 수축) 동안에는 들숨을 쉬고, 위쪽으로 움직이는 운동 단계(구심성 수축) 동안에는 날숨을 쉰다.
- 자세를 유지하는 동안, 정상적으로 호흡을 한다.

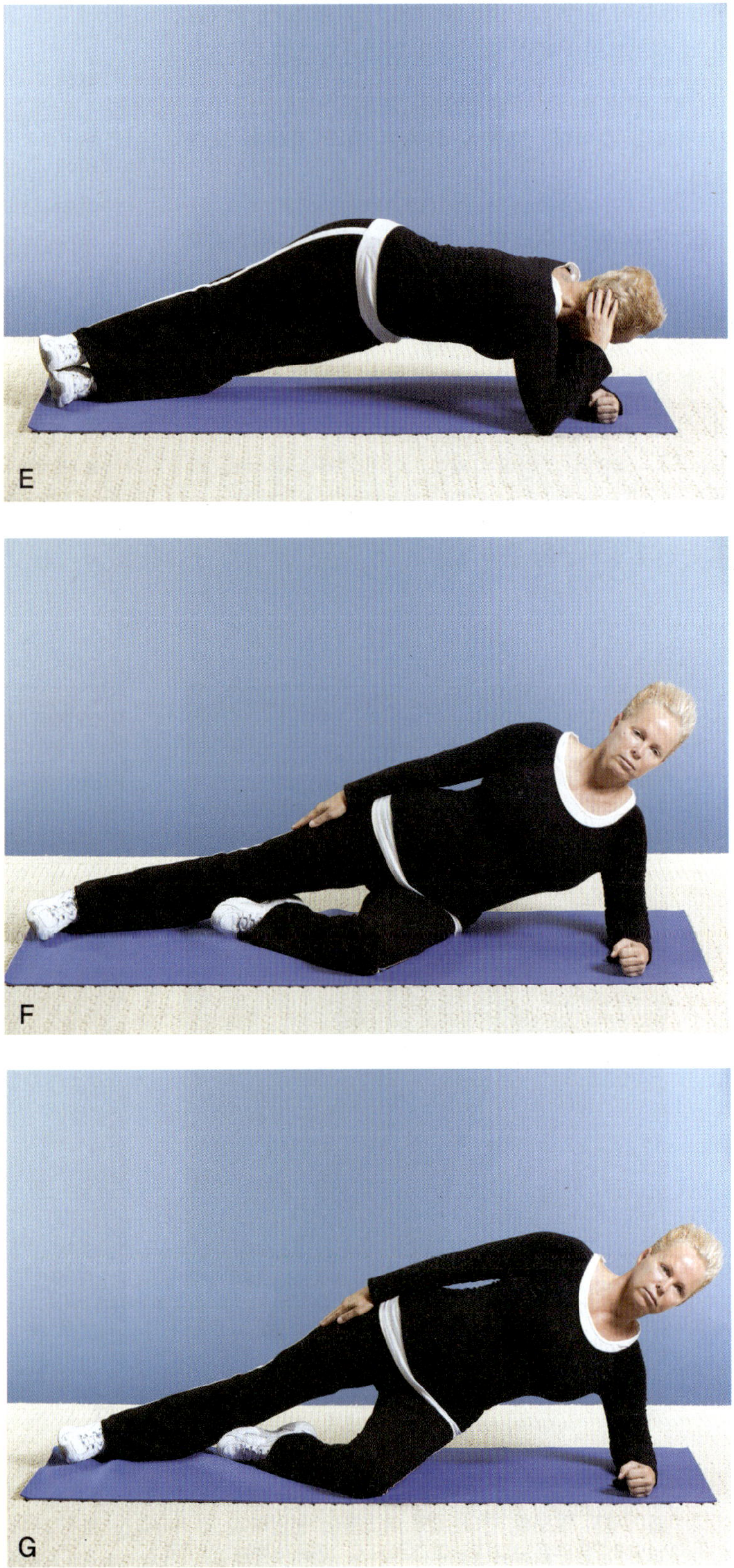

그림 8-17 계속 (E) 팔꿈치가 바닥에 닿도록 몸통을 회전시킨다; (F) 아래쪽 다리를 굽힘하고 시작한다; (G) 위쪽 다리로 푸쉬업 한다.

다리를 위한 월 스쿼트 (Wall Squat for the Legs)

벽을 기대고 양발을 어깨너비만큼 벌리거나 약간 더 벌리고 선 자세를 취한다. 여러분의 양 발을 몸통 보다 충분히 앞쪽으로 내어 놓아서, 쭈그려 앉기 동작을 할 때 여러분의 무릎이 발가락을 넘어서지 않도록 한다. 만약 무릎이 발가락을 넘어서면, 무릎관절에 스트레스가 가해질 것이다. 그림 8-18A는 시작 자세를 보여 준다.

팁: 운동 동안 여러분의 등이 벽으로부터 떨어지지 않도록 척추를 잘 정렬시킨다.

들숨을 한 후, 날숨을 하면서, 여러분이 편안하게 할 수 있는 범위 내에서 천천히 몸을 아래쪽으로 내린다; 엉덩이가 무릎보다 아래쪽으로 내려가면 안 된다(그림 8-18B와 그림 8-18C). 엉덩이가 무릎보다 더 내려가면, 무릎관절에 큰 무리를 줄 수 있다. 여러분의 둔근과 슬괵근을 수축시킨다.

정상 호흡을 하면서, 편안하게 할 수 있는 범위(약간 불편해질 때까지) 내에서 이 자세를 유지한다.

천천히 다리를 펴면서 여러분의 몸을 시작 자세로 들어올린다(그림 8-18D).

변형:

운동 강도를 높이기 위해, 한쪽 발을 반대쪽 무릎 위에 올려놓는다(그림 8-18E). 다른 방법은 여러분의 무릎 위에 다른 사람을 앉게 하도록 하는 것이다(그림 8-18F).

팁:

- 발꿈치가 지면으로부터 떨어지지 않도록 한다.
- 무릎은 항상 발가락 뒤쪽에 위치하도록 한다.
- 엉덩이는 무릎과 발과 일직선이 유지시킨다.
- 양쪽 어깨를 뒤쪽으로 당긴다.

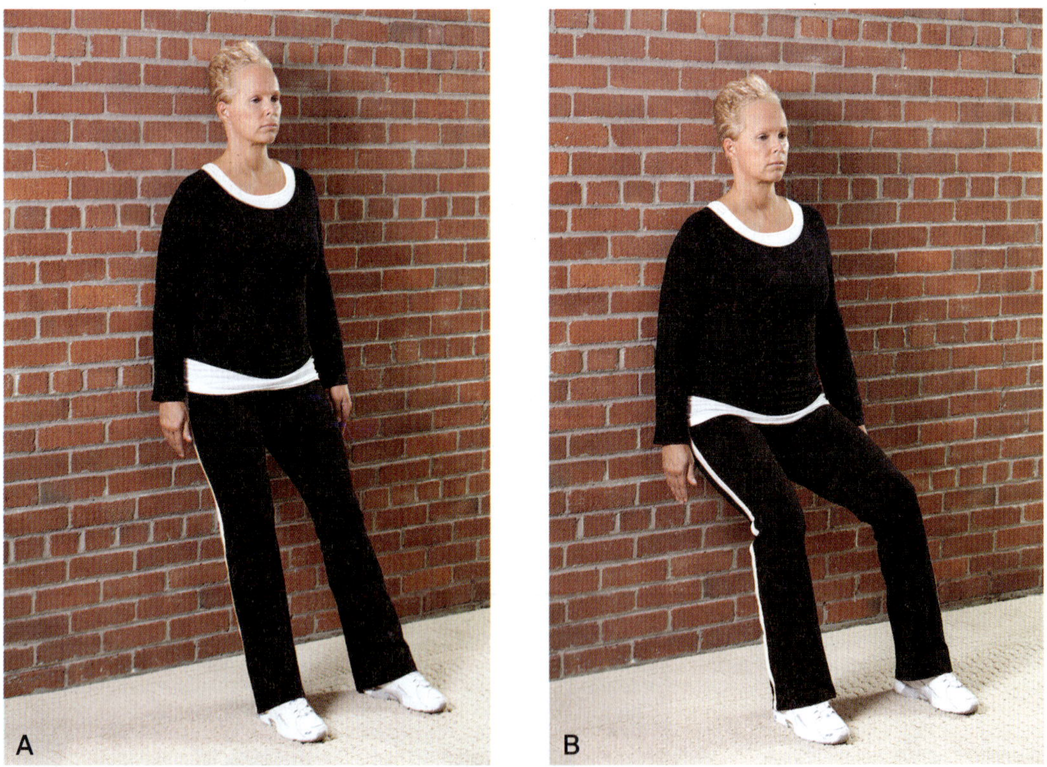

그림 8-18 (A) 벽을 기대고 양 발을 어깨너비 만큼 벌리거나 약간 더 벌리고 선 자세를 취한다. 여러분의 양 발을 몸통 보다 충분히 앞쪽으로 내어 놓아서, 쭈그려 앉기 동작을 할 때 여러분의 무릎이 발가락을 넘어서지 않도록 한다. (B) 여러분이 편안하게 할 수 있는 범위 내에서 천천히 몸을 아래쪽으로 내리지만, 엉덩이가 무릎보다 더 아래쪽으로 내려가서는 안 된다.

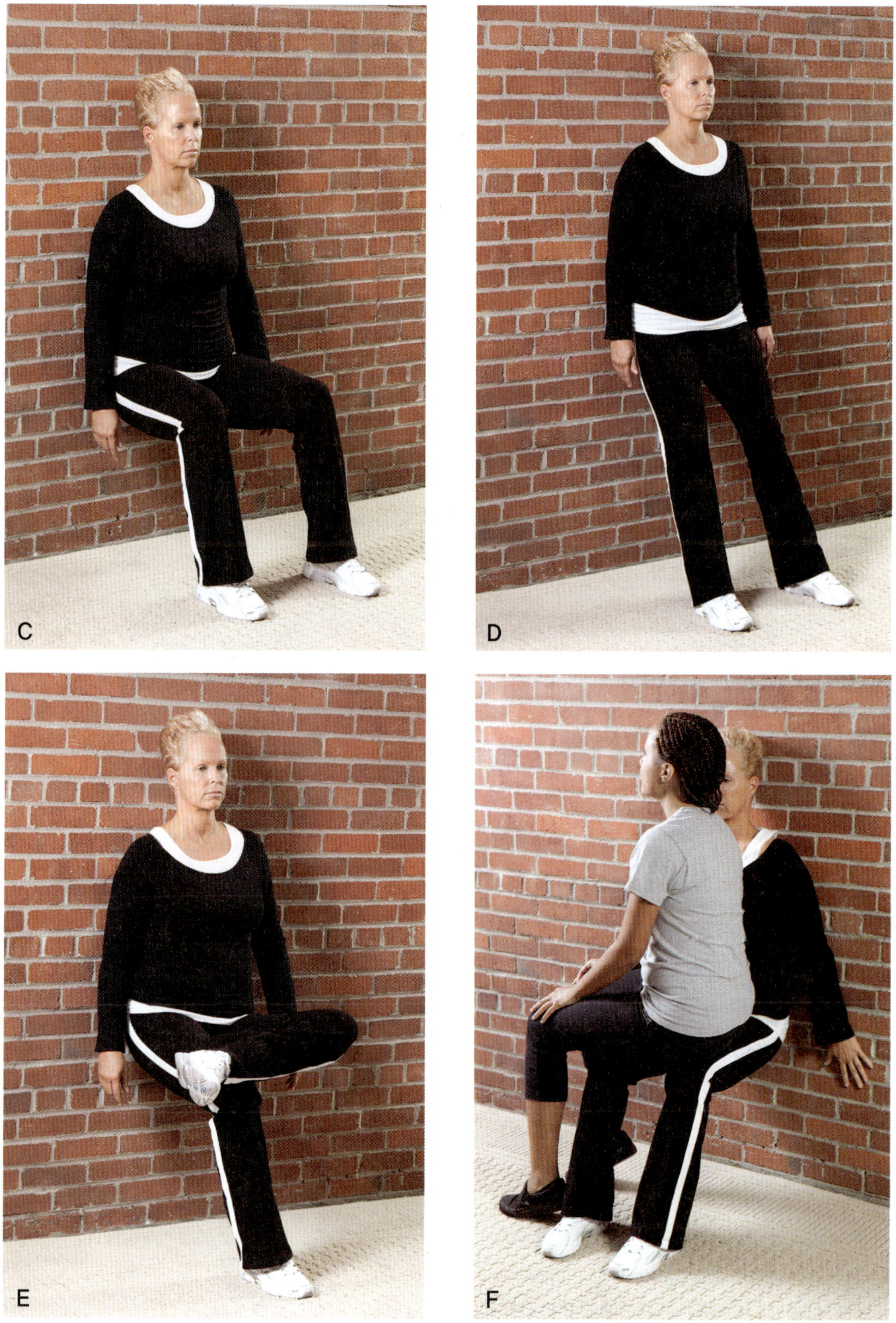

그림 8-18 계속 (C) 편안한 범위 내에서 몸을 아래쪽으로 내리지만, 엉덩이가 무릎보다 더 내려가서는 안 된다. (D) 여러분의 다리를 천천히 펴면서, 원래의 시작 자세로 몸을 올린다. (E) 한쪽 발을 반대쪽 무릎 위에 올린다. (F) 편안한 범위 내에서 몸을 아래쪽으로 내린 후, 다른 사람을 여러분의 무릎 위에 앉도록 한다.

어깨와 팔을 위한 군인식 푸쉬-업
(Military-Style Push-ups for the Shoulders and Arms)

바닥에 엎드린 자세에서, 양손을 어깨 밑에 배치한다(그림 8-19A). 이 자세를 시작 자세로 한다.

들숨을 한 후, 날숨을 하면서, 척추 정렬을 유지하기 위해, 손과 발로 푸쉬업을 한다(그림 8-19B).

시작 자세로 되돌아오고, 이 동작을 여러 번 반복한다.

운동 강도를 증가시키기 위해, 여러분은 여러분의 손 위치를 조절하여 대흉근의 다른 섬유를 수축시킬 수 있다(그림 8-20A, B, C).

변형:

이 운동이 여러분께 너무 어렵다면, 양쪽 무릎을 바닥에 대고 실시한다(이 동작을 여성의 푸쉬-업이라고 한다. 그림 8-21).

만약 여러분이 어깨 불편을 가지고 있다면, 벽으로부터 1-3 피트 정도 떨어져서 벽을 보고 선 자세를 취하고, 팔꿈치를 몸통에 붙인다. 벽에 양손을 대고 벽을 밀면서 푸쉬업을 한다(그림 8-22). 운동의 강도를 높이려면, 벽으로부터 더 멀리 떨어져서 푸쉬업을 하거나 손 위치를 바꾸어 가면서 푸쉬업을 할 수 있다. 손 위치를 바꾸는 것은 가슴 근육의 여러 섬유를 자극할 수 있다.

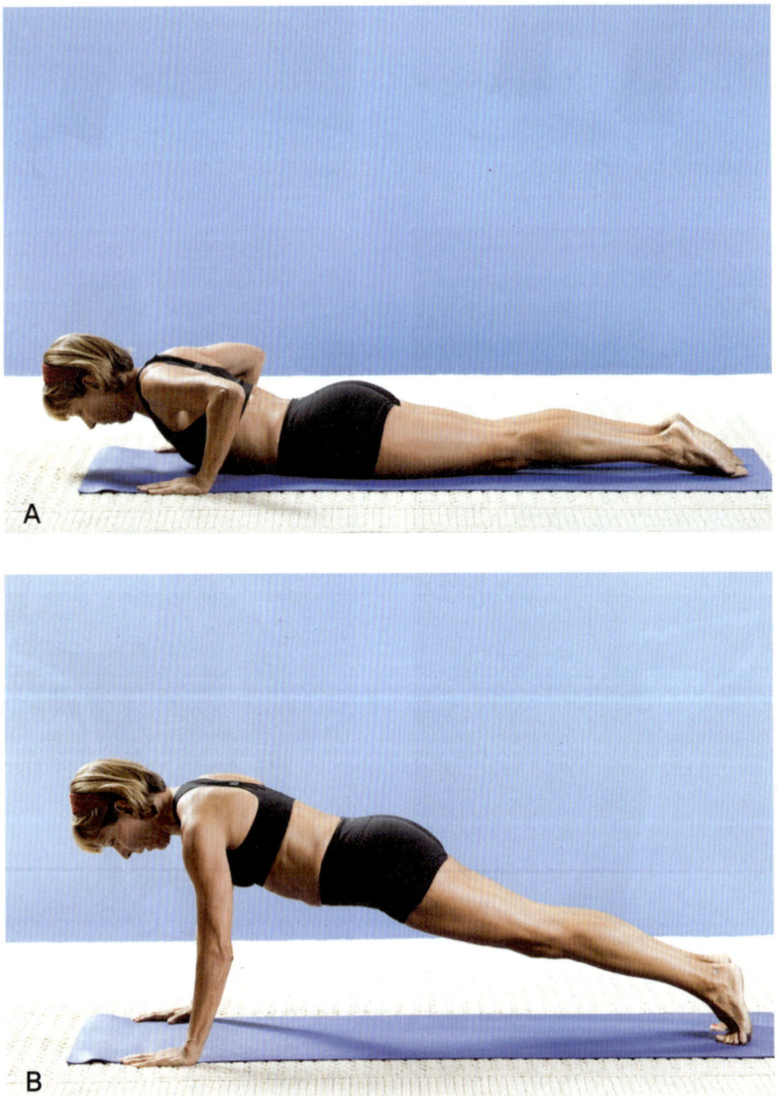

그림 8-19 (A) 바닥에 엎드린 자세에서, 양손을 어깨 밑에 배치한다; (B) 척추 정렬을 유지하기 위해, 손과 발로 푸쉬-업을 한다.

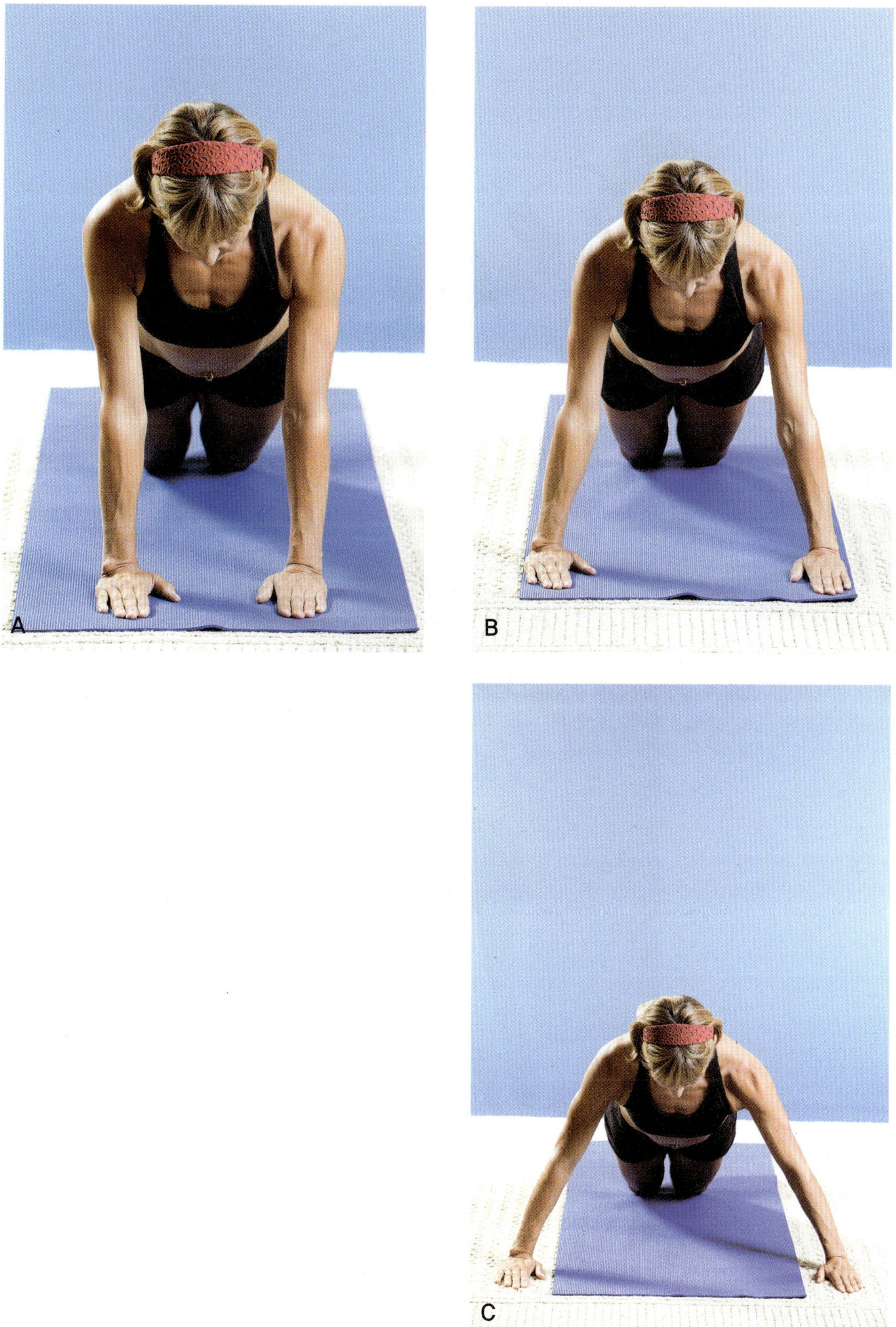

그림 8-20 (A, B, C) 가슴 근육의 여러 섬유를 작용시키기 위해 여러분의 손 위치를 조절한다.

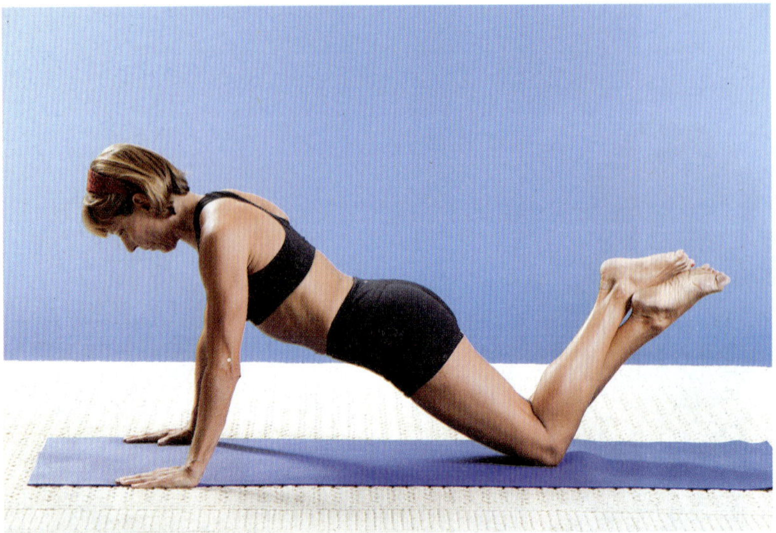

그림 8-21 양쪽 무릎을 바닥에 대고 시작한다.

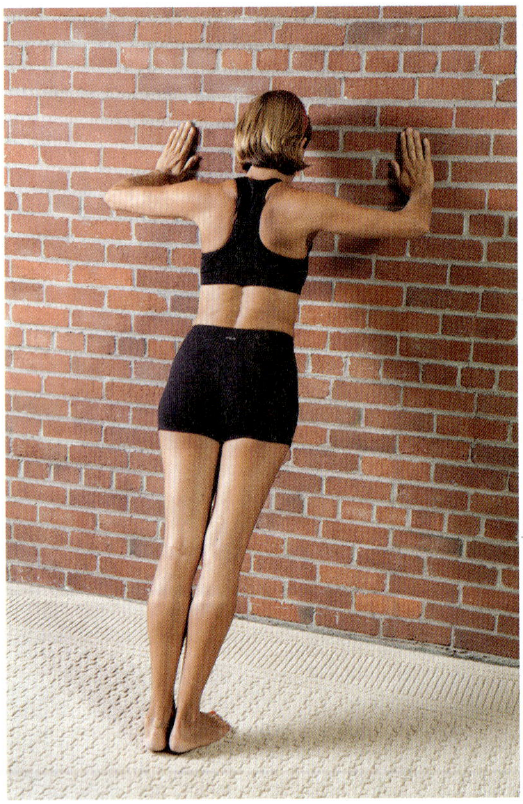

그림 8-22 벽을 짚고 푸쉬업을 한다.

저항-훈련 전신 운동
(Resistance-Training Total-Body Workout)

저항-훈련 전신 운동은 웨이트, 운동 튜브 또는 짐볼 등으로 수행될 수 있다. 사실, 도구의 사용은 운동을 하는데 흥미를 제공할 수 있다. 핸드 웨이트(hand weight)를 이용할 수 없다면, 음료 캔이나 물통에 모래를 넣어서 운동에 이용할 수 있다. 필요하다면, 매트를 사용할 수도 있다.

복부 (Abdominals)

크런치 (Crunch)

매트 위에 누운 후, 엉덩관절과 무릎관절을 90° 로 굽힘하여 발을 의자나 벤치 위에 올려놓는다. 양팔을 교차하여 가슴 위에 올려놓는다(그림 8-23A).

들숨을 한 후, 날숨을 하면서, 복부 근육을 수축하여 턱을 가슴으로 가져가기 위해 목과 머리를 굽힘한다.

아래쪽 등을 잘 정렬시키면서 늑곽을 위쪽으로 당긴다(그림 8-23B).

몸통을 천천히 펴고, 그 다음 목과 머리를 천천히 바닥쪽으로 내려서 원래의 시작 자세로 되돌아간다. 이때 복부 근육의 긴장을 그대로 유지한다.

변형:

여러분은 이 운동의 구심성 수축 단계에서 팔꿈치를 반대쪽 무릎으로 가져가는 몸통의 회전을 포함할 수 있다. 이것은 배바깥빗근과 배속빗근을 참여시키는 것이다.

복부 근육만의 사용에 도움을 주기 위해, 이 운동을 벤치나 짐볼 위에서도 수행할 수 있다.

주의:

- 항상 허리를 매트 바닥 위에 견고하게 유지되도록 한다.
- 두 손을 목 뒤에 배치하여 목을 압박해서는 안 된다.
- 천천히 그리고 통제된 방법으로 복부 근육의 수축에 집중한다.

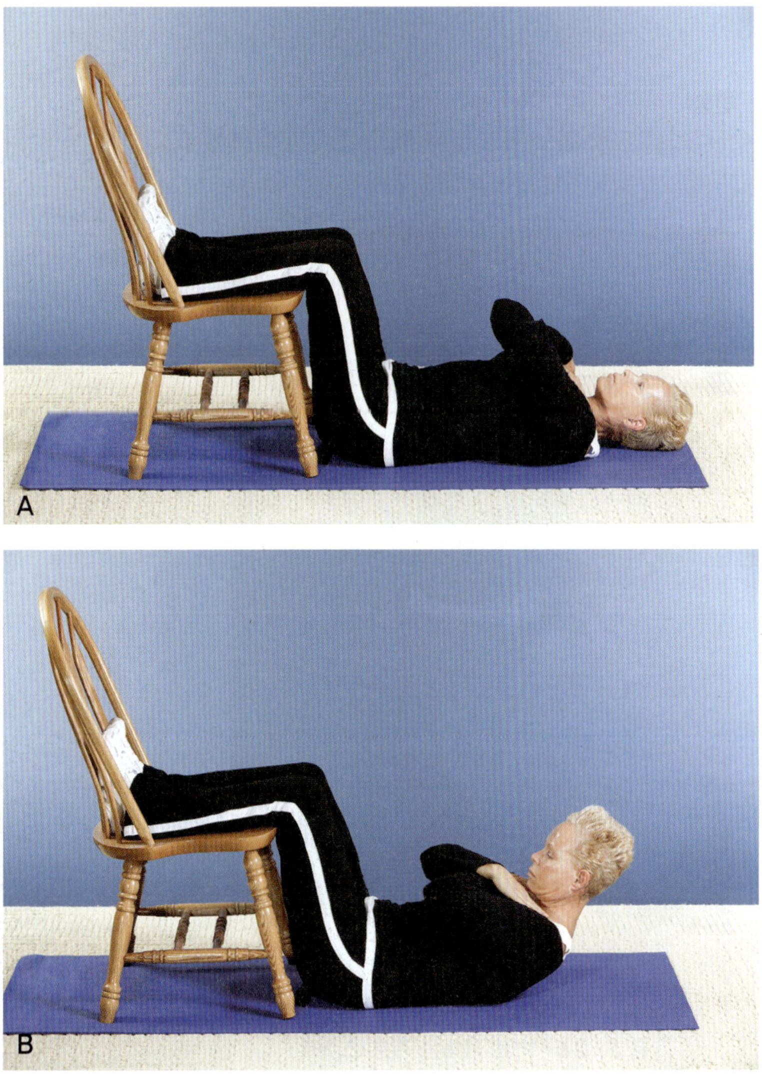

그림 8-23 (A) 매트 위에 누운 후, 엉덩관절과 무릎관절을 90° 로 굽힘하여 발을 의자나 벤치 위에 올려놓는다. 그리고 양팔을 교차하여 가슴 위에 올려놓는다. (B) 복부 근육을 수축함으로써, 턱을 가슴으로 가져가기 위해 목과 머리를 굽힘한다. 늑곽을 위쪽으로 당김으로써 시작한다.

엉덩이와 다리 (Hips and Legs)

기본 스쿼트 (Basic Squat)

기본 스쿼트는 "체중부하 전신 운동" 단락의 다리를 위한 월 스쿼트 운동과 비슷하다. 벽을 기대고 양발을 어깨너비 만큼 벌리거나 약간 더 벌리고 선 자세를 취한다. 여러분의 어깨를 무릎과 발에 정렬시킨다. 약간 엉덩관절과 무릎관절을 굽히고, 몸통을 약간 앞쪽으로 굽힘한다.

들숨을 쉰 후 날숨을 하면서, 여러분이 편안하게 할 수 있는 범위까지 천천히 몸을 아래로 낮춘다(단, 무릎을 90° 이상 굽혀서는 안 된다). 이때 척추를 곧게 정렬시킨다. 엉덩 근육과 슬괵근을 수축한다. 발꿈치를 바닥에 붙이고, 어깨를 뒤쪽으로 가져간다.

다리를 천천히 펴면서 몸을 위로 올려 원래 시작자세로 되돌아가다. 이때 척추는 곧게 정렬되어 있어야 한다.

변형:

다리를 위한 월 스쿼트 운동처럼, 이 운동을 벽에 기대고 수행할 수 있다(그림 8-24).

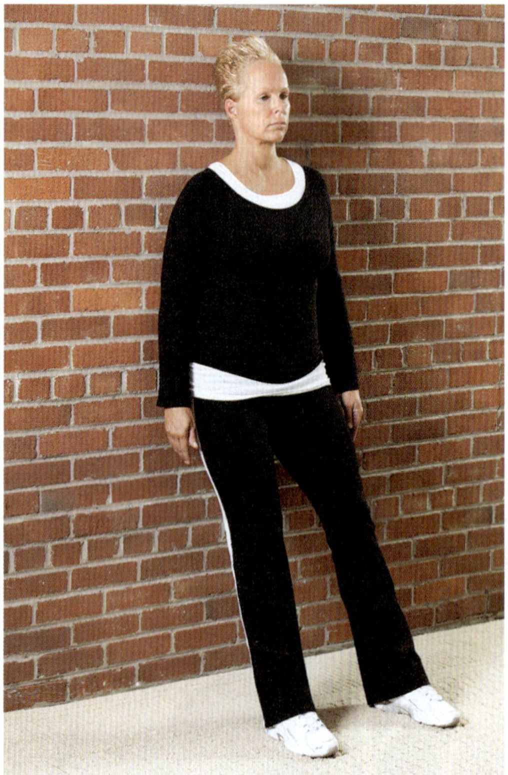

그림 8-24 벽에 기대선 기본 스쿼트.

운동 강도를 높이기 위해, 허벅지 앞쪽에 웨이트를 올려 놓을 수도 있다.

내측광근을 보다 완전하게 참여시키기 위해서는, 양쪽 발을 안쪽으로 돌려서 수행한다. 만약 여러분이 발의 각도를 조절하고, 허벅지에 웨이트를 사용하고 있다면, 가벼운 웨이트를 사용하도록 한다.

주의: 무릎이 발가락을 넘어서거나 무릎을 90° 이상 굽힘해서는 안 된다. 이런 동작은 무릎에 큰 무리를 줄 수 있다.

고정 런지(Stationary Lunge)

어깨너비로 양발을 벌리고 선 뒤, 웨이트(무게)를 들고 양팔을 몸통 옆에 붙인다. 고개를 똑바로 들고 정면의 고정된 지점을 응시한다(그림 8-25A).

크게 한 발을 앞쪽으로 내딛는다. 척추는 곧게 세우고, 뒤쪽 발은 제자리에 두고 앞쪽 발을 내딛어서 잘 지지한다. 이때 양쪽 발끝으로 전방으로 향하게 한다(그림 8-25B).

들숨을 쉰 후 날숨을 하면서, 뒤쪽 다리의 무릎이 바닥으로부터 1-2인치 정도 떨어질 때까지 앞쪽 다리의 엉덩관절을 천천히 굽힘하고, 뒤쪽 무릎을 내린다(그림 8-25C).

들숨을 쉰 후 날숨을 하면서, 원래 시작 자세로 되돌아가기 위해 앞쪽 다리의 대퇴사두근을 수축한다(그림 8-25D). 이때 척추를 곧게 유지해야 한다는 것을 명심해야 한다.

변형:

런지를 하며 돌아다니거나 좌우 런지를 한다. 웨이트 없이, 의자 등받이나 카운터를 잡고 런지를 바꾼다.

주의:

- 앞쪽 무릎이 발가락의 끝을 넘어서지 않도록 한다. 그렇지 않으면, 무릎에 큰 무리를 주거나 손상을 입을 수 있다.
- 어느 운동 단계에서든지, 양쪽 다리가 안쪽으로 가쪽으로 치우치면 안 된다.
- 웨이트를 이용할 때, 그 웨이트를 너무 앞뒤쪽이나 측면으로 흔들어서는 안 된다.

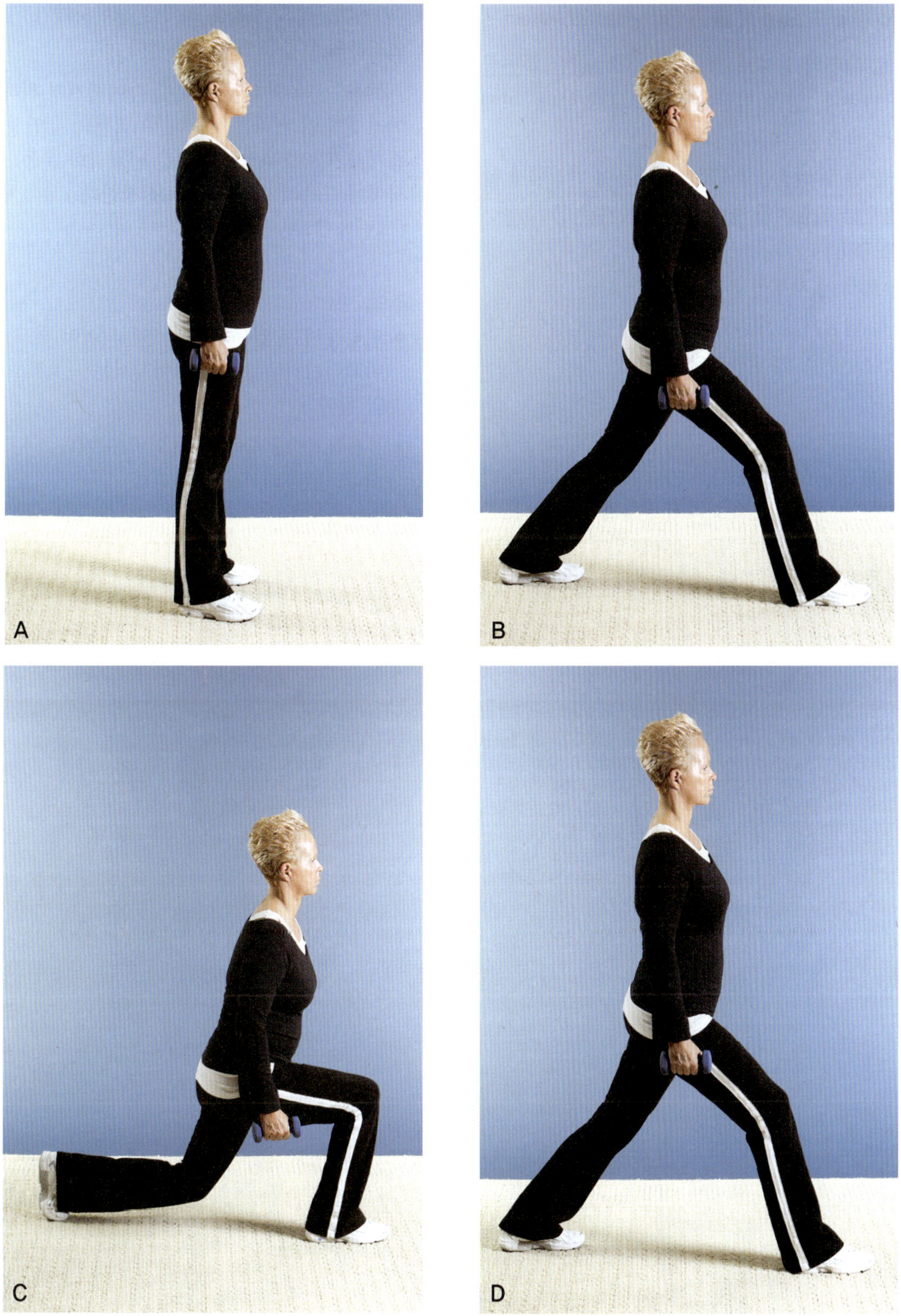

그림 8-25 (A) 어깨너비로 양발을 벌리고 선 뒤, 웨이트를 들고 양팔을 몸통 옆에 붙인다. 고개를 똑바로 들고 정면의 고정된 지점을 응시한다. (B) 뒤쪽 발은 제자리에 두고 앞쪽 발을 내딛어서 잘 지지한다. 양쪽 발끝은 전방을 향해야 한다. (C) 뒤쪽 다리의 무릎이 바닥으로부터 1–2인치 정도 떨어질 때까지 앞쪽 다리의 엉덩관절을 굽힘하고, 뒤쪽 무릎을 내린다. (D) 원래 시작 자세로 되돌아가기 위해 앞쪽 다리의 대퇴사두근을 수축한다.

선 자세에서 발꿈치 들기 (Standing Calf Raises)

벽으로부터 약 1 피트 정도 떨어져서 골반 폭만큼 양발을 벌린다. 양쪽 발끝은 벽쪽으로 향한다. 이때 양손으로 벽을 짚는다(그림 8–26A).

들숨을 쉰 후 날숨을 하면서, 여러분이 편안하게 할 수 있을 만큼 발꿈치를 들어올린다(족저굴곡)(그림 8–26B).

약 10초간 이 자세를 유지한다.

천천히 발꿈치를 내리면서 시작 자세로 돌아온다. 이런 동작을 여러 번 반복한다.

변형:

비복근(gastrocnemius)과 가자미근(soleus)을 더 참여시키기 위해, 문턱을 가진 문틀을 이용한다. 이것은 여러분의 발꿈치가 내려갈 만큼(족배굴곡) 큰 가동범위를 허용한다.

가자미근만의 수축을 하거나 참여시키기 위해, 여러분의 무릎을 약간 굽힌다.

종아리 근육의 다른 섬유를 참여시키기 위해 여러분의 발 위치를 바꾼다. 여러분의 유연성을 증가시키는 효율적인 방법은 근력강화 운동 사이에 근육의 여러 섬유를 신장한다(그림 8–27A, B, C).

주의:

- 여러분이 서 있는 지면이 안정되어야 하고, 미끄러지거나 손상이 일어나서는 안 된다.
- 운동을 할 때 발이 회외(외번)되거나 회내(내번)되어서도 안 된다.

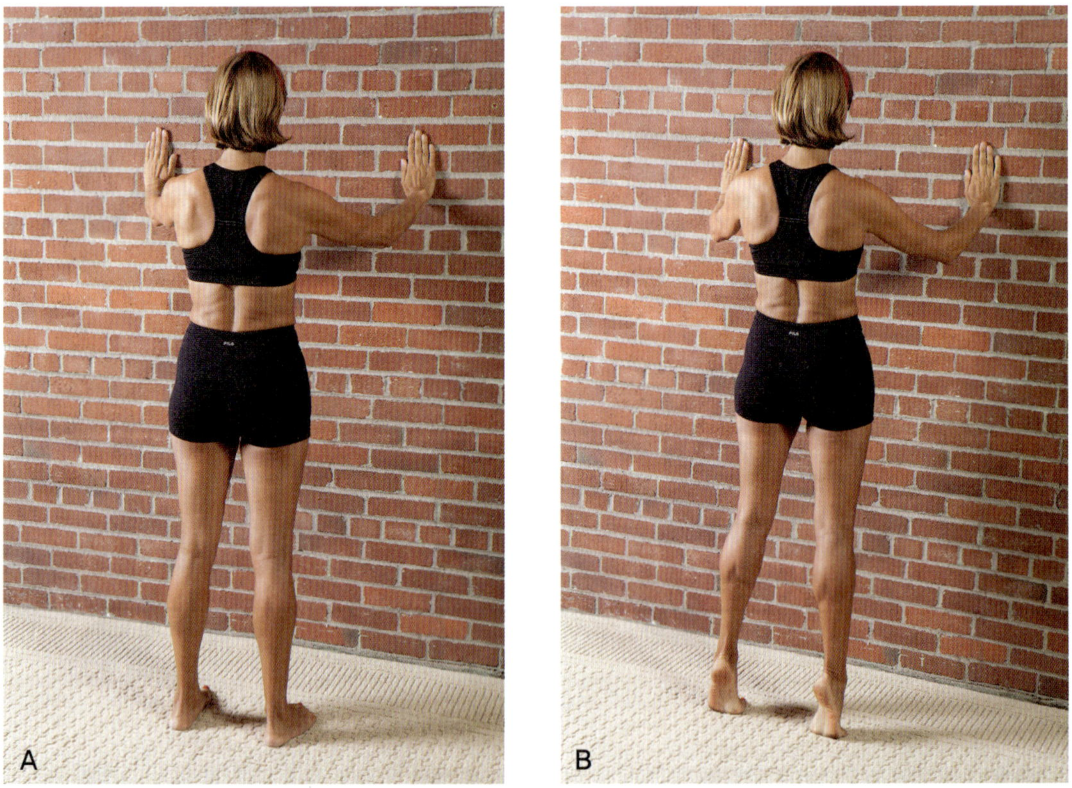

그림 8–26 (A) 벽으로부터 약 1 피트 정도 떨어져서 골반 폭만큼 양발을 벌린다. 이때 양쪽 발끝은 벽쪽으로 향한다. (B) 여러분이 편안하게 할 수 있을 만큼 발꿈치를 들어올린다(족저굴곡).

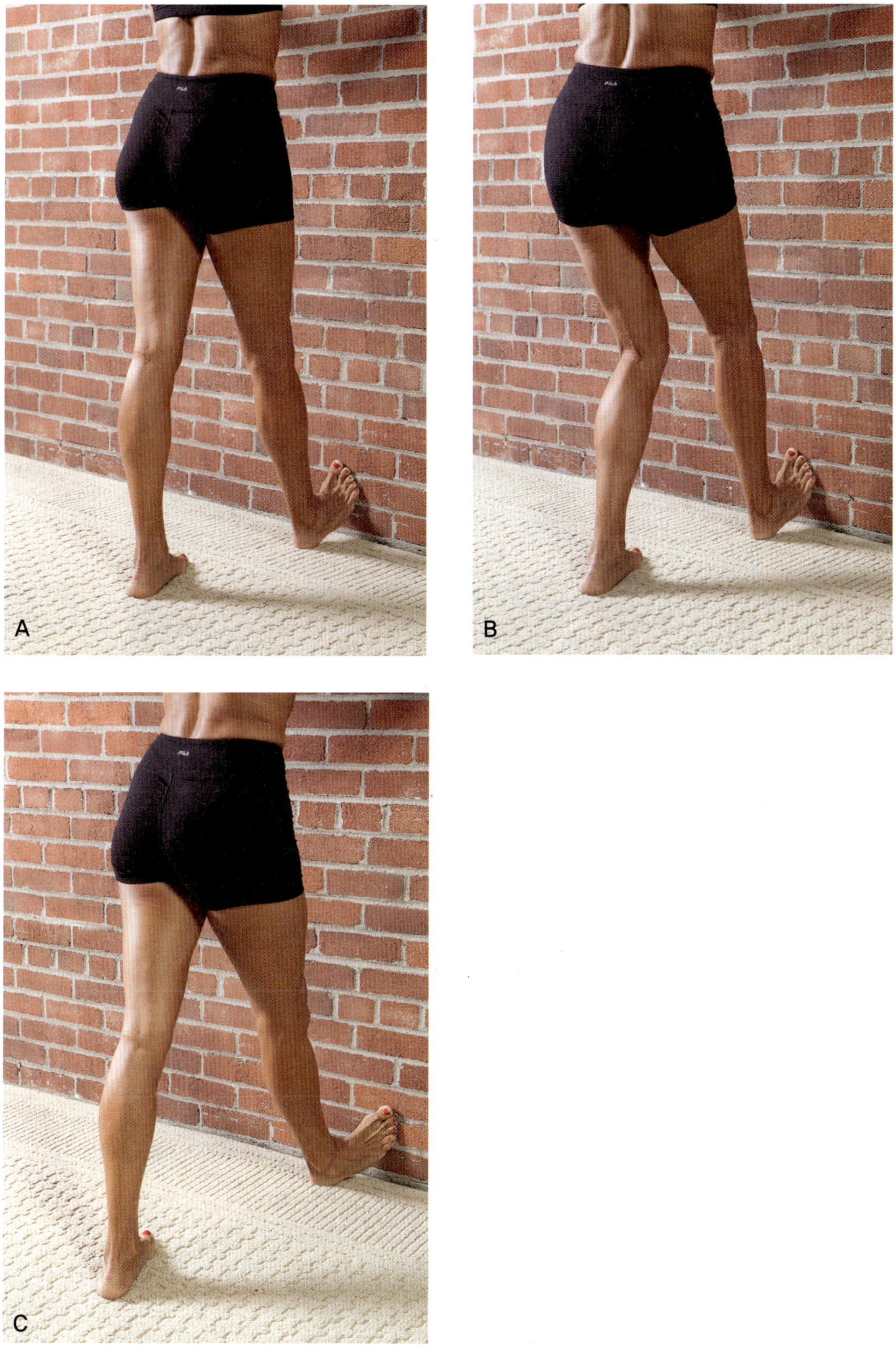

그림 8-27 (A, B, C) 다른 근섬유를 신장하기 위해 여러분의 발 위치를 변화시킴으로써 종아리 근육의 유연성을 증가시킨다.

가슴 (Chest)

펙 플라이 (PEC Flies)

매트 위에 무릎을 세우고 반듯이 눕는다. 운동 내내 이 자세를 그대로 유지한다. 머리, 어깨와 천골을 매트 위에 견고하게 고정한다. 회내 잡기(pronated grip)로 웨이트, 운동 튜빙이나 다른 도구(음료 캔과 물병에 모래를 채운다)를 잡는다(그림 8-28A).

운동 내내 위의 신체 부위를 견고하게 고정한다. 이때 척추를 항상 곧게 유지한다.

팔꿈치를 90° 로 굽힌 채 어깨를 벌리고, 도구를 여러분의 몸과 수직되게 들어올린다 (그림 8-28B).

들숨을 쉰 후 날숨을 하면서, 도구를 위쪽으로 들어 올리듯이, 팔꿈치가 약간 굽힐 때까지 천천히 팔꿈치를 뻗는다(그림 8-28C).

시작 자세로 천천히 도구를 아래쪽으로 내린다 (그림 8-28D).

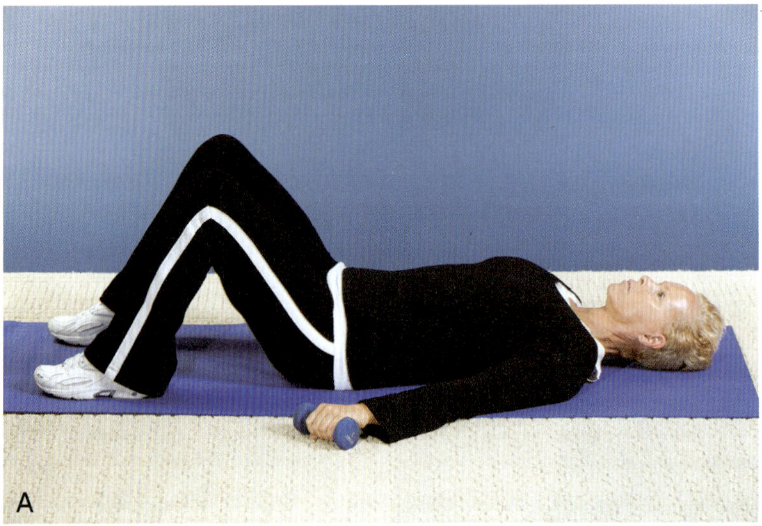

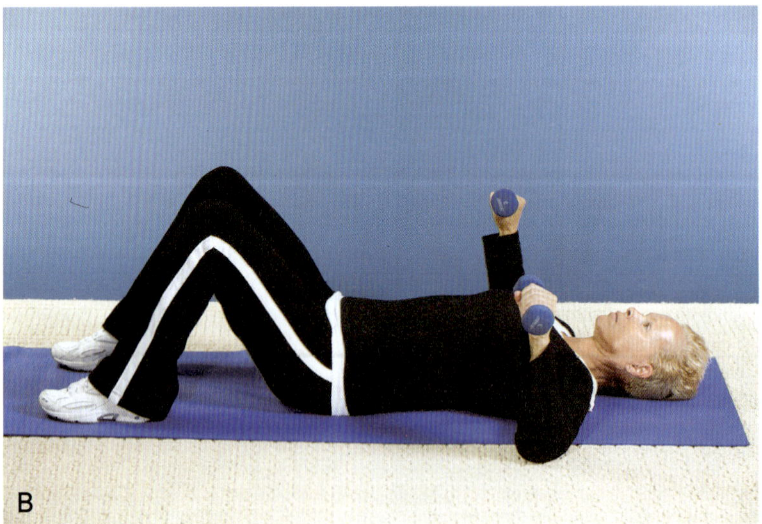

그림 8-28 (A) 매트 위에 무릎을 세우고 반듯이 눕는다. 운동 내내 이 자세를 그대로 유지한다. 머리, 어깨와 천골을 매트 위에 견고하게 고정한다. 회내 잡기로 웨이트를 잡는다. (B) 팔꿈치를 90° 로 굽힌 채 어깨를 벌리고, 도구를 여러분의 몸과 수직되게 들어올린다.

변형:

이 운동을 매트, 그리고 벤치나 짐볼 위에 누워서도 할 수 있다.

강도를 높이기 위해, 기댄 누운 자세를 이용할 수도 있다.

주의:

- 기구를 떨어뜨릴 수 있기 때문에 너무 무거운 무게를 하지 않는다.
- 손목의 정렬을 유지한다.
- 운동의 바닥에서 바운딩을 하지 않는다.

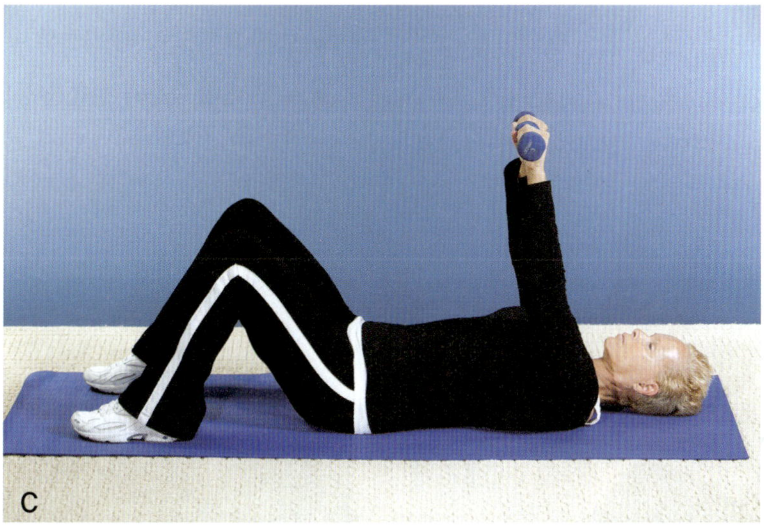

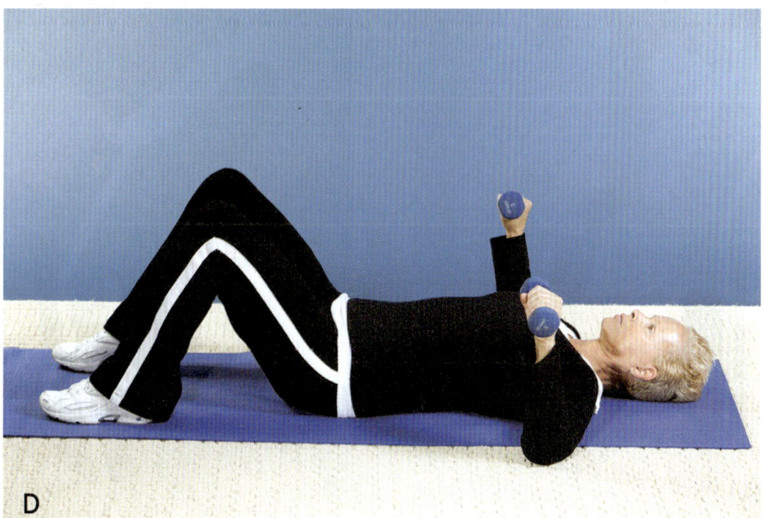

그림 8-28 계속 (C) 천천히 팔꿈치를 뻗으면서, 웨이트를 수직으로 들어올린다. (D) 시작 자세로 천천히 웨이트를 아래쪽으로 내린다.

등 (Back)

벤트-오버 로우 (Bent-Over Rows)

양발을 어깨너비보다 약간 더 벌리고 서서, 무릎을 약간 굽힘하고, 몸통이 바닥과 거의 수평을 이룰 때까지 굽힘한다. 회내 잡기로 웨이트나 운동 튜빙을 잡는다. 그리고 양손을 어깨너비 보다 약간 더 벌림한다. 그리고 팔꿈치를 아래로 뻗는데 완전히 뻗어서는 안 된다(그림 8-29A).

들숨을 쉰 후 날숨을 하면서, 견갑골을 뒤쪽으로 당기고 운동도구를 가슴 쪽으로 가져온다. 팔꿈치가 천장으로 향할 때까지 광배근, 승모근, 능형근을 계속 수축한다(그림 8-29B).

손과 팔을 가능한 이완하면서, 위의 근육들을 계속 수축한다.

들숨을 쉰 후 날숨을 하면서, 천천히 시작 자세로 되돌아온다.

팁: 머리와 목을 일직선으로 정렬하고, 시선을 여러분 발쪽으로 향한다.

변형:

매트, 벤치, 짐볼 위에 앉아서도 이 운동을 할 수 있다. 여러분은 앉은 자세를 취함으로써 견갑대 근육과 흉부 근육만의 수축을 이용할 수 있다.

주의:

- 느리고 통제된 운동을 사용해야 한다. 갑작스런 운동은 중간 가슴 부위에 근경련을 초래할 수 있다.
- 운동을 수행할 때 몸통 근육을 갑자기 수축하지 않아야 한다.
- 모든 운동을 할 때 척추를 곧게 유지해야 한다.
- 운동 내내 몸통과 무릎을 동일한 자세로 유지해야 한다.

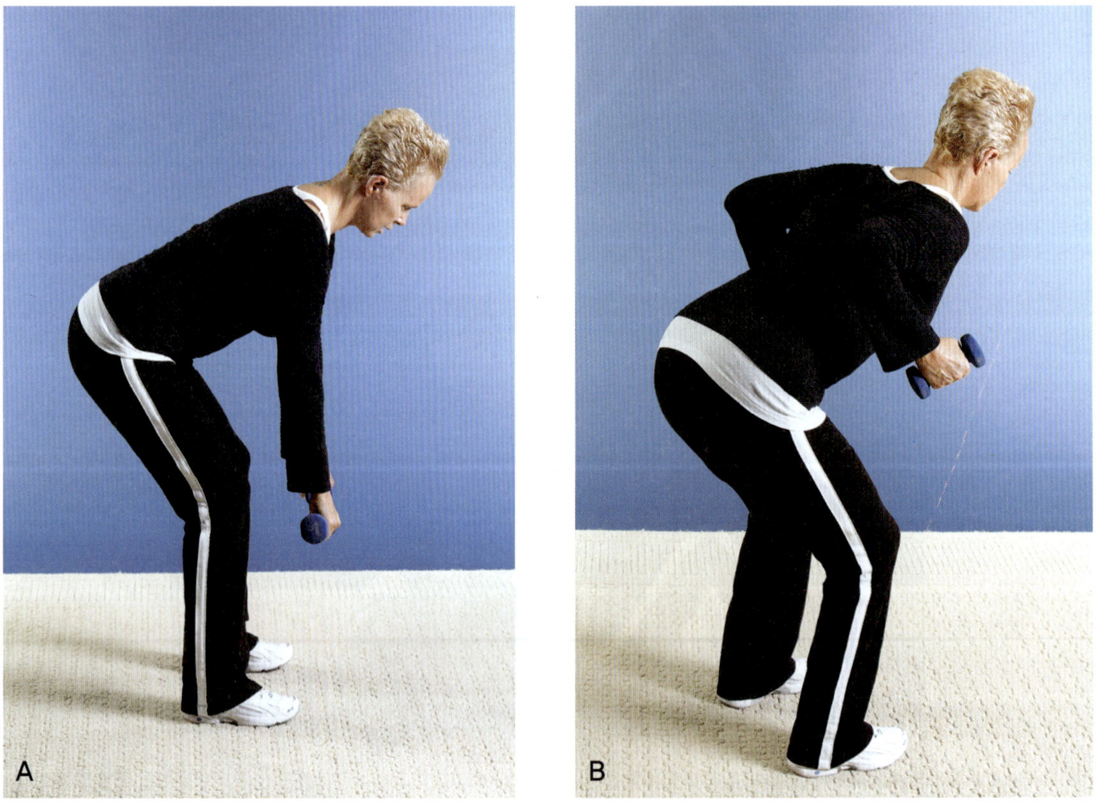

그림 8-29 (A) 양발을 어깨너비보다 약간 더 벌리고 서서, 무릎을 약간 굽힘하고, 몸통이 바닥과 거의 수평을 이룰 때까지 굽힘한다. 회내 잡기로 웨이트나 운동 튜빙을 잡는다. 그리고 양손을 어깨너비보다 약간 더 벌림한다. 그리고 팔꿈치를 아래로 뻗는데 완전히 뻗어서는 안 된다. (B) 견갑골을 뒤쪽으로 당기고 운동도구를 가슴 쪽으로 가져온다.

어깨관절 (Shoulders)

밀리터리 프레스 (Military Press)

양발을 어깨너비보다 약간 더 넓게 벌리고 무릎을 편한다. 이때 무릎이 완전히 잠겨서는 안 된다. 회내 잡기로 웨이트, 운동 튜빙 또는 기타 운동기구를 잡는다. 그리고 양손을 어깨너비보다 약간 더 벌린다. 어깨를 벌림하고 팔꿈치를 굽힘한다(그림 8-30A).

들숨을 쉰 후 날숨을 하면서, 팔꿈치가 완전히 펴될 때까지 천천히 도구를 머리 위로 들어올린다. 이때 팔꿈치가 잠겨서는 안 된다(그림 8-30B). 손목이 일직선을 유지해야 하고, 손바닥이 앞쪽을 향해야 한다. 팔을 들어올릴 때, 여러분의 등이 휘어져서는 안 된다.

천천히 기구를 내리면서 시작 자세로 돌아온다(그림 8-30C).

변형:

이 운동은 매트, 벤치, 짐볼 위에 앉아서도 행해질 수 있다. 한 손을 그대로 유지하고, 다른 손을 머리 위로 올리는 운동을 수행할 수도 있다. 여러분은 앉은 자세를 취함으로써 견갑대 근육만의 수축을 이용할 수 있다.

주의:

- 어깨 통증이 있다면 90° 이상 들어 올리지 않는다.
- 손 바로 밑에 팔꿈치를 유지한다.

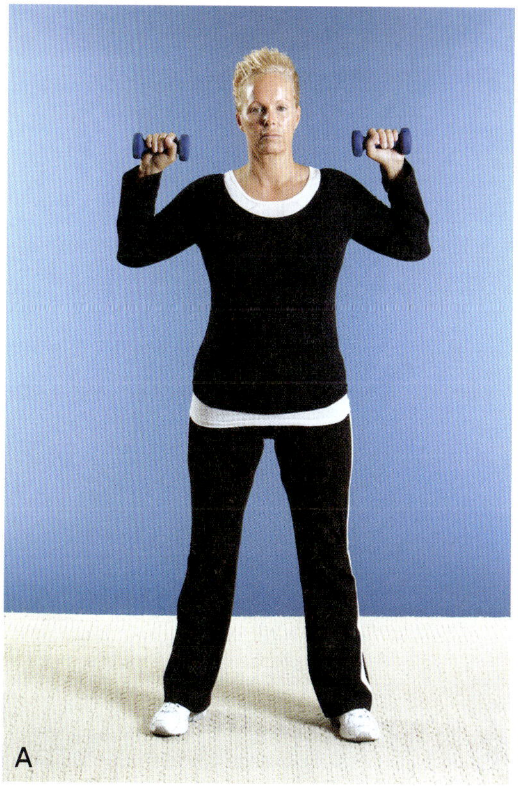

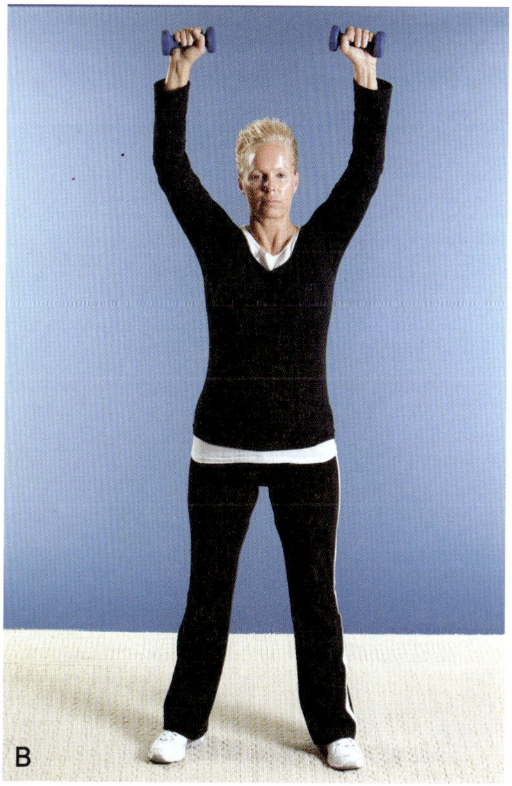

그림 8-30 (A) 양발을 어깨너비보다 약간 더 넓게 벌리고 무릎을 편한다. 이때 무릎이 완전히 잠겨서는 안 된다. 회내 잡기로 웨이트, 운동 튜빙 또는 기타 운동기구를 잡는다. 그리고 양손을 어깨너비보다 약간 더 벌린다. 어깨를 벌림하고 팔꿈치를 굽힘한다. (B) 팔꿈치가 완전히 펴될 때까지 천천히 도구를 머리 위로 들어올린다. 이때 팔꿈치가 잠겨서는 안 된다.

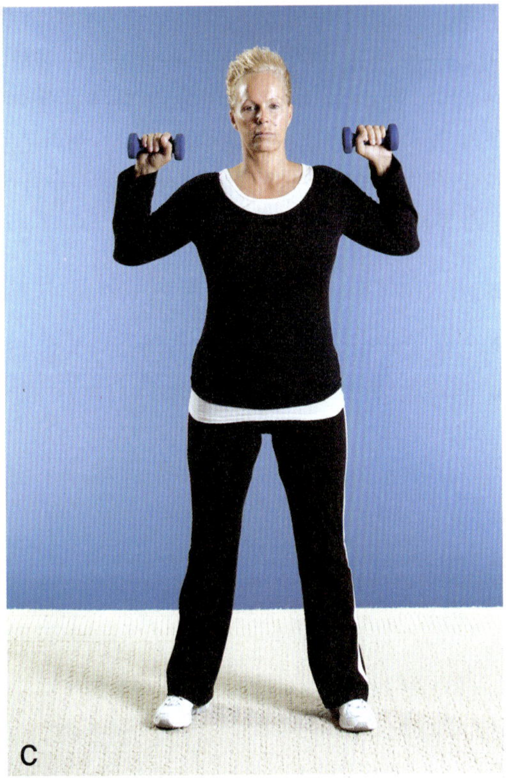

그림 8-30 계속 (C) 천천히 기구를 내리면서 시작 자세로 돌아온다.

위팔뼈 (Arm)

한팔 상완삼두근 펌하기 (One-Arm Triceps Brachii Extensions)

양발을 어깨너비보다 약간 더 넓게 벌리고 무릎을 편한다. 이때 무릎이 완전히 잠겨서는 안 된다. 한 손으로 웨이트나 도구를 잡은 후, 어깨를 굽힘하고, 팔꿈치를 편한다. 웨이트를 여러분의 위쪽 등에 위치시킨다. 다른쪽 팔은 복부에 배치한다(그림 8-31A).

들숨을 쉰 후 날숨을 하면서, 팔꿈치를 펴면서 도구를 머리위로 들어 올린다(그림 8-31B).

들숨을 쉰 후 날숨을 하면서, 천천히 팔꿈치를 굽히면서 도구를 시작 자세인 위쪽 등에 내린다(그림 8-31C). 이때 여러분은 몸을 앞으로 굽혀서는 안 된다.

반대쪽 팔을 이용해 반복 운동한다.

변형:

이 운동을 매트, 벤치, 짐볼 위에 앉아서도 수행할 수 있고, 또 누운 자세에서도 수행할 수 있다.

양손으로 도구를 잡고 팔꿈치를 펴고, (그림 8-31D), 굽힌다(그림 8-31E). 이 동작을 할 때 몸이 앞으로 굽혀져서는 안 된다.

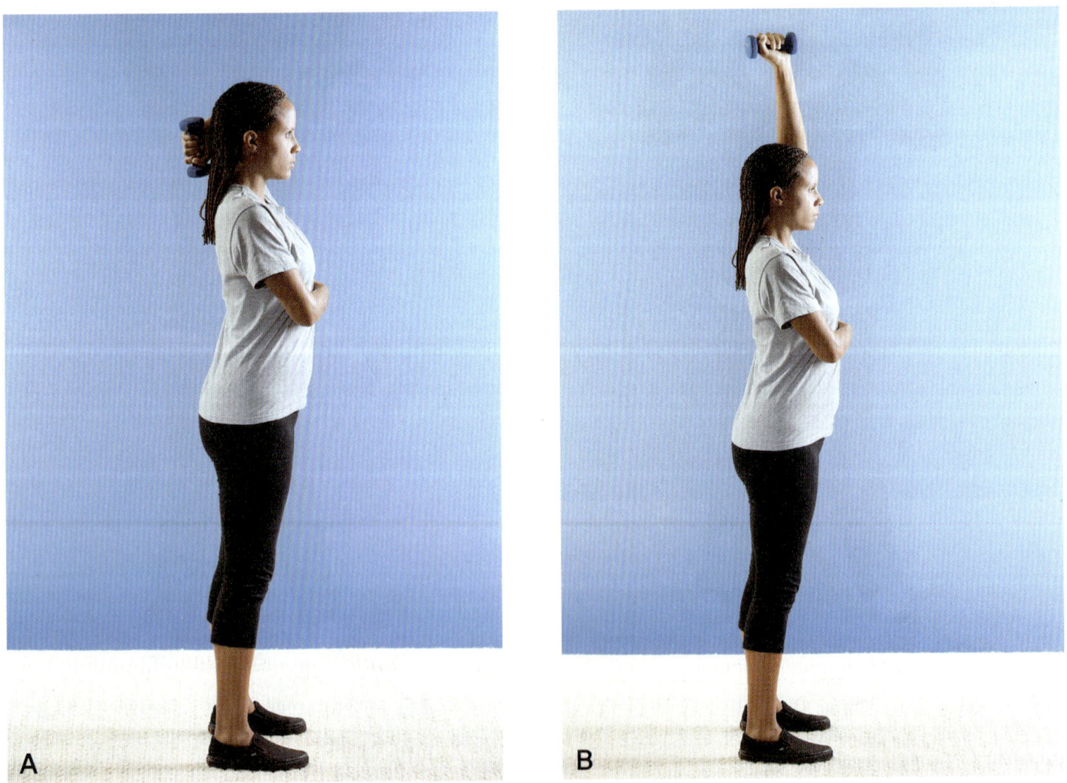

그림 8-31 (A) 양발을 어깨너비보다 약간 더 넓게 벌리고 무릎을 편한다. 이때 무릎이 완전히 잠겨서는 안 된다. 한 손으로 웨이트나 도구를 잡은 후, 어깨를 굽힘하고 팔꿈치를 편한다. 웨이트를 여러분의 위쪽 등에 위치시킨다. 다른 쪽 팔은 복부에 배치한다. (B) 팔꿈치를 펴면서 도구를 머리 위로 들어 올린다.

주의:

- 기구를 떨어뜨릴 수 있기 때문에 너무 무거운 무게를 하지 않는다.
- 운동을 할 때 팔이 흔들려서는 안 된다.
- 항상 척추를 곧게 유지해야 한다.

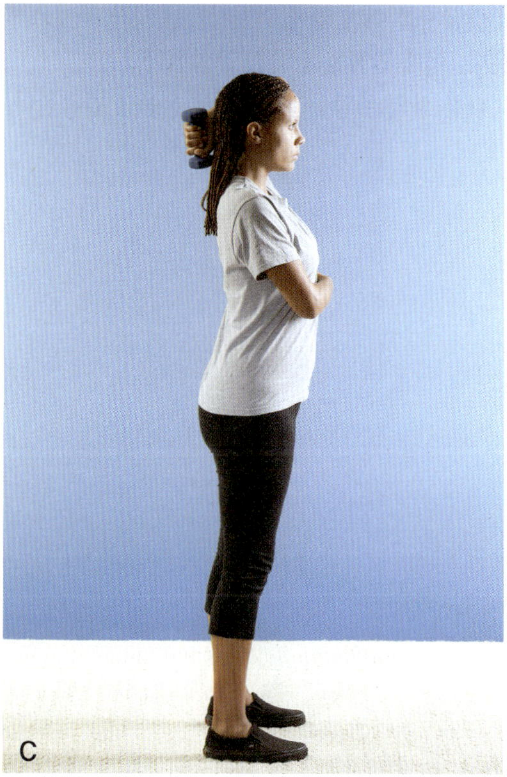
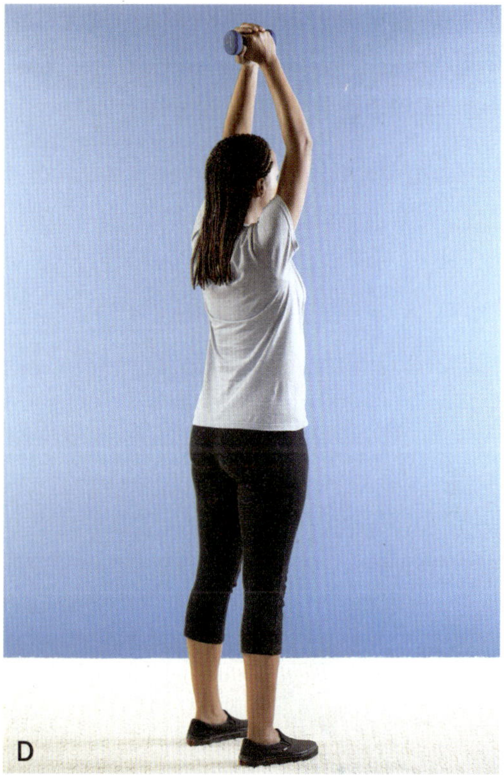
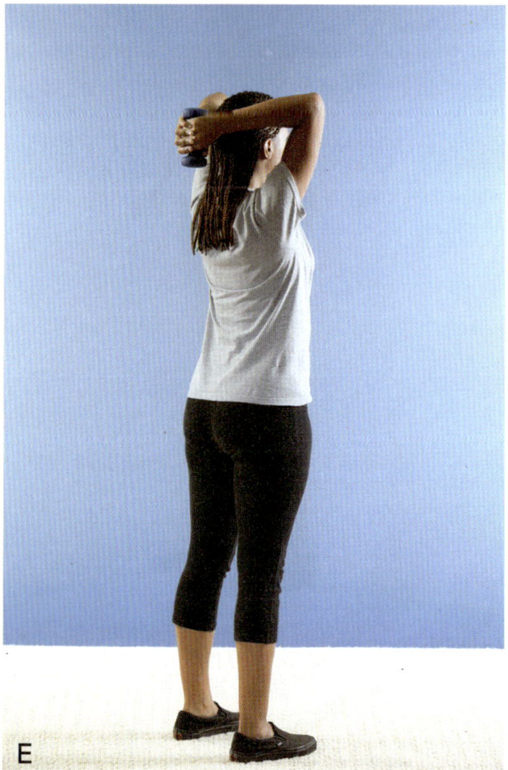

그림 8-31 계속 (C) 천천히 팔꿈치를 굽혀, 도구를 머리 뒤쪽으로 가져간다.
(D) 양손을 도구를 잡고, 팔꿈치를 편다.
(E) 팔꿈치를 굽힌다.

위팔두갈래근 컬 (Biceps Brachii Curls)

양발을 어깨너비보다 약간 더 넓게 벌리고 무릎을 펌한다. 이때 무릎이 완전히 잠겨서는 안 된다. 아래팔을 회외하고 팔꿈치를 펌한다. 웨이트나 도구를 잡고, 그 팔을 몸통 옆에 붙인다(그림 8-32A). 팔꿈치를 펌할 때 잠겨서는 안 되는데, 그 이유는 인대와 힘줄에 커다란 스트레스를 줄 수 있기 때문이다.

들숨을 쉰 후 날숨을 하면서, 한쪽 위팔두갈래근을 수축하여 편안한 범위까지 팔꿈치를 굽힘한다. 구성성 수축의 끝지점에서 위팔두갈래근을 몇 초간 등척성 수축을 한다(그림 8-32B).

팔꿈치를 어깨 밑에 위치시키는 시작 자세로 되돌아온다. 이때 팔꿈치를 약간 굽힘한다.

다른 팔의 위팔두갈래근으로 운동을 반복한다.

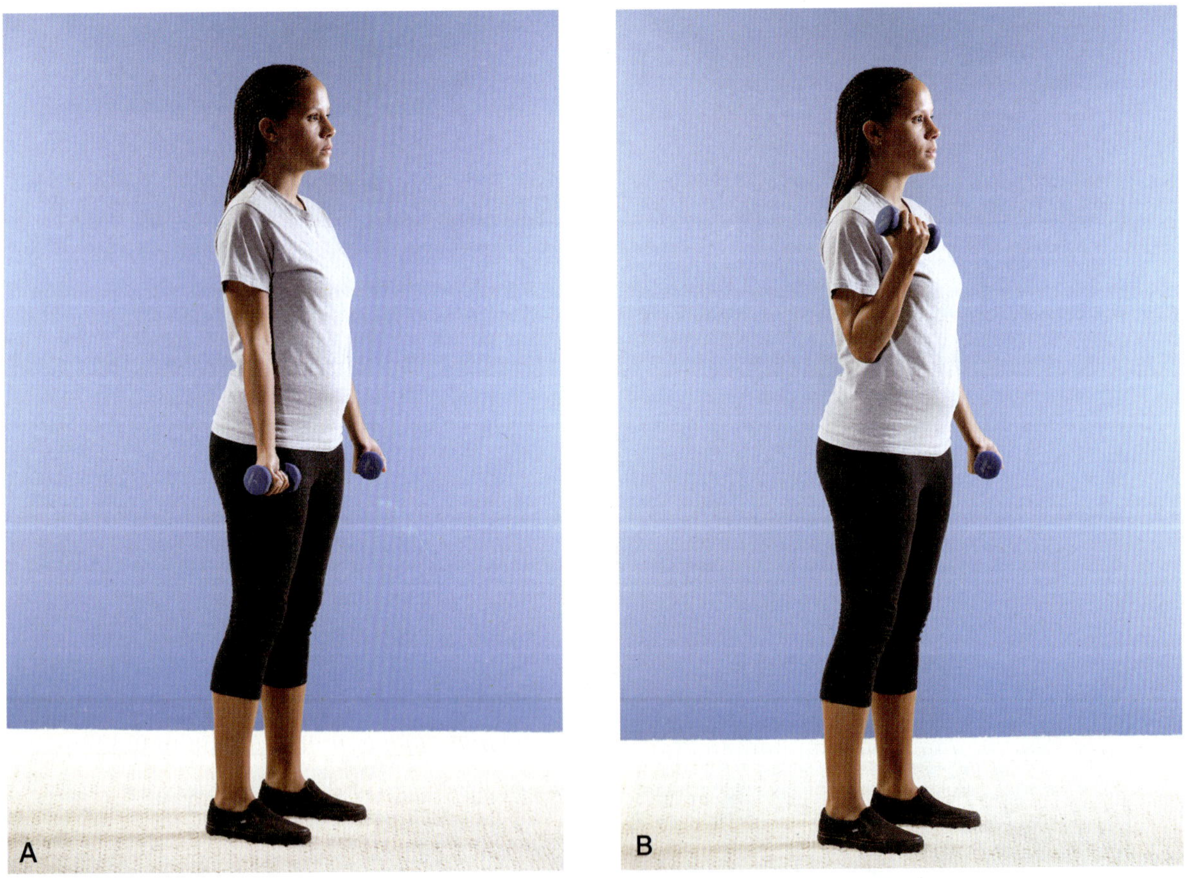

그림 8-32 (A) 양발을 어깨너비보다 약간 더 넓게 벌리고 무릎을 펌한다. 이때 무릎이 완전히 잠겨서는 안 된다. 웨이트를 잡고 아래팔을 회외하고 팔꿈치를 몸통에 붙인다. (B) 한쪽 위팔두갈래근을 수축하여 편안한 범위까지 팔꿈치를 굽힘한다.

변형:

아래팔을 회내하고 팔꿈치를 굽힌한다.
여러분의 팔을 매트, 벤치, 짐볼 위에 올려놓고, 팔꿈치를 굽힘할 수도 있다. 이것은 위팔두갈래근만의 작용을 일으키는 것이다.
양손으로 도구를 잡고 팔꿈치를 굽힘하고 (그림 8-32C), 폄한다(그림 8-32D).
이 동작을 할 때 몸이 앞으로 굽혀져서는 안 된다.

주의:

- 팔꿈치에 과도한 무리를 주지 않기 위해, 느리고 통제된 방법을 운동을 한다.
- 운동 동안 어깨나 팔꿈치를 비틀거나 회전해서는 안 된다.
- 웨이트를 들어올리기 위해 팔꿈치를 앞쪽으로 가져가서는 안 된다.

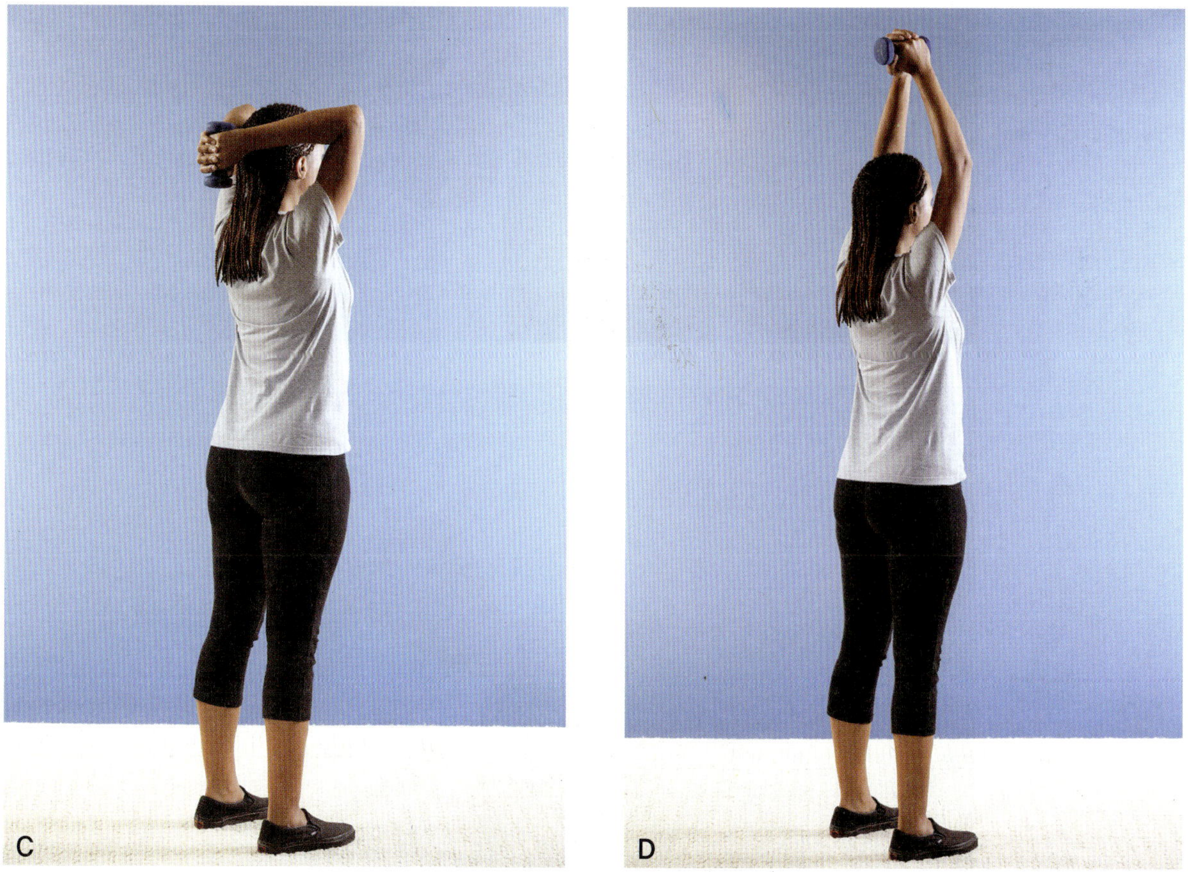

그림 8-32 계속 (C) 양손으로 도구를 잡고 팔꿈치를 굽힘한다. (D) 팔꿈치를 폄한다.

아래팔 (Forearms)

손목 굽힘근 컬 (Wrist Flexor Curls)

의자, 벤치, 짐볼 위에 앉는다. 손목을 일직선으로 유지하고, 회외자세로 웨이트나 기구를 잡는다 (그림 8-33A).

들숨을 쉰 후 날숨을 하면서, 편안한 범위 내에서 손목을 천천히 굽힌다(그림 8-33B).

반대쪽 아래팔으로 운동을 반복한다.

변형:

운동 강도를 높이기 위해, 손목을 약간 과신전시키고, 웨이트를 내림한다. 들숨을 쉰 후 날숨을 하면서, 편안한 범위 내에서 손목을 천천히 굽힌다.

주의:

- 너무 무거운 웨이트를 사용하면, 손목과 손가락에 큰 무리를 줄 수 있기 때문에, 너무 무거운 웨이트를 사용하지 않는다.
- 이 운동은 가벼운 웨이트로 많은 횟수로 반복하는 것이 더 효과적이다.

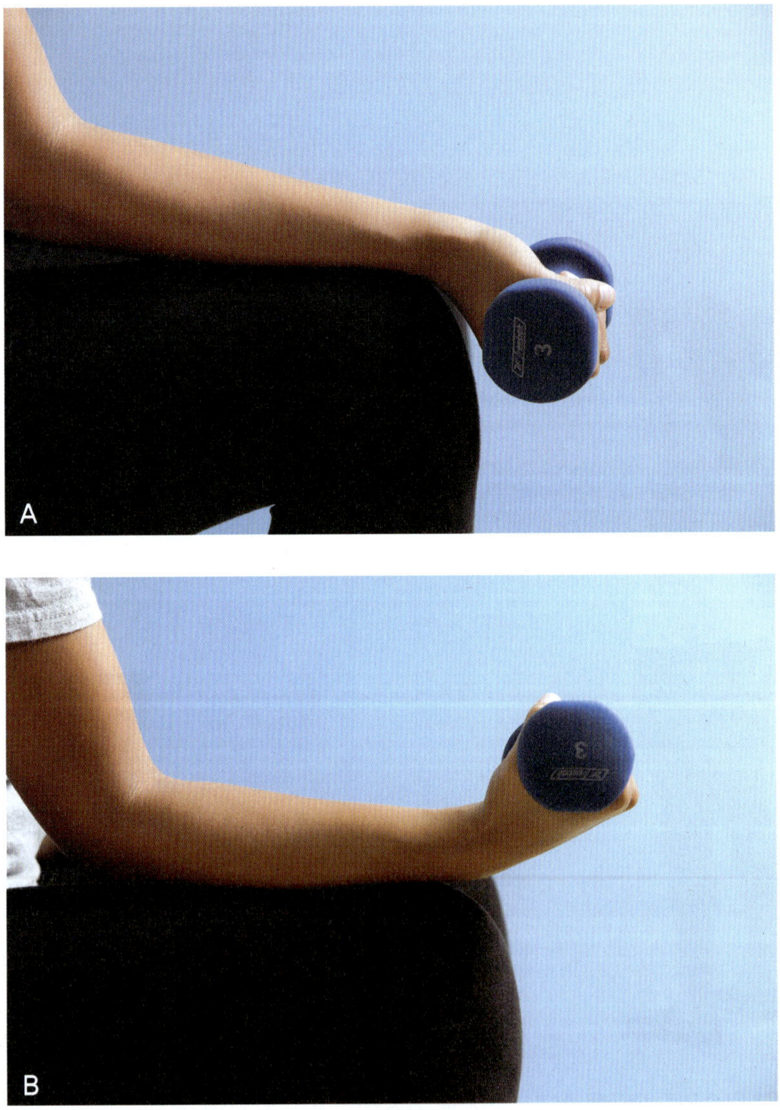

그림 8-33 (A) 의자, 벤치, 짐볼 위에 앉는다. 손목을 중립위로 유지하고, 회외자세로 웨이트를 잡는다. (B) 편안한 범위 내에서 손목을 천천히 굽힌다.

손목 폄근 컬 (Wrist Extensor Curls)

일반적으로, 바디워커들은 손목 굴곡근을 강하게 수축함으로써 치료를 수행한다. 바디워커들은 손목 굽힘근 컬보다 손목 폄근 컬을 할 때 더 많은 이점을 가진다.

의자, 벤치, 짐볼 위에 앉는다. 손목을 일직선으로 유지하고, 회내자세로 웨이트나 기구를 잡는다 (그림 8-34A).

들숨을 쉰 후 날숨을 하면서, 편안한 범위내에서 손목을 천천히 편한다(그림 8-34B).

반대쪽 아래팔으로 운동을 반복한다.

운동 강도를 높이기 위해, 손목을 약간 과도하게 굴곡시키고 웨이트를 내림한다. 들숨을 쉰 후 날숨을 하면서, 편안한 범위내에서 손목을 천천히 폄한다.

주의:

- 너무 무거운 웨이트를 사용하면, 손목과 손가락에 큰 무리를 줄 수 있기 때문에, 너무 무거운 웨이트를 사용하지 않는다.
- 이 운동은 가벼운 웨이트로 많은 횟수로 반복하는 것이 더 효과적이다.

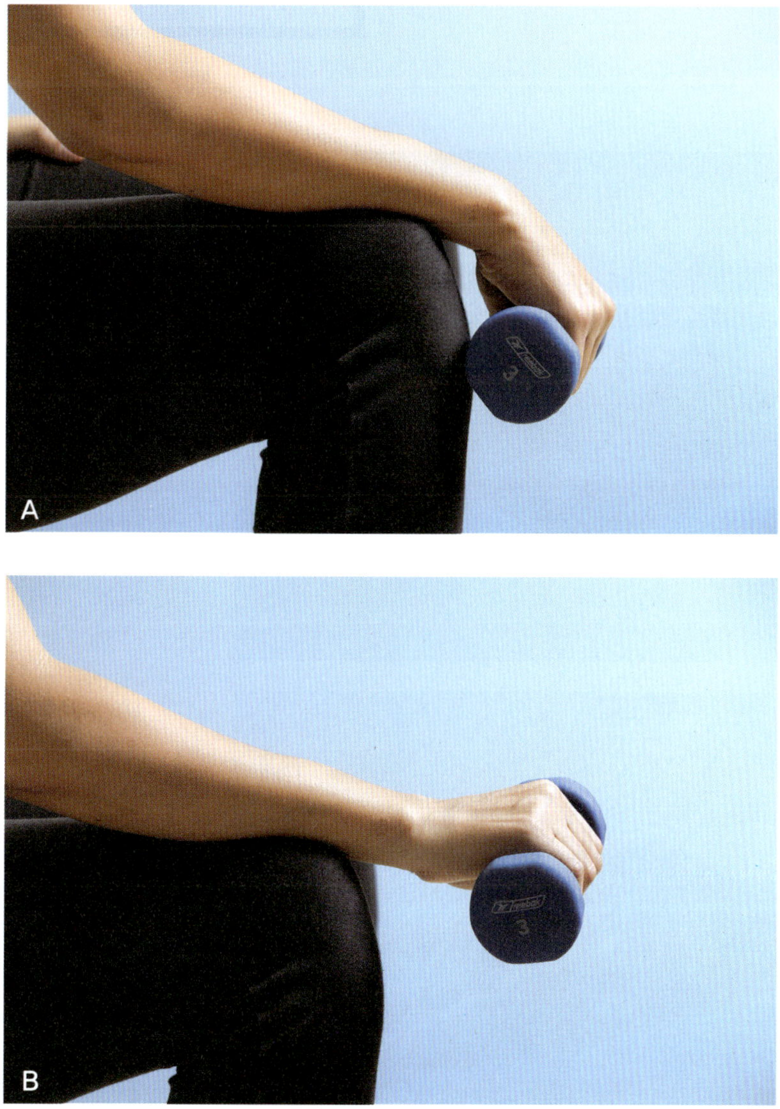

그림 8-34 (A) 의자, 벤치, 짐볼 위에 앉는다. 손목을 중립위로 유지하고, 회내자세로 웨이트를 잡는다. (B) 편안한 범위 내에서 손목을 천천히 폄한다.

손가락 (Finger)

손가락 신전 운동 (Finger Entension Exercise)

고무밴드를 손가락의 끝마디에 감는다 (그림 8-35A).

들숨을 쉰 후 날숨을 하면서, 손가락을 천천히, 그리고 통제된 방법으로 편다(그림 8-35B). 다시 시작 자세로 돌아간다.

변형:

다섯 손가락을 한꺼번에 다 펴지 말고, 한 번에 한 손가락씩 편다.

주의:

손과 손가락 내재근을 근력강화하는데 많은 시간이 걸리기 때문에, 이 운동을 천천히 시작한다.

속설: 운동을 중단하면, 근육이 지방으로 바뀐다.

사실: 근육이 지방으로 바뀔 수 없다. 근육과 지방은 전혀 다른 유형의 조직이다. 이 조직들은 한 유형의 조직에서 다른 유형의 조직으로 변화될 수 있는 신체 능력을 가지지 못한다. 그러나 근육은 "용불용설"이라는 독특한 특성을 가지고 있다. 만약 여러분이 근육을 사용하지 않으면, 그 근육은 소모되거나 위축될 것이다. 이런 과정은 사람이 골절을 입고 석고 고정했을 때 잘 나타난다. 석고 고정을 제거하면, 사용되지 않은 근육이 손상 이전보다 더 위축될 것이다.

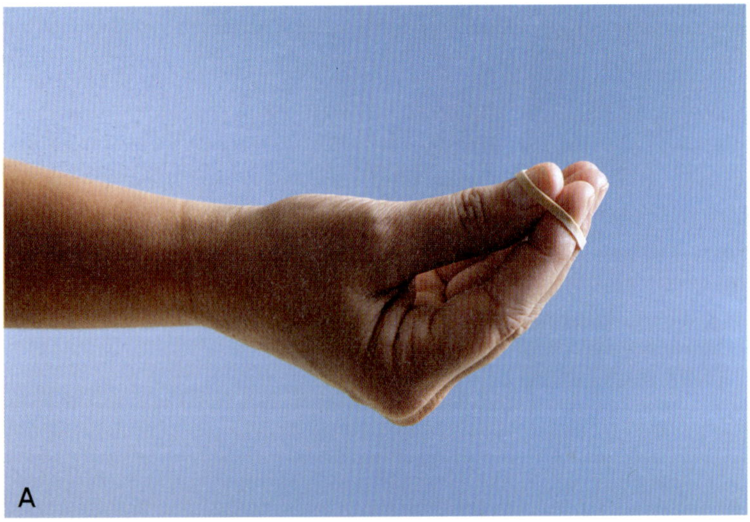

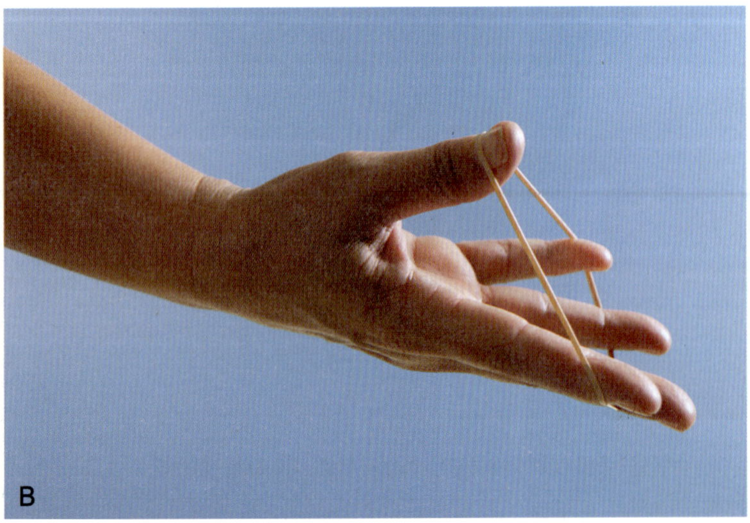

그림 8-35 (A) 고무 밴드를 손가락의 끝마디에 감는다. (B) 손가락을 천천히 그리고 통제된 방법으로 편다.

사례 분석

Nadira는 2년차 바디워커이다. 그 전에 그녀는 파트타임으로 접수원으로 일했고, 대부분의 시간을 지역 아마추어 소프트볼 코치로 했다. 그녀는 자신의 신체 상태가 매우 좋다고 항상 생각했다. 그녀는 바디워크 치료의 수행과 소프트볼 팀의 코치 이외에 다른 신체 활동을 거의 하지 않았다.

과거 6개월 동안, Nadira는 오른쪽 팔꿈치의 안쪽면에 압통과 근경련으로 고생했고, 이것이 아래팔과 손으로 퍼져나갔다. 그녀는 치료하는 동안 자신이 양손을 주로 사용하고 있음을 알고 있고, 또 이들 증상이 효율적인 치료를 이끌어내는 자신의 능력을 해친다고 생각하고 있다. 게다가 바디워크 수행 후 그녀의 증사이 더 악화되기 때문에, 현재 소프트볼 코치업무를 줄이고 있다.

- *Nadira 팔꿈치의 압통과 근경련의 원인이 무엇이라고 생각하는가?*
- *어떤 신체 구조물이 침범될 수 있는가?*
- *그녀의 문제가 바디워크 수행의 능력과 코치 수행 능력에 어떤 관계가 있다고 생각하는가?*
- *여러분이 Nadira에게 줄 수 있는 특별한 조언은 무엇인가?*

웰니스 프로필 체크

1장의 끝부분에서 작성한 여러분의 건강 프로필을 확인하고, 근력강화를 위한 계획을 통해 여러분이 치료하는데 어려운 부위가 있는가? 이 부위를 어떻게 향상시킬 것인가? 어떤 방법 또는 활동이 이 부위의 향상을 위해 사용할 수 있나? 여러분이 사용할 수 있는 방법을 포함한 계획, 이러한 방법을 실행할 시각표, 여러분이 따라 여러분의 향상을 평가할 수 있는 방법을 적는다.

본 장이 제시한 운동에 대한 금기증을 여러분이 가지고 있는지를 알아보고, 또 여러분이 시작하기 가장 좋은 운동 수준을 찾기 위해 의사와 상담해 본다.

요약 (Summary)

바디워커가 오랫동안 바디워크를 수행하려면, 자신의 근력을 향상시키고 유지할 필요가 있다. 균형된 신체 피트니스의 3가지 핵심은 유연성, 유산소 활동 및 근력 강화 훈련이다. 정기적인 유산소 운동의 수행은 다음과 같은 많은 장점을 가진다: 체지방 연소, 에너지 수준 향상, 스트레스와 근심의 이완, 심혈관계와 호흡계의 효율성 향상 등이 있다. 통합운동 접근법은 무거운 저항훈련과 가벼운 저항훈련, 심리적 기법, 치료적 모달리티, 의료지지(필요시) 및 식이요법 등이 통합된 것이다. 교차훈련은 피트니스의 특별한 구성요소를 발달시키기 위해 여러 가지 훈련 모드를 사용하고 있음을 의미한다.

바디워커를 위한 유산소 활동에는 수영, 달리기, 걷기, 자전거 타기, 노젓기 등 여러 종류가 있다. 여러분은 비용, 학습 내용, 소요시간 등의 관점에서 자신에게 가장 좋은 유산소 활동이 무엇인지를 주의 깊게 평가해야 한다. 유산소 운동을 시작할 때의 지침으로는, 신체가 준비될 때까지 첫 5분 동안에는 천천히 운동을 하고, 적어도 20분 이상 운동을 유지하고, 활동 후에는 신장 운동과 마무리 운동을 실시한다. 적절한 운동 강도는 목표 심박수를 유지하거나 운동자각도를 이용함으로써 관리될 수 있다.

근육의 조직에는 3종류가 있다: 심장근, 평활근 및 뼈대근. 본 장의 초점은 뼈대근인데, 그 이유는 뼈대근이 근력강화 훈련을 통해 영향을 받을 수 있기 때문이다. 뼈대근은 빠른연축섬유와 느린연축섬유로 구성된다. 빠른연축섬유는 근육이 과하중의 운동을 할 때 빠른 에너지 방출을 낼 수 있도록 빠르게 수축한다. 느린연축섬유는 지구력 활동을 위해 일정하고 낮은 강도의 많은 반복 수축을 일으킨다.

근수축을 위한 에너지는 글루코스로부터 나온다. 글루코스의 적은 양이 글루코겐의 형태로 간과 근육 안에 저장되어 있다. 글루코스가 산소에 의해 대사될 때 부산물이 이산화탄소와 물이고, 글루코스가 무산소로 대사될 때(강렬한 운동)는 부산물이 젖산이다. 젖산 축적은 근육의 운동 강도를 제한하고, 같은 강도의 운동을 더 이상 할 수 없게 만들고, 근육을 피로하게 만든다.

근력강화 프로그램을 시작하기 전에, 여러분의 건강관리 전문가로부터 신체적 조언을 얻어야 하고, 운동 일지를 기록하고, 달성할 수 있는 목표를 설정하고, 준비운동을 잘 하고, 시작할 때부터 체중에 대한 걱정은 불필요하다. 근력강화 운동을 수행하기 위해, 운동 밴드, 운동 튜빙, 덤벨, 짐볼 등과 같은 도구나 장비뿐만 아니라 여러분의 체중을 이용할 수 있다.

여러분은 목표가 무엇인지를 결정함으로서, 각 운동의 운동세트 횟수와 반복 횟수를 어떻게 수행할 것인지를 결정할 수 있다. 과훈련은 손상, 불면증, 우울 및 만성 근육통 등을 초래할 수 있다. 과훈련을 예방하는 방법으로는, 훈련 방법을 변화하고, 적절한 신체역학을 이용하고, 회복을 촉진시키는 모달리티를 사용하는 등이 있다. 운동할 때 안전과 손상 예방에 대한 지침은 다른 사람과 함께 운동하고, 모든 운동을 위한 적절한 자세를 이용하고, 건강과 피트니스 전문가의 조언을 구하는 것이다.

복습 문제 (Review Questions)

객관식

1. 신체 피트니스를 균형잡게 만드는 핵심 요소는 어떤 것인가?
- **a.** 유연성
- **b.** 유산소 활동
- **c.** 근력강화 운동
- **d.** 위의 모든 것

2. 다음 용어중 "산소를 가졌다"는 것을 의미하는 것은?
- **a.** 유산소
- **b.** 대사
- **c.** 무산소
- **d.** 노력

3. 유산소 노력에 대한 속설은 다음 중 무엇인가?
- **a.** 모든 사람은 유산소 활동을 함으로써 이득을 얻을 수 있다.
- **b.** 유산소 운동을 수행하는 장비는 상대적으로 가격이 저렴할 수 있다.
- **c.** 유산소 운동은 심혈관계와 호흡계만을 향상시킬 수 있다.
- **d.** 유산소 운동은 운동을 하는데 상대적으로 적은 시간이 걸린다.

4. 목표 심박수는 사람의 최대 심박수의 몇 %에 해당하는가?
- **a.** 25–35%
- **b.** 40–55%
- **c.** 55–85%
- **d.** 75–90%

5. 신경충동으로 자극을 받을 때 근원섬유가 전체적으로 수축한다는 의미의 용어는 무엇인가?
- **a.** 동원
- **b.** 실무률 반응
- **c.** 빠른연축
- **d.** 운동강도

6. 중량 저항 근력강화 프로그램에서 이용될 수 있는 것은 다음 중 무엇인가?
- **a.** 체중
- **b.** 달리기
- **c.** 수영
- **d.** 덤벨

7. 과훈련으로부터 초래될 수 있는 것은 다음 중 무엇인가?
- **a.** 운동에 대한 흥미 감소
- **b.** 수행 증가
- **c.** 체중 증가
- **d.** 심박수 감소

빈칸 채우기

1. Surgeon General's Report에 따르면, ____________________ 는 흡연, 고혈압, 혈청 콜레스테롤 만큼이나 관상동맥성 심장병의 주 원인이 될 수 있다고 한다.
2. 유산소 피트니스는 신체의 ____________________________ 을 올림으로서 달성될 수 있다.
3. 활동이 유산소 활동으로 간주되려면, 적어도 ______분 동안은 율동적이고 지속적으로 활동을 해야 한다.
4. 대부분의 운동 손상은 ________________ 이나________________의 증가로 일어난다.
5. 운동의 반복된 움직임은 _________________ 으로 간주된다.
6. 피트니스의 특별한 구성 요소를 발달시킬 수 있는 몇 가지 훈련 모드를 사용하는 것을 ______________ 이라고 한다.
7. 몸통, 골반, 엉덩이, 복부 근육과 척추의 작은 근육들이 신체의 ______________을 만든다.

단답형

1. 정기적인 유산소 운동의 수행으로 얻을 수 있는 적어도 5가지 장점을 기술한다.
2. 유산소 운동을 시작할 때의 지침을 적어도 5가지 기술한다.
3. 여러분의 목표 심박수를 어떻게 계산하는지를 설명한다.
4. 근력강화 프로그램을 시작할 때의 지침과 제안을 적어도 5가지 기술한다.
5. 근력강화 프로그램 동안 쉬는 날이 왜 중요한지를 설명한다.
6. 통합운동 접근법의 구성요소를 적어도 6가지 기술한다.
7. 근력강화 운동을 수행할 때 안전과 손상 예방을 위한 3가지 방법을 기술한다.

활동 (Activities)

1. 적어도 3명의 바디워커와 만나서, 그들에게 어떤 근력강화 프로그램을 사용하는지, 운동으로부터 얼마나 이득을 얻는지, 그리고 근력강화운동이 그들의 직업 수명에 어떤 영향을 주는지, 그리고 어떻게 근력강화 프로그램을 시작하는지에 대해 물어본다.
2. 본 장에 제시된 운동을 이용하여 근력강화 프로그램을 어떻게 설계할 것인지에 대해 개인 트레이너와 상담한다.
3. 근력강화 프로그램을 시작할 때, 적어도 2주 동안 운동 일지를 기록한다. 근력강화 프로그램을 시작하기 전에 여러분이 느꼈던 것을 기록하고, 또 여러분이 운동을 할 때 느꼈던 느낌을 기록하고, 근력강화 프로그램으로 얻어진 이점이 무엇인지를 기록한다. 2주가 끝나갈 무렵, 여러분이 이룬 진전이 무엇인지를 알아보기 위해 여러분의 운동 일지를 다시 살펴본다.

참고문헌 (References)

American Heart Association. Target Heart Rates (2010). Retrieved November 2010 from www.americanheart.org/presenter.jhtml?identifier=4736.

Dinas, P. C., Y. Koutedakis, and A. D. Flouris. Effects of Exercise and Physical Activity on Depression (2010). Retrieved November 2010 from www.ncbi.nlm.nih.gov/pubmed/21076975.

Mayo Clinic. Aerobic Exercise: Top 10 Reasons to Get Physical (2010). Retrieved November 2010 from www.mayoclinic.com/health/aerobic-exercise/EP00002.

NAMI. Mental Illness and Exercise (2010). Retrieved November 2010 from www.nami.org/Content/NavigationMenu/Hearts_and_Minds/Exercise/Mental_Illness_and_Exercise.htm.

Surgeon General. Surgeon General's Perspectives: The Importance of Being Active Your Way (2009). Retrieved November 2010 from www.surgeongeneral.gov/library/publichealthreports/sgp124-6.pdf.

Tortora, Gerard J., and Bryan Derrickson. *Principles of Anatomy and Physiology*, 12th ed. Hoboken, NJ: John Wiley & Sons, 2009.

University of California–San Diego. Fiber Types (2000). Retrieved November 2010 from http://muscle.ucsd.edu/musintro/jump.shtml.

U.S. Department of Health & Human Services. Chapter 2: Physical Activity Has Many Health Benefits (2008). Retrieved November 2010 from www.health.gov/paguidelines/guidelines/chapter2.aspx.

제 9 장

자가관리를 위한 기본적인 영양 원칙

Basic Nutritional Principles for Self-Care

핵심 용어(Key Terms)

지방 세포
지방조직
기초대사율(BMR)
기초대사량
탄수화물
완전 단백질
조건적인 필수 아미노산
식이섬유
필수 아미노산
지용성 비타민
당지수
저혈당증
불완전 단백질
지질
다량 영양소
미량 영양소
미네랄
비필수 아미노산
영양소 밀도
영양수
단백질
반응성 저혈당
안정시 대사율(RMR)
미국 표준 식단(SAD)
촉발 음식
비타민
수용성 비타민

학습 목표(Learning Objectives)

본 장을 공부하고 나면, 독자들은 다음 정보를 얻게 될 것이다:

1. 사람들이 왜 먹고, 무엇을 먹는지에 대한 다양한 이유를 설명할 수 있다.
2. 왜 신체가 음식을 필요로 하는지 그리고 각각의 6대 영양소들에 대해서 설명할 수 있다.
3. 다양한 비타민과 미네랄에 의해 나타나는 신체의 기능과 원인을 말할 수 있다.
4. 왜 물이 몸에 중요한지를 설명할 수 있다.
5. 기초 대사율과 안정 시 대사율 및 사람의 하루 칼로리 필요량을 정의할 수 있다.
6. 개인의 적절한 영양 비율을 알 수 있다.
7. 에너지를 유지하기 위해 식사 계획의 중요한 이유를 설명할 수 있다.
8. 영양의 밀도와 보충의 목적을 정의할 수 있다.
9. 일상생활과 적절한 영양을 통합할 수 있다.

"과거에 살지 말고,
미래를 꿈꾸지도 말라.
지금 이 순간에 충실하라."

– Buddha

서론 (Introduction)

여러분이 성취하는 음식이 바디워커가 되려는 여러분의 노력을 성공시킬 수도 있고 망칠 수도 있다. 본 책의 전반에서 다루어졌듯이 바디워크는 신체 전문 분야이다. 여러분이 사용하는 가장 중요한 도구는 여러분의 몸이다. 여러분의 직업을 오래 지속시키기 위해서 몸 상태를 최상으로 유지해야 한다. 그래서 스트레칭, 강화운동, 손상 방지와 관리를 하고 음식을 섭취해서 기능을 최고 상태로 유지할 필요가 있다.

건강을 위한 먹기와 다이어트의 최적의 상황은 다음에 의해 형성될 수 있다:

- 스태미나
- 근력 증진
- 손상의 위험성 감소
- 손상 발생 시 더 빠르고 더 나은 조직의 회복
- 정신적 명료함의 확대
- 감정 기복의 감소
- 빼고자 하는 만큼의 적절한 체중 감소
- 늘리고자 하는 만큼의 적절한 체중 증가
- 심혈관 질환, 당뇨병, 고혈압, 뇌졸중, 골다공증, 관절염, 비만, 우울증, 암과 같은 형태의 많은 질병들과 상황의 위험성 감소

비록 전문가로서 시작단계에 있거나 현재 전문가라 할지라도, 사람들은 언제나 더 먹으려고 하는 경향이 있다. 어떤 사람들은 영양분이 충분하게 먹는 것은 분명하게 노력이 필요한 것이라고 생각한다. 그러한 것들이 먹기에 가장 좋은 음식을 찾아내고, 정확한 칼로리와 영양 단계를 계산하도록 영향을 미치게 되고, 따라서 어디에서 그 음식들을 구할 수 있는지 생각해 내게 될 것이다. 그러나 영양 있게 먹는 것이 복잡한 시련이 되어서는 안 된다. 여러분이 시간을 투자하고, 인내심을 가지며 좋은 영양 지침들을 기꺼이 따라하는 동안에 이 장은 그 과정을 통해서 전문가가 되도록 이끌 것이다.

이 장에서 다루고 있는 영양 부분만을 따르는 것보다 7장과 8장에서 다루어진 스트레칭과 근력강화 프로그램을 같이 접목한다면 더 많은 스트레칭과 근력강화의 효과를 볼 수 있을 것이다. 여러분의 먹는 방법과 운동 방법을 바꾸기 위해 단기적인 목표가 아닌 장기적인 목표를 세우고 생활방식을 향상 시켜야 한다.

사람들은 왜 먹는가? (Why People Eat)

사람들이 먹는 가장 큰 이유는 배고픔을 충족시키기 위함이다. 그러나 많은 사람들은 또 다른 이유로 먹는다. 우리가 먹기로 선택하는 음식에는 확실한 이유가 있다. 아래의 사항들에 의해서 고려된다.

- **개인 선호도.** 모든 사람들은 음식을 먹을 때 맛, 형태, 질감, 냄새 등을 고려한다.
  예를 들어, 거의 모든 사람들이 아이스크림을 좋아하는데 이것은 달고(맛), 크림 같은(질감) 형태를 사람들이 좋아하기 때문이다.
  배가 고프다고 할지라도, 베이컨 같은 것을 먹고자 하는 사람들은 베이컨을 프라이할 때 나는 그 냄새때문일 수 있다.
- **습관과 갈망.** 대부분의 사람들이 습관을 갖고 있다. 사람들은 보통 새로운 어떤 것을 먹는 것보다 그들이 잘 알고 있는 음식을 먹거나 준비하기 쉽다. 또한, 대부분의 사람들이 감자칩 같은 짠 것, 칠리 같이 매운 것, 초콜릿 같이 단 것 등 특별히 갈망하는 것들을 가지고 있다.
- **민족적 유산 또는 전통.** 사람들은 자라면서 어떤 음식들을 먹게 되고, 그 음식들에 익숙해진다. 많은 사람들이 새로운 것을 선택하면서 동반되는 위험성 때문에 익숙한 것에 끌리게 된다. 반면에, 다른 문화의 음식을 찾거나 새로운 음식에 도전하는 것을 좋아하는 사람들도 있다.
- **사회적 압박.** 예를 들어, 지역 술집이나 식당에서 행복한 시간들을 보내기 위해서 모인 한 그룹의 친구들이 있다고 하자. 시끌벅적 하게 먹고, 마시고 하는 일들이 벌어질 것이다. 반면에 결혼식 또는 임신 축하파티 같은 상황을 예로 들어보자. 음식들 중에서 특히 케이크가 그 파티의 가장 중요한 것이 될 것이고, 모두들 그렇게 예상하고 참여할 것이다.
- **효용성 또는 편리성.** 모든 사람들이 바빠서 식사를 준비하고 멈추는 것이 불가능할 때나 아무 것도 만들 수 있는 준비가 되어 있지 않은 경우도 있다. 패스트푸드는 이러한 상황에 유용하게 사용된다.

- **경제적 필요성.** 많은 사람들이 그들의 금전적 여유에 맞추어서 음식을 선택한다.
- **감정적 요구 및 연대.** 사람은 가족의 유대감에 의해 특정 음식에 대해 강한 감정적 연결성을 가지고 있다. 여러분을 사랑하는 할머니는 휴일 동안에 여러분을 위해 어떤 특정한 형태의 과자들을 만들 것이고, 따라서 여러분은 할머니를 떠올리며 그 과자들을 먹는 것을 좋아할 것이다.
  또는 여러분이 긴장이 가득 찬 가정에서 성장했다면, 어떤 음식들은 먹는 것을 좋아할 수도 싫어할 수도 있을 것이다. 예를 들어, 여러분이 성인이 되어 미트로프를 피한다면, 그것은 그 음식을 싫어하는 것이 아니라, 그것에서 불안감이 일어나기 때문일 것이다.
  많은 사람들이 어떤 감정적인 필요성을 만족시키는 음식을 알아본다. 사람들은 외로울 때, 지루할 때, 우울할 때, 또는 화났을 때에도 먹는 것이 필요할 것이다.
- **가치와 신념.** 예를 들어, 채식주의자는 인도적인 차원에서 고기를 먹지 않는다.
  또 다른 예로는 유대인이나 무슬림은 문화적인 가치로 돼지고기를 먹지 않는다.
- **제조사 또는 생산자.** 어떤 사람들은 특정 제조사의 음식을 사거나, 그들이 알고 있고 신뢰할 수 있는 생산자로부터 음식을 산다. 예를 들어, 유기농과 지역에서 생산된 상품과 고기를 선호하는 현상들이 증가하고 있다.
- **건강 상태.** 독감에 걸려 아프거나 또는 건강 상태가 허술한 사람들보다 건강하고 활동적인 사람들이 더 많은 음식을 먹는다.
- **영양 가치.** 어떤 사람들은 모든 음식을 그것의 영양 가치에 의해서 선택한다. 그들은 배고프다는 이유로 아무 음식이나 먹는 것이 아니라, 놈을 건강하게 할 수 있는 음식을 선호한다.

> **당신은 어떻게 생각하나요?**
>
> 여러분은 왜 먹고 무엇을 먹는지 아는가? 왜 여러분은 먹고 그렇게 한다고 생각하는가? 촉발 음식(trigger foods)이란 여러분이 많이 먹거나 과식을 하도록 하는 계기를 만드는 음식이다. 여러분은 어떤 촉발 음식이 있나? 만약에 그렇다면 그것은 무엇인가?

나쁜 음식의 영향
(The Effects of Eating the Wrong Foods)

음식은 몸의 생리적 · 기능적으로 직접적인 영향을 주고, 생리적 효과는 감정적인 상태를 변화시킬 수 있다. 예를 들어, 큰 통에 들어 있는 아이스크림을 먹으면 혈당이 올라간다. 처음에는 에너지를 증가시키고 행복감을 느낄 수 있다. 그러나, 한 시간 후부터 피로감과 우울함이 나타나기 시작한다. 이것은 한 번에 너무 많이 설탕을 복용한 것이 몸의 혈당 조절 시스템을 흔들어 놓기 때문이다(*Journal of American Dietetic Association*, 2009; Sears, 2006).

수년 동안 다이어트를 해온 사람들은 때때로 배고픔의 느낌을 못 느끼기도 한다. 종종 사람들은 배고픔 대신에 카페인이나 당분을 갈망한다. 어떤 사람들은 포식을 한 약 2시간 후 매우 허기짐을 느끼기도 한다. 그들은 저녁에 TV를 시청하면서 쉽게 간단한 식사를 할지도 모른다.

음식 선택은 몸 건강에 직접적인 영향을 준다. 물론 식습관보다는 담배를 피우거나 과도한 음주를 하거나 향정신성 물질을 복용하는 것과 같은 생활방식이 건강에 더 나쁜 영향을 준다. 대부분의 사람들은 매일 기본적인 영양의 균형이 필요하다는 것을 알고 있다. 그러나 그들은 **미국 표준식단(Standard American Diet; SAD)**이 영양소가 부족하다는 것을 알지 못할 것이다. 게다가, 많은 가공 식품들은 몸의 건강에 해로운 화학적으로 변형된 지방과 당분을 포함하고 있다.

음식과 질병은 확실히 연관이 있다. 많은 연구자들은 질병이 식습관과 일정부분 관련이 있다는 것을 믿고 있다. 그들은 2형 당뇨병, 비만, 심장 질환, 뇌졸중, 단일 유전적 돌연변이에 의한 특정 암들은 몸 안에 있는 생물학적인 기능장애의 연결 상태에 의해서 나타나게 된다고 믿는다. 과거에 먹었던 음식이 이러한 기능부전의 중요한 요인이고, 미국 표준식단에 필요한 영양소 균형이 부족하기 때문이다(Chadwick, 2004; Taubes, 2007).

현재 평균적인 미국인들은 너무나 적은 양의 야채,

과일, 전곡들을 먹고 있으며 당분, 지방, 단백질은 너무 많이 먹고 있다. 평균적으로 건강을 의식하는 개인들은 더 많은 곡물을 원료로 한 음식들(예: 빵, 파스타, 전곡)과 천연 설탕이 많이 첨가되어 구워진 제품들을 더 많이 먹으려 할 것이다. 건강한 식습관이라고 불리는 이러한 상황이 단백질과 지방이 부족한 상황을 만들 수 있다. 비록 식이요법의 범주에서 서로 끝 범위에 있다고 할지라도, 양쪽의 식습관은 종종 불균형적이고 최선의 건강과 효과적인 회복을 도모할 수 없다.

몸에서 균형을 유지해주는 음식을 아는 것이 최적의 에너지와 종합적인 건강을 위한 가장 중요한 열쇠이다. 모든 사람들의 몸이 다르기 때문에 각자에 맞는 다른 영양소들이 필요하다. 음식의 옳은 균형을 확인하게 된 후에도 건강에 좋지 못한 음식을 먹고 싶거나 과식을 하고 싶다면, 그것에 숨겨진 진짜 이유를 확인해 볼 필요가 있다. 상담을 받아보는 것도 한 방법이다.

> **웰니스에 집중하기**
>
> **영양 전문가 (Nutritional Specialists)**
>
> 이 단원에 나타나는 정보들은 건강한 먹기를 위한 간단한 지침이다. 그러나, 여러분은 식습관 계획을 위해서 전문가와 상의할 필요가 있다. 또한, 여러분의 식습관에 심도 있는 분석과 맞춤형 영양 계획을 만들어 내기 위해서, 신체 단련 영양 전문가와 영양사 또는 공인된 영양사(RD)와 같은 영양에 관한 특별한 전문가들과 함께 할 것을 권장한다. 요구도가 모두 다르기 때문에 여러분의 가장 좋은 선택이 필요하다.
>
> 아래에 여러분 지역에서 영양에 관한 전문가들을 찾을 수 있도록 도와줄 수 있는 몇몇의 온라인 사이트가 있다.
>
> 미국 식이협회: www.eatright.org
> 캐나다 영양사협회: www.dieticians.ca
> 영양 전문가 공인위원회: www.cbns.org
> 영양학자 찾기: www.findanutritionist.com
> 영양사 등록 위원회: www.cdrnet.org

왜 몸은 음식을 필요로 하는가 (Why the Body Needs Food)

음식이 **영양분**을 공급하기 때문에 몸은 음식이 필요하다. 영양분은 조직의 성장, 신경자극 전달, 근수축과 근 단백질, 호르몬, 효소의 형성을 위해 제공되는 과정을 통해 생명을 유지할 수 있는 에너지를 제공하는 화학적 물질이다. **탄수화물, 단백질, 지질, 비타민, 미네랄, 물**의 6가지 영양분이 몸에 필요하다. 탄수화물, 단백질, 지질은 몸에서 많이 필요로 한다고 해서 **다량영양소**이라고 불리우며 우리가 먹는 음식의 대부분을 구성한다. 비타민과 미네랄은 비교적 몸에서 적은 양을 필요로 하기 때문에 **미량영양소**라 불리운다.

탄수화물 (Carbohydrates)

탄수화물은 당분과 녹말 성분을 포함한다. 그것은 몸의 우선적인 에너지 원천이다. 탄수화물은 대부분 식물로부터 제공되며, 복합탄수화물과 단당의 2가지 형태로 존재한다. 복합탄수화물은 곡물, 야채, 견과류, 어떤 과일들 그리고 콩류 등으로 구성된 녹말성분 음식이다. 콩류는 완두콩, 콩, 편두, 대두, 땅콩 같은 것의 꼬투리에서 자라는 과일이다. 단당의 예로는 과일, 꿀, 버터에서 발견할 수 있는 설탕이 있다.

복합탄수화물은 혈류 속에 있는 소화관으로부터 단당이 부족해지기 전에 소화계에 의해서 분해된다. 음식속의 단당은 비록 부족하다고 할지라도 소화하는데 있어서 필요는 없다. 모든 당은 그것이 복합탄수화물이든 단당이든 음식 속에 이미 존재하고 있으며, 소화계 또는 간에 의해서 포도당으로 전환된다. 그 결과, 몸에서 복합탄수화물로 흡수되었어도 포도당으로 마무리된다.

포도당은 3가지 방법으로 몸에서 사용된다:

1. 즉각 에너지로서 사용된다. 포도당은 몸의 에너지 원천이다.
2. 즉각적으로 에너지로서 필요하지 않다면, 포도당의 저장소인 당원으로 변환되고, 간과 골격근에 저장된다. 간 당원은 몸 전체에 에너지로서 공급되고, 근육 당원은 단지 근육에만 에너지로서 공급된다.
3. 당원 저장소가 모두 차고 포도당이 과도하게 몸

에 있다면, 과도한 포도당은 간과 비만세포(**지방세포, adipocytes**)에 의해 지방으로 변환되고 몸 주위에 **지방조직(adipose tissue)** (체지방)으로 축적된다. 필요한 순간에는 지방이 직접적인 연료로서 사용되거나 다시 포도당으로 변환되어 연료로서 사용된다.

일정시간 이상 혈당의 단계가 상승되었을 때 조직에 위험이 될 수 있다. 따라서 혈당의 단계가 어떠한 지점을 지나서 한번이라도 상승하면 몸을 빠르게 다시 항상성이 있는 단계로 되돌려야 한다. 이러한 상황에서는 췌장이 인슐린을 분비한다. 인슐린이 혈액 속에 분비되고, 근육과 간의 조직들을 자극해서 혈액 바깥으로 포도당을 제거하며, 그 결과 혈당단계를 감소시키고 조직이 손상되는 것을 감소시킨다.

혈당이 너무 낮으면 피로와 건강상태 저하와 졸도가 일어날 수 있다. 이것은 **반응성 저혈당(reactive hypoglycemia)**이라고 한다. **저혈당(hypoglycemia)**은 혈당의 단계가 낮은 것을 말한다. 혈당은 탄수화물이 많이 함유된 음식을 먹어서 당분이 농축될 때 낮아진다. 그러나 단백질과 지질을 탄수화물과 같이 먹으면 혈액속에서 당분이 천천히 감소하고, 저혈당증 반응이 감소하게 된다. 이것이 잦은 저혈당을 갖고 있는 개인들이 단백질, 탄수화물, 지방을 매일 균형 있게 섭취해야 하는 이유이다. (Harvard School of Public Health, 2010A; Tortora and Derrickson, 2009)

혈당지수 (The Glycemic Index)

혈당지수는 강렬한 음식을 먹은 후에 혈당단계가 증가하는 것의 정도가 얼마나 연관이 있는지에 의해서 설정된다. 음식이 순수한 포도당의 효과에 관여하는 정도를 측정한다. 높은 혈당지수 음식은 혈당과 인슐린의 단계를 매우 빠르게 상승시킨다. 반대로 낮은 혈당지수 음식은 혈당과 인슐린 단계를 과도하게 올리지 않는다.

순수 포도당은 100의 가치가 주어지고, 다른 음식들에는 혈당을 올리는 효과에 따라서 지수의 값이 주어진다. 예를 들어, 사탕수수는 55의 지수 값이 주어지는데 이것은 순수한 포도당에 비해 혈당을 55% 정도 올린다는 것을 말한다. 일반적으로 지수 값 55 아래의 음식은 낮은 혈당지수 음식, 55~70%는 중간 혈당지수 음식, 70% 이상은 높은 혈당지수 음식이라고 한다. 표 9.1은 낮은, 중간, 높은 혈당지수 음식의 예이다.

과거에는, 감자나 빵 같은 곡물류 음식이 천천히 소화되는 동안에 단당이 혈당을 극적으로 올린다고 모두들 믿어왔었다. 현재는 혈당 연구기관에 의해서 시행된 많은 연구의 결과들이 그렇지 않다는 것은 보여준다. 사실, 가장 놀라운 것 중에 하나는 85의 지수를 가진 구운 감자는 구할 수 있는 높은 혈당지수 음식 중 하나라는 것이다.

이러한 지수들을 사용할 수 있는 매우 많은 방법들이 있고, 이것은 개개인의 사람들에게 다른 결과를 가져올 수 있어서 매우 중요하다. 거기에는 많은 변수들이 있는데 음식의 준비, 음식의 기간, 섬유 구성, 단백질과 지질 구성, 다른 변수들과 같은 음식의 지수들이 영향을 줄 수 있다. 이것은 과학적으로 완벽하지도 않고 모든 실험에서 항상 일관된 결과로 나타나지도 않는다.

"웰니스에 집중하기"에서 볼 수 있는 영양 전문가와 같이 검증된 전문가의 지도와 함께 여러분의 목표를 위한 혈당지수 음식을 제외한 다른 방법은 아직 없을 것이다. 매우 다양한 운동을 하는 동안 계속해서 여러분의 에너지 필요 정도에 맞추어서 영양과 운동의 미세조정이 필요할 것이다. 사실, 많은 사람들이 그들의 목표를 이루기 위해 음식의 균형을 조절하는 것에 의해서 행위의 결과와 체중의 감소에 뚜렷한 차이가 있다는 것이 보고되고 있다. 높은, 중간, 낮은 혈당지수 사이의 차이점을 아는 것은 매우 중요하고, 그것들은 알 때 소비와 적절한 혼합을 통해 그들의 목적을 이루는데 가장 큰 도움을 줄 것이다.

혈당지수에 관한 좋은 정보들은 Glycemic Index Foundation(www.glycemicindes.com)에서 찾을 수 있고, 이것은 영양성의 계산, 연구 그리고 소식들에 관한 국제적 자료들이다.

섬유질 (Fiber)

섬유질은 단지 식물에만 들어 있는 화합물이고, 동물성 음식 또는 육류, 치즈 또는 계란 등에 의해서 생산된 음식에는 들어있지 않다. 그 결과, 탄수화물

표 9.1 낮은, 중간, 높은 혈당지수 음식

낮은 혈당지수		중간 혈당지수		높은 혈당지수	
샤워도우 빵	53	팬케이크	67	포도당	100
바나나	54	크로와상	67	설탕당근	97
오트밀	49	칸탈루프(레드메론)	65	줄풀	87
당근	49	쿠스쿠스	65	구은 감자	85
백색 안남미	44	사탕수수	64	콘프레이크	83
고구마	44	사탕무우	64	떡	82
하얀색 스파게티	41	건포도	64	프래첼	81
사과	38	쇼트 브레드 쿠키	64	팬케이크 시럽	76
단 요거트	33	콘칩	63	도넛	76
탈지유	32	옥수수	60	감자 튀김	75
페투치니(계란)	27	겨 머핀	60	그레이엄 크래커	74
렌틸콩	25	마스마티 쌀	58	통밀빵	69
자몽	25	밀로 만든 피타	57		
과당	22	단원 립 백미	55		
땅콩	15				
후무스	6				

(Glycemic Index Foundation, 2010)

을 섭취할 때 그 음식을 어떻게 준비하느냐에 따라서 섬유질을 섭취한다. 이것을 **식이섬유(dietary fiber)**라 한다. 섬유질은 섬유소, 팩틴 및 다양한 다른 물질들과 함께 식물에서 소화가 잘 되지 않는 부분이다. 섬유질은 에너지로서는 사용되지 않지만, 식품성 섬유질로서 식이조절에서 중요한 역할을 한다. 이러한 소화가 잘 안 되는 것들은 장에서 음식들이 소화 기관을 통해서 잘 움직이도록 도와주는 역할을 하고, 혈류속에서 당의 흡수를 조절하는 것을 도와준다. 식이섬유는 가용성과 불용성의 2가지 형태로 부서진다.

가용성 섬유질은 물에 녹고, 몸에 있는 과도한 콜레스테롤을 제거한다. 간은 담즙산을 만들어내기 위해서 콜레스테롤을 사용한다. 담즙산은 소장에서 분비되고, 지질의 소화와 제거를 지원한다. 가용성 섬유질은 담즙산과 결합하고 소화경로를 따라서 이동함으로써 몸에서부터 소멸된다. 그 결과, 섬유질에 의한 담즙산의 결합은 혈액내 콜레스테롤 단계를 낮춘다.

불용성 섬유질은 물에 녹지 않는다. 이러한 섬유질 형태는 식품성 섬유질로 알려져 있다. 이것은 특정 음식을 먹은 후 포만감을 느끼게 한다. 비록 물에는 녹지 않는다 할지라도 몸에 흡수되어 섬유질의 크기를 증가시키는 원인이다. 불용성 섬유질은 소화가 되지 않기 때문에, 소화기관을 따라서 이동하는 중에도 형태를 어느 정도 유지하며, 쓰레기를 청소하는 것을 돕고 배설물로 쌓인다. 이러한 이유로 인해 섬유질을 먹는 것은 대장암 생성의 억제를 도울 수 있다(Tortora 와 Derrickson, 2009).

규칙적으로 불용성 섬유질은 창자에서 시간의 양에 따라서 축적되는 양이 감소한다. 이것은 혈류 속에 과도한 당분, 단백질, 지방을 제거하여 몸을 유지하도

표 9.2 섬유질 "10" 도표: 섬유질 10그램을 제공하는 음식

곡물류	야채	과일
모든 겨의 1/2컵	혼합 콩 1/2컵	배 3개
으깬 귀리 1컵	완두콩, 편두 1/2컵	바나나 3개
정백하지 않은 시리얼 1컵	땅콩 1컵	복숭아 4개
둥근 빵, 단 옥수수 2개	대두 2컵	블랙베리 4온스
정백하지 않은 호밀빵 3조각	찐 채소 3컵	사과 5개
튀긴 밀 3컵	혼합 샐러드 4인분	오렌지 6개
통밀빵 4조각	큰 당근 4개	말린 배 절반 6개
세단소맥 큰 4조각	해바라기 씨 4컵	말린 무화과 10개
팝콘 4온스 팩	익히지 않은 칼리플라워 5컵	말린 자두 20개

록 돕는다. 체중 감량을 원하는 사람은, 불용성 섬유질이 많이 함유된 음식을 섭취하면 배고픔을 느끼지 않고 보다 적은 칼로리를 먹도록 도와준다. 불용성 섬유질은 부분적으로만 소화되기 때문에, 창자에서 칼로리를 증가시키기 어렵다. 혈액에서 콜레스테롤의 양을 감소시키고 칼로리를 제거함으로써 체지방을 줄인다.

앞에서 다루어진 것처럼, 섬유질은 소화계의 건강과 콜레스테롤 저하를 위해서 중요하다. 섬유질은 먹는 것은 미국심장학회에서 홍보한다. 미국심장학회와 의학협회는 하루에 25~30 그램의 섬유질을 섭취하라고 권고한다. 식단을 위해 표 9.2로부터 3가지의 선택을 쉽게 할 수 있다. 각 선택은 10그램의 섬유질을 제공한다(American Heart Association, 2010B; Harvard School of Public Health, 2010B; Institute of Medicine of the National Academies, 2010).

웰니스에 집중하기

식이에서 섬유질 성분을 증가시킬 때, 그것을 천천히 진행하는 것이 중요하다. 단지 몇 그램만이 여러분의 장을 통해서 이동할 수 있기 때문이다. 그렇지 않다면, 여러분은 복부 경련, 가스, 복부팽만과 설사 또는 변비 등을 경험할지도 모른다. 이러한 효과를 최소한으로 도와 줄 수 있는 또 다른 방법은 하루에 2리터(8잔) 또는 그 이상의 물을 마시는 것이다.

섬유질 보충 (Fiber Supplements)

섬유질의 가장 좋은 근원은 다른 미네랄과 몸이 필요로 하는 다른 영양소들을 제공해 줄 수 있는 식이요법의 음식을 통해서이다. 여러분이 섬유질이 풍부한 음식을 먹는다면 섬유 보충제는 필요 없다.

섬유 보충제는 식이섬유가 하는 것과 같은 일을 하지는 않는다. 1991년에 FDA는 섬유질 물질을 함유하고 처방전 없이 살 수 있는 체중 감소 보조제들을 금지하였는데 이것은 체중 감소의 효과나 안전에 관한 어떠한 증거도 보여주지 못했기 때문이다. 몇몇 섬유질은 많은 심장, 당뇨 그리고 정신과적인 약들과 서로 좋지 않은 효과를 보이기도 한다. 어떤 종류의 섬유질을 섭취하기 전에, 여러분의 몸에 관한 상담이 반드시 필요하다.

단백질 (Protein)

단백질이 몸에 필요한 이유 중의 하나는 근육과 같은 몸의 구조들을 합성하기 위해서이다. 많은 단백질들은 몸에서 화학적인 반응들이 무수히 많이 발생할 수 있도록 그 역할을 수행한다. 다른 단백질들은 다음과 같은 역할을 한다.

- **운반체.** 예를 들어, 혈색소는 적혈구 안에서 산소 운반 분자이다.
- **항체.** 백혈구의 특정 형태에 의해서 만들어지고, 병원체의 침입 시에 싸우기 위해서 사용된다.
- **화학적 응고.** 혈관이 손상되었을 때, 혈소판은 혈액 손실을 멈추기 위해서 화학적 응고를 위해 사용된다.
- **호르몬.** 인슐린("탄수화물" 단원에서 논의되었던)과 성장 호르몬을 예로 들 수 있다. 성장 호르몬은 몸에서 조직을 성장시키거나 복구시키는 등 많은 역할을 수행한다.
- **근육 이외의 다른 구조적인 요소.** 건, 인대, 연골, 피부, 머리카락과 손톱 같은 것을 들 수 있다. 사실, 몸에는 어마어마하게 많은 수의 다양한 단백질들이 만들어진다(Tortora 와 Derrickson, 2009).

아미노산은 단백질의 형태와 근육 조직을 만든다. 단백질은 21개의 아미노산으로 구성되어 있고, 이러한 형태를 형성하는 것으로부터, 거의 제한 없는 양의 다른 단백질 분자들이 생성된다. 아미노산은 **필수(essential)**(8), **조건부 필수(conditionally essential)**(7), **비필수(nonessential)**(6)로 분류할 수 있다. 몸은 필요한 만큼 충분한 양의 필수 아미노산을 생성할 수 없다. 그래서, 필수 아미노산은 음식으로부터 얻어야 한다. 필수 아미노산은 8개가 있다. 조건부 필수 아미노산은 아프고, 상처 나거나 또는 극도의 감정적 스트레스를 받을 때 몸에서 충분한 양을 생성할 수 없다. 이러한 상황에서는 조건부 필수 아미노산 역시 음식에서 섭취해야 한다. 조건부 필수 아미노산은 7개가 있다. 비필수 아미노산은 언제나 우리 몸에서 충분한 양을 합성해 내고, 식이조절에는 필요하지 않다. 비필수 아미노산은 6개가 있다. 아미노산의 이러한 차이의 분류는 표 9.3에서 보여진다(Tortora와Derrickson, 2009; World Health Organization, 2007).

음식 단백질 또는 단백질 보충의 최고의 가치는 아미노산 구성에 있다. **완전 단백질(complete)**과 **불완전 단백질(incomplete)**의 2가지 형태가 있다. 완전 단백질, 또는 고품질 단백질은 모든 필수 아미노산이 들어 있고, 불완전 단백질, 또는 저품질 단백질은 하나 또는 그 이상이 부족하다. 만약 불완전 단백질이 소모된다면, 몸은 단백질이 합성되는 동안에 그것들을 완전하게 활용하지 못할 것이다. 예를 들어, 콩과 함께 쌀을 섞는 것과 같다. 표 9.4에서 완전과 불완전 단백질의 원천을 볼 수 있다(Medline Plus, 2010).

표 9.3 아미노산 분류

필수	조건부 필수	비필수
발린*	티로신	세린
메티오닌	타우린	글리신
트립토판	프로린	글루타민산
트레오닌	글루타민	아스파라긴산
페니알라닌	시스테인	아스파라긴
라이신	알지닌	알라닌
류신*	히스티딘**	
이소류신*		

* 측쇄아미노산(BCAAs)

** 히스티딘은 오직 운동선수와 유아에게는 필수아미노산이다. 유아가 겪게 되는 많은 양의 성장과 발달에 필요하고, 운동선수의 그들에 몸에 받는 많은 양의 스트레스를 위해서 필요하다.

지질 (지방) (Lipids / Fats)

지방은 심장 질환과 비만과 관련이 있다고 알려지면서 매우 나쁜 평판을 받고 있지만 적절한 양의 규정된 지방은 매우 중요하다. 사실, 몸은 운동 또는 몸으로 일하는 것과 같은 신체적인 행동이 요구되는 직업들의 원천으로서 지방을 저장하도록 변화한다. 에너지는 근육과 간에서 열화되는 것을 통해 당원 저장소에서 지방을 분해하여 얻는다. 몸은 힘차게 운동하지 않는 한 4시간 동안 당원을 공급한다. 그때 당원은 빠르게 사용될 것이다.

탄수화물이 몸의 에너지의 중요한 원천이라 할지라도, 지질은 에너지가 가장 높게 농축된 원천이다. 탄수화물과 단백질은 1그램당 4 칼로리를 갖고 있지만

표 9.4 완전 단백질과 불완전 단백질의 원천

완전 단백질 원천	불완전 단백질 원천
유청*	야채
카세인*	과일
우유	쌀
달걀	곡물
소고기	귀리
치즈	파스타
닭고기	견과류(어떤 것)
생선	빵
요거트	해바라기씨
고티지 치즈	
칠면조	

* 카세인과 유청은 둘 다 우유에서 나온다. 유청은 매일 일하는 농부들에 의해서 버려지는 부산물의 하나였다. 그러나 최근에는, 유청과 카세인이 매우 효과적으로 우리 몸에 사용되어지는 단백질이라는 것이 발견되었다. 이것들은 보디빌더들에게 분말의 형태로 사용되어지는데, 보디빌딩을 위한 단백질의 합성을 증가시키고 운동으로부터 근육이 빠르게 회복되도록 돕는다.

지방은 1그램당 9 칼로리를 갖고 있어서, 지방이 많은 음식이 왜 열량이 높은지를 쉽게 알 수 있다. 식이지방, 탄수화물 또는 단백질로부터 과도한 에너지가 소모될 때 저장 시스템으로서 그것을 보조한다.

지방은 또한 몸에서 다른 역할을 한다. 지방은 건강한 피부와 머리카락의 효과적인 재료이고, 혈류 속에 있는 소화관으로부터 지용성 비타민 A, D, E와 K를 흡수하기 위해 필요하다. 어떤 것들은 화학적 응고의 형태로 세포막을 위한 분자를 형싱하는데 사용되고, 신경을 싸고 있고 신경자극 전달의 속도를 올리는데 필요한 수초를 형성한다. 지질과 단백질의 합성인 지방단백은 몸으로부터 콜레스테롤을 운반한다.

콜레스테롤은 소고기, 달걀 그리고 낙농장에서 나오는 음식의 동물성 원천이 유일하다. "섬유질" 부분에서 다루었듯이, 콜레스테롤은 담즙을 형성하는데 필요하고, 조직을 회복하는 부분에서 필요하다. 그러나, 식단에서 너무 많이 먹거나 또는 콜레스테롤을 과도하게 많이 먹지 않았음에도 유전적으로 몸에서 너무 많은 콜레스테롤을 생산한다면 몸에서 그것들을 충분하게 제거하지 못 했을 때 문제가 발생할 수 있다 (Tortora 와 Derrickson, 2009).

지방의 종류 (Types of Fats)

지방 또는 지질은 고체 또는 액체의 형태로 발견될 수 있다. 지방은 실온에서 고체의 형태로 존재하는 포화지방과 트랜스지방을 포함한 혈중 콜레스테롤을 증가시킨다. 포화지방은 소고기나 유제품 같은 동물성 원료로부터 주로 생기지만, 코코넛이나 팜유에서 발견되기도 한다. 트랜스지방은 마가린이나 식물성 지방 같은 경화 야채오일에서 발견되기도 한다. 몸은 비록 비동물성 원료에 의한 포화지방과 트랜스지방이라도 콜레스테롤을 만들기 위해서 사용한다.

심장에 더 좋은 지방은 불포화지방이고, 일반적으로 야채에서 발견된다. 이러한 형태의 지방은 단일불포화지방과 다불포화지방 두 가지를 모두 포함하고, 심장과 몸에 가장 좋은 역할을 한다. 이러한 오일은 실온에서 액체 형태를 가지지만, 냉동시키면 걸쭉해지기 시작한다. 또한 아보카도와 땅콩은 단일불포화지방을 포함하고 있다. 다불포화지방은 대두, 옥수수, 홍화와 해바라기 오일에서 발견된다. 이러한 오일은 실온과 냉동 모두에서 액체이다.

불포화 야채 오일이 고체의 형태로 될 때, 그것들은 트랜스지방으로 변한다. 일반적으로 이러한 형태의 지방은 재료의 음식의 목록에서 *완전(full)* 또는 *부분 경화 야채오일(partially hydrogenated vegetable oil)*이라 불린다. 트랜스지방은 가공음식 수백 가지에서 발견되고, 보통 맛을 높이거나 망치는 것을 방지하기 위해서 사용된다. 식당은 많은 트랜스지방(경화 야채오일)을 사용하는 경향이 있는데, 특히 튀김을 할 때 더욱 그렇다(Tortora 와 Derrickson, 2009).

트랜스지방은 포화지방보다 심혈관계에 더 나쁘다. 연구자들은 미국에서 보수적으로 계산해도 매년 적어도 30,000명 정도가 심장질환으로 사망하는데, 이 트랜스지방이 관여하고 있다고 보고 있다. 최근의 연구는 트랜스지방이 포화지방보다 몸의 콜레스테롤 수준을 빠르게 끌어올린다는 것을 보여준다.

특별히 포화지방의 함량이 높은 식단은 유방암, 결장암, 자궁내막암, 폐암, 전립선암, 직장암 등을 촉진할지도 모른다. 그 결과, 포화지방과 트랜스지방은 식단에서 제외되어야 할 유일한 지방이다. 단일불포화지방과 다불포화지방으로 대신한다(American Heart Association, 2010A; National Cancer Institute, 2010).

당신은 어떻게 생각하나요?

탄수화물, 단백질 그리고 지방으로 되어있는 여러분의 음식에 관해 어떻게 생각하는가? 매일의 식단의 몇 퍼센트가 탄수화물, 단백질, 지방으로 되어 있는지 알고 있나? 여러분이 지금 먹고 있는 방법에 만족하나? 왜 만족하나? 왜 만족하지 않는가? 지금 여러분이 만들 수 있는 작은 변화들은 무엇인가?

비타민 (Vitamins)

비타민은 식물과 동물성 조직에서 발견되는 복잡한 유기물질들과 다양하게 관련되어 있고 몸의 대사 과정을 위해서 작은 양이 필요하다. 모든 사람들에게는 비타민이 필요하고, 활동적인 사람은 주로 앉아서 지내는 사람보다 더 많은 비타민이 필요하다. 비타민은 확실히 그것이 운동이거나 또는 힘들게 몸을 사용하는 일정이라 할지라도, 신체적으로 수행하는 것에는 확실하게 효과가 있다.

비타민은 **지용성(fat-soluble)**과 **수용성(water-soluble)**의 2가지로 분류할 수 있다. "지질(지방)" 부분에서 다루었듯이 *지용성*은 식이지방을 흡수하기 위해서 적은 양의 필요한 비타민을 말한다. 그러나 과도하게 많은 지용성 비타민은 몸의 지방조직에 축적될 것이다. 만약 수준이 너무 높다면, 그것들은 몸에 독이 될 수도 있다. 지용성 비타민은 비타민 A, D, E 그리고 K 이다. 수용성 비타민은 소화관을 따라서 물과 함께 흡수된다. 만약 몸이 필요로 하는 것보다 더 많은 양의 수용성 비타민이 있다면, 소변으로 배출되므로 이것은 여러분이 매일 수용성 비타민을 섭취해야 한다는 것을 말한다. 수용성 비타민이 몸에 해로울 정도의 수준에 들어가려면, 엄청나게 많은 양을 섭취해야 한다. 수용성 비타민은 비타민 C와 B군이 있다.

각각의 비타민은 몸에서 특별한 기능을 수행한다.

- **비타민 A.** 피부와 점액질 막을 유지하고, 야간시력에 기여하도록 도와준다. 당근과 노란색 채소에서 발견된다.
- **비타민 B1(티아민).** 신경계의 기능에 따라서 탄수화물 대사를 위한 역할을 한다. B1이 1,000밀리그램보다 많으면 배뇨작용과 탈수증상의 가능성을 증가시키는 원인이 된다. 이 비타민은 수용성이고 매일 교체되어야 하기 때문이다. 전곡이 B1을 얻을 수 있는 가장 좋은 원천이다.
- **비타민 B2(리보플라빈).** 에너지의 대사와 세포 유지의 능동적인 역할을 함. 상처로부터 모든 세포들을 회복하는데 있어서 가장 효과적인 재료이다. 이 비타민을 얻을 수 있는 가장 좋은 음식은 우유와 달걀이다.
- **비타민 B3(니아신).** 몸의 대사작용에는 많은 책임을 가지며 이것은 모든 세포들에 해당한다. 고콜레스테롤을 줄이는 것을 돕는다. 이 비타민은 때때로 혈관의 혈관확장을 발생시키는 것에 의해서 안면홍조(*플러싱*이라 불리는) 원인이기도 하지만 이 비타민에 의해서 내성이 만들어 질 수도 있다. 땅콩과 가금류가 주 원천이다.
- **비타민 B5(판토텐산).** 화학적으로 아세틸콜린의 형태를 유지하는 것이 중요하며, 이것은 신경전달과 기억을 포함하며, 에너지의 보전에도 효과적이다. 가금류, 생선 그리고 전곡으로부터 충분한 양을 얻을 수 있다.
- **비타민 B6(피리독신).** 당분, 지방 그리고 단백질을 소화하는데 효과적으로 관여한다. 일반적으로 하루에 적어도 300 밀리그램이면 충분하다. 밀배아, 생선, 호두같은 음식에서 발견된다.
- **비타민 B12(코발아민).** 코발아민은 단백질과 지방의 대사에 중요한 역할을 하는 코발트 미네랄을 지속적으로 유지하기 위해 제공되고, 혈구 생성의 목적이 있다. 간, 굴, 조개에서 얻는다.
- **비타민 B15(판가메이트 또는 판가믹산).** 이것은 호흡과 단백질의 합성과 스테로이드

호르몬의 통제를 해주는 보조효소이다. 이것의 중요한 원칙은 조직에 혈액과 산소 공급의 증가이다. 이 비타민의 결핍은 부정적 효과가 있는 것처럼 보이지 않아서 몇몇 전문가들은 이것이 "진정한" 비타민이 아니라고 결론을 내린다. B15는 양조효모, 내장육, 전곡에서 주로 얻을 수 있다.

- **엽산(폴산).** 비타민 B군을 유지하는 데 도움을 주고, 특별히 적혈구 형성을 돕는다. 건강하게 운동을 하기 위해서 하루 약 5밀리그램이 필요하다.
- **비오틴.** 탄수화물과 지방의 대사를 돕는다. 현미와 대두에서 얻을 수 있다.
- **콜린.** 이것은 비타민 B군의 대사를 돕는다. 이것은 정상적인 뇌의 기능(특히, 기억)에 중요하고 지방과 콜레스테롤의 대사작용을 위한 중요한 인자로서 활동한다. 달걀과 레시틴에서 많이 얻을 수 있다.
- **이노시톨.** 이것은 비타민 B군의 사용을 돕는다. 지방과 콜레스테롤 대사에서 콜린과 함께 활동한다. 게다가, 신경자극의 전달에서 중요한 역할을 한다. 레시틴과 밀배아가 얻기에 가장 좋은 음식이다.
- **파라아미노벤조산(PABA).** 정상적인 피부와 머리카락의 성장을 위해 필수적이다. 전곡과 밀배아에서 얻을 수 있다. 조금 더 정확하게는 장에 기생하는 정상적인 세균에 의해서 부분적으로 합성되고, 실제로 어떤 전문가들은 식단에서 이것들이 필요하지 않다고 생각한다.
- **비타민 C(아스코브르산).** 비타민 B군과 유사한 수용성 비타민이다. 이것은 단백질 합성의 촉진, 항체의 활동, 상처 회복의 촉진, 산화방지로써의 기능과 같은 다양한 생체의 기능을 포함한다. 감귤, 토마토 그리고 녹색 야채에서 비타민 C를 얻을 수 있다.
- **바이오플라보노이드.** 모세혈관의 강함에 기여하고, 몸에서 비타민 C를 보호하는 것을 돕는 화학물질이다 이러한 비타민은 신선한 생채소와 생과일에서 발견될 수 있다.
- **비타민 D(칼시페롤).** 이 비타민은 몸에서 칼슘과 인산염 대사를 조절한다. 이것은 자외선을 접촉할 때 피부에서 시작된다. 다음으로, 이것이 기능적으로 완전한 형태에 이를 때까지 간과 신장에서 상당히 복잡한 생성 과정을 거친다. 태양에 노출하는 것이 가장 좋은 비타민 D의 원천이지만, 우유에서도 얻을 수 있다.
- **비타민 E(d-알파 토코페롤 호박산염).** 이것은 몸에서 많은 책임이 있는 또 다른 지용성 비타민이다. 최근 연구들은 비타민 E가 활성산소, DNA, 표적조직 단백질의 높은 반응을 보이는 분자들, 그리고 세포막 속의 지질의 파괴를 위해 활동한다는 것을 보여준다. 이러한 모든 것들은 몸속의 손상을 일으킨다. 밀배아, 푸른 잎줄기 채소, 전곡, 그리고 야채 오일에서 얻을 수 있다.
- **비타민 K.** 이 비타민은 혈액응고에 필요하다. 대장에 있는 세균에 의해서 합성된다.

신체적으로 활동적인 사람에게는 최적의 활동을 위해 비타민이 풍부한 것이 더 효과적이다. 운동이나 신체적인 활동 일정에 신체적인 요구도를 유지하기 위해 사용될 수 있고, 보충을 위해서 더 중요하게 만들어질 수 있다. 주의깊게 균형잡힌 식사를 통해서 매일같이 비타민 부족이 조용하게 보충될 것이다. 그러나, 이것이 언제나 일어나는 것은 아니다. 매일같이 2번에서 3번의 미네랄 공급이나 멀티 비타민의 소량 또는 적당량을 공급하는 것이 현명할 것이다. 그러나, 지용성 비타민(A, D, E, 그리고 K)을 많이 섭취할 때는 조심해야 하는데 이것은 신체에 쌓이게 되는 유독성 전색의 가능성 때문이다(Tortora and Derrickson, 2009).

비타민에 대한 더 많은 정보들은 www.nlm.nih.gov/medineplus/vitamins.html에서 얻을 수 있다.

미네랄 (Minerals)

미네랄은 지각에서 자연스럽게 발생하는 무기물질이다. 물은 지각으로부터 미네랄을 나오게 하고, 종종 전해질의 형태로 물속에 존재한다. 식물들은 자라나면서 지구와 물 양쪽에서 미네랄을 섭취한다. 인간과 동물은 식물을 먹거나 물을 마시면서 미네랄을 섭취한다. 또한 인간은 동물을 먹으면서 섭취한다.

최근까지, 비타민이 미네랄보다 신체적인 수행에서 더 중요한 역할을 한다고 생각되었다. 그러나, 미네랄이 신체적인 움직임에서 다양한 신체의 필수적인 기능에서 중요한 역할을 한다는 것을 연구에서 볼 수 있다. 예를 들어, 칼슘과 철을 잘 소비하지 못하는 사람은 치료와, 약화, 그리고 상처를 잘 받을 수 있다. 여성은 남성보다 부족한 상황에 대한 경험이 더 많을 수 있다. 여성의 몸은 월경기간 동안에 잃어버린 헤모글로빈을 대체할 필요가 있다. 여성들이 헤모글로빈을 만들기 위한 충분한 철을 섭취하지 않는다면, 그들은 빈혈을 동반한 피로와 약화를 경험할 수 있다.

일반적으로 남성은 여성보다 몸이 더 크기 때문에, 남자의 뼈가 더 크고 칼슘이 더 적게 소실된다. 또한, 남성은 남성호르몬이 뼈의 크기를 유지하고, 여성은 여성호르몬이 뼈의 크기를 유지한다. 그 결과, 여성이 폐경기 전, 중, 또는 후에 충분한 칼슘 섭취가 없다면, 그들은 과도한 칼슘 소실과 골다공증의 위험을 가지게 될 것이다.

스트레스는 몹시 힘든 운동 또는 바쁜 신체활동 일정과 같은 고강도 활동과 관련이 있고, 다양한 미네랄의 소실을 야기한다. 인슐린과 코티솔처럼 스트레스를 받는 동안 감소하는 호르몬은 다양한 미네랄의 고갈이 원인일 수 있다. 따라서, 미네랄의 섭취에 주의를 기울이는 것이 중요하다.

다음과 같은 미네랄들은 신체적인 수행에 있어서 중요하다.

- **칼슘(calcium)**. 몸에서 가장 풍부한 미네랄이다. 치아, 뼈를 만드는데 도움을 주고 근육의 수축에 필요하다. 칼슘은 유제품, 노른자, 갑각류 그리고 다엽성 녹색 야채에서 많이 섭취할 수 있다.
- **마그네슘(magnesium)**. 근수축에 필수적인 또 다른 미네랄이다. 마그네슘의 결핍은 피로, 경련, 근육의 긴축, 그리고 근력저하를 발생시킨다. 양질의 마그네슘은 대두, 잎줄기채소, 현미, 통밀가루, 사과, 씨앗, 그리고 견과류에서 제공된다.
- **인(phosphorus)**. 몸에서 두 번째로 많은 미네랄이다. 인은 근수축과 신경 자극과 관련 있고, 많은 효소의 구성요소이다. 과도하게 많은 양의 인 섭취는 뼈, 근육, 그리고 기관에서 칼슘과 마그네슘의 고갈을 야기시키고, 약화의 원인이 될지도 모른다. 생선과 가금류에서 양질의 인을 섭취할 수 있다.
- **철(iron)**. 적혈구에서 헤모글로빈을 위해 필수적이다. 철은 활동을 지속하는 동안에 산소의 운반에 중요하다. 오랜 기간 동안 하루에 50밀리그램 보다 더 많이 섭취한다면 독성을 가질 수 있다. 커피와 차의 섭취는 철의 흡수를 제한할 수 있다. 철을 섭취할 수 있는 가장 좋은 음식은 고기이다. 그러나, 또한 갑각류, 노른자, 콩, 콩류, 말린 과일, 견과류, 그리고 곡물에서 발견된다. 심지어 철재 냄비에서 하는 요리는 음식의 철 함유를 증가시킬 수 있다.
- **구리(copper)**. 헤모글로빈에서 철의 전환과 비타민 C의 사용의 촉진을 도와준다. 구리를 가진 음식에는 달걀, 통밀가루, 콩, 근대, 간, 생선, 시금치, 그리고 아스파라거스 등이 있다.
- **아연(Zine)**. 단백질 합성의 대리로서의 활동에 의해 세포의 성장에 관여한다. 또한 비타민 A 그리고 비타민 B 군의 사용을 지원한다. 지속적인 근수축을 만들고 지구력을 증진시킨다. 달걀, 전곡 그리고 굴에 많이 포함되어 있다.
- **망간(manganese)**. 샘 분비, 단백질 대사, 그리고 뇌 기능 등을 포함한 다양한 기능을 위해 필수적인 미네랄이다. 너무 많은 망간은 철의 흡수를 억제할 수 있다. 차, 다엽성 녹색 야채, 그리고 전곡에 많이 들어 있다.
- **나트륨과 칼륨(sodium and potassium)**. 최대의 근력 힘을 위한 균형을 위해서 필요하다. 신경 자극의 전달과 근수축을 위해서 필요하다. 부족하면, 근 경축과 근 약화를 발생시킨다. 녹색 다배엽 야채와 바나나, 감귤류, 그리고 마른 과일에 많이 있다. 나트륨 섭취를 위해 정제된 소금은 추천되지 않는다.

활동적인 사람은 그들이 필요로 하는 여분의 미네랄의 양이 다르다. 나이, 성별, 유전적, 의학적 병력, 그리고 유연성과 강화 프로그램들에 의해 달라진다. 구체적인 추천보다는 실용적인 용어로서, 지침의 제공을 추정한다(Council for Responsible Nutrition, 2010; Tortora and Derrickson, 2009).

미네랄에 관한 더 많은 정보들은 www.nlm.nih.gov/medlineplus/minerals.html에서 확인할 수 있다.

물 (Water)

물은 우리 몸에 가장 풍부한 물질로 성인 체중의 55~75%를 구성한다. 몸의 수분 소실이 10%면 병증을 느끼고, 20% 소실은 죽음에 이를 수 있다. 음식 없이 몇 주는 생존할 수 있지만, 물이 없으면 단 며칠만 살 수 있다. 더운 환경에서 물이 없으면 제한된 단 몇 시간만 살 수 있다.

물은 많은 기능을 한다. 몸의 체온 조절은 물에 의존한다. 적당한 물의 양은 발한을 통해서 몸을 시원하게 한다. 물은 관절 윤활액의 구성요소이고, 소화계에 필요하다. 또한 물은 에너지 생산에 동반되는 화학반응에도 역할을 한다(Tortora and Derrickson, 2009).

마시는 물의 이점에 대한 연구는 계속 진행 중이다. 예를 들어, 2010년 www.nutrition to dayonlin.com의 논문에 따르면, 과체중으로 체중을 감소중인 여성에서 체중의 감소를 촉진하고, 대장암을 감소시키며, 결석형태의 위험을 감소시키는 것으로 나타난다(Armstrong, 2010).

근육의 70~80%는 물로 구성되어 있다는 것을 고려하면, 유동성이 왜 중요한지를 쉽게 알 수 있다. 몸에서 액체의 자연스러운 균형이 잘못되면 탈수증은 심각한 문제를 야기할 수 있다. 어떤 운동과 고탄수화물 식사 20분 전에 매일 기본적으로 많은 양의 물을 섭취하는 것이 필요하다. 여러분이 물을 마시고 싶다는 갈증이 있을 때까지 기다리지 마라. 그때는 이미 여러분의 몸이 생명유지에 필수적인 액체가 부족하게 되는 시점에 다다른 것이다.

유동성은 잘 훈련된 운동선수뿐만 아니라, 평범한 사람들에게도 중요하다. 약 4~5% 수분의 감소로도 신체수행은 감소하고, 그것이 육체노동, 근력강화훈련인지는 상관없고 자전거 타기의 경우 20~30%까지 감소한다(European Food Information Council, 2006; Murray, 2007). 표 9.5는 물을 섭취하기 위한 양을 어떻게 계산하는지를 보여준다(About. com, 2010; CalculatorsLive.com, 2007).

표 9.5 물 섭취 추천

1단계	적절한 필요 요인의 선택
필요 요인	0.5 — 주로 앉아 있는, 스포츠 또는 훈련 없이 0.6 — 조깅 또는 가벼운 신체 단련 훈련 0.7 — 스포츠에 참가 또는 주당 3회의 중간 강도의 훈련 0.8 — 매일의 중간 강도의 근력 훈련 또는 유산소 훈련 0.9 — 매일의 고강도 근력 훈련 1.0 — 매일의 고강도 근력 훈련과 스포츠 훈련
2단계	하루마다 한번 씩 수분 섭취를 위한 적절한 필요인자에 의해 무게 곱하기 (파운드로)
예시 1	120파운드 × 0.6 = 72온스 하루당
예시 2	200파운드 × 0.7 = 140온스 하루당
	여러분은 하루에 8에서 12번의 물을 마시도록 추천한다.
예시 1	하루에 72온스는 10잔으로 나누어짐 = 잔당 7.2온스
예시 2	하루에 140온스는 12잔으로 나누어짐 = 잔당 11.7온스

(About.com, 2010; CalculatorsLive.com, 2007)

신체 인식

여러분이 운동과 부담이 큰 육체노동 일정을 포함한 과도한 활동에서 얼마나 많은 수분을 소실하는지 알아내는 것을 돕기 위해, 여러분의 전 · 후 몸무게를 측정하라. 각 1 파운드의 소실마다, 16온스의 물을 마셔라.

탈수증 (Dehydration)

탈수증은 몸으로부터 물이 소실되는 것이고, 나트륨과 칼륨 같은 전해질의 소실을 동반한다. 탈수증은 물 섭취의 부족 또는 과도한 물의 소실이 원인이지만, 가장 중요한 일반적인 원인은 올바른 형태의 액체를 충분히 마시지 않기 때문이다. 탈수증은 몸에 부족한 물을 대체하고, 전해질의 정도를 정상으로 회복시키는 것으로 해결된다.

평범한 사람은 하루에 전체 몸의 거의 2.5% 정도를 소실한다. 일반적인 활동보다 더 많이 그리고 그 이상 운동, 육체노동 수행, 스포츠 활동, 또는 정원일과 같은 어떤 상황에 참여했을 때, 탈수 위험이 더 높다. 표 9.5에 따른 개요로서 하루 수분 섭취량으로 추천된 것에 따르면, 개인은 과도한 운동을 하는 것에 의해서 체중 감소의 매일의 파운드에서 물 16온스를 마셔야 한다. 이것은 또한 즉시 마시는 것 보다, 15분의 기간을 두고 물을 섭취하는 것이 추천된다.

물의 중요성은 말할 필요가 없고, 특히 신체적인 활동을 하는 사람에게는 더욱 그렇다. 사람 몸의 큰 구성요소로서, 충분한 양의 물은 건강을 위해 필수적이고 신체적인 수행을 위해서 효율적이다. 우유, 설탕이 가미된 청량음료, 그리고 과일 주스 같은 다른 마실 것이 있다고 할지라도 갈증을 느낄 것이고, 실질적으로 물의 필요성이 증가할 것이다.

현장 기록

내가 경력을 시작했을 때, 이미 40살이 넘었다. 만약 내가 임상에서 오랫동안 활동하고 싶다면 가장 중요한 도구인 나의 몸을 돌봐야 한다는 것을 알았다. 나는 손상에서 자유롭고 야외에서 활동하는 다양한 매일의 활동을 도입하였는데 그것은 다음과 같다.

1. 나는 매일 한 시간 운동한다. 힘차게 걷고, 스트레칭하고, 프리웨이트를 든다.
2. 나는 각 마사지를 행하기 전 또는 후에 즉시 스트레칭을 하는데, 과사용 손상의 위험도가 가장 높은 근육(어깨 주위, 요추기립근, 대퇴근, 그리고 다리의 뒤쪽 근육들) 그룹에 초점을 두고 시행한다. 또한 어깨, 손목 그리고 발목에 끝범위 관절 가동술을 시행한다.
3. 나는 고객을 만나는 사이 약 30분의 시간을 물을 마시고 원하면 과자를 먹고, 단단한 근육을 스트레칭할 수 있도록 일정을 짠다. 매일 마사지 치료사에게서 받는 것은 아니지만, 때때로 고객들 사이에 시간을 잡아서 해야 한다.
4. 나는 일주일에 한 번을 최대로 정해서 마사지를 시행하고 그 횟수를 많이 늘리지 않는다.
5. 나는 특별히 하루를 마무리 하면서 몸의 역학에 관해서 매우 큰 관심을 가진다. 슬럼프에 가깝거나 피곤할 때 손목의 위치가 엉성하게 있다는 것을 발견한다.
6. 나는 필요하다면 일하는 동안에 신체 정렬을 유지하기 위해서 고객에게 맞추어 탁자의 높이를 조절하기 위한 시간을 가진다.

이러한 절차들을 따르는 것으로 손상에 의해 쉬는 것 없이 20년 이상 계속해서 나의 일을 지속하는 것을 허용해 주었다! 마사지 치료사는 본인이 최고의 상태에서 일할 수 있도록 자기 스스로를 관리할 수 있는 절차를 발견하는 것이 필요하다.

일을 시작하고 있다면, 여러분의 고객의 토대를 만들기 위해서 여러분이 할 수 있는 한 많은 일의 하고자 하는 유혹을 받을 것이다. 그러나, 과도한 업무는 고객들에게 좋지 못한 서비스의 결과가 될 수 있고, 여러분의 가장 중요한 도구인 몸이 손상될 수 있다.

———

Julie Goodwin, BA, LMT, Licensed massage therapist since 1987.

종합 (Putting it All Together)

지금까지 다양한 영양소—탄수화물, 단백질, 지질, 비타민, 미네랄, 그리고 물—에 대해 토론했고, 이것들을 종합할 필요가 있다. 이것은 칼로리 필요의 결정, 영양 비율에 관해 배우기, 음식의 질 토론, 그리고 보충에 대해 알아내는 것들을 포함한다. 이러한 도구들을 가지고, 여러분은 최적의 영양을 어떻게 여러분의 근면한 신체에 제공할 수 있는지에 대해서 더 많이 이해할 수 있을 것이다(Julie Goodwin, BA, LMT.

Licensed massage therapist since 1987).

칼로리의 필요 (Caloric Needs)

칼로리(Caloric)의 필요성 평가의 중요성은 무엇인가? 여러분은 얼마나 오랫동안 "내가 얼마나 많은 칼로리를 반드시 먹어야 하는지?" 또는 "내가 체중을 감량하기 위해서 어떻게 먹는지?" 또는 "내가 무엇을 먹을 수 있는지?"와 같은 말을 들어왔을 것이다. 여러분은 스스로 이러한 질문들에 답해왔을 것이다. 이러한 질문들에 대한 대답의 핵심은 여러분 개인적으로 필요한 칼로리의 숫자들을 계산해야 한다는 것이다.

칼로리에 대한 과학적인 정의는 물 1 그램을 1℃(1.8℉) 올리는데 필요한 열량이다. 열은 에너지이고, 기준치에 대해 측정되고, 음식속의 칼로리는 그 음식에 있는 잠재적인 에너지를 대표한다.

더 많은 칼로리를 먹으면, 더 많은 잠재적인 여러분의 몸이 음식으로부터 에너지를 놓아주도록 하고, 그것들을 몸의 기능을 위해서 사용한다. 여러분이 필요한 것보다 더 많은 칼로리를 음식에서 섭취하면, 여러분은 음식으로부터 얻은 에너지를 모두 사용할 수 없을 것이다.

그때 여러분의 몸은 그것을 당원으로 변환하여 저장하거나 나중에 사용하기 위해서 지방질로 변환하여 저장한다. 필요한 것보다 더 적은 양의 칼로리를 음식에서 섭취한다면, 여러분의 몸은 몸의 기능을 위해서 저장소로부터 당원과 지방질을 꺼내어서 사용할 것이고 그것들을 에너지로 전환할 것이다.

음식 속에 표시된 칼로리(Calories)가 양이 큰 칼로리일 때, 때때로 *칼로리(Calories)*라고 쓰여진다. 이것은 킬로칼로리(Kilocalories)를 나타낸다. 킬로칼로리는 1,000 칼로리이다. 단 하나의 칼로리는 매우 작은 양이다. 음식은 매우 많은 칼로리를 함유하고 있어서 킬로칼로리로 표현하는 것이 더욱 효과적이다. 그 결과, 예를 들어, 음식이 324칼로리를 가지고 있다면 이것은 324,000칼로리를 가지고 있다는 이야기이다. 324 칼로리가 음식 포장지 또는 조리법의 목록에 표현하기가 더 쉽다. 우리의 목적을 위해서, *calories*는 Kcal를 나타낸다.

BMR/RMR

매일 모든 사람들이 에너지의 양에 대한 차이점에 관심을 쏟고, 신체적인 활동과 식단의 구성과 같은 많은 요소들에 따른 차이점에 관심을 쏟는다. 그러나, 각 개인의 **기초대사량(basal metabolism)** 또는 **기초대사율(basal metabolic rate; BMR)** 어느 정도는 변화 없는 정수로 남아 있다. BMR은 신체가 살아있도록 하는 유지활동을 위한 개인이 신체 필요 에너지의 기준치 값이다. BMR은 몸이 가장 적게 활동하고 있는 잠자는 동안에 가장 낮다. 그러나, BMR을 측정하는 가장 좋은 방법은 개인이 깨어 있지만 조용히 쉬고 있는 상태에서 하는 것이다. 또한 그 방법은 건강 센터, 연구 시설, 운동 훈련 시설과 같은 특별한 장소에서 정교한 장비를 사용하여 BMR이 측정된다.

BMR은 성인에서 하루 1,200~1,800 칼로리 정도 된다. 여성은 임신 또는 수유일 때를 제외하고는 남성보다 더 적은 칼로리가 필요한데 그것은 남성이 신체 크기가 더 크고, 근육의 크기가 더 크고, 더 높은 남성 호르몬 수치를 갖고 있기 때문에 더 많은 칼로리를 필요로 한다. 소화나 걷기 같은 일상적인 활동에 의해서는 약 500칼로리 정도의 적은 양만이 더 필요하고, 앉아서 생활하는 사람보다 올림픽 수준의 경쟁을 위해 훈련을 하는 사람은 3,000칼로리 이상 더 필요하다. 그들의 BMR을 결정하는 전문가들을 위해 실용적이지 않을 수도 있기 때문에, 대신에 **안정시 대사율(resting metabolic)** 또는 **RMR**을 계산할 수 있다. RMR은 최소한으로 활동할 때 개인이 필요로 하는 기초적인 칼로리를 나타낸다.

RMR을 계산하기 위한 공식은 다음과 같다:

남성: $(10 \times \mathbf{w}) + (6.25 \times \mathbf{h}) - (5 \times \mathbf{a}) + 5$

여성: $(10 \times \mathbf{w}) + (6.25 \times \mathbf{h}) - (5 \times \mathbf{a}) - 161$

w *= kg으로 표시한 체중 (파운드를 kg로 변환, 2.2로 파운드를 나눈다. 예를 들어, 여성의 몸무게가 110 파운드였다면 이것을 2.2로 나눈다; 110 ÷ 2.2 = 50kg)*

h *= cm 으로 표시한 키(인치를 cm으로 변환, 인치 값에 2.54를 곱한다. 예를 들어, 키가 5피트 5인 여성은 65인치이다. 65인치를 cm*

으로 변환하기 위해서 65에 2.54를 곱하면 = 165cm 이다).

a = *나이*

여기에 RMR을 계산하는 두 개의 예가 있다:

Jordan은 26세의 남성이고, 6피트의 키와 185파운드의 몸무게를 가지고 있다. Jordan의 몸무게를 kg로 변환하면:

185 ÷ 2 2.2 = 84.09 또는 84 kg

Jordan의 키를 cm 로 변환하면:

6피트 = 72인치; 72×2.54 = 182.88 or 183 cm

Jordan의 RMR 을 계산하면:

$$(10 \times w) + (6.25 \times h) - (5 \times a) + 5$$
$$(10 \times 84) + (6.25 \times 183) - (5 \times 26) + 5$$
$$(840) + (1,143.75) - (130) + 5$$
$$1,983.75 - 135 = 1.848.75 \text{ 또는 } 1,849$$

Jordan의 몸은 하루에 기능을 위해 최소한 1,849 칼로리가 필요하다. 그가 매우 활동적이지 않다면, 단지 하루에 500 칼로리만 더 필요할 것이고; 그가 극한의 활동을 한다면 1,849 칼로리에 더해서 하루에 3,000 칼로리 이상이 더 필요할 것이다.

Amy는 42세의 여성이며, 키가 5피트 3인치이고, 체중이 135 파운드이다. Amy의 체중을 kg 으로 변환하면:

135 ÷ 2.2 = 61.36 또는 61 kg

Amy의 키를 cm 로 변환하면:

5'3" = 63 인치; 63×2.54 = 160.02 또는 160 cm

Amy의 RMR을 계산하면:

$$(10 \times w) + (6.25 \times h) - (5 \times a) - 161$$
$$(10 \times 61) + (6.25 \times 160) - (5 \times 40) - 161$$
$$(610) + (1,000) - (200) - 161$$
$$1,610 - 210 = 1,400$$

Amy의 몸은 기능을 위해서 하루에 최소한 1,400 칼로리가 필요하다. 그녀가 매우 활동적이지 않다면, 그녀는 하루에 약 500칼로리 정도만 더 필요할 것이고; 그녀가 극한의 활동을 한다면 그녀는 1,511에 더해서 하루에 약 3,000 칼로리 이상이 필요할 것이다.

잊지 말아야 할 또 다른 것들은 다음과 같다:

- 사람의 나이에 따라서, 그 또는 그녀의 BMR 과 RMR 은 내려간다.
- 사람의 키가 작을수록, 그 또는 그녀의 BMR 과 RMR 은 더 낮아진다.
- 사람의 체중이 낮을수록, 그 또는 그녀의 BMR 과 RMR 은 더 낮아진다.

이것은 사람이 나이가 들고, 키가 작아지고(나이가 들수록 이러한 경향이 있음), 체중이 감소할수록, 그들의 BMR 과 RMR 은 내려갈 것이다. 그들은 그들의 현재의 체중을 유지하기 위해서 더 적게 먹거나, 운동을 더 많이 해야 할 필요가 있을 것이다(Tortora 와 Derrickson, 2009).

인터넷에 보면 여러분이 영양에 관해서 배울 수 있도록 도와줄 수 있는 매우 많은 좋은 정보들이 있고, 여러분의 건강에 관한 요인들을 계산하도록 도와줄 수 있는 곳은 다음과 같다:

American Heart Association:
www.americanheart.org
Mayo Clinic: www.mayoclinic.com
Caloris Per Hour: www.caloriesperhour.com
Diet & Fitness today:
www.dietandifitnesstoday.com
United States Department of Agriculture (Dietary Guidelines) :
www.health.gov/DietarGuidelines/
United States Department of Agriculture (MyPlate): www.mypyramid.gov
Nutrition.gov: www.nutrition.gov

당신은 어떻게 생각하나요?

여러분이 하루에 섭취하는 현재의 칼로리를 알고 있나? 여러분은 하루에 얼마나 많은 칼로리를 섭취하고 있다고 생각는가? 어떤 종류의 음식으로부터 칼로리들을 섭취하고 있나?

적절한 영양 비율 결정하기
(Determining Appropriate Nutrient Ratios)

일반적인 영양 섭취를 기억하기 위한 간단한 원칙은 국제 스포츠 과학 연합의 1-2-3 경험의 영양 법칙: 1의 부분은 지방, 2의 부분은 단백질, 3의 부분은 탄수화물을 사용한다. 이 법칙은 대부분의 사람들에게 유용하고, 심지어 체중 감소를 위해 운동을 하는 사람들에게도 유용하다. 이러한 지침을 따르는 것은 음식을 구매하고, 식사를 준비하고, 외식을 하는데 좋은 영양에 관한 것을 생각하기 쉽게 만들어 줄 것이다.

이 지표의 기초는 건강한 영양 비율은 다음을 포함한다:

- **탄수화물**. 탄수화물은 대사할 때 그램당 4 칼로리를 생산한다. 건강한 식단은 탄수화물을 40%에서 80% 정도로 구성한다.
- **단백질**. 단백질은 대사할 때 그램당 4 칼로리를 생산한다. 평균적인 사람들에게 건강한 식단은 체중의 1 파운드당 0.8그램의 단백질로 (또는 고강도 운동을 하는 사람들은 체중의 1 파운드 당 1에서 1.5 그램의 단백질로) 구성하는 것이다. 표 9.6에서 더 자세하게 볼 수 있다.
- **지방**. 지방은 대사할 때 그램당 9 칼로리를 생산한다. 미국심장협회는 전체 칼로리의 30%보다 더 적게 지방을 섭취하라고 제안하고, 포화지방은 전체 칼로리의 8%에서 10%보다 더 적게 섭취하고, 콜레스테롤은 하루에 300 밀리그램 이하로 섭취하라고 제안한다.

표 9.6 하루에 체중의 파운드당 그램에서 필요한 단백질

주로 앉아서 생활하는 성인(RDA)	0.36
레크레이션 운동하는 성인	0.80
경쟁적인 운동선수 성인	1.40
근육을 크게 만드는 성인	2.0
체중 감량하는 선수	1.0
성장하는 십대 선수	1.0

(Heller, 2004)

이것은 영양 성분표를 읽는데 중요하고, 음식 재료의 필요 양, 형태를 알아내기 위해서 재료의 목록을 읽어내고, 특정한 음식에서 지방을 억제하는지를 알아내기 위해서 중요하다.

에너지 입력(음식)을 계산하기 위해서, 그 음식의 원천으로부터 칼로리의 숫자를 결정하기 위해서 칼로리를 RMR에 의해서 그 원천—단백질, 지방, 탄수화물—을 곱한다. 예를 들어, Rico는 200파운드의 체중을 가진 경쟁력 있는 운동선수이다. 그의 RMR과 활동 수준에는 하루에 3,420 칼로리가 필요하다.

단백질 (표 9.6 사용):

예: 남성, 200파운드, 하루에 3,420 칼로리, 경쟁력 있는 운동선수
1.40 × 200 = 하루 단백질 섭취량 280그램
280그램 × 그램당 4 칼로리 = **단백질에서 1,120 칼로리**
단백질로부터 오는 칼로리의 퍼센트를 계산하기 위해서, 전체적인 칼로리의 숫자로 단백질 칼로리의 숫자를 나눈다.
1,120 단백질 칼로리 ÷ **3,420** 전체 칼로리 = **33%**
전체 칼로리의 **33%**가 단백질로부터 파생되었다.

지방:

예: 남성, 200파운드, 하루에 3,420 칼로리, 경쟁력 있는 운동선수

지방으로부터 파생되는 전체 칼로리의 17%를 가지고 식단에서 칼로리의 양을 결정하기 위해, 간단하게 지방으로부터 온 칼로리의 퍼센트를 모든 하루의 칼로리에 곱한다.

0.17(17%) × 전체 하루의 칼로리 **3,420** = **지방으로부터 581 칼로리**

581 지방 칼로리 ÷ 지방의 그램당 9 칼로리 = **하루에 65그램의 지방**

탄수화물:

예: 남성, 200파운드, 하루에 3,420 칼로리, 경쟁력 있는 운동선수

3,420 하루 칼로리 − **581** 지방 칼로리 − **1,120** 단백질 칼로리 = **1,719** 탄수화물 칼로리

1,719 탄수화물 칼로리 ÷ 그램당 4 칼로리(위에서 다루었듯이) = **하루당 탄수화물 430그램**

탄수화물에서 오는 칼로리의 퍼센트를 결정하기 위해서, 간단하게 전체 칼로리의 숫자로 탄수화물 칼로리의 숫자를 나눈다.

1,719 탄수화물 칼로리 ÷ **3,420** 전체 칼로리 = **50%**

전체 칼로리의 **50%**가 탄수화물에서 얻어진다.

200파운드의 성인 남성 운동선수인 리코는 17%의 지방, 33%의 단백질, 50%의 탄수화물의 비율로 먹는다. 영양의 1-2-3 규칙을 사용하여 그의 음식 섭취는 다음과 같이 나타낼 수 있다:

영양소	칼로리	그램	퍼센트	부분
지방	581	65	581/3,420 = 17%	1
단백질	1,120	280	1,120/3,420 = 33%	2
탄수화물	1,719	430	1,719/3,420 = 50%	3

또 다른 기초적인, 더 간단한 계산식을 사용한다. 예를 들어, 40%의 단백질, 40%의 탄수화물, 20%의 지방을 식단에서 소비한다면, 체중에 다음에 주어지는 것을 곱한다:

- 체지방을 줄이기 위해 8에서 10을 곱한다.
- 근육을 얻고 체지방을 줄이기 위해 12를 곱한다.
- 근육을 얻기 위해서 15를 곱한다.

예를 들어, 170파운드의 아리아나가 근육을 얻고 지방을 줄이고 싶다면 그녀의 체중에 12를 곱한다. 그 결과, 그녀는 하루에 2,040(170×12) 칼로리를 섭취해야 한다. 칼로리의 40% 또는 816 칼로리는 단백질, 또는 816 칼로리는 탄수화물이고, 20% 또는 408 칼로리는 지방일 것이다.

여러분은 대사와 활동 수준에 맞게 칼로리의 수치를 올리거나 내리도록 결정해야 할 것이다. 이러한 방정식을 사용하여 과정을 만드는 것이 어렵다면, 매일 100~200 칼로리 정도를 줄이거나 늘릴 수 있고, 여러분에게 어떠한 이점이 있는지를 봐야 한다.

현장 기록

영양의 제공은 운동을 하는 것과 일을 하는 양쪽을 수행하기 위해서 중요하다. 나의 경험에 따르면, 충분한 컨디션과 건강한 음식이 연료로 사용되면 마사지를 위해서 힘을 사용하는 것보다 충분히 버틸 수 있도록 강하게 만든다. 나는 마사지와 강화를 위한 긴 하루를 마치고 나서도 가정으로 달려가서, 가정을 꾸리고, 역할을 할 만큼 충분한 힘이 남아 있고, 활동적인 생활 방식을 이끌어 낼 수 있다. 나는 13년의 마사지 치료사로서의 경력에서 손상으로부터 자유로웠고, 그것이 내가 수년간 유지해온 컨디션 때문일 것이라고 믿는다.

———

Beverley Giroud, LMT, UCTMB, CHEK Exercise Coach, CHEK Level 1 practitioner, Licensed massage therapist since 1998.

속설: 지방, 나트륨, 당분으로부터 멀어진다면, 나는 더 건강해질 것이다.

사실: 당뇨병이거나, 고혈압이거나, 또는 수분을 유지한다 할지라도, 불포화지방과 당분을 취하는 것은 잘못된 것이 아니다. 적절함이 핵심이다. 나트륨 같은 경우는 식단에서 그것을 제거하기 전에 의학적인 충고를 받아야 한다. 나트륨은 몸에서 자연스럽게 발생하고 몸에서 많은 중요한 기능을 돕는다.

식사 일정 (Meal Scheduling)

많은 사람들은 식사를 거르는 실수를 한다. 종종, 그들은 "아침에 배고프지 않다"는 이유로 아침을 거르고, 체중감량을 위해서 다른 식사도 거른다. 그러나, 식사를 거르는 것은 혈당을 낮추고, 빈번한 저혈당은 건강 문제에 연속적으로 자극을 주게 된다.

혈당의 단계에 관심을 가지는 것은 매우 중요하다. 식사에 따라서, 혈당 단계는 올라간다. 이것은 에너지의 소실 없이 신체적인 활동을 수행하기 위해서 허락될 것이다. 더 강한 활동을 하면, 더 많은 혈당이 떨어진다. 혈당이 충분하게 낮아졌을 때, 여러분은 피로와 약화를 느낄 것이다. 그러나 여러분의 몸에 관심을 가지는 것에 의해서, 혈당이 낮아지고 보충이 필요할 때를 인식하게 될 것이다. 이것은 다시 먹어야 하는 때를 말한다. 매일 3번의 또는 수 시간의 식사는 속이 비어 있는 것으로부터 여러분을 지키고 인슐린 단계를 꾸준하게 유지하도록 도울 것이다.

여러분이 배고플 때 정확하게 또는 간단하게 먹는 식사보다, 대부분의 사람들이 깨어있는 시간인 15에서 18시간의 기간 안에 5번 또는 6번의 간단한 식사를 하는 선택이 있다. 각 식사의 내용이 무엇이었고 양은 어느 정도인지 중요하다. 여러분 스스로에게 "나는 다음 3시간 동안 무엇을 할 것인가?"라고 질문하는 것에 의해서, 현재의 식사에서 얼마나 많은 칼로리를 섭취해야 하는지 거의 결정할 수 있다. 일반적으로 잦은 식사는 결코 배고픔을 느끼지 않는다는 것이 보너스이다.

예를 들어, 3,000 칼로리의 일 필요 열량이 있다고 하자. 5번의 식사에서 3,000 칼로리를 섭취했다면 각 식사마다 600칼로리를 섭취했다는 것을 의미한다. 그러나 식사 사이의 간격이 3시간이기 때문에 에너지 필요에 따르면 똑같지 않고, 각 식사마다 똑같은 칼로리의 양을 섭취했다고 할지라도 그것이 최선은 아닐지도 모른다.

여러분이 칼로리를 어떻게 나누는지 결정하는 것을 돕기 위해서 다음을 고려해야 한다:

- 여러분이 일어났을 때, 다음 3시간 동안 무엇을 할 것인지 스스로에게 물어봐라. 여러분이 운전을 하거나, 신문을 읽거나, 평상 시 회의를 위해 앉아 있을 예정이라면, 여러분은 칼로리 소비가 적어질 것이다. 여러분이 아침으로 섭취해야 하는 칼로리는 400~500 정도로 적게 필요할 것이다.
- 3시간이 지난 후에, 여러분은 스스로에게 똑같은 질문을 하고, 여러분의 칼로리 소비를 분석해라. 아마도 중간 강도의 육체노동의 어떤 형태를 수행할 것이다. 2번째 식사는 600~700 칼로리 정도가 제공될 것이다.
- 다음 3시간 동안, 여러분은 더 많은 육체노동을 준비하고 있는 스스로를 발견할 것이다. 여러분은 다시 600~700 칼로리를 섭취한다.
- 다음 기간에는 다른 한편에서 운동을 하기 위한 준비의 시간이 있을 것이다. 이때 여러분은 강화 훈련을 위한 에너지 필요량으로 600~1,000 칼로리를 섭취할 것이다. 또한, 낮은 탄수화물 지표 순위에 따라서 음식을 선택해야 한다.

당신은 어떻게 생각하나요?

지금 여러분은 식사를 어떻게 먹었나? 여러분은 엄격한 계획을 가지고 있나? 식사를 걸렀는가? 식사를 위한 시간계획이 있나? 손에 어떤 것이든지 들고 있지는 않나? 얼마나 자주 패스트푸드를 먹나?

당신은 어떻게 생각하나요?

여러분은 어디에서 음식을 사는가? 음식을 사기 위해서 농장의 판매점 또는 지역 농장에 가본 적이 있나? 만약 그렇다면, 슈퍼마켓에서 구입한 음식과 그곳에서 구입한 음식의 맛에서 차이점을 알 수 있나?

즉, 여러분의 완전한 운동기간 동안에 충분하게 긴 시간을 혈당을 안정화시킬 수 있는 음식(과일이나 콩류)을 선택해야 한다는 것을 말한다.

- 다섯 번째 식사는 잠자기 한 시간 전에 이루어지고 그 결과 400~500 칼로리 정도의 낮은 양이 필요할 것이다.

칼로리의 총량은 하루에 3,000 칼로리로 동일하지만, 하루 중에서 신체적이고 정신적으로 많은 것들이 요구되는 상황에 더 많은 칼로리를 섭취하는 방법으로 계획을 하는 것이다.

음식의 질 (Food Quality)

음식의 질을 더 잘 이해하는 것은 음식 선택의 긍정적인 영향을 줄 것이다. 대부분의 사람들이 음식의 질에 대해서 생각할 때, 그들은 그 음식이 유기적으로 또는 전통적으로(예: 인공 수정, 살충제, 살진균제, 제초제) 자랐는지에 관해서 생각한다. 식물은 식물에 유용한 미네랄을 만들어낼 수 있을 만큼 토양의 미생물이 충분하다면 토양으로부터 미네랄을 가져올 수 있다. 농약의 사용은 이러한 토양을 파괴하는 해충과 더불어 필수적인 미생물들을 죽이고; 결국, 음식의 질은 고통받게 된다.

화학물질이 사용되어 자라게 된 음식은 화학물질의 잔여물들이 남게 될 것이다. 농약 사용의 가장 큰 문제점은 발암성 효과를 가지는 것이고, 그것은 암과, 종양 성장 촉진, 또는 선천성 결함의 원인이 됨을 의미한다. 화학물질의 단계는 관습적으로 성장한 음식에서 크게 서로 달라지지만 FDA에 의해서 적정 단계 아래로 허용하도록 제안된다. 몇몇 연구들은 살충제, 제초제 및 살진균제의 잔류량이 관습적으로 허용치를 넘어서 종종 높게 생산되고, 어떤 경우에는 60% 이상일 때도 있다. 주로 농약 없이 자란 유기농 음식을 먹는 것으로, 해로운 화학물질에 노출되는 것을 제한할 수 있고, 식단에서 음식의 질을 향상시킬 수 있다(Burros, 2003; Health Sciences Institute, 2007).

또 다른 고려사항은 음식의 지역이다. 음식은 지역에서 성장해서 저장되거나 판매되기 위해서 짧은 거리를 이동해야 한다. 그러한 것들이 일반적으로 맛보았을 때 더 신선하다. 여러분의 지역사회 안에 그 농장의 판매점이 있다면 찾아가서 볼 수 있을 것이고, 아직 그렇게 하고 있지 않다면, 아마도 그곳에서 그것을 구매할 것이다.

영양의 밀도 (Nutrient Density)

영양의 밀도는 특별한 음식의 질에 관해 알아볼 수 있는 또 다른 방법이다. *영양의 밀도*는 에너지의 양 또는 음식이 제공하는 칼로리와 비교하여 음식 속에 있는 미량영양소(비타민, 미네랄, 그리고 미량원소)의 양을 나타낸다. 몸에 에너지를 공급하고 그것처럼 칼로리를 공급하는 것은 다량영양소(단백질, 탄수화물, 그리고 지방)이다. 표 9.7은 전곡 빵과 흰 빵의 영양소 밀도를 비교하였다(Hunter and Cason, 2006; Jegtvig, 2010; World's Healthiest Food, 2010).

각 빵의 덩어리는 동일한 칼로리의 양을 근본적으로 가지고 있다. 그러나, 전곡 빵은 흰 빵보다 모든 영양소에서 더 많은 양을 제공한다. 그 결과, 전곡 빵이 영양밀도가 더 높다고 할 수 있다. 이것은 흰 빵을 만들기 위해서 사용되는 밀가루가 정제되었기 때문이다. 정제된 밀가루는 곡물의 영양소가 풍부한 부분인 겨와 쌀이 제거되고, 곡물의 탄수화물이 많은 부분만 남았기 때문이다.

온전한 음식은 정제되거나 가공하는 것보다 더 많은 영양소를 제공한다. 그러나 가공하는 것이 집밖에서만 이루어지는 것은 아니다. 사과, 당근, 감자와 같이 껍질 또는 표면을 제거하는 것이 과일과 야채의 영양 밀도를 감소시킨다. 그것의 영양을 살리면서 어떻게 음식을 효과적으로 요리할 수 있을까? 야채를 찌는 것은 야채의 영양소 손상 양을 최소화시킨다. 찌는 것은 요리된 물속에 영양소의 소실분이 있는 결과이다.

2003년 11월에 *Journal of the Science of Food and Agriculture*에 게재된 연구의 주제는 브로콜리를 전자레인지에서 요리했을 때는 산화방지제의 97%가 소실되었지만 증기로 요리했을 때는 11%만 소실되었다는 것을 보여준다. 또 다른 연구에서는 시금치를 가스난로에서 요리했을 때 그것이 갖고 있는 영양소인 엽산의 77%가 소실되었다(Weil, 2006). 최적의 건강을 위해서는 정제와 공정을 통한 영양소의 파괴를 최소로 줄여야 한다. 음식은 최대한 자연에서 얻을 수 있는 형태에 최대한 가깝게 먹는 것이 가장 좋다.

웰니스에 집중하기

미국의 음식과 약을 관장하는 행정부는 음식 라벨의 정보를 이해하는데 이용할 수 있는 웹사이트를 가지고 있다. www.fda.gove에 방문하여 "음식"을 선택하고, "표지와 영양"을 선택하면 된다.

신체 인식

적어도 2주 동안 따라하라.

- 하루에 5번 또는 6번의 적은 양의 식사를 몸이 필요로 하는 영양소들을 포함해서 지속적으로 하라.
- 매일의 식사와 함께 적어도 12온스의 물을 마셔라.
- 여러분의 식사를 발전시키도록 계획하고 준비하라(여러분의 영양 프로그램을 붙이고, 여러분이 배가 고플 때에 나쁜 음식의 선택을 줄이기 위해서).

2주가 지난 후, 여러분의 기분이 어떨까? 여러분은 삶의 휴식을 위한 전진의 과정을 스스로 하고 있나? 왜 또는 왜 그렇지 않은가? 차이점이 무엇인가?

보충 (Supplements)

과학적인 연구들은 적절한 건강, 신체적, 정신적인 성과를 유지하기 위해 잘 알려진 이득으로는 영양소의 공급을 높이는 것이다(LeWine, 2008A and B). 이 범주와 책에서 다루었던 내용을 벗어나서, 조금 흔히 알려진 부분들을 보충해서 특히 언급할 만한 것들은 다음과 같다.

- 단백질의 보충은 간편하게 이루어지고 매일 고농도의 단백질을 섭취할 수 있는 효과적인 방법이 있다.
- 글루코사민 보충은 결합조직의 통합인 치아에서 지원하고, 결합조직의 이러한 형태는 신경종말의 회복과 성장에 관여하기 때문에 중요하고, 퇴행성 관절염과 다른 관절의 문제점의 잘못된 성장을 막기 위해서 중요하다. 글루코사민은 일반적인 가동성을 증진시키고 통증과 뻣뻣함 같은 증상을 감소시킨다.
- 녹차는 아마도 잘 알려진 가장 좋은 산화방지제일 것이다. 그것은 항균성, 항바이러스성, 항혈소판, 그리고 항콜레스테롤 활동을 줄일 수 있고, 흡연자에게서 폐암의 가능성을 줄일 수 있고, 피부 손상과 피부암을 줄일 수 있고, 건강의 문제에서 중요한 역할을 할 수 있다.

표 9.7 정백하지 않은 빵과 흰 빵의 영양 밀도

	철	마그네슘	아연	티아민	리보플라빈	니아신	B6	섬유질
전곡 빵	15.5	422	7.6	1.6	0.95	17.4	0.85	51.4
흰 빵	3.3	97	2.7	0.4	0.26	0.35	0.15	12.3

주의: 미네랄과 비타민 단위는 밀리그램이다; 섬유질 단위는 그램이다.

- 생선 오일로부터 오는 오메가-3 지방산은 심장마비와 뇌졸중의 위험도를 줄일 수 있고, 뼈의 건강과 관절의 유연성을 유지하도록 도우며, 중성지방의 수치를 낮추고, 혈압을 감소시킨다.
- 코엔자임 Q10(CoQ10)은 세포단계에서 에너지의 효과적인 이용을 촉진하는 강력한 항산화물질이고, 특별히 심장근육에 효과적이다. 특별히 콜레스테롤을 낮추는 스타틴계의 약재를 가지고 있는 사람들을 위해서 공급해 주는 것이 중요한데, 그 약재들이 CoQ10 합성을 위한 신체의 능력을 억제할 수 있기 때문이다(Office of Dietary Supplements, 2010).

여러분이 몸에 공급되는 것들의 효과와 그것들이 가져오는 것에 관해서 의심이 들 때, 제공되는 질문을 통해서 조사한다. 영양의 공급과 다른 가치 있는 정보에 관하여 온라인 과학 논문을 통해서 얻고, 검색을 시작하는 것으로 더 높게 추천될 것이다. 이 모든 웹사이트들은 그들의 과월호를 무료로 볼 수 있고, 데이터베이스를 찾아볼 수 있다.

The Physician and Sportsmedicine: www.physsportsmed.com
American Journal of Clinical Nutrition: www.ajcn.org
Office of Dietary Supplements, National Institutes of Health: www.ods.od.nih.gov

몇몇의 이유에서 여러분은 다음 사항을 원할지도 모른다:

- 매일 5번에서 6번의 식사는 언제나 가능성이 있지는 않거나 현실적이지 않을 수 있다.
- 여러분의 몸이 필요로 하거나 음식 자체에서 파생된 것보다 엄청나게 많은 양의 특별한 미량영양소의 사용을 좋게 만들 수 있는 많은 사례들이 있다. 예를 들어, 높은 스트레스와 고강도 운동을 하는 동안에 그러하다.
- 토양의 소모, 먹이사슬의 독소, 과도한 진행, 과도한 요리, 몸에서의 유리기 형태, 그리고 다른 것들의 주체같이 때때로 의학적으로 관계되어 있는 요인들은 전체적으로 영양가가 높은 것보다는 음식을 만들 때 상호작용을 할 수 있다.
- 고강도의 운동기간에는 칼로리 증가에 대한 고려없이 많은 영양소를 높은 강도로 섭취할 필요가 있다.
- 많은 보충은 자연적인 이유로 소실된다. 합성한 보충물이 바람직하지 않다면 그것은 살펴볼 가치가 있다.

언제나 어떠한 보충을 가지기 전에 주치의와 상담하라.

웰니스에 집중하기

진행과정을 기록하라.

현재 먹는 습관을 꾸준하게 기록하는 것은 더 건강한 여러분을 위한 변화가 필요하도록 만들어 주는데 도움을 줄 것이다. 일주일 동안 먹고 마시는 모든 것을 기록해라. 그리고 그 주가 끝났을 때, 그들의 원천으로부터 (단백질, 탄수화물, 그리고 지질) 칼로리들을 계산해라. 여러분이 이러한 정보를 가지게 되었을 때, 이 단원에서 얻은 정보에 기초하여 수정해야 하는 것이 무엇인지를 알 수 있을 것이다.

여러분은 그림 9-1에 있는 영양 논문을 사용할 수 있고 다음 중에서 하나를 사용할 수 있다.

- 일지
- 스크랩북
- 낱장으로 된 파일
- 사진 앨범("전" 과 "후"의 사진을 이용하기에 좋음)
- 컴퓨터 스프레드시트
- 다음과 같은 웹사이트:
  - easy-weightloss-tips.com:
  - Keep and Share: www.keepandshare.com/htm/calendars/day_planner/hournals/printable_weight_loss_journal.php
  - FitDay: http://fitday.com/
  - PEERtrainer: www.peertrainer.com/info/free_weight_loss_and_diet_journal.htm

영양 일지 (Nutrition Journal)

날짜: ___/___/___ 주: ________ 요일: ________

식사 시간	섭취 음식	식사당 총 칼로리	식사의 총 그램		
			단백질	탄수화물	지방
1 ___:___ 오전/오후 아침					
2 ___:___ 오전/오후 간식					
3 ___:___ 오전/오후 점심					
4 ___:___ 오전/오후 간식					
5 ___:___ 오전/오후 저녁					
6 ___:___ 오전/오후 간식					
	총합				

오늘의 나의 느낌 (복수 측정)

- ☐ 힘이 넘치는 ☐ 동기가 있는 ☐ 아주 기쁜 ☐ 침착한 ☐ 재미있는
- ☐ 참을성 ☐ 슬픈 ☐ 느린 ☐ 우울한 ☐ 피곤한
- ☐ 압도된 ☐ 통제를 벗어난 ☐ 화난

그림 9-1 영양 일지.

- About.com, Weight Loss: www.weithtloss.about.com/od/gestarted/ss/designjournal.htm

이것은 여러분을 위한 개인적인 기록이다. 아래의 것을 포함한다:

- 여러분의 목표와 시간표
- 여러분의 성공
- 여러분의 마일표
- 영감을 주는 사람, 롤 모델, 다른 성공한 이야기
- 여러분의 매일 영양 섭취 프로그램
- 여러분이 섭취한 칼로리
- 여러분이 섭취한 지방, 탄수화물, 그리고 단백질
- 여러분의 개인적인 건강 주제

여러분이 만들기 위해서 필요한 변화들이 무엇인지를 결정하였을 때, 단기 목표를 적어라.
이것은 여러분에게 목표를 줄 뿐만 아니라,
"새로운 여러분"에 대한 비전으로서 역할을 할 것이다.
이룰 수 있는 현실감 있는 목표를 설정해라. 하나의 목표에 도달했을 때, 여러분은 여러분의 벨트 아래에 마일표를 가질 수 있을 것이다.
그때 여러분은 새로운 목표를 설정할 수 있다.
기억하라. 조그마한 변화가 우선이다.
한 번에 모든 것을 바꾸거나, 압도되어서 얻으려고 하거나, 포기하지 마라. 그것에 대한 또 다른 생각은 무엇을 먹으면 안 되는지를 생각하는 대신에 무엇을 먹을 수 있는지 결정하라—이것이 더 적게 스트레스를 줄 것이다.

속설: 오늘날 구할 수 있는 모든 종류의 보충제는 단지 돈벌이용 책략이고 그것의 역할에는 필요가 없다.

사실: 사람들의 모든 것을 낫게 하거나 살을 빼주는 것을 도와주는 "마법의 약"은 과학으로 생산할 수 없다는 것이 사실이다. 시장에서 현재 판매되는 어떤 생산품은 효과가 없다고 말하지 못할 수도 있다. 어떤 것들은, 그렇지만 (1) 여러분은 오랫동안 그것들은 사용해야 한다; (2) 그것들은 매우 비싸다; (3) 여러분은 물어봐야 한다. "그들이 생산한 조그마한 것의 가격이 적당한가?" 그리고 (4) "제조사에서 주장하는 만큼 충분한 자료가 있는가?" 일반적으로 그러한 주장들은 터무니 없다. 그러나, 가끔은 여러분이 과거에 과장된 광고를 보았다면, 보충제가 가치가 있다고 찾아낼지도 모른다. 여러분의 과제를 하고 스스로를 위해서 결정해라.

웰니스에 집중하기

여기에 먹는 것과 운동에 관한 어떤 간단한 진실이 있다. 그것들은 모든 사람들에게 해당된다—앉아 있거나 활동적이거나, 어리거나 늙었거나, 본래의 상태이거나 상태가 좋지 않거나.

법칙 하나

하루에 적어도 5번을 먹도록 하여라. 2번 또는 3번의 식사는 충분하지 않다. 2번은 간식과 같이 간단한 식사로 여기는 것이 좋고, 여러분의 다음 식사에서 충분한 양의 칼로리를 얻도록 제공하고, 그것들은 법칙 둘에서 설명하는 것으로 다량영양소의 적절한 비율로 구성되어 있다. 여러분의 혈당과 인슐린 단계는 더 평탄하게 될 것이고 (그래서 여러분의 에너지의 단계가 될 것이다); 여러분은 성장과 회복을 돕기 위한 그 날 동안 내내 작은 양의 단백질을 얻을 것이다; 그리고 가장 중요한 것은, 체지방은 저장되지 않을 것이고 대신에 에너지의 원천으로서 동원될 것이다. 칼로리의 정확한 숫자를 지속적으로 자주 공급하여 여러분의 몸에 제공하는 것으로, 지방 저장의 감소를 야기할 것이다. 역으로, 여러분이 어쩌다가 먹을 때, 여러분의 몸은 "기근" 상황으로 알아볼 것이다. 이에 대응하여, 더 이상의 "기근" 같은 상황이 오지 않도록 준비하기 위해서 체지방을 저장하는 경향이 발생한다.

법칙 둘

여러분의 매일의 식사 또는 간식의 계획은 1-2-3: 1은 지방, 2는 단백질, 3은 탄수화물의 칼로리 비율에 따른다. 단지 평범한 사람들을 위한 추정하는 방법이라는 것을 기억해라. 여러분의 하루 일의 강도는 일상적이고 운동의 프로토콜에 따르고, 여러분은 에너지를 위한 더 많은 또는 적은 탄수화물이 필요할 지도 모른다. 지방은 좋은 건강을 유지하기 위해 필수적이고, 여러분 몸속에서 많은 중요한 호르몬을 제조하기 위해 필요하며, 그래서 여러분의 다이어트로부터 지방을 제거하는 것은 옳지 못하다. 단지 여러분이 먹은 포화지방의 양은 낮게 유지하고 불포화지방은 높게 유지하기 위해서 노력해라. 또한, 여러분은 성장과 회복을 돕기 위해서 충분한 양의 단백질을 섭취해야 하고 탄수화물을 섭취해야 한다. 가장 중요한 부분은, 저당지수 탄수화물을 선택하는 것이고, 이것들은 인슐린 수준을 유지할 수 있도록 하기 위해서 천천히 혈당으로 변환된다. 기억하라, 비록 지방이 더 일을 잘 한다고 할지라도 탄수화물은 여러분 몸에 우선하는 순수한 에너지의 원천이고, 특히 유산소 운동 동안에 더 그러하다.

법칙 셋

여러분이 먹기 위해서 앉았을 때, 스스로에게 물어 본다. "다음 3시간 동안 내가 무엇을 할 예정인가?" 낮잠을 잘 계획이라면, 탄수화물 음식을 적게 먹어라; 운동을 할 계획이거나 긴 하루의 치료를 할 계획이라면, 탄수화물을 더 섭취해라. 다른 말로, 여러분의 탄수화물을 올리고 내리는 결정은, 여러분의 예상된 에너지 소비에 의존한다. 기억하라. 여러분의 운동전 또는 치료전 날에는 탄수화물은 낮은 혈당이 될 것이다.

법칙 넷

여러분이 태우는 것보다 더 적은 양을 섭취하는 것과 같이 칼로리 균형이 부족한 것을 해결하지 않는 한 빠르고 효과적으로 지방을 제거할 수 없다. 여러분의 현재 체중을 유지하기 위해서 필요한 양보다 더 많은 양의 칼로리를 가지는 것처럼 칼로리 균형이 넘치는 것을 해결하지 않으면 빠르고 효과적으로 근육 조직을 얻을 수 없을 수도 있다. 그래서, 어떻게 동일한 시간에 근육을 얻고 지방을 감소시킬 수 있을까? 이러한 역설은 쉽게 설명된다. 명확하게, 동일한 시간에 근육을 얻고 지방을 감소시킬 수 없으며, 따라서 여러분은 부족한 칼로리 균형과 과한 칼로리 균형을 교차적으로 진행해야만 한다. 이것은 전체적인 체중을 감소시키고자 한다면 전혀 문제될 것이 없지만, 동일한 체중을 유지하거나, 체중을 얻고자 할 때에는 문제가 된다. 그것들 사이의 교차는 (1) 여러분의 BMR과 RMR 을 올리도록 조정하여, 지방을 제거하는 것을 쉽게 만들 수 있고, (2) 회복을 돕고 조직의 생성을 일으킨다.

법칙 다섯

단지 음식만으로 건강과 활동을 유지하기 위해 몸에 필요한 영양소를 모두 얻는 것은 거의 불가능하다. 그 결과, 여러분의 식단에 비타민, 미네랄, 그리고 여러분의 신체, 건강, 근육 만들기, 그리고 지방 감소의 목적을 최대로 진전하도록 보장하기 위해 특별히 선택된 영양소를 같이 넣어서 제공하는 것을 고려해야 한다.

웰니스에 집중하기

정상적인 영양을 위해 추가적인 조언은 다음과 같다.

- **여러분의 정크 푸드를 제거하라.** 대부분의 거의 페이스트리 그리고 가공 식품인 패스트푸드는 많은 양의 지방, 나트륨, 그리고 거의 대부분 단당인 당분을 많이 포함하고 있다. 이러한 음식을 섭취하는 것은 여러분의 에너지 단계를 유지하는데 조금 밖에 도움이 되지 않는다. 대신에, 그것들은 여러분의 혈당 단계의 상승을 촉진하고 나서 이차적으로 혈당의 단계를 낮춘다.
- **여러분의 하루에 적어도 8잔에서 10잔의 물을 마셔라.** 이것은 운동 또는 과도한 노동 활동 동안 소실되는 액체를 보충할 수 있다. 여러분은 갈증을 느낄 때까지 기다릴 필요가 없다; 그때는 이미 탈수 증상이 있다. 하루에 여러 잔의 물을 마시는 것은, 한 번에 다 마시는 것이 아니다. 이상적으로, 여러분은 체중의 파운드 마다 0.5 온스의 물을 마시는 것이 좋다.
- **여러분의 하루 단백질 필요량을 결정하라.** 단백질의 적은 양은 최적의 성장과 회복을 통해서 근육조직에 사용된다. 단백질은 필수 아미노산과 함께 섭취해야 한다. 표 9.6을 사용하면 얼마나 많은 단백질이 몸에 필요한지를 결정하는데 도움을 받을 수 있다.
- **여러분의 고섬유질 음식을 섭취하라.** 섬유질이 풍부한 식단은 콜레스테롤을 제거하는데 도움을 주고, 식사의 혈당 반응을 낮추고, 효과적인 소화를 촉진한다.
- **여러분의 저항 운동을 통하여 여러분의 빈약한 체중을 증가시켜라.** 여러분이 가진 빈약한 체중을 증가시키고, 몸을 더 효과적으로 움직여라. 뼈는 더 조밀해지고 근육, 힘줄, 그리고 인대는 더 강해질 것이다. 가장 큰 부가적인 효과는 과도한 체지방 생성을 피하기 더 쉽다는 것이다. 더 강해진 근육은 약했을 때보다 더 많은 칼로리들을 태운다.

사례 분석

Trina는 최근에 마사지 학교를 졸업한 27세의 마사지 치료사이다. 그녀는 삶의 대부분을 과체중으로 지내왔고, 이로 인해 마사지 학교에서 어떤 테크닉들을 배우는데 힘들어 했고, 거의 다른 학생들이 가진 것만큼의 체력을 갖지 못했다. 그녀는 어머니가 계신 편모가정에서 자라왔고, 어머니는 가족을 돌보기 위해 매우 바쁘게 일했고, 그녀는 자주 저녁으로 집에서 패스트푸드를 먹었다. 그녀의 어머니가 요리했을 때, 냉동식품을 오븐에 요리했고, 캔에 들어 있는 야채를 데웠다. 성인이 되었을 때, Trina는 어머니에게 배운 습관대로 식사를 따라했고, 하루 동안에 에너지를 늘렸고, 카페인이 들어 있는 탄산음료를 여러 병 마셨고, 식사 사이에 배고프면 초코바를 먹었다. 그녀는 체중을 줄이는데 도움을 줄 수 있는 유행하는 다이어트를 매일 했다. 그것들 중에 어느 것도 효과가 없었고, 그녀는 무엇을 해야 하는지 조차도 잃어갔다. 2개월의 구직 활동으로, 마침내 Trina는 마사지 치료 체인점에 고용되었다. 그녀가 일하는 곳에서 적어도 하루에 5번의 치료를 수행해야 한다는 것을 알았을 때, 그녀는 공황 상태에 빠지기 시작했다. 그녀는 기진맥진 상태로 연속적인 두 번 이상의 치료를 결코 수행할 수 없었다.

- *여러분은 왜 Trina가 연속으로 두 번의 치료를 한 후에 기진맥진 한다고 생각하는가?*
- *Trina의 체력 부족과 과도한 체중에 관계 있는 식습관은 무엇인가?*
- *그녀의 힘과 체력을 증가시키고 체중 감소를 도울 수 있는 식이요법의 충고는 무엇인가?*

웰니스 프로필 체크

1 장의 끝에 작성했던 웰니스 분석 살펴보면, 더 좋은 영양소를 위한 계획을 통하여 어떠한 도전 영역에서 여러분은 해결할 수 있나? 만약 그러하다면, 그것들은 무엇인가? 이러한 영역을 향상시키기 위해서 어떻게 해야 할까? 이러한 영역을 향상시키기 위해서 사용되어야 할 방법이나 활동은 무엇인가? 여러분이 사용할 예정인 방법들을 포함해서 향상을 위한 계획을 적고, 이러한 방법을 시행하기 위한 제한 시간을 적고, 그리고 이러한 방법을 따라서 여러분의 향상을 평가할 방법을 적어라. 여러분은 반드시 어떠한 영양 프로그램을 시작하기 전에 여러분의 의사에게 상담하여야 한다.

요약 (Summary)

건강하게 먹는 것에 성과를 거두면 다른 여러 가지들 중에서 체력이 더 강해지고, 근력이 증가하고, 의식 명료성이 증가하고, 많은 질병과 건강 상태의 위험이 감소한다. 6가지 형태의 영양소는 몸에서 탄수화물, 단백질, 지질, 비타민, 미네랄 그리고 물로 사용한다. 탄수화물, 단백질, 지질은 다량영양소로 여기고, 비타민과 미네랄은 소량 영양소로 여겨진다.

탄수화물은 당과 녹말을 포함하고, 몸은 포도당으로 변환한다. 식이섬유는 식물의 소화가 잘 안 되는 부분이고, 소화관을 통해서 음식을 이동시키는 것을 돕도록 큰 규모로 제공되고 몸으로부터 고형폐기물로 처리된다. 또한 섬유질은 콜레스테롤 단계를 낮추는데 도움을 준다. 단백질은 몸에서 근육을 합성하고 호르몬, 효소와 같은 분자의 구조를 합성하는데 필요하다. 21개의 아미노산이 있고, 단백질의 형태를 만들어 내는데 보조역할을 한다. 지방 저장소는 운동 또는 신체적인 활동이 요구되는 일을 하는 동안에 에너지의 원천이다. 몸에서 지방의 다른 기능은 지용성 비타민의 흡수를 돕고, 세포막의 분자구조를 만들고, 신경 주위의 수초를 형성한다. 몸은 콜레스테롤을 만들기 위해서 포화지방과 트랜스지방을 사용한다. 불포화지방은 심장과 몸에 가장 건강한 것으로 여겨진다.

비타민은 몸의 대사 작용을 위해서 장기에 적은 양이 필요한 물질이다. 비타민의 두 범주는 지용성과 수용성이다. 미네랄은 지각으로부터 자연스럽게 발생하는 무기물이다. 미네랄의 예에는 칼슘, 마그네슘, 철 등이 있다. 물은 성인 체중의 55~75%를 차지하고, 체온을 유지하고, 관절을 부드럽게 하고, 소화 과정에서 역할을 수행하는 것처럼 다양한 기능을 가진다. 충분한 물을 섭취하지 않으면 탈수 증상이 생길 수 있다. 하루에 기본적으로 어떠한 운동 활동전과 고 탄수화물 식사 후 20분 안에 충분한 양의 물을 섭취해야 한다.

전문직 종사자들은 하루에 그들에게 얼마나 많은 칼로리가 필요한지를 결정하기 위해서 그들의 RMR을 계산할 수 있다. 일반적인 영양 섭취를 위해서, 대략적으로 시행되는 1-2-3 영양 법칙을 기억해라: 1은 지방, 2는 단백질, 3은 탄수화물이다. 여러분이 배고플 때 정확하게 또는 간단하게 그때 먹는 것보다, 대부분의 사람들이 깨어 있는 시간의 길이인 15에서 18시간 안에 5번 또는 6번의 식사를 하는 것을 선택하라. 이것은 에너지의 소모 없이 신체적인 활동들을 수행하는데 도움을 줄 것이다.

음식의 질은 음식의 성장이 유기농이냐 관습적이냐에 따라서 결정된다. 또한 이것은 영양소의 농도를 포함하고, 그것은 음식이 제공하는 에너지 또는 칼로리의 양과 비교하여 음식 속에 있는 소량영양소의 양을 나타낸다. 여러분은 소량영양소의 매우 많은 양을 필요로 할 때, 전체적인 영양소가 적은 음식을 먹을 때, 보충제 사용을 고려하겠지만, 하루에 5번에서 6번의 식사를 한다면 그럴 필요가 없을 것이다.

복습 문제 (Review Questions)

객관식

1. 사람들이 그렇게 먹는 방법을 선택하는 이유는 무엇인가?
   a. 습관과 갈망
   b. 사회적 압박
   c. 경제적 필요성
   d. 모두 다

2. 다량 영양소는 무엇인가?
   a. 비타민 A
   b. 칼슘
   c. 물
   d. 단백질

3. 당분과 녹말은 어떤 형태의 영양소인가?
   a. 단백질
   b. 탄수화물
   c. 지질
   d. 미네랄

4. 식물의 소화가 되지 않는 부분은 다음과 같이 명명한다.
   a. 섬유질
   b. 콜레스테롤
   c. 완선 난백실
   d. 포도당

5. 몸에서 생성되지 않는 것은?
   a. 지방조직
   b. 당원
   c. 포도당
   d. 필수 아미노산

6. 수용성 비타민은?
   a. 비타민 D
   b. 비타민 K
   c. 비타민 C
   d. 비타민 E

7. 음식으로 제공되는 에너지 또는 칼로리의 양을 결정하는데 있어서 음식 속에 있는 미량 영양소의 양에 의해서 결정되는 것은
   a. 영양소밀도
   b. 혈당지수
   c. 안정시대사율
   d. 단백질 소요량

빈칸 채우기

1. 몸은 음식이 필요하다. 왜냐하면 음식이 ______________________________ 때문이다.

2. 단백질은 __________________________ 라고 불리는 아주 큰 형태 만들어 낸다.

3. 음식을 섭취한 이후에 증가하는 혈당 단계의 관계 정도를 나타내는 것은 ________________ ____________ 다.

4. 모든 필수 아미노산이 들어있는 단백질을 ____________________ 단백질이라 한다.

5. 몸은 ________________ 퍼센트의 물로 구성되어 있다.

6. 몸의 생명을 지속 하게 하는 활동을 유지하기 위한 개인적인 몸의 에너지 소모에 관한 기초적인 비율을 ______________________ 라고 한다.

7. 건강한 식단은 ___________________ 퍼센트의 탄수화물로 구성되어 있다.

단답형

1. 건강하게 먹고 균형 잡힌 식단을 가지는 것의 이점을 적어도 5가지 정도 설명하라.

2. 몸이 필요로 하는 6가지 형태의 영양소를 적고 정의하라.

3. 어떻게 탄수화물, 단백질, 지질이 각각 우리 몸에서 사용되는지를 간단하게 설명하라.

4. 포화지방과 불포화지방의 차이점을 설명하라.
5. 3개의 비타민을 선택하고, 그것들을 얻을 수 있는 원천과 몸에서 그들의 기능을 써라.
6. 3개의 미네랄을 선택하고, 그것들은 얻을 수 있는 원천과 몸에서 그들의 기능을 써라.
7. 최적의 에너지 단계를 유지하기 위해서 식사 계획을 어떻게 세워야 하는지 간단하게 설명하라.

활동(Activities)

1. BMR 과 RMR 부분의 공식을 사용하여 여러분의 RMR 을 계산해라.
2. "적절한 영양 비율의 결정" 부분의 정보를 사용하여 여러분의 운동 목적을 도울 수 있는 여러분의 식단을 위해 탄수화물, 단백질, 지질의 퍼센트를 계산해라.
3. 표 9.5에 있는 정보를 사용하여 여러분의 물 섭취의 필요량을 계산해라.
4. 여러분의 운동 목적을 달성하도록 도울 수 있는 가치 있는 정보들을 발견하기 위해서 이 단원을 통해서 다루어졌던 다양한 웹사이트들을 활용해라.
5. 영양이 풍부한 음식의 구입 목록을 만드는 것은 여러분의 운동 목적을 달성하도록 도울 것이다.

참고문헌 (References)

About.com. How Much Water Should You Drink Today? (2010). Retrieved November 2010 from http://nutrition.about.com/library/blwatercalculator.htm.

American Council on Exercise. Healthy Hydration (2010). Retrieved November 2010 from www.acefitness.org/fitfacts/fitfacts_display.aspx?itemid=173.

American Heart Association. High Blood Cholesterol and Other Lipids—Statistics (2010A). Retrieved November 2010 from www.americanheart.org/downloadable/heart/1261004785748FS13CH10.pdf.

American Heart Association. Whole Grains and Fiber (2010B). Retrieved November 2010 from www.heart.org/HEARTORG/GettingHealthy/NutritionCenter/HealthyDietGoals/Whole-Grains-and-Fiber_UCM_303249_Article.jsp.

Armstrong, Lawrence E. Rationale for Renewed Emphasis on Dietary Water Intake (2010). Retrieved June 2011 from http://journals.lww.com/nutritiontodayonline/Fulltext/2010/11001/Rationale_for_Renewed_Emphasis_on_Dietary_Water.3.aspx.

Burros, Marian. Eating Well; Is Organic Food Provably Better? (July 16, 2003). Retrieved November 2010 from www.nytimes.com/2003/07/16/dining/eating-well-is-organic-food-provably-better.html.

CalculatorsLive.com. Daily Water Intake Calculator (Recommended Daily Water Intake Calculator) (2007). Retrieved November 2010 from www.calculatorslive.com/daily-water-intake-calculator.aspx.

Chadwick, R. Nutrigenomics, individualism and public health. *Proceedings of the Nutrition Society*, 63(1); 2004:161–166.

Council for Responsible Nutrition. Vitamin and Mineral Recommendations (2010). Retrieved November 2010 from www.crnusa.org/about_recs2.html.

European Food Information Council. Water Balance, Fluids and the Importance of Good Hydration (June 2006). Retrieved November 2010 from www.eufic.org/article/en/artid/water-balance-fluids-hydration/.

Glycemic Index Foundation. Search the Database (2010). Retrieved November 2010 from www.glycemicindex.com.

Griffin, Dr. Sharon E. Exercise and Avoiding Dehydration (2010). Retrieved November 2010 from www.myfood-diary.com/resources/ask_the_expert/exercise_avoiding_dehydration.asp.

Harvard School of Public Health. The Nutrition Source: Carbohydrates: Good Carbs Guide the Way (2010A). Retrieved November 2010 from www.hsph.harvard.edu/nutritionsource/what-should-you-eat/carbohydrates-full-story/.

Harvard School of Public Health. The Nutrition Source: Fiber: Start Roughing It! (2010B). Retrieved November 2010 from www.hsph.harvard.edu/nutritionsource/what-should-you-eat/fiber-full-story/index.html#health_effects.

Health Sciences Institute. Secret Defense (April 11, 2007). Retrieved November 2010 from http://hsionline.com/2007/04/11/secret-defense/.

Heller, Samantha. Protein: A Guide to Maximum Muscle: Confused? Let Us Separate the Gristle from the Meat (April, 2004). Retrieved November 2010 from http://findarticles.com/p/articles/mi_m1608/is_4_20/ai_n6002944/.

Hunter, J. G., and K. L. Cason. Nutrient Density (November 2006). Retrieved November 2010 from www.clemson.edu/extension/hgic/food/nutrition/nutrition/dietary_guide/hgic4062.html.

Institute of Medicine of the National Academies. Dietary Reference Intakes for Energy, Carbohydrate, Fiber, Fat, Fatty Acids, Cholesterol, Protein, and Amino Acids (2010). Retrieved November 2010 from www.iom.edu/Reports/2002/Dietary-Reference-Intakes-for-Energy-Carbohydrate-Fiber-Fat-Fatty-Acids-Cholesterol-Protein-and-Amino-Acids.aspx.

Jegtvig, Shereen. Nutrient Density; What Makes Superfoods so Super? (November 4, 2010). Retrieved November 2010 from http://nutrition.about.com/od/nutrition101/a/nutrient_dense.htm.

Journal of the American Dietetic Association. Position of the American Dietetic Association, Dietitians of Canada, and the American College of Sports Medicine: nutrition and athletic performance. *Journal of the American Dietetic Association*, 109(3);2009:509–527.

LeWine, Howard, MD. Can Nutritional Supplements Enhance Athletic Performance (Part 1 of 2) (October 14, 2008A). Retrieved November 2010 from www.intelihealth.com/IH/ihtIH?d=dmtHMSContent&c=382130&p=~br,IHW|~st,853|~r,WSIHW000|~b,*|

LeWine, Howard, MD. Can Nutritional Supplements Enhance Athletic Performance (Part 2 of 2) (October 14, 2008B). Retrieved November 2010 from www.intelihealth.com/IH/ihtIH/E/35320/35322/384533.html?d=dmtHMSContent.

MedlinePlus. Protein in Diet (2010). Retrieved November 2010 from www.nlm.nih.gov/medlineplus/ency/article/002467.htm.

Murray, Bob, PhD. Hydration and Physical Performance (2007). Retrieved November 2010 from www.jacn.org/cgi/reprint/26/suppl_5/542S.pdf.

National Cancer Institute. Fat Consumption (2010). Retrieved November 2010 from http://progressreport.cancer.gov/doc_detail.asp?pid=1&did=2007&chid=71&coid=708&mid=.

Office of Dietary Supplements, National Institutes of Health. Dietary Supplement Fact Sheets (2010). Retrieved from http://ods.od.nih.gov/factsheets/list-all/.

Sears, Dr. William, and Dr. Martha Sears. Sugar (2006). Retrieved November 2010 from www.askdrsears.com/html/4/T045000.asp.

Taubes, G. Do We Really Know What Makes Us Healthy? *New York Times* magazine, September 16, 2007:52.

Tortora, Gerard J., and Bryan Derrickson. *Principles of Anatomy and Physiology,* 12th ed. Hoboken, NJ: John Wiley & Sons, 2009.

Weil, Andrew, MD. Nuking Your Nutrients? Do Vegetables Lose Nutrients When Cooked in the Microwave? (December 26, 2006). Retrieved November 2010 from www.drweil.com/drw/u/QAA400107/microwaving-nutrients.

World Health Organization. Protein and Amino Acid Requirements in Human Nutrition (2007). Retrieved November 2010 from http://whqlibdoc.who.int/trs/WHO_TRS_935_eng.pdf.

World's Healthiest Foods. What Is Nutrient Density and Why Is It so Important? (2010). Retrieved November 2010 from www.whfoods.com/genpage.php?tname=george&dbid=81.

웰니스와 자가관리를 위한 부가적인 지원

제 10 장

Additional Support for Wellness and Self-Care

핵심 용어(Key Terms)

멘토링
동료
동료 지원
감독(supervision)

학습 목표(Learning Objectives)

본 장을 공부하고 나면, 독자들은 다음 정보를 얻게 될 것이다:

1. 개인 수행에 어떠한 정보가 성공적인지를 결정하거나 어떤 부분이 여전히 작업이 필요한지 알 수 있다.
2. 감독, 멘토링, 동료 지원에 대해 설명할 수 있다.
3. 보조를 최대한 활용하는 방법 목록할 수 있다.
4. 경험을 통한 현재의 스트레스 평가할 수 있다.
5. 과로에 대한 방지와 관리에 대한 전략 시행할 수 있다.
6. 부가적인 자가관리전략 평가와 일상생활로의 통합할 수 있다.

> "이 우주에는 당신이 향상시킬 수 있다고 확신할 수 있는 오직 한 구석이 있습니다. 그것은 바로 당신 자신입니다."
>
> - Aldous Huxley

서론 (Introduction)

바디워커가 된다는 것은 부담이 되고, 도전적이고, 활동적이며, 만족스럽다. 이것은 전문가가 자신의 신체와 정신을 고객과 동일하게 관리한다면, 자신의 성공적인 직장을 오래도록 가지는데 의심할 여지가 없다. 전문가들은 인간으로서 장점과 약점이 있어 실수를 하고, 그러한 실수로부터 배움으로 성장한다는 사실을 알아주길 바란다.

바디워커는 신체적 한계가 다른 모든 이들처럼 있고, 그 한계상태로 너무 오래두게 되었을 때 부상을 입게 된다. 웰니스와 직업 수명은 여러분이 신체적 또는 정신적으로 원할 때, 여러분에게 적절한 전문적인 도움을 찾게 하기에 충분하다. 신체에 귀 기울이고 메시지를 자각함으로써, 적절한 보완 정보에 대해 빠르고 쉽게 다가갈 수 있다.

인생의 재설계와 상해의 방지는 매우 좋은 것이다. 자신의 건강과 웰빙의 반응을 알아보는 것은 자존감과 자부심을 발전시키고 유지시키는 부분이다. 가장 성공적인 전문가는 이러한 자신의 실천을 전파하고 그들의 고객을 위해 신뢰적인 건강 모델이 되는 사람들이다. 이것을 전문가가 우선으로 두고 있지 않다면, 고객의 건강을 우선으로 만들기에 납득시키기 어렵다. 개인의 일상생활 적응으로 오는 건강, 휴식, 평온한 마음가짐은 모든 전문가들이 직면하는 복잡해지는 인생에 필요하다. 인생의 한 부분이 되는 작업회복의 직업 촉진인 웰빙은 여러분의 일상과 장기간의 스트레스에 대한 조절을 나아지게 한다.

본 장에서 지난 장에서 제공된 직업 수명의 영향과 부가적인 인자의 논의에 개념을 두고 검토할 것이다.

예를 들어, 전문가들은 치료가 얼마나 쉬어야 하는가와 언제 휴가를 갈 것인지 정할 수 있다. 고객에 대해 아는 것과 치료 종류의 다양성 또한 전문적 바디워크 안의 직업 수명에 영향을 미친다. 전문가들이 어떻게 그들의 손, 손목, 등, 목, 무릎, 어깨, 발 등을 관리하는 것도 또한 중요하다. 그 방법에는 스트레칭, 근력 운동, 수중치료, 수면자세, 받침대, 필요하면 지지대, 마사지 치료, 정기적인 바디워크 등이 포함된다.

무엇을 배웠는가?
(What Have You Learned?)

직업 수명을 위한 많은 방법이 있다. 성공적인 전문가는 그들의 능력에 자신감이 있고, 긍정적 태도를 보이며, 건강 상태를 유지하며, 사람들과 일할 때 즐거움을 느끼며, 위험에 자발적이며, 신체적 정신적으로 직업상의 요구에 준비가 되어있다. 이러한 전문가들은 최고의 전문가를 위해 할 수 있는 것을 정하고 목표한다. 목표를 정하는 과정에서 그들은 공통적으로 통찰력과 유연성을 가진다. 자발적으로 무엇이 그들을 위한 것인지 또 무엇이 아닌지를 보고, 동기와 유연성으로 만약 무엇을 하였을 때 도움이 되는지 않는지에 대한 새로운 것을 시도한다. 이 책의 정보는 새로운 것을 시도하는 전문가들에 도움을 주기 위해 디자인되었다.

"웰니스에 집중하기" 글상자와 본 장에 초점을 맞춘 이러한 정보를 이용하여 자가 측정하고, 이 책에서 얻은 정보를 포함하여 여러분의 삶으로 이어나가라.

지원 (Support)

배운 대로 최적의 정보를 찾았다면, 본인에게 물어본다. 해볼까? 무엇이 이것을 할 동안 나를 지켜주지? 무엇이 나를 돌려줄까? 종종 어떤 전문가들이 그들이

웰니스에 집중하기

무엇을 배웠는가?

이 책의 본 장 내내 제공되었던 정보, 발상을 여러분은 사용할 수 있었다. 그러나, 가끔씩. 최선의 노력에도 불구하고 전문가들은 직업 수명에 대해 여전히 힘겹게 나아가고 있다. 직업의 성공을 위해 모든 가능성을 보장하였으나, 기능적으로 확실하게 생각하지 않았다면 여러분은 접근법에 대해 재평가할 필요가 있다.

다음에 오는 질문들을 통해서 최고의 능력을 위한 이번 장에서의 정보를 알아낼 수 있다. 이것은 여러분의 건강프로필을 따라 여러분의 증진에 필요한 부분과 여러분이 완료한 부분에 대해 도움을 줄 것이다.

다음 질문에 YES와 No로 대답하라:

______ 여러분의 겉모습은 전문적인가?
______ 여러분의 언어적, 비언어적 의사소통은 선문적인가?
______ 정신적과 감정적으로 전문적인 바디워크 바디워커로서 준비가 되어 있는가?
______ 건강과 복지는 여러분에게 단순한 바디워크 수행이 아니라 인생에 일부분인가?

여러분들은 1장의 "바디워크와 바디워커의 웰니스"를 통해 여러분이 겪고 있는 과제를 해결하는 방법에 대한 조언을 들을 수 있다.

______ 여러분의 신체의 움직임을 이해하는가?
______ 여러분의 신체 인식과 바디워크 치료 형성 사이의 연결을 만든 적이 있나?
______ 여러분은 효과적인 바디워크 수행과 자신의 회복에 관련하여 정적의 중요성을 이해하고 있는가?
______ 센터와 운동장에서 매일 나가는가?
______ 효율적이며 이로운 움직임을 유념하고 있나?

여러분은 2장의 "신체 인식과 명상적 움직임"을 통해 여러분이 겪고 있는 과제를 해결하는 방법에 대한 조언을 들을 수 있다.

______ 여러분은 균형적 자세와 직업 수명에 대한 관계를 이해하고 있습니까?
______ 여러분은 일상생활과 바디워크 수행 중 정직하게 본인의 자세에 대해 평가하였는가?
______ 보다 효율적이며 균형적이게 자세를 수정하는 작업을 하는가?
______ 안정적인 신체 중심점을 갖고 있는가?
______ 안정적인 지지 기저면을 갖고 있는가?

여러분은 3장의 "자세와 신체 영향"을 통해 여러분이 겪고 있는 과제를 해결하는 방법에 대한 조언을 들을 수 있다.

_____ 여러분은 효율적인 호흡운동에 중요성을 알고 있으며 이것이 바디워크 수행과 직업 수명에 어떤 영향을 미치는지 알고 있는가?
_____ 복식호흡과 콧구멍 호흡에 대해 연습하였는가?
_____ 효율적인 호흡 자세에 대해 알고 있는가?
_____ 바디워크 수행 중 효율적인 호흡을 사용하고 있는가?

여러분은 4장의 "최고의 치료, 건강과 웰니스를 위한 호흡"을 통해 여러분이 겪고 있는 과제를 해결하는 방법에 대한 조언을 들을 수 있다.

_____ 효율적인 역학적 신체 구성을 알고 이것이 바디워크 치료 수행과 직업 수명의 영향에 대해 알고 있나?
_____ 움직임과 신체 역학과 움직임을 결합하였습니까?
_____ 효율적인 신체역학을 사용하고 있습니까?
_____ 여러분은 반복된 손상을 가지고 있습니까? 만약 그렇다면 원인과 증상, 위험요소 그리고 회복과 예방에 대해 알고 있습니까?
_____ 여러분의 신체 역학에 영향을 주는 환경적 요소를 고려하고 신체 역학에 증진을 만들었습니까?

여러분은 5장의 "신체 역학"을 통해 여러분이 겪고 있는 과제를 해결하는 방법에 대한 조언을 들을 수 있다.

_____ 바디워크 개발에 손상 위험에 대해 알고 있는가?
_____ 컨디션 발달이나 손상 경고 증상을 가지고 있는가?
_____ 손상의 방지, 관리와 직장 경력의 보장에 대한 계획의 발선하고 있는가?

여러분은 6장의 "손상방지와 관리"를 통해 여러분이 겪고 있는 과제를 해결하는 방법에 대한 조언을 들을 수 있다.

_____ 바디워크 수행에서 유동성에 대한 중요성을 이해하고 있는가?
_____ 부가동성과 손상에 대해 관련 하였나?
_____ 스트레칭과 직업 수명에 대해 관련 지었는가?
_____ 스트레칭을 하였습니까? 그렇다면 얼마나 자주 하나?

여러분은 7장의 "스트레칭: 왜, 어떻게, 언제, 그리고 어디에?"를 통해 여러분이 겪고 있는 과제를 해결하는 방법에 대한 조언을 들을 수 있다.

_____ 여러분은 건강과 직업 수명을 위한 근력운동의 중요성에 대해 이해하고 있는가?
_____ 근력에 대해 생리학적으로 이해하고 있는가?
_____ 근력약화와 손상에 대해 관련 하였나?
_____ 스스로 근력운동을 수행하였나? 그렇다면, 얼마나 자주하나?

여러분은 8장의 "근력: 왜, 어떻게, 언제 그리고 어디에?"를 통해 여러분이 겪고 있는 과제를 해결하는 방법에 대한 조언을 들을 수 있다.

_____ 좋은 영양이 건강과 웰니스, 그리고 직업 정년 확보 증진과 유지에 대해 이해하고 있나?
_____ 어떤 영양이 여러분의 체중 목표에 도움을 주는지 이해하고 있나?
_____ 본인에게 좋은 영양 계획을 가지고 있는가?

여러분은 9장의 "자가관리를 위한 기본적인 영양"을 통해 여러분이 겪고 있는 과제를 해결하는 방법에 대한 조언을 들을 수 있다.

원하는 변화를 위해 필요한 것은 일부분의 지원이다. 이것은 간단히 친구에게 묻거나, 동료들에게 묻거나 더 복잡한 것은 공인 개인 트레이너(8장에서 권고) 또는 영양사(9장에서 권고), 또는 근본적인 이슈에 대해 상담을 찾을 수도 있다.

만약 여러분이 지원을 찾는데 궁금하다면, 다음의 질문을 본인에게 시행해보자.

- 나의 운동이 비효율적인 것 같은가?
- 고객을 놓쳤는가?
- 외로운가?
- 내 운동에 낙심하였는가?
- 고객에게 위축되었는가?
- 감정적으로 번아웃되었는가?
- 치료기술이 부진한 것 같은가?
- 지루한가?
- 직업을 계속하기 어려운가?
- 나아지지 않을 때 고객으로부터 책임을 요구받는 패턴이 있다.

이러한 증상들은 피로를 포함한다. 이것에 대한 논의는 "피로" 부분에서 자세히 알아보자.

지원은 전문가들에게 많은 방식을 제공한다. 여러분의 가족이나 친구와 같이 곁에서 믿을 수 있는 사람에게서 좋은 자원을 얻을 수 있다. 개인적 상황에서, 가족과 친구들은 의지할 수 있는 어깨를 주고, 들어주고, 멘토링해주며, 금전적 지원과 희망, 영감이 된다.

그러나 모든 전문가가 의지할 만한 가족과 친구가 있는 것이 아니다. 가끔씩 가족과 친구는 바디워크 직업에서 발생하는 특별한 과제에 대해 알아채지 못한다. 그들은 여러분이 스트레칭 프로그램을 시작할 때 어떤 도움을 주어야 하는지 모르며, 왜 정적인 순간이 있어야 하는지 이해하지 못한다.

많은 종류의 지원이 있다. 이는 감독, 멘토링, 공동 지원을 포함한다. 비록 다른 계통에 조언가가 있어도, 전문가에서 전문가로 소리판을 제공하는 것을 의미한다. 이것의 목적은 여러분과 유사한 상황에 처하거나, 바디워크계에 있지만 이해도가 낮은 다른 사람을 도울 수 있는 통찰력을 제공한다.

감독 (Supervision)

감독(supervision)은 운동 환경을 지휘함으로써 바디워커의 전문적인 행동에 대한 주기적 보고를 포함한다. 감독은 감독관이 운동 시 직접적으로 전문가와 전문적인 운동에 대한 상의를 통해 간접적으로 될 수 있다.

감독은 전문가들에게 피로를 줄임으로써 도움이 될 수 있다. 감독관은 많은 경험과 전문적인 통찰력으로 경험이 적은 전문가들에게 감독관의 전문적인 수행과 자가 관리의 중요성에 대한 이해를 깊게 하고, 더 나은 수행과 직업 수명에 도달하게 만든다. 감독관은 지휘자로서 보통 전문가의 직장에 있다.

효과적인 감독관은 여러분에게 정신적으로 감정적으로 무엇이 일어나는지 경험시켜 준다. 감독관들은 또한 여러분과 고객 사이에 적질한 경계를 만들어 주며, 주어진 상황에서 어떤 행동을 해야 하는지 알려준다. 초점은 문제 해결 기술, 능력에 대한 자신감 증진에 맞추어야 한다. 감독관의 일은 여러분이 무엇을 하고 말하든 알려주지 않는다. 감독관은 획을 도와주며, 창의적으로 만든다. 감독관은 "수정"이나 위로하기 위해 있는 것이 아니라, 치료적 작업과 자가 관리를 향상시키는 도전과 힘을 알려준다.

멘토링 (Mentoring)

전문가들이 고려할 수 있는 다른 선택은 그 권한의 위치에 있지는 않지만 그들에게 조언할 수 있는 다른 누구를 찾는 것이다. **멘토링(mentoring)**은 적은 경험과 기술을 위해 많은 경험과 지원할 수 있는 기술, 격려, 직장 전문지식으로 전문적인 관계를 가지는 것을 포함한다. 전문가들은 종종 이러한 선택을 그들의 더 나은 전문성을 위한 약속으로 고른다. 아마 그들은 혼자 운동하며, 아이디어를 제공할 사람이 없을 것이다. 새로운 직업을 가지고 싶을지도 모르며 바른길을 왔다고 확신하고 싶어하거나, 완전히 준비되지 못했다고 느끼는 상황에 있는지도 모른다. 다른 가능성은 감독관에 대한 불만이나 다른 아이디어를 원하는 것일 수 있다.

조언자가 고용과 관련하여 고용하고 해고하는 것 또는 전문가의 수련을 하지 않을 때, 관계는 감독관보다 더 자유로워지고 정중하게 된다. 여러분은 부적당함에 대한 걱정이나 질책 없이 더 많은 의견교환을 이룰 수 있다.

어떤 조언자들은 다른 이들이 그들에 행동에 지불을 받을 거와는 달리 자발적으로 그들의 전문지식을 여러분에게 도움을 위해 주고 있다. 지불은 다를 수 있다. 그러나 시간당 바디워크 요금의 타당함에 대해서 비교해볼 수 있다.

조언자는 여러분이 전문가로서의 과정을 도와주기 위해 있다. 조언자는 여러분이 어려운 상황에서 고객 또는 개인적 문제를 해결하기 위해 도전하는 것을 도와준다. 조언자의 경험과 전문지식을 행동을 지침으로 사용하여 여러분의 일을 성공적으로 만들 수 있다.

일반적으로 조언가는 전문가와 친밀한 관계의 사람이다. 많은 전문가들이 조언가를 고를 때 얼마나 그들이 것들과 상호작용하고 있는지를 기본으로 하고 있다. 그들은 자신의 방식을 좋아한다. 보통 조언자들은 바디워크 프로그램의 강사이거나 정규 기본 바디워크를 받은 전문적인 바디워커이다. 또한 계속해서 교육 또는 문제해결, 전문가들이 운동을 잘하기 위해 노력할 때 행동과 선택을 분석하는 상황 등을 가르쳐 줄 수 있다.

그러나 이러한 바디워크 조언이 필요하지 않을 수 있다. 간호사, 상담자, 운동트레이너, 심리학자와 같은 많은 건강 관리자들은 바디워크계에서 이런 유사한 일들을 접한다. 사실 어떤 전문가들은 바디워크계 밖에서 조언자를 찾는 것이 편안하게 느낄지도 모른다. 왜냐하면, 더 객관적으로 볼 수 있기 때문이다.

바디워크 시스템 안에서 조언자를 찾을 때 고려되는 분들:

- 성공적인 연습을 마친 자
- 존경받는 자
- 바디워크 구성원의 재원이며, 치료실에서 테크닉을 배운 자
- 또한 강사인 자

바디워크계 밖에서 조언자를 고를 때 고려할 점:

- 대학, 친구, 가족 구성원에 진실되게 추천되는 사람
- 간호사나 정신건강단체처럼 전문기관과 관계된 사람

동료 지원 (Peer support)

동료(peer)는 다른 이들과 동등하게 있는 것을 의미한다. 전문 바디워크에서 **동료 지원(peer support)**은 적절한 전문성과 윤리적인 연습을 격려하고 유지하기 위해서 유사한 기술 단계와 경험을 가진 전문가들의 상호작용이다. 이것은 동료의 기회를 위해 서로 지지하고 그들이 접하고 있는 연습 상황에 올바른 관점을 택하기 위해 도전한다. 가끔씩 전문가들은 동료 단체나 개인적인 상황을 통해 지원 찾기를 선택한다.

동료 단체는 독립된 전문가들이 혼자 연습한다고 느끼거나 운동 세팅에 혼자 있다고 느끼는 것을 줄여준다. 동료 단체는 새로운 전문가들에 지원의 길이 될 수 있으며 게다가 전문계열에 오래 있은 전문가로부터 지식을 통해 효율적으로 된다. 이러한 단체는 또한 다방면의 예측을 제공한다. 전문가는 스트레스와 부담에 대해 이야기할 수 있고 그것이 바디워커를 만든다. 동료 단체의 좋은 기능은 다른 전문가들과 경험에 대한 자유로운 토론(물론 고객의 비밀은 유지한 상태로)이다.

단체의 목적은 들어주기와 단체원들이 그들의 딜레마를 해결하는데 영감을 제공하는 것이다. 이해는 구성원이 창피해 하지 않거나, 다른 구성원의 상태를 고쳐주는 것이다. 지원은 스스로 듣고 유념하고, 자유로운 질문을 통해 온다.

어떤 동료 단체는 회의에 촉진하는 자가 없다. 촉진자의 역할은 공유와 구성원들끼리의 순환이다. 어떤 전문가들은 촉진자가 없는 것에 더 편안해 한다. 왜냐하면 촉진자와 있을 만큼 즉각적인 것을 느낄 필요가 없기 때문이다. 단체의 과제를 돌리는 촉진자는 구성원들이 단체의 리더로서 균등하도록 한다. 그러나 어떤 단체는 전문적인 촉진자를 원한다. 이 선택은 단체의 전문적인 촉진자를 가지고 있는 경험을 원하는 전문가들이 원한다. 이 경우, 전문가들은 촉진자에게 수수료를 제공할 수 있다.

동료 단체는 모든 구성원이 지원을 제공하고 싶어할 때 가장 잘 된다. 그들은 바디워크계와 단체에게 제공하는데 기반을 두었다. 이것은 다른 단체와 동료 단체에게 서로 존경할 때에 가장 효율적이다. 제공하고 피드백을 권하는 것은 친밀한 교환이다. 전문가들은 단체의 누구에게라도 경험을 나누는 것에 자발적이어야 한다.

의무, 안정성, 비밀을 확실하게 하기 위해, 단체의 지침과 제한의 설정은 필수적이다. 비밀적 동의, 바른 작성자는 만약 구성원이 진정으로 개인적인 것을 공유하고자 할 때 중요하다. 얼마나 자주 단체가 만나는 것, 만나는 시간, 만나는 장소와 촉진하는 방법 등은 정하는 것은 모든 것을 포함하는 시스템과 보안을 제공한다.

여러분이 동료 단체에 참여하는 것을 선택하든 개인적으로 구하든 여러분이 적절한 지원을 위해 적절한 또래를 고려하는 것을 유념해야 한다. 이전에, 동료는 양쪽 사람들이 동등한 상태를 의미했다. 비록 생각을 공유할 수 있고 동등한 상태의 누군가와 계획을 하더라도, 여러분이 어떤 동료가 이것을 수행하는 것이 효율적인지를 정확히 선택하는 것이 중요하다.

여러분은 경험을 공유하고 성공적으로 일을 수행하기 위한 도움을 얻기 위해 규칙적으로 여러분의 친구들(그룹, 무리)에게 물어볼 것이다. 친구들은 원만한 삶의 필수 요소이다. 그러나 누군가가 행동에 책임을 지게 할 때, 때때로 친구들은 올바른 선택을 못하게 할 수도 있다. 가끔 친구들은 여러분이 필요로 하는 일에 대해 솔직하게 말하기를 꺼려한다. 우정에 금이 가는 것을 두려워하기 때문이다.

다른 한편으로는, 바디워크 학교에 같이 다닌 사실을 갖고 있다는 것은 여러분이 친구들과 같은 양의 지식과 경험을 가지고 있다는 것을 의미한다. 여러분은 약간의 친분이 있는 사람보다는 여러분의 친구의 말에 순응하고 여러분의 문제에 대해 더 솔직하게 이야기할 것이다. 그러나, 다른 환경을 가진 전문가를 선택하는 것은 유용한 선택이 될 수 있다. 이러한 개개인들은 그들의 경험에서 그들과 무엇이 같은지에 대한 관점을 달리하면서 여러분에게 신선함을 줄 수 있다.

지원을 최대로 활용하기
(Getting the Most Out of Support)

조언과정에서 논의되는 중점들의 종류는 여러 가지다. 감독, 조언 또는 동료지원은 여러분이 알지 못할 수도 있는 행동패턴을 지적할 수 있고 여러분은 왜 그러한 행동이 지속하는가에 대해 혼란스러워 하는 것을 알려준다. 효과적인 조언은 너의 행동을 꾸밈없이 객관적으로 반영한 사람을 여러분이 볼 수 있게 하는 것이다.

가능하다면 조언을 최대로 활용할 수 있다:

- 피드백을 수용해라.
- 조언과 피드백이 필요한지, 적절한지를 분별해라.
- 피드백이 적절하지 않다고 생각되면 주장을 굽히지 마라.
- 적절한 시기에 적합한 피드백을 시행해라.
- 도전 또는 두려움을 유발하는 것에 대해 정직해라.
- 정서적으로 그리고 전문적으로 성장해나갈 수 있는 진짜 소망을 가져라.

당신은 어떻게 생각하나요?

여러분의 인생에서 조언이 필요하다고 느낀 적 있는가? 조언을 얻었나? 만약 그렇다면, 무슨 조언이었나? 만약 그렇지 않다면, 무슨 조언을 받고 싶은가? 전문가로서 여러분 자신이 도움이 필요하다고 생각하나? 만약 그렇다면 무슨 조언이 가장 적합하겠나?

경험담

내가 고객과 공유하는 가장 좋아하는 인용구는 Thich Nhat Hanh가 말한 "멈추고 쉬고 그리고 진정하는 것은 치유의 전제조건이다."이다.

바디워커로서 나에게 감정적, 신체적, 정신적 그리고 효과적으로 균형을 유지하는 것은 필수적이다. 9년 전 나는 명상과 요가의 정신적 연습을 발견했고, 내 자신에 대해 뭔가를 하고 있지 않을 때 바디워크가 제대로 작동한다는 것을 알았다. 내가 중심에 있을 때, 바디워크는 힘이 들지 않고 치유하는데 시간을 다 썼다. 자신과 건강이 첫 번째라는 것이 이기적이지 않다는 것을 이해하는 데에 많은 시간이 걸렸다. 이것은 필요한 것이다!

내가 사무실을 설립하자마자, 나는 다른 바디워커, 카이로프랙터 그리고 침술사들과 상호보완적 관계를 형성했다. 나는 이러한 재원들을 고객을 위한 추천인으로서, 그리고 나와 같이 일하는데 이용한다. 이것은 나에게 적어도 한 달에 세 번 바디워크의 약간의 형태에 대해 알 수 있게 한다. 자신을 돌볼 때, 더 많은 고객을 얻을 수 있다.

———

Becky Rosenthal, M.Ed, NCTMB, LMT. She has been a career counselor at the Nevada School of Massage Therapy in Las Vegas.
NV; director of Admissions and instructor at the Desert Institute of the Healing Arts in Tucson, AZ; and Former Professor of Health and Wellness at Incarnate Word University in San Antonio, TX. Licensed massage therapist and shiatsu practitioner since 2002.

번아웃 (Burnout)

번아웃(burnout)의 주제는 이 책에서 다뤄져왔다. 번아웃은 왜 전문가가 바디워크 직업을 떠나는가에 대해 중요한 이유 중 하나가 될 수 있다. 번아웃은 신체적, 정신적 또는 감정적, 또는 이 모든 것이 합쳐질 수 있다. 이전 장에서의 모든 정보는 여러분을 번아웃으로부터 막는 것을 돕기 위해 고안되어졌다. 만약 여러분이 이미 경험했다면, 번아웃에 기여하는 요인들을 변화시키면서 번아웃으로부터 빠져 나올 수 있도록 도와주기 위함이다.

번아웃은 오랜 기간 동안 인내, 특히 그들의 직업에서의 흥미가 줄어들고 소멸되는 것을 경험하는 심리학적 용어라는 1장의 내용을 생각해 보자. 이것은 오랜 시간 발생하는 점진적인 과정이다. 이것은 하룻밤 사이에 발생하는 것이 아니고 여러분이 위험신호에 주의를 기울이지 않는 동안 서서히 발생한다. 신호와 증상들은 처음에는 미세하지만, 요인들을 다루지 않는다면 시간이 갈수록 점점 악화된다.

번아웃에 포함되는 징후와 증상들:

- 대부분의 시간에 피곤하고 무기력함을 느낀다.
- 두통, 요통, 근육통을 자주 경험한다.
- 식욕과 잠버릇의 변화를 경험한다.
- 면역이 낮아져, 많이 아프다.
- 실패감을 느끼고 자기의심을 한다.
- 동기감소를 느낀다.
- 무기력함, 답답함, 패배감을 느낀다.
- 점점 냉소적이고 부정적인 관점을 갖는다.
- 성취감과 만족감이 감소한다.
- 세상에 거리를 두고 혼자 있고 싶다.
- 책임을 회피한다.
- 다른 사람들로부터 고립된다.
- 대처하기 위해 음식, 약 또는 알코올(술)을 이용한다.
- 무언가를 하는 것을 미루고 행하기 위한 시간이 오래 걸린다.
- 다른 사람들로부터 좌절감을 가진다.
- 일을 안 하거나 늦게 출근하고 일찍 퇴근한다.

전문가들이 이러한 증상과 전조 경고 사인에 주의를 기울인다면, 그들은 중요한 문제를 막을 수 있을 것이다. 그들이 증상과 전조 경고 사인을 무시한다면, 결국

웰니스에 집중하기

스트레스 평가

여러분의 스트레스를 더 이해하기 위해 이 스트레스 평가를 이용하겠다. 모든 질문에 대답하고, 현재 여러분의 스트레스 레벨에 맞는 것을 1에서 5까지 체크해라. 1은 가장 낮고 5는 가장 높은 점수이다.

1. 지난달에, 얼마나 자주 여러분의 삶에서 중요한 것을 제한할 능력이 없다고 느꼈는가?
   1) 그런 적 없다
   2) 거의 그런 적 없다
   3) 가끔
   4) 꽤 종종
   5) 매우 종종

2. 지난달에, 얼마나 자주 여러분의 개인적인 문제를 해결하는 능력에 대해 자신감을 느꼈는가?
   1) 그런 적 없다
   2) 거의 그런 적 있다
   3) 가끔
   4) 꽤 종종
   5) 매우 종종

3. 지난달에, 얼마나 자주 여러분이 원하는 방향으로 일이 진행되는가를 느꼈는가?
   1) 그런 적 없다
   2) 거의 그런 적 없다
   3) 가끔
   4) 꽤 종종
   5) 매우 종종

4. 지난 달에, 얼마나 자주 여러분의 어려움이 너무 많아 여러분이 극복할 수 없음을 느꼈는가?
   1) 그런 적 없다
   2) 거의 그런 적 없다
   3) 가끔
   4) 꽤 종종
   5) 매우 종종

5. 얼마나 자주 여러분의 개인적인 삶의 문제로 슬픔이나 작아짐을 느꼈는가?
   1) 그런 적 없다
   2) 거의 그런 적 없다
   3) 가끔
   4) 꽤 종종
   5) 매우 종종

적은 스트레스 = 점수 5 ~ 12
보통의 스트레스 = 점수 13 ~ 8
많은 스트레스 = 점수 9 ~ 25

여러분이 적은 스트레스를 겪는 카테고리에 속한다면, 여러분은 건강하고 조금 더 활기찬, 그리고 보통이나

계속

많은 스트레스를 겪고 있는 사람보다 마음속이 더 평화로운 삶을 경험하기 쉬울 것이다. 그러므로 여러분을 위한 스트레스를 관리할 수 있는 전략을 계속하라.

여러분이 보통이나 많은 스트레스를 겪는 카테고리에 속한다면:

- 여러분이 제거할 수 있는 스트레스의 원인들을 규명해라(돕기 위한 건강 프로필을 이용해서). 두려움, 비현실적인 기대와 같은 내적인 스트레스 요인들과 가족, 또는 작업 요구와 같은 외적인 스트레스 요인들을 고려해라.
- 스트레스를 대처하기 위한 운동, 음악, 공예 그리고 다른 창조적인 물품들, 그리고 유머 또는 간단히 다른 의무 없이 여러분의 삶에 대해 간단히 말할 수 있는 것들을 포함하여 효과적인 전략들을 추구해라.
- 스트레스 관리 전략을 규명하는데 도움이 필요하면, 여러분의 건강관리 조력자나 정신적 건강 전문가에게 말하거라.

스트레스와 최소한의 스트레스를 위한 제안들을 위한 건강 위험 평가에 대한 더 많은 정보가 온라인 사이트에 있다.

Walgreens: www.walgreens.com/marketing/library/healthrisk/default.jsp?AssessmentId=9.com/marketing/library/healthrisk/default.jsp?AssessmentId=9
Healthline: www.healthline.com/sw/rsk-stress-trigger-assessment

번아웃을 경험하게 될 것이다.

게다가, 이전의 번아웃을 관리하고 막기 위해 고안된 이전 장에서, 할 수 있는 몇 가지 것들이 있다.

- 일에 대한 계획을 세우기 위해 시간은 잠시 신경쓰지 마라. 이것을 적어도 한 달에 한 번, 또는 좋다면 더 자주해라. 일에 대해 계획을 세우거나 생각을 할 때, 우선순위에 집중해야 한다; 어느 것에도 방해받지 않고 여러분의 사업 협의, 목표, 마케팅, 그리고 무엇이 진행되고 있는지, 무엇이 진행되지 않는지, 그리고 어떻게 변화를 만들어 나갈 것인지에 대한 관계를 맺은 고객들을 평가해라.
- 정기적으로 동료를 만나기 위해 시간을 만들어라. 이것은 여러분의 업적과 도진을 이해하는 다른 사람들과 연결하는 가장 좋은 방법이고 이것은 도움이 되는 좋은 네트워크가 될 것이다.
- 회의에 참여하고 교육을 계속해라. 이것은 네트워크 기회를 만들고 지식을 확장하고 영감을 부여하면서 공동체의 안과 밖의 전문가들과 소통하고 만나는 가장 좋은 방법이다.
- 강한 개인적 도움 시스템을 유지하라.
- 스트레스를 완화할 수 있는 방법을 연습해라(다음에 나오는 "웰니스에 집중하기" 글상자에 있는 "스트레스 이완 방법"을 본다).
- 여러분이 할 수 있는 치료의 적절 양과 각 치료 사이에 필요한 시간을 결정해라. 가능한 이 한도 내에서 할 수 있도록 하라.
- 언제 쉬는 시간을 가져야 하는지, 언제 휴가를 가져야 하는지를 알고 실제로 행하라.
- 환자를 소개해 줄 때가 언제인지를 알고 실제로 행하라.
- 제공하는 바디워크 양식의 종류가 다양해질 시간이 언제인지를 알아라.

언제 쉬고, 언제 휴가를 가져야 하는지
(When to Take A Break, When to Take a Vacation)

치료를 수행하는 동안에 그들의 신체가 조화롭게 일하기 위해, 전문가들은 주어진 날에 그들이 할 수 있는 치료가 어느 정도인지 그리고 다음 환자를 위해 준

웰니스에 집중하기

스트레스 이완 방법들

이 책의 장들에 제시된 스트레스 완화의 빠른 방법들 목록이다.

- 스트레칭을 주기적으로 시행해라.
- 근력운동을 주기적으로 시행해라.
- 숨쉬기 운동을 주기적으로 시행해라.
- 적합한 신체 역학을 사용해라.
- 바디워크 양식들을 위한 올바른 장비를 적합하게 사용하라.
- 쉬어가는 시간을 가져라.
- 적절히 먹어라.
- 명상해라 또는 무예를 해라.
- 주기적으로 바디워크를 받아라.

균형은 스트레스를 관리하는 비법으로 명심해라.

비하기 위한 치료 사이에 어느 정도의 시간이 필요한지를 반드시 알아야 한다. 이 준비는 적합한 장비와 공급품을 만들 뿐만 아니라, 스트레칭과 근력운동, 중심화와 그라운딩, 건강음식 먹기(배고프다면), 그리고 갈증나지 않기 위해 충분한 물을 마셔야 한다.

여러분이 연구의 바디워크 프로그램을 보완할 때, 수행할 수 있는 치료가 어느 정도인지에 대한 생각을 이미 가지고 있어야 한다. 이것은 학생진료와 환자치료의 경험으로부터 가능할 수 있다. 시작점으로 이것을 사용하면서, 줄지어 둘, 셋, 넷, 심지어 다섯 개의 치료를 수행하고 느끼는 것을 보며, 스스로를 평가할 수 있게 될 것이다. 10-, 15-, 20-, 30-분의 쉬는 시간이 각 환자 치료시간 사이에 있다면 어떻게 느끼게 될지 주의해 봐라.

쉬는 시간이 긴 것이 여러분이 느끼기에 최선인가? 어느 정도의 시간이 너무 짧고 환자 치료 사이에 적절하게 준비할 시간이 충분하지 않다고 생각할까? 어느 정도의 시간이 걸리면 너무 길어 환자를 기다리는 동안 따분하고 지루함을 느낄까? 더 많은 치료를 여러분이 수행하면 여러분의 신체역학에 주의를 기울이고 적합한 수분과 영양을 가지고 근력운동을 하고 고요함을 익히는 등등과 같은 자가 치료를 실천하는 한 여러분이 더 많은 체력을 키울 수 있는 것을 주목해라.

그러나 주의할 점은 증가된 체력을 더 많은 치료를 수행하기 위한 치료를 수행하기 위해서 사용하지 말아야 한다. 이것은 손상의 위험과 육체적인 번아웃으로 이어질 수 있다.

또한 여러분이 고용인이라면, 아마 하루에 얼마나 많은 환자를 치료해야 하는지, 또는 치료와 치료 사이에 얼마나 긴 시간이 필요한 지의 선택을 못할 수도 있다는 것을 주목해라. 이것은 다른 사람의 작업(일)이다. 여러분은 고용인이라 여러분의 스케줄을 직접 만들 수 없기 때문이다. 이런 경우라면, 이 책에서 주어진 정보들로 건강을 유지하는 것을 염두에 두어라.

여러분이 당신의 클리닉에서 작업환경에 대해 걱정된다면, 여러분의 상사나 고용주에게 의논한다. 그들은 작업환경이 여러분의 치료 동작, 고객 관리, 그리고 일상생활에 얼마나 영향을 미치는지를 알아야 한다. 여러분의 고용주는 이 문제에 대해 최대한으로 개방적이고 받아 들여야 할 것이다. 신체적, 정신적, 감정적으로 건강한 고용인을 보유하는 것이 회사(사업)에서의 가장 큰 중점이다. 그렇지 않으면, 만약 고용인은 피해를 입고, 작업에 대한 시간이 감소하고 심지어 병원은 대신해서 일해 줄 사람이 필요하게 될 지도 모른다. 고용인이 번아웃 때문에 휴식을 취하거나 또는 심지어 그만두게 된다면, 이것은 아마 고용주가 값을 치러야 할 것이다(손실된 일자리와 시간에서의 고용주의 치료시간 그리고 새로운 고용인을 고용하고 교육시키는 비용). 만약 감독사 또는 고용주에게 어떻게 의논할지 어렵다면, 믿을 수 있는 동료나 도움을 줄 만한 조언자에게 물어보라.

심지어 가장 열정적인 바디워커들 조차 일할 때 어느 부분에서는 쉬는 시간을 갖는 것을 필요로 한다. 쉬는 시간을 필요로 하는 사인들 중 몇 가지다:

- 환자에게 100%를 해주고 있다고 느끼지 않는다.
- 환자에게 분개하기 시작한다.
- 심지어 스트레칭, 근력운동, 중심화, 물을 많이 마시고 적절하게 먹어도 하루의 마지막엔 피곤할 수 있다.
- 하루나 이틀 근무를 쉬는 날 활기차 보이지 않는다.
- 항상 스트레스를 받는 기분이다.

이것은 자신을 위해 휴가를 필요로 하는 때이다. 간단하게 일주일 동안 집에 있거나 아주 멀리 몇 달 동안 꿈의 여행을 떠나면서 재미있는 작업을 할 수도 있다. 몇몇 바디워커들은 휴가를 가지는 것이 필요 없다고 생각할 수도 있다. "그들의 환자가 바디워커를 필요로 하기 때문" 또는 그들이 돈을 버는 것을 유지할 필요가 있기 때문이다. 그러나 바디워커들이 그들 스스로가 그들을 상하게 하는 지점까지 밀어낸다면, 회복하는 동안 잠재적으로 재정적인 부담이 생긴다.

또한 그들이 자신의 요구에 충분한 주의를 기울이지 못한다면 환자의 요구에 충분한 주의를 기울이지 못할 것이다. 휴가의 목적은 새로워진 에너지로 작업(일)에 다시 돌아올 수 있도록 생기를 되찾는 것이다.

고객 의뢰 (Referring Clients)

가끔 번아웃(burnout)의 위험 증가는 여러분이 하고 있는 어떤 것 때문이 아니다. 가끔은 특정 환자 때문이기도 하다. 환자 치료 계획에 어떠한 진보(발전)가 없고 좌절감을 줄 수도 있다. 이것은 고객이 전문가가 요구에 좀 더 맞게 치료해주길 말할 때일지도 모른다. 특히 관리가 필요하거나 "세심한 관리가 필요한" 고객들이다. 이것이 충분하지 않다면 고객에 대한 전문가들이 무엇을 할지라도 상황은 크게 나빠질 것이다.

때때로 바디워커들은 어떤 환자들을 보는 것을 꺼려하고 정기적으로 예약하지 않기 위해 변명하거나 환자를 볼 때마다 화가 나는 것을 경험한다. 이러한 화나는 감정에 주의를 기울이는 것은 중요하다. 이런 감정들을 경험하고 해결할 수 있는 방법이 있는지, 또는 다른 바디워커나 재원에게 고객을 소개해줄 시간인지를 결정해야 한다.

다른 바디워커나 재원에게 고객을 소개해 주는 것이 환자의 치료계획의 진보(발전)에 접근하는 것이라면 적합한 선택이다. 발전이 일어나지 않는다면, 바디워커와 환자 사이에 치료의 목표를 달성하는 것을 방해하는 불편한 것이 있기 때문일 것이다. 또는 반대의 경우가 있을 수 있다. 치료 목표는 성공적으로 성취되고 있는데 바디워커가 환자를 위해 해줄 수 있는 것이 아무것도 없는 것이다.

환자를 소개시키는 다른 이유는 만약 환자가 원하는 테크닉이 바디워커가 숙련되지 않았던지 또는 환자가 바디워커의 피해 위험 없이 수행할 수 있는 것보다도 더 깊은 것을 원하는 것이다. 소개를 결정하기 위해 사용하는 다른 좋은 측정은 만약 환자를 다른 곳에 소개시켜 줄 때가 되었을 때 전문가가 치료하는 동안 환자와 어떻게 함께 했는지를 제시하는 것이다. 치료가 너무 반복적이라 그들은 지루함을 느끼고 환자의 상태의 세부적인 것에 대해 주의를 기울이지 못했었나? 또한 환자가 치료가 어떠한 특정한 피드백을 주지 못함에 대해 불만족을 하지고 불평이 생기고 있었나? 환자의 상태가 다른 전문적인 전문가에 의해 치료했을 때 더 좋아졌는가? 이러한 질문에 대답할 수 있도록 생각하는 것은 전문가가 가장 올바른 선택을 결정할 수 있도록 도와줄 것이다.

환자를 다른 전문가에게 소개해줬을 때, 윤리적으로 해야 할 일은 환자와 쟁점에 대해 논의해야 한다. 환자가 치료를 그만 받을 것인지, 다른 전문가가 계속 해나갈 것인지 고려해야 하는 시간이기 때문이다.

환자가 다른 누군가와 함께 하는 것을 원치 않는다면 대화는 어려워질 수 있다. 물론, 환자에게도 다른 곳으로 보내지는 것을 받아들이지 않을 권리가 있다. 그렇다면 전문가는 함께 치료를 계속 하도록 결정할 필요가 있고 경계를 설립하고 환자와 새로 진행한다.

도덕적인 전문가들은 그들의 치료 범위, 그들의 훈련이나 지식의 제한점들, 그들의 개인적이고 전문가적인 제한점들, 그들이 약한 부분, 그리고 그들의 맹점을 이해한다. 따라서 환자를 소개하고 싶다면 그들은 높은 질의 치료를 행하는 바디워커와 전문적 네트워크를 발전해 나가야 한다. 이상적으로, 전문가들은 이러한 재원들 그리고 그들과 바로 대화할 수 있는 전문적 관계를 계속해서 만들어 나가야 한다. 의존할 수 있는 재원들의 목록은 손쉽게 다가가기 쉬워야 한다. 환자와 직장동료들은 네트워크의 발전을 위한 재원으로서 행동할 것이다.

다른 선택사항들 (Other Options)

직장에서 수년을 보낸 전문가들은 아마 그들 스스로가 그들의 직업에 지루해진 것을 알 것이다. 지루함이 좌절감 또는 바디워크 직업에 대해 심각한 열정의 결여로 이끈다면, 휴가를 가지는 것조차 이것의 치료법이 안 된다면, 그들의 장기근무는 어려워질 것이다.

이 시점에서, 전문가들은 몇 가지 옵션을 고려해야 한다:

- **치료를 다양화해라.** 이것은 예를 들어, 치료 메뉴에 아로마테라피를 추가하는 것과 같이 간단한 것이 될 수도 있으며 다른 치료법을 사용하는 바디워커를 병원으로 데려오는 조금 더 복잡한 것들도 있다. 이것은 그들이 완전히 새로운 치료법을 배우는 것을 의미한다. 바디워커가 관심 있는 바디워크의 다른 분야가 있다면 그 것들을 배우고 어떤 것이 배우기에 실현 가능한 것인지를 발견해라.
- **치료환경을 바꾸어라.** 그들은 기구나 장비를 옮겨 전체적으로 재배치할 수 있다. 유일한 소유주인 바디워커는 아마 그들의 치료를 다른 방향에서 행하는 것을 선택할 것이다.
- **다른 건강관리단체(조합)에 가입해라.** 바디워커는 병원제류나 위탁시스템을 만들 수 있다.
- **새 병원으로 시작해라.** 그들의 바디워크 치료의 부속물인 병원이 될 수 있다. 예를 들어, 공급품(치료)과 장비를 파는, 또는 바디워크의 발전의 총체로부터 나온 것일 수도 있다.
- **휴식 기간을 가지거나, 바디워크로부터 떠나라.** 이것은 휴가보다 더 긴 기간을 포함한다. 예를 들어, 한 해를 인생의 꿈인 인도의 Ayurvedic (생명의 과학) 의학을 공부하는 것을 할 수도 있다. 물론, 휴식기간을 가지거나 바디워크로부터 떠나기 전에 미리 재정적인 계획을 잘 세우는 것이 현명하다. 그리고 여러분이 없을 때 환자를 치료할 수 있는 바디워커를 가져라.
- **자원봉사하라.** 바디워크 치료나 다른 바디워커들이 가진 스킬은 모든 공동체의 조직에서 이득이 된다. 예를 들어, 자금모금을 운영하는 데에 Shiatsu를 제공하는 것은 병원 일을 회피하는 가장 좋은 방법이다. 그리고 정말로 도움을 줄 수도 있다. 또한 바디워커들이 가입하고 자원봉사 할 수 있는 바디워크와 공동체 조직에서는 위원회의 멤버가 되거나 또는 이사회의 일원으로 임무를 다 할 수도 있다. 직업이나 조직으로 돌아가는 것은 매우 보람 있을 것이다.

> **당신은 어떻게 생각하나요?**
>
> 여러분은 본인의 일로 인하여 지루하거나 그렇다고 생각하게 된다면, 그것을 어떻게 치료할 것인가?

추가적인 자가관리 계획 (Additional Self-Care Strategies)

앞의 장들에서는 여러분의 신체관리를 위한 스트레칭, 강화, 바디워커에게 좋은 영양공급의 중요성이 논의되었다. 그러나 그 외에도 최고의 보건, 건강, 그리고 직업 정년유지를 할 수 있도록 최상의 상태로 여러분의 신체를 유지할 수 있는 많은 양상들이 있다. 이것들은 여러분의 발, 손 도구 사용, 질 좋은 수면과 수면 시 올바른 자세, 그리고 규칙적인 신체활동을 받아들이기 위한 자가관리 방법을 이어서 포함하고 있다.

다리 관리 (Leg Care)

많은 종류의 바디워크는 바디워커에게 오랜 시간동안 서 있는 것을 요구한다. 일하는 동안 서 있으면 상당히 지치게 된다. 특히, 바닥이 타일, 돌, 콘크리트, 또는 콘크리트 위에 얇은 카페트와 같이 딱딱한 지면일 때. 이러한 표면의 공간에서 많은 움직임 없이 오랫동안 서 있으면 다리에 정맥류, 근경련, 전신피로와 같은 상태를 야기할 수 있다. 딱딱한 지면에 서 있으면 족저근막염 같은 발 손상 또한 악화시킬 수 있고, 아래쪽 허리에 불편함(요통)의 원인이 될 수 있다. 바디워커는 기능하면 어디든 앉을 수 있도록 권장한다. 치료 테이블에서 일을 한다면, 앉는 것은 다리를 휴식하게 하고 자세를 테이블에 맞춰 낮추는 것은 피로에 강하게 한다. 또 앉는 것은 고객의 목, 얼굴 또는 손의 구조물들을 정확히 치료할 때 더 나은 안정성과 정밀함을 제공한다.

편안하고, 지지되는 의자를 사용하는 것은 중요하다. 바퀴가 있는 것은 치료 테이블 주위를 쉽게 움직일 수

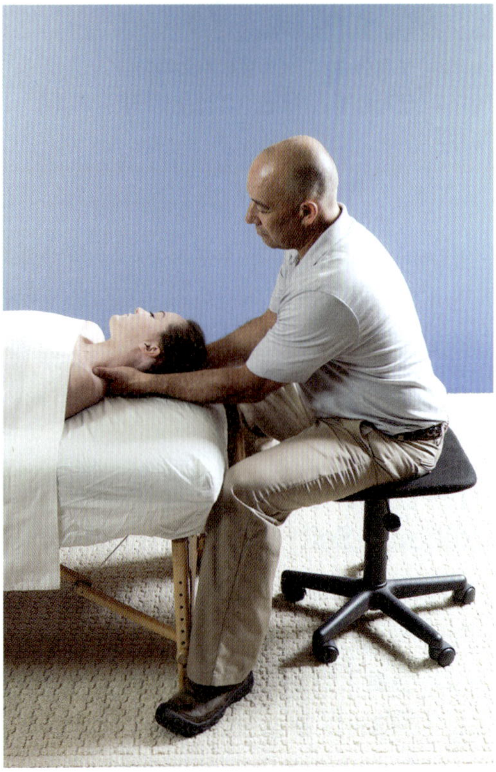

그림 10-1 마사지 바디워커가 의자에 앉아서 고객의 목에 섬세한 기법을 수행하고 있다.

있게 해준다. 그러나 바퀴의자를 사용하는 바디워커는 일하는 동안 그 곳에 의자를 확실히 지지 할 필요가 있다. 의자가 갑자기 미끄러진다면, 자신이나 고객들이 손상을 받을 수도 있다. 그림 10-1은 마사지 바디워커가 의자에 앉아서 고객의 목에 섬세한 기법을 수행하는 것을 보여주고 있다. 운동 볼(exercise ball)을 사용하는 것이 대안이 될 수 있다. 이것은 일하는 동안 코어근육(core muscle)이 참여하는 것을 도와준다.

적절한 신발 (Proper Footwear)

마사지 치료와 같은 정확한 바디워크 양식을 수행할 때, 신발을 신으면 충격을 흡수하고 손상을 예방한다. 운동화(Athletic shoes)는 오랜시간 일을 하는 동안 서 있거나 움직일 때 스트레스를 억제하도록 설계되어 있기 때문에 최고의 선택이다. 걷거나 뛰기 위해 운동화를 선택해야 하는 수많은 요소들(8장에서 논의된 바와 같이)은 바디워크를 수행하는 동안 신을 신발을 선택하는 것과 같다.

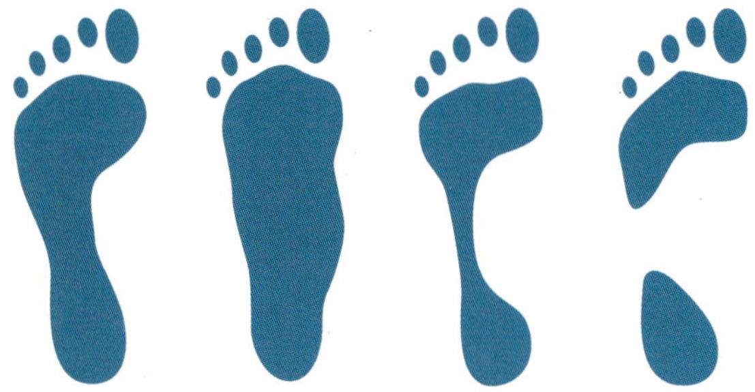

그림 10-2 발활.

발 구조를 기반으로 적절한 선택을 해야 한다. 평발, 요족, 심한 요족을 가진 사람들이 있는 반면에 정상적인 발활을 가진 사람도 있다.

발활이 어떤 유형인지 알기 위한 가장 쉬운 방법은 여러분의 발자국을 보는 것이다. 그림 10-2와 여러분의 발자국을 비교해보면, 여러분이 어떤 유형의 발활인지 알 수 있을 것이다. 대부분의 사람들이 두 극단 사이(정상과 심한 요족; very high) 어딘가에 있다고 알려져 있다.

평발 〔Flat foot (Pes planus)〕

"평발(flatfoot)" 또는 *pes planus*는 발의 지나친 가쪽번짐(evert) 또는 입각기나 걷는 동안 과도한 가쪽번짐 자세가 지속되는 경우를 말하는 굉장히 모호한 단어이다. 평발은 아킬레스건의 단축, 선천적인 변형, 발 또는 다리의 뼈와 관절의 구조적 변형, 비정상적으로 늘어난 인대, 힘줄의 파열(특히, 후경골인대; 뒤정강인대), 그리고 다른 것들 같은 다양한 질환 중 하나를 야기할 수 있다. 평발은 유연하거나 뻣뻣할 수 있다. 유연한 평발은 체중부하가 되지 않은 발에 있는 요족과 관련이 있다. 이렇게 되면 체중부하측은 무너진다. 뻣뻣한 평발은 평평함이 유지되거나, 계속 가쪽번짐(everted)이 유지된다.

평발과 관련이 있는 가쪽번짐은 발이나 다른 곳에서 여러 가지 문제점이 될 수 있다. 발이 지나치게 가쪽번짐된 경우, 발활이 붕괴되고, 무릎이 내측으로 말리거나(the knee to also roll inward) 내회전 단축의 원인이 된다. 이에 따른 무릎관절에서 고르지 않은 체중분배로 인하여 무릎에 통증을 초래할 수 있다. 유사하게, 엉덩이와 무릎도 발의 비정상 기능으로 인해 통증이 생길 수 있다. within the foot itself, 비정상적인 가쪽번짐은 운동기능과잉증과 여러 관절의 불안정성을 초래한다. 이것은 종종 건막류, 무지외반증, 발꿈치 통증, 안쪽발의 관절염의 진행을 야기한다. 평발은 대부분 교정장치로 치료하게 되는데, 이것은 비정상적 가쪽번짐을 감소하는 것을 돕고 발이 좀 더 최적의 자세를 유지할 수 있게 한다. 상태에 따라서는 외과적 치료를 요구할 것이다(Lowe, 2009; Tortora and Derrickson, 2009; Werner, 2009).

평발인 바디워커는 발의 움직임을 조절할 수 있는 신발이 필요하다. 이런 신발에는 발가락의 기저부(보통 밑창에서 가장 넓은 부분)부터 발뒤꿈치까지 단단한 밑창이 있어야 한다. 훌륭한 고체 힐 컵 또한 필요하다. 이것은 신발의 컵 부분이고, 밑창 위의 발목을 안정화 시킨다. 이것은 발을 위한 보조기로서 결합 활동을 하고, 발을 중립자세로 유지하고 가쪽번짐되는 것을 막아준다.

이러한 특징과 함께 신발을 살펴보자.

- 밑창 위쪽의 힐 컵 부분을 짜보자(squeeze). 이것은 딱딱한가 또는 스펀지 같은가?
- 한 손으로 밑창의 뒤쪽을 잡고 다른 손으로 발가락 기지부에 가까운 밑창의 가장 넓은 부분에 얹어라. 충분히 휘어보고 구부려보자. 단단한 것 같은가? 또는 스펀지 같은가?

신발의 주요 부분은 단단해야 하지만 발가락 부분은 유연해야 한다. 이것은 족근을 발활의 보전을 유지할 것이고, 따라서 특히 움직이는 동안 다리 근육의 힘을 감소시킬 수 있다.

요족 (High Arches (Pes cavus))

평발의 반대는 요족(*pes cavus*)이다. 이것은 평발과 마찬가지로 다루기 힘든 여러 가지 질환들을 초래할 것이다. 요족은 안쪽번짐(inverted), 높은 발활 자세(8장에서 논의된 바와 같이)를 유지하는 것이다. 이것은 종종 뻣뻣하거나 또는 반정도만 뻣뻣할 수 있다. 과도한 가쪽번짐이 불안정성을 초래하는 반면, 부적절한 안쪽번짐은 걸을 때 제대로 충격을 흡수하지 못한다. 또 이것은 무릎, 엉덩이, 그리고 아래쪽 허리 통증을 유발할 수 있다. 증상은 발뒤꿈치 그리고 발의 볼, 체중부하가 가장 많은 부분에서 공통적으로 발생한다. 또한 요족은 힘줄의 불균형, 무지외반증의 원인이 될 수 있다. 충격 흡수 보조기는 이런 상태에 대하여 증상을 경감시키는 데 효과적일 것이다. 경우에 따라서는 수술적 요법도 바람직하다(Lowe, 2009; Tortora and Derrickson, 2009; Werner, 2009).

요족이 있는 바디워커는 이미 발에 유연성이 없을 것이고, 움직임을 조절할 필요가 없다. 그들에게 필요한 것은 충격 흡수이다. 이것이 없다면 발에 과도한 힘이 전해지기 때문에 손상의 위험이 증가하고, 심지어 경골에 금이 갈 수 있을 정도이다. 적절한 신발을 신어서 충격력을 흡수할 필요가 있다. 요족을 가진 바디워커는 밑창에 다량의 완충재가 있는 신발이 필요하다.

정상발 (Normal Feet)

정상발을 가진 바디워커는 훌륭한 완충장치와 밑창의 발가락 기저부부터 발뒤꿈치와 힐 컵까지 안정성이 높은 신발을 필요로 한다. 그 신발은 평발 또는 요족이 있는 바디워커들이 필요로 하는 것의 중간정도가 될 수 있다.

신발 구입 (Shopping for Footwear)

8장에서 어떤 신발이든지 신발가게 안에서 걸어보기만 하고 사면 안 된다고 한 것을 기억하자. 여러 신발을 신어보고, 신고 있는 동안 가볍게 점프를 해보거나 가에 안을 뛰어보기도 해야 한다. 시험 삼아 신어본 후 신발이 편하다면 그것을 구입해라. 하루 동안 실내에서 신어보고 어떤 느낌인지 지켜보자. 여전히 괜찮은 느낌이라면 그것을 신는다. 아니라면 가게로 돌려보낸다.

여러분의 직장 환경이 운동화보다는 좀 더 격식 있는 신발을 요구한다면, 간호사나 우체부 같이 많이 서 있거나 걷는 것이 요구되는 다른 직업을 가진 사람들을 위해 만들어진 유니폼 신발을 고려해보자.

손 도구 (Hand Tools)

손 특히, 손끝은 많은 신경 종말을 가지고 있기 때문에 민감하다. 지속적으로 압력을 유지하면 손에 영양분을 공급하는 미세혈관과 신경에 국소 압박을 초래할 수 있다. 이것은 해결하는 데 어느 정도의 시간이 걸릴 수 있는 염증, 순환 감소, 감각 소실이 짧은 시간 안에 발생할 수 있다. 시간이 흐르고, 손끝의 신경과 혈관에 치유를 위한 적절한 시간이 없이 손상이 되풀이되면 감각이 만성적 감소될 것이다. 손만을 사용하여 바디워크를 할 때 또 다른 위험 요소로 수근관증후군과 6장에서 논의된 여러 질환들이 있다.

손 도구란 고객 신체의 특정 부분에 추가적인 힘을 제공할 수 있도록 바디워커가 사용할 수 있는 휴대용 장치이다. 본 장치를 사용하면 바디워커들에게 흔히 나타나는 스트레스와 피로를 예방할 수 있다. 휴대용 도구는 바디워커가 바디워크의 영향과 효과를 증진시키는 동안 바디워커의 신체에 유해한 영향을 감소시키도록 고안되었다. 또 어떤 손 도구는 바디워커의 손을 강화시키는데 사용된다. 고객들이 도구의 사용법에 대해 적절한 설명을 들었다면 많은 도구들이 고객들에게 과제로 이용될 수 있다.

특히 지속적이거나 깊은 압력을 적용하기 위해 많은 도구들이 수동식으로 실행할 수 있다. 예를 들어, 조직을 들어올릴 때 주무르거나 피부 올리기(rolling) 같은 기법을 반복하는 대신 커핑(cupping) 도구를 이용할 수 있다; 근육군에 전반적으로 안정성을 제공하거나 커핑법을 손으로 하는 대신 커핑 도구와 강한 마사지 기계를 이용할 수 있다.

이용할 수 있는 여러 가지 손 도구들은 돌, 나무, 금속 또는 플라스틱으로 만든다. 전자기기 또한 이러한 도구로 이용할 수 있다. 도구들이 모든 환자들에게 모든 기법을 위해 모든 바디워커들에 의해 사용되지는 않아야 한다. 실제로 도구는 반드시 알맞게 사용되어야만 한다. 도구의 목적은 각각의 기법에 요구되는 수고를 감소시키는 것을 돕고, 손과 손가락이 휴식을 취할 수 있게 해주며, 도구 이용이 적절하지 않은 기법의 수행을 준비할 수 있게 해준다.

그림 10-3은 다양한 손 도구의 예이다.

웰니스에 집중하기

보조기 삽입에 대한 주의점

여러분이 족부전문의 또는 여러 건강관리 전문가에게 심한 다리 길이 불일치나 구조적 기능장애를 진단받지 않았다면 보조기를 삽입할 필요가 없을 것이다. 예를 들어, 어쩌면 근육이 지나치게 짧아지고 다리가 올라오게 당길 수 있고, 이것은 단축을 나타나게 하는 원인이 된다. 이런 기능장애에만 보조기 삽입이 권장되어야 한다. 불필요한 보조기의 보조 또는 완충재는 발에 불안정성을 유발하고 손상을 예방하기 보다는 그 원인이 될 수 있다.

보조 기구를 사용하기 전 주치의에게 진찰을 받아야 한다.

당신은 어떻게 생각하나요?

어떤 것이든 여러분이 사용할 손 도구를 설명할 수 있는가? 그렇다면 어느 것인가?
왜 그것을 선택하였는가?

정기적으로 바디워크 받기 (Receiving Bodywork Regularly)

정기적으로 바디워크 치료를 받는 것은 바디워커의 손상 위험을 줄이고 그들의 삶에서 다양한 양상으로 인한 스트레스를 감소시키는데 도움이 될 수 있다. 특정한 바디워크의 신체적 요구는 공통적으로 권장하는 한 달에 한 번보다 더 자주 치료를 받는데 도움이 될 것이다. 이것은 바디워크의 신체적 정신적 양상을 수행할 때 동반될 수 있는 스트레스와 결림이 축적되는 것을 감소시키는 데 도움이 될 것이다.

정기적으로 바디워크를 받았을 때 추가적인 이득:

- 활기를 띤다.
- 여러분이 어떻게 치료를 진행하는지 점검함으로써 자신의 신체에서 바디워크를 느낄 수 있다.
- 창조력을 자극하는 새로운 기법을 배울 수 있다.
- 신경쇠약을 예방하는 데 도움이 된다.
- 고객에게 좋은 모범을 보일 수 있다.

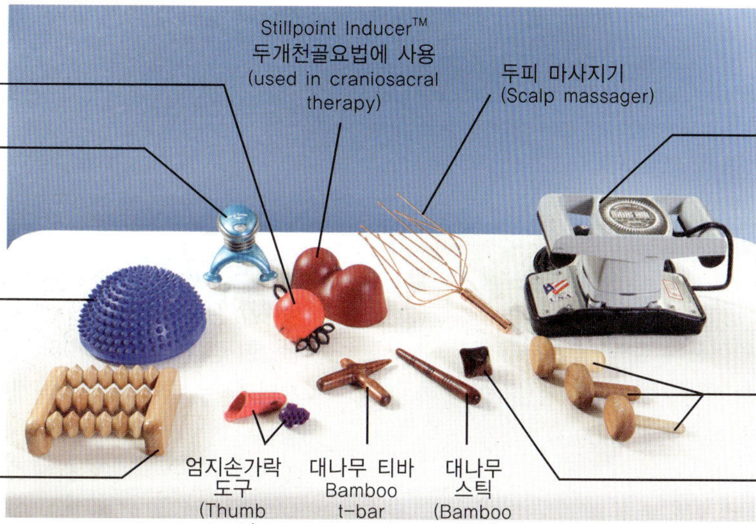

그림 10-3 다양한 손 도구들.

> **현장 기록**
>
> 내가 마사지 학교를 다니던 시절, 나는 손목을 다쳐서 통증이 있었다. 이 손상을 수중치료, 마사지, 휴식 방법으로 재활을 했다. 그 후, 난 본격적으로 나의 손을 사용하는 최선의 방법을 연구하였다. 손목을 약간의 하방 회전(rotation down) 상태로 유지하려 하고 언제나 손목과 손가락이 함께 정렬이 유지되도록 노력하였다. 나는 언제나 중심부에서 일을 하려 했고, 가장 중요한 것은 나의 모든 관절의 정렬을 유지하였다. 나는 나의 관절을 보조하는 신체를 돕기 위하여 영양제를 섭취하였다
>
> 마사지와 바디워크를 하는 직업은 여러분 스스로 몸을 돌봐야 한다. 여러분이 일하는 것은 매일 운동회를 하는 것과 같다. 여러분 스스로를 우선적으로 돌보아라; 그래야 여러분은 다른 사람들을 확실히 돌봐 줄 수 있다.
>
> ———
>
> Ginger Castle, LMT, CKTP. Instructor at Cortiva Institute-Tucson, AZ. Licensed massage therapist since 1992.

수면 (Sleep)

신체는 건강의 기능과 번영을 위해 수면을 필요로 한다. 적절한 휴식이 없다면 신체가 중요한 에너지의 비축량을 다시 채우는 것은 거의 불가능할 정도로 어렵다. 여러분이 필요로 하는 수면양은 현재의 치료 일정, 개인적인 선호도, 일과의 수준, 그리고 스트레스에 따라 정해진다. 광범위한 증거들이 우리는 하룻밤에 적어도 8시간, 종종 9시간 또는 스트레스가 높아진 상황에서는 좀 더 많은 시간만큼 수면이 필요하다고 지적하고 있다(국제 수면 협회 2009A).

어떤 바디워커들은 적게 잘 수 있다. 그러나 이것은 결국 그들을 따라 잡을 것이고, 그들은 아마 녹초가 되고 마음이 황폐해지는 것을 방치할 것이다.

현재 미국인의 문화 중에서 낮잠은 반드시 필요한 것은 아니며, 낮잠은 세계 곳곳에 있는 광범위한 관습이다. 활동일주기란 낮과 밤이 교대하는 것 같이 규칙적인 변화에 의한 영향력과 24시간 주기를 기초로 한 생물학적 활동의 일주기이다. 사람들이 낮에 졸음을 경험했다면, 그것은 아마 그들의 활동일주기가 그 시간에 그들이 잘 것을 필요로 하기 때문이다. 잦은 졸음은 심한 다이어트 때문이 아니고, 흔히 있는 요구이다. 심한 다이어드를 하는 동안 낮에 졸음이 더욱 심해질 수 있지만, 이것만이 유일한 요소는 아니다.

낮에 졸음을 경험했다면, 일정이 허용하고 실현이 가능하다는 가정하에 오후에 20~30분 정도 휴식을 취한다. 이런 기회는 정신을 뚜렷하게 하고 좀 더 주의를 기울일 수 있게 하며 치료가 힘든 날이나 신체적 또는 정신적 소요 활동에서의 빠른 회복을 촉진한다. 그러나 긴 휴식이 되는 깊은 수면은 피해야 한다. 그것

신체 인식

일주일 동안 매일 밤 일찍 잠자리에 들어 추가적인 수면 시간을 가져보자. 어떤 차이가 있는 알아보자. 민첩도와 활력이 개선되었는지 알아보자.

은 불안정하게 하고 여러분의 밤에 수면을 방해할 것이다. 단기간의 휴식은 사람들이 좀 더 생산적이게 하는 데 도움이 된다(국제 수면 협회 2009B).

수면 자세 (Sleep Position)

질문에 스스로 답해보자:

- 어떤 자세로 자는가?
- 같은 자세로 잠에서 깨는가?
- 밤에 뒤척이거나 몸을 돌리는가?
- 이 수면 자세가 나의 신체에 얼마만큼 효과가 있겠는가?
- 일어나면 피로가 풀려 있는가?
- 일어나면 몸이 아픈가?

여러분들의 수면을 방해할 수 있는 모든 요소들을 통제하거나 배제하지 못하겠지만, 보다 편안한 밤을 조장할 수 있는 습관을 택하거나 환경을 만들 수 있다. 여기 제안이 있다:

- 바닥에 등을 대고 자도록 해라. 이것은 안정을 취하고 모든 내장 기관이 적절히 쉴 수 있는 최상의 자세이다.
- 반드시 옆으로 누워 자야 한다면, 왼쪽이 아닌 오른쪽으로 누워 자라. 왼쪽으로 누워 자는 것은 폐, 위 그리고 간이 심장을 향하여 압력을 가하기 때문에 스트레스의 원인이 될 수 있다.
- 엎드려 자는 것은 피하도록 하자. 이것은 폐를 포함 모든 내장 기관들을 누르기 때문에 얕은 호흡의 원인이 될 수 있다. 또 이것은 뻣뻣한 목과 등상부의 긴장과 스트레스의 원인이 된다고 많이 알려져 있다.

수면을 위해서는 소품 또한 중요하다. 척추와 많은 관절들의 정렬 또한 수면을 위해 채택할 수 있는 원칙이다.

- 만약 바닥에 등을 대고 잔다면, 머리가 척추와 정렬이 되게 유지해주는 편안한 경추 베개가 있어야만 한다. 게다가, 무릎의 뒤쪽에 베개나 덧베개를 놓는다면 아래쪽 허리의 압력을 줄일 수 있을 것이다. 팔의 아래쪽에 베개를 놓으면 모든 상체 관절의 정렬을 유지할 수 있을 것이다.
- 옆으로 잔다면, 머리가 척추와 정렬을 유지하도록 경추 베개를 사용하여라. 다리 사이에 베개 또는 덧베개를 놓는다면, 엉덩이부터 무릎까지, 무릎부터 발목까지 관절의 정렬을 유지할 수 있다. 또한 안고 잘 수 있는 또 다른 베개를 갖고 있다면 모든 상체 관절의 정렬을 유지할 수 있다.
- 잠잘 때 손과 손목이 무엇을 하는지 유의해야 한다. 손과 손목이 밤새 웅크리고 (굴곡 자세로) 있지 않은가? 여러분은 손과 손목을 여러분의 신체나 베개에 가두지 않는가? 이러한 자세는 반복성 스트레스 외상을 초래할 수 있다. 이런 방식으로 잔다면, 지역 의료기기 판매점이나 약국에서 손목 부목을 구매하는 것을 고려해 보아야 한다 (그림 10-4).

  처음에는 밤새 이것을 착용하는 것이 어려울 것이다. 이렇게 시작해 보자. 첫날밤은 30분, 이틀째 밤은 1시간 등등. 일단 손목 부목을 밤새도록 착용할 수 있게 된다면, 시간이 흘러도 손목 부목 없이도 할 수 있을 것이다.

  구부러진 여러분의 손목이 기능장애 패턴으로 움직이는 것을 스스로 발견했을 때, 여러분은 즉시 움직여서 많은 관절들의 자세를 돌려놓는 변화를 신체가 인식할 것이기 때문이다.

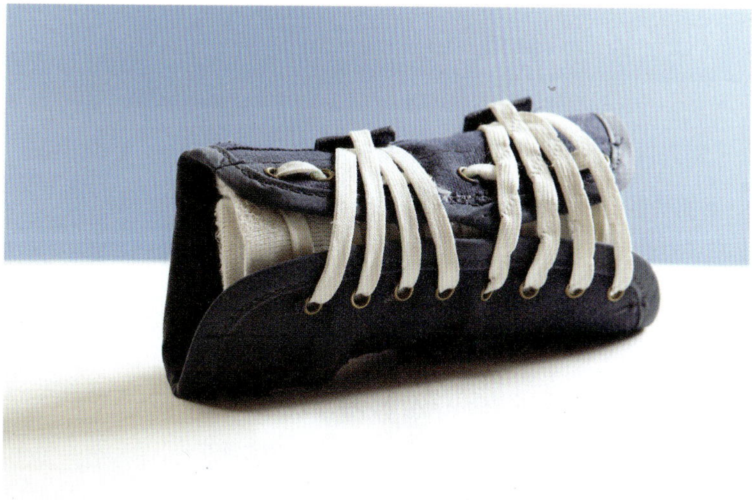

그림 10-4 손목 스플린트.

질 좋은 야간 수면을 취하기 위한 권고
(Recommendation for Getting a Good Night's Sleep)

질 좋은 편안한 수면은 사람들의 삶에서 일어난 사건에 대해 좀 더 균형잡힌 시각을 가질 수 있도록 한다. 이것은 그들을 좀 더 생산적이고 행복하게 해주고, 다른 사람들과의 상호작용을 즐기는 경향이 있다. 수면은 분위기와 심리학적 사고방식의 개선을 돕고, 이것은 세포와 신체적 수준에서 중요하며 조직은 우선적으로 기능을 할 수 있게 회복되고, 재생될 수 있는 기회가 주어진다(국제 수면 협회, 2009C).

다음은 야간 수면을 취하기 위한 권고들이다:

- **규칙적으로 운동을 하자.** 그러나 잠자리에 들기 전에는 가급적 하지 말아야 한다. 운동은 교감신경을 자극하기 때문에 여러분이 잠을 필요로 할 때 잠이 달아난 스스로를 발견하게 될 것이다.
- **카페인은 피하자.** 커피 요거트와 아이스크림에 있는 커피, 차, 그리고 소다, 카페인뿐만 아니라, 진통제 안에도 있는.
- **잠들 시간이 가까워지면 음주는 피하자.** 술은 사람들의 수면 능력을 방해할 수 있다.
- **잠들 시간이 가까워지면 온욕을 하자.** 온수는 체온을 올려주고, 근육에 안정감을 준다. 온욕을 하고 나서 차후에 신체를 식혀주면 수면의 원인이 될 수 있다.
- **매일 같은 시간에 일어나고 잠자리에 들어라.** 이것은 활동일주기 규칙적인 일정으로 설정하게 되고, 여러분의 신체는 잠자리에 들어야 하는 시간이 언제인지 알게 될 것이다.
- **침대는 주로 수면을 위해 사용해라.** 텔레비전을 보거나 컴퓨터 작업은 다른 방에서 해라. 국제 수면 협회에서는 침대에서 텔레비전을 보거나 컴퓨터 작업을 하는 것을 "잠도둑"이라고 부른다. 그것들은 두뇌를 긴장을 풀고 쉬게 하기는 커녕 두뇌 활동을 지속하여 수면 체계를 대신할 수 있기 때문이다. 여러분이 잠자리에 들어 긴장을 풀고 쉬는 것이 더욱더 필요하다면, 대신 독서를 해라 (국제 수면 협회 2009).
- **부드럽고 마음을 진정시켜 주는 음악이나 소리를 들어라.** 많은 CD들이 사람들이 잠잘 때 진정시키도록 특별하게 고안되었다. 특별히 작곡된 음악이 있다; 그밖에 파도가 리드미컬하게 부서지는 소리나 단순히 심장의 안정된 리듬. 어떤 것은 음악, 목소리, 그밖에 마음을 진정시키는 소리의 상호작용으로 여러분이 자도록 유도한다.
- **따듯한 우유를 마셔라.** 잠자리에 들기 15분 전 따뜻한 우유 한 잔은 여러분의 신경계를 진정시켜 줄 것이다. 우유에는 칼슘이 포함되어 있는데, 이것은 뾰족한 신경(jagged nerves)에 직접적으로 작용하여 신경과 여러분을

웰니스에 집중하기

자기관리를 위한 계획을 상기시키자

- 훌륭한 신체 역학을 개발해야 한다. 신체로 치료를 수행할 때 신체를 능률적으로 이용하여 최소의 노력으로 가장 효율적인 움직임을 생성하면 염좌를 감소시킬 수 있다.
- 근무 일정을 지켜봐라. 치료 기간 일정이 규칙적이게 하여 여러분의 치료횟수가 갑자기 증가하거나 기간 사이의 시간이 줄도록 하지 않는다.
- 일을 하기 전 손은 따듯하게 해라. 손이 차갑다면, 근육의 미세열상때문에 조직이 유연할 수 있게 상지에 혈류가 충분하지 않고 노폐물을 제거할 수 없다. Bodywok 치료를 시작하기 전 스트레칭과 가벼운 유산소 운동으로 몸을 풀자.
- 전자 테이블을 이용하자. 그것은 도움이 필요하다는 것을 알게 된 물리치료사와 바디워커를 위한 표준이다. 전자 테이블은 테이블의 높이를 조정할 수 있도록 하여 언제든지 정렬된 척추와 균형 잡힌 자세로 upright를 유지하는 것이 가능하도록 함으로써 좋은 신체 역학을 유지할 수 있다.
- 치료 사이에 시간을 가져라. 안정, 스트레칭, 호흡, 수분, 간식을 먹고, 다음 고객을 위해 준비할 수 있는 충분한 시간을 가지고, 손상위험을 줄여라.
- 치료에서 다른 양식을 이용하라. 수중치료, 아로마 치료, 에너지 균형, 그리고 온천 치료는 치료의 가치를 높이고 기존의 고객과 새로운 고객을 매료시킬 수 있는 양식의 좋은 예이다. 또 매 시간마다 손으로 하는 작업 강도의 양을 줄여 줄 것이고, 이것은 손이 쉴 수 있도록 해줄 것이다.
- 바디워크 기법을 다양하게 한다. 손과 팔의 다른 부분을 사용하거나 아시안 바디워크를 실행하는 사람들을 위해 손의 다른 부분외에 무릎, 발, 그리고 발가락을 사용하라. 신체 중 한 부분만 반복적으로 사용하는 것은 피해야 한다. 예를 들어, 때로는 압력을 만들기 위해 항상 엄지를 사용하기 보다는 팔꿈치나 손도구를 이용해 보자.
- 통증의 원인이 되는 기법은 피하자. 선택할 수 있는 많은 기법들이 있고, 여러분이 편안하게 할 수 있는 것만 해야 한다.
- 직업에 대한 태도를 현실에 맞게 개발하여라. 고객을 위하여 할 수 있는 것은 한계가 있다. 본인의 한계를 인정하는 것은 건강한 상지를 유지하는 것을 돕고 건강에도 좋다.
- 손상은 즉각적이고 효과적으로 치료해라. 통증이나 간헐적 기능장애가 있거나 3~4일 이상 지속된다면 주치의를 만나보라. 이미 손상을 받았고, 이것을 무시하는 것은 손상을 악화시키도록 하는 것 밖에 안 될 것이다.
- 신체가 여러분에게 보내는 신호와 교류하라. 그렇지 않고 고객을 치료하는 것에만 집중하면 적절한 건강을 유지하는데 관찰을 필요로 하는 불편함과 통증의 신호를 더 이상 들을 수 없다.
- 기운내라. 모든 고객들에게 스스로를 기진맥진하게 만들지 말아라. 하루 동안 그리고 한 주 동안 페이스를 조절하여 신체가 늘어지지 않도록 하라.
- 반드시 스트레칭과 강화 운동을 하고 좋은 영양 식단을 세워라. 여러분의 신체는 바디워크를 수행하기 위한 최상의 장비이기 때문에 여러분은 이것을 최적의 형상으로 유지할 필요가 있다.

안정시킨다.

- 허브티를 마셔라. 우유를 안 먹거나 유제품을 기피한다면, 뜨거운 캐모마일, 캡팁, 아니스, 또는 휀넬차를 한 잔 마셔라. 모두 여러분이 잠들 수 있도록 도와 줄 천연재료들이 포함되어 있다. 대부분의 건강식품가게에 여러분을 진정시키고 잠들 수 있게 도와주도록 고안된 혼합 허브차 또한 있을 것이다.

수면에 관한 더 많은 자료는 국제 수면 협회 웹사이트에서 찾을 수 있다:

속설: 바디워커가 컨디션이 나쁜 날이라고 해도, 신체와 그녀의 치료는 영향을 받지 않는다.

사실: 긍정적인 정신적 태도를 유지하는 능력은 균형감을 유지할 수 있도록 돕는다. 고객들과 보다 효과적인 의사소통이 가능하고, 신체 역학과 신체에 보다 더 집중할 수 있고, 고객 중심 치료를 제공하는 것에 주력할 수 있다. 물론 누구나 나쁜 날을 보낼 수 있지만 바디워커는 성공적인 업무를 위하여 일을 할 때 개인적인 문제는 따로 떼어 놓을 수 있어야 한다.

사례 분석

Trang은 7년 동안 Healing Touch 바디워커였다. 대부분의 시간 동안 진심으로 일을 즐겼고 모든 고객들에게 인정을 받았었다. 몇 년 전 다양화를 결심하고 아로마 치료 교실에서 지속적인 교육을 받았다. 그 이후로, 그는 자신의 Healing Touch 치료에 아로마치료를 결합시켰다. 그의 고객들은 이것에 열광적인 반응을 보였다. 그러나 얼마 전 Trang은 출근할 때 즐겁지 않다는 것을 깨달았다. 숙면을 취하지 못했고 때로는 사무실의 다른 직원들에게 날카롭게 이야기 하였다. 지난 달 그는 다른 나라에서 열리는 워크숍에 참석하려고 며칠 휴가를 냈었다. 그러나 진행자가 유명한 사람이었음에도 Trang은 워크숍이 시간과 돈을 낭비했다고 생각했다. 그는 좌절하고 화가 나서 돌아왔다. 이후에 그는 직업 전환에 대해 생각해 보았다.

- *여러분은 Trang이 고심하는 문제가 무엇이라고 생각하는가?*
- *이 문제가 그의 장기근속에 어떠한 영향을 미쳤는가?*
- *Trand에게 어떤 충고를 해줄 수 있는가?*

웰니스 프로필 체크

여러분은 1장의 마지막 부분에서 건강의 개요를 완벽하게 보았고, 본 장에서 제시된 자기 관리를 위한 추가적인 계획을 통하여 여러분이 할 수 있는 치료의 도전 분야가 무엇이든 있는가? 있다면 어떤 것인가? 이런 부분을 어떻게 향상시킬 것인가? 이런 부분을 향상시키려고 어떤 방법이나 활동을 사용할 것인가? 여러분이 사용할 방법을 포함한 향상을 위한 계획, 이 방법의 시행하기 위한 일정표, 그리고 개선되는 중간에 평가할 방식을 적어보자.

요약 (Summary)

장기근속의 여러 가지 다양한 양상들이 있다. 긍정적인 정신적 태도, 건강한 환경을 유지하고 사람들과의 작업을 즐기며, 위기를 받아들이고, 전문적으로 되기 위한 신체적 · 정신적 준비가 되어 있다. 이 책의 정보에는 오래된 것을 바꾸고, 불필요한 습관을 버리고 새로움을 만들고 건강을 갖게 함으로 전문가들에게 장기근속을 갖게 하는 데 도움을 준다. 바디워커들은 그들의 삶에서 이 책의 정보가 얼마나 포함되는지 평가할 필요가 있다.

바디워커들은 변화를 만들기 위해 지원을 요청할 필요가 있을 것이다. 지원은 감독, 조언, 그리고 동료의 지원형태로 할 수 있다. 과정을 최대한 활용할 수 있도록, 그들이 원하는 조언과 동료 지원을 할 수 있는 사람을 신중히 선택하고, 피드백을 순순히 받아들이며, 적절한 시기에 이것을 시행하고 직업적으로 감정적으로 성장할 수 있는 진짜 열망을 가져라.

극도의 피로(번아웃, burnout)는 이 책의 여러 장들에서 논의된 바 있다. 바디워커들은 심한 피로의 신호와 증상을 인식할 수 있어야만 한다. 아무런 신호나 증상이 없다면, 심한 피로를 예방 또는 관리할 수 있는 계획을 기꺼이 실행해야만 한다.

이것은 생각할 시간을 비워두는 것을 설정하고, 그들의 업무를 계획하며, 컨퍼런스와 평생 교육 교실에 참석, 스트레스 해소 방법 실행, 실습의 다양화, 다른 건강 제공자와 함께 행동하는 것을 포함한다. 바디워커들은 휴식을 취하거나 휴가를 가야할 때를 알고 있어야 한다.

추가적인 자기관리 계획은 일하는 동안 적절하고 지지가 되는 신발의 착용, 기법 수행 시의 스트레스를 감소시키는 손 도구의 사용, 정기적으로 바디워크를 받는 것, 충분한 수면을 취하는 것, 그리고 올바른 자세로 자는 것을 포함한다.

복습 문제 (Review Questions)

객관식

1. 성공적인 바디워커의 성향은 어느 것인가?
   a. 몇 가지 위험을 가지고 있는 것
   b. 불확실한 경계성을 가지고 있는 것
   c. 긍정적인 정식적 태도를 가지고 있는 것
   d. 그나 그녀의 능력을 확신할 수 없는 것

2. 업무 설정에서의 지휘권에 의해 바디워커의 직업 활동을 주기적으로 평가하는 용어는?
   a. 동료 지원
   b. 직장
   c. 멘토링
   d. 감독

3. 조언자의 역할은
   a. 바디워커가 갖고 있는 문제점을 고착시킨다.
   b. 바디워커가 성공을 제한시키는 활동과 행동을 인식하도록 돕는다.
   c. 바디워커가 성공하기 위하여 해야만 하는 것들을 말해준다.
   d. 직장에 있을 때 바디워커의 행동을 평가한다.

4. 만약 그렇다면, 바디워커는 휴가를 갖기 위한 시간이 되었다는 신호이다.
   a. 고객에게 감사를 표한다.
   b. 하루 또는 이틀 정도 쉰 후 활기를 되찾는다.
   c. 언제나 스트레스 받는 것처럼 보인다.
   d. 그는 고객에게 100%를 해 줄 수 있을 것 같다.

5. 요족을 가진 바디워커가 바디워크를 수행하는 동안 적절한 신발을 착용하지 않는다면 생기는 결과는 어느 것인가?
   a. 무릎 통증
   b. 무지외반등
   c. 중족부의 관절염
   d. 전부다.

6. 바디워커에게 장기근속을 해내도록 도와 줄 수 있는 것은 어느 것인가?
   a. 일년에 한 번 바디워크를 받는다.
   b. 밤에 단 몇 시간만 잔다.
   c. 실전에서 다양화하고 다른 방식들을 제공한다.
   d. 매일 치료 사이의 휴식이 짧은 많은 일정을 잡는다.

7. 손상을 피하려면, 바디워커가 잠잘 때 손목에 이것을 한다면 가장 좋을 것이다.
   a. 정렬을 맞춘다.
   b. 오그라들게 하고 있는다.
   c. 베개 아래에 가둔다.
   d. 신체 아래에 가둔다.

빈칸 채우기

1. 많은 경험과 기술이 있는 사람들이 직업적 기술과 경험이 부족한 사람들에게 지원과 격려 그리고 직업적 전문성을 제공해 주는 직업적 관계를 ______________________라고 부른다.

2. 지원을 요청하는 바디워커들은 그들이 적절한 시기에 _______________을 적용할 수 있으려면 과정을 더 개방해야 한다.

3. 바디워커를 하는 동안은 그들의 신체 역학과 실전에서의 자기 관리에 주의를 기울이고, 그들은 더 나은 치료를 해야 하며, 그들은 좀 더 ______________ 것이다.

4. 그들의 직업에서 지루함을 완화시키려면, 바디워커는 작업 환경에 _______________할 수 있도록 한다.

5. 일하는 동안 신는 신발은 _________________ 중요하고, 손상을 예방한다.

6. 장기근속을 향상시키기 위해, 바디워커는 바디워크 기법을 사용할 때 _____________을 해야만 한다.
7. 24시간 주기를 기초로 하는 생물학적 활동의 일주기는 ____________ 리듬이라고 불린다.

단답형

1. 바디워커가 지원 요청을 필요로 하는 것을 이상하게 여긴다면 스스로에게 요구할 수 있는 질문 적어도 5가지 목록을 작성해보자.
2. 바디워커가 동료 지원을 위한 동료와 멘토에서 찾아야만 하는 자질을 간단하게 설명해보자.
3. 심한 피로의 신호를 적어도 7가지만 서술 해보자.
4. 바디워커가 심한 피로를 예방하거나 관리를 할 수 있는 것에 대하여 적어도 5가지 설명해보자.
5. 평발이 있는 바디워커가 신어야 하는 신발의 유형을 서술 해보자. 요족이 있는 바디워커가 신어야 하는 신발의 유형을 서술 해보자.
6. 바디워커가 그녀의 신체로 바디워크를 수행할 때 피해 효과를 감소시킬 수 있도록 사용할 수 있는 손 도구를 적어도 3가지 서술해보자.
7. 질 좋은 수면을 위한 요구사항을 적어도 5가지를 설명해보자.

활동 (Activities)

1. 여러분에게 훌륭한 동료 지원을 해 줄 수 있는 바디워커의 목록을 만들어보자. 그들을 만나보고 동료 지원을 해주는 것에 흥미가 있어 보인다면 여러분을 언제, 어디서, 어떻게 만날 것인지 한도를 정하자.
2. 여러분의 멘토로 적당한 경험있는 바디워커와 다른 전문 분야의 구성원의 목록을 만들어보자. 그들을 만나보고 여러분에게 멘토링 해주는 것에 흥미가 있어 보인다면 여러분을 언제, 어디서, 어떻게 만나 멘토링을 해줄 것인지 한도를 정하자.
3. 여러분의 지역사회에서 성공한 바디워커를 적어도 세 명은 만나보고, 그들에게 장기근속에 관한 팁을 물어보자.
4. 여러분이 밤에 얼마만큼 자고 낮 동안 졸린 지 평가해보자. 만약 낮 동안 졸렸다면, 보통 몇 시 쯤 졸려하는지 알아내자. 2주 동안, 좀 더 수면을 취하는 계획을 적용해보자. 계획을 시작하기 전, 계획을 실행하는 동안, 그리고 계획을 적용하고, 2주 후는 어떤 느낌인지 일기를 적어보자.

참고문헌 (References)

Lowe, Whitney. *Orthopedic Massage*, 2nd ed. St. Louis, MO: Elsevier Mosby, 2009.

National Sleep Foundation. How Much Sleep Do We Really Need? (2009A). Retrieved December 2010 from www.sleepfoundation.org/article/how-sleep-works/howmuch-sleep-do-we-really-need.

National Sleep Foundation. Napping (2009B). Retrieved December 2010 from www.sleepfoundation.org/ article/sleep-topics/napping.

National Sleep Foundation. What to Do About Insomnia (2009C). Retrieved December 2010 from www.sleepfoundation.org/sleep-facts-information/ insomniatreatable.

Tortora, Gerard J., and Bryan Derrickson. *Principles of Anatomy and Physiology*, 12th ed. Hoboken, NJ: John Wiley & Sons, 2009.

Werner, Ruth. *A Massage Therapist's Guide to Pathology*, 4th ed. Baltimore, MD: Lippincott Williams & Wilkins, 2009.

부록 A

자가관리를 위한 수치료

Hydrotherapy for Self-Care

6장에서 설명된 전문가가 효과적이라고 느낄 수 있는 다른 수치료 방법이 있다. 아래팔, 손, 다리, 그리고 발의 뭉치고, 아픈 근육을 나타내는 데 사용될 수 있다. 이것은 또한 예방하는 방법으로도 사용된다고 추천된다.

냉 치료 (Cold Applications)

냉찜질 (Cold Compress)

수건은 부드러운 솜으로 된 천이 뜨겁거나 차가운 물에 담기고 몸의 부분에 적용되는 것이다. 냉찜질은 혈관 수축을 일으키고, 그것은 피의 흐림을 방지한다. 이것은 또한 통증 수용기를 마비시키고 몸에서 열을 빼낸다. 차가운 압박은 다음에 사용될 수 있다:

- 고통 줄이기
- 만성적인 근육 긴장
- 근육 경련
- 염증 또는 염좌
- 약한 염증
- 약한 화상 (피부가 부셔지거나 물집이 잡히지 않은 이상)

냉찜질이 사용되면 안 되는 경우는:

- 심장 상태(차가운 온도는 교감신경 반응에서 심장을 갑자기 좀 더 빨리 뛰게 할 수 있다; 이것은 약해진 심장에게 스트레스를 줄 수 있다.)
- 마비 또는 구역의 감각상실
- 환부의 신경병증
- 환부의 혈관병
- 추위에 대한 면역력이 없을 때

냉찜질은 일반적으로 20~30분 이상 적용되지 않는다(추위가 연부조직이나 밑에 구조를 상처입히는 것을 방지하기 위해), 견딜 수 있는 만큼의 차가운 물을 사용해라. 지속적인 차가운 적용을 위해, 수건은 매우 빨리 따듯해지기 때문에 수건을 적절히 바꿔라. 처음에 마찰력이 거친 수건을 사용해서 적용하는 것은 내성이 없거나 냉에 민감하다면 이것이 치료를 좀 더 편안하게 해줄 것이다.

냉찜질에 필요한 장비와 제공은 꽤 간단하다: 차가운 냄비 또는 얼음물, 얼음(원하는 만큼 차갑게 물을 유지하기 위해), 그리고 3개의 두껍고, 부드러운 옷 또는 수건, 약 18 × 30 인치; 두꺼울 수록, 더 차갑게 유지된다(그림 A-1).

다음은 차갑게 압력을 주기 위한 필요한 단계들이다:

1. 물을 차갑게 하고, 냄비에 두어라.
   치료 도중에 물에 얼음을 넣기 위해 얼음이 담긴 그릇을 닫기 쉬운 곳에 두어라.
2. 폭으로써, 2개의 수건을 3등분해라 (그림 A-2A). 수건을 말아올려라 (그림 A-2B). 접히고 올려진 수건을 몇 분 동안 얼음물에 담가라 (그림 A-3A). 나머지 하나의 수건은 건조한 상태로 두어라.
3. 차가운 수건을 줄 부위를 벗겨라. 하나의 수건을 풀고(그림 A-4A) (하지만 접힌 상태를 유지해라), 완전히 물기를 짜고(그림 A-4B), 아래팔과 같은 부위에 수건을 감아라 (그림 A-4C).

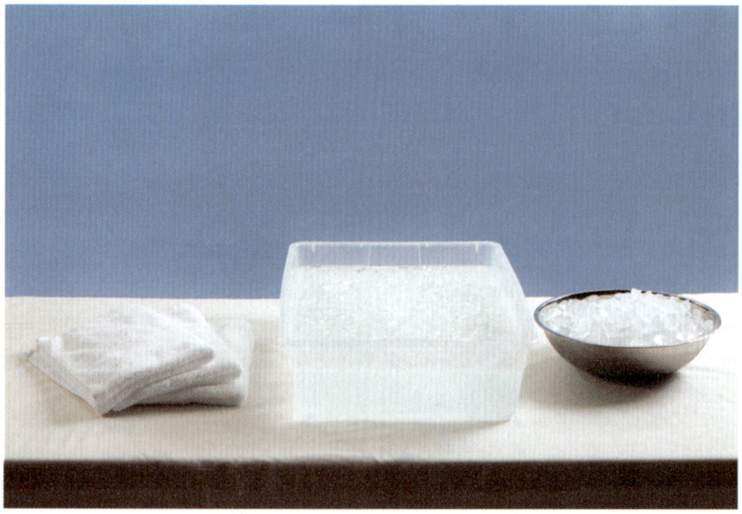

그림 A-1 냉찜질의 준비

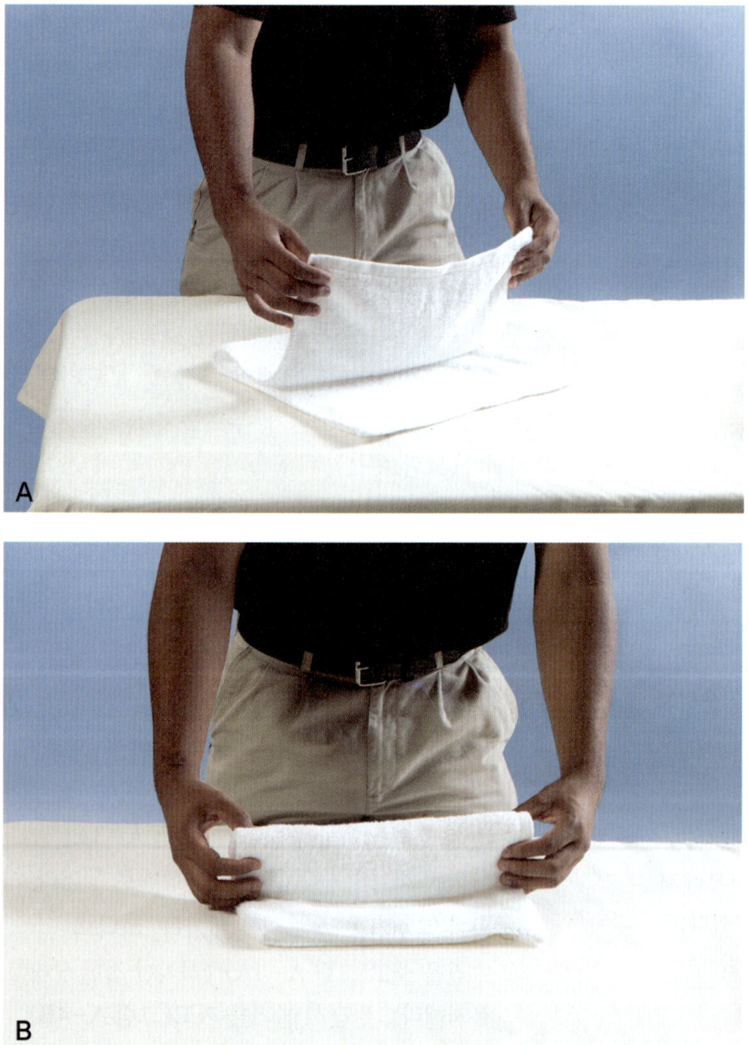

그림 A-2 (A) 두 장의 타월을 3등분 하여 접는다. (B) 타월을 말아준다.

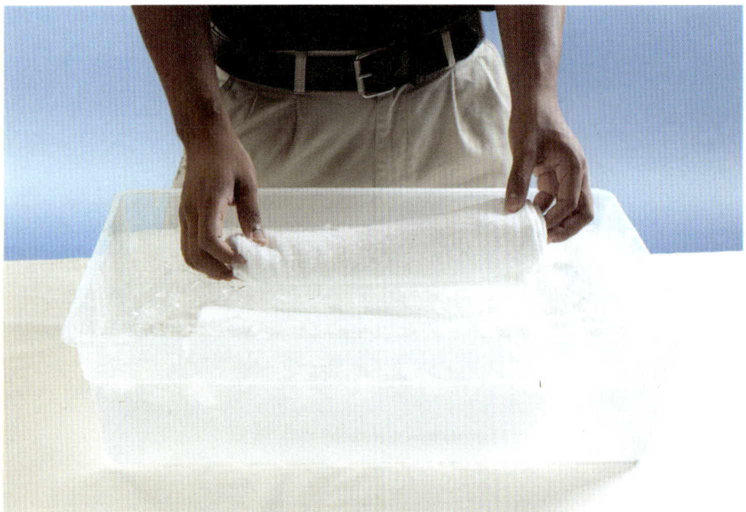

그림 A-3 얼음물에 돌돌 말은 타월을 담근다.

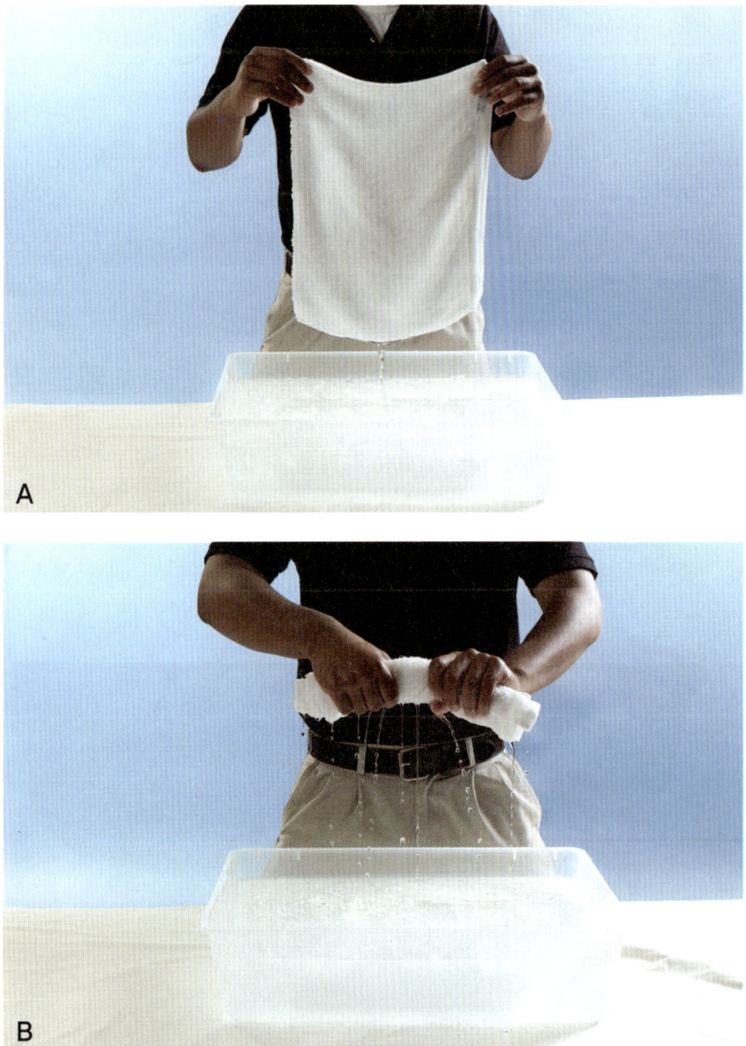

그림 A-4 (A) 한장의 타월을 펼쳐 3등분하여 접은 상태를 유지한다. (B) 수건을 짠다.

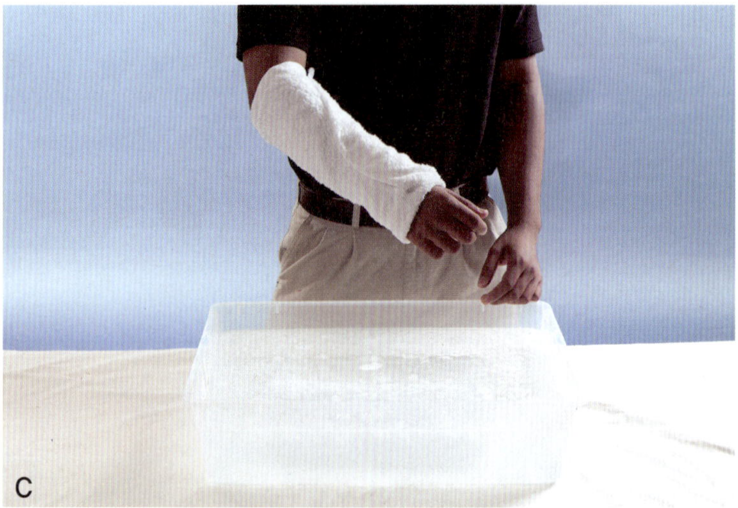

그림 A-4 계속 (C) 아래팔에 감아준다.

수건이 너무 차갑다면, 당장 치우고 약간 따뜻하게 해라. 다시 수건을 올려놓고 아직도 너무 차가운지 확인해라. 만약 그렇다면 다시 한 번 치우고 편안한 온도가 될 때까지 기다려라. 처음에는 약한 냉이어야 하고,
그 다음 번부터는 냉에 대한 면역에 따라서 서서히 온도를 줄여야 한다.

4. 차가움이 떨어 졌다고 느끼게 된다면 차가운 수건을 교환하라(약 1~3분 정도). 수건이 완전히 따뜻해지기 전에, 다음 수건을 적용하기 위해 준비시켜라. 새로운 차가운 수건의 물기를 완전히 짜라
5. 첫 번째 수건을 치우고 두 번째 수건을 두어라. 첫 번째 수건을 접고, 차가운 물의 대야 안에 다시 두어라.
6. 만약 필요하다면 20~30분 정도 차가운 압력을 반복해라.
7. 마지막 응용이 끝난다면 건조한 수건으로 부위를 닦아라.

콜드 팩 (Cold Packs)

콜드 팩은 부위별로 적용될 수 있다. 20~30분 정도 수건과 같이 절연이 된 천의 짧은 막 위에 올려놓는다. 만약에 더 길게 올려 준다면, 그것은 연부조직과 근본적인 구조에 상처를 입힐 수 있다.

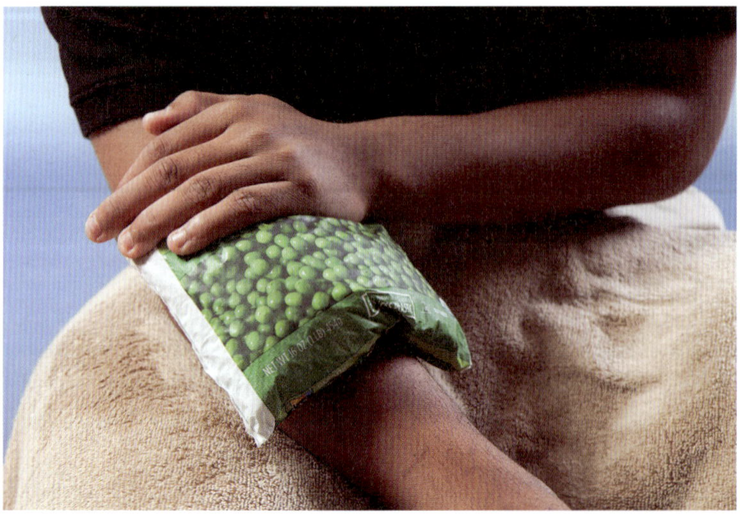

그림 A-5 완두콩이 담긴 얼음팩을 냉찜질팩 대용으로 적용할 수 있다.

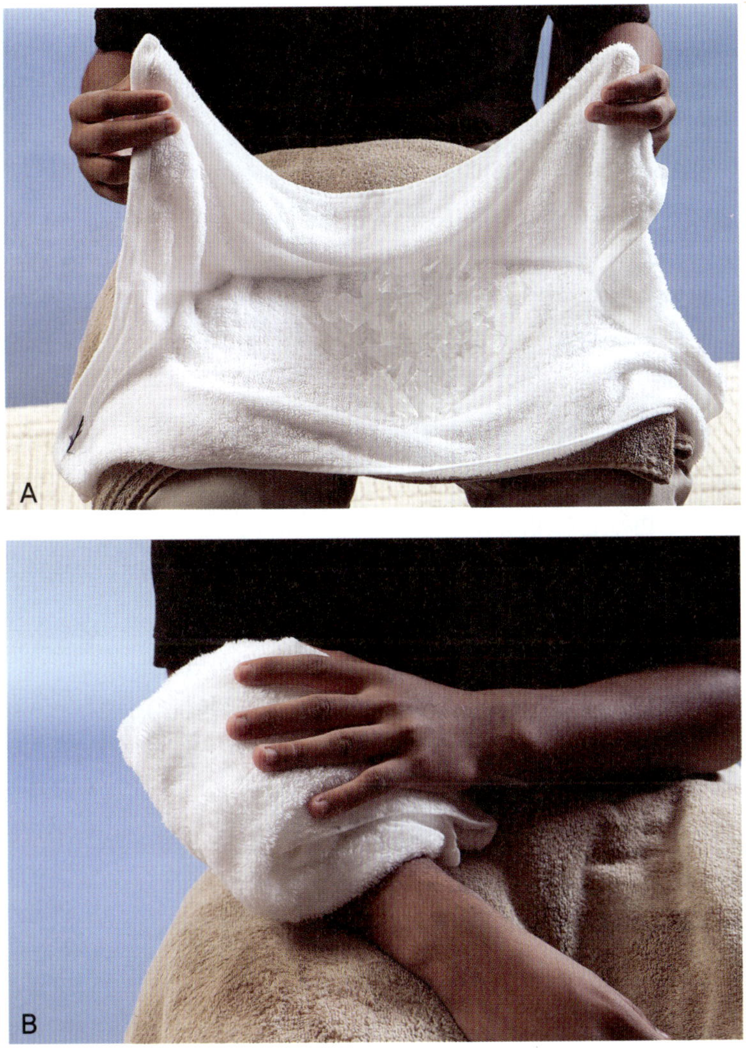

그림 A-6 (A) 타월에 각얼음을 놓고 말아준다. (B) 아래팔에 적용한다.

사용되기 전에 냉동실에 넣어진 젤이 들어간 팩은 약국이나 백화점에서 구매할 수 있다. 더 가격 대비 효과적인 방법은 언 콩이 들어 있는 가방 같은 집에서 만든 팩을 사용하는 것이다(그림 A-5). 다른 방법은 얼음을 수건(그림 A-6A) 안에 말고 적용하는 것이다(그림 A-6B).

얼음 마사지(한랭 요법) [Ice Massage (Cryotherapy)]

얼음 마사지, 또는 한랭 요법은 차가운 것을 사용하는 치료법이다(cryo-는 그리스어 kyros에서 왔으며 얼음 같은 차가움이라는 의미이다). *한랭운동*은 움직임과 함께 얼음 마사지를 하는 것이다. 이것은 몸의 일부분에 원형 마찰을 이용하며 얼음을 사용하는 것을 포함한다. 이러한 지속되는 차가운 작용은 처음에는 혈관 수축을 일으키고 나서 혈관의 확장 일으켜, 피를 뿜어내고 그 근처 부위의 조직으로 피를 들여보낸다. 이것은 통증-경련-통증이란 순환을 방해한다. 차가운 것을 적용하는 것은 얼음이 피부 위에 움직이는 마찰과 압력으로 고통을 줄여 들게 한다.

냉 치료는 특히 다음에 효과적이다:

- 붓기와 충혈을 줄이는 것
- 근육 경련을 줄이는 것
- 아픔을 줄이는 것
- 영양을 지역에 빠르게 전달하는 것
- 죽은 세포의 잔해를 빠르게 치우는 것

- 치료 촉진

냉 치료에 사용 금지사항은 냉찜질에 대한 이유와 같다.

얼음이 적용될 때 일반적으로 5개 단계를 느끼게 될 것이다(이것은 약 5분~10분 정도 걸린다):

- 첫 번째 단계: 차가운 감각
- 두 번째 단계: 약간 타는 듯한 감각; 아마 약간 고통스러울 것이다.
- 세 번째 단계: 깊은 아픈 감각 또는 고동치는 감각
- 네 번째 단계: 따뜻함
- 다섯 번째 단계: 저린 감

얼음을 적용하는 것은 다섯 번째 단계에 도달하면 멈춰야 한다. 얼음 작용이 계속될 때 연부조직과 밑에 있는 구조에 손상이 일어날 수 있다. 모든 사람이 얼음 작용에 대해서 다르게 느끼는 것을 명심해라. 누구는 아마 3단계에서 5단계로 가는 5단계 중에 한 단계를 건너 뛸 것이다.

일반적인 적용의 가이드 라인은:

- 5~10분 얇은 조직에 (손목, 손, 손가락)
- 15~20분 굵은 조직에 (뒤넙다리근, 넙다리네갈래근)

당신은 이러할 때 얼음을 적용할 수 있다.

- 독립적인 얼음 마사지 기계: 물이 가득 담긴 플라스틱 컵을 얼리는 것. 이러한 컵들은 다음과 같은 인터넷에서 살 수 있다.
  - Cryocup: www.cyrocup.com
  - Massage Warehouse: www.massagewarehouse.com
  - Banner Therapy:
- 얼음 컵: 종이 또는 스티로폼 컵에 물을 붇고 얼려라; 컵의 밑부분을 잡고 있는 도중에 컵의 윗부분을 피부에 대어라(그림 A-7). 얼음이 녹으면, 너는 컵 끝부분을 벗겨서 더 많은 얼음이 나오게 할 수 있다.

얼음을 다음과 같이 적용해라:

- 얼음을 적용할 부분을 손으로 비벼라; 손에서 온 마찰이 처음의 피부에 쇼크를 줄여줄 것이다.
- 크게 심호흡을 해라. 그리고 나서 호흡을 내쉬면서 얼음을 깊고 원을 그리면서 적용하기 시작해라(그림 A-8A). 어떤 사람들은 차가운 것이 적용될 때, 호흡을 참는다. 그래서 치료도중에 계속적으로 호흡을 깊게 쉬는 것을 명심해라. 이것은 당신이 편해지는 것을 도와 줄 것이다.
- 5~10분 정도 얇은 조직에 적용하고, 15~20분 정도 두꺼운 조직에 적용해라.

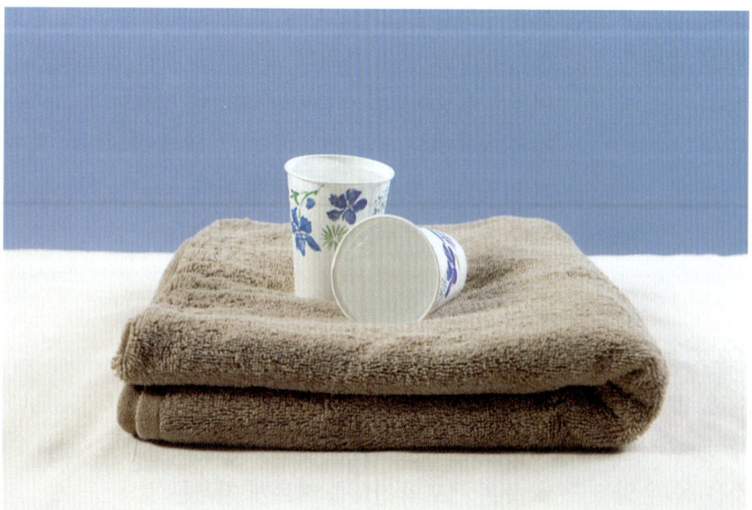

그림 A-7 가정용 아이스컵.

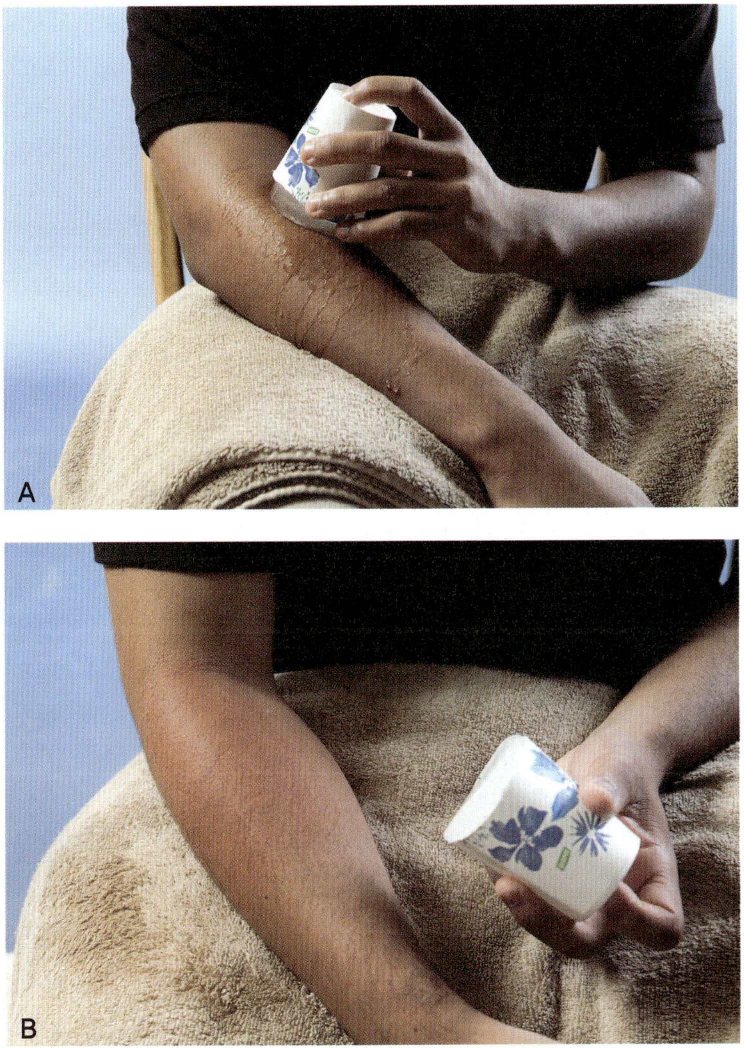

그림 A-8 (A) 아래팔에 냉적용.
(B) 냉적용 후 발적을 확인한다.

부드럽고 계속적으로 두드리는 것을 유지해라. 차가움이 몸에 전해지는 것을 명심하기 위해, 집중적인 부분에 머물러라. 수건을 사용해서 피부에 흐르는 물을 닦어라. 왜냐하면 그것들은 불편할 수 있기 때문이다.

- 5개 딘계의 감각을 통해 진행해야 힌다. 진행 부위가 얼얼하거나 특별하게 빨개진다면(그림 A-8B) 치료는 끝난 것이다. 얼음을 적용하는 것을 멈추어서 연부조직과 그 밑에 있는 구조들에 상처를 주지 않아야 한다.
- 부드럽게 그 부위를 건조한 옷이나 수건으로 찍어라. 마사지나 다른 바디워크는 그 부위에 적용될 수 있다.

얼음은 급성 부상 후 처음 24시간에서 72시간 후 동안에는 다시 적용될 수 있지만, 적어도 적용이 되는 사이에 연부조직과 밑에 있는 구조에 상처를 방지하기 위해 20분 정도는 쉬는 시간을 가져야 한다.

열 치료 (Heat Applications)

전기 열 패드와 같은 건조 열은 뭉친 근육을 푸는데 사용될 수 있지만, 습열은 건조 열보다 좀 더 깊게 통과할 수 있기 때문에 좀 더 효과적이다. 하지만 습열에는 연부조직과 그 밑 구조에 부상을 입힐 가능성이 증가된다. 그래서 주의와 함께 바람직하게 진행되어야 한다.

열찜질 (Hot Compress)

열찜질은 국소 근육의 긴장, 근육경련, 통증과 고통을 풀기 위해서 조직 마사지와 다른 바디워크 치료법을 준비하기 위해 중요하다.

열찜질이 적용하면 안 되는 것은 다음과 같다:

- 심장 상태(뜨거운 온도는 교감신경 반응에서 심장을 갑자기 좀 더 빨리 뛰게 할 수 있다; 이것은 약해진 심장에 스트레스를 줄 수 있다.)
- 국소의 혈관 병
- 국소의 저린감 또는 감각의 상실
- 국소의 신경병증
- 국소의 염증
- 열에 대해 참을성이 없는 것.
- 부셔지거나 찢어진 피부
- 높은 체열(열)

열을 약 100 ℉로 압박시킨 것이 몸에 적용하고 약 1분~3분 정도 몸에 두거나, 그 압박이 차가워질 때까지 몸에 두어라. 그리고 다른 열찜질을 적용해라. 왜냐하면 몸은 열에 익숙해지고, 각각의 잇따른 압박은 이전 것보다 더 뜨거울 수 있다(105~108℉까지). 거기에는 5~10분 정도 교환이 있을 수 있다. 이것은 치료를 30분~60분 정도 지속될 수 있다. 열에 약하다면, 물의 온도를 낮추고, 몸에 머무르는 압박 시간을 줄이고, 교환수를 줄여라.

온염법에 필요한 장비와 재료들은 냄비(12 쿼트 또는 더 큰); 뜨거운 전자 접시와 같은 열의 원천; 약 18 ×30 인치 4개의 두껍고, 부드러운 옷 또는 수건(2개의 젖은, 하나의 절연된, 치료 후에 부위를 말린 하나); 절연성의 장갑 등이 있다(그림 A-9).

다음은 열찜질을 위한 단계들이다.

1. 림(rim) 밑에 3인치 정도까지 물을 채운다. 물이 끓기 전까지 데워라(약 15분 정도 소요된다). 그 다음에 열을 중간단계로 낮춰라. 열찜질에 대한 내성에 따라서 열을 올리고 내리는 것을 조절 할 수 있다.
2. 수건 3개를 1/3 넓이로 접어라(그림 A-10A), 그리고 2개를 말아 올려라(그림 A-10B). 절연성 장갑을 끼고, 2개의 접히고 말린 수건들을 뜨거운 물에 넣어라(그림 A-11). 나머지 접혀진 수건은 압박을 아래팔에 올려져 있는 동안에 절연 처리되기 위해 사용될 것이다.
3. 온염법을 사용할 부위를 벗겨라.
4. 절연성의 장갑을 끼고, 뜨거운 물에서 하나의 수건을 꺼내고 물을 빨리 완전히 짜내라 (그림 A-12A); 수건이 너무 젖어 있다면, 금방 식을 것이다. 수건을 풀지만 1/3은 접어둔 것을 유지해라 (그림 A-12B).
5. 수건을 약간 흔들어서 식힌 후, 뜨거운 수건을 아래팔 안쪽에 가져다 대면서 열을 확인해라. 열에 면역이 있다면, 뜨거운 수건을 살짝 적용할 부위에 올려두어라(그림 A-13A). 이것이 아래팔이라면, 아래팔 근처에 감아두어라 (그림 A-13B).

   수건이 너무 뜨겁다면, 그걸 바로 치우고 몇 번 더 흔들어서 식혀라. 수건을 다시 놓고 이게 아직도 뜨거운지 확인해라. 아직도 뜨겁다면, 온도가 편안하다고 느껴질 때까지 다시 흔들어라. 첫 번째 적용은 편안하게 따듯해야 하고, 열에 대한 내성에 따라서 온도는 매번 적용에 서서히 증가시켜야 된다.
6. 절연시키기 위해 건조한 수건을 덮어라 (그림 A-14). 절연시키는 수건을 누르면 안 된다; 이것은 피부를 태울 수 있다.
7. 수건을 온도가 내려감에 따라 교체해라. 1분에서 3분 정도 걸릴 것이다. 수건이 완전하게 식기 전에, 다음 적용할 것을 준비해라. 새로운 뜨거운 수건을 완전히 짜고, 약간 식히기 위해서 부채질을 해라. 수건들을 교체하기 위해, 새로운 수건을 절연시키는 수건 위에 올려놓아라(그리고 오래된 수건; 그림 A-15A). 다음에 그 무더기를 뒤집어라 (그림 A-15B). 절연된 수건은 지금은 새로운 뜨거운 수건 위에 올려져 있다(그림 A-15C). 이것은 열을 유지하는데 도움이 될 것이다.

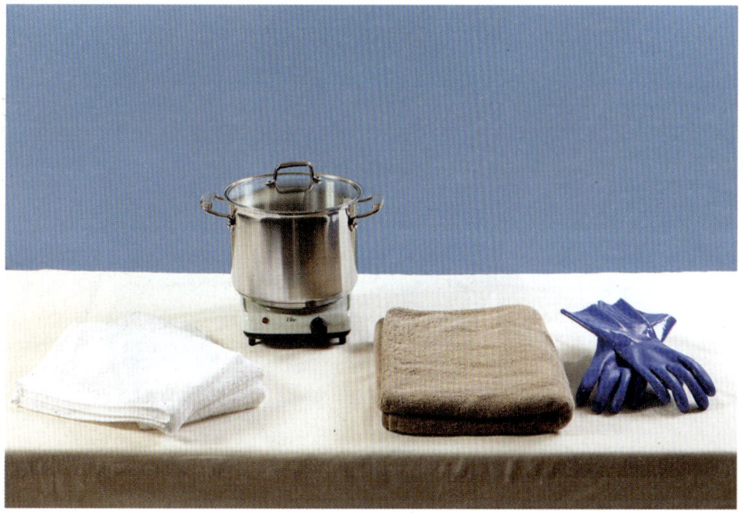

그림 A-9 온찜질 준비.

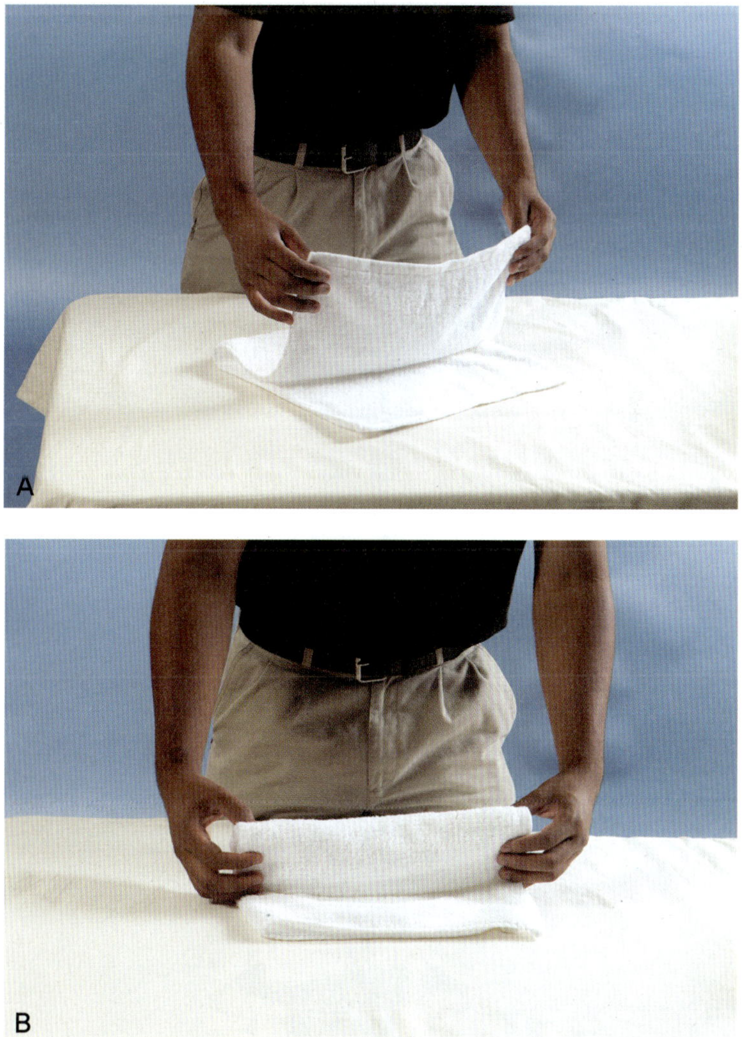

그림 A-10 (A) 타월을 3등분으로 접고 (B) 말아준다.

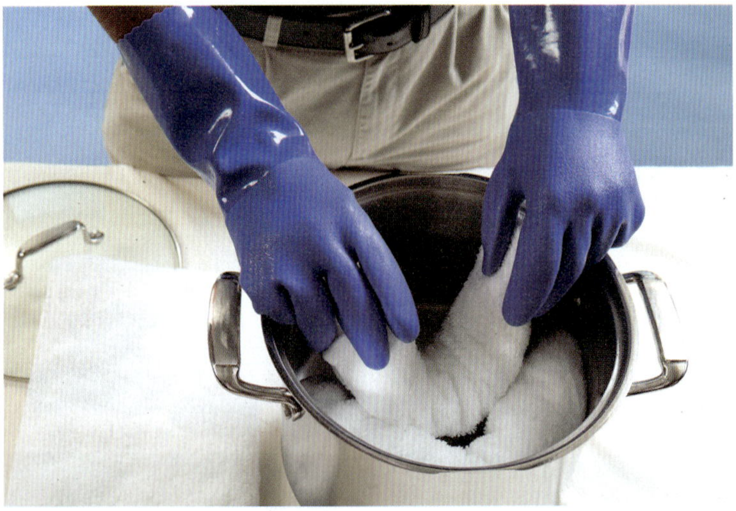

그림 A-11 장갑착용 후 2개의 타월을 포개어 담가준다.

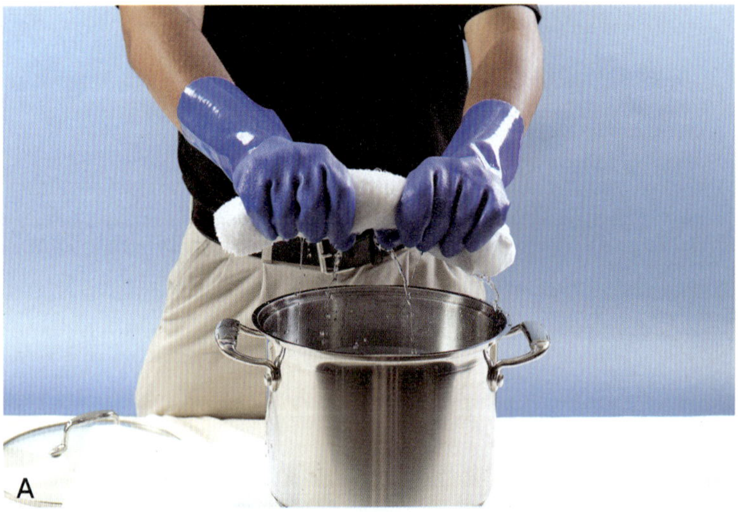

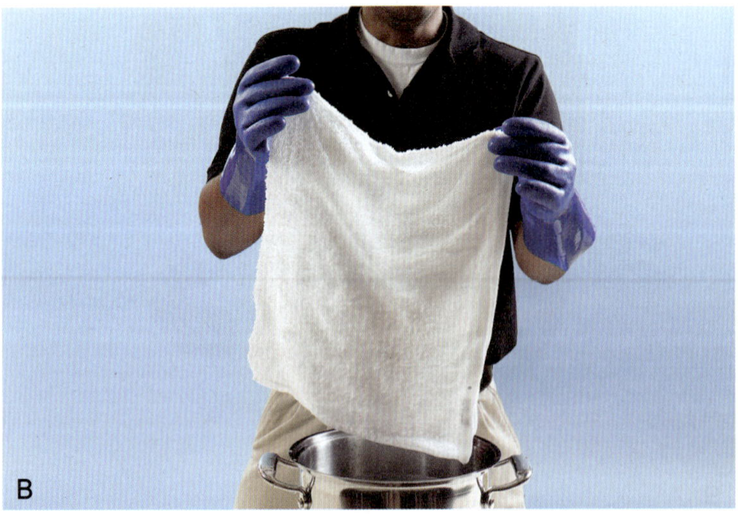

그림 A-12 (A) 절연처리가 된 장갑을 착용하고 뜨거운 물에서 타월을 꺼내 빠르게 짠다. (B) 3등분으로 접은 것이 유지되도록 펴준다.

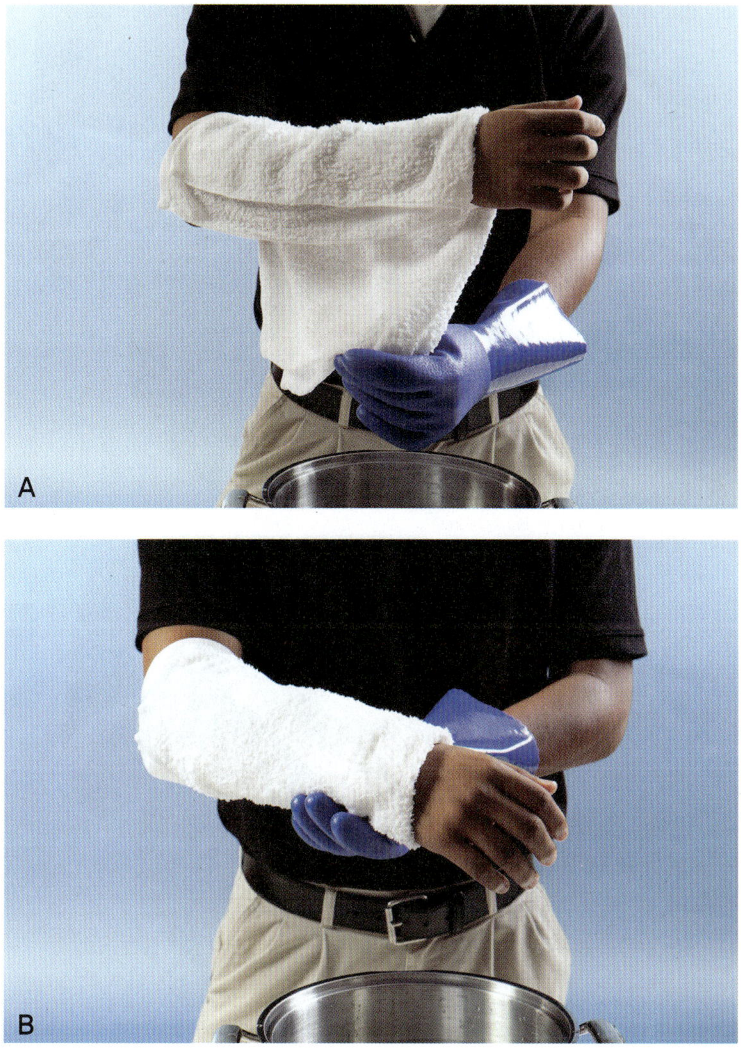

그림 A-13 (A) 아래팔에 온찜질 적용. (B) 아래팔에 감은 모습.

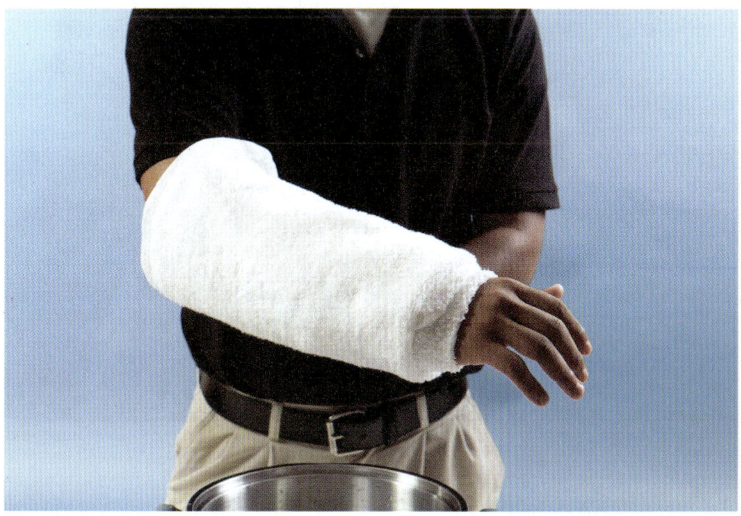

그림 A-14 마른수건으로 열손실을 예방하고 찜질적용.

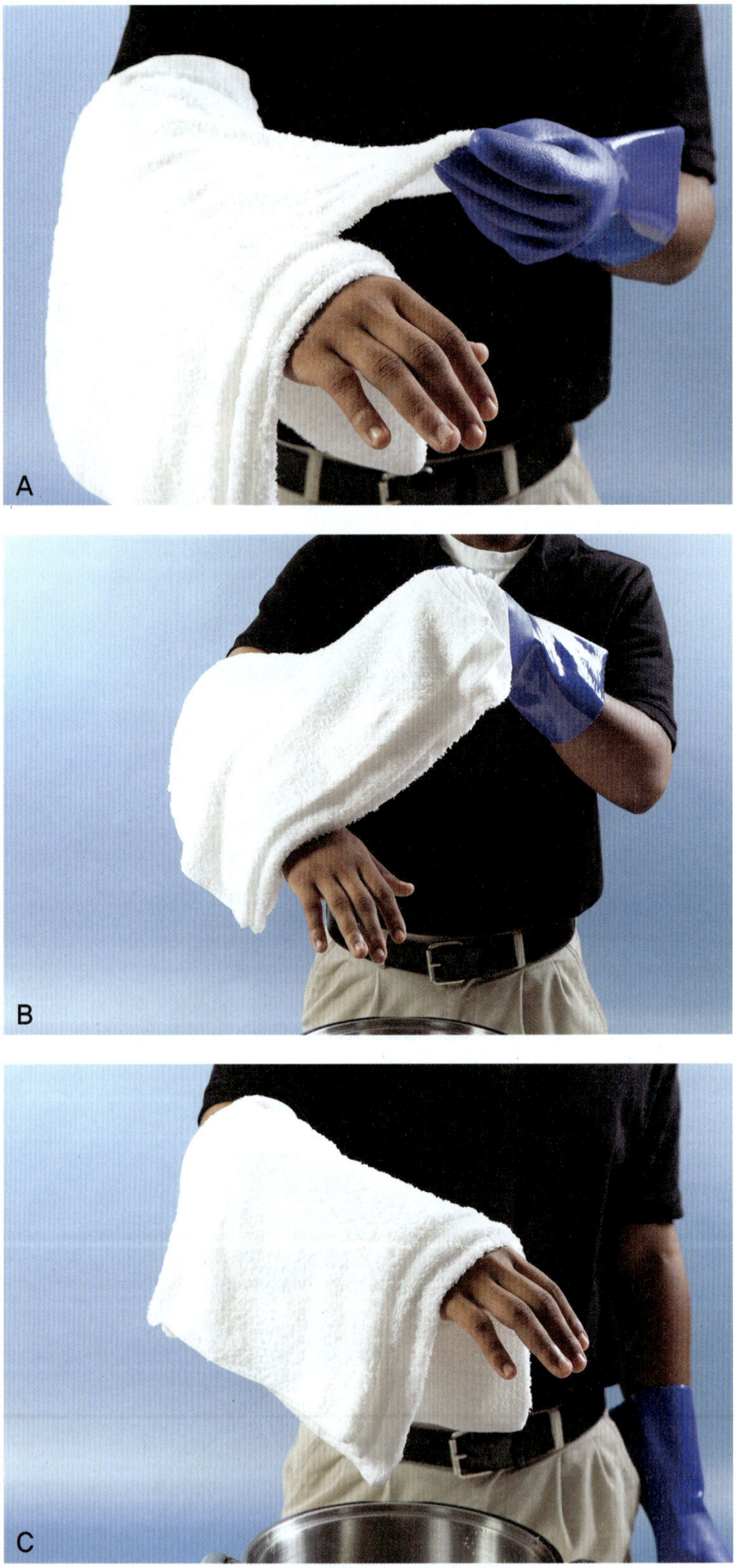

그림 A-15 (A) 사용한 타월 위에 새 타월을 올린다. (B) 함께 접는다. (C) 새로운 온찜질의 적용 모습.

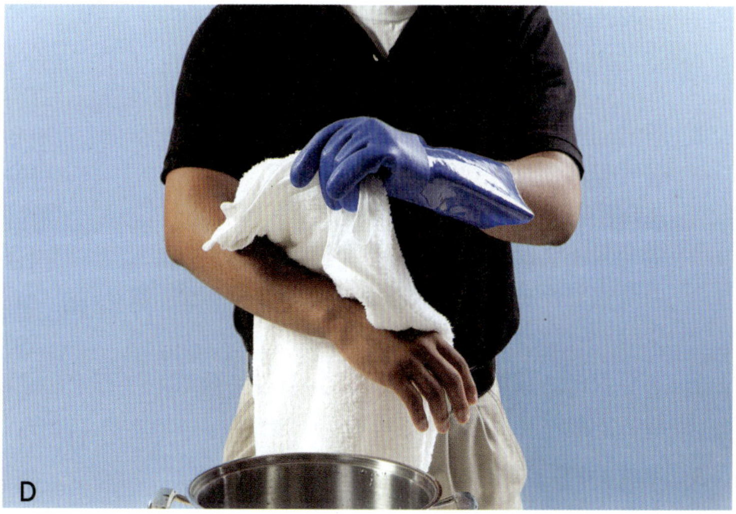

그림 A-15 계속 (D) 새로운 찜질 타월을 아래팔에 감는다.

위에 있는 수건을 치우고 다시 냄비에 넣어서 데우기 전에, 온도가 편안한 것을 명심해라. 수건은 지난 번의 뜨거운 수건보다 약간 더 따듯해야 한다. 이것이 너무 뜨겁다면, 즉시 치우고 약간 시켜라. 그 다음에 온도에 내성이 생길 때 교체하라. 적용되는 부위가 아래팔이라면, 새로운 뜨거운 수건을 그 부위에 감아라(그림 A-15D).

8. 30~60분 정도 필요하다면 수건을 교환하라.
9. 마지막 적용이 끝나면 건조한 수건으로 부위를 말려라.

교대 압박법
[Alternating (Contrast) Compress Application]

교대하거나 대조되는 수건의 적용은 뜨겁거나 차가운 수건들을 교체해가면서 이루어진다. 뜨거운 수건이 혈관확장을 일으키고, 차가운 수건은 혈관 수축을 일으킴으로, 환부로 피가 뿜어져 나오고 들어가게 된다. 목적은 혈액과 영양을 환부에 열과 함께 전달하고 혈액의 흐름을 줄어들게 한다. 이것은 불순물이 조직을 나오고 혈액 속으로 들어가는 시간을 허용한다. 열 다음 추가적인 적용은 독소를 환부에서 빼는 것을 도와준다. 이것은 환부의 회복을 도와 준다.

교차하는 수건은 환부 근육 뭉침을 풀어주고, 근육 경련을 쉬게 하고, 아픔, 고통 그리고 관절을 푸는데 사용, 그리고 마사지나 다른 바디워크 치료를 위해 조직을 준비하고 될 수 있다.

교차하는 수건의 사용 금지 사유들:

- 심장 상태
- 환부의 저린감 또는 감각의 손실
- 환부의 혈관 병
- 환부의 염증
- 부러지거나 찢어진 피부
- 높은 체열(열)
- 추위를 못 참는 것
- 열을 못 참는 것

치료는 항상 뜨거운 수건 적용 후에 가벼운 차가운 수건을 적용해야 한다. 처음 뜨거운 수건은 편안한 따듯함으로 시작되며, 내성 안에서 잇따라서 온도가 올라가야 된다. 차가운 수건은 편안한 시원함에서 시작되고 내성 안에서, 잇따라서 온도가 차가워져야 한다. 대립하는 수건은 대체적으로 20~30분 정도 실행된다. 열 또는 차가움에 민감하다면, 더 약한 온도를 사용하고 치료의 지속기간을 줄여라. 일반적인 가이드라인은 뜨거운 것 3분, 차가운 것 1분 또는 3:1 비율이다.

교대하는 수건의 장비와 재료는 차가운 수건이나 뜨거운 수건 적용 때 쓰인 것과 동일하다: 냄비, 12 쿼트 또는 더 큰 것; 뜨거운 전자 접시와 같은 열의 원천; 차가운 대야 또는 얼음 물; 얼음; 4개 두껍고, 부드러운 옷 또는 수건, 약 18×30 인치; 그리고 절연성 장갑들이다.

다음은 교대하는 수건을 적용하는 단계들이다:

1. 림(rim) 밑에 3인치 정도까지 물을 채워라. 물이 끓기 전까지 데워라(약 15분 정도 소요된다), 그 다음에 열을 중간단계로 낮춰라. 열 압박(hot compresses)에 대한 내성에 따라서 열을 올리고 내리는 것을 조절할 수 있다.
2. 물을 식히고 냄비에 넣어라. 치료하는 도중에 얼음을 쉽게 추가 할 수 있게 자리를 놓아라.
3. 수건 4개를 1/3 로 접어라. 3개를 말아 올려라. 절연성 장갑을 끼고, 2개의 접히고 말린 수건을 뜨거운 물에 넣어라. 하나 말아 올려진 수건은 차가운 물에 두어라. 나머지 접힌 수건을 압박을 절연하는 데 쓸 것이다.
4. 교대한 수건을 적용하는 부위를 벗겨라.
5. 절연 장갑을 끼고, 뜨거운 물에 있는 하나의 수건을 골라서 수건을 빠르고 완전하게 짜라; 만약 수건이 너무 젖어 있다면, 너무 빨리 식을 것이다. 수건을 풀되 1/3은 접은 상태를 유지하라.
6. 수건을 약간 흔들어서 식히고 다음에, 뜨거운 수건을 아래팔 안쪽에 가져다 대면서 열을 확인해라. 만약 열에 내성이 있다면, 뜨거운 압박을 살짝 적용할 부위에 올려두어라. 만약 이것이 아래팔이라면, 아래팔 근처에 감아두어라.

   수건이 너무 뜨겁다면, 그걸 바로 치우고 몇 번 더 흔들어서 식혀라. 수건을 다시 놓고 이게 아직도 뜨거운지 확인해라. 아직도 뜨겁다면, 온도가 편안하다고 느껴질 때까지 다시 흔들어라. 첫 번째 적용은 편안하고 따뜻해야 하고, 열에 대한 내성에 따라서 온도는 매번 적용에 서서히 증가시켜야 된다.
7. 절연시키기 위해 건조한 수건을 덮어라. 절연시키는 수건을 누르면 안 된다; 이것은 피부를 태울 수 있다.
8. 1~3분 가량 뜨거운 수건을 해놓고, 온도가 내려가면 더 적은 시간 동안 해라.
9. 차가운 수건을 짜고 뜨거운 수건과 절연용 수건 위에 올려놔라. 크게 심호흡을 하고, 그 무더기를 뒤집어서 차가운 수건이 지금 적용하는 부위 위에 있게 하고 심호흡을 해라. 만약 아래팔이라면, 차가운 수건을 주위에 감아라. 뜨거운 수건을 치우고; 절연성 수건은 지금 차가운 수건 위에 있다.
10. 절연성 장갑을 끼고, 뜨거운 수건을 다시 데우기 위해서 뜨거운 물이 있는 대야에 넣어라.
11. 차가운 수건은 30~60초 정도만 올려놓아라. 절연성 장갑을 끼고 있는 동안, 두 번째 뜨거운 수건의 물기를 제거하라 (첫 번째 수건은 아직 다시 제공할 만큼 다시 뜨거워지지 않았다).
12. 새로운 뜨거운 수건을 차갑고 절연성 있는 수건 위에 올려놓고, 이 무더기를 뒤집어서 뜨거운 수건이 자리잡게 해라. 온도가 편안해야 하는 것을 명심해라. 압박은 약간 더 이전에 있던 뜨거운 수건 보다 약간 더 따듯해야 한다. 만약 이게 아직도 너무 뜨겁다면, 즉시 빼내고 흔들어서 약간 더 흔들어라, 그리고 나서 온도에 내성이 생길 때 교환해라.
13. 차가운 수건을 제거하고, 절연성 수건을 뜨거운 수건 위에 두어라. 차가운 수건을 다시 차가운 물 대야에 넣어라.
14. 계속 수건을 교환해라. 가장 효과적인 치료 방법은 약 20~30분 동안 지속되게, 3~5번 뜨겁고 차가운 수건을 교환해야 한다. 하지만 이것은 항상 필요에 의해 결정될 것이다.
15. 마지막 적용이 끝나면 마른 수건으로 그 부위를 닦아라.

파라핀 치료 (Paraffin Application)

파라핀은 기술적으로 수치료법이 아니다. 왜냐하면, 이것은 물을 사용하지 않기 때문이다. 하지만 이것은 부록에 포함된 훌륭한 열 치료법이다. 파라핀은 왁스이고, 이것은 뜨거운 액체의 형태로 적용된다. 이것

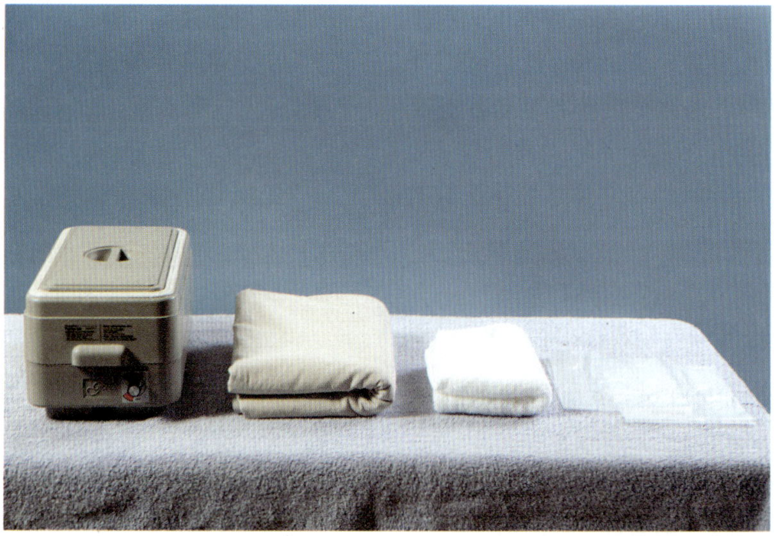

그림 A-16 파라핀 적용을 위한 준비.

이 식을 때, 단단해지고 껍데기를 만든다. 식어가는 파라핀에서 나온 열은 몸 조직에 깊게 침투한다. 왜냐하면, 왁스 껍데기는 그 부위에 발라지기 때문이다. 파라핀에서 나온 열은 조직 안에 아주 깊게 침투되기 때문에, 이것은 염증이 없는 관절염에서 온 관절강직, 뭉친 근육, 인대, 힘줄, 근육 경련에 효과적인 치료법이다. 연부조직을 부드럽게 하는데 매우 효과적이기 때문에, 마사지 또는 다른 바디워크를 뭉친 근육이나 근막에 행하기 전에 사용 될 수 있다.

파라핀 적용에 대한 금지증은 다음을 포함한다:

- 심장의 상태
- 치료되지 않은 고혈압
- 하지정맥류를 포함한 혈관 병
- 환부의 저린 감각, 또는 감각 상실
- 열에 의해 안 좋아진 피부의 상태
- 열에 대한 내성이 없는 것
- 부서지거나 찢어진 피부
- 높은 체열(열)

상업적인 파라핀은 온도가 125°F~130°F 사이일 때, 몸에 적용해라. 일반적으로, 손과 아래팔(심지어 발)은 파라핀 용액에 담긴다. 파라핀은 몸의 목과 등 밑과 같은 단단한 부분에 발라질 수 있다. 파라핀은 20~30분 정도 유지된다. 파라핀 치료법은 비교적으로 높은 온도의 열을 사용하기 때문에, 열에 내성이 있거나 열에 대해 사용 금지사항이 없을 때만 사용해라.

파라핀 적용을 위한 장비와 공급은 온도를 조절 할 수 있는 상업적 파라핀 열의 단위; 열 단위를 위한 파라핀(이것은 파라핀 용액과 함께 온다; 또는 서로 다르게 구매 가능하다); 2~3개의 플라스틱 또는 옷감(떨어지는 왁스로부터 주변 부위을 보호하기 위해); 플라스틱 가방(많은 파라핀 단위는 플라스틱 가방과 함께 오고, 특히 파라핀 단위 함께 사용되는 가방들은 또한 구매 될 수 있다) 플라스틱 랩(경제적으로 플라스틱 가방을 사는 것을 대신할 수 있다); 그리고 플라스틱 가방을 덮을 수 있는 글러브(이것은 가끔 파라핀 용액과 함께 온다). 만약 거기에 글러브가 오지 않는다면, 약 18×30 인치의 수건을 사용할 수 있다(그림 A-16). 파라핀을 붓질할 것이라면, 또한 큰 세라믹 컵과 같은 비금속 그릇과 2-에서 3-인치의 페인트 붓이 필요하다. 녹은 파라핀이 있는 컵은 적용되는 부위에 파라핀 용액보다 더 쉽게 이동된다. 상업적인 파라핀 용액과 파라핀 재료들은 백화점이나, 약국, 그리고 약품 제공 가게에서 구매된다.

준비된 파라핀을 사는 것보다 더 경제적인 것은 스스로 만드는 것이다. Parawax(통조림 왁스)과 슈퍼나 또는 어떤 백화점에서 살 수 있는 무거운 미네랄 기름이 필요하다. Parawax 한 파운드당 1/2 컵의 미네랄 기름; 5파운드의 parawax당, 1 파인트 미네랄 기름을 사용해라. 미네랄 기름은 치료 후에 파라핀을 좀 더 쉽게 땔 수 있게 해준다. Parawax와 미네랄 기름을 직접적으로 파라핀 용액에 더해라. 파라핀 용액을 모든 Parawax가 녹을 때까지 열을 가하라(약 2시간~3시간), 그 후에 parawax와 미네랄 기름을 함께 저어라.

다음은 파라핀 적용에 대한 단계들이다:

1. 적용하기 전에, 파라핀 열 단위에 있는 준비된 파라핀을 놓고 약 2시간 가량 열을 주어라 (또는 더 많이, 이것은 단위 크기와 파라핀의 양에 따라서). 이것은 파라핀이 녹을 시간을 확실하게 해준다.
2. 왁스가 떨어지는 것에서 보호하기 위해서 옷이나 플라스틱천을 파라핀용액 주변에 놓아라.
3. 흙하고 기름은 파라핀하고 피부의 장벽을 만들기 때문에, 담그기 전에 아래팔과 손은 씻어야 하고 소독되어야 한다.
4. 손가락을 파라핀에 담가서 온도를 확인해라. 온도에 견디지 못하면, 손가락을 즉시 떼고 수건으로 파라핀을 닦아라. 파라핀 용액의 온도를 줄이고, 5~10분 정도 파라핀을 식히기 위해 기다려라.
5. 온도가 견딜만 하다면, 천천히 손을 가능하다면 아래팔까지 파라핀에 담그고, 1~2초 후에 빼라. 파라핀 용액이 아주 뜨겁기 때문에 밑에 부분을 닫지 않도록 주의해라. 손을 파라핀 용액에서 뺀 후에, 손과 아래팔을 파라핀 용액 위에 놓아서 넘치는 왁스가 다시 파라핀 용액에 떨어지게 해라(그림 A-17A).
파라핀에 손을 담그는 동안 손가락을 쉬게 해라. 이것은 파라핀이 차가워질 때 껍질이 깨지는 것을 방지하고, 열을 유지하는 것을 확실하게 한다.
6. 파라핀을 손에서 1~2 초 정도 다시 담그기 전에 식게 해라. 이것은 파라핀 막이 생기게 해준다(그림 A-17B). 일반적으로 3~5번, 파라핀이 하얗게 되고 피부가 껍질을 통해서 더 이상 보이지 않을 때까지. 연속해서 담거라(그림 A-17C).
7. 전체 손을 가방이나 플라스틱 랩 안에 놓아라(그림 A-18). 이것을 하는 도중에 파라핀의 껍질을 부스지 않도록 주의해라.
8. 조심하게 장갑을 당기거나 플라스틱 위에 수건을 감싸서 더 절연하게 해라 (그림 A-19A, B). 파라핀 껍질을 약 20분에서 30분 가량 두어라.
9. 20~30분 후에, 손을 감싼 파라핀 위에 있는 장갑, 수건 그리고 플라스틱 랩을 제거하라.
10. 부드럽게 손끝을 파라핀 껍질의 한 가장자리에 미끄러지듯 움직여라. 그리고 주위를 느슨하게 해라(그림 A-20A).
천천히 파라핀 껍질을 벗기고 플라스틱 랩과 가방으로 감싸라 (그림 A-20B).
다른 방법은 플라스틱 랩 위의 부분을 마사지하는 것이다. 그 후에 파라핀은 플라스틱 랩 밑에서 미끄러져 나갈 것이다.
플라스틱 랩, 가방, 파라핀 껍질을 쓰레기통에 버려라. 청결상의 이유로, 사용된 파라핀을 다시 파라핀 용액에 넣지 마라.
11. 수건의 마찰을 사용해서 남겨진 파라핀을 청소해라.

주의: *절대로* 액체 파라핀을 하수구에 붓지 마라. 이것이 다시 식는다면, 이것은 다시 고체가 될 것이고 배수구를 막을 것이다. 빨래를 하기 전에, 조심하게 주변 부위를 보호하기 위해 사용된 천과 수건에서 파라핀의 조각들을 흔들어 떼고 쓰레기통에 버려라. 깨끗한 파라핀은 시원하고, 어두운 곳에 보관된다면 2년의 유통기한이 있다.

발 담그기 (Dipping the feet)

진흙과 기름으로 된 파라핀은 피부의 장벽을 만들기 때문에, 담그기 전에 다리는 씻어야 하고 소독해야 한다. 발이 파라핀에 담가지기 전에 완전히 건조시키는 것을 명심해라. 손을 담그는 것과 같은 방법으로 행해진다.

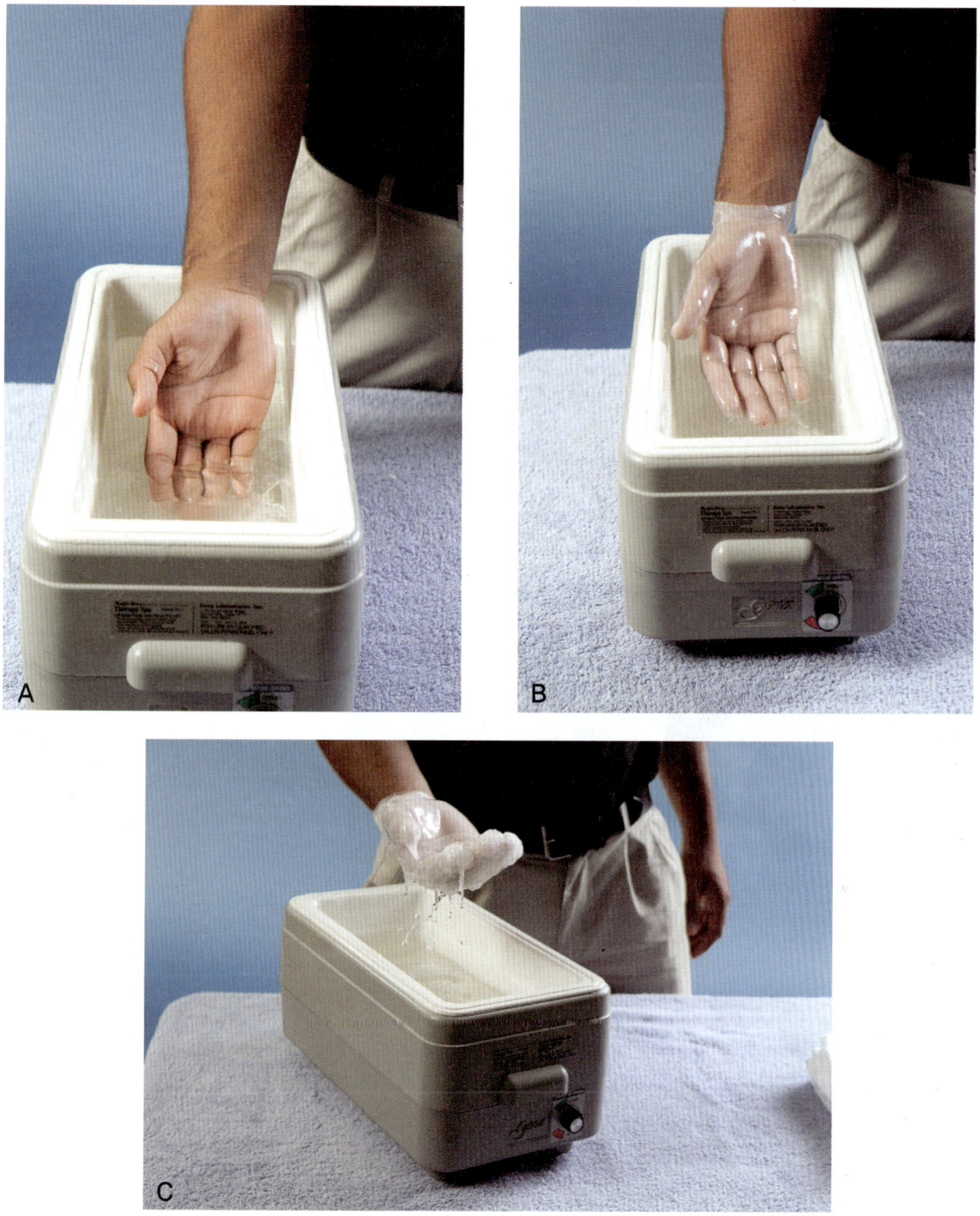

그림 A-17 (A) 파라핀에 손을 담근다. (B) 다시 한 번 담근다. (C) 손에 생긴 파라핀 막을 통해 피부가 보이지 않도록 충분하게 반복 실시한다.

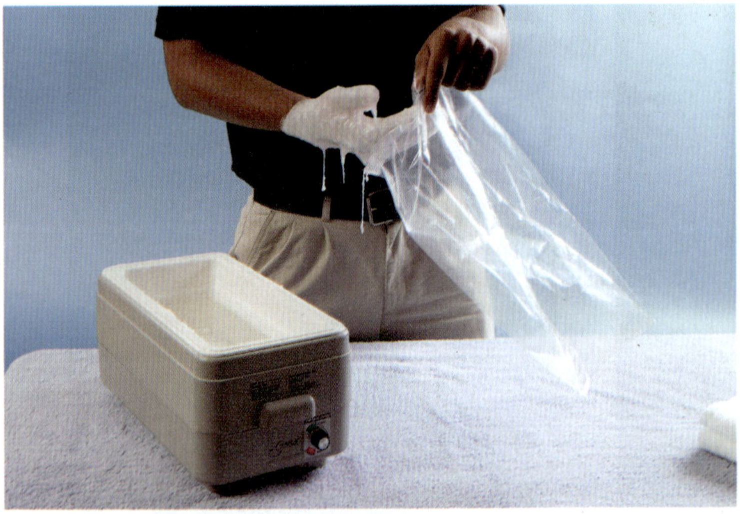

그림 A-18 비닐봉투를 감아준다.

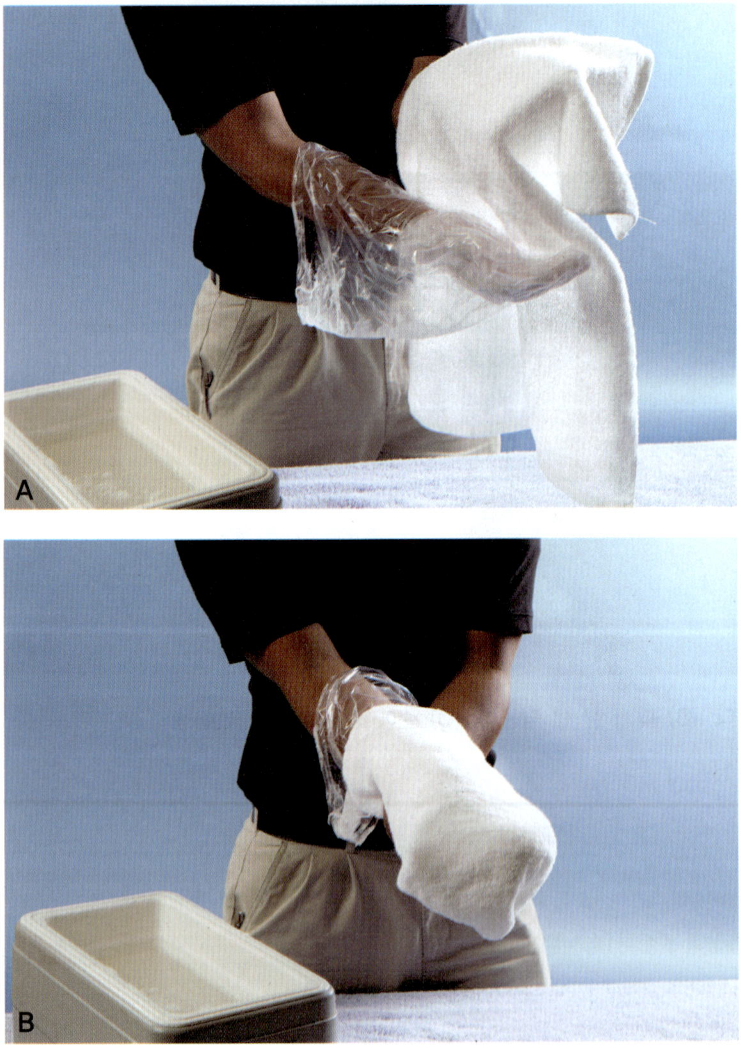

그림 A-19 (A, B) 비닐봉투 위에 타월을 감아준다.

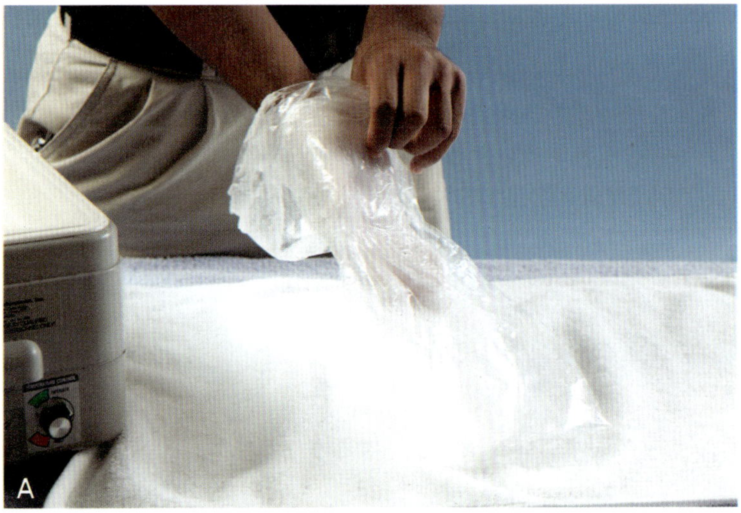

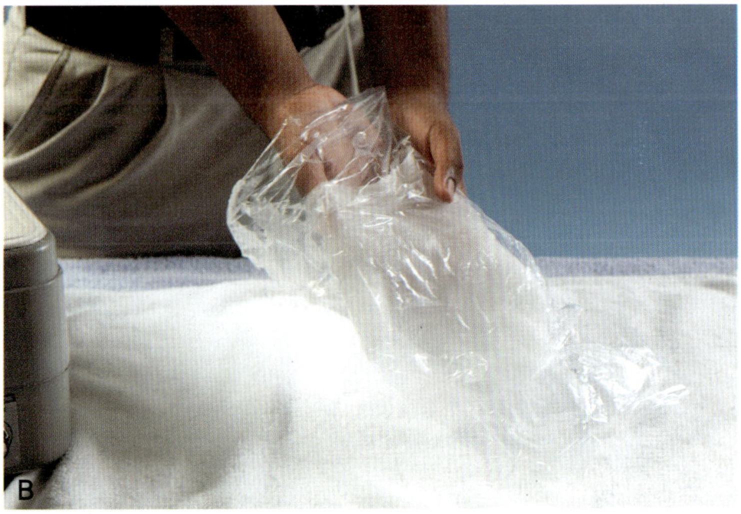

그림 A-20 (A) 파라핀을 푼다. (B) 플라스틱 가방에서 랩과 파라핀 껍데기를 천천히 벗긴다.

발가락이 파라핀 단위의 뜨거운 바닥을 닫지 않도록 주의해라. 발을 파라핀에 담그는 동안, 파라핀이 식고 열을 유지하게 해주는 껍질이 부셔지는 것을 방지하기 위해 발가락을 편히 해라.

파라핀 바르기 (Painting on the Paraffin)

다음은 파라핀을 바르는 단계들이다:

1. 진흙과 기름으로 된 파라핀은 피부 장벽을 만들기 때문에, 파라핀이 적용되기 전에 칠해질 몸의 부분은 씻어야 하고 소독해야 한다.
2. 세라믹 컵을 채우기 위해 녹은 파라핀에 담근다.
3. 파라핀의 온도가 참을 만 하다면, 페인트 붓을 담그고, 그 후 몸에 필요한 부분에 발라라. 만약 이 부위가 등 밑과 같이 닿기 어렵다면, 다른 사람이 파라핀을 당신에게 칠하게 할 수도 있다.
4. 다른 층을 바르기 전에 파라핀이 몸에서 1~2초 정도 식히게 나둔다. 파라핀이 하얘지고 껍질을 통해 피부가 보이지 않게 될 때까지 계속 칠한다.
5. 플라스틱 랩으로 부위를 감싸고, 더 절연하기 위해 수건으로 플라스틱을 감싸라.
6. 20~30분 후에, 수건과 파라핀이 감싸진 부분 위의 플라스틱 랩을 제거한다.

7. 수건의 마찰력을 사용해서 남겨진 파라핀을 닦아 낸다.
8. 컵 안에 있는 사용하지 않은 파라핀과 페인트 붓에 있는 파라핀을 쓰레기통에 버려라. 위생상의 이유로, 파라핀 용액에 다시 넣지 않는다.

참고문헌 (Refences)

Mihina, Ann L., and Sandra K. Anderson. *Natural Spa and Hydrotherapy*. Upper Saddle River, NJ: Pearson, 2010.

부록 B

각 장의 복습문제 해답

Answers to Chapter Review Questions

제 1 장

객관식

1. c
2. b
3. b
4. a
5. d
6. d
7. d

빈 칸 채우기

1. 검사 또는 측정
2. 화학적 전달물질
3. 경계
4. 윤리
5. 신체 역학
6. 코어
7. 일상 생활

제 2 장

객관식

1. a
2. b
3. d
4. c
5. d
6. a
7. b

빈 칸 채우기

1. 명상적 또는 의도적
2. 펠덴크라이스
3. 고요
4. 운동감각
5. 수용기
6. 관념운동학
7. 효율적인 자세

제 3 장

객관식

1. c
2. b
3. a
4. c
5. d
6. d
7. d

빈 칸 채우기

1. 자세
2. 중력선
3. 목뼈, 등뼈, 허리뼈, 엉치뼈
4. 균형
5. 옆굽음증
6. 머리-꼬리 연결
7. 경첩(hinging) — 걸려 있는

제 4 장

객관식

1. d
2. a
3. d
4. b
5. c
6. c
7. b

빈 칸 채우기

1. 신체적, 감정적
2. 대사
3. 호흡막
4. 심장
5. 200
6. 조절하기
7. 근육조직

제 5 장

객관식

1. d
2. a
3. c
4. d
5. a
6. a
7. d

빈 칸 채우기

1. 순환
2. 협응, 스태미나
3. 목 굴곡
4. 찌르기, 궁수 또는 활
5. 압축
6. 안정적인
7. 근골격

제 6 장

객관식

1. d
2. b
3. a
4. c
5. a
6. d
7. c

빈 칸 채우기

1. 통각수용체
2. 더 두꺼운, 더 고밀도의
3. 증상
4. 세 번째
5. 굴곡
6. 흉곽출구증후군
7. 좌골의

제 7 장

객관식

1. b
2. d
3. a
4. c
5. a
6. b
7. c

빈 칸 채우기

1. 증가
2. 다발
3. 슬라이딩 필라멘트(sliding filament)
4. 목표점
5. 24시간 주기의 리듬
6. 고유수용성신경근촉진법(PNF)
7. 일반적인 준비운동(warm-up), 스트레칭, 활동, 정리운동(cooldown)

제 8 장

객관식

1. d
2. a
3. c
4. c
5. b
6. d
7. a

빈 칸 채우기

1. 신체적 무활동
2. 심박률
3. 20
4. 강도, 지속시간
5. 반복
6. 교차–훈련
7. 코어

제 9 장

객관식

1. d
2. d
3. b
4. a
5. d
6. c
7. a

빈 칸 채우기

1. 영양
2. 아미노산
3. 혈당지수
4. 완벽히
5. 55~75
6. 기초대사량 또는 안정시 대사율
7. 40~80 까지

제 10 장

객관식

1. c
2. d
3. b
4. c
5. d
6. c
7. a

빈 칸 채우기

1. 멘토링(mentoring)
2. 되먹임-피드백(feedback)
3. 체력–스테미나
4. 변화(altering)
5. 충격 흡수
6. 다양함
7. 24시간 주기(circadian)

찾아보기(Index)

ㄹ

ㅁ

ㅂ

ㅅ

ㅇ

ㅈ